U0121464

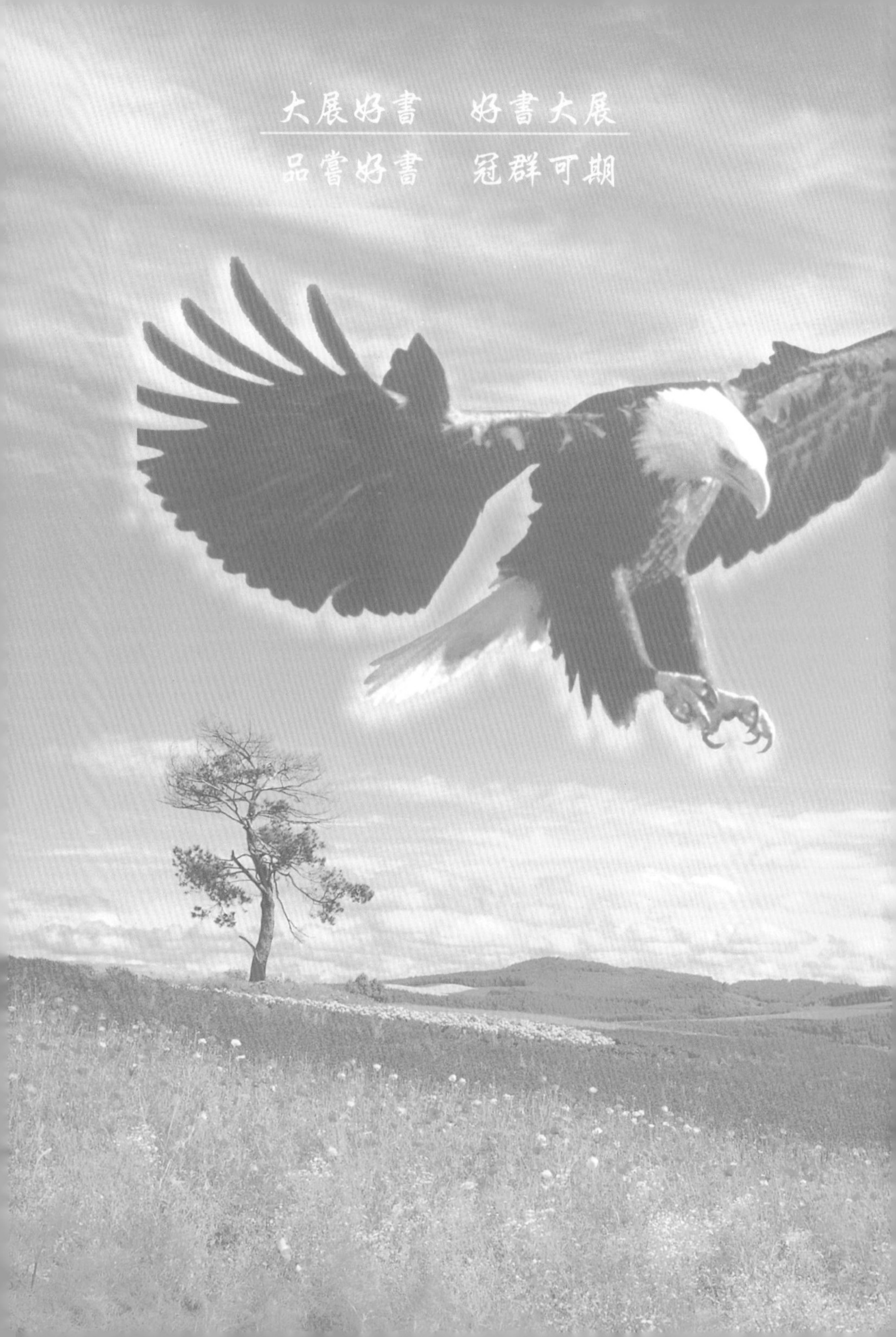

大展好書　好書大展

品嘗好書　冠群可期

大展好書　好書大展

品嘗好書　冠群可期

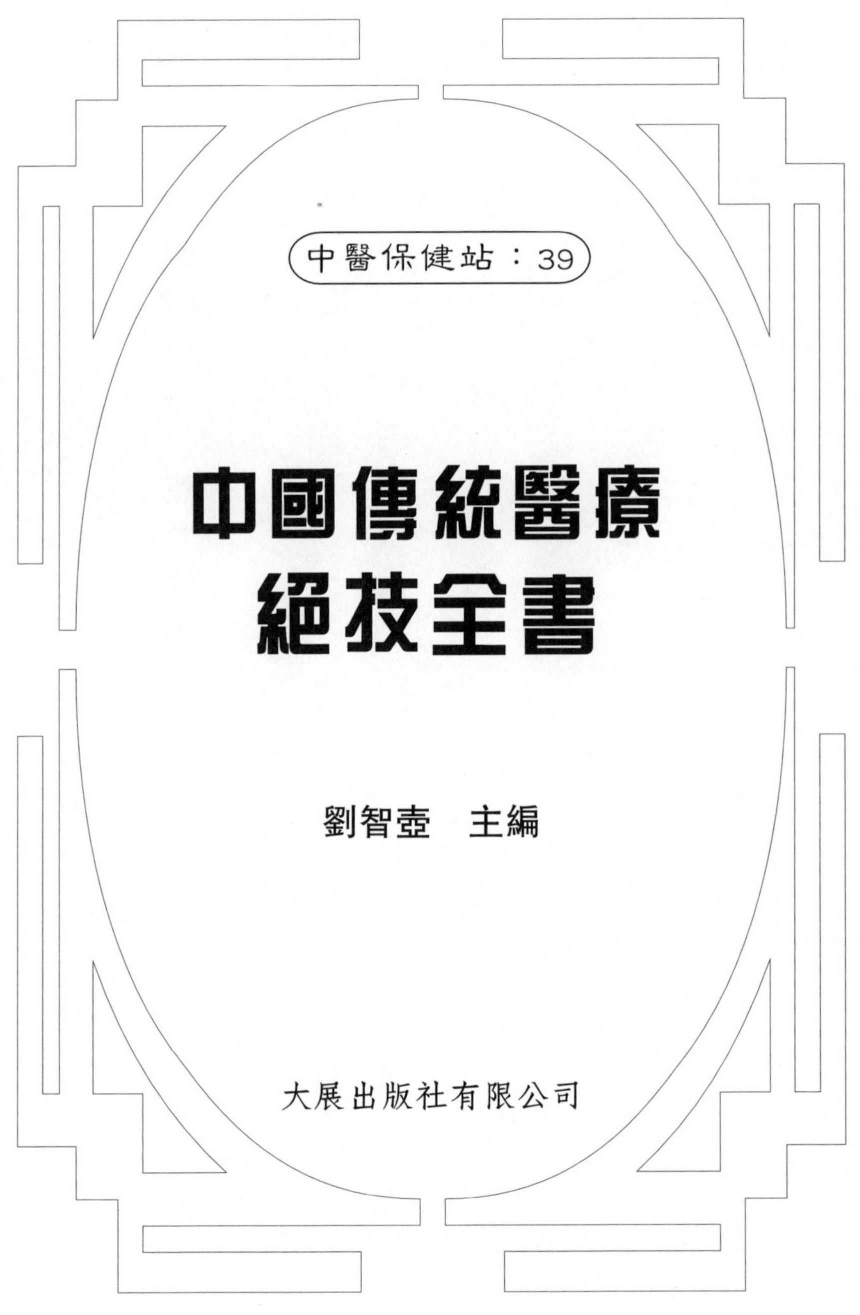

中醫保健站：39

# 中國傳統醫療絕技全書

劉智壺　主編

大展出版社有限公司

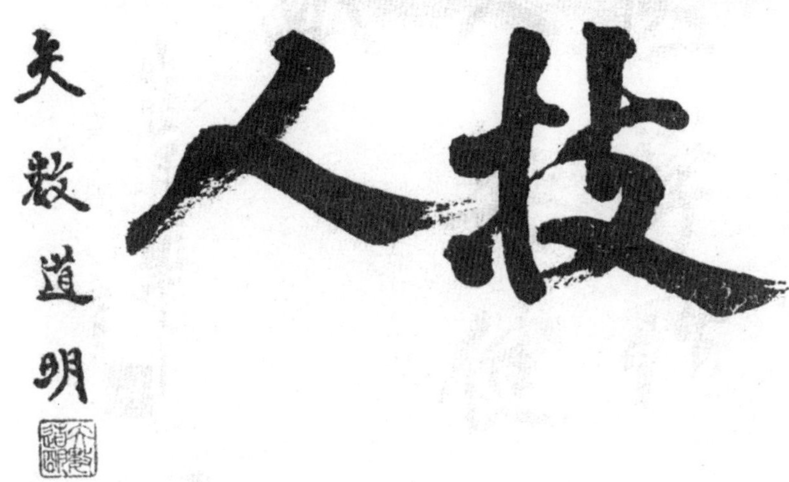


日本漢方醫學家、醫學、文學博士矢數道明先生為本書題詞

為世界医学作貢獻為人类健康作貢獻

為《中国传统医疗绝技大全》題

崔月犁

一九九〇年五月

中華全國中醫學會會長、原衛生部部長崔月犁為本書題詞

中国传统医疗絶技大全

仁术济世

劉渡舟題

中國中醫藥學會常務理事、傷寒學說博士生導師、北京中醫學院教授劉渡舟先生為本書題詞

# 郭 序

中國傳統醫學是華夏5000年文明的一個重要組成部分，它閃爍著我國人民的聰明才智和對人類作出卓越貢獻的絢麗光彩！

醫本仁術，發大慈惻隱之心，願普救含靈之苦，廣施滋露，冀圖回春，而不以利計，不為名取，為古今醫者所崇尚。由是，名醫輩出，佳著紛梓。醫之佼佼者，諸如仲景、扁鵲、華佗之輩；著之洋洋者，數《黃帝內經》、《黃帝八十一難經》、《神農本草經》、《傷寒雜病論》四大經典之外，猶有李時珍的《本草綱目》、江瓘的《名醫類案》、魏之琇的《續名醫類案》、鮑相璈的《驗方新編》之屬。這些名流佳作，為中華民族的繁衍昌盛，為中國傳統醫學的進步和發展，作出了不可磨滅的巨大貢獻。

智壺諸君懷濟人壽世之心，篤志弘揚傳統醫學，而博採古今醫家之良方妙法，廣收家傳密授、民間流傳的絕招佳技，編撰成《中國傳統醫療絕技大全》之專著。無疑，此書的問世將為廣大患者帶來福音，尤其對中國傳統醫學的振興與發展將起到積極的作用。

欣閱該著全稿，余以為此書不失為當今醫著之一絕。其書中所選錄的方藥技法，多來之於實踐所得，或為古方（法）新用，經由臨床所驗證，堪稱傳統醫學之精粹；其獻方人與推薦者，上有高、中等醫學院校及附屬醫院、研究院（所）、專科醫院的專家、教授，下有市、縣基層醫院，乃至廠礦和鄉村醫療單位的臨床醫師，具有廣泛性與代表性，可謂納百家之言匯於一集，取千種方技熔於一爐，妙法奇方，異彩紛呈。

斯書斯志，於醫於民，豈非善乎！有感於此，故樂而爲之序云。

湖南中醫學院　**郭振球**

（郭振球先生係中國醫學百科全書編委會委員、中醫大辭典編委會委員、中醫診斷學博士研究生導師、湖南中醫學院教授，為本書作序）

# 再版前言

《中國傳統醫療絕技大全》一書，出版已經整整15年了，十五度春秋的洗禮，使這一專著更閃爍出奇光異彩！我們曾收到數以千計的讀者來信，其中，大多爲患者告知使用書中方藥及其他療法獲效，而求進一步治療者；也有閱讀此書後，尋醫問藥者，有一位定居在大洋彼岸的加拿大患者，就是在溫哥華書店看到此書後，透過電腦遠端視頻診療而獲效的；更有聞知此書，而致函求購者……看到這本爲衆多的患者解除了痛苦；爲解決看病難，看病貴的狀況作出了貢獻，作爲本書的主編，感到無比的喜悅和欣慰！

然而，在當代商品經濟的社會大潮中，個別爲牟取私利者，將此書盜版印刷，使本書有失廬山眞面目，出現大量疏漏和錯誤，這又使我深感不安和憂慮！

最近，出版社副總編趙志春先生告知擬再版此書，我由於診務繁忙，加之正在從事中醫診療現代化的研究，電腦中醫辨證施治系統（軟體）也正在推廣階段，本已力不從心，但有感於原出版社局長賈鴻鳴先生在寫給《中國傳統醫療絕技大全》一書中所說：「表現出以國爲懷，縱覽全局的氣度，超凡的膽略，扎實的基本功，更有肯吃苦的實幹精神和默默無聞的奉獻品格」，使我欣然從命，奮力筆耕！

歷時3月有餘，《中國傳統醫療絕技全書》一書又以嶄新的面貌展現了，此次重訂，刪去了一些不甚實用或經臨床驗證療效不佳的方藥，勘正了一些錯別字，而增加了一些療效可靠



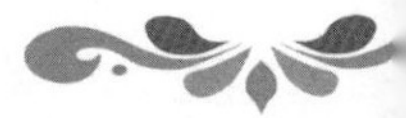

的經驗方藥和技法，致使本書更爲精美、實用。

在此，我謹由衷地祝願：「神州和諧，萬病回春」。

主編 **劉智壺** 戊子季春敬書

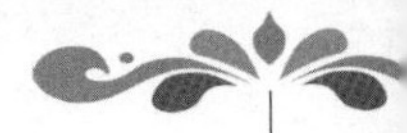

# 前　言

中華傳統文化源遠流長，博大精深。在優秀的文化遺產中，傳統中醫學猶如一顆璀燦的明珠。

從原始時代的砭石、骨針治病，到春秋戰國時期第一部經典著作《黃帝內經》的問世，乃至扁鵲、華佗、張仲景、李時珍、葉天士等歷代英才輩出。中國傳統醫學經歷了五千載杏林春秋，凝聚了人們聰明智慧的結晶與豐富實踐的經驗，形成了自成體系、獨具特色的醫學學科，爲我國人民的健康及民族的繁衍昌盛，作出了巨大的貢獻。今天，中國傳統醫學已開始走向世界，受到了國際醫學界與世界人民的青睞。國外有學者斷言，21 世紀將是中醫學的世紀！

爲了進一步弘揚我國的民族文化，振興與繁榮中醫藥事業，使之爲廣大的人民群衆服務，爲當前的經濟建設服務；同時，使那些與世無爭地獻身於傳統醫學事業，其名不見於經傳，所著藏之於石室的稀世珍寶，以及秘傳於民間的醫技絕招，得以發掘與傳世，而造福於人類。由此，我們產生了編著《中國傳統醫療絕技大全》（以下簡稱《大全》）的動機。

編寫這本書的基本原則，可以概括爲：古今並蓄，奇正相輔，療效獨特，雅俗共賞。就是說，這本《大全》要體現發皇古義，融合新知的宗旨，即薈萃那些古代與現代的中國傳統醫療技術的精華，包括臨床的獨到經驗及流傳於民間的，或家傳密授的醫療絕招；並且，既要有正統的，又要有「出奇制勝」的良方捷法；同時，還要專業性與普及性相結合，使之產生「陽春白雪」、「下里巴人」的效應，從而具有較大的臨床實用價值與學術研究的價值。

1993 年 4 月 28 日，群賢志士相聚於洞庭湖濱的名城常德，召開了第一次編委會議，大家共出良策，確定了編寫大綱和撰寫體例，爲本書的編著成功奠定了基石。參加編寫的同志，勤求歷代古訓，博採民間衆方，並無私奉獻出自己珍藏之妙法絕招，嚴謹治學，奮力筆耕，歷時半載完成了《大全》的初稿。同年 10 月 28 日，在天府之國的古城都江堰召開了審稿、定稿會議。透過共同研討，將所撰寫的稿件，精中取精，好中選好，塑成了 90 萬字著作的雛形。

要說明的是，這本書書名之「絕」與「全」的內涵。所謂絕，也就是極好之意，並非獨一無二，「絕」只是相對的絕。本書的「絕」體現在兩個方面，一是所取之技法，包括了五種具有傳統特色的通用醫療方法，即方藥（含中草藥）、針灸、推拿按摩、氣功、心理治療，以及四類有獨特療效的疾病治療絕招，即瘡瘍、骨傷、跌打損傷（內傷）、毒蛇咬傷的醫治技法，共爲九大絕技。二是所收之醫法，都是用之療效可靠，奏效顯著的方法。所謂全，就是多而廣之意，但並非包羅萬象，採盡了杏林之眞諦。「全」也只是相對的全，即體現在療效確切的基礎上收集的病種較多，所舉之治法較廣，本書共列 384 種病症，計 1722 個治法。

值得一提的是，在編著的過程中，很多同志儘管囊中羞澀，而寧可節食省資自費赴會，充分體現了中國知識份子刻苦治學，清貧建樹的美德與風範；還有一位令人敬佩的盲人女青年作者（按摩醫師），儘管雙目失明，但克服了種種困難完成了撰寫，出色表現了中國殘疾人身殘志堅、熱愛事業的光輝形象。他們爲本書輸入了時代的強音！

我作爲本書的主編，自愧才疏學淺，本不堪負此重任，但由於很多在學識和閱歷上，勝過我的編委同志鼎力支持和幫助，並得到我的導師郭振球顧問的指導，以及出版社趙志春編



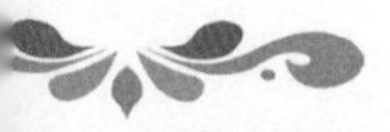

輯的熱情鼓勵，使我能完成這一編著的使命。在此，謹向諸君、師長及其他誠摯的合作夥伴，致以由衷的感謝和崇高的敬意！

此外，書中引用介紹了少數經過推薦人臨床運用與驗證的某些雜誌、專著中所載的方藥與技法，在此，謹向原作者及編輯者致以深切的感謝與敬意。

本書在徵稿過程中，得到了中華全國中醫藥學會會長、原衛生部部長崔月犁先生、北京中醫學院劉渡舟 教授、日本90歲高齡的漢方醫學家及醫學、文學博士矢數道明先生的支持，並爲本書題詞。在此，謹向各位領導和醫林前輩一併致以衷心地感謝！

最後，希望這本書的問世，能使仁孝者得之以濟人，罹患者獲之而全生，有志者取之則建樹，從而給千家萬戶帶來康樂與幸福！給傳統醫學事業帶來繁榮與昌盛！

**劉智壺**



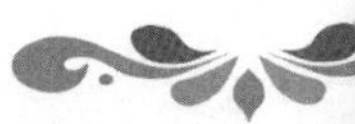

# 編輯委員會





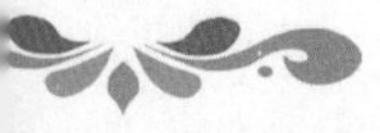

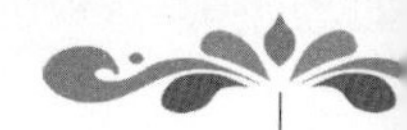





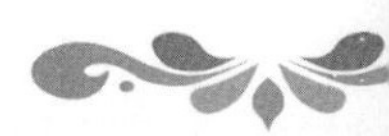

# 凡　例

一、本書分上下兩編。上編各科治療絕技部分則介紹疾病治療的各家絕招妙法。下編概論部分是具有共性的內容，主要闡述方藥、針灸、推拿按摩、氣功、心理治療，以及瘡瘍、骨傷、跌打損傷、毒蛇咬傷的治療絕技的基本技法、適應範圍、注意事項。

二、書中所載之治療絕招，有祖傳秘方、民間驗方，作者經驗方，以及古今醫籍與醫學雜誌、報刊所載的，並且大多數都爲推薦者在臨床中驗證了的良方妙法，共計1722個治療技法。

三、治療技法的獻方人與推薦人（筆者）係爲同一個人者，則只列獻方人一項。

四、編撰本書的原則是以效爲本，而不以濫求全。故有些病症未見於本書，或某些病症所舉之治療技法也不一定齊備。

五、書中病名以現代醫學病名爲主，不能明確爲現代醫學病名的，則用中醫學的病名。

六、兒科治療絕技章中，有部分疾病歸屬於內科疾病的各系統中，僅保留一部分小兒特點明顯及專治性疾病，凡與內科病名相同者，均冠以小兒。

七、書中所涉及的穴位（腧穴）及中草藥，凡未具體說明的，可從其他有關專著中查找。

八、凡原方藥劑量使用斤、兩、錢、分爲單位的，均已按1分爲0.3克、1錢爲3克、1兩爲30克、1斤爲500克折算。

九、書中測量針灸穴位的尺寸，是指同身等分測量的長度



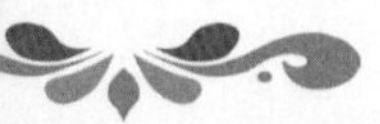

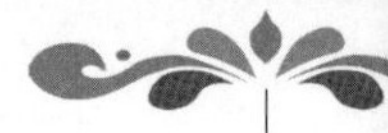

單位，故不能折算爲公分，仍保留原來的寸、分長度單位。

十、凡使用書中所錄之方藥，必須嚴格遵照原方的劑量與用法，並注意說明中的特殊要求，如屬有毒及峻猛（包括大劑量）的藥物，則必須在醫師指導下使用，或直接與獻方人及推薦人聯繫，以進行諮詢，然後使用。



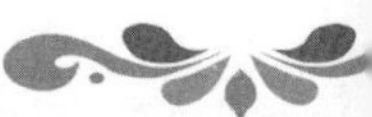

# 目錄

## 上編　各科治療絕技

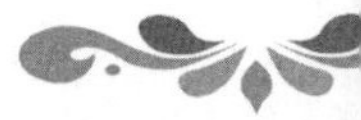

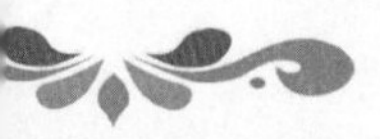

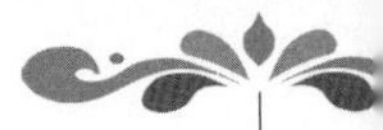





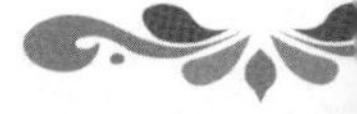

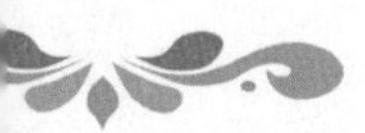

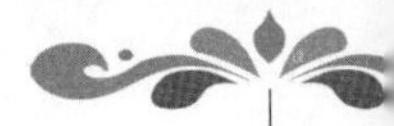

## 第五章　骨科治療絕技 ······ 714



## 第六章　傷科治療絕技 ······ 764





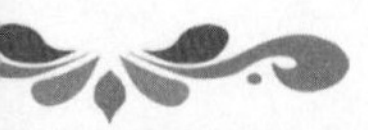

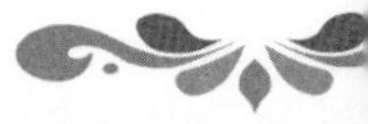

## 下編　概論部分

# 上編
# 各科治療絕技




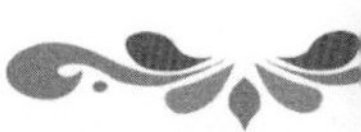

# 第一章　內科治療絕技

## 流行性感冒

【方藥】

*配方1*　薄荷5克，連翹10克，銀花、焦山梔、竹茹各9克，川黃連2克，滑石12克。

*用法*　水煎服，1日1劑。

*說明*　此方為夏日烈暑而致的高熱症而設，症見壯熱無汗，口渴引飲，目赤頭痛。西醫稱為流行性感冒，民間俗稱火證傷寒。其治不用白虎，而遵吳鞠通「治外感如將」，「上焦如羽，非輕不舉」之意，用「輕可去實」之法治，以解表疏透之劑，往往可以一劑而渾身微汗，霍然而癒。凡急性外感病，病邪未完全入裏入營，不論傷寒或溫病，皆可解表發汗而治。此方為許勉齋老師三十年代的經驗方，鄉間農民患外感熱證，用之往往1～2劑見功，自命為「薄荷飲」。方中滑石用荷葉包煎。

*來源*　獻方人：浙江中醫學院許勉齋；推薦人：浙江紹興市中醫院董漢良。

*配方2*　柴胡、知母、連翹、黃芩各10克，生石膏30克，銀花30克。

*用法*　水煎服，1日1劑，若病勢重可用2劑，每4～6小時服1次，1劑煎2次，2次煎汁混合後服。

*說明*　此方專治高熱不退的流行性感冒，口渴欲冷飲，

症見高熱頭痛咽痛，脈數，舌紅、苔薄白；臨證應用可隨證加減，熱毒熾盛可加青黛10克（包煎）、人中黃10克；咽痛者加金山豆根30克；無汗肢厥加荊芥10克或桂枝3克。曾治王某，男，42歲。素體壯實，突然高熱頭痛，時欲嘔吐，四肢關節酸痛，脈弦緊，舌紅苔白薄。T40℃，血常規檢查：白血球5700 / $mm^3$，中性白細胞62%，淋巴37%。即給予本方加蘇梗、蘇葉各10克。翌日，熱退身輕。2劑而癒。

***來源*** 獻方人：浙江省紹興市中醫院董漢良。

【針灸】

***取穴*** 風池、大椎、合谷、曲池。

***施術*** 風池穴用毫針刺5分，瀉法；大椎穴針3分，亦用瀉法；合谷、曲池穴針1寸，強刺激，瀉法。每日針1次。

***說明*** 本法治療流行性感冒，有顯著效果。風池、大椎可疏散風邪；合谷、曲池逐邪退熱，一般針刺2～3次即可治癒。

***來源*** 獻方人：王雪苔《針灸學手冊》；推薦人：湖南省常德市第一人民醫院劉智壺。

## 麻疹

【方藥】

***配方1*** 羚羊角6克。

***用法*** 加水適量，沸後再煎1小時左右，取湯服用。

***說明*** 本方治療麻疹出疹期高熱，出疹不利，熱毒內攻等症。服此方能使疹出順利，熱毒早息。張錫純用此方治療麻疹不出而內壓，熱毒內攻之重證，屢收奇效。曾治王氏之幼女，5歲。出疹倒壓過急，毒火內鬱，已過旬日，身大熱，大便乾燥，小便黃赤，脈急數。用羚羊角6克，生石膏

60克，煎湯500毫升，徐徐飲下，連服2劑而痊癒。

***來源*** 《醫學衷中參西錄》；推薦人：湖南省常德市第一人民醫院劉智壺。

***配方 2*** 荊芥5克、薄荷5克、銀花10克、連翹10克、竹葉5克、牛蒡子5克、蘆根5克、知母10克、黃芩10克、蟬衣5克、葛根10克、桔梗5克、甘草3克、板藍根15克。

***用法*** 加水煎500毫升，武火煎沸，再用文火煎30分鐘，取煎液服用，後再加水如法煎一次服用。每日2次，每日1劑。

***說明*** 本方為湖南名中醫劉智壺先生之驗方，用於治療小兒麻疹，見有出疹不暢，發熱，目赤，咳嗽，小便黃，舌苔黃，指紋浮紫或脈浮數等症狀者，可使出疹透發，發熱減輕或平復。由於麻疹疫苗的普遍使用，麻疹患者的症狀已不典型，故只要診斷麻疹，初期均可服用。本方劑量適用於3～7歲小兒，3歲以下劑量減半。

***來源*** 獻方人：湖南常德市第一人民醫院劉智壺；推薦人：湖南常德市第一人民醫院劉步醫。

***配方 3*** 訶子肉20克、陳皮20克、大黃20克。

***用法*** 以上3味，碾碎成細粉，混勻備用。1次1.5克，1日3次，溫開水送服。

***說明*** 本方適用於小兒麻疹不透，具有清熱透疹之功。如巴登澤任，男，5歲，患麻疹5天疹塊不透，丘疹暗淡，服本方3次疹透而癒。

***來源*** 獻方人：四川省甘孜州康定縣昌冒村降澤任；推薦人：四川省甘孜州藥品檢驗所札西攀超。

## 急性病毒性肝炎

【方藥】

**配方** 當歸 10 克、赤芍 10 克、白朮 10 克、茯苓 10 克、茵陳 30 克、梔子 10 克、連翹 20 克、柴胡 10 克、丹參 20 克、鬱金 10 克、枳殼 10 克、甘草 3 克、龍膽草 10 克。

**用法** 每日 1 劑，煎服 2 次，加水煎沸 20 分鐘即可。茵陳後入，只煎 5 分鐘。

**說明** 本方定名為「清肝解毒湯」。治療急性黃膽肝炎（A 型肝炎）、急性 B 型肝炎，能迅速消除症狀，使肝功能及轉氨酶恢復正常。適用於黃疸或無黃疸，乏力，胃納不佳，厭油膩，小便深黃，舌苔黃或黃膩，脈弦等症。噁心嘔吐者，可加入白蔻仁 10 克、薏苡仁 20 克。筆者臨床運用此方治療 120 餘例患者，治癒率達 95%。

**來源** 獻方人：湖南省常德市第一人民醫院劉智壺。

**配方 2** 茵陳 30 克、連翹 20 克、梔子 10 克、黃柏 10 克、生大黃 10 克、田基黃 15 克、板藍根 15 克。

**用法** 水煎服，每日 1 劑，煎服 2 次。

**說明** 此方治療急性黃疸型肝炎，療效甚佳。適應於鞏膜及全身發黃，食慾不振，乏力，小便深黃，噁心，大便秘結等症。大便稀溏者，可去生大黃。余祖父曾治常德縣河洑區一農民，遍身發黃，大便秘結，噁心厭油，舌苔黃厚膩，脈弦數。經西醫診斷為急性黃疸型肝炎。服用本方 5 劑，黃疸即退，續服 15 劑而痊癒。

**來源** 獻方人：湖南省常德市第三人民醫院已故老中醫劉天健；推薦人：湖南省中醫藥學校劉步醫。



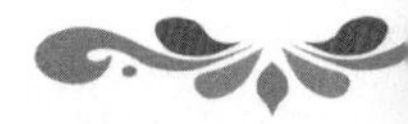

***配方3*** 茵陳、金銀花、敗醬草各50克，茯苓、丹參、當歸各25克，白朮20克，川黃連、龍膽草、大黃、鬱金、甘草各15克。

***用法*** 水煎，沸後30分鐘取湯，分2次服，每日1劑。

***說明*** 本方治療暴發型肝炎，並可用於急性或亞急性黃色肝萎縮。適應於黃疸進行性加深，身熱，意識障礙，先昏睡繼而煩躁不寧，譫語，狂躁，最後轉入昏迷或半昏迷，舌質紅絳、苔黃燥，脈滑數或弦數，或伴有腹脹滿或腹水，小便少、色黃赤等症。

***來源*** 《當代名醫神丹妙方》；推薦人：河南省臨潁縣公療醫院郭雙彬。

***配方4*** 車前草12克、蒲公英12克、大棗10枚、茵陳30克（後下）。

***用法*** 上述諸藥加水煎至300毫升，分2次服。兒童2～9歲服1/3量；10～15歲服1/2量。

***說明*** 經用本方治療急性傳染性肝炎患者112例，其中黃疸型96例，結果治癒68例，好轉1例。肝功能恢復正常平均為22天；無黃疸型43例，結果治癒42例，好轉1例。肝功能恢復正常平均為20.2天。

***來源*** 《武漢新醫藥》（1）2，1972；推薦人：江西省中醫藥研究所楊寧。

***配方5*** 鳳尾草30克（鮮品90克）、白芍30克。

***用法*** 上述諸藥，加水煎至200毫升，分3～4次服完，每日1劑。兒童用量酌減。

***說明*** 經用本法治療急性黃疸型傳染性肝炎患者120例，結果近期治癒率為92.6%，西醫對照組為89.4%；平均

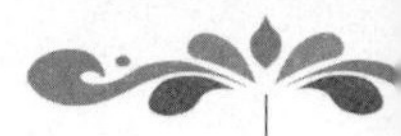

住院天數，治療與對照兩組分別為 27.4 天和 32.2 天，經統計學處理，兩組結果有非常顯著性差異（$p<0.01$）。

***來源***　《新醫學》，（7），1975；推薦人：江西省中醫藥研究所楊寧。

***配方 6***　茵陳 60 克、山梔 10 克、雲苓皮 30 克、虎杖 15 克、黃柏 10 克、車前仁 10 克、大腹皮 15 克、神麴 10 克、石菖蒲 10 克、澤瀉 15 克、蒼朮 12 克、青蒿 15 克。

***用法***　水煎 2 次，藥液分 3～4 次口服，每日 1 劑。

***說明***　本方適用於急性傳染性肝炎濕熱較重者。症見全身黃疸，發熱不退，頭身困重，精神極差，脘腹脹滿，納差厭油。舌質偏紅，苔黃膩，脈濡。服藥至臨床症狀消失，肝功能正常後，仍要堅持服藥 1～2 月，可在上方的基礎上加健脾和血藥物。忌油膩、炙煿食物；注意休息。

***來源***　獻方人：江西省撫州市第二人民醫院唐學游。

***配方 7***　五味子 30 克、板藍根 30 克、虎杖 30 克、敗醬草 15 克、夏枯草 10 克、甘草 10 克。

***用法***　水煎服，每日 1 劑，煎服 2 次。

***說明***　本方適於急性肝炎，常見症狀有身黃、目黃、尿黃，納呆厭油，全身乏力，右上腹疼痛等。方中五味子為君藥，據現代藥理研究，有促進基礎代謝，調節胃液和膽汁分泌，增強腎上腺皮質功能，增強對非特異性刺激的防禦能力，降低血清谷丙轉氨酶等作用，配合板藍根、虎杖等清熱解毒之品，可使肝功能較快恢復。黃疸明顯加茵陳 30 克，大黃 10 克；無黃疸加白花蛇舌草 15 克、柴胡 10 克；納呆加山楂 15 克、神麴 15 克；乏力加黃芪 15 克，威靈仙 15 克。筆者用此方加減治療急性肝炎 500 多例，95 %的病人在 15～30

天之內恢復健康。龍×，女，30 歲，患急性黃疸型肝炎，皮膚鞏膜重度黃染，肝右肋下 4.5 公分，明顯厭油，脾未及。經服上方加減 14 劑後，自覺症狀消失，肝功能正常，肝縮至右肋下 0.5 公分。

***來源*** 獻方人：湖南省桃源縣人民醫院曾廣安。

***配方 8*** 茵陳 30 克、梔子 15 克、黃柏 18 克、綠豆 50 克、白花蛇舌草 30 克、大黃 10 克、藿香 10 克、甘草 8 克。

***用法*** 水煎服，每日 1 劑。煎服 3 次，空腹服。

***說明*** 本方具有清熱解毒，利濕退黃的功能，主治療急性黃膽型肝炎有特效。一般服 5～7 劑肝功能恢復正常。臨床治療 300 多例，有效率達 97%。禁忌酒、油膩、辛、辣食物。

***來源*** 獻方人：四川省綿陽市 102 信箱職工醫院楊忠英。

***配方 9*** 生大黃 10 克、生黃芩 10 克、薑川連 3 克、陳皮 6 克、薑竹茹 10 克、薑半夏 10 克、茯苓 15 克、生甘草 3 克、鮮生薑 3 片、枇杷葉 10 克（去毛布包）。

***用法*** 大黃用沸水沖泡 10 分後去渣，其餘藥物水煎服，沸後 20 分鐘即可，每日 1 劑，日 2 服，大黃漬液於服他藥前 15 分鐘頻頻服之。

***說明*** 本方適用急性肝炎嘔吐症狀突出者。取大黃甘草湯、瀉心湯、半夏加茯苓湯合裁，有明顯的和胃降逆止吐作用。臨床使用均有良效。一般服本方 1～2 劑後，嘔吐即止，且食慾恢復明顯，如治何某，患 A 型肝炎，嘔吐不能食 5 天，雖經輸液，肌肉注射滅吐靈，嘔吐不止，甚則見他人進餐亦呃呃作嘔。服本方 1 劑後，第 2 天吐止能食。

***來源*** 獻方人：江蘇省如皋市中醫院仲潤生。



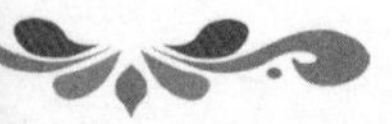

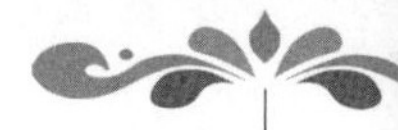

***配方 10*** 四季菜 60 克。

***用法*** 水煎服，每日 1 劑。

***說明*** 四季菜治療肝炎為浙江嵊州西鄉流傳的民間秘驗良方。本方主治濕熱黃疸，對急性黃疸型肝炎，有較好的治療效果。此方由一老中醫傳出，稱為「斗米草」，意為其價值一斗米。有一黃姓老婦傳出祖傳黃疸丸，即用本品研細末與大棗為丸。曾治陳××，女，41 歲，患急性黃疸型肝炎，病情迅速惡化，某醫院診為急性肝萎縮。囑辦後事。患者呈昏迷狀態。用四季菜煎服，遂神志轉清，續服此藥 1 月，終獲痊癒。

四季菜，據《全國中草藥彙編》記載：名白花蒿，屬菊科艾屬植物，別名野腳艾，廣東劉寄奴、甜菜子、肺癆草，為多年生草本。藥用全草，夏秋採收。性味甘平微苦，有活血利濕，解毒消腫之功。

***來源*** 獻方人：浙江省嵊州甘霖鎮草藥醫張阿六；推薦人：浙江省嵊州衛生局樓定惠。

***配方 11*** 青黛 5 克、紫草 12 克、貫眾 10 克、寒水石 10 克、焦山楂 10 克、乳香 6 克、茜草 10 克、木瓜 10 克、綠茶 10 克。

***用法*** 用水煎藥 2 次，分 3～4 次服下。以上為小兒 1 日用量，每日 1 劑。

***說明*** 本方適用於小兒急性黃疸型肝炎、無黃疸型肝炎及 B 型肝炎的治療。症見倦怠厭食，噁心嘔吐、目黃、尿黃、皮膚發黃等。此方服 1 月，肝功能可恢復正常。恢復正常後，仍需要服一段時期，以鞏固療效。

***來源*** 獻方人：王鵬飛《中醫雜誌》，4：33，1985；推薦人：江西省撫州市第二人民醫院唐學游。





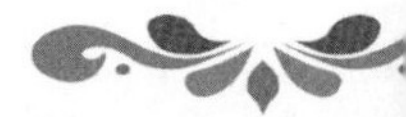

***配方 12*** 丹參 9 克、龍膽草 6 克、甘草 6 克。

***用法*** 諸藥納入罐內加水 300 毫升，煎至 150 毫升濃汁，分 4 次服完。每日 1 劑。

***說明*** 此方治療小兒急性傳染性黃疸肝炎。如濕重，加藿香；熱重加白茅根；食滯加雞內金。並配以酵母片 0.6 克，維生素 C 0.2 克口服，1 日 3 次。一般服藥 20 天可以痊癒。

***來源*** 獻方人：潘子函《湖北中醫雜誌》，4：28，1988；推薦人：湖南省中醫藥學校陳美仁。

***配方 13*** 茵陳 30 克、鮮生地 30 克、黃芩 15 克、連翹 15 克、山梔 10 克、黃連 6 克、生大黃 10 克、丹皮 10 克、烏犀角 2 克（或水牛角 100 克）。

***用法*** 水煎服，沸後 20 分鐘即可，每劑煎服 2 次，初每日服 3 次，症狀減輕後每日服 2 次。犀角磨汁沖服，或用水牛角切片另煎汁，兌入藥中服用。

***說明*** 本方適用於急性重症肝炎，臨床表現為黃疸迅速加深，膚黃如金，精神萎靡，鼻衄，齒衄，腹脹，食慾銳減，腹水，進而出現神志昏迷，搐搦。本病屬中醫「急黃」範疇，其主要病機為熱瘀搏結於肝絡。效仿《聖惠方》犀角散治急黃之意，用犀角（水牛角）之清熱涼血、解毒為君，退黃效果顯著。嘔吐加薑半夏 10 克、薑竹茹 10 克，藥汁待涼後少少頻服；腹脹加大腹皮 10 克、雞內金 10 克；便秘加芒硝 10 克（烊化）；神昏加菖蒲 8 克、廣鬱金 10 克、安宮牛黃丸 1 粒、日 2 服；發熱加羚羊角 1.2 克，每日 2 服。顧某，男，35 歲。患肝炎住院治療 20 餘日，出現深度黃疸，肝大，腹水、鼻衄，齒衄，呃逆，精神極度萎靡，漸至神志不清。服此方後，第 2 天神志轉清，衄血即止，呃逆亦平，5 天後黃疸明顯消退，食慾增加，共服此方 12 劑，繼以清化濕

熱、甘淡健脾法善其後，半年後正常參加工作。

**來源** 獻方人：江蘇省如皋市中醫院仲潤生。

## 脊髓灰質炎

【方藥】

**配方1** 萆薢30克、杜仲30克、肉蓯蓉30克、菟絲子15克、巴戟天30克、天麻30克、僵蠶30克、蜈蚣50條、全蠍30條 木瓜30克 懷牛膝30克、 烏賊骨30克 精製馬錢子60克。

**用法** 上方製成蜜丸，每粒3克重。每次服1～2粒，每日服1～3次，白開水化服。若見早期馬錢子中毒症狀，如牙關緊閉，可即停藥並服涼開水。

**說明** 本方為加味金剛丸，適用於小兒脊髓灰質炎的恢復期。症見肢體呈弛緩性麻痹、功能活動障礙，肌肉萎縮等。在服上方丸藥的同時，可配合湯劑、針灸、按摩等多種綜合治療方法。

**來源** 中醫研究院西苑醫院《趙錫武醫療經驗》；推薦人：江西省撫州市第二人民醫院唐學游。

**配方2** 獨活5克、桑寄生12克、炙黃芪9克、黨參9克、當歸9克、赤白芍6克、知母6克、木瓜9克、猴骨6克、伸筋骨6克、炙甘草5克。

**用法** 水煎服，每日1劑，2次煎服。

**說明** 本方為湖北名醫桂曉雲治痿證之方，具培補氣血、搜邪活絡之功能。適用於小兒兩足萎弱、不能隨意運動及履步者，對脊髓灰質炎恢復期療效顯著。臨床如見濕熱未清者，加三妙散、苡仁、蠶砂；挾陰虛者，加石斛、沙參、



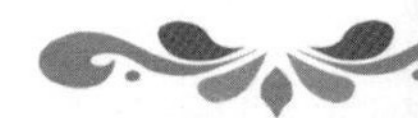

龜板；納呆者，加穀麥芽、砂仁；大便溏瀉者，加白朮、扁豆；大便秘結者，加枳殼、麻仁。靖某，男，3 歲，發熱身痛 40 餘天，診為「小兒麻痹證」，就診時症見下肢癱瘓，不能步履，飲食尚可，二便通調，脈沉緩，苔膩。擬上方 5 劑，僅服 2 劑患兒已能步履、慢跑、嬉戲如常。

***來源*** 《中國中醫藥報》，8：20，1993；推薦人：湖南中醫學院潘遠根。

【針灸】

***取穴 1*** 足三里、承山、四強、髀關、風市。

***施術*** 用山莨菪鹼 10 毫克，取上述穴位進行患側穴位注射。每次取穴 2 個，每日 1 次。直刺進針後由深至淺，邊注射藥物邊退針，以防硬結形成。

***說明*** 本法適用於脊髓灰質炎恢復期肢體功能障礙。同時配合中藥治療，療效優於單純中藥治療。穴注藥物後，排尿困難可達 1～2 小時，所以要選排尿後再行治療。亦可出現面色潮紅、口乾、視力模糊等副作用，使用 1～2 日後即自然消失。

***來源*** 獻方人：江西省撫州市第二人民醫院唐學游。

***取穴 2*** ①合谷、曲池、肩髃、大杼；②外關、天井、肩髎、抬肩；③養老、臂中、臑上、舉臂；④髀關、懸鐘、健膝；⑤陰市、足三里、三陰交；⑥腎脊、環跳、陽陵泉。

***施術*** 常規穴位消毒，用毫針針刺，早期用強刺激；中期用中等強度刺激；後期用輕刺激，每日針 1 次，15 次為 1 療程。

***說明*** 本法治療脊髓灰質炎後遺症，1～3 組穴位適應於上肢麻痹；4～6 組適應於下肢麻痹。抬肩、舉臂、臑上、健

膝為經外奇穴，可參考有關經穴圖譜取穴。腎脊穴在第 2 腰椎旁，緊靠椎體處。施治時可選用 2 組穴位交替使用。

***來源*** 獻方人：湖南省常德市第三人民醫院已故老中醫劉天健；推薦人：湖南省中醫藥學校劉步醫。

## 流行性 B 型腦炎

【方藥】

***配方 1*** 香薷、扁豆花、鮮藿香、杏仁、金銀花各 6 克，川黃連 2.5 克，茵陳 9 克，滑石塊、薏苡仁各 15 克，白蔻仁、白通草、川厚朴、紫雪丹各 3 克。

***用法*** 以水煎取汁頻頻餵服，同時將紫雪丹分 5 次沖服。

***說明*** 此係已故著名中醫學家蒲輔周治療小兒濕甚陽鬱型流行性 B 腦方。症見高熱抽搐，頸項強直，嗜睡，或見昏迷，四肢不溫，舌淡，苔穢膩，脈多浮數或弦。暑濕鬱閉，濕甚於熱，陽鬱不宣，當此之時，濕邪非辛不通，非苦不降，非溫不化，非淡滲不利，故蒲老以辛開苦降、芳化淡滲組方。用治一小兒持續高熱（T 39℃）抽搐，診斷為 B 型腦炎。服 1 劑即使體溫降至 36.8℃，抽搐停止。

***來源*** 《蒲輔周醫案》；推薦人：湖南中醫學院潘遠根。

***配方 2*** 銀花 30 克、連翹 15 克、黃芩 12 克、山梔 12 克、生石膏 60 克、板藍根 30 克、滁菊花 10 克、蚤休 15 克、甘草 5 克。

***用法*** 水煎，每日 1～2 劑，分 2～4 次服，連服 3～5 天，昏迷者鼻飼給藥。

***說明*** 本方治療 B 腦，若初期症見發熱頭痛，時而嘔



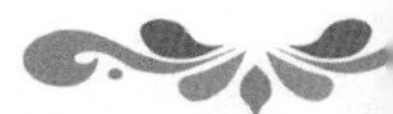

吐，嗜睡或神志朦朧，苔薄黃，脈浮數，為衛氣型，上方加桑葉 12 克，薄荷 6 克（後下）；夾濕再加藿香、佩蘭各 10 克，鬱金 8 克，菖蒲 6 克。若症見高熱、昏迷、抽搐、苔黃膩或黃燥，舌尖紅赤，脈滑數或細數，為氣營型，上方加生地 12 克，丹皮 10 克，大青葉 20 克，天竺黃 15 克，鉤藤、石決明各 20 克；神昏較甚者加安宮牛黃丸，抽風者加羚羊角粉、紫雪丹。若見高熱、昏迷、抽風頻繁、肢體強直或角弓反張，喉間痰鳴，苔焦黃或黃膩乞津，舌絳，脈細數，可加大青葉 30 克，紫草 6 克，鉤藤 20 克，天竺黃 15 克，全蠍、蜈蚣各 2 克，地龍、膽南星各 8 克，並加服安宮牛黃丸；或紫雪丹，或羚羊角粉、鮮竹瀝等。

***來源*** 獻方人：胡啟興、丁學成，《江蘇中醫》，8：6，1990；推薦人：湖南中醫學院附屬一醫院吳金蓮。

***配方 3*** 知母 15 克、生石膏 180 克、銀花 12 克、連翹 12 克、板藍根 20 克、鉤藤 15 克、黃連 3 克、菊花 15 克、竹葉 10 克。

***用法*** 上方加水 1200 毫升，浸泡 30 分鐘，煎至 200～300 毫升，每日 1 劑，煎服 2 次。

***說明*** 本方主治 B 腦高熱極盛期，知母、銀花、連翹、板藍根、竹葉清熱解毒，石膏退高熱，解暑邪，鉤藤、菊花涼肝熄風，全方有清熱解毒、辛涼透邪涼肝熄風之功。噁心嘔吐者加竹茹、半夏；抽搐者加地龍、全蠍；痰多者加膽星，竹瀝。

***來源*** 獻方人：河南省柘城縣人民醫院張立亭。

***配方 4*** 銀花 12 克、連翹 10 克、菊花 10 克、生石膏 90 克、生地 12 克、玄參 12 克、鉤藤 12 克、天麻 10 克、菖

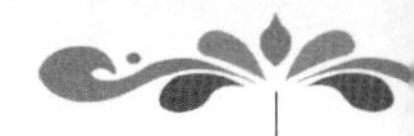

蒲 10 克、遠志 12 克、地龍 9 克、全蠍 9 克。

***用法*** 上方加水 1200 毫升，浸泡 30 分鐘，煎至 300 毫升，每日 1 劑，煎服 2 次。

***說明*** 本方主治 B 腦中期。銀花、連翹清熱解毒，生地、玄參養陰生津，鉤藤、天麻息風止抽，菖蒲、遠志開竅醒腦，地龍、全蠍疏通經絡。全方有清熱解毒，養陰清心，醒腦益智，息風通絡之功。

***來源*** 獻方人：河南省柘城縣人民醫院張立亭。

***配方 5*** 遠志 12 克、菖蒲 10 克、生地 12 克、玄參 12 克、蜈蚣 2 條、全蠍 9 克、焦山楂 12 克、炒麥芽 12 克、神麴 12 克、白朮 12 克、雞內金 12 克。

***用法*** 上方加水 1200 毫升，浸泡 30 分鐘，煎至 300 毫升，每日 1 劑，煎服 2 次。

***說明*** 此方用於 B 腦恢復期。遠志、菖蒲開竅醒腦，生地、玄參養陰生津，山楂、炒麥芽、神麴、白朮、雞內金開胃消食，全蠍、蜈蚣疏通脈絡，恢復神經系統功能。

***來源*** 獻方人：河南省柘城縣人民醫院張立亭。

***配方 6*** 石菖蒲、捲心竹葉、山梔、連翹丹皮各 9 克，鬱金 6 克，木通 4.5 克，生薑汁 3 滴，竹瀝 15 毫升，玉樞丹 1.5 克（沖），燈芯草 6 克先煎。

***用法*** 水煎服。每日 1 劑，煎服 2 次。

***說明*** 本方係著名老中醫時逸人經驗方，是治療濕溫病濕熱蒙蔽心包的有效方劑，在急症搶救中有較高的使用價值。適用於 B 型腦炎之身熱不退，神志不清，舌苔黃膩，脈象滑數等症。

***來源*** 浙江《中醫報》，1989 年 8 月 7 日第二版；推薦

人：浙江省溫嶺中醫院陶鴻潮。

## 流行性腮腺炎

【方藥】

***配方 1*** 方①板藍根 20 克、夏枯草 20 克；方②蒲公英、野菊花、蚤休各 50 克

***用法*** 將方② 藥物研細，用醋調敷患處，每日換藥 1 次。同時水煎服方①，每日 1 劑，煎服 2 次，連服 2～3 日。

***說明*** 流行性腮腺炎起病急，腮腺迅速腫大，觸之疼痛。用上方治療，效果滿意。同時注意口腔衛生，可用硼酸水漱口。禁食酸性食物，以免促進腮腺分泌液增多。

***來源*** 獻方人：湖南省桑植縣中醫院王鴻海。

***配方 2*** 荊芥 10 克、薄荷 10 克、銀花 25克、連翹 25 克、竹葉 10 克、牛蒡子 10 克、蘆根 10 克、知母 12 克、黃芩 12 克、丹皮 10 克、赤芍 10 克、白芷 10 克、桔梗 5 克、甘草 3 克、板藍根 30 克。

***用法*** 加水煎 500 毫升，武火煎沸，再用文火煎 30 分鐘，取煎液服用，後再加水如法煎一次服用。每日 2 次，每日 1 劑。

***說明*** 本方為名老中醫劉天健先生之驗方，用於治療流行性腮腺炎，症見腮部腫痛，或發紅，發熱，口乾口苦，舌苔黃，脈浮數者。高熱可加生石膏 30 克。並用青黛 50 克，雞蛋清調成稀糊狀，塗局部，效果更佳。

***來源*** 獻方人：湖南常德市第三人民醫院已故老中醫劉天健。推薦人：湖南常德市第一人民醫院劉智壺。

**配方 3**　吳茱萸 10 克、大黃 10 克、黃連 5 克、膽南星 6 克。

**用法**　諸藥共研細末，醋調成糊狀，敷於兩足心（湧泉穴處），用淨布包紮好，敷 24 小時即取去。如效果不顯著，過 12 小時，再用醋調敷 1 次。

**說明**　本方屬「釜底抽薪」之法，方中吳茱萸走厥陰，導熱下行；大黃、黃連、膽南星瀉火解毒；醋能助藥循經。經用此方治療流行性腮腺炎 37 例，全部治癒。此外，本方對頭面咽喉腫痛等諸般火毒之證，亦有一定療效。

**來源**　江西省衛生廳《杏林醫選》推薦人：江西省中醫藥研究所楊寧。

【針灸】

**取穴**　角孫。

**施術**　將患側角孫穴附近頭髮剪掉，用燈草 1 小段，蘸香油少許，點燃後迅速向角孫穴處點按，當聽到一響聲即可。

**說明**　治療本病應取患側的穴位，一般治療 1 次即可痊癒。如治療 1 次後腫仍不消時，第 2 天可再按上法點灸 1 次。本治法為燈草灸療法，又稱「燒燈火」，在民間頗為流行。

**來源**　獻方人：湖南省常德市第三人民醫院老中醫劉天健；推薦人：湖南省中醫藥學校劉步醫。

## 狂犬病

【方藥】

**配方 1**　黨參 9 克、羌活 9 克、獨活 9 克、前胡 9 克、紅柴胡 9 克、枳殼（炒）6 克、桔梗 6 克、茯苓 9 克、川芎 6 克、生薑 9 克、甘草 9 克、生地榆 30 克、紫竹根 50 克。

***用法*** 加水濃煎，溫服，每日1劑，水煎服2次。連服3日。

***說明*** 此方治療狂犬咬傷，據清·王洪緒《外科症治全生集》記載所云有奇效。狂犬咬後症未發作時，民間常用嚼食生黃豆法以測有無中毒。如嚼食覺有生味，噁心欲嘔，則已中毒。反之，嚼食無生味如食熟豆，不噁心欲嘔者，是為中毒。中毒宜急煎服此方藥。服藥3劑後，每隔7天嚼生黃豆檢測，直至毒盡。

***來源*** 《外科症治全生集》；推薦人：湖南省常德市第一人民醫院劉智壺。

***配方2*** 斑蝥10克、螃蟹10克、黑胡椒10克、乾薑10克、蓽茇10克、冬葵果10克、生大黃20克、滑石20克、巴豆10克、喜馬拉雅紫茉莉20克。

***用法*** 上述諸藥共研為細末、過篩、混勻。每日1～2次，每次3～5克，白酒送服。

***說明*** 本方係藏族方，藏名譯音依次是象產，地森、泡瓦熱、加嗄、畢畢靈、江巴、曲紮、哈興、得若、巴朱。具有清熱解毒的功效；適用於狂犬病之頭痛面赤，惡寒戰慄，全身有蟻行感，不欲近人，入水如涉沼澤，或有昏厥不省，或見水則生恐懼。

***來源*** 《藏醫藥選編》；推薦人：四川省南充市藥品監督檢驗所曹陽。

***配方3*** 白梨7個、斑蝥7個。

***用法*** 白梨挖去核心；斑蝥去頭足研碎，裝入白梨中間，放入瓷盆內，加少量水，再放入鍋內燉爛，1次吃盡。

***說明*** 本方治療瘋犬咬傷人之後，未及時注射狂犬疫

苗，患者已狂犬病發作，醫學上無法救治，用此方有一線希望。狂犬病患者服用此方後，毒氣從小便排出，尿如米泔或顆粒狀物，有救治希望。

***來源*** 推薦人：內蒙古紮蘭屯市中蒙醫院劉金。

***配方4*** 沒藥、田三七、血竭各15克。

***用法*** 上藥共研細末，黃酒沖服，每日2次，每次服15克。上藥為成人1個療程的量，小兒酌減。

***說明*** 本方具有活血解毒作用，治療狂犬咬傷有效。

***來源*** 《山東省中醫驗方彙編》；推薦人：四川省綿陽市102信箱職工醫院楊忠英。

## 流行性出血熱

【方藥】

***配方1*** 熟地30克、山藥30克、益智仁15克、烏藥10克、桑螵蛸15克。

***用法*** 水煎2次，取液300毫升，分2次服，每日1劑。

***說明*** 本方適用於流行性出血熱多尿期，症見腰痠乏力，飲一溲一，口乾舌燥，頭暈，舌質紅、少苔，脈細數無力者。多尿期見症為邪退正傷，氣陰耗損，封藏失職所致。此方平補腎之陰陽，固斂精氣，收澀小便，所以能明顯減少尿量，並減少併發症的產生。

***來源*** 獻方人：陳治水《上海中醫藥雜誌》，5：28，1988；推薦人：江西省撫州市第二人民醫院唐學游。

***配方2*** 桃仁15克、生大黃30克、赤芍20克、水蛭10克、虻蟲10克、煨甘遂末3克。



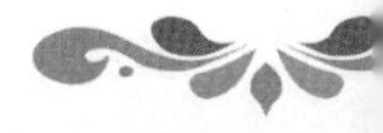

**用法**　水煎服，沸後15分鐘，入生大黃，再煎5分鐘即可；水蛭研末，以生理鹽水浸泡數小時，再兌入湯藥中，生甘遂煨後研末，裝膠囊備用（以湯藥送服）。嘔甚或神昏者，可直腸給藥。

**說明**　本方具有逐瘀泄熱及祛濕之功能，適用於流行性出血熱休克屬瘀濕熱內閉證：血壓不升或反覆波動，難以穩定，腹痛拒按，大便淤黑，神志恍惚或狂躁譫妄，皮膚、黏膜瘀斑、點顯露，球結膜充血水腫，小便自利或不利，舌下靜脈淤曲或青紫怒張。兼有脫證者，可配合固脫制劑，加參麥針、參附針等。我們以本方配合固脫制劑搶救出血熱休克30例，結果總有效率為97.67%，對照組53例，總有效率為88.68%；中藥治療組平均糾正休 克持續時間為17.57±3.19小時，對照組為22.71±2.82小時，經統計學處理，兩組差異顯著（$p<0.01$）。

**來源**　獻方人：江西省中醫藥研究所楊寧。

## 敗 血 症

【方藥】

**配方**　銀花30克、菊花（田邊菊）20克、紫花地丁10克、蒲公英20克、連翹20克、黃連5克、梔子10克、黃芩10克、生地15克、丹皮10克、竹葉10克、木通10克、甘草5克、生大黃10克。

**用法**　水煎服2次，每日1劑，重症每日服2劑。

**說明**　本方適用於各種原因所致的敗血症。對高熱、寒戰、皮膚斑疹、肝脾腫大、口渴欲飲、大便乾結、小便短赤或深黃等症，有明顯的效果。若高熱不退者，加生石膏30克；神昏、譫語者，加安宮牛黃丸1粒沖服。服藥大便瀉下

者無妨，宜續服至熱退，疹消為止。

**來源** 獻方人：湖南省常德市第一人民醫院劉智壺。

## 急性扁桃體炎

【方藥】

**配方 1** 荊芥 10 克、薄荷 10 克、黃芩 12 克、連翹 15 克、板藍根 30 克、元參 15 克。

**用法** 水煎服，每日 1 劑，煎服 2 次。

**說明** 本方治療急性化膿性扁桃腺炎，有顯著療效。

**來源** 獻方人：河南省柘城縣人民醫院張素梅。

**配方 2** 一枝黃花 20 克、龍葵 15 克、土牛膝 30 克。

**用法** 以上均為鮮品全草 1 劑量，若干者用其 2 / 3 量。上 3 藥均夏秋季採收，去淨泥土，鮮用；或曬乾切碎備用。水煎服時，3 藥混合，1 劑煎 2～3 次，溫服，以稍口含數十秒鐘後慢飲為好。

**說明** 此方適用於急性扁桃體炎。病重者可每天用 2～3 劑，頻飲為妥；一般 1～2 劑即癒。服時有輕微口澀感。

**來源** 獻方人：江西省上高人民醫院彭雲秀。

【針灸】

**取穴 1** 少商、中商、老商、耳尖。

**施術** 用酒精棉球消毒後，用三棱針在手大指背頭節上甲指下內、中、外，刺 3 下（外為少商穴）放血。再用三棱針刺耳尖放血。1 日 1 次，連刺 3 次。

**說明** 少商為手太陰肺經的井穴，針刺具有清熱利咽喉的功效。耳尖穴也具有消炎、退熱的作用。臨床證明針刺

「三商」放血，再配合刺耳尖放血治療，效果更佳。王燕，女，5 歲，就診時感冒 2 天，咽喉腫痛。體溫 39.3℃，咽黏膜充血肥厚，扁桃體輕度充血，舌質紅，苔薄黃，脈浮數。立即用三棱針刺三商、耳尖放血。第 2 日體溫即正常，咽已不痛，加刺合谷、外關，感冒也逐漸痊癒。

***來源*** 獻方人：中國石油天然氣總公司物探局職工醫院翟建中；推薦人：河北保定電力修造廠職工醫院趙偉。

***取穴 2*** 耳背上部之靜脈，呈樹枝狀（解剖部位為耳後靜脈分枝）。

***施術*** 先用手輕揉患側之耳廓，使其局部充血，再在耳後尋找其靜脈，行局部常規消毒後，用 1 寸毫針於耳後靜脈點刺，擠出血液 3～5 滴，即用酒精棉球按壓針孔。每日施術 1 次，第 2 次在患側耳背施術部位下方尋找其靜脈點刺，第 3 次則仍在第 1 次部位上點刺出血。

***說明*** 經用本法治療小兒急性扁桃體炎 24 例，結果治癒 21 例，無效 3 例。平均療程 1.9 天。大多數患兒經點刺放血後，咽痛減輕，吞嚥困難緩解，體溫逐漸下降，腫大的扁桃體隨之漸消。

***來源*** 《新醫藥學雜誌》，（7），1975；推薦人：江西省中醫藥研究所楊寧。

***取穴 3*** 足三里穴。

***施術*** 取 5 毫升注射器，用 6 號，6½號針頭抽取板藍根注射液 4 毫升，取雙側足三里穴，局部常規消毒後直刺約 0.6～1.2 寸深，經回抽無血，再將藥物注入，每側穴位注射 2 毫升，每日 1 次，3 次為 1 療程。

***說明*** 上法可治療急性扁桃體炎症見咽痛，扁桃體紅



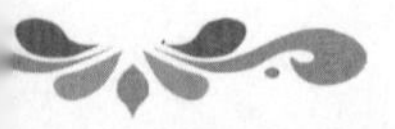

腫，惡寒發熱等。操作時應注意取穴準確。曾治 32 例，經 2～5 次治療，30 例痊癒，1 例好轉，1 例無效。

***來源*** 獻方人：趙文彥《吉林中醫藥》，2：21，1989；推薦人：湖南中醫學院劉建新。

## 流行性腦脊髓膜炎

【方藥】

***配方 1*** 青蒿 9 克、薄荷 5 克、荊芥 9 克、銀花 30 克、連翹 30 克、丹皮 9 克、赤芍 9 克、生石膏 30 克、甘草 3 克。

***用法*** 水煎，每日 1 劑，水煎服 2 次。

***說明*** 本方治療流行性腦脊髓膜炎。適應於發熱，惡熱，頭痛甚劇，嘔吐，口渴，神志昏蒙，自汗，面赤，脈數等症。頸強加葛根 15 克；口渴甚加天花粉 9 克；嘔而不渴加半夏 9 克，嘔而兼渴加代赭石 15 克；嘔而吐苦水加黃連 5 克；大便乾結者加生大黃 9 克，後入煎。本方用於流行性腦脊髓膜炎初起，急服之有良效。

***來源*** 獻方人：湖南省常德市老中醫劉石渠；推薦人：湖南省中醫藥學校劉靜濤。

***配方 2*** 生石膏 50 克、知母 10 克、銀花 20 克、連翹 20 克、蘆根 20 克、大青葉 30 克、甘草 3 克、羚羊角 3 克。

***用法*** 方中羚羊角磨汁沖入藥液中服用，或煎沸後 1 小時取汁兌服。餘藥水煎服 2 次，每日 1 劑，重症每日服 2 劑。

***說明*** 本方治療流行性腦脊髓膜炎。適應於高熱、嘔吐、頭痛、抽搐、汗出、口渴欲熱、舌苔黃、脈弦數或洪數等症。嘔吐不止加半夏 10 克、竹茹 10 克，服藥後嘔吐仍不止者，加代赭石 30 克，布包入煎。熱退嘔止後，宜加玄參



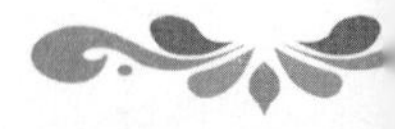

20 克、麥冬 15 克、玉竹 15 克，續服數劑以善後；若熱退嘔止後出現神疲、氣短、乏力者，加西洋參 10 克，續服至癒。神志昏迷、譫語者加服安宮牛黃丸。上方劑量小兒酌減。

***來源*** 獻方人：湖南省常德市第一人民醫院劉智壺。

【針灸】

***取穴*** 大椎、百會、人中、兌端、曲池、列缺、委中、十宣。

***施術*** 以上各穴位均行常規皮膚消毒，先用三棱針刺十宣穴。使出血1～2滴；再用毫針刺百會、人中、兌端，刺2～3分深，百會穴進針1分後臥倒針柄，向前橫刺（針尖向前，沿皮下刺）。均用強刺激，不留針；再針大椎5分深，施瀉法；針曲池穴1～1.5寸，針列缺2分，委中穴刺1寸深，均用強刺激手法，留針30分鐘，每隔5分針行針1次。每天針1次。

***說明*** 本法治療流行性腦脊髓膜炎。適應於高熱，頭痛劇烈，甚或昏迷，角弓反張等症。本法有退熱、止頭痛，醒神等作用，可作為急救法之一，須同時服用中藥或使用抗生素治療。

***來源*** 湖南中醫藥研究所，《湖南省中醫單方驗方》；推薦人：湖南省常德市第一人民醫院劉智壺。

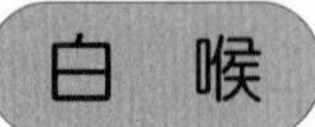

## 白喉

【方藥】

***配方 1*** 鮮土牛膝根 80 克。

***用法*** 採鮮土牛膝（莧科）根，洗淨泥沙，再用冷開水沖洗 1 次，切成 3 公分長段，搗爛，加入人乳約 120 毫升。用潔淨紗布包裹，絞取藥汁；如無人乳，用煉乳稀釋亦可。

將藥液含入口中。使其自然徐徐流入患部，衝擊喉壁黏膜之神經，而引起反射性嘔吐。

***說明*** 此方係浙江嵊州已故喉科中醫裘慶章先生治喉證常用的獨創治法——吊痰術。嚴冬初春之時無鮮土牛膝，可用雄黃、僵蠶、牙硝、硼砂、爐甘石各10克，研細末，瓷瓶貯藏備用。調配濃度為5克和人乳汁200毫升左右。此方能緩解白喉患者的症狀，防止和減少黏膜脫落阻塞氣管引起窒息死亡的發生。符合《內經》「在上者，因而越之」之旨。隨著大量痰液的排出，風、熱之邪也得以平息。

***來源*** 獻方人：浙江省嵊州中醫學會張松耕；推薦人：浙江省紹興市中醫院沈元良。

***配方2*** 銀花15克、連翹15克、蒲公英18克、板藍根9克、麥冬9克、白芍9克、生地9克、玄參9克、丹皮9克、川貝9克、黃芩6克、薄荷3克、甘草3克、龍膽草5克、地骨皮6克。

***用法*** 水煎服3次，每日1劑。

***說明*** 本方治療白喉。適應於喉內白膜，咽痛，口燥舌乾，面赤聲嘶，發熱，舌苔黃，脈浮細數。療效甚捷。

***來源*** 湖南中醫藥研究所《湖南省中醫單方驗方》；推薦人：湖南省常德市第一人民醫院劉智壺。

***配方3*** 龍膽草9克、板藍根15克、牛蒡子9克、梔子6克、木通9克、蟬蛻5克、僵蠶6克、馬勃6克、生石膏15克、雄黃3克、牛膝9克。

***用法*** 水煎服2次，每日急服2劑，服至大便瀉下，病退為止。馬勃用布包煎。

***說明*** 本方治療白喉初起，惡寒發熱，喉現白點等症。



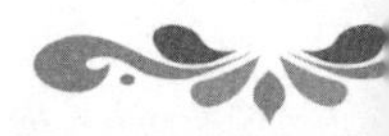

忌食生冷、油膩、辛辣食物。白喉初起，症不甚劇者服用此方療效甚佳。

***來源*** 湖南中醫藥研究所《湖南省中醫單方驗方》；推薦人：湖南省常德市第一人民醫院劉智壺。

***配方 4*** 西牛黃、熊膽、麝香、冰片各 0.3 克，朱砂、雄黃、硼砂各 0.8 克，人中白（煅存性）3 克，黃連 9 克，西瓜霜 3 克。

***用法*** 共研極細末，瓷瓶收藏勿使洩氣，每日吹喉4次。

***說明*** 本方治療白喉。對症見喉間白膜，呼吸迫促，喉如鋸聲，喉痛聲嘶等，有良好的效果。

***來源*** 湖南中醫藥研究所《湖南省中醫單方驗方》；推薦人：湖南省常德市第一人民醫院劉智壺。

【針灸】

***取穴*** 少商、合谷、外關、廉泉。

***施術*** 少商穴行常規消毒後，用三棱針刺出血；合谷、外關穴針 1 寸深，強刺激，施瀉法，不留針；廉泉穴消毒皮膚後，針 3 分，用瀉法，不留針。每日針 1 次。

***說明*** 本法治療白喉。適應於咽喉疼痛、發熱，喉間有白點等症。針刺後症狀即可減輕。配合中藥治療，效果尤佳。

***來源*** 獻方人：湖南省常德市第一人民醫院劉智壺。

## 百 日 咳

【方藥】

***配方 1*** 百部 15 克、杠板歸 30 克、黛蛤散 15 克（包）、海浮石 30 克、朱砂 1.5 克。

***用法*** 上方諸藥為 1 劑量。朱砂磨研過篩，其他藥物均水煎濃縮成膏，然後加入朱砂和適量蔗糖，製成沖劑顆粒 1 包。每天沖服 2 次，1 歲以下每次 1 / 3 包；1～3 歲每次 1 / 2 包；3～5 歲每次 2 / 3 包；5～10 歲每次 1 包。

***說明*** 百日咳為小兒常見呼吸道傳染病。本方中百部為潤肺止咳良藥，藥理試驗證明有抗百日咳嗜血桿菌的作用；杠板歸為民間治療百日咳的常用草藥；黛蛤散、海浮石能清熱、肅肺、祛痰；朱砂有寧心安神，鎮驚息風之功。相互為伍能清熱、潤肺、止咳、化痰、解痙、應用本方治療 50 例患兒，痊癒 46 例，無效 4 例。

***來源*** 獻方人：陳蓉蓉《中醫雜誌》，10：45，1981；推薦人：安徽省歙縣中醫院黃孝周。

***配方 2*** 百部 9 克、浙貝母 9 克、天冬 9 克、麥冬 9 克、橘紅 6 克、薑竹茹 6 克、瓜蔞皮 6 克、粉沙參 6 克、炙紫苑 6 克、鵝不食草 6 克、地龍 6 克。

***用法*** 水煎服。每日 1 劑，水煎服 2 次。

***說明*** 本方適宜百日咳痙咳期使用。若加服鷺鷥涎丸 1 粒研吞，每天 2 次，療效更佳。若咳嗽氣逆較甚者，加桑白皮、葶藶子各 6 克；痰多黏稠者，加竹瀝、半夏、天竺黃各 6 克；咳久目睛出血、鼻衄者，加生地、白茅根各 9 克、生山梔 6 克；嘔吐較劇者加代赭石 9 克。

***來源*** 獻方人：浙江中醫學院名老中醫馬蓮湘；推薦人：浙江省溫嶺中醫院陶鴻潮。

***配方 3*** 桑葉 10 克、天將殼 10 克、炙款冬 6 克、炙甘草 3 克、杏仁 10 克、冬瓜子 10 克、大蒜頭 2 瓣。

***用法*** 上藥水煎濃汁 100 毫升，每隔 2 小時服 25 毫升，





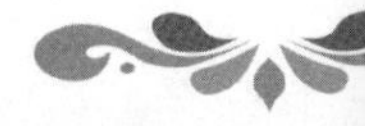

加入冰糖少許，溫熱服。

***說明*** 本方適用於1～2歲嬰兒百日咳，遷延1～2個月未癒，無發熱，無其他併發症，惟頓咳陣作如雞鳴聲，經抗生素及一般止咳藥治療未效者。此藥無苦味，嬰幼兒易於接受，見效較快。服藥時忌食鹹味。

***來源*** 獻方人：黃一峰《黃一峰醫案醫話集》；推薦人：浙江省溫嶺中醫院陶鴻潮。

***配方4*** 杏仁6克、枳實6克、法半夏6克、茯苓6克、黃芩6克、瓜蔞6克、知母3克、浙貝母 6克、甘草3克。

***用法*** 上方加水600毫升，煎取300毫升，每日1劑，分2次服。

***說明*** 本方適用於肺熱型百日咳，症見面赤，咳痰黃稠，口乾，舌紅、苔黃，脈浮數，指紋浮紫。曾治王娜，女，2歲，患兒咳嗽2個月，咳聲如雞鳴，反覆發作，尤以夜間為重。服此方3劑，咳痰減輕，續服3劑，症狀消失。

***來源*** 獻方人：河南省柘城縣婦幼保健院馬本德。

***配方5*** 炙百部10克、鮮側柏葉10克、天竹黃10克、杏仁10克、前胡10克、葶藶子10克、生甘草10克、陳膽星5克、廣地龍5克、鮮石胡荽10克、大棗3枚。

***用法*** 水煎服，每日1劑，煎服2次。

***說明*** 本方係浙江省鎮海縣下部衛生院傅崇林醫師治療百日咳的自擬方「百天寧咳湯」。方中炙百部潤肺止咳；天竹黃清熱鎮咳；杏仁消痰止咳、宣肺降逆;前胡清熱宣肺化痰；葶藶子瀉肺消痰、定喘逐水；陳膽星燥濕化痰、消炎解痙；廣地龍平喘利尿；石胡荽、側柏葉清熱解毒；甘草、大棗調和諸藥。應用本方加減治療50例，分別於5～15天內全



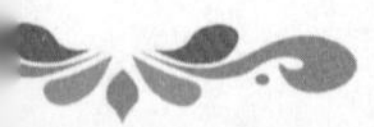

部治癒。

***來源*** 獻方人：傅崇林《中醫雜誌》，12：43，1981；推薦人：安徽省馬鞍山鋼鐵公司醫院黃兆強。

## 傷　寒

【方藥】

***配方*** 新鮮生薑 30～40 克。

***用法*** 將生薑洗淨切成薄片，加水煎汁，夜間放露天，不加蓋，以收取露水，翌日可服。服用時加溫開水沖或代茶不拘次數飲之。

***說明*** 本方主治流行性腸傷寒後期發熱證。症見低熱不退，或熱型變化不規則，發熱纏綿不解伴有惡寒者。本方出自《溫病條辨》中焦篇，原方主治寒濕作瘧，脈濡，寒熱。用治腸傷寒後期發熱證尚未見報導。一般服 3 日，其熱可退。

***來源*** 獻方人：江西省南昌市江西醫學院第二附屬醫院徐克明；推薦人：江西省中醫藥研究所楊寧。

## 細菌性食物中毒

【方藥】

***配方*** 甘草 20 克、綠豆 50 克。

***用法*** 將甘草加水煎汁去渣，綠豆煮熟，取湯飲服。每日 3 次。

***說明*** 本方對細菌性食物中毒有效。一般服 1～2 天見效。對藥物中毒及其他毒物中毒也可使用。本方係當地民間驗方。

***來源*** 獻方人：四川省綿陽市 102 信箱職工醫院楊忠英。



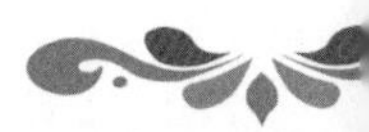

## 急性細菌性痢疾

【方藥】

**配方 1** 白頭翁 15 克、葛根 12 克、黃連 6 克、柴胡 9 克、黃柏 9 克、黃芩 6 克、木香 9 克、白芍 12 克、枳殼 6 克、秦皮 6 克、甘草 5 克。

**用法** 水煎服，每日 1 劑，煎服 3 次。

**說明** 本方治療細菌性痢疾。適宜於下痢赤白，發熱，腹痛，裏急後重等症。下痢日久，不欲納食者，加淮山藥 30 克；赤痢加生地榆 12 克；白痢加銀花 15 克；純血痢加田三七 3 克、鴨膽子 50 粒（麵餅團包吞）。余祖父曾治小兒鐘某，1 歲 3 個月，患發熱下痢，經西醫診斷為菌痢，服用西藥治療無效，病情加重，施用此方加淮山藥治療，隨即痢止。後用五味異功散加炒山藥、薏苡仁之類善後，而獲痊癒。

**來源** 獻方人：湖南省常德市第三人民醫院老中醫劉天健；推薦人：湖南省中醫藥學校劉步醫。

**配方 2** 當歸 18 克、白芍 18 克、生大黃 12 克、厚朴 6 克、枳殼 9 克、甘草 5 克。

**用法** 水煎服，每日 1 劑，煎服 2 次。

**說明** 本方治療細菌性痢疾初起，適應於大便紅白凍狀，裏急後重，腹痛，腹脹等症。若有發熱者，加葛根 12 克、黃芩 12 克；腹痛甚者，加廣木香 9 克。痢疾初起，宜以通下為先，早用通下則濕熱可除，氣滯可通，瀉痢及裏急後重自退，決無弊端。若下痢日久，正氣越衰而邪氣越盛，則不宜使用此方。

**來源** 獻方人：湖南省常德市老中醫劉石渠；推薦人：



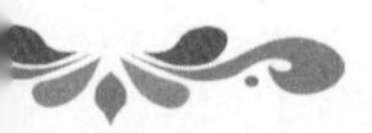

湖南省中醫藥學校劉靜濤。

**配方3** 鮮馬齒莧30克。

**用法** 將鮮馬齒莧洗淨，搗爛如泥，開水沖服，每服3次。

**說明** 據唐代孟詵的《食療本草》記載：「馬齒莧主三十六種風，煮粥止痢及疳痢」。民間常用此方治療痢疾，療效確切。現代藥理學研究證明，馬齒莧對大腸桿菌、痢疾桿菌與傷寒桿菌均有明顯的抗菌作用，對金黃色葡萄球菌等有強力抑制作用。本方如無鮮品，用乾品浸發亦可。

**來源** 獻方人：加賀本緒《經效簡易百方錄》；推薦人：湖南省常德市第一人民醫院劉智壺。

**配方4** 馬齒莧、白糖各50克、大蒜30克。

**用法** 將上藥加水煎沸，放入白糖再煎15分鐘後飲用，每日1劑，煎服4次。上藥係成人量，小兒酌減。

**說明** 本方具有清熱解毒殺菌的功效，治療急性細菌性痢疾效果良好。臨床治療78例，有效率達90%。治療期間忌油膩、生冷、辛辣食品。

**來源** 獻方人：四川省綿陽市102信箱職工醫院楊忠英。

**配方5** 生熟大黃各30克，蒼朮（米泔水浸）90克，杏仁、羌活各30克，川烏（去皮臍、麵包、火上煨透）、甘草各45克。

**用法** 上藥共研細末，為散劑。成人每次服3～4克；1日服2～3次。赤痢用燈芯湯送下，白痢用生薑湯送下，小兒用量減半，3～4歲服成人量的3/5，1～2歲服成人量的1/5。

**說明** 此方為李汝珍《鏡花緣》一書中記載的一張驗方。章次公、朱良春等名老中醫在診療實踐中廣為應用，每

獲卓效。本方除治療急性菌痢外，還適用於腸炎、泄瀉。

***來源*** 獻方人：朱步先等，《朱良春用藥經驗》；推薦人：浙江省溫山今中醫院陶鴻潮。

***配方 6*** 當歸 60 克、白芍 60 克、枳殼 9 克、檳榔 9 克、甘草 9 克、滑石 9 克、萊菔子 9 克、廣木香 3 克（磨）、苦參 9 克。

***用法*** 上藥除廣木香及苦參外水煎取汁，以廣木香汁調藥汁，再和苦參汁服之。每日 1 劑。

***說明*** 此方適用於急性危重痢疾。齊氏曾治一病人患痢疾純紅，一日間至數十次，醫治無功，以上方治之，一劑輕，二劑止，三劑痊癒。當代名醫裘沛然曾多次將本方用於危重痢疾，而見奇效。裘氏認為，「此方用藥並不奇，而各藥配伍的用量比例，則為近時所少見，也稱上別具一格。」

***來源*** 獻方人：裘沛然《壺天散墨》；推薦人：浙江省溫嶺中醫院陶鴻潮。

***配方 7*** 老鸛草全草（乾品）30 克。

***用法*** 上藥加水煎至 200 毫升，分 2～3 次服完，每日 1 劑。7～10 天為 1 療程。

***說明*** 經用本法治療細菌性痢疾患者 203 例，結果治癒 172 例，占 84.7%；好轉 28 例，占 13.8%；無效 3 例，占 1.5%。總有效率為 98.5%。

***來源*** 《新醫藥學雜誌》，（7）1974；推薦人：江西省中醫藥研究所楊寧。

【針灸】

***取穴 1*** ①足三里、天樞。②大腸俞、小腸俞。③合

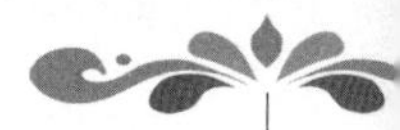

谷、上巨虛。

***施術*** 穴位處用酒精棉球消毒後，進針，用平補平瀉或瀉法。針大腸俞穴時針尖向小腸俞斜刺。每日刺1～2次。

***說明*** 治療急性細菌性痢疾可選上面的2組或3組穴位，交替使用。發熱者，可加刺曲池（雙）穴；裏急後重甚者，加陰陵泉；噁心嘔吐者，加內關穴。

***來源*** 獻方人：湖南省常德市第三人民醫院老中醫劉天健；推薦人：湖南省中醫藥學校劉步醫。

***取穴2*** 奇三。

***施術*** 用毫針在穴位斜向足跟方向進針，刺入5分，約1呼1吸捻針1次，再進針5分，如此3次。熱性痢疾用強刺激（瀉法）；寒性痢疾用輕刺激（補法），留針30分鐘，每日1次。

***說明*** 奇三為經外奇穴，在足府後1/3稍向內2分處為刺激點，男左女右。一般急性菌痢治療1～3次可癒。

***來源*** 獻方人：黃偉達等《民間靈驗便方・針灸》；推薦人：湖南省常德市第一人民醫院劉智壺。

## 慢性細菌性痢疾

【方藥】

***配方1*** 桔梗6克、杏仁6克、炒黃芩3克、黃連2.5克、炒黃柏2.5克、炒蒼朮4.5克、澤瀉3克、厚朴4.5克、大腹皮4.5克、茵陳6克、滑石（布包）9克、通草3克、木香1.5克。

***用法*** 水煎2次，日服2次，每日1劑。

***說明*** 本方係著名中醫學家蒲輔周治療屬脾胃失調，濕




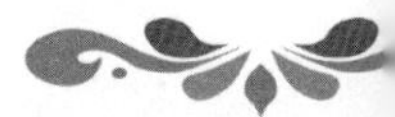

熱下注的慢性痢疾之方。主要適應症為：腹時脹痛，納差便溏，大便有黏液，無裏急後重，鏡檢可見紅白細胞，苔多厚穢，脈常弦滑。此方以苦辛配伍，清濕熱，調脾胃，使邪有出路，不予固泄，以防邪留成患。

***來源*** 《蒲輔周醫案》；推薦人：湖南中醫學院潘遠根。

***配方 2*** 仙鶴草 15 克、桔梗 6 克、烏梅炭 5 克、白槿花 9 克、炒白朮 9 克、廣木香 4.5 克、白芍 9 克、炒檳榔 1.2 克、甘草 4.5 克。

***用法*** 水煎服，1 日 1 劑。

***說明*** 此方係南通市中醫院朱良春主任醫師經驗良方；對於慢性菌痢用之有佳效，方名為仙桔湯。筆者按方加減應用，每收卓效。曾治張某，女，52 歲。一年前患急性細菌性痢疾後，經西醫治療，未能徹底痊癒。現經常腹痛、腹瀉，便下黏凍。西醫至診為慢性菌痢，用氟哌酸、複方新諾明可暫時控制，但終未能痊癒。中醫辨證認為，此屬脾腎兩虛之瀉痢，用上方加減：仙鶴草 15 克，桔梗 5 克，烏梅炭 5 克，白槿花 10 克，炒白朮 10 克，廣木香 5 克，白芍 10 克，檳榔 5 克，甘草 5 克，訶子 10 克，川連 2 克，葛根 15 克，5 劑。藥後諸症好轉，前方去烏梅炭，加雞內金 10 克，乾薑 2 克，服 10 劑而病痊。囑其飲食調理，注意腹部保暖，追訪 1 年，康復如初。

***來源*** 獻方人：江蘇省南通市中醫院朱良春；推薦人：浙江紹興市中醫院董漢良。

***配方 3*** 鴉膽子 60 粒、香連丸 12 克、白頭翁 30 克。

***用法*** 用白頭翁 1 味水煎，取湯分 2 次送服鴉膽子及香連丸。

***說明*** 本方治療慢性細菌性痢疾，反覆發作不癒者，收效甚捷。譚某，患休息痢年餘，大便膿血黏稠，裏急後重，日 10 餘次，癒而復發，服藥多方無效。用此方治療，5 劑而癒。後治療此病多人，均用此方獲效。

***來源*** 獻方人：朱卓夫，《臨證心得》；推薦人：湖南省常德市第一人民醫院劉智壺。

## 鼠 疫

【方藥】

***配方*** 安息香 5 克、黑草烏 10 克、硫磺 10 克、阿魏 10 克、雄黃 10 克、羌活 20 克、牡丹皮 10 克、鐮形棘豆 15 克麝香 2 克。

***用法*** 上述諸藥除麝香外，共研為細末，過篩，再與麝香粉混勻。每日服 2～3 次，每次 3～5 克，另取山羊毛煅炭，研細，每次取 0.5 克與之混合後，再用河子湯送服。

***說明*** 本方係藏族方，藏名譯音依次是庫庫那保，榜那，模色，醒奎等，具有清熱解毒的功效；對鼠疫初期及鼠疫流行區的預防有效。亦可用於癩病及炭疽病。服藥後須服用熱粥或熱酥油茶，用棉被蓋嚴，使之發汗數次，效果更佳。

***來源*** 《藏醫藥選編》；推薦人：四川省南充市藥品監督檢驗所曹陽。

## 破 傷 風

***配方 1*** 當歸 6 克，膽南星、防風、白芷、白附子、羌活、天麻各 9 克。

***用法*** 水煎，每日 1 劑，煎服 2 次。

**說明**　本方治療破傷風病。適應於角弓反張，頸項強直，牙關緊閉，呈苦笑面容，痰鳴氣喘，頭汗等症。此方為玉真散加味而成，用治破傷風有較好的療效，若加入麝香 0.3 克（後入煎，收效尤捷）。

**來源**　民間流傳方；推薦人：湖南省常德市第一人民醫院劉智壺。

**配方 2**　羚羊角 0.9 克、鉤藤 18 克、羌活 9 克、全蠍 3 克、蜈蚣 2 條、茯苓 12 克、六神丸（成藥）10 粒。

**用法**　羚羊角加水先煎 1 小時，後入諸藥（六神丸除外）再煎，沸後 20 分鐘即可，每日 1 劑，水煎服 2 次。同時每 4 小時服六神丸 10 粒。

**說明**　本方治療破傷風，症見高熱，兩目直視，手足抽搐，角弓反張，脈洪數者，療效甚著。

**來源**　湖南中醫藥研究所《湖南省中醫單方驗方》；推薦人：湖南省常德市第一人民醫院劉智壺。

**配方 3**　蟬蛻 15 克、黃酒 250 克。

**用法**　將蟬蛻研末，入黃酒煮沸，趁熱連渣服用，每日 1 劑。

**說明**　本方治療破傷風，適用於創傷後發生吞嚥困難，口不能開，顏色蒼白，面呈苦笑狀等症。服後遍身出汗，牙關即開。可續服玉真散加味方，或用四物湯（當歸、川芎、生地、白芍）加鉤藤、羚羊角、茯神、川貝煎服。

**來源**　民間流傳方；推薦人：湖南省常德市第一人民醫院劉智壺。

**配方 4**　老人指甲 3 片、老人頭髮 9 克、苧麻根 9 克。



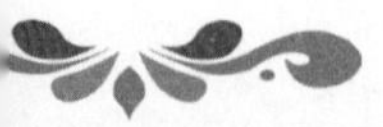

***用法***　共燒炭存性，研勻，黃酒送服，每日1次。

***說明***　本方為湘西土家族民間驗方，服後須使汗出即癒。治療因外傷而致手足抽搐，角弓反張，呈苦笑面容者，療效甚佳。

***來源***　民間流傳方；推薦人：湖南省常德市第一人民醫院劉智壺。

【推拿按摩】

***取穴***　巨闕。

***施術***　取蔥白（蠟燭樣粗細）10個，10公分長，放在點燃的棉花（經麻油浸泡）火上烤，烤至蔥白發黃或黃黑色，放在雞蛋清內蘸蘸。然後用蔥白在病兒巨闕穴上輕輕研摩約5～10分鐘左右，以病兒口吐白沫為止，1日2～3次。

***說明***　巨闕穴屬心之募穴。此法治療新生兒破傷風療效顯著，1～2天症狀明顯減輕，3～4天可痊癒。曹某，出生後第5天出現牙關緊閉，面肌痙攣，苦笑面容，四肢抽搐，陣發性發作，經用青黴素、破傷風抗毒素、魯米那等治療5天，罔效。筆者用該法治療4天痊癒。

***來源***　獻方人：河南省柘城縣人民醫院張立亭。

## 炭　疽

【方藥】

***配方***　牛尾蒿50克、輪葉棘豆浸膏30克、動倒牛50克、莨菪浸膏50克、羌活30克、安息香30克、製水銀30克、硫磺30克、冰片30克、牛黃10克、麝香2克。

***用法***　上述諸藥除牛黃、麝香外，其餘共研為細末，過篩。再與牛黃、麝香粉混勻，備用。每日2～3次，每次3～



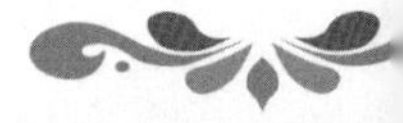

5克。

***說明*** 本方係藏族方，藏名譯音依次是普爾芒，我大夏堪巴，明間那保等，適用於炭疽病之發高燒或作奇冷，腫處觸之痛不可忍，脊椎及腋下出現紅點。且局部紅腫灼熱，如被火燒樣痛。

***來源*** 《藏醫藥選編》；推薦人：四川省南充市藥品監督檢驗所曹陽。

## 肺結核

【方藥】

***配方 1*** 蒸百部、炙僵蠶各 300 克，白芨、製首烏各 450 克，地鱉蟲、紫河車各 150 克。

***用法*** 上藥共研細末，另以生地榆、茜草、黃精各450克，煎取濃汁泛丸如綠豆大，每次服6克，1日3次，食前服。

***說明*** 本方為名老中醫朱良春之經驗方。據朱老介紹，此方「既能養陰補肺，泄熱止血，又可化瘀散結，推陳致新，標本兼顧，促使病灶吸收，空洞閉合，收效較為滿意」。

***來源*** 獻方人：宋祖敬等《當代名醫證治薈萃》；推薦人：浙江省溫嶺中醫院陶鴻潮。

***配方 2*** 生龍骨粉 60 克、生牡蠣粉 60 克、生三七粉 80 克、生雞內金粉 60 克、生白及粉 30 克、生百部粉 30 克。

***用法*** 6 味研細末和勻瓷器收貯。早晚各用 3 克加入調熟的藕粉或山藥粉內服。

***說明*** 此方為一老中醫傳授於蒲老的經驗方，適用於肺結核咯血。

***來源*** 中醫研究院《蒲輔周醫療經驗》；推薦人：浙江

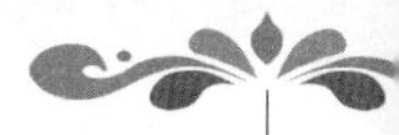

省溫嶺中醫院陶鴻潮。

***配方 3*** 石灰華 100 克，無莖芥、蘭石草、大株紅景天、甘草、餘甘子各 50 克，沙棘果膏 80 克。

***用法*** 將上述諸藥共研為細粉，過篩、混勻。每日 2～3 次，每次 3～5 克，用白葡萄煎湯送服。

***說明*** 本方係藏族方，藏名譯音依次是居崗、索洛嘎保、巴丫巴、索洛瑪保、向安爾、許茹拉、達布堪紮。具有清熱潤肺、斂肺祛痰的功效。適用於肺蜂巢病（空洞型肺結核）之咳吐膿痰與血，或為青紫色泡沫痰，痰中雜有魚眼狀之膿粒。

***來源*** 《藏醫藥選編》；推薦人：四川省南充市藥品監督檢驗所曹陽。

***配方 4*** 當歸 6 克、白芍 9 克、生地 10 克、前胡 9 克、知母 6 克、川貝 6 克、花粉 9 克、茯苓 9 克、麥冬 9 克、桔梗 3 克、法半夏 6 克、甘草 3 克、生薑 1 片。

***用法*** 水煎服，每日 1 劑，分 3 次煎服。

***說明*** 本方治療肺結核咯血。諸藥共奏養陰降氣，祛痰止血之功效。本病服用上方治療，有較好的效果。劉某，女性，64 歲。曾患肺結核咯血，經西醫治療而癒。近病復發，咳嗽，痰中夾血絲或血點。脈象弦細，舌質紅、無苔。用上方加白茅根、側柏葉，連服 3 劑，咳嗽及痰血頓止。

***來源*** 《紅術便覽》；推薦人：湖南中醫學院第二附屬醫院曾紹裘。

***配方 5*** 白及 250 克，白果仁 200 克，海浮石 150 克，川貝母、北沙參、前胡、黃瓜籽各 100 克，蛤蚧 1 對。





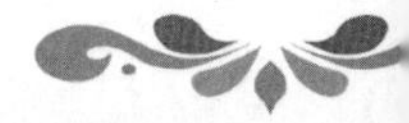

**用法**　上藥研為細末，過 80 目篩，裝膠囊，每粒 0.3 克，每次服 10 粒，兒童酌減，每日服 3 次。

**說明**　本方治療浸潤型肺結核、空洞型肺結核。本病中醫稱為肺癆，以咳嗽、咯血、潮熱、盜汗、胸痛、消瘦為主要特徵，辨證多屬陰虛。本方對陰虛肺熱、肺腎陰虛、氣陰兩虛、陰陽兩虛等型肺結核，有療效快，療程短，以及結核鈣化快，不易復發等優點。

**來源**　獻方人：內蒙古紮蘭屯市中蒙醫院劉金。

**配方 6**　淮山藥、生地、熟地、白及各 12 克，天冬、丹皮各 9 克，五味子、胡黃連、麥冬、京墨各 5 克。

**用法**　加水 400 毫升，煎煮 30～40 分鐘，1 劑煎煮 2 次，分 2 次服，每日 1 劑。京墨沖服。

**說明**　本方治療肺結核咯血，症見咳嗽吐血，血色鮮紅，間夾泡沫，或痰中帶血。連服 5～7 劑，咯血即止。

**來源**　獻方人：內蒙古紮蘭屯市中蒙醫院劉金。

**配方 7**　龜膠、阿膠、陳皮各 10 克，生地、黃精各 20 克，旱蓮草、仙鶴草、白及、百合、地骨皮各 30 克，桑白皮、天冬各 15 克。

**用法**　每劑煎 2 次，分 2 次冷服。龜膠、阿膠烊化，兌入藥液。每日服 1 劑。

**說明**　本方適用於肺結核咯血證，症見咯血、色紅，痰色黃、質稠，五心煩熱，大便乾結，小便色黃，舌質偏紅、苔黃少津、脈細數。方中龜膠、阿膠合用，有滋陰、止血、補血的作用。一般只需服 3～5 劑，即可以完全止血。血止之後，宜續服數劑以鞏固療效。小兒用量酌減。

**來源**　獻方人：江西省撫州市第二人民醫院唐學游。

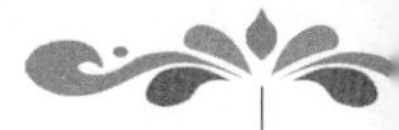

【針灸】

***取穴*** 止紅穴雙、頸動脈搏動區雙。

***施術*** 止紅穴（腕橫紋至肘橫紋分為3等分，止紅穴即在其上1/3處，相當於郄門穴上3寸）局部消毒後，用1寸毫針垂直刺入6～7分深，有脹麻感放射至臂及指尖，得氣後用強刺激手法捻轉數次，留針40分鐘，中間捻轉1次，再提針至皮下，將針向心沿皮平臥式刺入，進入6～8分時停止，針柄膠布固定，外敷消毒紗布，留針3～5天。頸動脈區用七星針有規律、節奏、週而復始地雀啄樣叩擊，一般為10～20分鐘。

***說明*** 止紅穴為經外奇穴、頸動脈區包含了足陽明胃經的人迎、水突、氣舍3穴。配合西醫止肺結核大咯血，常有良效。楊××，34歲，男，因肺結核咯血而入院。經用腦垂體後葉素、多次輸血，咯血無好轉，每天咯血在500毫升左右，經用止紅穴針刺留針及頸動脈區梅花針叩擊1次後，咯血即明顯減少，僅每天數口，經3次治療後咯血停止。

***來源*** 獻方人：四川省成都市量具刃具廠職工醫院王啟明；推薦人：湖南省桃源縣人民醫院曾廣安。

## 頸淋巴結結核

【方藥】

***配方1*** 香梗、芋艿（大者）各500克。

***用法*** 切片曬乾，研細末，用陳海蜇（漂淡）、大荸薺煎湯泛丸如梧子大，每服15克，陳海蜇皮、荸薺煎湯送下。日服2次，至癒為止。

***說明*** 此方治頸淋巴結結核（瘰癧），不論已潰未潰，服之均有特效。

***來源*** 民間流傳方;推薦人:湖北五峰縣人民醫院馬立銀。

***配方 2*** 阿膠 200 克。

***用法*** 先將阿膠塊用搗筒搗成粉劑，倒在硬紙上攤開，用紫外線消毒後備用。治療前先將潰腐或竇道清創消毒，清除壞死組織，疏通管腔，後將阿膠粉敷於創面或填入竇道，用無菌紗條或紗布覆蓋創面固定，根據病情每日或隔日換藥 1 次，治癒為止。

***說明*** 本方治療頸淋巴結結核已潰破，久不生肌之症，有良好的效果。

***來源*** 獻方人：尹洪恕《中醫雜誌》，（3），1990；推薦人：湖南大庸市結核病防治所侯啟年

## 淋 病

【方藥】

***配方*** 當歸 12 克、生地 10 克、黃芩 10 克、梔仁 10 克、澤瀉 10 克、枳殼 12 克、車前子 10 克、柴胡 12 克、甘草 3 克、懷牛膝 15 克、乳香 10 克、丹參 20 克、白茅根 30 克、龍膽草 10 克、連翹 30 克、銀花 30 克、苡米 25 克、野菊花 25 克、土茯苓 30 克。

***用法*** 加水煎 500 毫升，武火煎沸，再用文火煎 30 分鐘，取煎液服用，後再加水如法煎一次服用。每日 2 次，每日 1 劑。

***說明*** 本方為湖南名中醫劉智壺先生之驗方，用於治療淋菌性尿道炎，症見尿頻、尿急、尿痛，尿後膿血，苦不堪言者。本病為常見之性病，由淋球菌感染所致。中醫學多責之於濕熱下注，濕毒內蘊，本方有清熱，祛濕，解毒之功

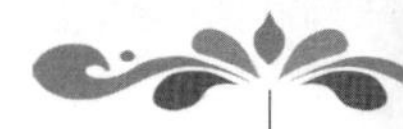

效，故此方治療本病頗為合拍，臨床使用，可收一定的療效。

***來源*** 獻方人：湖南常德市第一人民醫院劉智壺；推薦人：湖南常德市神州中醫診療現代化研究所劉德孚。

## 梅　毒

【方藥】

***配方*** 鍋烈 3 克、金丹 3 克、石青（陰證用，餘證不用此味）1.5 克、銀翠 9 克。

***用法*** 共研細末，用麥糊趁熱合藥為丸，如鳳仙花子大小備用。每次服 0.3 克，病重者可由 0.6 克加至 0.9 克，用溫酒或溫開水送服，服至毒消盡時為止。

***說明*** 本方名中九丸，主治梅毒病。適應於淋巴結腫大（痰核瘰癧），全身潰爛。畏寒者加可百草霜 15 克。如服此藥後發生腹痛、吐瀉、頭暈等現象時，宜減量服之，自可消除這些症狀。方中 4 味藥的煉製法如下：

（1）鍋烈製法

***配方*** 水銀30克、白礬30克、微炒去水分，火硝30克、焙去水分、食鹽30克（焙乾）、朱砂15克、皂礬30克。

①先將白礬、火硝、食鹽、皂礬、朱砂共研極細，再入水銀又研，直研至不見水銀星珠時為止。分作 3 份備用。

②以 1 份堆於小鐵鍋內，上用大碗蓋住，隨用醋調熟石膏粉，將碗同鍋連接處塗封嚴密，勿使洩氣。

③用炒乾黃土或極細河沙，將碗掩住。但須露出碗底，並以鐵圈重物套壓碗底，不使移動，碗底置浸濕棉花一團，外用大鐵釘 3 支（或用鐵三腳架更好），插於地面土中，將鍋安置於釘上，約離地面高 10 公分左右。

④用微火烤胎（火置鍋底），焚香計時，待 1 炷香盡，



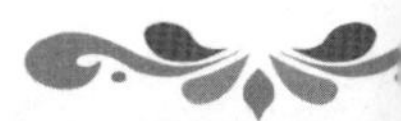

再以文火升煉，待第 2 炷香盡時，又以武火（即烈火，以火焰離鍋底二指左右為度）升煉，待 3 炷香盡時，察看碗底棉花是否由濕而乾，更由乾而成黃黑色，如成黃黑色，即離火待冷。

⑤將已冷丹鍋輕輕除去黃土、石膏，揭開丹碗，靈藥即升碗上，色白者嫩，色紫者老，色紅者恰到好處是上品（如碗上有水銀星珠，是武火用早，水銀首先飛上，不可使用）此為一轉，又稱一打。

⑥取第 2 份藥末與一轉掃下丹藥調勻，合為一處。如前法升煉 3 炷香，冷定取藥，是為二轉靈藥。

⑦取第 3 份藥末與二轉靈藥調勻，合為一處，如前法升煉 3 炷香，冷定取藥，是為三轉，三轉已畢，所得之藥即為三打靈藥，亦名「鍋烈」。藥經三打，則水銀之本性已絕，服用遂無流弊。

（2）金丹製法（亦名鍋丹）

**配方** 倭鉛 9 克、黃丹 60 克。

**製法** ①將鉛放入耐火黏土罐內，置火上熔化。

②將黃丹徐徐撒於已溶化的鉛上，借重鉛氣薰蒸，並於黃丹中間攪一凹處，待蒸至凹處發現黑色，四周兼現黃色時，是為合度之證（大約一炷香時即可蒸透），冷定後。去鉛取丹，此即金丹，亦名「鍋丹」。

（3）石青製法

**配方** 白砒 60 克、硫黃 120 克。

**製法** ①將白砒與硫磺共研細末，投入耐火黏土罐內，上覆蓋一塊鐵板，用鐵絲縛緊，再用鹽泥將罐全體封固，待乾候用。

②將已乾丹罐放木炭火中燒之，揣度罐中藥已熔化（約 3 炷香的時間），乃取出待冷，剝除泥殼，揭去鐵板（用手

寅輕，勿使蓋上所升之藥落下），升於蓋上而色如黃芽者為煙硫，沉於罐底而色帶暗綠色者為石青，將此暗綠色物取出研細備用（二物雖同出一體，性卻截然不同，煙硫有毒，而石青無毒）。

（4）銀翠製法

***配方 1*** 紋銀 30 克、石青 30 克。

***製法*** ①將銀打成薄片，剪成小塊，投入耐火黏土罐內，火上熔化。

②取石青末約 21 克，投入已熔銀上，用鐵筷攪拌，銀即自然起發，如不十分起發時，可再投石青末 12 克，必能起發。所用石青不拘多少，總以銀質發透為率。

③將發透之銀取出打碎，研為細末，飛去灰渣，其色與靛花相似（翠色），故名銀翠，將其浸入冷水，每日換水 2 次，7 晝夜後，火毒即盡，收貯備用。

本方、治療梅毒為民間秘而不傳之良方，但須嚴格按照煉製要求配製，並遵其用量，方為合拍。患疔瘡者忌服，兒童減量。

***來源*** 獻方人：劉天健《外科十三大奇方詮》；推薦人：湖南省常德市第一人民醫院劉智壺。

***配方 2*** 白砒 1.5 克、明雄黃 3 克。

***用法*** 共為細末，取優質皮紙 1 張，將藥末勻布於紙上，摺為 10 餘折，用木槌在紙上槌擊，約 1000 餘下，藥即吸入紙層，至紙變為黃色時為度，收藏備用。用時以此紙貼於患處，2～3 日換 1 次。

***說明*** 本方名千槌紙，治療梅毒，腫痛、潰破、腐爛，不易生肌者，療效甚佳。此方流傳民間，廣為民間醫者使用。

***來源*** 獻方人：劉天健《外科十三大奇方詮》；推薦人：




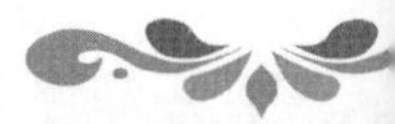

湖南省常德市第一人民醫院劉智壺。

***配方3*** 黃葵子20克、黑草烏50克、安息香20克、紅花20克、大黃25克、決明子20克、乳香20克、麝香5克。

***用法*** 上述諸藥除麝香外，共研為細粉，過篩，再與麝香粉混勻。每日1～2次，每次適量，用食醋調敷患處。

***說明*** 本方係藏族方，藏名譯音依次是索瑪然紮、榜嗄、庫庫那保、各貢、君紮、塔嗄多傑、別嗄爾、拉仔。具有清熱解毒，祛腐生新的功效。適用於梅毒病人局部潰爛，黃水淋瀝，久不斂口。忌食魚肉、雞蛋等。

***來源*** 《藏醫藥選編》；推薦人：四川省南充市藥品監督檢驗所曹陽。

## 鉤端螺旋體病

【方藥】

***配方*** 麻黃10克、桂枝10克、柴胡12克、葛根20克、紫蘇10克、荊芥10克。

***用法*** 水煎服，沸後5～10分鐘即可。每日1劑，煎服2次。

***說明*** 本方適用於因寒濕鬱肺閉表的發熱證。症見惡寒發熱，或往來寒熱，無汗或少汗，頭身及腰重痛，或周身骨節酸痛，口不渴或渴喜溫飲，咳嗽或鼻寒等。此方由宣肺達表，即可調暢上焦氣機，以利化濕，又能疏泄腠理，使濕以汗祛。同時，內鬱之邪熱亦可隨之向外透散，達到汗出濕化熱退之目的。經治鉤端螺旋體病20例，平均退熱時間為59.84±37.14小時；西醫對照組24例平均退熱時間為102.11±57.58小時。經統計學處理有顯著差異（$p<0.01$）。

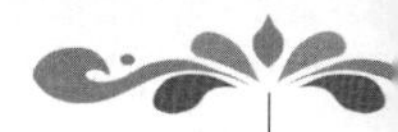

***來源*** 獻方人：江西省中醫藥研究所楊寧。

## 單純疱疹

【方藥】

***配方1*** 銀花30克、連翹30克、竹葉10克、枳殼12克、生地10克、丹皮10克、梔子10克、蒼朮10克、苡米25克、苦參15克、紫草20克、野菊花25克、紫花地丁20克、甘草3克。

***用法*** 加水煎500毫升，武火煎沸，再用文火煎30分鐘，取煎液服用，後再加水如法煎一次服用。每日2次，每日1劑。

***說明*** 本方為湖南名中醫劉智壺先生之驗方，用於治療單純疱疹，症見唇緣或口角處小米大小成簇狀之疱疹，單發或多發，或與感冒並見者。現代醫學認為，本病由病毒引起的急性炎症性皮膚病，可發於口唇、外生殖器等處，以上唇周圍為多見。生殖器疱疹在男性多發於包皮、龜頭及冠狀溝處，在女性多發於陰唇、陰蒂、宮頸處，亦偶有發於臀部或大腿處者。中醫學多責之於熱毒，濕毒所致，本方有清心脾、袪濕熱、解毒之功效，治療唇周圍疱疹，療效甚佳。

***來源*** 獻方人；湖南常德市第一人民醫院劉智壺；推薦人：湖南常德市神州中醫診療現代化研究所劉德孚。

***配方2*** 生黃芪30克、當歸12克、生地10克、黃芩10克、梔子10克、澤瀉10克、枳殼12克、車前子10克、柴胡12克、甘草3克、懷牛膝15克、丹參20克、苡米25克、茅根30克、龍膽草10克、連翹30克、銀花30克、野菊花25克、土茯苓30克、七葉一枝花10克。



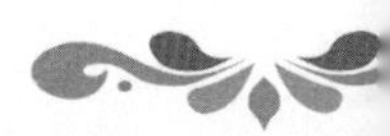

***用法***　加水煎500毫升，武火煎沸，再用文火煎30分鐘，取煎液服用，後再加水如法煎一次服用。每日2次，每日1劑。

***說明***　本方為湖南名中醫劉智壺先生之驗方，用於治療單純疱疹，症見男性包皮、龜頭及冠狀溝處；女性陰唇、陰蒂、宮頸處，或於臀部、大腿處疱疹，癢或灼熱者。現代醫學認為，本病是由病毒引起的急性炎症性皮膚病，可發於口唇、外生殖器等處。中醫學多責之於熱毒，濕毒及正氣虧虛所致，本方有扶正祛邪，清熱祛濕，解毒之功效，故治療本病有一定的效果。

***來源***　獻方人：湖南常德市第一人民醫院劉智壺；推薦人：湖南常德市第一人民醫院劉步醫。

## 鼠咬熱

【方藥】

***配方***　貓頭骨（或貓骨）250克。

***用法***　將貓頭骨或貓骨放瓦上文火焙乾，搗碎成粉過篩，貯瓶備用。用時視咬傷部位大小，用香油適量，將貓頭骨粉調成糊狀，敷患處，外用消毒敷料包紮。每日換藥1次。

***說明***　本方適用於老鼠咬傷，症見傷口紅腫，疼痛，全身寒戰，高熱、頭痛等，甚或傷口潰膿，久不癒口。此方簡單易行，療效滿意。

***來源***　獻方人：王耀宗《新中醫》，（11）：3，1987；推薦人：江西省撫州市第二人民醫院唐學游。

## 阿米巴痢疾

【方藥】

***配方*** 鴉膽子 20 粒。

***用法*** 去殼取仁，裝入膠囊，開水口服。成人每日服 3 次；10～15 歲每次服 10 粒，每日 3 次；3～10 歲，每次服 7 粒，每日 3 次。

***說明*** 此方治療慢性阿米巴痢疾。不拘三年兩載的頑固性痢疾，往往可奏意外之功效。名醫張錫純治療痢疾，善用鴉膽子。張氏認為，鴉膽子不但善治赤痢，凡諸痢症，皆可用之，即使純白之痢，用之亦有效驗。而以治噤口痢（初期）尤多奇效。

***來源*** 獻方人：沈仲圭《醫學碎金錄》；推薦人：湖南省常德市第一人民醫院劉智壺。

## 瘧　疾

【方藥】

***配方 1*** 草果 6 克、知母 9 克、厚朴 9 克、檳榔 9 克、柴胡 6 克、赤芍 9 克、黃芩 9 克、法半夏 6 克、甘草 3 克、生薑 3 克。

***用法*** 水煎服，每日 1 劑，煎服 2 次。

***說明*** 本方治療瘧疾。適用於寒熱往來，汗出，舌苔白如積粉，脈弦或數，或伴有嘔吐、噁心等症。惡寒重者，加重柴胡、法半夏、生薑的用量；發熱甚者，加青蒿 9 克、鱉甲 12 克，去柴胡、法半夏、生薑。1939 年夏秋，常德縣鎮德橋一帶瘧疾流行，余祖父曾從《傷寒論》之小柴胡湯治

法，不效。後擬此方施治，收效甚捷。後余臨床遇此症亦用本方治之，屢獲良效。

***來源*** 獻方人：湖南省常德市老中醫劉石渠；推薦人：湖南省中醫藥學校劉靜濤。

***配方2*** 柴胡10克、常山（炒）15克、草果（煨）10克、烏梅10克、檳榔10克、青皮10克、浙貝母10克、知母10克、鱉甲12克、扁豆10克、厚朴10克。

***用法*** 水酒各半煎服，每日1劑，煎2次，發作前或後服。

***說明*** 本方為家傳治瘧方，早年行醫農村，每逢患者求治，施此方屢驗，2～3劑即可止。

***來源*** 獻方人：湖南中醫學院附屬二醫院孫達武。

***配方3*** 蜂蜜30克、白酒適量（根據各人的飲酒量，酌情增減）。

***用法*** 用蜂蜜兌白酒，在發作前10分鐘至1小時服用，如果發作時間掌握不準，可以在發作的當日連服3次。

***說明*** 經用本法治療瘧疾患者423例，服藥1次治癒者367例，2次治癒者56例。根據3年療效跟蹤觀察，復發者僅15例。

***來源*** 獻方人：《新中醫》，（2）：1975；推薦人：江西省中醫藥研究所楊寧。

***配方4*** 生甘草10克、生甘遂10克。

***用法*** 2藥共研極細末，裝入小口瓶內，密封，備用。在瘧疾發作前2～3小時，先將肚臍用75%酒精棉球消毒，再取藥末0.5克放入神闕穴中央，外用9平方公分膠布固

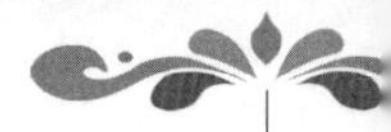

定。待病癒後 3 天，將藥粉、膠布取掉。

***說明*** 此方係民間驗方，臨床外用治療瘧疾 864 例，貼藥 1 天，治癒者 420 例，2 天治癒者 161 例，3 天治癒者 251 例，無效 32 例。治癒後血檢復查瘧原蟲，均轉陰性。

***來源*** 獻方人：田中峰《實用中醫百科雜誌》，2：41，1989；推薦人：安徽省歙縣中醫院黃孝周。

【針灸】

***取穴 1*** 大椎、至陽、阿是穴。

***施術*** 取大椎穴，沿大椎穴往下按壓到至陽穴為止，有壓痛之處皆為阿是穴。用毫針刺 3 分，強刺激，用瀉法。

***說明*** 治療瘧疾，必須在發作之前 1～2 小時進行針刺，否則療效不顯著。如屬於重複感染或惡性瘧疾，症狀紊亂者，可不拘時間施治。

***來源*** 獻方人：王雪苔，《針灸學手冊》；推薦人：湖南省常德市第一人民醫院劉智壺。

***取穴 2*** 間使。

***施術*** 用毫針刺間使穴，入針 5 分，透至支溝穴下。熱甚則施瀉法；寒多則用補法，並用艾炷灸 2～7 壯。

***說明*** 本法治療瘧疾，症見寒熱往來，汗出，頭痛等。發熱甚者不用灸法。針刺必須在發作寒熱之前 1 小時左右進行，療效才會滿意。

***來源*** 《扁鵲神應針灸玉龍經》；推薦人：湖南省常德市第一人民醫院劉智壺。

***取穴 3*** 間使、大杼。

***施術*** 用毫針刺間使穴 1 寸深，用平補平瀉手法，可將



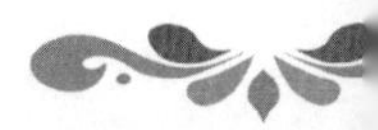

針尖朝著支溝穴，刺至支溝穴皮下，即間使透支溝的刺法。大杼穴用毫針刺 3～5 分深，施瀉法。

***說明***　本法治療各種類型的瘧疾。適應於惡寒重，發熱亦重，定時發作，發熱後汗出甚多。一般在瘧疾發作前 30 分鐘施行針刺，2～3 次即可治癒。

***來源***　《扁鵲神應針灸玉龍經》；推薦人：湖南省常德市第一人民醫院劉智壺。

***取穴 4***　譩譆。

***施術***　消毒後用毫針直刺雙譩譆穴 5 分深，用瀉法，留針 5 分鐘起針。

***說明***　本法治療瘧疾當於發作前 20 分鐘左右進行針刺，以觀察針後是否仍舊發病。譩譆穴為足太陽膀胱經腧穴，在第 6 胸椎棘突下旁開 3 寸。余以此穴治療瘧疾，皆獲良效。如病久發為瘧母（脾臟腫大），可加灸脾俞穴。俞××，男，42 歲，工人，住漕橋鄉俞家村。患 3 日瘧已 2 月，服藥治療無效。發病時先惡寒而慄，隨發熱，頭痛，約 1 小時後汗出熱退，四肢倦怠無力。於發病前 10 分鐘左右為針刺譩譆穴，1 次即瘧未再發。

***來源***　獻方人：江蘇省武進縣漕橋中心醫院承邦彥。

【心理治療】

***施術***　在藥物治療同時，配合言語開導或順情以欲等心理療法。

***說明***　在瘧疾發病過程中，如伴有情緒變動者，在藥物治療的同時，可配合言語開導，以穩定其情緒，小兒患者則需順情以欲，多用娛樂療法。一小兒病瘧多日，往來寒熱，並手足抽搐。經用瀉肝截瘧等法治療後，仍神倦昏睡，目閉



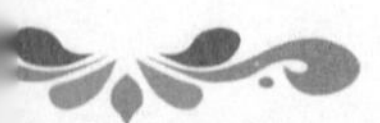

不開。診後，叫與小兒平時一起玩耍的小夥伴們來到患兒床前，打鑼敲鼓，唱歌跳舞，嬉戲玩耍，以開小兒之心。未半日，小兒目開如平常，十餘天後，患兒疾竟痊癒。此屬順小兒天真活潑之性的心理治療方法。

***來源*** 《幼科發揮》；推薦人：湖南中醫學院曠惠桃。

## 絲蟲病

【方藥】

***配方 1*** 射干 15 克。

***用法*** 水煎後加入白糖 10 克，每日 3 次分服。10 天為 1 療程。

***說明*** 乳糜尿主要由班氏絲蟲引起，屬於中國醫學「膏淋」「血淋」的範疇。查閱古代中醫文獻，尚無射干治療膏淋的記載。筆者臨床發現本品對乳糜血尿有效。治療乳糜血尿 104 例，其中痊癒 94 例，無效 10 例。若患乳糜血尿者，加生地 15 克、仙鶴草 15 克；病程長者，加川芎 9 克、赤芍 12 克。大多數 1 個療程，即可痊癒。

***來源*** 獻方人：李象復《中醫雜誌》，5：44，1981；推薦人：安徽省馬鞍山鋼鐵公司醫院黃兆強。

***配方 2*** 萆薢、地膚子各 30 克，石菖蒲、黃柏、烏藥各 10 克，射干 50 克，檳榔、益智仁、蚤休、蒼朮各 12 克。

***用法*** 水煎 3 次，取藥液，分 3～4 次服下。以上為成人 1 日量，每日 1 劑。

***說明*** 本方適用於乳糜尿屬濕熱證者。症見尿混濁有塊，或帶血絲，排尿不暢，尿道口有澀痛感，周身困重，口乾苦，舌紅、苔黃膩，脈濡偏數。此方為萆薢分清飲加減而



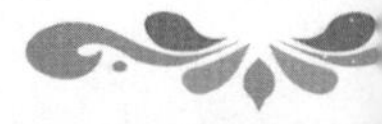

成。其中重用射干清熱解毒、殺蟲除濁，檳榔消積化滯、驅蟲利水，地膚子苦寒降泄、清利濕熱，蚤休清熱解毒。宜忌食油膩，避免過度勞累，節制房事。

**來源** 獻方人：江西省撫州市第二人民醫院唐學游。

**配方3** 石蓮子（打碎）50克，茯苓、車前子、澤瀉、阿膠珠、萆薢、蒲黃炭、熟地炭各20克，當歸15克，甘草7.5克。

**用法** 上方加水150 0毫升，浸泡30分鐘，煎至500毫升，每日1劑，煎服2次。

**說明** 本方適用於各種原因引起的乳糜尿患者，凡形瘦神疲，腰酸肢冷，舌質淡，苔白脈沉細，尿液乳白均可採用本方。服藥期間宜低脂飲食，配合臥床休息，以利於減低淋巴管內的壓力。既往有絲蟲感染史者，加服西藥海郡生。盧××，男，37歲，小便呈米湯樣2月餘，在勞累受涼後發生，尿全程為乳白色，伴有凝固塊狀物，阻塞尿道，發生尿痛及排尿困難，食油脂及勞倦後加劇。患者舌質淡，苔薄白，脈沉數，尿化檢為蛋白+++，紅細胞+++，白細胞+++，乳糜鑒定陽性。血檢微絲蚴陽性。服本方10劑，臨床症狀明顯好轉，繼服1月，尿常規檢查未見異常，乳糜鑒定陰性，隨訪五年未見復發。

**來源** 獻方人：河南省商丘地區人民醫院許秀榮。

**配方4** 附子、山茱萸、丹皮各10克，肉桂5克，山藥、澤瀉、萆薢、車前子各30克，熟地、茯苓、菖蒲各15克。

**用法** 上藥加水800毫升煎至300毫升，分2次服下，每日1劑。其中車前子包煎。

**說明** 本方有溫腎固攝，泌別清濁之功。主治小便混濁，

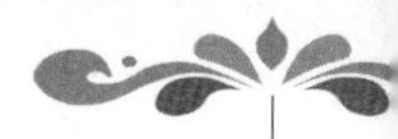

白如泔漿，頻數不爽，腰膝酸軟者。其病為腎陽不足，固攝無權，泌閉失職，脂液下泄所致。臨床運用此方每收桴鼓之效。

***來源*** 獻方人：商丘地區精神病醫院賀美香。

***配方 5*** 紅參、大黃、澤瀉、人中白各 25 克，豬骨髓 200 克。

***用法*** 以上 4 味碾為細末，豬骨髓煉油為丸，每丸重 6 克，每次服 2 丸，1 日服 3 次。

***說明*** 本方是治療乳糜尿經驗方，此病屬中醫膏淋範疇。症見尿如乳汁，腰酸腿軟，頭昏目眩，形容憔悴，氣短乏力，脈沉細，舌苔厚膩等。曾用此方治療 3 例，皆獲痊癒。

***來源*** 獻方人：內蒙古紮蘭屯市中蒙醫院劉金。

【針灸】

***取穴*** 關元、石門、腎俞（雙）、三焦俞（雙）。

***施術*** 持針器 1 把，蚊式鉗 1 把、剪刀 1 把、10 毫升注射器 1 具，6$\frac{1}{2}$ 注射針頭 2 個，大號三角皮針 1 個，紗布 4 塊，經高壓消毒。選準穴位，用龍膽紫作標記，常規消毒皮膚。在關元、石門穴上下 1 公分處用 1%利多卡因局麻，用持針器夾住帶羊腸線的三角皮針，從麻點刺入皮下組織之間或肌層內穿過關元透石門穴。從對側麻點穿出，將兩端線頭緊貼皮膚剪斷，放鬆皮膚，輕輕揉皮膚局部，使羊腸線完全埋於皮下組織或肌層。同樣方法從腎俞透三焦俞（雙）埋線，蓋上無菌敷料 5～7 天。1 個月可重複埋線 1 次。

***說明*** 羊腸線埋植能延長對經絡穴位的刺激時間，以起到穴位刺激的續效作用。對穴位產生一種柔和而持久的刺激，刺激資訊和能量由經穴傳入體內，以達「疏其血氣，令其條達」的目的。取關元、石門穴有補腎培元，清熱利濕功



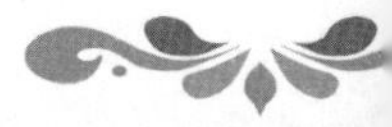

能。腎俞、三焦俞調補腎氣，通利腰脊。曾治何某，女，42歲，農民。患絲蟲病並乳糜尿8年餘，已作過滅絲蟲治療2年仍有乳糜尿。在地市醫院用中西藥治療罔效。筆者給予穴位埋線治療2次症狀消失，參加正常勞動。隨訪3載未復發。

***來源*** 獻方人：河南省柘城縣人民醫院張立亭。

## 鉤蟲病

【方藥】

***配方*** 雷丸50克。

***用法*** 把雷丸放鍋內蒸熟，1日分2次服，溫開水送服，連服3天。

***說明*** 本方主治鉤蟲病，症見腹部隱痛，貧血，食慾不振等。曾治韓某，男，35歲，農民。患上腹部不適，疼痛陣作。納差，時噁心欲嘔，乏力。化驗大便：鉤蟲卵++。服此方治療後，症狀逐漸好轉，腹痛消失，飲食增加，諸症均除。復查大便已未見鉤蟲卵。

***來源*** 獻方人：河南省電力醫院張玉瑛。

## 感冒

【方藥】

***配方1*** 荊芥、防風、前胡、獨活、羌活、黨參、川芎、陳皮、枳殼、柴胡、桔梗、蔓荊子各10克，甘草3克。

***用法*** 水煎服，每日1劑，煎服2次。

***說明*** 本方為古方荊防敗毒散加減方。統治風寒感冒。適用於惡寒，發熱，清涕，噴嚏，頭痛，身痛，無汗或微汗，咳嗽等症。此方治療具有上述症狀的感冒者，一般服藥

3～5劑，即能痊癒。

**來源** 獻方人：湖南省常德市第三人民醫院老中醫劉天健；推薦人：湖南省中醫藥學校劉步醫。

**配方2** 銀花45克、連翹15克、牛蒡子10克、薄荷5克、荊芥10克、竹葉10克、赤芍10克、丹皮5克、桔梗10克、甘草3克。

**用法** 水煎服，每日1劑，水煎服2次。

**說明** 本方為古方銀翹散的加減方，統治風熱感冒。適應於頭痛，發熱，惡寒輕或不惡寒，口渴，咽喉痛等症。發熱甚者可加生石膏30克、知母12克；午後或夜間發熱明顯者可加青蒿10克、生地10克；咽喉痛甚者可加玄參30克、板藍根15克。1955年長沙地區發生感冒，當時有用桂枝湯治療者，均發生鼻衄而病不解，余祖父辨為風熱證，以此方治療，收效甚捷。

**來源** 獻方人：湖南省常德市第三人民醫院老中醫劉天健；推薦人：湖南省中醫藥學校劉步醫。

**配方3** 荊芥10克、薄荷5克、防風10克、白芷10克、羌活10克、細辛3克、川芎10克、僵蠶5克、杭菊10克、甘草3克、蔓荊子12克。

**用法** 水煎，沸後20分鐘即可，每日1劑，水煎服2次。

**說明** 本方治療感冒以頭痛為主要症狀者，療效甚佳。適用於頭痛、頭昏，惡風寒，發熱，清涕或鼻塞等症。頭頂痛可加藁本5克；前頭痛加葛根15克；兩側頭痛加柴胡10克，本方對血管神經性頭痛合併感冒者，也有控制頭痛的良好效果。

**來源** 獻方人：湖南省常德市第一人民醫院劉智壺。



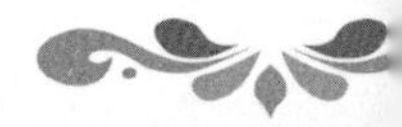

***配方 4*** 柴胡 12 克、黨參 10 克、黃芩 12 克、半夏 10 克、甘草 3 克、生薑 3 片、大棗 10 克。

***用法*** 水煎，沸後 20 分鐘即可，每日 1 劑，煎服 2 次。

***說明*** 本方為《傷寒論》的小柴胡湯。臨床運用此方治療感冒（或原因不明）寒熱往來病症，屢奏奇效。如服藥收效不顯著者，加青蒿 30 克。適用於先惡寒甚劇，隨之發熱，出汗。每日定時發作 1 次或隔日定時發作 1 次，或伴口苦，頭暈，噁心，嘔吐，咽乾，舌苔白或黃，脈弦等症。曾治劉某，女性，23 歲。近來每天晚 7 時左右發生寒熱往來，先惡寒（欲蓋被），隨發熱，歷時 3 小時左右，伴嘔吐，納呆，兩脇不適，口苦，喜冷飲，大便乾，舌苔薄黃，脈弦。服上方 3 劑，諸症痊癒。

***來源*** 獻方人：湖南省常德市第一人民醫院劉智壺。

***配方 5*** 香薷、藿梗、佩蘭、神麯、扁豆各 10 克，厚朴 8 克，青蒿 12 克，黃連 5 克，地骨皮、桑白皮各 15 克。

***用法*** 加水煎藥 2 次，分 2 次溫服。藥後飲開水或熱稀粥 1 碗，以助汗出。

***說明*** 本方適用於暑令感冒，症見發病，惡寒發熱，頭身重痛，無汗或少汗，納少脘脹，口乾不喜飲，舌質偏紅、苔白或黃，脈濡。此方為四物香薷飲加重芳香化濁、清熱解暑藥物，治療暑令感冒療效甚捷。治療期間，忌油膩、生冷食物及避免涼風外襲。

***來源*** 獻方人：江西省撫州市第二人民醫院唐學游。

***配方 6*** 紅糖、大棗各 30 克，鮮薑 15 克。

***用法*** 上方加水 1500 毫升，煎服 500 毫升，每日 1 劑。

***說明*** 本方祛風散寒，治療傷風咳嗽，頭痛，胃脘疼痛

以及產後受寒腹瀉，惡寒，身疼等症。服藥後以汗出為好。

**來源**　獻方人：武漢同濟醫大附屬同濟醫院艾人錚。

**配方 7**　鮮石胡荽 12 克。

**用法**　上藥曬乾，研為細末，裝瓶密閉保存備用。用時開啟瓶口，以鼻嗅之，1 日 3 次，得嚏而癒。

**說明**　石胡荽又名野園荽、鵝不食草。李時珍云：「鵝不食草氣溫而升，味辛而散，陽也；能通於天，頭與肺皆天也，故能上達頭腦，……內達肺經。」用本法治療感冒之鼻塞頭痛、流清涕，可立即通氣神清，得嚏而癒。

**來源**　獻方人：童志成，《中醫雜誌》，7：449，1958；推薦人：江西省中醫藥研究所楊寧。

**配方 8**　糯米 250 克、生薑 5 片。

**用法**　上 3 味於砂鍋內加水 1500 毫升，沸後，加入帶鬚蔥白頭 5 個，煮至米熟，再加酸醋 50 毫升，入內攪勻，趁熱吃粥，或只服粥湯，蓋被睡，以出汗為度。

**說明**　本方出自清代吳翌風《燈前叢錄》，專治一切感冒證。如風寒暑濕，頭痛骨痛，並四時疫氣流行等。岳老將此方用量略加變通，施於老人感冒，安全有效。

**來源**　中醫研究院西苑醫院《岳美中醫話集》；推薦人：浙江省溫嶺中醫院陶鴻潮。

【針灸】

**取穴 1**　合谷、曲池、間使、十宣。

**施術**　合谷、曲池、間使 3 穴。用毫針針刺，施透天涼手法；十宣穴用三棱針點刺出血。每天 1 次，熱退即停針。

**說明**　本法可治療感冒及上呼吸道細菌感染所致的發熱。

合谷、曲池、間使穴可清解熱邪，十宣放血可使體溫下降。

***來源*** 獻方人：趙爾康《中華針灸學》；推薦人：湖南省常德市第一人民醫院劉智壺。

***取穴2*** 液門。

***施術*** 取雙側穴位，避開可見的淺表靜脈，用毫針順掌骨間隙刺入0.5～1.0寸，左右撚轉數次，至局部有酸脹或麻電感，向指和臂肘部放散，即留針15～30分鐘，每隔5分鐘撚轉催氣1次。每天針1次。

***說明*** 本法治療一般傷風感冒，申氏曾治療394例，總有效率達98%，療效頗捷，一般1～2次即可治癒。

***來源*** 獻方人：黃偉達等《河南中醫雜誌》，4：19，1988；推薦人：湖南省常德市第一人民醫院劉智壺。

***取穴3*** 大椎。

***施術*** 用毫針撚轉進針，刺4～5分深，用平補平瀉手法，留針5～15分鐘，每日1次。

***說明*** 本方治療一般感冒，適應於頭痛，發熱，鼻流清涕或鼻塞不通等症，一般針刺1次，即可治癒。

***來源*** 《民間靈驗便方·針灸》；推薦人：湖南省常德市第一人民醫院姜淑華。

***取穴4*** 耳尖、腎上腺。

***施術*** 酒精棉球消毒後用三棱針點刺穴位放血，每穴放血3至5滴。每日1次，兩耳交替進行，一般1至3次即癒。

***說明*** 本方適用於普通感冒、上呼吸道感染等引起的發熱，隨症加以配穴，扁桃腺炎配扁桃體，疼痛明顯加神門穴，每獲良效。對於某些不明原因引起的發熱，也多有較好



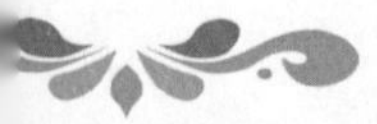

療效。曾治張童，男，6 歲。外感高熱不退，應用抗生素靜滴及地塞米松治療 3 日，僅用藥後短時緩解，隨即體溫又升高至 39 度以上。應用耳穴治療，取左耳耳尖穴、腎上腺穴及扁桃體 3 穴點刺放血，半小時後體溫下降，1 小時後恢復正常。次日又點刺右耳 3 穴，後未再發熱。

***來源*** 獻方人：山東省濰坊市中醫院徐懷安。

***取穴 5*** 曲池（雙）。

***施術*** 用 2 毫升注射器抽取柴胡注射液 2 毫升，選準穴位，常規消毒皮膚，直刺 3.5 公分，然後提插，使穴位「得氣」有酸脹感後，回抽無血，將藥液注入，每穴 1 毫升。

***說明*** 本方主治感冒高熱，咽喉疼痛，該法具有疏風清熱，調和衛營功能，加上柴胡注射液的直接作用，治療發熱效果更好。曾治朱××，男，21 歲，患感冒已高燒 9 天，體溫均在 40℃左右。已用抗生素、解熱鎮痛藥仍體溫不降。用此方治療 3 小時後體溫降至 38.5℃。翌日 38℃，照上方再施；第 3 天體溫降至 37℃，同上施術再次注入手三里穴（雙），第四天體溫正常，病遂痊癒。

***來源*** 獻方人：河南省柘城縣人民醫院張立亭。

【推拿按摩】

***操作部位*** 雙手掌的大魚際中心點，即合谷穴的反面。

***施術*** 醫者用自己的一隻手的拇指指腹接觸患者的一側大魚際中心點，其他 4 指自然接觸於患者手背托住，不讓患者的手任意動彈，拇指隨機按壓，其按壓用力之大小，以患者感到稍有疼痛感覺而能忍受為度。所用的壓力須始終保持一定的力度和穩定性，持續 20 分鐘即可。

***說明*** 感冒發熱，使用本法能收到奇效。對老年人及小

兒使用本法退熱，所用壓力要小一些，但必須詢問患者是否有壓痛，無按壓痛感，則不會有效。對年輕體壯及肥胖的患者，所用壓力又要大一些，總之，以有壓痛感而又能忍受為度。

***來源*** 獻方人：廣東省番禺市中國數術氣功研究會孫振華。

【氣功】

***功法*** 停閉吐納功。

***練功要點*** ①側臥：屈膝握拳，舒適自然。用鼻深吸氣後，停閉呼吸，當感到脹悶時，用口細緩吐出。再如前吸氣一閉氣一吐氣，重複20次，此時可感到身熱有汗。然後翻身向另一方向側臥，姿勢同前，行吸氣一閉氣一吐氣，重複20次。②仰臥：兩手4指緊握拇指，同時盡力捲屈腳趾，兩眼輕輕閉合。用鼻吸氣，停閉呼吸片刻，再從口中細緩吐氣，重複20次。

***說明*** 此功適宜於傷風感冒引起的頭痛、鼻塞、流涕、噴嚏、咳嗽、惡寒發熱、全身不適等症。

***來源*** 獻方人：上海中醫學院吳鴻洲；推薦人：湖南省中醫藥學校譚同來。

## 急性支氣管炎

【方藥】

***配方1*** 蘇葉、荊芥、前胡、紫菀、款冬花、百部、防風、瓜蔞殼、杏仁、桔梗各10克，甘草3克，矮地茶30克。

***用法*** 水煎服，每日1劑，煎服2次。

***說明*** 本方治療急性支氣管炎，亦可用於慢性支氣管炎。適應於咳嗽，吐白痰，咽喉癢，惡風寒，清涕或鼻塞等症。臨床凡具有上述見症者，使用此方治療，屢用屢效。

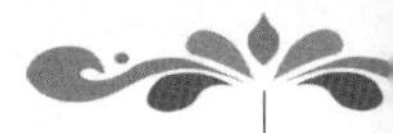

**來源**　獻方人：湖南省常德市第三人民醫院老中醫劉天健；推薦人：湖南省中醫藥學校劉步醫。

**配方 2**　百部、五味子各 9 克，開金鎖、全瓜蔞各 15 克，馬勃 3 克，南天竹 6 克，天漿殼 3 只。

**用法**　水煎服。每日 1 劑，煎服 2 次。

**說明**　本方為名老中醫姜春華治咳驗方。用於一般急性支氣管炎咳嗽，不拘寒熱，虛實、新舊，皆可服用。若遇痰多者可加川貝、半夏、桔梗；痰黃成塊加竹瀝、竹茹、蛤粉、天竺黃；乾咳無痰或痰少而黏，加麥冬、天冬、石斛、北沙參、木蝴蝶；遇有陽虛肢冷畏寒，脈微，舌淡者，加附子、肉桂，或桂枝、乾薑；氣短懶言，四肢無力者，加黃芪、黨參；脾虛痰多咳唾不止，加入朱砂六君丸、乾薑。

**來源**　《名醫特色經驗精華》；推薦人：浙江省溫嶺中醫院陶鴻潮。

**配方 3**　旋覆花 15 克，全瓜蔞、玉竹、麥冬、紫菀、冬花、南沙參、杏仁各 12 克，川貝 8 克，阿膠珠、黃芩、蘇子各 10 克，蟬衣 6 克。

**用法**　上藥加水 500 毫升，煎至 200 毫升。每劑煎 2 次，分 2 次服。其中旋覆花包煎；川貝研成細末，冰糖適量研細調和，用湯藥或開水送服。

**說明**　本方適用於急性支氣管炎乾咳者。此證為肺陰不足，肺失滋潤。症見乾咳無痰或少痰，口乾或苦。舌質紅或光。本方有清滋肅肺之功，筆者屢試皆效。

**來源**　獻方人：浙江溫嶺中醫院詹學斌。

**配方 4**　桔梗（炒）、荊芥、紫菀（蒸）、百部（蒸）、



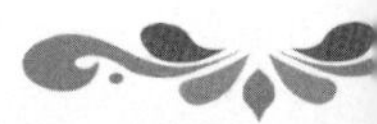

白前（蒸）各1000克，甘草（炒）360克，陳皮（水洗去自）500克。

***用法*** 共為末，每服9克，開水調下，食後臨臥服，初感風寒，生薑湯調下。

***說明*** 本方具溫潤和平之性，臨床加減治療急性支氣管炎之咳嗽，收效甚佳。若風寒初起，頭痛鼻塞，發熱惡寒而咳嗽者，用本方加防風、蘇葉、生薑以散邪；若暑氣傷肺，口渴心煩溺赤者，用本方加黃連、黃芩、花粉以直折其火；若濕積生痰，痰涎稠黏者，加半夏、茯苓、桑白皮、生薑、大棗以祛其濕；若燥火焚金，乾咳無痰者，加瓜蔞、貝母、知母、柏子仁以潤燥。久咳不止，其症腹滿不食，令人多涕唾，面目浮腫，氣逆，以本方合五味異功散。若七情氣結，鬱火上沖者，用本方加香附、貝母、柴胡、黑山梔；若內傷飲食，口乾，痞悶，五更咳甚者，用本方加連翹、山楂、麥芽、萊菔子。

***來源*** 《醫學心悟》；推薦人：浙江省溫嶺中醫院陶鴻潮。

***配方5*** 麥冬、桑白皮、天冬各10克，知母、川貝母、陳皮、黃芩各12克，甘草3克。

***用法*** 將上藥共煎2次取汁，分3次內服，1日1劑，連服3日。

***說明*** 本方適用於急性支氣管炎咳嗽兼口鼻咽喉乾燥，痰咳不爽之燥咳證。

***來源*** 獻方人：湖南省桑植縣人潮溪鄉南斗漆村衛生室陳和町。

***配方6*** 川貝母麥冬、五味子、桔梗、薄荷各10克，知母、桑白皮、百部各12克，甘草5克。



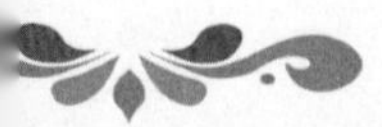

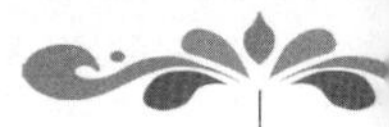

***用法*** 水煎服，每日 2～3 次，飯前半小時服，每日 1 劑，上方為成人量，小兒酌減。

***說明*** 本方治療急性支氣管炎屬陰虛肺熱傷風之證者，具有清熱、潤肺、疏風止咳的作用，尤其對老人和小兒咳嗽有明顯療效。服藥期間忌酒、油膩及辛辣食物。郭某，女，55 歲。乾咳少痰，口乾咽癢，時發潮熱，舌紅無苔。多方治療未癒，服用本方 3 劑後，諸症大減，再服 4 劑而痊癒。

***來源*** 獻方人：四川省綿陽市 102 信箱職工醫院楊忠英。

【針灸】

***取穴 1*** 百會、風府、肺俞、太淵、列缺。

***施術*** 用毫針針刺，施平補平瀉手法。風府、肺俞針 3～5 分深；太淵、列缺穴可進針 5～8 分深；百會穴進針 1 分後，針尖朝前下方沿頭皮刺 3 分。每日針 1 次。

***說明*** 本法治療急性支氣管炎。適應於受風寒而發咳嗽、吐痰，或伴氣急等症。如施用燒山火手法，則療效尤佳。

***來源*** 獻方人：趙爾康《中華針灸學》；推薦人：湖南省常德市第一人民醫院劉智壺。

***取穴 2*** 太淵。

***施術*** 用毫針刺入 2～3 分，用補法，按子午流注針法之「納支法」施治。

***說明*** 本法治療急性支氣管炎。適應於咳嗽日久不癒，吐痰量少，伴乏力，易出汗等症。一般治療 3～5 次即可收效。

***來源*** 《針灸聚英》；推薦人：湖南省常德市第一人民醫院劉智壺。

## 慢性支氣管炎

【方藥】

***配方1*** 蘇子10克、杏仁10克、瓜蔞殼10克、浙貝母10克、陳皮10克、半夏10克、茯苓10克、乾薑3克、細辛3克、五味子3克、甘草3克、矮地茶30克。

***用法*** 水煎服，沸後20分鐘即可，每日1劑，煎服2次。

***說明*** 本方治療慢性支氣管炎。適用於咳嗽，吐白痰，早晚症狀明顯，或伴有氣喘，口不渴，或渴喜熱飲，胸背冷感，舌苔白，脈滑或遲等症。曾治李某，女性，54歲。患咳嗽，每遇天寒冷即發作，早晚症劇，吐白痰涎，胸背冷，口不渴，舌苔白滑，脈小弦滑。給與此方治療，服藥5劑症狀即見減輕，續服5劑而諸症痊癒。本方對有發熱、吐黃痰、口渴喜冷飲者，不宜服用。

***來源*** 獻方人：湖南省常德市第一人民醫院劉智壺。

***配方2*** 麻黃、法半夏、川椒、桃仁、白芥子各10克，杏仁、僵蠶、瓜蔞殼、紫菀各12克，細辛4克，葶藶子30克，丹參20克。

***用法*** 用水煎藥2次，共取藥液300毫升，分2次溫服。以上為成人1日量。每日1劑。

***說明*** 本方適用於慢性支氣管炎急性發作的治療。臨床可見喘咳發作較甚，不得平臥，胸悶氣憋，痰色白泡沫狀，心慌心悸，目唇青紫，舌質偏暗、苔白，脈滑。本方為小青龍湯加減而成。痰熱及肺腎虧虛之證不宜用上方。待症狀緩解後，應採用培本法。

***來源*** 獻方人：江西省撫州市第二人民醫院唐學游。

***配方 3*** 黃芩 15 克，連翹、紫菀、款冬花、僵蠶、杏仁、象貝母各 12 克，黛蛤散、枇杷葉各 15 克，魚腥草 30 克，蘇子 10 克，蟬衣 8 克。

***用法*** 上藥加水 500 毫升，煎至 200 毫升，沸後再煎 15 分鐘，每劑煎 2 次，分 2 次服。

***說明*** 本方治療慢性支氣管炎屬痰熱蘊肺者為佳。症見發熱、咳嗽、痰黃成塊或難以咯出，舌質紅、苔薄黃，脈數。如痰黃咯不爽加猴棗散，每日 1～2 支，開水送服。此方筆者經數十年臨床運用療效甚著。

***來源*** 獻方人：浙江省溫嶺中醫院詹學斌。

***配方 4*** 熟地黃 15 克、當歸 9 克、法半夏 9 克、茯苓 9 克、陳皮 3 克、甘草 3 克、生薑 3 片。

***用法*** 水煎服，每日 1 劑，水煎服 2 次。

***說明*** 本方治療老年性慢性支氣管炎。適應於陰虛沖氣上逆之久嗽不癒，喘急，痰多，無外感風寒證者，服之神效。曾治周某，60 歲，患咳嗽月餘，晝夜不能安枕，雜治不效。更加喘急痰湧，舌白而質黯，脈浮緩。擬此方，服藥 2 劑，即咳喘停止而癒。

***來源*** 獻方人：蕭琢如，《遯園醫案》；推薦人：湖南省常德市第一人民醫院劉智壺。

***配方 5*** 黨參 18 克，桔梗 15 克，川貝母、面煨訶子、蟬蛻、通大海、法半夏、厚朴、甘草各 10 克，麥冬 20 克，石菖蒲 6 克。

***用法*** 水煎 2 次取藥汁，沖冰糖和鮮牛奶適量，每日服



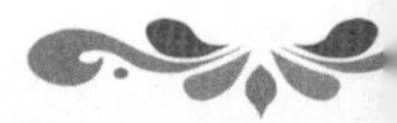

3 次，每次服 150～200 毫升。條件有限者，改加白糖亦可。上藥係成人量，小兒酌減。

**說明**　本方具有益氣、滋陰、潤肺、化痰、宣通、開竅及利咽之功能。主治慢性支氣管炎咳嗽日久，聲音嘶啞，語言難出。臨床治療 52 例，總有效率 95%。服藥期間忌菸、酒、辛辣、油膩。一般連服 3～5 劑可癒。

**來源**　獻方人：陳治安《錦方選集》；推薦人：四川省綿陽市 102 信箱職工醫院楊忠英。

**配方 6**　麻黃、罌粟殼、厚朴、五味子、射干、百部、前胡、蘇子、杏仁各 10 克，山藥 30 克，陳皮 6 克，炙甘草 3 克。

**用法**　水煎服，每日 1 劑，分 2 次服。

**說明**　此方治療慢性支氣管炎。症見胸悶氣急、咳喘不止，痰多而黏。其色黃白相兼者，有較好療效。方中麻黃配罌粟殼，一宣一斂，調節肺系，具有良好的止咳平喘之功；山藥，張錫純謂其能「滋潤血脈，固攝氣化，寧嗽定喘，強志育神。」故方中使用大劑量調補脾肺；合用其他諸藥，以加強化痰止咳之功。

**來源**　獻方人：湖南省西湖農場醫院孫旭升。

**配方 7**　橘紅、川貝母、製半夏各 12 克，膽南星 8 克，射干 10 克，枇杷葉 15 克。

**用法**　水煎 3 次，每日服 3 次，早上飯前半小時服，中午和晚上飯後 1 小時半服。上藥為成人量，小兒酌減。

**說明**　本方治療慢性支氣管炎久咳不止，喉癢，稠痰難出，多有顯效；初病有風寒者不宜服用。李××，女，45 歲。有慢性支氣管炎病史，此次咳嗽咽癢，吐稠痰 1 月餘。

多方治療效果不佳，經服上藥3劑而癒。服藥期間忌酒和油膩食物。

***來源*** 獻方人：四川省綿陽市102信箱職工醫院楊忠英。

***配方8*** 白公雞肉1000克，半夏、三七、沉香、杏仁、遠志各100克，蜂蜜500克。

***用法*** 上藥前6味加水3000毫升同煮，熬乾水，烘乾為細麵，煉蜜為丸，每丸重9克。成人輕者每次服1丸，每日3次；重者每次2丸，每日3次，兒童減半。

***說明*** 本方治療慢性支氣管炎以咳嗽、咯痰、喘息為主症的患者。本方具有溫中化痰、活血降氣、益腎攝納、止咳平喘之功效。白公雞肉溫中益氣，主下氣、安五臟、利小便。臨床觀察112例，結果：臨床控制11例，顯效42例，好轉54例。總有效率95.5%。曾治曹某，男，43歲，1986年11月4日診。患者咳喘屢發已12年，胸悶心悸陣作3年，每年冬重夏輕，遇寒冷尤甚，近2週加重。症見咳嗽氣喘，痰白而稀且量多（每日約300毫升），胸悶，心悸不寧，活動則加劇，面色蒼白，口唇微紫，四肢厥冷，雙下肢水腫，按之凹陷不易起，舌質偏紫、苔白，脈細數。胸片示慢支並感染、肺氣腫、肺心病。心電圖提示：竇性心動過速，肺型P波。服上藥2週後咳喘減輕，浮腫消退。繼服2週，咳喘消失，心悸亦除。追訪2年未復發。對急性發作症見發燒、咳嗽、吐黃痰者，配合麻杏石甘湯加銀花、連翹治療，效果顯著。

***來源*** 獻方人：河南省柘城縣人民醫院鄭春雷。

***配方9*** 五味子50克、罌粟殼600克、枯礬30克、杏仁72克。



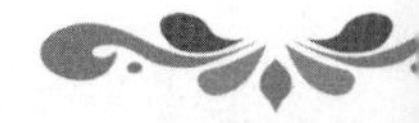

***用法*** 上 4 味研極細末，煉蜜為丸，如綠豆大，每服 10～15 粒，1 日 2 次，白糖開水送下。

***說明*** 本方為名老中醫朱良春經驗方。適用於慢性氣管炎久咳不止者，一般服 3～5 日即可平復，不致產生依賴性。如有外邪發熱者，暫勿使用。

***來源*** 獻方人：陳澤霖等《名醫特色經驗精華》；推薦人：浙江省溫嶺中醫院陶鴻朝。

***配方 10*** 法半夏 6 克，茯苓 12 克，白朮 12 克，甘草 5 克，蘇子、浙貝母、瓜蔞皮各 10 克，旋覆花 9 克（包煎），橘紅 6 克，炙紫菀、炙款冬花各 10 克。

***用法*** 水煎服，沸後 20 分鐘即可。每日 1 劑，煎服 2 次。

***說明*** 本方為朱古亭老師用於痰濕咳嗽之經驗效方。方中用半夏、茯苓燥濕化痰，加白朮、甘草、健脾適中，蘇子、浙貝、瓜蔞皮降氣化痰，旋覆花、炙紫菀、炙款冬花、橘紅利肺降逆止咳。若氣急加沉香 4 克、代赭石 15 克；納差加雞內金 9 克，炒穀芽 12 克。

***來源*** 獻方人：浙江中醫學院朱古亭；推薦人：浙江省紹興市中醫院沈元良。

***配方 11*** 天將殼10克、南天竹子10克、金鎖銀開15克。

***用法*** 水煎服，1 日 1 劑，煎服 2 次。

***說明*** 此方又稱「止咳三味」，凡經久不癒的老年性饅性支氣管炎，小兒慢性支氣管炎久咳不癒，均可應用。此方係民間單方，天將殼為蘿摩的果實，俗稱婆婆針、麻雀棺材；南天竹子是觀賞花卉南天竹的果實，冬季結果色紅；金鎖銀開又稱開金鎖，郎野蕎麥之根。曾有一小兒，咳嗽復發

月餘，用去醫藥費 200 餘元不見寸效，後用此 3 味，藥費不到 0.20 元，病霍然而痊。

***來源*** 獻方人：上海中醫學院姜春華；推薦人：浙江紹興市中醫院董漢良。

【針灸】

***取穴 1*** ①合各（雙）、風門（雙）。②列缺（雙）、肺俞（雙）。③天突、豐隆（雙）。

***施術*** 穴位消毒後進行針刺，風門穴、肺俞穴與天突穴進針 3 分深，均用平補平瀉手法。每日針 1 次。

***說明*** 3 組穴位可交替使用。受寒即發，胸背冷，屬寒證者，可用燒山火手法；風門穴、肺俞穴加拔火罐。伴發熱，口苦，吐黃痰，喜冷飲之熱證者，可用透天涼手法。如吐痰量多者，可加豐隆穴針刺。

***來源*** 湖南省常德市第三人民醫院老中醫劉天健；推薦人：湖南省中醫藥學校劉步醫。

***取穴 2*** 喘點（主穴）：雙手拇指指掌關節橈側赤白肉際處。咳點（配穴）：雙手掌面第 2、3 掌骨間隙食指與中指間蹼後 1 公分處。施術局部常規消毒，選用 26 至 28 號 1 寸毫針，刺喘點時患者拇指屈曲，醫者左手食指置於喘點下掌面處，以防針尖穿透掌面皮膚，白手太陰肺經指掌關節赤白肉際處進針，針尖向手心，使針體緊貼關節間隙外之骨膜表面，行快速撚轉手法，使之得氣。運針期間讓患者配合深呼吸，並間斷喘、咳，直到喘咳消失為止。針咳點時患者掌面向上，針體與掌面垂直，快速直刺，進針 5 分左右，行提插撚轉手法，得氣後留針 30 分鐘。

***說明*** 一般喘咳僅針任何一側喘點，如不能完全控制症

狀，加刺同側配穴咳點。每日針 1 次，隔日左右手交替，10 次為 1 療程。應用本法治療慢性支氣管炎 100 例，臨床痊癒 22 例，顯效 53 例，好轉 21 例，無效 4 例。

*來源*　獻方人：馬明非《甘肅中醫》，4：37，1992；推薦人：安徽省馬鞍山鋼鐵公司醫院黃兆強。

【推拿按摩】

*操作部位*　上背部、軟腰部、肺俞、脾俞、腎俞。

*施術*　①手掌上下來回推擦上背部 15 分鐘，用力輕緩動作滑利，再用魚際部稍加力擦軟腰部 5 分鐘，點按肺俞、脾俞。第 1 療程按此手法治療 15 次。②拇指順經按壓上背部諸經，即督脈、膀胱經 1 線、膀胱經 2 線、頸肩段手三陽經各 2、3 遍，手根揉腰部 5 分鐘，按肺俞、脾俞、腎俞，第 2 療程按此手法治療 15 次。③順以上各經脈揉 15 分鐘，揉軟腰部 5 分鐘，點按肺俞、脾俞、腎俞，第 3 療程按此手法治療 15 次。

*說明*　慢性支氣管炎屬於中國醫學中的「痰飲」、「咳嗽」、「咳喘」等範疇。痰飲停滯，肺之宣降失常而上逆，則致周圍諸經氣亂，甚或影響全身。手法化痰有奇效，本法通過調臟腑、溫經絡、疏通經氣等手段而達到化痰止咳的治療目的。

*來源*　獻方人：湖北省武漢市按摩醫院袁明。

## 支氣管哮喘

【方藥】

*配方 1*　甘遂 15 克、白芥子 30 克、延胡索 30 克、細辛 15 克、麝香 1.5 克、生薑汁適量。

***用法*** 將方中前4味各研細末後，加入麝香和勻，用生薑汁調和，塗搽在肺俞、百勞、膏肓等穴上，塗藥之後，必然麻辣疼痛，但須忍耐，不可抹去，等候約3炷香的時間，才可抹去，10天之後，再塗1次，如此塗藥3次。

***說明*** 本法治療支氣管哮喘，一般塗藥3次後，即可止喘，而不再發作，如未完全根治者，可再繼續塗藥，極重之哮喘，不出10次，必可治癒。

***來源*** 《張氏醫通》；推薦人：湖南省常德市第一人民醫院劉智壺。

***配方2*** 曼陀羅花45克、火硝3克、川貝30克、法半夏24克、澤蘭118克、款冬花15克。

***用法*** 上藥共研為細末，用老薑500克，搗爛取汁，將藥末合勻，用一個有蓋的茶杯盛貯封固，隔水蒸1小時後取出，再用熟煙絲300克和勻，放通風處，吹至七八成乾（不可過於乾燥，恐其易碎）時，收藏備用。每月以旱煙筒或水煙袋，或製成香菸捲，點燃如平常吸菸法吸之。

***說明*** 本法為吸菸治療哮喘的方法，一般吸此菸後，即可漸漸使哮喘停止發作而癒。

***來源*** 獻方人：張覺人《外科十三方考》；推薦人：湖南省常德市第一人民醫院劉智壺。

***配方3*** 旋覆花、防風、五味子各9克，鼠鞠草、全瓜蔞、合歡皮、老鸛草、碧桃乾、野蕎麥根各15克。

***用法*** 水煎服。每日1劑，煎服2次。

***說明*** 本方為名老中醫姜春華經驗方，適用於哮喘發作之時。氣虛者加黃芪30克、黨參15克；陰虛加生熟地各15克；痰多加半夏9克、貝母各9克；乾咳加玄參、麥冬各9

克；熱證加竹瀝、生石膏各30克；寒證加附子9克、肉桂3克。

***來源*** 獻方人：陳澤霖等《名醫特色經驗精華》；推薦人：浙江省溫嶺中醫院陶鴻潮。

***配方4*** 白芥子90克、輕粉9克、白芷9克。

***用法*** 共為細末，用蜂蜜調勻作餅，火上烘熱，貼背上第3胸椎處。貼藥之前，先用鳳仙花（又名指甲花）連根帶葉，煎熬取濃汁。趁熱蘸汁，在背心（胸椎及椎旁兩側）上用力擦洗、冷則隨換，以擦至發熱為止，再貼藥餅。

***說明*** 此外治療方治療哮喘療效甚佳。但要注意，貼藥後不久即會覺局部熱痛難忍，務必極力忍耐，切不可輕易揭去，冷則將藥餅揭下，烘熱再貼。1餅可貼2～3日，直貼至喘止病癒。一般治療5～6天，即可治癒，並很少再發。如無鳳仙花，可用生薑拌炒，熱擦背部亦可。

***來源*** 《中國簡明針灸治療學》；推薦人：湖南省常德市第一人民醫院劉智壺。

***配方5*** 方①炒蘇子10克、白芥子10克、葶藶子10克、熟附子5克、炒黃芩10克、炒梔子10克、川貝母10克、化橘紅15克、白朮15克、半夏10克、麻黃5克。

方②蛤蚧3對（去頭足，切成小塊）、小青蛙（乾品）300克、海麻雀100克、川貝母100克、甜杏仁100克、淮山藥100克、胡桃仁250克。

***用法*** 方①用水600毫升煎為250毫升，一次服完。再加水500毫升煎為200毫升，當茶飲。每日1劑，痊癒為止。方②，將蛤蚧、小青蛙、海麻雀分別放在瓦片上，用炭火煨為焦黃，然後將其他藥分別用文火炒至微黃，共研成細末，煉蜜為丸。早、中、晚各服1次，每次9克，用方①煎

液或用紅參5克，加水100毫升煎1小時取液，送服藥方。

**說明** 本方是祖傳秘方，治療哮喘，冷哮及熱哮皆宜。經兩代人臨床運用，所治近1000例，療效顯著。據資料統計，有效率（痊癒及顯效）為98%，楊××，男，52歲。患哮喘反覆發作15年，每逢冬春季節發病，屢用中西藥治療收效不佳。近因受涼發病，症見咳嗽、呼吸急促，喉中痰聲如拽鋸，整夜不能入睡，舌淡紅、苔黃膩，兩肺佈滿哮鳴音，脈滑數。服方1 5劑後，哮喘大減，已能入睡，守服12劑，並沖服方②藥丸，諸症若失。續服1月善後，隨訪2年未見復發。

**來源** 獻方人：廣東省廣州市越秀區洪橋衛生院羅廣明。

**配方6** 麻黃3克、杏仁9克、白芍9克、乾薑3克、細辛3克、五味子5克、桂枝尖6克、清半夏6克、甘草5克。

**用法** 水煎服，每日1劑，煎服2次。

**說明** 本方治療支氣管哮喘。適應於氣逆迫促，喘且呻，或兼肩息者。若煩躁，口渴，脈數，可加生石膏30克；脈虛無力者，去麻黃。此方治療本病有特效。曾治一外感痰喘者，喘逆甚劇，脈甚虛數。投以上方去麻黃，加黨參15克、生石膏25克，1劑而喘定。筆者臨床亦運用此方加減治療哮喘，每收良效。

**來源** 《醫學衷中參西錄》；推薦人：湖南省常德市第一人民醫院劉智壺。

**配方7** 生龍骨、生牡蠣各30克，生白芍15克，法半夏、蘇子（炒搗）、牛蒡子（炒搗）各12克。

**用法** 水煎服，每日1劑，煎服2次。

***說明*** 本方治療支氣管哮喘，服小青龍湯方病未痊癒，或癒而復發者。口渴，心煩，脈數者，加生石膏 30 克。張錫純治療外感痰喘，服小青龍湯去麻黃加杏仁，熱者加生石膏，莫不隨手而癒，繼服此方 1 劑，必不再發；如不效者，則用此方治療，1～2 劑必然痊癒。余臨床遵其法，所治者收效頗佳。

***來源*** 《醫學衷中參西錄》；推薦人：湖南省常德市第一人民醫院劉智壺。

***配方 8*** 炙麻黃、炒枳殼、杏仁泥、前胡、款冬花、紫菀、法半夏、桔梗、炙甘草各 10 克，海蛤粉 15 克，細辛、五味子各 2.5 克，鮮生薑 3 片，大棗 3 枚。

***用法*** 水煎 1 小時，分 3 次溫服，此為成人劑量，如係 1～3 歲小兒，1 劑可分 3 日，15 次服完；4～8 歲兒童，1 劑可分 2 日，8 次服完，如為久病重病，可連服 3 劑，收效後可繼續服 3 劑，再停藥觀察。

***說明*** 本方是湖北中醫學院張夢儂老中醫的治療哮喘驗方。適用於咳嗽初起，痰不易出，氣逆沖上，喉中作響，漸至聲如曳鋸，順不得臥，只能俯首向前，呼吸均感困難，甚則肩抬肋陷，多於冬春病劇，或夏季反覆，或四季均發，但發作多因氣候變化而引起，或連發數日不休，或每日夜間必發，或正午和夜半定時發作等。張氏體會，本病患者如使用過激素治療，則此方療效較差，如未用過激素治療，則療效較佳。一般服此方 3 劑，其哮喘即平。經觀察有些新發輕證，服藥 3～5 劑後，即未再發。如王××，女，9 歲。哮喘經年頻發，冬季更劇，發作則順息不得臥。連服本方數劑，至今 7 年病未再發。

***來源*** 獻方人：張夢儂《臨證會要》；推薦人：湖南省

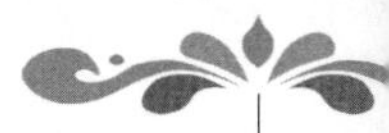

常德市第一人民醫院劉智壺。

**配方 9**　青木香、桑白皮、清半夏、茯苓、甘草、當歸、川貝母、杏仁、五味子各 6 克。

**用法**　第 1 天晚上煎服第 1 劑頭煎，藥渣留存；第 2 天早上煎服第 2 劑頭煎，藥渣留存；第 2 天中午煎服第 3 劑頭煎，藥渣留存；第 2 天晚上，將所留存的 3 劑藥渣，同納於一罐，再煎 1 次，頓服。每次服藥之後，接著再喝 1 杯冰糖水。

**說明**　本方有祛痰、平喘、止咳的功效。適用於痰多質稀，久喘且伴有咳嗽，舌苔白膩，而無新感外邪，寒熱不顯著者。服藥時，宜禁吸菸飲酒，並禁食辣椒、蔥、蒜等。從治療時起，7 天內禁止房事。

**來源**　獻方人：楊作楳，《臨證錄》；推薦人：湖南省常德市第一人民醫院劉智壺。

**配方 10**　瓜蔞仁、川貝母、杏仁、蘇子、半夏、橘紅、茯苓、桑白皮、當歸各 9 克，麻黃 3 克，鵝管石 12 克。

**用法**　水煎取湯，再將雪梨汁 2 匙沖入湯內服用。每日 1 劑，水煎服 2 次。

**說明**　本方原係費伯雄（《醫醇賸義》）的經驗方，原方桑葉由名醫沈仲圭改為桑白皮。適用於風痰於肺，經久哮喘咳嗽。沈氏曾治王某支氣管喘息，屢易處方，病不鬆減，服用本方 3 劑而癒。

**來源**　獻方人：沈仲圭《醫學碎金錄》；推薦人：湖南省常德市第一人民醫院劉智壺。

**配方 11**　生熟地各 12 克，山萸肉、杏仁各 10 克，冬蟲夏草 5 克，紫石英 15 克，沉香粉 0.9 克，五味子、川芎各 6

克，全蠍、砂仁各 3 克。

**用法**　水煎藥 2 次，分 2 次溫服。其中沉香沖服，砂仁後下。以上為成人 1 日量，每日 1 劑。

**說明**　本方適用於支氣管哮喘。症見氣急鼻煽，張口抬肩，動則氣喘。或腰膝酸軟，畏寒肢冷，舌暗、苔白，脈沉細等。此種病症相當於中醫的宿喘。董建華氏採用肺腎同治之法治療，療效滿意。若新加外感，痰多，可加入桑白皮、蘇子，海浮石；腰膝酸軟、畏寒肢冷明顯，加入肉桂、附片；倦怠乏力，動則汗出，加黃芪、牡蠣；氣急喘憋，加地龍、生蛤殼；大便偏乾，加入酒製大黃、全瓜蔞。

**來源**　獻方人：田海河《中醫雜誌》，6：18，1990；推薦人：江西省撫州市第二人民醫院唐學游。

**配方 12**　枯礬 15 克，杏仁、白果各 10 克，生薑 60 克，蜜糖 180 克，麻油 90 克。

**用法**　將前 4 味藥搗碎，混合在蜜糖、麻油之中，用文火隔水蒸 12～16 小時即成。每次服 1 湯匙，每日 2 次。

**說明**　本方主治頑固性支氣管哮喘。枯礬治痰涎壅盛；杏仁、白果止咳平喘；生薑宣通肺氣、行水化痰；蜜糖、麻油潤肺止咳、滋補脾胃。謝××，男，28 歲。因胸悶，咳喘而入院。患者體溫不高，血壓正常，兩肺滿布哮鳴音。胸透：胸紋理增強，透明度增加，橫膈稍下降。入院診斷為支氣管哮喘、輕度肺氣腫。患者入院前 3 個月，曾在當地用抗生素、氨茶鹼、麻黃素、非那根有中藥等治療，均不能控制發作。服藥第 2 天症狀減輕，第 3 天哮喘停止發作。用上方治療，又連服 2 劑，症狀完全控制，痊癒出院，隨訪 2 年未見復發。

**來源**　獻方人：河南省商丘地區人民醫院許秀榮。

**配方 13** 白果5枚，麻黃、炙甘草各6克。

**用法** 上藥加水煎2次，分2次溫服。可於臨睡時服下。

**說明** 白果斂肺定喘，麻黃宣肺平喘，炙甘草調和諸藥。本方為治哮喘之良方，係筆者家父所傳。服用1週為1療程。凡有實邪者禁用。筆者曾用此方治療哮喘150例，有效率為85%。如蔡××，男，30歲，1992年5月診。哮喘2週，曾服抗生素、氨茶鹼等藥治療，不見好轉。服上方5劑即見好轉，連服2週而癒。

**來源** 獻方人：浙江省杭州市中醫院董永鑫；推薦人：杭州市中醫院詹強。

**配方 14** 10年以上老母豬肚子1個、乾紅葶藶子500克。

**用法** 將葶藶子裝入豬肚，兩頭用麻繩捆緊，加水在砂鍋內煮熟，去掉葶藶子。在間歇期（即未發病時）服食。

**說明** 此方對支氣管哮喘病，常因感冒即發者有效。

**來源** 《醫學文選》，1：15；1998；推薦人：四川省南充市藥品監督檢驗所曹陽。

**配方 15** 靈芝50克、靈芝酒500毫升。

**用法** 靈芝粉碎加入60度靈芝酒內，常溫浸泡1月，酒呈棕紅色即可。每日3次，每次10毫升，飯後服。

**說明** 本方主治單純性頑固性支氣管哮喘。治療21例，除2例合併肺氣腫、1例肺門淋巴結核外，一般服藥5天左右見效，10天左右病情基本控制。

**來源** 獻方人：河南省柘城縣人民醫院李德懷。

**配方 16** 麻黃、甘草各6克，杏仁、生薑各10克，生石膏20克，桑白皮12克，細辛3克。

***用法*** 水煎2次，共濾汁200毫，或分2次服。以上為成人1日量。每日1劑。

***說明*** 本方適用於支氣管哮喘發作期。症見喉中痰鳴有聲，胸膈滿悶，咳嗆陣作，咳痰黏稠不爽等。先賢對哮喘之成因歸結為「內有壅塞之氣，外有非時之感，膈有膠固之痰」。本方針對此三因而設，故收效較捷。本方為祛邪之劑，中病即止，不宜久服。亦不可用於哮喘緩解期及體虛患者。于××，男，18歲。哮喘反覆發作5天，加重1年。本次因感受風寒，發作2天。喉中哮鳴，張口抬肩，各痰黏稠，不能平臥。服本方2劑，病情控制。

***來源*** 《證治匯補》；推薦人：煙臺市第二建築公司衛生所張景潤。

***配方17*** 萊菔子9克，熟地、炙甘草各12克，當歸、蘇子、白芥子各6克，地枯蘿10克。

***用法*** 水煎服。每日1劑，煎服2次。

***說明*** 本方適用於肺虛腎虧，痰濕內停，咳逆，氣喘不得平臥，痰白而稠，胸悶，頭暈，肢酸，舌淡紅、苔薄白、脈細者。若熱咳咽乾燥，去白芥子加牛蒡子；若無食滯胸脘，腹脹滿之症，可去萊菔子；腎虧氣短甚者，可加刀豆子、枸杞子；心悸失眠者，可加五味子。

***來源*** 獻方人：浙江省中醫院魏長春；推薦人：浙江省溫嶺中醫院陶鴻潮。

【針灸】

***取穴1*** 肺俞、膻中、靈台、足三里、天突、豐隆、丹田、（關元）。

***施術*** 豐隆、天突2穴用毫針針刺，施瀉法，天突進針



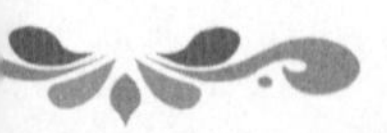

3分深。其餘穴位使用艾炷灸，每次灸3～5壯，每日1次，10次為1療程。

***說明*** 本法治療支氣管哮喘，也可用於哮喘性支氣管炎。豐隆穴祛痰以肅肺；天突穴平喘而治喉中之有聲。肺俞、膻中、靈台、關元、足三里等穴為平喘定哮治本之要穴。《玉龍歌》謂：「哮喘之症最難當，夜間不睡氣遑遑，天突妙穴宜尋得，膻中著艾便安康。」《時後歌》又謂：「哮喘發來寢不得，豐隆刺入三分深。」本法之灸用艾炷灸，可使之化膿，即化膿灸法，有良好的治療哮喘的效果。

***來源*** 獻方人：湖南省常德市第一人民醫院劉智壺。

***取穴2*** 天突、尾脊骨尖、背中穴。

***施術*** 用艾炷灸天突穴3壯，尾脊骨尖穴及背中穴各7壯，每日1次。

***說明*** 背中穴為治療哮喘的經外奇穴，取穴方法為：用1根繩作圈套，套在頸上，將繩垂下，繩至鳩尾尖（胸骨劍突尖）上處剪斷，再將繩牽移至背後，沿著脊骨上垂下，繩頭盡處是穴。灸此穴治療哮喘有良好的效果。

***來源*** 《針灸大成》；推薦人：湖南省常德市第一人民醫院劉智壺。

***取穴3*** ①內關（雙）、膻中。②大椎、豐隆（雙）。

***施術*** 穴位常規消毒後進行針刺，用平補平瀉或燒山火手法。每日針1次，6～10次為1療程。

***說明*** 2組穴位交替使用，用平補平瀉手法；受寒遇冷即發，胸背冷者，用燒山火手法，針刺後加拔火罐，以哮喘平息為度。每日針1次，6～10次為1療程。

***來源*** 湖南省常德市第三人民醫院老中醫劉天健；推薦

人：湖南省中醫藥學校劉步醫。

**取穴 4**　魚際。

**施術**　用 75%酒精行穴位局部消毒後，用毫針刺入穴位，進針後針尖向掌心斜刺，深 5 分左右，捻轉得氣後留針 20～30 分鐘。留針期間，每隔 5 分鐘捻轉行針 1 次，每次只針 1 側穴位，每日 1 次，或在發作時針刺。左右穴位交替使用，10 次為 1 療程。

**說明**　本法對控制支氣管哮喘發作，可收捷效。一般在針刺 10 分鐘以內，即可以使哮喘緩解。按療程治療，或每於發作時針刺均可。

**來源**　《家庭針灸治病妙法》；推薦人：湖南省常德方第一人民醫院劉智壺。

**取穴 5**　哮喘靈。

**施術**　穴位常規消毒後，用毫針捻轉進針，刺入 2 分深，用提插手法強刺激，得氣後留針 20～30 分鐘。每日針 1 次，兩側穴位交替使用，10 次為 1 療程。

**說明**　哮喘靈為經外奇穴，在太淵穴與陽谿穴之間，與太淵穴只隔 1 條太筋。此穴治療順息、咳嗽等症，療效甚佳。久病者，需治療 2～3 個療程才能治癒。

**來源**　《家庭針灸治病妙法》；推薦人：湖南省常德市第一人民醫院劉智壺。

**取穴 6**　寒性哮喘：主穴肺俞、副穴脾俞、腎俞、中脘。熱性哮喘：主穴肺俞、副穴大椎、膈俞。

**施術**　寒性哮喘用艾柱加鹽、巴豆油，灸肺俞、脾俞、腎俞、中脘，每次 9 壯，10 次為 1 療程。熱性哮喘，用艾柱

加薑片（切成 2.5 毫米厚）葶藶子油，灸肺俞、大椎，膈俞，每次 5 壯，10 次為 1 療程。

***說明*** 本灸法治療哮喘是安徽中醫學院針灸醫院周楣聲主任醫師的經驗。長春中醫學院周作雲等治療 266 例哮喘，治癒 224 例，好轉 10 例，無效 32 例，總有效率為 87.97%。

***來源*** 獻方人：周作雲等，《中醫臨床與保健》，1：15，1990；推薦人：安徽省馬鞍山鋼鐵公司醫院黃兆強。

***取穴 7*** 大椎、定喘穴（大椎穴旁開 5 分）。

***施術*** 手術取出兔腦垂體放在生理鹽水中待用。碘酒、酒精消毒皮膚，2%利多卡因 2 ml 局部浸潤麻醉，皮膚切開 1.5cm，用止血鉗分離皮下組織，將兔腦垂體埋入，絲線縫合無菌紗布覆蓋，膠布固定，7 日拆線。2～3 月重複 1 次，連續做 3 次。

***說明*** ①術前患者血常規白細胞控制在 $1.0\times10^{3}$／立方毫米以下，血小板計數，出凝血時間正常。②術前 X 光檢查排除肺炎、活動性肺結核、廣泛性肺間質改變或肺部感染性疾病。③手術中嚴格無菌操作，準確取穴，術後停用抗生素、激素及解痙平喘藥。血常規不正常合併感染者，先常規應用抗生素後至正常。

***來源*** 獻方人：孫穎等，《實用中西醫結合雜誌》，2：85，1992；推薦人：浙江省溫嶺中醫院詹學斌。

***取穴 8*** 膻中、玉堂、肺俞（雙）、厥陰俞（雙）。

***施術*** 器械材料包、持針器 1 把，蚊式鉗 1 把，剪刀 1 把，10 毫升注射器 1 具，7 號注射針頭 2 個，大號三棱針 1 個，紗布 4 塊，以高壓消毒。3 號鉻製羊腸線 1 管，1%利多卡因 20 毫升。選準穴位，用龍膽紫標記，皮膚常規消毒，在




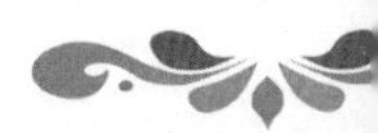

膻中及玉堂穴兩側1公分處用1%利多卡因局麻。用持針器夾住帶羊腸線的三棱針，從局麻點刺入皮下組織之間或肌層內穿過膻中透玉堂穴。從對側麻醉占穿出。捏起兩針孔之間的皮膚，將兩端線頭緊貼皮膚剪斷，放鬆皮膚，輕輕揉按局部，使羊腸線完全埋於皮下組織，用同樣方法從肺俞穴透厥陰穴（雙），蓋上無菌敷料，7天後去掉。

***說明*** 羊腸線代替針刺能延長對經絡穴位的刺激時間，以起到穴位刺激的續效作用。對穴位產生一種柔和而持久的刺激，以達「疏其血氣，令其條達」的目的，所取穴位相配，有寬胸理氣、降逆化痰、止咳利咽、宣肺平喘、通脈寧心之功。此法對肺氣腫，肺心病亦有顯著療效。

注意事項：嚴格無菌消毒，線頭不得露出皮膚外，否則不易吸收，容易感染；手術輕巧，用力均勻，針透過皮膚時，不能用力過猛，以防斷針。

***來源*** 獻方人：河南省柘城縣人民醫院張立亭。

***取穴9*** 膻中。

***施術*** 將兔殺死，取出腦垂體，浸於20%磺胺嘧啶鈉注射液中（或15%慶大黴素溶液中）30分鐘後備用。膻中穴皮膚常規消毒，切開1公分長，用彎止血鉗向下分離皮下組織成小袋狀（稍大於腦垂體），植入腦垂體，縫合1針，無菌紗布覆蓋，膠布固定，1週後拆線。

***說明*** 膻中穴屬任脈，心包之募穴，為八會穴之一。《靈樞・海論》謂：「膻中者，為氣之海」。位於胸骨中線第4肋水平線的中點，主治咳嗽、哮喘、心絞痛等，兔腦垂體埋植後，可較快地控制症狀，減輕或終止哮喘。此外，對慢性支氣管炎、肺氣腫等也有不同程度的治療效果。臨床運用，屢試屢驗。吳××，男，54歲，桃源縣城關供銷社幹



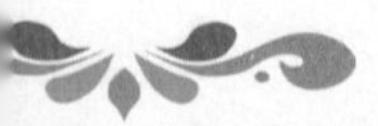

部，患支氣管哮喘 10 餘年，天冷則發，多方治療無效。純兔腦垂體埋植 1 次後，當年即未發病，第 2 年於膻中重埋 1 次，5 年來未發生哮喘。

***來源*** 獻方人：湖南省桃源縣人民醫院曾廣安。

【推拿按摩】

***操作部位法 1*** 肺俞穴（在第 3 胸椎棘突下各旁開 1 寸 5 分）。

***施術*** 醫者在病人背後，將兩手搭在病人兩肩上，用兩手大拇指各按在脊柱兩側的肺俞穴上，用輕靈合度的手法按揉，大拇指在按揉時要略向下推，連續 3～5 分鐘。

***說明*** 本法由按摩雙肺俞穴以緩和氣機沖逆，達到平定哮喘，此為治標之法，可使其喘立止。哮喘平定後，當服散寒解熱，化痰降氣之方藥以治本。

***來源*** 獻方人：張林儂，《臨證會要》；推薦人：湖南省常德市第一人民醫院劉智壺。

***操作部位法 2*** 豐降穴、背部敏感區（在肺俞穴周圍輕輕按壓尋找出最痛點即是）。

***施術*** 術者用右手大拇指抵住敏感區及豐隆穴，作順時針方向揉動 2 分鐘，再作逆時針方向揉動 2 分鐘，揉動時要逐步加力（但需在患者能忍受的前提下），最後術者用雙手大拇指作以豐隆穴及敏感區為中心，上下左右十字叉點揉動 1 分鐘。

***說明*** 本推法適用於支氣管哮喘，具有病人痛苦小、療效好等優點。胡氏曾將本推法與藥物治療對照，結果是本推法優於藥物組。一般每日施術 1 次，10 天為 1 療程。隔 3 天作第 2 療程。

***來源*** 獻方人：胡汝雲，《按摩與導引》，3：4，1992；推薦人：湖南省中醫學校邵湘寧。

***操作部位法 3*** 肺俞、膈俞、膏肓、脾俞、腎俞、膻中、關元、大椎、孔最、尺澤、列缺、太淵、三陰交、足三里；頸椎至胸椎、腰椎兩側；鎖骨下、腋窩上附近部位。

***施術*** 患者取端坐位，醫者立於患者後面，用中指指腹點按大椎、尺澤、列缺、太淵、孔最等穴各 30 秒鐘，一邊念「噓」字，意念濁氣盡出，當患者呼氣時用力稍重（下同）。隨即醫者用食、中二指分別置於頸椎兩側，自上而下，點揉摩擦，使之有火熱樣的感覺，反覆 3～5 次，自風池穴起至腎俞穴止。患者俯臥位，醫者立於其側，用中指指腹點按肺俞、膈俞、脾俞、腎俞、阿是穴各 30 秒鐘。醫者立於其頭前，兩手掌快速摩擦使之發熱，平掌按在雙側肺俞穴部位，停片刻，使患者感到溫暖，舒服、輕鬆，然後握拳拿住俞穴，稍停，再放手前移，再握掌，再放開，再前移，至腎俞穴止，反覆 3～5 次。患者仰臥位，醫者立於其側，用中指點按膻中、關元、足三里、三陰交、阿是穴各 30 秒鐘，醫者兩手掌擦熱，平按在鎖骨下、腋窩上附近部位停片刻，然後用手掌向下又推又按，止於季肋下部，反覆 3～5 次。然後將手掌擦熱按在腹部，默數 1 至 60 止，再順時針摩揉 18 次，逆時針摩揉 18 次。

以上按摩法每天 1 次，25 次為 1 療程。

***說明*** 本點穴按摩法治療哮喘療效滿意。在取穴方面，可根據辨證以選用穴位，屬於冷哮型症見咳喘難臥，喉中水雞聲，呼吸困難，胸悶，吐白痰，胃納欠佳，舌苔白，脈細滑或細弱者，在嗽喘急，倚息難臥，喉中痰鳴，呼吸困難，舌苔淡黃膩，脈滑數者，在上穴中不用孔最、足三里、膈俞



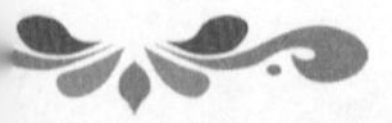

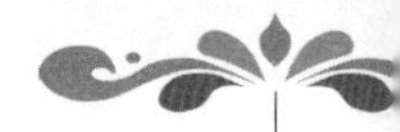

等穴。如配合中藥治療，收效更捷。

***來源*** 獻方人：羅廣明，《按摩與導引》，1：18，1993年；推薦人：湖南省常德市第一人民醫院劉智壺。

【氣功】

***功法1*** 外氣發功。

***施功要點*** ①先點揉定喘穴（大椎穴旁開5分）、天突、膻中、關元、肺俞。②以平掌式，用震顫手法在體表定喘穴、肺俞穴發氣14息或28息。然後手式離開體表，以推拉引手法順督脈及足太陽膀胱經向下導氣至命門、腎俞穴處，反覆3～7次。③以中指獨立式或劍指式，用震顫手法發氣於天突、膻中、中府、雲門等穴，然後手式離開體表，用引法順足陽明胃經、任脈從胸部向腹部導引氣機，使經氣下行，上虛下實。

***說明*** 治療時須根據病證加用功法發氣。屬外感風寒者，加開天門、推坎官、運太陽、掃散頭部膽經。痰濕陰肺者，加平掌式，用拉引手法發氣於中府、雲門穴，並順手太陰肺經向指端導引，疏通經氣，驅邪外出。脾肺氣虛者，加平掌式，用震顫手法向氣海、中脘、肺俞、脾俞穴發氣各9息或18息。肺腎陰虛者，加平掌式，用震顫手法發氣於關元、腎俞、肺俞穴各6息或12息。

***來源*** 獻方人：畢永升《實用氣功外氣療法》；推薦人：湖南省常德市第一人民醫院劉智壺。

***功法2*** 六字訣。

***練功要點*** 選用其中呬字訣。先叩齒36通（次），再攪海（舌頭攪拌口腔中），使津液流溢，然後咽津，使津液下嚥，有流入丹田之感。接著鼻吸口呼，呼氣時默默唸呬字，要求聽不到聲氣為準。

**說明**　支氣管哮喘發作時病勢較劇，氣功治療的作用主要是培元固本，見效比較緩慢。因此，根據「急則治其標，緩則治其本」的原則，在發作期應配合藥物治療，氣功可作為輔助治療。當緩解期和症狀消除期，練功應持之以恆，從長遠來講，氣功可以起到主要的治療作用。練功時期，練功應持之以恆，從長遠來講，氣功可以起到主要的治療作用。練功時期，要注意適寒溫，節飲食，勞逸合度，忌食辛辣等。

**來源**　獻方人：黃光華等，《氣功自我療法》；推薦人：湖南省常德市第一人民醫院劉智壺。

【心理治療】

**施術**　設法使患者少思慮，勿悲憂；可讓患者多聽輕鬆愉快的歌曲，誘導其對音樂產生興趣。

**說明**　中醫學認為：「思傷脾，憂傷肺」，所以過度的思慮，則會使脾氣胃受到損傷。脾胃為氣血生化之源，又主運化水穀。脾胃傷則氣血虛少不能充養於肺（土不生金），而使肺的功能低下，以致呼吸不利。同時脾虛不能運化水穀，以致水濕停積為痰，痰濁阻肺也將影響呼吸，使氣逆上而不降。過度悲憂則會直接損傷肺氣，使肺的功能降低，而使呼吸不利。聽歌曲，愛好音樂能使脾胃的功能受到激發。在中醫五聲與臟腑的關係中，歌屬脾，故歌曲音樂能起到健脾補肺（補土生金）的作用，從而控制或減少哮喘的發作。

**來源**　獻方人：湖南省常德市第一人民醫院劉智壺。

## 支氣管擴張

【方藥】

**配方1**　百合20克、生地10克、熟地10克、玄參20



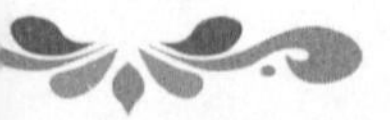

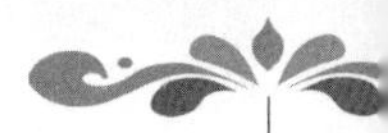

克、川貝3克、當歸10克、白芍10克、麥冬12克、黃芩12克、知母12克、茜草20克、白茅根30克、仙鶴草20克。

***用法*** 水煎服，沸後20分鐘即可。每日1劑，煎服2次。

***說明*** 本方治療支氣管擴張。適應於咯血，量多，色鮮紅，乏力，咽乾，大便乾或秘結，舌苔薄黃，脈細等症。一般服上方3～5劑，即可止血。血止之後仍宜繼續服用10～20劑，以善後。如楊××，女性，54歲，退休工人。近週來時發吐血，吐血盈口，色鮮紅，咽乾，大便乾，小便正常，舌苔薄黃，脈細弦。經X片檢查，可見兩肺紋理增粗、紊亂。服用上方5劑，吐血減少，續服10劑，吐血未見再發而癒。

***來源*** 獻方人：湖南省常德市第一人民醫院劉智壺。

***配方2*** ①野百合、蛤粉、百部、麥門冬、天門各9克，白芨15克。

②鮮小薊草（乾品15～30）60克，白芨、生蒲黃各15克，參三七、蛤粉、阿膠（烊）各9克

③煅花蕊石、蒲黃炭各9克，人中白、天花粉各3克，血餘炭6克。

***用法*** 水煎服，每日1劑，煎服2次。

***說明*** 本係列方藥為姜春華之驗方。①方適用於支氣管擴張各期。②方主治支氣管擴張之各種類型出血，尤宜於大出血者。③方主治支氣管擴張咯血痰者，尤宜於新病輕症出血量不多者。經上海華山醫院等單位自1956年應用至今，治療病例驗方。輕症一般服1～劑即可止血，中度3～7劑即可止血，重症7～14劑可見效。

***來源*** 獻方人：湖熙明等，《中國中醫秘方大全》；推薦人：浙江省溫嶺中醫院陶鴻潮。



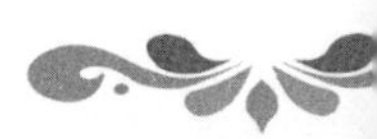

**配方3**　沙參、玄參、麥冬、生地各15克，白芨20克，梔子12克，田三七5克，藕節30克，梨汁50克，薑汁15克，冰糖100克。

**用法**　將上藥水煎濃汁，去渣後，加入梨汁、薑汁、冰糖再煮開，待微冷，少量多次服下。每日1劑。

**說明**　本方治療支氣管擴張有特效。它具有養陰潤肺、涼血止血、清熱止咳的功能。臨床治療58例支氣管擴張吐血患者，有效率為96%。一般服藥1～3劑，咯血可止。忌菸、酒、公雞及辛辣食物。

**來源**　獻方人：四川省綿陽市102信箱職工醫院楊忠英。

**配方4**　花蕊石、海浮石各25克，紫珠草、紫菀、款冬花、金銀花、藕節各20克，田三七7克（研末），橘絡15克，人中白3克。

**用法**　水煎服，每日1劑。田三七研末吞服。

**說明**　本方能滋陰潤肺，清熱止血，可治療支氣管擴張各種類型出血。如孫某，男性，35歲。素體虛弱，每因勞累後即咳嗽、咯血。曾到省級醫院檢查確診為支氣管擴張。用抗生素治療，咯血時輕時重。用上方加生曬參5克，服10餘劑後，胸痛、咳嗽、咯血大減。調服月餘，而痊癒，隨訪至今未見復發。

**來源**　獻方人：吉林省扶余市第二醫院劉玉林。

**配方5**　玄參、旋覆花、代赭石、茜草炭、浮海石、蛤粉、炒阿膠各12克，麥冬15克，仙鶴草30克，炙百部20克。

**用法**　水煎服。每日1劑，煎服2次。其中旋覆花布包入煎，阿膠烊化兌入。

**說明**　本方為浙江中醫學院何任教授經驗方。適用於支

氣管擴張證。屬肺陰不足、內熱偏盛之咳血、咯血、乾咳少痰、胸悶、咳血色鮮紅，或痰中帶血，或反覆咳血，舌質紅，少苔或苔薄黃，脈細數或滑數。若咯血較多可加藕節、茅根；肺陰虛明顯者，可加西洋參、生地黃、鮮石斛；胸悶痰多者，加浙貝母、杏仁、瓜蔞皮、桑白皮；內熱較盛者，加黃芩、知母、丹皮；痰中膿血相兼者，加魚腥草、苡仁；肺癌患者，加七葉一枝花、蒲公英；肺結核低熱、盜汗者，加野百合、糯稻根。服用本方期間，應儘量避免服辛辣炙煿及生痰動火之品，如生薑、大蒜、辣椒、桂圓等，宜戎菸酒。

***來源*** 《浙江中醫學院學報》，4：36，1993；推薦人：浙江省溫嶺中醫院鴻潮。

***配方 6*** 生大黃末研 5 克、山萸肉 20 克、代赭石 30 克。

***用法*** 山萸肉、代赭石水煎取汁，送服大黃末，1 日 2 次。

***說明*** 此方名「止血 1 號」。有收澀止血，祛瘀寧絡功效。主治支氣管擴張大咯血。臨證治療出血症，止血為首要。故方用生大黃瀉火逐瘀而止血；山萸肉酸澀止血，並補益肝腎；代赭石涼血止血，並降逆止嘔，3 藥合用，相輔相成，止血作用強。經臨床驗證，本方止血迅速、可靠，一般服藥 1～2 次即可獲效。

***來源*** 獻方人：安徽中醫學院附屬醫院丁鍔；推薦人：湖南省中醫藥學校李玄。

## 細菌性肺炎

【方藥】

***配方 1*** 麻黃 10 克，葶藶子 10 克，生石膏 100 克，杏仁、僵蠶、蚤休各 12 克，魚腥草 30 克，銀花、桑白皮、大



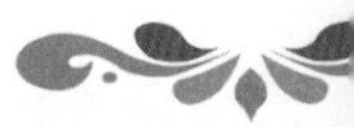

黄各20克，連翹15克，白及50克。

**用法**　水煎藥2次，大黃後下，藥液分2～3次冷服。以上為成人1日量，必要時1日2劑。

**說明**　本方適用於大葉性肺炎，症見高熱寒戰，咳喘嚴重，痰黃稠或鐵銹色，胸痛，口乾多汗，尿黃便結，舌紅、苔黃，脈實數。此病經X光檢查證實後，毋須考慮體溫的高低，咳喘的輕重，咯血的有無，均可用此方治療。服上方後如出現大便泄瀉，不要過早停用大黃。使熱毒瘀排出盡，是治癒大葉性肺炎的關鍵。

**來源**　獻方人：江西省撫州市第二人民醫院唐學游。

**配方2**　桑白皮、地骨皮、浙貝母、杏仁、冬瓜仁、桑葉、枇杷葉各9克，鮮蘆根60克，白茅根30克，知母、北沙參、南沙參各6克。

**用法**　水煎服，每日1劑，煎服2次。

**說明**　本方專為陰虛氣弱者患大葉性肺炎而設。適用於正氣虛之人，因風熱犯肺，肺氣上逆，而見發熱咳喘，或痰中帶血。舌紅燥、苔薄白，脈滑數等。如舌苔黃膩，熱勢甚者，可去沙參，加黃芩、焦山梔；痰血多者可去桑白皮、枇杷葉，加仙鶴草、旱蓮草；若津虧舌絳者可用玄參易南沙參，去桑葉、枇杷葉加天冬、麥冬、生地、石斛；若大便乾結者，可去杏仁加瓜蔞仁或生大黃。

**來源**　獻方人：浙江省中醫院魏長春；推薦人：浙江省溫嶺中醫院陶鴻潮。

**配方3**　蚤休、虎杖、敗醬草、大青葉、魚腥草、蘆根各30克，黃芩18克，桃仁12克，茜草、瓜蔞各20克。

**用法**　水煎藥。每日2劑，分服4次。

***說明*** 本方為黃星垣研究員之經驗方。適用於大葉性肺炎，按中醫辨證屬於邪在氣分者。經 63 例驗證觀察，多能收到重複有效的良好效果。

***來源*** 獻方人：陳澤霖等，《名醫特色經驗精華》；推薦人：浙江省溫嶺中醫院陶鴻潮。

【針灸】

***取穴*** ①曲池（雙）、大椎、肺俞（雙）。②尺澤（雙）、合谷（雙）、大腸俞（雙）。

***施術*** 行穴位常規消毒後進針，用平補平瀉手法或透天涼手法。2 組穴位交替使用，每日 2 次。

***說明*** 本法治療肺炎，針刺使用中等刺激。如收效不顯著，可加用另 1 組穴位：孔最、內關、豐隆（均雙側）。3 組交替針刺，每日 3 次。如有高熱者，可在尺澤穴用三棱針點刺放血。

***來源*** 獻方人：湖南省常德市第三人民醫院老中醫劉天健；推薦人：湖南省中醫藥學校劉步醫。

## 肺 膿 腫

【方藥】

***配方 1*** 生甘草、桃仁各 6 克，鮮蘆根 60 克，生薏仁 30 克，冬瓜仁 12 克，紫菀、白前、桔梗各 9 克。

***用法*** 水煎服。每日 1 劑，水煎服 2 次。

***說明*** 本方適用於肺膿瘍。症見咳嗽、氣促、咯吐臭痰或膿血，胸脘脹悶，舌紅、苔黃，脈滑數者。若表證未罷，形寒畏風，脈浮苔薄者，加牛蒡子、野菊花、銀花、連翹；熱勢盛，口渴喜飲，苔黃脈數者，加黃芩、焦山梔、黛蛤



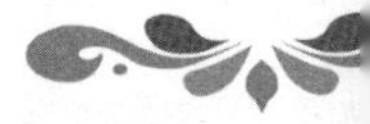

散、知母、天花粉；胸脇疼痛甚者，加浙貝、瓜蔞、鬱金；咳臭痰且夾血者，加仙鶴草、藕節、白及、蛤粉炒阿膠珠；若病久，形體消瘦，指端如鼓杵狀，脈細舌絳者，加麥冬、北沙參、孩兒參、鱉甲、牡蠣等。唯高熱熾盛，咯血量多者，非本方所宜。

***來源*** 獻方人：浙江省中醫院魏長春；推薦人：浙江省溫嶺中醫院陶鴻潮。

***配方 2*** 海蛤殼 24 克，杏仁、桃仁、浙貝母、全瓜蔞、絲瓜絡各 9 克，竹茹 6 克，冬桑葉 5 克，薏苡仁、蘆根、冬瓜皮、冬瓜子各 30 克，金絲荷葉 15 克。

***用法*** 上藥加水煎 2 次，去渣取汁分 2 次溫服。每日 1 劑。

***說明*** 本方治療肺膿瘍中期。症見高熱，咳嗽，其或咳腥臭味痰液或膿血，胸脇隱痛，面赤，口渴，神倦，舌苔黃膩，脈滑數。本方療效極佳，無毒副反應。如駱××，男，50 歲。高熱半月持續不退，胸痛，面赤，神倦。X 光提示肺膿腫。服上方 3 劑，症狀大減，繼服 10 餘例而痊癒。本主有清熱化痰、逐瘀排膿之功效。方中桑葉、竹茹清肺；貝母、蛤殼、杏仁止咳化痰；瓜蔞皮、絲瓜絡利氣通絡；金絲荷葉專長消癰解毒；桃仁、薏苡仁、蘆根逐瘀排膿。

***來源*** 獻方人：杭州市中醫院駱祖峰；推薦人：杭州市中醫院詹強。

***配方 3*** 金蕎麥 250 克（本品係蓼科植物）。

***用法*** 上藥加水 1250 毫升，置於瓦罐內，以竹箬封口，隔水文火蒸煮 3 小時，得棕色液體約 1000 毫升。每服 40 毫升，隔水加溫後熱服，每日 3 次，必要時可日服 4 次，小兒



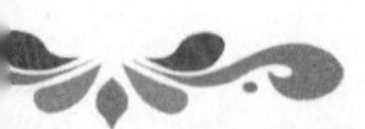

酌減。病情重者加黃酒 300 毫升，與水共蒸煮，可增藥效。

***說明*** 本方係江蘇省南通市中醫院成雲龍獻出的治療肺膿腫的祖傳秘方。臨床實踐證明，本方能促使排痰排膿通暢，中毒症狀緩解，膿腔閉合，具有療效確實，服用方便，毒副反應小等優點，而且對有抗生素治療無效的病例，仍可獲效。

***來源*** 《中醫藥研究參考》，1：12，1974；推薦人：浙江省溫嶺中醫院陶鴻潮。

***配方 4*** 金蕎麥 100 克，桔梗 6 克，杏仁、大貝母各 10 克，生薏仁 30 克，生黃芩 15 克，魚腥草 50 克。

***用法*** 金蕎麥隔水蒸煮 2 小時，其他藥水煎沸後 20 分鐘即可，每日 1 劑，煎服 2 次，金蕎麥藥汁分 2 次兌入煎藥汁內服用。

***說明*** 本方適用於肺膿瘍初期、成癰期、潰膿期。上藥有良好的清熱解毒和消癰作用。金蕎麥一定要有隔水蒸煮方法，如用水煎服則效果不佳。曾治張某，高熱、咳嗽、胸痛 5 天，X 光檢查見肺膿瘍液體平面。使用多種抗生素治療，諸症不減。遂用本方，2 天後發熱、咳嗽減輕；4 天後熱退，咳嗽已癒，胸痛消失。1 月後 X 光復查示病灶癒合。

***來源*** 獻方人：江蘇省如皋市中醫院仲潤生。

***配方 5*** 蘆根（乾）250 克。

***用法*** 文火久煎 2 次，取藥汁分 2 次服用。

***說明*** 蘆根功效。據《本草綱目》記載：「氣味甘寒、無毒、消渴客熱、止利小便。」「莖葉主治肺癰煩熱，癰疽」。作者用單味蘆根大劑量內服，療程 1～2 個月，一般治療約 10 天即可見效。共收治 6 例，均 X 光檢查以及胸腔穿



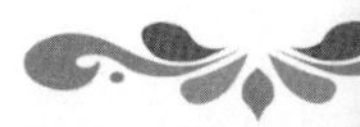

刺確診，全部治癒。

***來源*** 獻方人：諶德剛《湖南中醫學院學報》，4：35，1992；推薦人：安徽省馬鞍山鋼鐵公司醫院黃兆強。

## 肺 氣 腫

【方藥】

***配方 1*** 黃芪 180 克、白朮、防風各 60 克，補中益氣丸、六味地黃丸各 10 克。

***用法*** 前 3 味藥研末，混勻成散劑，每次 10 克、每日 2 次，用開水早晚送服，並早晚各服補中益氣丸，六味地黃丸 10 克。

***說明*** 本方適用於肺氣腫緩解期的預防用藥。症見動則氣短，不動則如常人，腰膝酸軟，頭暈、心慌心悸，食慾不振，舌淡苔薄白，脈細弱。本方實衛氣、補中氣、納腎氣，是提高機體抗病能力的有效方劑。平素堅持長期服用，可以明顯減少發作，減輕發作期的症狀。應該注意本方僅為預防用藥；發作期間應按辨證施治處理。

***來源*** 獻方人：江西省撫州市第二人民醫院唐學游。

***配方 2*** 全瓜蔞 15 克、薤白 12 克、半夏 10 克、杏仁 10 克、菖蒲 6 克、射干 10 克、紫菀 10 克。

***用法*** 本方適用於慢性阻塞性肺氣腫急性發作期。臨床多以咳嗽、痰鳴、喘息、氣促為特徵，並有鐵滿、氣短、呼吸不暢，甚至喘息不得臥等表現。採用辛溫通陽、辛開苦泄之藥物從胸痹論治，可以取得較為滿意的療效。若熱重，加連翹、黃芩、竹瀝、葦莖湯；寒重，加苓桂朮甘湯、葶藶子；夾瘀，加桃仁、丹參。

***來源*** 獻方人：奚肇慶，《中醫雜誌》，6：35，1990；推薦人：江西省撫州市第二人民醫院唐學游。

【推拿按摩】

***操作部位*** 天突、膻中、大椎、肺俞、脾俞、腎俞、中脘、丹田、足三里、豐隆。

***施術*** ①擦胸：用手掌在胸部左右往來摩擦，擦熱為度，並用拇指按揉天突、膻中各100次。

②揉中脘、丹田：用手掌在胃脘部及丹田揉摩，各3分鐘。

③揉豐隆、足三里：用大拇指按揉足三里、豐隆各100次。

④擦背：用手掌在背部左右往來摩擦，擦熱為度。並用拇指按揉背部大椎、肺俞、脾俞各100次。

⑤擦腎俞：用手掌小魚際在腰部腎俞作上下往來摩擦。左右兩側均須擦熱。

***說明*** 本推法具有宣肺溫腎、寬胸理氣的作用，適用於肺氣腫的治療。在治療過程中，應加強練功，增強體質，預防上呼吸道感染；忌吸菸喝酒及食辛辣之品。

***來源*** 獻方人：金義成，《家庭簡易推拿》；推薦人：湖南省中醫藥學校王萍。

【氣功】

***功法*** 吐納補氣功。

***練功要點*** ①鼓腮：取站樁式，體弱者可取坐式。站樁時，兩腳平行開立，與肩同寬，兩手叉腰，拇指朝後，用鼻吸氣時，橫膈下降，腹部慢慢凸起；用口呼氣時，兩唇縮小，兩腮鼓起，使氣道形成阻力，緩緩將氣呼出，橫膈上





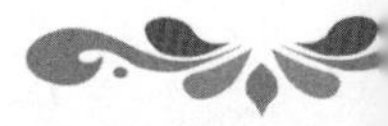

提，腹部凹陷。操練 9 次。②長呼：吸氣時輕而平緩，呼氣時也要平穩，但稍重，並按節拍延長呼吸時間，逐漸使吸氣和呼氣按 1：2、1：3、1：4 的比例進行。鼻吸口呼，口型同上。操練 9 次。③蹲呼：兩手相疊置於小腹。平靜呼吸 3～5 次後，加深呼吸。深吸氣時，頭向後仰，觀天；深呼氣時，兩腿屈膝下蹲；呼氣將畢時，兩手壓腹，以加強膈肌活動。操練 9 次。④開合：兩臂屈肘上提，平置於胸前。掌心平貼於同側胸部。深呼氣時，挺胸收腹，兩肘後拉；深呼氣時，挺胸收腹，兩肘後拉；深呼氣時，兩手擠壓胸部兩側，含胸鬆腹。操練 9 次。

***說明*** 吐納補氣功既能增強體質和免疫力，又能改善肺功能，確是治療肺氣腫的最佳方法。適應於阻塞性肺氣腫。表現為漸進性氣短、呼吸困難，每因支氣管或肺部感染而加劇；甚至出現紫紺、頭痛、心動過速、嗜睡等缺氧和二氧化碳瀦留的一系列症狀。

***來源*** 獻方人：上海中醫學院吳鴻洲；推薦人：湖南省中醫藥學校譚同來。

## 胸膜炎

【方藥】

***配方 1*** 柴胡、黃芩、桔梗各 9 克，製半夏、黃連、枳殼、葶藶子各 6 克，全瓜蔞 12 克，王不留行 15 克。

***用法*** 水煎藥 2 次，2 次煎液混勻，上、下午各 1 次，溫服。每日 1 劑。

***說明*** 本方適用於細菌性滲出性胸膜炎。症見胸脇硬滿疼痛，嗆咳喘息，呼吸表淺，低熱，消瘦，口苦，苔黃。X 光檢查可見片狀陰影及液平面。此方具有清熱化痰、寬胸開



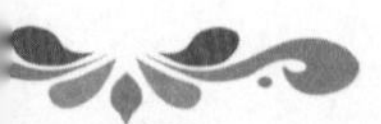

結、利瀉水氣的功效，是治療細菌性滲出性胸膜炎的有效方劑。

***來源*** 獻方人：梁映濤，《新中醫》，1：23，1985；推薦人：江西省撫州市第二人民醫院唐學游。

***配方 2*** 椒目 6 克，全瓜蔞 15 克，桑白皮、葶藶子、白蒺藜、赤茯苓各 10 克，半夏 9 克，陳皮 5 克，桑皮 9 克，生薑 3 片。

***用法*** 水煎服，每日 1 劑，每日服 3 次。

***說明*** 結核性胸膜炎胸腔積液屬中醫懸飲範疇，症見胸脇脹滿，咳唾引痛，氣促，不便向病側睡眠。治宜瀉肺疏肝，溫化水飲，筆者運用此方化裁治療本病，往往收到如臂使指之功效。如王某，男性，61 歲，有肺結核史，下午低熱，體溫游移在 38℃左右，近兩月來，右脇脹痛，咳嗽氣急，不能向右側臥，寒熱間作、自汗、盜汗、口乾而不欲飲，食納不佳，大便時結時溏、小便頻數量少，曾在某醫院胸透發現右下胸腔積液，診斷為「結核性胸膜炎」，兩月間，連續 3 次肋間穿刺，抽出黃色積液 1770 毫升。經驗室檢查：淋巴細胞密集成群，細胸分類：N 30%、170%，但每次抽液後，新生之液旋積，不能根治。旋就余診，用上方加柴胡、黃芩、白芥子、連服 10 餘劑，低熱漸除，胸透未見積液。

***來源*** 《醫醇賸義》；推薦人：湖南中醫學院第二附屬醫院曾紹裘。

## 肺 癌

【方藥】

***配方 1*** 生曬參、參三七、玄參、百合、麥科各 10 克，



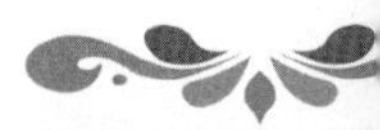

生黃芪 30 克，南北沙參、楮實子各 12 克，枸骨葉 15 克，蘆根 15 克，蜈蚣 3 條，桔梗 8 克，陳皮 6 克。

**用法** 水煎藥 2 次，分 2 次服下。每日 1 劑，長期連續服用。

**說明** 本方適用於中、晚期肺癌患者。症見咳嗽、咯血、胸痛，不規則發熱，形體虛衰等。此方是以益氣養陰藥物為主組成，具有補虛扶正的作用，可以改善氣虛、陰虛的症狀，提高患者的免疫功能，從而起到了延長生存期的作用。

**來源** 獻方人：許繼平等，《中國醫藥學報》，2：37，1990；推薦人：江西省撫州市第二人民醫院唐學游。

**配方 2** 山梔、藜蘆、細辛、生大黃、急性子各 30 克，輕粉 冰片各 20 克，黑膏藥 500 克。

**用法** 上藥研末，慢慢調入溶化的黑膏藥油內，每 50～70 克攤於白布上，做成嘔痰膏。取 2 張分別貼在肺腫塊（根據 X 光胸片提示）所在之胸背體表部位。貼後 6～10 小時可見嘔痰。嘔痰難以堅持，則揭去膏藥。

**說明** 本方外用治療肺癌。從中醫角度來看，肺癌的瘤塊乃頑痰膠合而成。將瘤塊化成痰涎嘔出，以期瘤塊逐漸消散，此屬八法中之吐法。

**來源** 獻方人：浦魯言《中醫雜誌》；1：21，1993；推薦人：江西省撫州市第二人民醫院唐學游。

**配方 3** 當歸、杭白芍、麥冬、黨參、百部、款冬花、炙紫菀各 12 克，五味子、生甘草各 6 克，黃芪 18 克，炙馬兜鈴 10 克，魚腥草 15 克。

**用法** 上藥加水煎 2 次，去渣取汁分 2 次溫服。其中魚腥草後下。



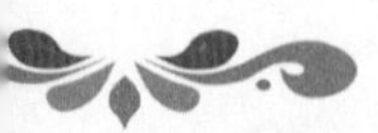

**說明**　本方治療肺癌及化療後白血球減少，效果甚佳。李××，男，60 歲。肺癌經浙江省一醫院及華山腫瘤醫院診治後轉入本院。用上方治療 3 個月，復查白血球恢復正常，癌腫縮小 2 / 3。又如李××，女，72 歲。肺癌，求診時見惡液質，咳嗽胸痛，痰咯血絲，X 光檢查可見一球型中心型陰影，診斷為肺癌，服上藥 3 月症狀大減，6 個月後復查，兩肺清晰，已未見塊影。至今已 10 餘年，仍健在。

**來源**　獻方人：杭州市中醫院駱祖峰；推薦人：杭州市中醫院詹強。

## 呃　逆

【方藥】

**配方 1**　赤芍、當歸、杭白芍各 12 克，桃仁、枳殼、木香、蘇子、鬱金、炮薑各 9 克，紅花 15 克，丹參 18 克，生赭石末 30 克，靈磁石、川厚朴、牛膝、炒麥芽各 15 克。

**用法**　上藥水煎2次，每日1劑；早晚分服，連服2～3劑。

**說明**　本方治療頑固性呃逆，有溫胃散寒，活血降逆的功效。經治 20 例，服 1 劑呃逆停止者 2 例；服 2 劑呃逆消失者 4 例；服 3 劑呃逆消失者 14 例，所有病例全部獲癒。

**來源**　《陝西中醫》，6：14，1982；推薦人：南京中醫學院華浩明。

**配方 2**　粉甘草 300 克、細辛 45 克、香白芷 30 克、薄荷冰 12 克、冰片 6 克、朱砂 90 克。

**用法**　上藥共為細末，先將前 5 味和勻，水泛為丸，如桐子大，晾乾，再用朱砂為衣，勿令餘剩，裝以布袋，雜以琉珠，來往撞蕩，務令老滑堅實，如此日久可不走味。每次

服50～80粒。

***說明*** 此方最善行氣理鬱。治呃逆，無論其為虛為鬱，用之皆可奏效。若其人下元虛甚者，可濃煎生山藥汁送服；其挾熱者，白芍、麥冬煎湯送服；其夾寒者，乾薑、厚朴煎湯送服。

***來源*** 《醫學衷中參西錄》；推薦人：浙江省溫嶺中醫院陶鴻潮。

***配方3*** 陳皮、半夏（薑汁炒）、神麯、香附各6克，白茯苓9克，丁香0.9克，柿蒂2個，黃連（薑炒）0.6克，白朮4.5克，竹茹12克，甘草2.4克。

***用法*** 上藥加生薑5片，水煎服。每日1劑，日服2次。

***說明*** 本方有順氣消滯，降逆和胃的功效。治療食後氣滯呃逆，連聲不止者。

***來源*** 《壽世保元》；推薦人：南京中醫學院華浩明。

***配方4*** 炒桃仁、紅花各15克，甘草、桔梗各9克，生地12克，玄參、柴胡各3克，枳殼、赤芍、當歸各6克。

***說明*** 本方有活血化瘀，理氣逐瘀的功效。治療頑固性呃逆屬氣滯血瘀者。

***來源*** 《醫林改錯》；推薦人：南京中醫學院華浩明。

***配方5*** 韭菜子30克。

***用法*** 將上藥炒至畢剝響為度，然後研末，以溫開水口服。每次10克，每日2次。

***說明*** 經用本方治療頑固性呃逆5例，其中神經性呃逆3例，1例為腦血栓形成，另1例為重症肝炎出現呃逆。呃逆持續時間最短者2天，最長者18天。5例均先經西醫及中醫

針刺治療無效。結果 3 例神經性呃逆均於治療當天呃逆停止，另 2 例於治療 2 天後呃逆停止，所有病例服藥後均無不適反應。

***來源*** 《新醫藥學雜誌》，1：14，1975；推薦人：江西省中醫藥研究所楊寧。

***配方 6*** 代赭石、砂仁各 25 克，木香、厚朴、沉香各 10 克，法半夏、雞內金、炒枳實、青皮、麥芽、檀香各 15 克，甘草 6 克。

***用法*** 代赭石先煎 20 分鐘，加入其他藥同煎 20～30 分鐘。每日 1 劑，煎服 2 次，早晚飯後 1 小時服。

***說明*** 本方治療膈肌痙攣。本病中醫稱為「呃逆」。表現為氣逆上沖，呃聲連作，筆者擬此方治療呃逆 20 餘例，均獲痊癒。

***來源*** 獻方人：內蒙古紮蘭屯市中蒙醫院劉金。

***配方 7*** 代赭石30克，黨參9克，旋覆花9克，半夏、乾薑各9克，大棗5枚，竹茹9克，香附、陳皮、枳殼各9克。

***用法*** 上方加水 1500 毫升，煎至 500 毫升，分 2 次服，每日 1 劑。以上為成人 1 日量，方中旋覆花布包入煎。

***說明*** 該方對「打嗝」，即膈肌痙攣引起的氣逆上沖，喉間聲響，打嗝不止，伴有胸悶塞憋氣者療效顯著。如邵××，男，49 歲，教師。1984 年 5 月 6 日診。2 年前外感發燒，咽痛、胃痛、口渴。飲涼水後，出現呃逆連聲。經治療，發燒、咽痛等症狀消失，但呃逆不除。經多家醫院診斷為膈肌痙攣。用西藥、耳針、體針及治，中藥柿蒂湯、附子理中湯、橘皮竹茹湯治療，均未見效。筆者診之，見患者仰臥床上，呃逆不停，聲高而短，目瞪口張，有欲脫之象。診

其兩脈弦細，舌質紅，苔薄黃。證係肝鬱脾虛，痰濕中阻，鬱而化熱，胃氣上逆。治以疏肝健脾、化痰清熱法。服上藥3劑，呃逆減，能下床活動。藥中病機，繼服6劑。呃逆消失，餘症亦除，隨訪2年未復發。

***來源*** 獻方人：河南省柘城縣人民醫院張立亭。

【針灸】

***取穴1*** 內關。

***施術*** 用毫針吸氣時進針，大指向前捻轉進針5分，提出3分；然後再令患者吸氣，進針5分。共進退3次，留針10～15分鐘。

***說明*** 本法按男左女右取穴施治。曾治療呃逆患者12人，治療1次症狀即消失者6人，2次症狀消失者3人，3次症狀消失者3人。

***來源*** 獻方人：黃偉達等《民間靈驗便方·針灸》；推薦人：湖南省常德市第一人民醫院劉智壺。

***取穴2*** 膈區、神門、腦乾。

***施術*** 病人坐位或臥位，用75%酒精消毒耳部，然後用探棒在上述耳穴區按壓，找出痛敏感點，將膠布剪成0.6×0.6平方公分的正方形，將王不留行子壓放膠布中，貼於耳穴上，用手按壓片刻，直至呃逆停止。

***說明*** 取穴一定要準確，找出耳部痛敏感點是關鍵，否則無效。此法對呃聲洪亮的實證效佳；呃聲低微屬胃氣衰敗的虛證則較差。曾治杜某，女，35歲。患者呃逆46天，晝夜不已，連續不斷，屢經中西藥物治療無效。即於耳部的膈區、神門施行耳壓，約1分鐘後呃逆遂停止而癒。

***來源*** 獻方人：李美琪《江蘇中醫雜誌》，2：8，1984；

推薦人：安徽省馬鞍山鋼鐵公司醫院黃兆強。

***取穴 3*** 膻中、中脘、關元，重症加腎俞。

***施術*** 上述穴位，每穴灸 15 分鐘，腎俞灸 20 分鐘。依照先灸中脘，後灸關元，再灸膻中，用純艾條，間接灸。如灸後呃逆不止者加腎俞。

***說明*** 本灸法觀察治療 150 例，其中痊癒 103 例（治療 1 次呃逆即止為痊癒）；顯效 47 例（每日 2 次，持續灸 1 週停止為顯效）。

***來源*** 《湖南中醫學院學報》，2：54，1992；推薦人：安徽省馬鞍山鋼鐵公司醫院劉家華。

【推拿按摩】

***操作部位法 1*** 百會穴。

***施術*** 患者坐或臥位，術者立於其身旁，左手扶頭，以右手中指指端點按百會穴上，施以揉壓，力度由輕漸重，至患者有較強酸脹感。呃逆停止後，繼續按壓片刻以鞏固療效。

***說明*** 施用本法，一般 1 分鐘左右即可獲效。經治療多種原因所致呃逆 30 例，結果全部治癒。

***來源*** 《四川中醫》，10：封底，1990；推薦人：江西省中醫藥研究所楊寧。

***操作部位法 2*** 雙側太陽穴。

***施術*** 令患者端坐或直立，術者與患者相對而立。術者用兩手中指指腹輕按患者兩側太陽穴，持續按壓 1～3 分鐘，即可治癒。

***說明*** 本法治療因寒涼、吞嚥不當等因素引起的以呃逆為主要症狀的單純性膈肌痙攣，療效頗佳。對神經中樞受壓

（如腦溢血）引起的膈肌痙攣，療效欠佳。

***來源*** 獻方人：山東中醫學院推拿教研室畢永生；推薦人：山東省濰坊市中醫院徐懷安。

***操作部位法 3*** 兩肋部。

***施術*** 令患者吸氣並儘量屏氣，術者用兩掌由內向外用力搓兩肋約 30 次。然後用拇指或中、食兩指用力往肋下按揉約 3 分鐘，至呃逆停止。其間患者均應儘量屏氣，待呼氣後再吸氣屏住。

***說明*** 本法治療各種呃逆。筆者曾用此法治療 40 餘例，有效率達 90%以上。有一患者連續呃逆 5 天，服中西藥物及針灸治療無效，用此法治癒。本法對良性腫瘤、癌症等引起的呃逆併發症療效較差。

***來源*** 獻方人：杭州市中醫院詹強。

***操作部位法 4*** 膻中穴。

***施術*** 患者仰臥位，全身放鬆；醫者用食指指腹按膻中穴，壓顫 2 分鐘左右，症狀即可緩解。為使療效鞏固，可讓患者下肢伸直，上肢向上伸時，配合深吸氣；上肢向下放時，配合深呼氣，反覆 3 分鐘左右，醫者再壓顫膻中穴 2～3 分鐘，即可結束。

***說明*** 胃氣以降為順，膻中穴位於胸部，為氣之彙聚處。壓顫此穴能迫使氣機向下，從而使胃氣平降，而膈肌痙攣得以緩解。使用壓顫必須要有節律，不能時輕時重。

***來源*** 獻方人：河北省鎮平縣公費醫療醫院朱立政；推薦人：河北保定電力修造廠職工醫院趙偉。

***操作部位法 5*** 手中指根橫紋處。

**施術**　仰掌，醫者用拇指掐按患者的手中指根橫紋處，持續5～10分鐘。

**說明**　呃逆是因胃氣上逆而引起的。用本法掐按，一般掐按不到1分鐘，呃逆即止。

**來源**　獻方人：湖北省武漢市按摩醫院袁明晞。

**操作部位法6**　雙手第1節指骨遠端。

**施術**　呃逆發作時，儘量使患者屈腕90度，術者一手捏住患者前臂，另一手指從拇指至小指依次推壓患者第一節指骨的遠端，使諸指掌關節儘量屈曲，至有酸脹微痛感時，持續1分鐘，爾後突然緊接著做另指，每指做1次，一手做完以同法做另一手手指，做完10個手指為1遍。

**說明**　壓指法從峨眉十二莊功小練形，雙手掌指關節蛹動法而產生。羅氏等運用此法治療膈肌痙攣232例，療效顯著。其中顯效78例，有效133例，無效21例。在施術中應注意推壓力由輕到重，放鬆要快而突然，這是治療的關鍵所在。壓指酸脹微痛以能忍受為度，在施術中呃逆停止，剩餘的手指也要如法做完。

**來源**　獻方人：羅永寬等，《按摩與導引》2：21，1991；推薦人：湖南省中醫藥學校邵湘寧。

## 肺　痿

【針灸】

**取穴**　肺俞、膏肓、中府、太淵、足三里。

**施術**　用毫針針刺，肺俞、膏肓、中府穴進針5分，太淵穴針2分，足三里穴針8分至1寸，均用補法。

**說明**　本方治療肺痿。適應於咳嗽，吐涎沫，噁心嘔

吐，或兼有乍寒乍熱，盜汗，口乾，小便頻等症。肺俞、膏肓穴為治勞嗽止咳之要穴。中府、太淵 2 穴有潤肺清熱之功效，足三里穴具有補土生金（即補脾胃以益肺臟）之意。

**來源**　獻方人：趙爾康《中華針灸學》；推薦人：湖南省常德市第一人民醫院劉智壺。

## 充血性心力衰竭

【方藥】

**配方 1**　熟附片 9 克，黨參、黃芪、茯苓、澤瀉各 20 克，炒白朮、車前子各 5 克，甜葶藶 30 克。

**用法**　水煎 2 次，取藥液，分 2～3 次口服，其中附片先煎 30 分鐘；車前子包煎。

**說明**　本方適用慢性充血性心力衰竭屬陽虛證者，症見咳喘氣促，心悸怔忡，胸悶頭暈，下肢浮腫，尿少，口唇青紫，舌質暗紅苔白，脈濡緩。此方具有溫陽益氣、利水消腫的功效，對緩解慢性心衰有一定的作用。若陰虛或陰竭者，則不宜應用。

**來源**　獻方人：毛如寶，《新中醫》，9：2，1985；推薦人：江西省撫州市第二人民醫院唐學游。

**配方 2**　葶藶子 40 克、大棗 15 枚、枳實 30 克。

**用法**　水煎藥 2 次，分 2 次口服，每日 1 劑。

**說明**　本方是重劑葶藶大棗瀉肺湯加枳實。適用於充血性心力衰竭。曾治療 50 例，總有效率為 96%。其臨床見症為咳嗽氣促，呼吸困難，心悸胸悶，全身浮腫，尿量較少，口唇發紺，納食較差，噁心嘔吐，舌質暗紅，脈細數或結代。本方有瀉肺降氣，驅逐痰飲，消退水腫的功效。相當於

現代醫學的強心利尿、鎮咳祛痰的作用。無明顯副作用，使用安全可靠。注意低鹽飲食和避免過多運動。

***來源*** 獻方人：幸良詮等，《中醫雜誌》，2：20，1989；推薦人：江西省撫州市第二人民醫院唐學游。

***配方 3*** 黨參、丹參、紅花、麥冬各 15 克，茯苓、澤蘭、豬苓各 12 克，澤瀉、車前子、葶藶子、大腹皮、五味子、北沙參各 10 克。

***用法*** 上方加水 1500 毫升，車前子布包，浸泡 1 小時後煎至 300 毫升，分 2 次服。每日 1 劑。此方也可粉碎為末，煉蜜為丸，每丸 5 克重，每日服 2 次，每次 2 丸。

***說明*** 本方主治呼吸困難，咳嗽咯血，唇甲紫紺，尿少水腫等症。心力衰竭，屬中國醫學「心悸」、「怔忡」、「水腫」、「咳喘」、「虛勞」等範疇。此方具有益氣斂陰、溫陽化瘀、健脾利水之功效，治療心力衰竭有一定的療效。孫××，男，35 歲，幹部。因風濕性心臟病、二尖瓣鎖不全及狹窄於 1981 年 2 月來診。症見喘促，不能平臥，動則加重，咳嗽咯血，四肢水腫，面色紫暗，舌質暗有瘀點，脈澀。服上方 3 劑，尿量增多，水腫消失，呼吸平穩，咳嗽減輕，已未見咯血。續服 4 劑，能平臥入睡，除偶爾咳嗽外，餘症均癒。

***來源*** 獻方人：河南省柘城縣人民醫院張立亭。

***配方 4*** 黨參 赤芍、黃芪各 10 克、茯苓、澤瀉各 12 克、炒白朮、桂枝、北五加皮各 9 克，丹參 12 克。

***用法*** 上方加水 1000 毫升，煎取 400 毫升，每日 1 劑，煎服 2 次。

***說明*** 本方適用於心前區陣陣隱痛，胸悶，氣短，動則

喘息，心悸，心慌，倦怠乏力或懶言，面色晄白，自汗出等症。本方補心氣、振胸陽，臨床治療心功能不全證屬心氣心陽虛者，每獲奇效。

***來源*** 獻方人：河南省柘城縣人民醫院張超偉。

## 休　克

【針灸】

***取穴*** 人中、湧泉、中衝。

***施術*** 用毫針刺人中穴，針尖向上進針3～5分；湧泉穴進針0.5～1寸，可透太衝穴；中衝穴，針尖略向上方斜刺，進針1分深。均採用強刺激手法。

***說明*** 如果係疼痛引起的休克者，可針足三里。本法治療休克，一般立刻見效。臨床治療60例，有效率達98%。患者好轉後，要注意飲食護理和對症治療。

***來源*** 《新針法彙編》；推薦人：四川省綿陽市 102 信箱職工醫院楊忠英。

## 心律失常

【方藥】

***配方1*** 沙參15克、玄參15克、黨參10克、丹參10克、苦參8克、麥冬10克、酸棗仁10克、五味子8克、柏子仁10克。

***用法*** 水煎服。每日1劑，煎服2次。

***說明*** 本方為武漢市中醫院名老中醫章真如經驗方。適用於各種原因引起的心律失常，並可用於冠心病所致的「房顫」。若兼心血瘀阻者加川芎、赤芍、鬱金、紅花；兼心陽虛

損者加附子、桂心，玄參、苦參酌情減量；兼胸陽不振者加瓜蔞、薤白；心悸甚者加生龍骨、生牡蠣、珍珠母、琥珀末。

***來源*** 《湖北中醫雜誌》，6：10，1987；推薦人：浙江省溫嶺中醫院陶鴻潮。

***配方 2*** 紅參、製附子、炙甘草各6克，黃芪、茯苓各15克，川芎10克，桂枝、紅花、杏仁各9克，山萸肉12克。

***用法*** 上方水煎藥 2 次，其中附子先煎 20 分鐘，後納餘藥；紅參另煎，藥液分 3 次溫服。以上為成人 1 日量，每日 1 劑。

***說明*** 本方適用於心律失常屬心腎陽虛證者。辨證要點為心悸怔忡，形寒肢冷，舌體胖嫩有齒痕，舌質黯淡，脈沉遲無力或沉細結代。此方亦可用於病態竇房結綜合徵和嚴重的傳導阻滯患者。心動過緩，加麻黃 6 克，細辛 3 克；尿少、浮腫，加葶藶子 9 克；澤瀉 15 克。

***來源*** 獻方人：劉秀芬等，《中醫雜誌》，8：473，1993；推薦人：江西省撫州市第二人民醫院唐學游。

***配方 3*** 柴胡、桃仁、紅花、桔梗各 9 克，當歸、川芎、赤芍、懷牛膝各 10 克，丹參 20 克，桂枝 6 克，甘草 3 克。

***用法*** 水煎藥 2 次，分 2 次服下。以上為成人 1 日量，每日 1 劑。

***說明*** 本方適用於心律失常屬氣滯血瘀證者。辨證要點為心胸刺痛，兩脇脹滿，舌質紫黯或有瘀斑，脈弦結有力。此方為血府逐瘀湯加減，能活血化瘀，疏通心脈。上方不可久服，待症狀緩解後，當用扶正固本之法緩圖。

***來源*** 獻方人：劉秀芬等，《中醫雜誌》，8：473，1993；推薦人：江西省撫州市第二人民醫院唐學游。



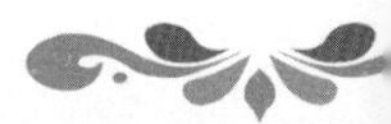

***配方 4***　太子參 20 克，黃芪、丹參、龍眼肉各 30 克，川芎、降香各10克，紅花9克，田三七粉2克，炙甘草6克。

***用法***　水久煎 2 次，其中降香後下，田三七粉沖服。煎液分 2 次服下。以上為成人 1 日量，每日 1 劑。

***說明***　本方適用於心律失常屬氣虛血瘀證者。辨證要點為胸悶或心胸刺痛，氣短，自汗，舌質黯或有瘀斑，脈沉緩結、代。氣虛為本，血瘀為標，治當益氣扶陽以固本，活血化瘀以治標。曾治療 69 例，有效率為 97.1%。

***來源***　獻方人：劉秀芬等，《中醫雜誌》，8：473，1993；推薦人：江西省撫州市第二人民醫院唐學游。

***配方 5***　西洋參6克（或太子參 30 克），麥冬、甘松各10克，黃芪15克，當歸12克，龍眼肉30克，炙甘草6克。

***用法***　上藥用水煎 2 次，其中西洋參另煎，分 3 次服下。以上為成人 1 日量，每日 1 劑。

***說明***　本方適用於心律失常屬氣陰兩虛證者。症見心悸，氣短，乏力，口乾，舌質淡紅少津，脈虛細結、代，或促、數而無力。用此方治療效果滿意。曾治療 118 例，有效率達 98.31%。

***來源***　獻方人：劉秀芬等，《中醫雜誌》，8：473，：1993；推薦人：江西省撫州市第二人民醫院唐學游。

***配方 6***　冬蟲夏草 20 克、生曬參 15 克、紅花 10 克、川芎 40 克、華茇 15 克、纈草 40 克、田三七 25 克。

***用法***　上藥共為細末。用適量蜂蜜水調服，每服 5 克，1 日 3 次。上藥為 1 個療程量。

***說明***　本方功能活血化瘀、滋陰養心，對心律失常效果頗佳。可用於室性陣發性心動過速，室性或房性早搏等。如

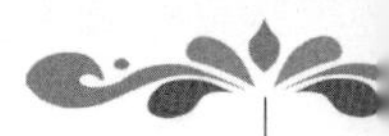

治林某，男，54 歲。胸悶氣短半年餘，近日心悸乏力，胸悶不舒，四肢時有麻木感，脈結代。西醫診斷為「冠心病」、「陣發性房顫」。經服上方月餘，自覺症狀消失。隨服藥月餘，鞏固療效，隨訪，至今未復發。

***來源*** 獻方人：吉林省扶余市第二醫院劉玉林。

***配方 7*** 苦參 30 克，鹿銜草、炙甘草各 15 克。

***用法*** 水煎服，每日 1 劑，煎服 2 次。

***說明*** 本方適用於心律失常。症見心慌、心悸、胸悶等症。方中苦參性味苦、寒，現代醫學研究有抗心律不整的作用；鹿銜草性味苦、平，現代藥理研究有增強心搏、抗心律不整及降血壓等作用；炙甘草性味微溫，有治心氣不足、心血虧虛、心動悸、脈結代之作用。3 藥合用，臨床隨證加減，治療心律失常，尤其對室性心律失常，常有特效。朱××，男，40 歲，心慌、心悸半年。心電圖診斷為「頻發性室性早搏」。服用上方加五味子，10 劑後，症狀消失、心電圖檢查正常。

***來源*** 獻方人：天津市和平醫院陶宋玲；推薦人：湖南省桃源縣人民醫院曾廣安。

***配方 8*** 苦參、丹參、北黨參、北沙參各 30 克。

***用法*** 每日 1 劑，煎服 2 次。3 個月為 1 療程。

***說明*** 本方適用於心律失常，對突發性心動過速、竇性心動過緩，心房顫動、傳導阻滯等，症見心悸不寧，惶惶不安，胸悶氣短，頭暈乏力，舌淡，脈結代者，療效甚佳。方中黨參亦可改為人參 6 克。諸藥合用，有益氣、養陰、活血、寧心的功效。作者用上方治療心律失常 23 人，總有效率 95.65%。

***來源*** 江西省衛生廳《杏林醫選》，推薦人：江西省撫

州市第二人民醫院唐學游。

**配方 9**　黨參 20 克、朱茯神 15 克、白朮 10 克、當歸 12 克、枸杞 20 克、白芍 12 克、丹參 20 克、棗仁 15 克、生龍骨 20 克、生牡蠣 20 克、遠志 12 克、百合 20 克。

**用法**　用水煎藥 2 次，分 2 次溫服。以上為成人 1 日量，每天 1 劑。15 天為 1 療程。其中龍骨、牡蠣先煎半小時。

**說明**　本方適用於陣發性室上性心動過速患者。症見頭暈頭痛，胸悶胸痛，心慌心悸，面色皖白，四肢不溫，舌質淡紅、苔白，脈沉細或結代。治病求本是中醫治則的一個基本治則，本方就是根據這一治則而制定。臨床運用貴在守方守法，才能取得滿意的治療效果。

**來源**　獻方人：江西省撫州市第二人民醫院唐學游。

**配方 10**　炙麻黃、仙茅、仙靈脾各 10 克，丹參 30 克，黨參、黃芪各 15 克。

**用法**　上藥共為細末，煉蜜為丸，每丸重 12 克。每服 2 丸，每日服 2～3 次。

**說明**　本方適用於病竇綜合徵。症見頭暈乏力，氣短懶言，心悸失眠，畏寒昏厥，舌質淡紅或暗，脈沉遲或細緩。本病多發於 40 歲以上的中老年人，臨床以臟器組織缺血為主要表現。此方具有益氣溫陽、活血化瘀的作用，確實能收到良好的效果。

**來源**　獻方人：趙忠印等，《中醫雜誌》，2：37，1990；推薦人：江西省撫州市第二人民醫院唐學游。

【針灸】

**取穴**　攢竹。



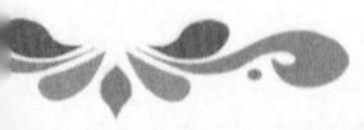

***施術*** 患者取坐位或仰臥位，局部常規消毒後，醫者以左手拇指、食指固定其穴位，然後用 1～1.5 寸毫針斜刺進入皮下 3～5 分深，得氣後留針 3～15 分鐘。留針時每隔 2～13 分鐘捻轉一次，其強度根據患者體質強弱決定。

***說明*** 針刺攢竹終止室上性心動過速，簡便而有效。其治療機理，可能是刺激眶上神經，反射性地引起迷走神經興奮，而釋放出乙醯膽鹼，從而使衝動的傳導減慢。同時，迷走神經的興奮性增高，也會使心臟起搏點的興奮性降低，而終止室上性心動過速。

***來源*** 獻方人：王明華等，《中醫雜誌》，3：29，1982；推薦人：安徽省馬鞍山鋼鐵公司醫院黃兆強。

【推拿按摩】

***操作部位*** 後髮際正中直上 0.5 寸之啞門穴與後髮際正中直上 1 寸之風府穴間段位；內關穴。

***施術*** 患者端坐，術者站其後左側，左手扶持患者頭部，右手拇、食、中 3 指撮合（其餘 2 指捲屈）如鶴嘴狀，輕鬆、自然、有節律地運用腕力輕點患者腦後啞門穴與風府穴段位。注意用力不可過猛，頻率為每分鐘 100 次左右，連續點穴 6～8 分鐘。再用中指按壓患者內關穴片刻（約 2 分鐘）即告結束。

***說明*** 本法具有鎮定安神，通竅活絡之功能，故對多種原因所致竇性心動過速有良效。經治療 6 例，均一次性獲效。

***來源*** 獻方人：陳可冀等，《按摩與導引》，1：48，1990；推薦人：江西省中醫藥研究所楊寧。

【心理治療】

***施術*** 開導啓發病人保持情志平和、情緒穩定，指導其



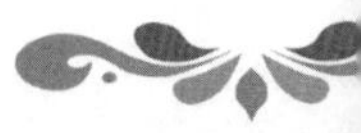

鍛鍊自我調節行為。

***說明*** 心律失常屬於中醫「心悸」、「怔忡」範疇。凡因七情過度，損及心神，或病後伴有情緒變化者，皆當配合心理療法治之。情志過激，可使神經內分泌功能失調，使冠脈流量失常，心電活動不穩定，產生嚴重心律紊亂。要啟發病人培養健康的心理狀態，保持愉快而穩定的情緒，指導其鍛鍊自我調節行為，用意志控制感情，避免情緒劇變。堅持練太極拳、內養功等，有助於平衡陰陽，協調臟腑，安定心神。

***來源*** 獻方人：陳可冀等，《中國傳統康復醫學》；推薦人：湖南中醫學院曠惠桃。

## 風濕熱

【方藥】

***配方*** 當歸 12 克，薏苡仁 18 克，羌活、防風、豬苓、澤瀉、黃芩、蒼朮、苦參、知母、黃柏、乳香、沒藥各 9 克，甘草 3 克，桑枝、牛膝各 15 克。

***用法*** 水煎服，每日 1 劑，煎服 3 次。

***說明*** 本方治療風濕熱。適應於發熱，四肢關節腫痛，灼熱，肢節屈伸活動不利，小便短少、色黃、舌苔黃滑或黃膩，脈弦或數等症。初起發熱者，加銀花 15 克、連翹 15 克。蘇××，女性，14 歲，學生。自幼關節疼痛，反覆發作。此次大發作，症見發熱，雙下肢關節腫痛，不能步履，痛處灼熱，小便黃、短少，舌苔黃滑，脈小弦數。服用西藥治療無效，服用上方治療，8 劑後熱退，關節痛止而能行走。

***來源*** 獻方人：湖南省常德市第三人民醫院老中醫劉天健；推薦人：湖南省中醫藥學校劉步醫。

## 風濕性心臟病

【方藥】

**配方1** 酸棗仁15克、柏子仁12克、玉竹18克、茯神18克、山茱萸15克、生龍骨12克、生牡蠣12克、生明乳香6克、生淨沒藥6克、龍眼肉30克。

**用法** 水煎服，每日1劑；煎服2次。

**說明** 本方治療風心病，症見心悸，氣急，多汗，苔少，脈結代或脈數者。如有四肢關節疼痛者，可加薏苡仁18克、絡石藤9克、秦艽9克；氣短，四肢不溫者，加黨參15克、桂枝9克、炙甘草6克。駱××，女性。患心悸，氣促3載，有風濕病史，舌苔薄白，脈結代。經西醫診為風濕性心臟病。用上方加祛風濕藥治療，服藥2月餘，症狀逐漸消失，恢復工作。

**來源** 獻方人：湖南省常德市第三人民醫院老中醫劉天健；推薦人：湖南省中醫藥學校劉步醫。

**配方2** 連翹20克、銀花25克、防己25克、木瓜25克、知母25克、粳米25克、生石膏100克、甘草10克。

**用法** 水煎服2次，每日1劑。

**說明** 本方功能解毒，祛風勝濕。主治風濕性心臟病。濕重加蒼朮25克、苡米40克、厚朴10克；熱重加梔子15克、黃柏15克、黃連5克；心前區悶痛加全瓜蔞 25克、遠志10克、柏子仁25克。治療風濕性心臟病12例，均癒。治療時必須堅持服藥6～8週。

**來源** 獻方人：江蘇省南通市中醫院朱良春；推薦人：新疆烏魯木齊新疆西域紅斑狼瘡研究所胡豔梅。



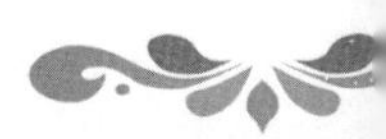

**配方3**　漢防己15克、玉竹9克、黃芪18克、白朮9克、白茯苓30克。

**用法**　上藥混合置砂鍋內，加水500毫升。煎至100毫升，過濾取液，餘渣再加水400毫升，煎至100毫升，過濾取液，餘渣再加水400毫升。煎出80毫升，過濾取液，與首煎混合，共100毫升，分3次溫服，每日1劑。

**說明**　本方功能健脾益氣化濕。主治風濕性心臟病。發熱疼痛甚者加細辛4.5克、銀柴胡6克；浮腫及小便短少加澤瀉9克、木通15克，桂枝6克；嚴重喘息加蜜炙桑白皮9克，蘇子9克；心衰加附子9克。臨床治療風濕性心臟病110例，療效滿意，有效率92%。

**來源**　獻方人：新疆烏魯木齊新疆西域紅斑狼瘡研究所丁嬴。

**配方4**　①桂枝6克、太子參20克、黃芪15克、麥冬15克、淮小麥30克 紅棗7枚、百合15克、龍骨30克、牡蠣30克、炙甘草6克。

②桂枝6克、赤芍12克、桃紅12克、紅花6克、川芎6克、丹參15克、益母草30克、鬱金9克、香附6克。

③桂枝9克、熟附塊15克、赤芍12克、黃芩15克、丹參15克、益母草30克、茯苓12克、杏仁9克、防已9克、葶藶子9克、紅豆30克、桃仁12克。

**用法**　水煎服2次，每日1劑。

**說明**　①方功能益氣養陰，健脾養心。主治氣血虧虛之風心病。②方功能活血化瘀，疏通心脈。主治心肺脈絡瘀阻之風心病。③方功能活血化瘀，溫陽益氣，強心利水。主治心腎陽虛之風心病。臨床治療風濕性心臟病多例，以上述3方隨證加減運用。症狀明顯減輕，收效甚捷。



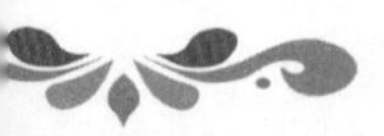

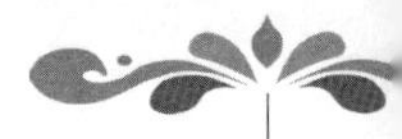

**來源**　獻方人：上海市岳陽醫院安錫祺；推薦人：新疆烏魯木齊新疆西域紅斑狼瘡研究所丁叢禮。

**配方5**　山藥960克、黑芝麻360克、紅豆360克、雞內金30克、炒酸棗仁480克、柏子仁360克。

**用法**　上6味均為細末以開水調為糊狀服用，每次服50克，1日服2次。

**說明**　本方治療風濕性心臟病男女患者各15例，分別服藥3～5劑，症狀皆消失。

**來源**　獻方人：新疆烏魯木齊市新疆西域紅斑狼瘡研究所丁贏。

**配方6**　炙甘草10克、阿膠10克、黨參15克、生地20克、桂枝9克、麥冬10克、柴胡9克、五加皮10克、丹參15克、生薑3片、大棗10克。

**用法**　水煎服2次，每日1劑。

**說明**　本方功能養心復脈。主治風濕性心臟病。四肢發涼者加附子9克；心煩自汗者去桂枝，重用生地，加龍骨、牡蠣、山梔或萬年青各10克；浮腫加炙黃芪、茯苓、豬苓、車前子各15克；咳嗽咯血者去桂枝，加田三七9克；發熱加柴胡10克；心動過緩者加附子10克；仙茅12克；心衰嚴重者去黨參，加紅參12克；心前區疼痛明顯者加乳香6克。沒藥6克，心前區悶者加枳殼9克。

治療11例風心病，一般服藥3劑，即心悸氣短減輕，再服3劑，早搏消失，基本痊癒，又續服半年以鞏固療效，經隨訪未見復發。

**來源**　獻方人：新疆烏魯木齊市新疆西域紅斑狼瘡研究所丁贏。



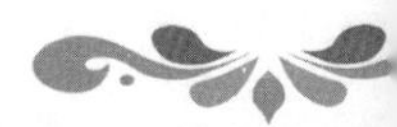

# 冠心病

【方藥】

**配方1** 丹參15克、當歸9克、乳香9克、沒藥9克、瓜蔞殼12克、薤白9克、鬱金6克、橘絡3克、田三七3克。

**用法** 水煎服，每日1劑，煎服2次。其中由三七研末沖服。

**說明** 本方治療冠心病，症見胸痛（心前區）胸悶，肢麻，舌質紫暗，脈弦或結代。有氣短者，加黨參12克，胸痛甚劇者，加蒲黃 6克、五靈脂6克；胸悶甚者，加檀香或降香6克；痰多者，加半夏9克、厚朴9克。

曾治王××，男性，患心絞痛，發作頻繁，並伴有頭暈，舌苔微黃，舌質紫暗，脈弦結代。給與上方治療，服藥20餘劑後，心絞痛發作明顯減少及減輕。其後堅持服用本方（做成藥丸），病情穩定，恢復工作。

**來源** 獻方人：湖南省常德市第三人民醫院老中醫劉天健；推薦人：湖南省中醫藥學校劉步醫。

**配方2** 黨參、黃芪、丹參各15克，葛根、赤芍、川芎各9克，決明子30克，菖蒲4.5克，降香3克。

**用法** 上藥加水熬煎，濃縮成100毫升。每日2次，每次50毫升。

**說明** 本方適用於冠心病。症見胸悶痛，神疲氣短，勞則易發，汗出，形寒喜暖，舌淡有瘀點，苔薄白，脈細弱或結代。若胸痛劇烈，加田三七、血竭各30克，研末和勻，每次服1.5克，或加失笑散、乳香、沒藥各4.5克；胸部窒悶，加枳殼、牛膝各4.5克；汗多肢冷，加人參9克、附子

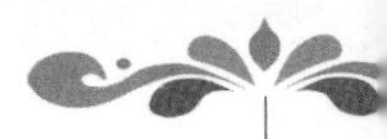

6克；口乾苔少，加麥冬、玉竹各12克，五味子5克。

***來源*** 獻方人：顏乾珍，《江蘇中醫》，4：25，1992；推薦人：江西省撫州市第二人民醫院唐學游。

***配方3*** 人參、田三七各100克，丹參200克。

***用法*** 上藥製成粉末，成人每次5克，每日2次，開水沖服。

***說明*** 本方用於冠狀動脈硬化性心臟病的未發作期。症見頭暈心悸、氣短乏力，胸部有緊悶感，舌質淡紅或暗紅、苔白，脈虛大而弦滑。此病在未發作期，往往表現出虛的徵象，因此預防本病的關鍵是補氣養血，以營養心臟；活血化瘀，以改善血液循環。本方宜冬天或比較寒冷的季節服用。天氣炎熱或體質表現血熱或虛火亢盛者忌服。

***來源*** 獻方人：江西省撫州市第二人民醫院唐學游。

***配方4*** 全瓜蔞15克、薤白10克、半夏10克、桂枝10克、丹參30克、檀香10克、砂仁6克、鬱金10克、菖蒲10克、炙甘草6克。

***用法*** 上藥加水800毫升煎至300毫升，每日服1劑。其中砂仁、檀香後下。

***說明*** 本方有開胸理氣、化瘀通脈之功。治療冠心病之胸悶、胸痛者，收效甚捷。

***來源*** 獻方人：河南省商丘地區精神病院賀美香。

***配方5*** 丹參200克、生山楂150克、葛根60克、降香60克、瓜蔞60克、桃仁50克、黃豆250克。

***用法*** 將上藥焙乾共研細末，裝好備用。上藥為1個療程的量。日服2次，每次服20克，用蜜糖開水沖服為佳，也




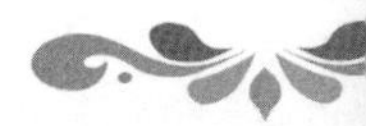

可用溫開水服。體弱者量酌減。

***說明*** 本方治療冠心病，屬於瘀血阻滯者有效，並有減肥作用。臨床治療45例病人，有效率達92%。一般服藥1～2個療程可癒。服藥期間忌酒、肥肉及辛辣食物。

***來源*** 獻方人：四川省綿陽市102信箱職工醫院楊忠英。

***配方6*** 茯苓15克、澤瀉9克、杜仲12克、當歸12克、生地12克、白果葉50克、何首烏15克、地龍9克。

***用法*** 上方加水1500毫升煎取500毫升，每日1劑，水煎服2次。3週為1療程。

***說明*** 本方主治突然發作的胸骨後憋悶感、壓榨痛，放射至左肩臂達無名指及小手指，每次發作歷時數分鐘，休息或含化硝酸甘油片可緩解者。此方具有補氣滋陰、活血利水，通絡止痛之功效。對冠狀動脈硬化性心臟病心絞痛療效顯著。

***來源*** 獻方人：河南省柘城縣人民醫院張立亭。

***配方7*** 西洋參3克、茯神6克、酸棗仁9克、遠志3克、九節菖蒲2.5克、法半夏6克、橘紅4.5克、枳實（炒）6克、大棗3枚。

***用法*** 每劑藥分別用慢火煎2次，共取160毫升藥液混合，分2次溫服，每日1劑。

***說明*** 本方為蒲輔周用治冠心病證屬營衛不調，心氣不足，痰濕阻滯者。為十味溫膽湯加減，功在調營衛、通心氣化痰濕。適應症主要為胸悶氣短，心前區疼痛連及背部，每日數發，稍勞則心悸自汗不已，頭暈頭痛，下肢浮腫，舌常伴薄黃膩苔唇紫，脈沉緩或沉細澀。

***來源*** 《蒲輔周醫案》；推薦人：湖南中醫學院潘遠根。



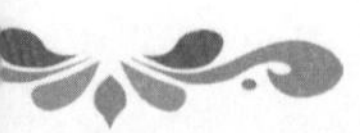

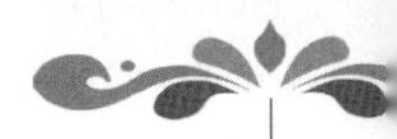

***配方 8*** 人參（或黨參）90克、茯神30克、遠志15克（甘草水浸一宿炒）、九節菖蒲60克（米泔水浸，炒）、丹參30克（甜酒浸，炒）、香附60克（童便浸，炒）、沒藥15克（麥麩炒）、血竭15克（另研）、琥珀15克（另研）、雞血藤15克。

***用法*** 上藥共研細末和勻，每日3次，每次3克，空腹溫開水送服。

***說明*** 此方為蒲輔周老中醫根據。「健強心臟，調其不平，補虛瀉實，益氣和血，順氣活血，抑強扶弱，避免破氣破血而傷元氣」的治療原則，而創製的治療冠心病的經驗方。廣安門醫院心血管病研究所曾用此方治療冠心病心絞痛患者30例，有效率為90%左右。方中血竭可用紅花代；沒藥氣臭味苦，可改為鬱金30克。

***來源*** 中醫研究院《蒲輔周醫療經驗》；推薦人：浙江省溫嶺中醫院陶鴻潮。

***配方 9*** 芫荽10克，全瓜蔞、柳枝、白楊枝、蘆根、白茅根各100克。

***用法*** 止方6味藥材切碎，加水2000毫升，煎服500毫升，分2次口服，每日1劑，連服20劑。休息1週後，隔日1劑，再服20天。

***說明*** 此方主治心絞痛。心絞痛屬中醫胸痛、胸痹範疇。病機為氣滯血瘀，痰濁寒凝，胸陽不振，心脈痹阻而成。方中柳枝活血理氣，散寒通絡，理氣止痛。蘆根生津止渴。白茅根活血化瘀，淡滲利濕。芫荽辛溫香竄，內通心脾，外達四肢，瓜蔞化痰通絡，行氣寬胸。諸藥合用能行氣活血，化痰通絡，寬胸散寒。

如余××，女，60歲，1981年5月2日診。2年來陣發



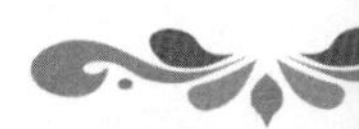

性胸骨合憋悶痛，勞累時加劇，休息1～3分鐘痛止。診斷為心絞痛，經中西藥治療罔效。近1週來症狀加重，心前區絞榨樣疼痛，每日發作舌質淡，苔薄白，脈弦滑。聽診心音弱，心尖區聞及柔和的SMⅡ。心電圖檢查：T波平坦。服本方3劑後胸痛減輕，10劑後胸痛消失。復查心電圖，T波高於基線0.1毫伏。連服20劑，症狀消失，T波抬高0.3毫伏，後隔日服1劑，再服20天。隨訪4年未復發。

***來源*** 獻方人：河南省柘城縣人民醫院張立亭。

【針灸】

***取穴1*** 內關。

***施術*** 穴位局部常規消毒後，用27號毫針刺入穴位5～8分深，留針2分鐘後，上下小幅度提插捻轉，如雀啄之狀，獲得酸脹的針感，行針10分鐘即退出，左右2穴同時針刺，在心絞痛發作時進行針刺，或每日針1次，10次為1療程。

***說明*** 本法治療冠心病之心絞痛。適應於心前區（心窩部或心窩上部）疼痛，放射至肩、頸、上肢、背部等症。有擴張冠狀動脈，改善供血狀態的作用。故對心絞痛有較好的治療效果。

***來源*** 《家庭針灸治病妙法》；推薦人：湖南省常德市第一人民醫院劉智壺。

***取穴2*** 膈俞。

***施術*** 用艾柱灸膈俞穴7壯，每日1次。

***說明*** 本方適應於心窩處或胸乳部突然疼痛，勢如刀絞，疼痛難以忍受，立即施用此法，可以收止痛之效果。痛止即停施灸。

***來源*** 《千金翼方》；推薦人：湖南省常德市第一人民

醫院劉智壺。

【心理治療】

***施術*** 向患者闡明發病機理，言語開導，並指導調神方法。

***說明*** 《靈樞·口問篇》指出：「心者，五臟六腑之大主也……故悲哀愁憂則心動」，喜、怒、憂、思、悲、恐、驚七情過度，均可引起心絞痛的發作及心肌梗塞的發生，甚至猝死。故要勸慰病人避免情緒激動，重視精神調攝，做到恬淡虛無，清心寡慾，節制情感，避免不良刺激。同時要注意調養神明，合理用腦，使心身統一，不能因過勞而耗精傷神，也不可有過多思慮和過高的慾望，還要培養閒情逸致。

***來源*** 獻方人：陳可冀等，《中國傳統康復醫學》；推薦人：湖南中醫學院曠惠桃。

## 高血壓病

【方藥】

***配方 1*** 鉤藤30克、桑葉9克、菊花9克、白蒺藜9克、生地12克、龜板15克、何首烏18克、杜仲12克、淮牛膝12克、夏枯草12克、女貞子9克、柏子仁9克、磁石15克。

***用法*** 水煎服，每日1劑，煎服3次。

***說明*** 本方治療高血壓病，屬中醫腎陰虛，肝陽上亢之證者。適應於頭暈、頭痛、失眠，目脹，面赤，手指麻木，腰痛足軟，小便頻，舌質紅、苔少，脈弦等症。曾治馮××，男性，80歲，係民間草醫。患高血壓，症見頭暈眼花，肢體麻木，臥床不起，大便秘結，小便頻數，舌質紅、苔淨，脈



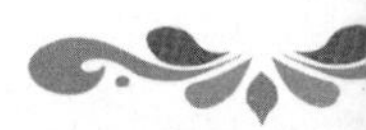

弦而數。為用上方，服藥後血壓下降，轉危為安。

***來源*** 獻方人：湖南省常德市第三人民醫院已故老中醫劉天健；推薦人：湖南省中醫藥學校劉步醫。

***配方 2*** 生蒲黃、代赭石、懷牛膝、生赤芍各 30 克，紅花、桃仁各 10 克，丹皮 15 克，丹參 15 克，地龍 12 克。

***用法*** 每日 1 劑，水煎 2 分鐘，14 天為 1 療程。

***說明*** 本方適用於原發性高血壓病。症見眩暈頭痛，肢體發麻或肌肉抽動，頭重腳輕，步履不穩，心煩急躁，腰痛耳鳴，舌黯紅或青紫、瘀斑，脈弦。此病採用活血潛降法治療，經以血液流變學指標進行觀察，證明有一定的療效。如頭暈痛甚劇，加鉤藤 15 克，生牡蠣 30 克或生槐米 15 克、生石決明 30 克；血壓過高者，每日加服羚羊角粉 1 支。

***來源*** 獻方人：徐華元等，《上海中醫藥雜誌》，10：4，1987；推薦人：江西省撫州市第二人民醫院唐學游。

***配方 3*** 龍膽草、澤瀉各10克，山梔子、黃芩各10克，青黛6克，生龍骨、生龍牡各20克，刺蒺藜、僵蠶各12克，石決明、生地各15克，鉤藤15克。

***用法*** 水煎藥 2 次，其中龍骨、牡蠣先煎 30 分鐘，鉤藤後下，青黛沖服，藥液分 2 次冷服，每日 1 劑。

***說明*** 本方適用於高血壓病屬肝膽實火證者。症見頭暈、頭脹、頭痛，面赤煩躁，不得安臥，口乾口苦，尿黃便結，舌紅、苔黃，牡蠣、石決明平肝潛陽，刺蒺藜、僵蠶息風止暈。標本同治，高血壓能很快地得到緩解。飲食宜清淡，情緒宜安靜。症狀消失，血壓平穩後仍服上方數劑以鞏固療效。

***來源*** 獻方人：江西省撫州市第二人民醫院唐學游。



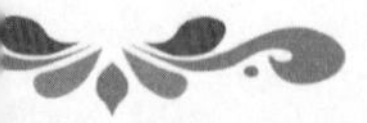

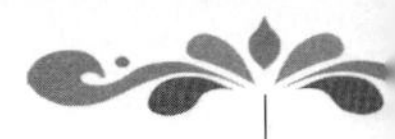

**配方4**　生地15克、山藥20克、山萸肉12克、黃精20克、枸杞20克、杜仲12克、龜板膠10克、澤瀉20克、僵蠶12克、生龍骨20克、生牡蠣20克、石決明12克。

**用法**　水煎藥2次，其中龍骨、牡蠣先煎，龜板膠烊化兌藥，藥液分2～3次服下，每日1劑。

**說明**　本方可用於高血壓患者不穩定期的治療。症見血壓不穩定，時高時低，頭暈頭痛陣作，面部烘熱，腰膝酸軟、遺精、耳鳴，記憶力衰減，舌質偏紅、少苔，脈細弦偏數。本方採用滋補肝腎之陰，平潛肝陽上亢之法，治療高血壓病，療效較好。比西藥降壓作用持久，療效鞏固。

**來源**　獻方人：江西省撫州市第二人民醫院唐學游。

**配方5**　生赭石15克、生石決明20克、生龍骨20克、生牡蠣20克、地龍12克、白芍15克、丹參20克、僵蠶12克、生地15克、鉤藤30克、澤瀉20克、赤芍10克。

**用法**　水煎藥2次，其中赭石、龍骨、牡蠣先煎，鉤藤後下，藥液分2～3次服下，每日1劑。

**說明**　本方可用於高血壓病合併動脈硬化症的治療。症見頭暈頭重，行走飄浮，面紅如醉，胸悶心煩，口乾，舌質偏暗紅，脈弦實有力。本方在平肝潛陽、息風的基礎上，加活血化瘀、祛痰通絡、柔肝養血的藥物，兼治動脈硬化症，兩者相得益彰，效如桴鼓。臨床用藥時間宜長，不可見效即停藥。本病宜飲食清淡，怡情放懷，忌辛辣炙煿油膩食物，避免過於勞累。

**來源**　獻方人：江西省撫州市第二人民醫院唐學游。

**配方6**　冬桑葉、甘菊花、夏枯草、當歸身、丹皮各9克，生黃芪和大生地各30克，烏藥6克，沉香3克。



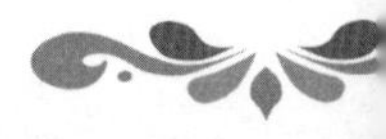

**用法**　水煎服，1日1劑。沉香研末沖服。

**說明**　高血壓病常見眩暈、心悸、少寐、易怒、舉步不穩等上盛下虛之證。人至四旬以外，陽氣偏衰之際，多有此疾；或有喜怒忿鬱傷其氣而逆於上；或肥人形盛於外而氣虛於內。此方屢經臨床運用，療效顯著，為浙江已故名醫丁伯蓀之經驗方。

**來源**　《醫理衡正》；推薦人：浙江省嵊州衛生局樓定惠。

**配方7**　草決明、夏枯草各30克，山楂、枸杞各20克，菊花、黃芩各15克，丹參24克。

**用法**　上方水煎2次，每日服2次，飯前1小時服。15劑為1療程。

**說明**　本方治療高血壓病屬肝陽上亢之證者有效。例如馬×，女，59歲。患高血壓病6年餘。經常頭昏、耳鳴、胸悶不舒。多方治療效果不佳，經本方治3個療程，諸症消失。血壓恢復正常。續服5個療程以鞏固療效，隨訪3年未見復發。忌菸酒及油膩食物，避免情緒波動。

**來源**　獻方人：四川省綿陽市102信箱職工醫院楊忠英。

**配方8**　昆布、杜仲、夏枯草、蠶豆花各15克。

**用法**　上藥水煎2次或用開水浸泡當茶飲，每天1劑，10天為1個療程。

**說明**　上方昆布消結軟堅，杜仲滋補肝腎，夏枯草清火散鬱；蠶豆花，《本草綱目》云「二月開花如蛾狀，紫白色，……甘，微辛，平，無毒。主治：調胃，和臟腑。」諸藥合用可防治高血壓，降低血清膽固醇。此方係祖傳驗方，臨床治療250例患者，總有效率95%。忌酒、肥膩、辛辣食物。

**來源**　獻方人：四川省綿陽市102信箱職工醫院楊忠英。

**配方9**　天麻10克、鉤藤12克、桑葉9克、菊花10克、白芍15克、丹皮12克、山梔10克、酸棗仁9克、石決明15克。

**用法**　先將上藥浸泡1小時，再煎30分鐘，每劑煎2次，兩次藥液混合，早晚2次分服。

**說明**　本方適用於高血壓所致的眩暈、頭痛、頭脹、耳鳴、眼花、失眠。頭部沉重和頸項緊束感，時覺心慌、氣短等症。該方具有清肝平肝，通絡活血之功，對於早期高血壓病有顯著療效。

**來源**　獻方人：河南省柘城縣人民醫院張立亭。

**配方10**　淡附子10克、炒白朮10克、帶皮茯苓18克、淡乾薑5克、芍藥10克、仙茅10克、仙靈脾15克、茺蔚子10克、炙甘草3克。

**用法**　水煎服，沸後20分鐘即可，每日1劑，水煎服2次。

**說明**　腎陽虛衰，水氣上逆之證，臨床常見有頭目眩暈，耳鳴畏寒，腰膝疲軟，心下悸動，小便不利，舌質淡、舌體胖、苔白膩等症。此方為真武湯加二仙而成，取真武之溫壯腎陽，化氣利水；佐仙靈脾、仙茅以加強溫壯真陽、利水平逆之效。曾治丁姓女患者，頭目眩暈、腰膝酸軟，心悸振振欲擗地，形寒背冷；BP：29 / 14KPa。服3劑後，血壓下降BP20 / 11KPa，眩暈、背冷減輕，共服此方11劑，即痊癒。至今已有13年，血壓穩定。

**來源**　獻方人：浙江省紹興市中醫院沈惠善。

***配方 11***　淮山藥15克、懷牛膝10克、生龍骨15克、生牡蠣15克、山楂12克、生地15克、白芍12克、柏子仁10克、丹參12克、桃仁10克、紅花3克。

***用法***　水煎服，每日1劑，煎服2次。

***說明***　本方適用於高血壓病早期，中醫稱為「眩暈」、「肝陽」、「肝風」等。表現有頭暈、眼花，耳鳴，目脹，煩躁，或四肢麻木，手足震顫，口苦，舌紅，脈弦。本方既可治療，又可預防。用於預防者，每月服7劑。

***來源***　獻方人：湖南中醫學院第二附屬醫院劉松春。

***配方 12***　白附子9克、石菖蒲9克、遠志6克、天麻6克、羌活6克、膽星9克、木香6克、甘草3克、全蠍2克、水蛭2克。

***用法***　前8味加水1500毫升，煎取500毫升，分2次服。每日1劑。後2味研細末沖服。每日2次，每次2 克。4週為1療程。

***說明***　本方主治高血壓腦病，表現為頭暈，頭痛，耳鳴，失語，面癱，偏癱。本方以平肝息風，化痰通絡、活血開竅為法，對高血壓腦病的治療卓有成效。

***來源***　獻方人：河南省柘城縣人民醫院張立亭。

***配方 13***　白菊花1000克，川芎400克，丹皮、白芷各200克。

***說明***　將諸藥研成粗末，裝入密佈枕芯，每晚頭枕睡枕，有明顯的降壓作用，頭痛者加細辛100克。同時可少服或停服降壓藥。鐘××，男，70歲。患高血壓10餘年，長期服降壓藥，仍在24 / 16KPa左右，使用藥枕1月後，血壓降至20 / 13KPa，月後逐漸停服降壓藥，血壓無增高現象。



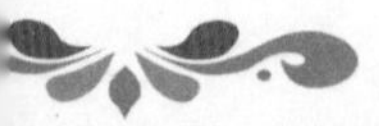

***來源*** 獻方人：湖南省桃源縣人民醫院曾廣安。

【針灸】

***取穴 1*** 內關、太衝。

***施術*** 穴位局部消毒後，用毫針直刺 2 穴，均用透天涼手法。每日針 1 次，10 天為 1 療程。針 1 療程後，休息 2～3 天，再針。一般針刺 2～3 個療程。

***說明*** 此為承淡安先生治療高血壓的針刺經驗。內關穴為手厥陰心包經的要穴；太衝穴是足厥陰肝經的要穴。2 穴配合使用透天涼瀉法，以瀉肝經之陽亢，而起到降低血壓的作用。

***來源*** 獻方人：江蘇省武進縣針灸名醫承淡安；推薦人：江蘇省武進縣漕橋中心醫院承邦彥。

***取穴 2*** ①內關、足三里或太衝、天柱；②曲池、豐隆或陽陵泉、印堂。

***施術*** 常規穴位消毒後，用毫針針刺上穴，均使用中等強度刺激或強刺激手法，或用透天涼手法。留針 30 分鐘。每日針 1 次，15 次為 1 療程。

***說明*** 此方治療高血壓病，一般針後 30 分鐘即可使用血壓下降，但必須繼續治療，以鞏固療效。2 組穴位交替使用。症見潮熱，面紅，手足心熱者，使用透天涼手法。1 療程後停針 2～3 天，再繼續針刺，可連續治療 3 個療程。

***來源*** 獻方人：湖南省常德市第三人民醫院老中醫劉天健；推薦人：湖南省中醫藥學校劉步醫。

***取穴 3*** 耳穴降壓溝雙、曲池（雙）、足三里（雙）、大椎雙。

***施術***　穴位局部常規消毒，9號注射針頭將羊腸線3公分左右埋入穴位中。

***說明***　每次取1～2對穴位，15～30天埋1次，3次1療程。穴位埋線治療高血壓，降壓效果顯著，無副作用，對服用藥物無效的頑固性高血壓效果更明顯。經觀察，埋線後立即測量血壓，收縮壓可下降3KPa左右。周××，男，68歲。患高壓血病15年，現血壓在29 / 15 KPa左右，服用降壓藥後無明顯下降，經降壓溝、足三里埋線後，血壓降至20 / 12 KPa。並停止服藥。第2次於曲池、大椎穴埋線後，血壓降至18 / 11 KPa，頭痛、頭昏、耳鳴、失眠等症也基本消失。2年來病情穩定。也有個別患者埋線後降壓效果不理想或者無效。

***來源***　獻方人：湖南省桃源縣人民醫院曾廣安。

【推拿按摩】

***操作部位1***　頭部、肩背及脇部。

***施術***　①患者取坐位，醫者立其體側（先左後右）先用抹法在橋弓穴，自上而下地抹動，每處20～30次；5指拿法從前髮際開發緩慢向後髮際移動，由前至後5～8遍；再用拿法於天柱、風池穴。②醫者立於患者體前，在前額、目眶上下及鼻翼旁自人體正中線向兩側作分抹法約2分鐘，再在前額部、太陽、百會穴處用一指禪推法或大魚際推施術約10分鐘，在頭部兩側施掃散法各30秒。③在頭頂部施5指拿法5～8遍；拿風池、天柱穴各20秒；按左右肺俞、心俞、膈俞各1～2分鐘。④拿肩井8～10次，搓肩揉背30秒，搓兩脇30秒。

***說明***　推拿對高血壓的治療，一般只選擇Ⅰ期和Ⅱ期的患者。Ⅲ期者，尤其是出現高血壓危象，則不列為治療範圍。

***來源***　獻方人：潘崇海等，《推拿速成手冊》；推薦人：

湖南省中醫藥學校王振平。

***操作部位法 2*** 百會穴、內關穴、合谷穴、足三里穴、太衝穴。

***施術*** 施術者用中指腹先順時針方向平揉百會穴 100 圈，再在原穴上往皮下壓，壓下即鬆，1 壓 1 鬆為 1 次，做 100 次；再用拇指腹順時針方向平揉內關穴 100 圈，續用拇指腹重按壓合谷穴，1 壓 1 鬆為 1 次，左右穴各 50 次；再用拇指腹順時針方向輕揉足三里穴，左右穴各 50 次；續用拇指腹重按壓太衝穴，左右穴各 50 次。每日早晚各施術 1 次。

***說明*** 本法有平肝潛陽，通經活絡之功效，從而可解除腦微動脈及末梢動脈血管痙攣，誘導血壓下降，臨床運用效果甚佳。本法容易操作，可作自療保健之用。

***來源*** 獻方人：常德市神州中醫診療現代化研究所李聰英；推薦人：常德市第一人民醫院劉智壺。

【氣功】

***功法*** 站樁功。

***練功要點*** ①預備式：兩腳站立，八字分開，與肩同寬，兩腿保持一定的彎屈，臀部似坐非坐，含胸拔背，兩手叉腰，兩眼輕閉，微露一絲之光，自然呼吸 2～3 分鐘。逐漸入靜後，自上而下地放鬆 3 遍。②提抱式：兩腳平均用力，膝微屈，重心落在後腳掌；上體正直，臂成半圓，腋懸半虛，肩稍後張，使心胸開闊，全身持虛領挺拔之勢；兩手指相對，但不接觸，置於臍下，掌心朝上，如托抱一球，頭豎直或稍後仰，口微閉，舌抵上腭。全身放鬆，但鬆而不懈，呼吸任其自然。③意念：假設自己在進行溫水淋浴，水不斷從頭頂緩緩流到腳底，用意念注意聽沖到腳下。流入地下的

水流聲潺潺不斷。練功初期，每次以 10 分鐘為度，體弱者可酌減，以後可逐步增加練功時間，每日 2～5 次，以不感到疲勞，自覺舒暢，精力充沛為宜。

***說明*** 站樁功適用於原發性高血壓病患者。症見頭痛、頭暈、乏力等。練此功可以調整維持機體的動態平衡，促使陰平陽秘、氣血調和而提高抗病能力，保持血壓平穩；同時還能逐步改變或增強呼吸中樞的節律性興奮活動，並擴散影響到心血管運動中樞，使其失調的功能得到相應的調整，致使血壓下降。

***來源*** 獻方人：上海中醫學院虞定海；推薦人：湖南省中醫藥學校張詠梅。

## 肺原性心臟病

【方藥】

***配方 1*** 蘇葉 10 克、杏仁 10 克、前胡 10 克、陳皮 10 克、半夏 10 克、茯苓 12 克、葛根 15 克、黨參 12 克、木香 10 克、黃芩 12 克、厚朴 12 克、薏苡仁 15 克、桔梗 10 克、枳殼 10 克、防風 10 克、甘草 3 克。

***用法*** 水煎，沸後 20 分鐘即可。每日 1 劑，水煎服 2 次。

***說明*** 本方治療肺心病，適用於咳嗽，吐白痰或黃痰，氣急，胸悶，惡寒，清涕或鼻塞，口不渴或微渴，舌苔白或膩、滑，或苔微黃，脈浮滑等症。臨床運用有良好的止咳平喘，控制症狀，防止病情發展的效果。

***來源*** 獻方人：湖南省常德市第一人民醫院劉智壺。

***配方 2*** 蘇葉 10 克、杏仁 10 克、陳皮 10 克、白朮 10

克、茯苓 12 克、黨參 10 克、淮山藥 20 克、薏苡仁 20 克、厚朴 10 克、枳殼 10 克、當歸 10 克、丹參 12 克、桔梗 10 克、甘草 3 克、半夏 10 克。

**用法** 水煎服，每日 1 劑，煎服 2 次。連服 30 日為 1 療程。

**說明** 本方治療肺原性心臟病。適應於氣急，動則尤甚，咳嗽，吐白痰涎，胃納不佳，乏力神疲，背冷胸悶，舌苔白，脈弱或滑等症。曾治羅××，男，55 歲，教師。患肺心病，氣急，稍活動則氣急尤劇，微咳嗽，吐白色痰涎，心悸，納呆，大便溏，舌苔白滑，脈弱而滑。服上方 10 劑後諸症減輕，續服 20 劑，氣急已平，已能上樓而不喘息。共服藥 2 個療程，諸症悉除。隨訪 2 年未見發病。

**來源** 獻方人：湖南省常德市第一人民醫院劉智壺。

**配方 3** 生石膏 12 克，茯苓 12 克，麻黃 3 克，白朮、白芍、生薑、杏仁各 9 克，附子 6 克，大棗 5 枚，車前子 15 克，白茅根 30 克，甘草 9 克。

**用法** 上方水煎 2 次，分 2 次服下。以上為成人 1 日量。每日 1 劑。

**說明** 本方適用慢性肺原性心臟病發作期。症見咳嗽咯痰，氣短息促，顏面及下肢浮腫，尿量較少，心慌心悸，精神萎靡，心下痞滿，口唇發紫，頸部青筋突出等。上方為越婢合真武湯加減。可清宣肺金，降氣化痰，溫陽利濕。服後水腫、氣促、心悸、咳嗽、胸悶等症狀均能明顯減輕；心力衰竭短期內可得到控制。治療期間飲食清淡，忌生冷辛辣等刺激性食物。

**來源** 中醫研究院西苑醫院《趙錫武醫療經驗》；推薦人：江西省撫州市第二人民醫院唐學游。



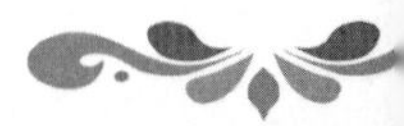

***配方4*** 別直參3克，西洋參5克，淡附子、生大黃各10克。

***用法*** 水煎服，沸後20分鐘即可。每日1劑，煎服2次。

***說明*** 本方主治咳嗽咯痰難咯，氣急難出，心悸足腫，尿少等肺心病心衰症狀。本方有益氣養陰、溫腎強心之功效。臨床治療10餘例肺心病心衰患者，均轉危為安。

曾治王某，女，66歲。因心悸足腫、氣急、尿少而住院，心電圖檢查：肺型P波，低電壓，電軸右偏90° 服2劑後尿多氣平，浮腫消退。

***來源*** 獻方人：浙江省紹興市中醫院沈惠善。

***配方5*** 白芝麻1000克。

***用法*** 將生白芝麻用清水洗淨，曬乾。每日取30克隨意嚼食。可常年服食。

***說明*** 本方由一老婦人傳授，其曾患咳嗽、氣喘、心悸、氣短、下肢浮腫等症，經醫院診斷為肺心病，遂用本方常年服食。數月後症狀完全消失。現90餘歲，尚健。據《本草綱目》記載：胡麻「補中益氣，潤養五臟，補肺氣，止心驚」。可見，本方不失為治療肺原性心臟病的簡易良方。但在肺部感染及心衰發作時，不宜使用。

***來源*** 獻方人：常德市神州中醫診療現代化研究所彭月華；推薦人：湖南常德市第一人民醫院劉智壺。

## 心肌炎

【方藥】

***配方1*** 黃精、北沙參、黨參、全瓜蔞、丹參、百合、枸杞各20克，生地15克，當歸、僵蠶各12克，田三七6



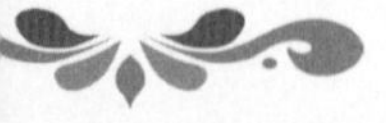

克，鬱金10克。

***用法*** 水煎藥2次，田三七研末沖服，藥液分2次服下。以上為成人1日量，每日1劑。

***說明*** 本方適用於心肌炎緩解期的治療。症見心慌心悸，胸悶氣短，頭暈乏力，納差無味，面色晄白，自汗盜汗，舌質淡，苔薄，脈細滑兼結代。此病臨床上呈現一派氣、陰、血虛的症候，而用補氣養血滋陰藥物治療，效果緩慢。其原因在於痰、瘀互阻胸中，故需加入活血化瘀、化痰通絡藥物，寓補中有通、通中有補之義。治療期間，注意臥床休息，加強營養，避免情緒影響。

***來源*** 獻方人：江西省撫州市第二人民醫院唐學游。

***配方2*** 瓜蔞皮、茯神各30克，黃連、白參各7克，半夏12克，甘草、川芎、苦參各10克，大棗5枚。

***用法*** 水煎服2次，1日1劑。

***說明*** 本方適應於素體虛弱，外感之邪入裏，致氣陰兩傷之病毒性心肌炎。曾治孫某，女，35歲。患病7天。全身乏力，心悸氣短，並時有頭暈。心電圖揭示：竇性心律不整，頻發早搏。舌質淡、苔微黃，脈促。西醫診斷為病毒性心肌炎。服上方10餘劑，諸證大減，又續服5劑而告痊癒。

***來源*** 獻方人：吉林省扶余市第二醫院劉玉林。

***配方3*** 砂仁3克，黃連、五味子、遠志各6克，黨參、麥冬、炒棗仁各12克，茯神18克，當歸15克，龍眼肉7枚，製香附10克。

***用法*** 將黃連、砂仁共研末，裝入膠囊內，每次服3丸，1日3次。餘藥加水煎2次，去渣取汁，上下午各1次溫服，1日1劑。

***說明*** 本方治療病毒性心肌炎。症見頭昏胸悶、心悸怔忡、食少肢疲等。如王××，男，30歲。突然頭昏胸悶，心悸怔忡、心慌不寐、納呆。經市某醫院診治，效果不明顯。後改服上藥而癒。

***來源*** 獻方人：浙江省杭州市中醫院駱祖峰；推薦人：浙江省杭州市中醫院詹強。

【心理治療】

***施術*** 向病人闡述心肌炎的衛生保健知識，消除患者的恐懼心理，調動患者積極性，指導調養方法。

***說明*** 心肌炎屬中醫「心悸」、「怔忡」範疇。多因外感時邪疫氣及熱毒內陷心包，損傷心陰心氣所致，亦有情志過極化火所致者。患者對本病一般存在較嚴重的恐懼心理。應向病人介紹該病的衛生保健知識，使之有一個正確的認識，以消除其恐懼心理。同時，應啟發開導，調動其積極性，進行適度的體育鍛鍊，如太極拳，或練內養功等靜功，潛心靜養，有利於該病的早日康復。

***來源*** 獻方人：陳可冀等，《中國傳統康復醫學》；推薦人：湖南中醫學院曠惠桃。

## 血栓閉塞性脈管炎

【方藥】

***配方1*** 全當歸20克、桂枝10克、木通6克、生白芍20克、細辛2克、生甘草6克、川牛膝10克、丹參30克、赤芍12克、生黃芪30克。

***用法*** 加水煎沸後，再煎15～20分鐘，每劑煎2次，混合後分2次服。

**說明**　本方循當歸四逆湯意化裁而來，適應於血栓閉塞性脈管炎早中期（血管痙攣期、缺血期），以上方為基本方辨證運用。寒凝型重用桂枝、細辛，加淡附片10克；血瘀型加炮山甲10克，刺蝟皮10克，紅花10克，桃仁10克，澤蘭10克；鬱火型合加減四妙勇安湯（銀花60克，玄參30克，蒲公英30克，連翹15克）。服藥期間禁吸菸，節房事，慎寒涼。一般服用約40劑即可見效，治療100餘例，近期有效率達100%。

**來源**　獻方人：浙江省溫嶺縣中醫院詹學斌。

**配方2**　生黃芪40克、廣鬱金9克、桃仁9克、懷牛膝9克、白芷9克、紅花6克、全蠍3克、當歸20克。

**用法**　水煎服，每日1劑，水煎服2次。

**說明**　本方係浙江桐廬縣老中醫袁復初治療脫疽的經驗。據其門人介紹此方療效可靠。寒證加桂枝9克、附子9克、北細辛3克；熱證加銀花30克、玄參30克、黃柏9克。治鄭某，男，42歲，農民。右大趾端冷痛發紫，繼則化熱潰瘍，經某醫院確診為血栓閉塞性脈管炎，欲行截肢手術。患者轉來治療時，患趾紅腫潰爛（清洗傷口，見趾骨已壞死），低熱煩躁，日夜劇痛不寧，舌紅、苔黃膩，脈虛滑而數。證屬瘀阻化熱，治擬化瘀通絡，清熱解毒。以本方合四妙勇安湯（玄參、當歸、金銀花、甘草）加減，服藥2月而痊癒。

**來源**　獻方人：俞凡先，《浙江中醫學院學報》，3：23，1981：推薦人：安徽省馬鞍山鋼鐵公司醫院劉家華。

**配方3**　薏苡仁、白朮、土茯苓各30克，茯苓60克，車前子15克，桂心3克。

**用法**　水煎2次，每日 1劑，分2次服。另外用露蜂房30克研為末，醋調搽患處，每日3次。

**說明**　本方適用於血栓閉塞性脈管炎，症見足趾潰腐，瘍口紫黑，患肢枯瘺，臭穢難聞，疼痛難忍，夜間加重，徹夜不眠，煩躁不安，全身發熱，面色灰黑，形體憔悴。本方為陳念祖所輯，由載於《醫學圖說》之保脫湯加減而成，臨床療效較為滿意。

**來源**　獻方人：候士林，《新中醫》，5：7，1984；推薦人：江西省撫州市第二人民醫院唐學游。

**配方4**　方①製松香12克、水蛭1克、全蠍0.8克。方②松香220克、生桐油100毫升。

**用法**　方①共為細末，冷開水送服，每天3次，30天為1療程。方②用桐油調松香末為糊狀，外敷局部整個創面，紗布包紮，每日換藥1次。方①、方②分別為1次用量。

**說明**　本方適用於血栓閉塞性脈管炎各期。能標本並治、內外兼施，療效較為滿意。同時要鼓勵病人自己按摩患肢和進行功能鍛鍊，以促進血液循環和側支循環的建立。

**來源**　獻方人：黎鏡，《新中醫》，2：34，1987；推薦人：江西省撫州市第二人民醫院唐學游。

## 栓塞性靜脈炎

【方藥】

**配方**　方①紫草15克、益母草60克、紫花地丁30克、赤芍15克、丹皮15克、生甘草30克；方②生大黃粉500克、玉樞丹10克、麵粉500克。

**用法**　方①水煎服，每日1劑，煎服2次。方②用溫

水、稀醋調勻如糊狀，塗敷患肢，包裹，隔日換藥1次。

***說明*** 本方治療血栓塞性靜脈炎。適應於患肢麻木，疼痛，潰瘍及壞死。熱偏重者，加水牛角片30克、生石膏60克、柴胡10克；濕熱偏重者，加生大黃10克、黃芩15克、黃柏15克。重症患者加服清絡散（廣犀角粉3克牛黃1.5克田三七3克，研細末，分2次，1天內沖服）。臨床用本方治療60例患者，其中急性期35例均獲臨床治癒；亞急性期25例，臨床痊癒13例，顯效11例，改善1例。治療期間，患肢平放，不宜抬高。在使用方②治療過程中，個別患者局部出現皮疹反應，停敷後即能較快消退。

***來源*** 獻方人：奚九一等，《中醫雜誌》，3：34，1982；推薦人：安徽省馬鞍山鋼鐵公司醫院劉家華。

## 食管炎

【方藥】

***配方1*** 參三七10克、川黃連10克、川貝母30克。

***用法*** 共研極細末，用500毫升蜂蜜調勻，於3餐後各服30毫升，徐徐咽下。

***說明*** 以上為1療程用量。服藥30分鐘後忌飲水及進食。此方適用於食管炎的治療，效果滿意。

***來源*** 獻方人：江蘇省南通縣劉橋中心醫院朱建華。

***配方2*** 苦參30克、黃連10克、大黃6克。

***用法*** 上藥加水150毫升，煎至60毫升，每次口服20毫升，每日服3次，服藥後禁食1小時。

***說明*** 食管炎患者都有不同程度的胸骨後灼熱疼痛，以進食吞嚥時為重。本方係河北省甯晉縣醫院孫建忠醫生治療

食管炎的經驗方，曾治療經纖維胃鏡及活組織病理檢查確診為食管炎的患者 10 例，1 週內症狀全部消失。

***來源*** 獻方人：孫建忠等，《甘肅中醫》，1：42，1992；推薦人：安徽省馬鞍山鋼鐵公司醫院劉家華。

## 食 管 癌

【方藥】

***配方 1*** 壁虎 5 條、白酒 500 毫升。

***用法*** 捕捉新鮮的活壁虎 5 條，浸泡在白酒內 1 週後每次飲酒 20 毫升，每日 3 次。

***說明*** 本方適用於食管癌之吞嚥困難，食物難於通過食道入胃的患者。如李××，64 歲，男。X 光檢查確診為食管癌。吞嚥困難，不能進飲食，胸骨後疼痛，極度消瘦，飲上藥酒 10 餘天後，能進稀飯和麵條。5 個月後因捕捉困難而停服，隨吞嚥又出現困難。後繼服又得到明顯改善。

***來源*** 獻方人：江西省撫州市第二人醫院唐學游。

***配方 2*** 禿鷲喉 100 克，藏木香、黃香柴、草果、芫荽子、肉豆蔻、紅花、波棱瓜子、點地梅、甘青青藍、朱砂、製水銀各 20 克。

***用法*** 上述諸藥共研為細粉，過篩，混勻，備用。每日 3 次，每次 2 克，溫開水沖服。

***說明*** 本方係藏族方，藏名譯音依次是恰果、瑪奴、塔里、嘎果拉、吾蘇、叟買、各貢、色吉美多，熱袞巴，知羊故，確拉，歐曲。具有清熱散結的功效。適用於食道癌初期，吞嚥困難，疼痛，身體日漸消瘦等症。

***來源*** 《中國民族藥誌》；推薦人：四川省南充市藥品

監督檢驗所曹陽。

## 急性胃炎

【方藥】

***配方1*** 蘇葉10克、藿香10克、陳皮10克、半夏10克、茯苓10克、白朮12克、厚朴10克、大腹皮10克、薏苡仁15克、車前子12克、木香10克、甘草3克。

***用法*** 水煎，沸後20分鐘即可。每日1劑，煎服2次。

***說明*** 本方治療急性胃腸炎，亦可用於慢性胃腸炎急性發作。適應於嘔吐、噁心，大便稀水狀或糊狀，腸鳴，腹脹，或伴有惡寒，清涕，頭痛等症。口苦或輕微發熱者，加黃芩12克；頭痛加白芷10克；腹痛甚者，加玄胡索12克。余臨床使用此方治療本病，一般1～5劑即可治癒。

如吳××，男性，47歲，幹部。患嘔吐，大便稀水狀，日10餘次，腹脹，腹痛，腸鳴，不能進食，舌苔薄白，脈浮小弦。服用上方3劑吐瀉即止，5劑痊癒。

***來源*** 獻方人：湖南省常德市第一人民醫院劉智壺。

***配方2*** 蒼朮（陳土炒）、陳皮、厚朴（薑汁炒）各100克，甘草（炙）36克，藿香24克，砂仁12克。

***用法*** 共為細末，每次服9克，開水調服。每日服3次。

***說明*** 本方適用於嘔吐，腹瀉，胸滿腹痛，傷食停飲，或伴發熱，頭痛等症。並能解穢驅邪，除山嵐瘴氣，中惡諸症。程鐘齡嘗以此方合製普送，所服用者藥到病除，無不應驗。

***來源*** 《醫學心悟》；推薦人：湖南省常德市第一人民醫院劉智壺。

【針灸】

***取穴1*** 胃俞、中脘、內關、足三里、公孫。

***施術*** 用毫針刺胃俞穴5分、中脘穴8分深，用平補平瀉手法。內關、足三里穴針 0.8～1.0 寸，公孫穴針 5～8 分，用強刺激，瀉法。

***說明*** 本法治療急性胃炎，適應於嘔吐，上腹疼痛等症，療效顯著。一般1～3次可以治癒。

***來源*** 獻方人：王雪苔，《針灸學手冊》；推薦人：湖南省常德市第一人民醫院劉智壺。

***取穴2*** ①內關、中脘。②胃俞、足三里。

***施術*** 常規穴位消毒後，用毫針針刺上穴，中脘、胃俞穴刺5～8分深。2組穴位交替使用。用中等強度刺激或強刺激手法，每日1次。

***說明*** 本方治療急性胃炎。症見嘔吐，喜熱飲，脘腹喜暖，乏力，舌質淡、苔白，脈遲弱等虛寒證者，中脘穴針後宜加用艾條灸。

***來源*** 獻方人：湖南省常德市第三人民醫院老中醫劉天健；推薦人：湖南省中醫藥學校劉步醫。

## 慢性胃炎

【方藥】

***配方1*** 丁香6克、木香9克、小茴21克、砂仁15克、蘇葉21克、黃芩3克、茯苓9克、豬苓3克、白朮9克、陳皮9克、乾薑3克、澤瀉3克、香附6克、木通3克、草果5枚、花粉9克。

***用法*** 共為細末，麥糊為丸，綠豆大。每次服9克，空



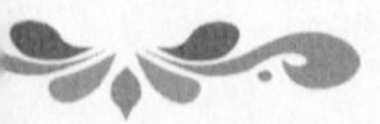

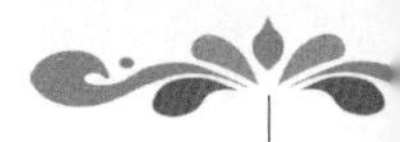

腹薑湯送下。每日服 3 次。

***說明*** 本方治療慢性胃炎，也可治療慢性結腸炎。適應於胃脘冷痛，日久不癒，納呆，食後飽脹，噁心嘔吐，小腹疼痛，喜暖喜按，大便稀溏日下數次等症。療效甚佳。《外科十三方考》中，此方名「三香丸」，為十三方中獨療內科疾病之方。

***來源*** 獻方人：張覺人《外科十三方考》；推薦人：湖南省常德市第一人民醫院劉智壺。

***配方 2*** 陳皮 10 克、半夏 10 克、黨參 10 克、白朮 12 克、茯苓 12 克、淮山藥 15 克、薏苡仁 15 克、柴胡 12 克、白芍 10 克、厚朴 10 克、大腹皮 10 克、延胡索 12 克、木香 10 克、甘草 3 克、雞內金 10 克。

***用法*** 水煎服，沸後20分鐘即可。每日1劑，煎服2次。

***說明*** 本方治療慢性淺表性胃炎、胃竇炎、十二指腸球炎等，均有良好的效果。適應於胃脘（上腹部）痛，食後飽脹，呃氣，腹脹等症。余臨床以此方治療本病甚多，一般服藥 5～20 劑，即症狀消失，堅持服用 2～3 月，可獲痊癒。

曾治傅××，男性，62 歲，退休幹部。患胃脘疼痛，時劇，進食即脘腹飽脹明顯，納少，呃氣，大便不消化狀，小便正常，舌苔白，脈小弦。經胃纖維鏡檢查，診斷為萎縮性胃炎。服用上方 20 劑後諸症消失，堅持服用此方（隨症加減）3 個月而痊癒。

***來源*** 獻方人：湖南省常德市第一人民醫院劉智壺。

***配方 3*** 柴胡、炒白芍、枳殼、香附、法半夏、陳皮、厚朴、神麴、焦山楂各 10 克，穀麥芽 30 克。

***用法*** 加水用文武火煎 2 次，飯後分 2 次溫服。以上為




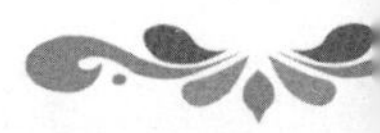

成人 1 日量，每日服 1 劑，10 日為 1 個療程。

***說明*** 本方適用於慢性淺表性胃炎。症見胃脘部痞滿不適，脹痛不已，食後加劇，得呃氣或矢氣則舒，納食一般，神疲乏力，咽喉有阻塞感，舌淡、苔薄白，脈偏弦。本方多為辛溫香燥之品，長期服用有傷陰耗氣之弊，等症狀改善後，改用香砂六君丸口服，每次 9 克，每日 2 次，嚼碎或用開水浸泡 20 分鐘後服用。避免情志過激，忌生冷、油膩及不易消化食物。

***來源*** 獻方人：江西省撫州市第二人民醫院唐學游。

***配方 4*** 黨參 20 克、白朮 10 克、茯苓 15 克、山藥 20 克、薏苡仁 15 克、蒼朮 12 克、製附片 10 克、烏藥 10 克、焦山楂 10 克、厚朴 10 克、肉桂 5 克。

***用法*** 水煎 2 次，分 2 次溫服，肉桂後下。以上為成人 1 日量，每日 1 劑。

***說明*** 本方適用於慢性胃炎合併慢性腸炎出現反覆腹瀉傾向患者。症見上腹部脹滿疼痛，少腹冷痛，腸鳴，糞便中夾有較多的食物殘渣或白色黏液，大便排出不暢，甚至有裏急後重感，四肢不溫，怕冷，面色萎黃，舌淡、苔薄白，脈細弱。飲食忌生冷、油膩及不潔食物，宜少吃多餐。

***來源*** 獻方人：江西省撫州市第二人民醫院唐學游。

***配方 5*** 白朮 30 克、豬肚 1 個、粳米 60 克、生薑 3 克。

***用法*** 將豬肚洗淨切成小片，同白朮、生薑加水 1000 毫升，煎煮取汁約 600 毫升，再加粳米同煮成粥，分早、晚 2 溫服。豬肚片可另用麻油或醬油佐餐。

***說明*** 本方適用於慢性胃炎屬脾胃虛寒證者。症見胃脘隱痛，喜溫喜按，空腹痛甚，得食痛減，泛吐清水，納差便



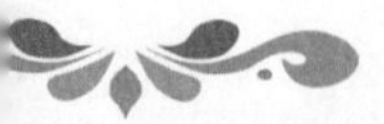

溏，神疲乏力，甚則手足不溫，舌淡、苔白，脈虛弱或遲緩。體實者忌服此藥粥。

***來源*** 獻方人：張緒生，《廣西中醫藥》，3：40，1993；推薦人：江西省撫州市第二人民醫院唐學游。

***配方 6*** 生黃芪 30 克、白朮 15 克、防風 10 克、紅參 5 克、蚤休 10 克、銀花 30 克、野菊花 30 克、沉香 5 克、延胡索 5 克、枳殼 10 克、枳實 10 克、炒大黃 3 克、木香 10 克、砂仁 3 克、蔻仁 3 克、製乳香 5 克、沒藥 5 克、丹參 18 克、炙甘草 10 克。

***用法*** 水煎服，每日 1 劑，煎服 2 次。30 天為 1 療程。

***說明*** 此方治療慢性萎縮性胃炎。適用於胃脘疼痛，食後飽脹，乏力，納少，呃氣等症。臨床治療時，如屬胃陰不足，症見舌乾唇焦，大便乾結者，可去紅參，加太子參、石斛；如胃脘部刺痛明顯，可加五靈脂、赤芍、田三七；若患者消瘦較甚，神疲，頭暈，可加阿膠、紫河車等味。董××，女，49 歲。患胃脘痛已 4 載，伴有噯氣，食慾不振，脘痛拒按，屢治無效。經某醫院鋇餐照片診斷為萎縮性胃炎。服用上方，隨症加減，15 天後諸症消失。續服原方善後而癒。

***來源*** 獻方人：江蘇省宜興市和橋鎮永昌新村 28 號蔣貫南。

***配方 7*** 蒲公英 10 克、黃連 6 克、黨參 10 克、乾薑 3 克、大貝母 10 克、白芨 12 克、延胡索 12 克、川楝子 6 克、法半夏 10 克、甘草 6 克。

***用法*** 水煎 2 次，分早晚 2 次服。每日 1 劑，或將上藥共研細末為散，每次服 5 克，1 日 3 次飯後服。

***說明*** 本方用治慢性淺表性胃炎、慢性萎縮性胃炎等。





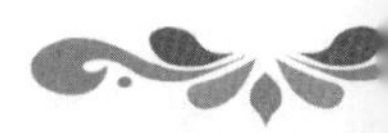

具有清熱消瘀、降逆和胃，益脾舒肝、理氣止痛的作用。脾虛氣弱加黃芪、升麻，暖氣頻作加炒枳殼、陳皮；氣滯腹脹加川厚朴花、大腹皮；嘔逆打呃加丁香、柿蒂；脇脹隱痛加香附、陳皮；食積噯腐加山楂、蒼朮；胃腸痙攣急痛加炒白芍；嘈雜泛酸加烏梅、黃氏。

***來源*** 《中國中醫藥報》；推薦人：湖南中醫學院潘遠根。

***配方 8*** 黃芪 15 克、黨參 15 克、白朮 10 克、茯苓 15 克、柴胡 10 克、白芍 15 克、甘草 10 克、鬱金 10 克、丹參 12 克、法半夏 6 克、陳皮 6 克、厚朴 6 克、高良薑 6 克、綿茵陳 10 克、熟三七粉 6 克。

***用法*** 每日 1 劑，水煎服，複煎，兩次藥液混勻，分早、晚飯後溫服；熟三七粉分 2 次兌入藥液飲服。

***說明*** 擬方立法於健脾益氣，溫胃化痰，疏肝和胃。本方由補中益氣湯化裁而成，擬名「補中芍金丹」，治療慢性胃炎多獲良效。

脾胃一陰一陽，易虛易實，寒熱錯雜；脾胃為痰濁之源，病已慢性，脾虛日久，脾胃虛、寒、濕、瘀互見，肝胃（脾）不和、膽胃失調之症相兼亦多。臨證常見中老年患者虛、寒、濕、瘀夾雜的胃脘之候，食慾減退，胃脘隱隱悶痛纏綿不休，偶感風寒或過食生冷克伐中陽，更覺胃脘不適甚或噁心嘔吐。熟三七粉，即用三七整顆用雞油炸熟透，曬乾，研極細粉，用瓷瓶或玻璃瓶盛裝，密封備用。

在廣西盛產三七的地區，民間對三七的生、熟功效有獨到經驗體會：生用止血止痛，活血化瘀，常用於臟腑血證及跌打刀傷；熟用祛瘀生新，大補元氣，虛羸體弱之人多用。身體虛弱者或產婦，需要補益的，則將三七（整顆，生或乾均可）用雞油炸熟透（不得過火），然後加入食物配料火敦

湯食用，效果亦好。

***來源***　獻方人：廣西梧州市衛生局黎鑒清。

【針灸】

***取穴 1***　①內關、公孫。②間使、足三里、中脘。

***施術***　常規穴位消毒後，用毫針針刺，中脘穴針 5～8 分深。2 組穴位交替使用，用中等強度刺激或強刺激手法，每日針 1 次，10 次為 1 療程。

***說明***　本方適應於胃脘部疼痛，呃氣或噁心，嘔吐，食後飽脹等症，可連續治療 2～3 個療程。每 1 療程後停針 1～2 天。一般 1 療程即可使胃脘痛消失。

***來源***　獻方人：湖南省常德市第三人民醫院老中醫劉天健；推薦人：湖南省中醫藥學校劉步醫。

***取穴 2***　中脘、上脘、脾俞、胃俞、足三里。

***施術***　穴位局部常規消毒，將毫針剪成與 9 號針頭同長；再將「D」號或「OD」號醫用羊腸線剪成 1 寸長。用止血鉗將羊腸線從 9 號針頭針孔插入，針頭從中脘穴刺入皮下透向上脘穴，用毫針將腸線推入，取出針頭。外敷消毒紗布。同法胃俞穴透脾俞穴；足三里穴直刺 1.5 寸左右，將羊腸線埋入，外敷消毒紗布。

***說明***　慢性胃炎是一種常見病，藥物治療往往不太理想，埋線治療有見效快，花錢少，有效期長的優點，絕大部分病人經 1～3 次埋線可治癒，2 次治療間隔 15 天。

注意：①羊腸線取出後置乾燥器皿中並儘快用完，否則吸潮軟化後不能再用；②埋線後局部及有關經絡循行部位有明顯麻脹感覺，見效也較明顯，在較長時間內局部有條索感，為未吸收的羊腸線，可慢慢吸收而消失；③器械及皮膚



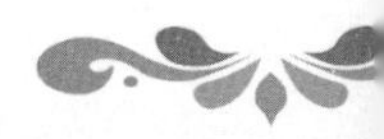

消毒要做到無菌，以防感染。官××，男，50 歲。因反覆上腹隱痛 20 餘年就診，經埋線 1 次，症狀即基本消失，半月後復埋線 1 次，5 年來未再發生上腹脹痛等症狀。

***來源*** 獻方人：湖南省桃源縣人民醫院曾廣安。

【推拿按摩】

***操作部位*** 小腿部足陽明胃經、足太陰脾經。

***施術*** ①循經按壓小腿部足陽明胃經及衝陽、內庭等穴，反覆操作 3 遍以上，可用兩拇指重疊加力以達重按之效。②拇指循經按壓足太陰脾經的陰陵泉、三陰交及公孫、太白等穴，反覆操作 3 遍以上，按壓動作要輕緩而平穩。

***說明*** 第①法適用於萎縮性胃炎，第②法適用於肥厚性胃炎。本法是在經絡學說指導下，從遠道循經取穴按摩來調整脾胃功能，以治療慢性胃炎。臨床上可根據具體病情配合其他手法，以進一步提高療效。

***來源*** 獻方人：湖北省武漢市按摩醫院袁明。

## 消化性潰瘍

【方藥】

***配方 1*** 象貝母 15 克、延胡索 15 克、木香 15 克、海螵蛸 30 克。

***用法*** 上 4 味共研細末，白開水送服，每次 10 克，每日 2 次。連續服用 3 個月。

***說明*** 本方治療胃潰瘍、十二指腸球部潰瘍。適應於胃脘疼痛（上腹疼痛），吐酸，呃氣等症。有止痛，制酸，促使潰瘍面癒合的功效。如進食後飽脹明顯者，可加生雞內金 20 克。本方臨床運用，療效可靠。如鄭××，男性，24 歲。



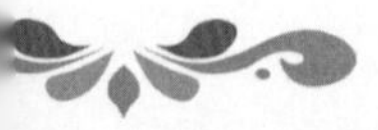

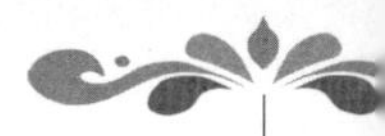

患胃潰瘍，症見胃脘部不適，隱痛，大便時黑色，面色蒼白，舌苔薄白，脈弦。給服上方，連服3個月，症狀消失。胃鏡檢查未發現胃潰瘍。

**來源**　獻方人：湖南省常德市第一人民醫院劉智壺。

**配方2**　當歸15克，白芍、黨參各20克，赤芍、大黃、延胡索各10克，紅花8克，桂枝、罌粟殼各6克，附子3克。

**用法**　水煎服，1日2次。

**說明**　本方以活血化瘀，溫中散寒為治法治療消化性潰瘍。特別是治療潰瘍病日久，寒瘀互結者效果較好。連服3週後，上方去桂枝、附子加黃芪30克，蒲公英、白及各20克，繼服1週。辨證要點為：胃脘部有規律的饑餓性疼痛，得食痛減，泛吐清涎或嘔吐酸水，喜溫喜按，面色無華，形寒肢冷，舌淡或紫，脈細弱。此法可改善潰瘍病灶周圍組織的血液循環，消炎止痛，促進病灶修復。又可促進胃腸蠕動，增強機體免疫，防止復發。

**來源**　獻方人：吳金玉等，《廣西中醫藥》，3：7，1993；推薦人：江西省撫州市第二人民醫院唐學游。

**配方3**　赤石脂、白芍、蒲公英、甘草各100克，滑石、白芷各50克，地榆、大黃、茶冰片各30克。

**用法**　上藥研成極細末，用20%蜂蜜水溶液50毫升混勻後，飯前30分鐘服用。服後十二指腸球部潰瘍者取右側臥位；胃角潰瘍者左側臥位；胃底潰瘍者坐立位，約20～30分鐘。每日3次，每次10 克。

**說明**　本方適用於消化性潰瘍。症見反覆發作性上腹部疼痛、壓痛，或伴有飽脹、饑餓感、反酸、暖氣等。此方具





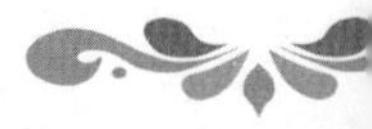

有保護胃黏膜，制酸止血，緩解攣痛、收斂生肌等作用。曾治療60例，總有效率為96.7%。

***來源*** 獻方人：張治愈等，《中國醫藥學報》，2：32，1993；推薦人：江西省撫州市第二人民醫院唐學游。

***配方4*** 黃芪30克、丹參6克、陳皮6克、烏賊骨12克、黃連6克、甘草6克。

***用法*** 每劑煎3次，1日內分3次飯後服。其中烏賊骨研粉末另沖服。

***說明*** 本方可用於消化性潰瘍的治療。症見上腹部有規律性的饑餓性疼痛，食後疼痛消失，泛吐酸水，神疲乏力，舌質淡紅、苔薄，脈細弱。此方前3味藥可增加黏膜的防衛機能，後3味藥可抑制致病因素。加上注意休息和飲食調養，這樣潰瘍可以很快癒合。

***來源*** 獻方人：房麗雲等，《中醫雜誌》，1：25，1990；推薦人：江西省撫州市第二人民醫院唐學游。

***配方5*** 生白芍30克，生甘草15克，象貝母15克，煅瓦楞子30克，海螵蛸、蒲公英、紅藤各30克，元胡、甘松各12克，烏藥、製香附子各10克，沉香6克。

***用法*** 上藥加水煎2次，取藥液200毫升，分2次服。

***說明*** 本方適用十二指腸球部潰瘍早期。症見心室部疼痛、燒灼、泛酸、善饑，舌質紅絳、苔薄或薄黃。一般服7劑症狀完全緩解。

***來源*** 獻方人：浙江溫嶺中醫院詹學斌。

***配方6*** 烏賊骨500克、白及1000克。

***用法*** 焙乾後共研細末，每次10克。每日3次，溫開

水送服，30 天為 1 療程。

***說明*** 此方對於十二指腸潰瘍有較好療效，特別是對那些久治不癒的頑固性潰瘍有一定療效。毛某，男，44 歲，患十二指腸潰瘍病已 18 年，近 2 個月來疼痛加劇，大便呈黑色，經西藥治療 1 月餘無緩解，胃鏡檢查發現為十二指腸球部潰瘍及活動性的出血點，給予上方治療 7 天而疼痛緩解，大便正常。上方連服 2 個月後復查，胃鏡下見潰瘍已癒合。

***來源*** 獻方人：湖南省株洲市北區醫院袁振斌。

***配方 7*** 黃芪20 克，當歸、元胡、甘草各 9 克，香附 10 克，烏藥 7 克，肉桂 3 克，白芍 10 克，白及 13 克，烏賊骨 15 克。

***用法*** 上藥水煎 2 次，濃縮得濾液 75 毫升。每次服 30 毫升，飯前 30 分鐘服，每日 3 次，連續服 6 週後復查，未癒者可服第 2 療程。

***說明*** 本方係中國中醫研究院廣安門醫院所創製的「潰瘍合劑」。應用本方治療 66 例胃及十二指腸潰瘍。主要症狀消失，潰瘍面癒合者 42 例；主要症狀消失或減輕，潰瘍面明顯縮小者 15 例，主要症狀消失或減輕，潰瘍面有所縮小者 7 例；無效 2 例。

***來源*** 獻方人：徐振盛等，《中醫雜誌》，3：32，1981；推薦人：安徽省馬鞍山鋼鐵公司醫院黃兆強。

***配方 8*** 炙黃芪30 克，炙甘草 15 克，製乳香 5 克，白芍、當歸各 10 克，茯苓皮、烏賊骨、黨參、白及各 20 克。

***用法*** 水煎服。每日 1 劑，煎服 2 次。

***說明*** 本方為杭州市第四醫院名老中醫俞尚德治療消化性潰瘍經驗方。臨床對潰瘍面大及難治性潰瘍，黃芪用量要



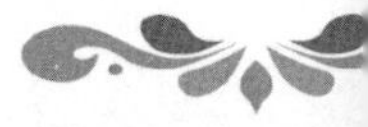

大，甘草用量一般以大於芍藥的 1/3 最佳。組方中必須配伍茯苓皮之淡滲（亦可用車前子代），係因「健運二陽，通補為宜。」

***來源*** 獻方人：宋祖敬等，《當代名醫證治薈萃》；推薦人：浙江省溫嶺中醫院陶鴻潮。

***配方 9*** 鐘乳石、蒲公英各 30 克，黃柏 10 克，肉桂 5 克，甘草 6 克。

***用法*** 水煎服，每日 1 劑，煎服 2 次。

***說明*** 本方為名老中醫祝湛予經驗方。適用於潰瘍病，辨證屬寒熱錯綜，虛實夾雜，脾胃不和者。祝老曾治一患者在患胃潰瘍 10 餘年，胃脘痛反覆發作。服上方 1 個月後，不但治好了潰瘍病，連宿疾陽痿也一併治癒。

***來源*** 推薦人：浙江省溫嶺中醫院陶鴻潮。

【推拿按摩】

***操作部位*** 背部和腹部；脾俞、胃俞、內關、勞宮、衝陽、三陰交。

***施術*** ①以手掌急推背部，至皮膚發紅發熱，再按揉膀胱經第一線膈俞至腎俞段。②開三門（期門、章門、京門穴），用分推法；運三脘（上脘、中脘、下脘），用摩法；揉肚臍。③交替選用內關、勞宮、衝陽、三陰交等穴位點按。

***說明*** 本法透過調整脾胃功能，以治療胃及十二指腸潰瘍，而有較好的療效。但合併有潰瘍穿孔者禁用推拿治療；便血者根據出血量的多少，禁用或慎用腹部手法。曾治於某，男，32 歲。因天寒冷而胃潰瘍病發作，胃痛不敢進食，精神倦怠，四肢無力，經本法推拿 1 次後胃痛緩解，治療半月症狀完全消失。



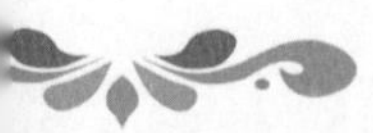

***來源*** 獻方人：湖北省武漢市按摩醫院袁明。

## 胃癌

【方藥】

***配方*** 胡兀鷲糞、蓽茇、黑胡椒、乾薑、丁香、肉豆蔻、朱砂、光明鹽、毛河子 山楂、蔓荊子、肉桂、草果、白礬、沙棘膏、炒硼砂、白花鐵線蓮、藏錦雞兒各 20 克。

***用法*** 上述諸藥共研為細粉，過篩，混勻，煉蜜為丸豌豆大（重約 1 克）。每日 3 次，每次 5 丸。

***說明*** 本方係藏族方，藏名譯音依次是孔頗、畢畢靈、泡瓦熱、加嗄、列西、叟買、加察、甲木察、帕茹拉、甲那許茹、齊當嗄、香察、嗄果拉、嗄察、打布堪紮、察拉、益母嗄保、佐模興。具有清熱解毒、散結消腫的功效。曾試用於胃癌的治療，能緩解症狀，延長生命。

***來源*** 《中國民族藥志》；推薦人：四川省南充市藥品監督檢驗所曹陽。

## 胃下垂

【方藥】

***配方 1*** 鮮豬肚 1 個、白朮 250 克。

***用法*** 將豬肚洗淨，正面朝外，將水浸透的白朮納入豬肚內，兩端用線紮緊，放入大瓦罐內，加滿水，置火上，煮 1 日，再將豬肚內白朮取出曬乾，焙、研成極細末，每次服 5 克，每日 3 次，空腹時以蜜糖水送下，米湯亦可，以 5 劑為 1 療程。

***說明*** 本方係湖北中醫學院名老中醫張夢儂的經驗方。

陳龍躍以此方治療胃下垂10例，有9例獲效。

**來源**　獻方人：陳龍躍，《中醫報》。1987年9月7日；推薦人：浙江省溫嶺中醫院陶鴻潮。

**配方2**　黃芪30克、黃精20克、白朮12克、黨參20克、陳皮8克、升麻10克、柴胡10克、枳殼20克、黃連3克、法半夏10克、生薑3片、大棗10枚。

**用法**　用水煎2次，取液400毫升，分3次服下。以上為成人1日量，每日1劑。

**說明**　本方適用胃下垂的治療。症見脘腹墜脹疼痛，平臥或休息時明顯好轉，站立或勞累後脹痛加劇，形體消瘦，氣短乏力，頭暈心慌，舌苔白，脈虛大等。方中枳殼對胃腸道平滑肌有興奮作用，使胃腸運動收縮節律增強而有力，故重用。黃連、法半夏辛開苦降，調理氣機，恢復脾胃的正常功能。此方宜長期堅持服用，否則容易出現反覆。飲食宜少量多餐，避免情志刺激。

**來源**　獻方人：江西省撫州市第二人民醫院唐學游。

**配方3**　鮮石榴皮、升麻粉各100克。

**用法**　上藥同搗至黏結成塊，製成一直徑為1公分的球形物，置於神闕穴，膠布固定。患者仰臥，放鬆腰帶；用熱水袋（水溫60℃）熨燙臍部，每次30分鐘以上，每日3次，10天為1療程。熨敷以飯前為宜。

**說明**　本方為胃下垂的外治法。症見胃脘部脹滿疼痛，食後為甚，平臥則墜脹疼痛感消失，形體消瘦，舌淡脈細。高血壓、冠心病、甲亢、早期妊娠及咯血者忌用。治療期間注意休息，避免情緒波動，勿暴飲暴食。

**來源**　獻方人：李貫徹，《中醫雜誌》，11：42，1992；

推薦人：江西省撫州市第二人民醫院唐學游。

***配方 4***　黨參30克、升麻10克、枳殼30克、山萸肉15克、製馬錢子3克、甘草10克、生白朮20克、大棗5枚。

***用法***　每日1劑。水煎2次早晚溫服。

***說明***　胃下垂是以胃脘部疼痛、脹滿、噯氣為主症的一種疾病。多為中氣不足，運化失職，食鬱停滯，清陽不升濁陰不降所致。本方有升清降濁，溫補中陽之功效。曾治劉某，女性，40歲。胃脘部脹滿疼痛5載。X光檢查確診胃下垂Ⅱ度。曾針灸及口服中西藥，療效不顯。服此方20餘劑諸症痊癒，隨訪數年未發。

***來源***　獻方人：吉林省扶余市第二醫院劉玉林。

【針灸】

***取穴 1***　①中脘、足三里。②胃上穴、陰陵泉、陽陵泉。

***施術***　常規穴位消毒後，用毫針針刺上穴。針中脘穴時針尖向水分穴方向斜刺；得氣後將針尖退至皮下，再向大橫穴方向斜刺，針胃上穴時針尖，向天樞穴方向斜刺；針陰陵泉時針尖朝向陽陵泉，深刺至陽陵泉穴下，均用中等強度刺激，並使用運氣行針手法。2組穴位交替使用，每日1次，10次為1療程。

***說明***　胃上穴為經外奇穴，在下脘穴旁開4寸處。如配合服用中藥補氣升提之劑治療，則療效尤佳。

***來源***　獻方人：湖南省常德市第三人民醫院老中醫劉天健；推薦人：湖南省中醫藥學校劉步醫。

***取穴 2***　提胃穴（雙）。

***施術***　常規穴位消毒後，用6寸毫針由提胃穴進針，針



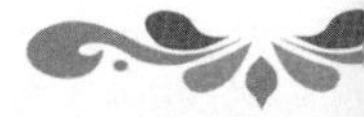

尖向天樞穴方向斜刺，進針 4～5 寸，兩側同時撚轉，強刺激，並使用運氣行針手法，留針 15～20 分鐘，每 5 分鐘撚轉 1 次。每日針刺 1 次，7 次為 1 療程。

***說明*** 提胃穴為經外奇穴，在中脘穴旁開 4 寸處。宜連續針刺 3 個療程，療程之間停針 1～2 天。

***來源*** 獻方人：湖南省常德市第三人民醫院老中醫劉天健；推薦人：湖南省中醫藥學校（株洲市）劉步醫。

***取穴 3*** 建里穴（位於中脘下 1 寸）。

***施術*** 選用任脈建里穴，同時刺入雙針，先後進針到皮下 2～3 寸，有針感後，隨將雙針提插數次，再留針 20 分鐘，出針後用 0.3 公分左右厚布帶環腰束縛，至臨睡前取去。

***說明*** 針刺以 10 天為 1 療程，治療及鞏固過程共 1 個月左右。第 1 療程結束，休息 3 天，再繼續治療。針前要求患者空腹，對於含水分較多的食物應加控制。如有上消化道出血、妊娠、嚴重皮膚感染者忌用。作者治療 82 例，其中 41 例痊癒（胃上升至正常位置）、18 例顯效（胃上升 4 公分以上）、20 有效（胃僅有部分上升）、3 例無效。

***來源*** 《浙江中醫雜誌》5；212，1980，推薦人：安徽省馬鞍山鋼鐵公司醫院黃兆強。

【推拿按摩】

***操作部位*** 腹部、腰背部、下肢部。

***施術*** 腹部：病人仰臥，兩手順胸腹兩側平伸，醫者點按梁門、天樞、氣海、帶脈，抓提任脈，以補法為主，順序按摩 15 分鐘。病人側身（右側在下），醫者推頂胃部 10 分鐘，用中指勾點上、中、下三脘穴時，中指力量向上使胃部有感覺為好。腰背部：患者俯臥位，由上向下進行點按肩



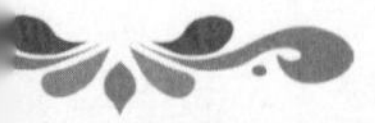

井、大椎、脾俞、腎俞、胃俞，後直推督脈和足太陽膀胱經，使患者皮膚潮紅發熱為度。下肢部：橫搓下肢，重點點按肝脾經的血海穴、陽明經的梁丘穴，最後點揉足三里穴3分鐘。

***說明*** 本推法主要在任脈、胃經、脾經、腎經循經線上施術，具有健胃升提、調整氣血、疏通經絡之功能：臨床上治療胃下垂療效較好，尤其對於緩解症狀，增強體質效果明顯。每日施術1次，15次為1療程，一般治療2療程。

***來源*** 獻方人：賈大軍，《按摩與導引》，3：31，1991；推薦人：湖南省中醫藥學校王振平。

【氣功】

***功法1*** 屈膝吐納功。

***練功要點*** ①姿勢：仰臥，兩腿彎屈，兩腳分開，腳底踏實，腳跟靠近臀部兩外側，兩膝併攏，兩掌相疊扶於小腹下。吸氣時，兩手助力，將下垂胃體漸漸上移至臍部，按住不動；呼氣時，將手放鬆。②呼吸：採用逆腹式鼻吸鼻呼法。吸氣長，呼氣短。③意念：吸氣時，小腹收進，氣由鼻中徐徐吸入，並隨自己的意念將氣下行至臍下；吸畢，盡可能憋住，氣沉丹田；至不能耐時，將氣由鼻徐徐呼出，小腹放鬆，意念由內向外擴散，感到周身融融，心曠神怡。每日操練2～3次。

***說明*** 屈膝吐納功中的意念能促進人體各系統之間功能的調整和恢復，腹式呼吸既加強了膈肌、腹肌的收縮能力。強化腹壓，增進胃腸蠕動，加快胃排空和食物的消化吸收；又可促使腹肌發達、強固、網膜蓄積脂肪；從而使得鬆弛的胃肌變為緊張，得到恢復而治癒。

***來源*** 獻方人：上海中醫學院吳鴻洲；推薦人：湖南省

中醫藥學校譚同來。

*功法2* 太湖樁。

***練功要點*** 選用太湖樁第2式天地為主，佐以長壽功與馬山氣功等（詳見總論第四章）。一般開始每天不少於1～2小時，分早、中、晚3次。同時安排合理的膳食，以多餐少食為主，日5～6次，取魚、肉、蛋、蝦之類製成軟而易消化的食物為宜。3個月為1療程。6～12個月後，可逐漸減少練功量與強度，但不能停練，至少每週2～3次。

***說明*** 胃下垂為常見病、多發病，採用此功法治療有獨到之處。據李志如氏《氣功醫療經驗錄》所載，治療胃下垂176例。痊癒72例，占40.9例，顯效45例，占25.6%，有效55例，占31.2%，無效4例，占2.3%。

***來源*** 獻方人：李志如，《氣功醫療經驗錄》；推薦人：湖南省中醫藥學校張詠梅。

## 胃黏膜脫垂症

【推拿按摩】

***操作部位*** 腹部。

***施術*** ①醫者用右手掌按摩上腹部，著重中脘、右梁門、下脘穴，一般5～6分鐘；隨後以右手拇指按壓在右梁門穴3～5分鐘，至指下有溫熱感止。②用右手拇指按太乙穴，逐漸加手，使患者感到酸脹時，推向中脘穴，重複5次。③用大魚際揉上腹部，以中脘為重點施治3～5分鐘。④用雙手拇指分別按揉脾俞、胃俞、三焦俞各30～50次。

***說明*** 本推法主要用於胃黏膜脫垂症。一般手法後上腹部用石蠟餅或熱水袋熱敷20～30分鐘。每日1次，24次為1



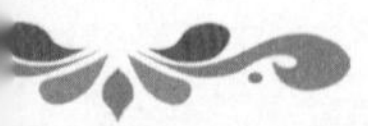

療程。李民曾用此法治療胃黏膜脫垂24例，痊癒6例，好轉15例，無效3例。

***來源*** 獻方人：李炎高，《按摩與導引》，4：7，1988；推薦人：湖南省中醫藥學校邵湘寧。

## 十二指腸壅積症

【方藥】

***配方*** 柴胡、枳實、台烏、莪朮、焦楂、香附、法半夏各10克，黃芩8克，穀、麥芽各30克，蒼朮12克。

***用法*** 用水煎2次，分4次溫服。以上為成人1日量，每日1劑。

***說明*** 本方適用於十二指腸壅積症。症見胃脘脹滿痞痛，得矢氣或暖氣則舒，納食較差，食後脹痛加劇，口苦口乾不欲飲，消瘦乏力，面色萎黃或晄白，舌苔白或黃白膩，脈濡。本方以理氣導滯、苦辛通降、和胃消食諸法配伍，以調理脾胃的消化吸收功能，消除壅積之症。

***來源*** 獻方人：江西省撫州市第二人民醫院唐學游。

## 上消化道出血

【方藥】

***配方1*** 陳皮10克、半夏10克、黨參10克、白朮10克、茯苓10克、淮山藥15克、薏苡仁15克、梔子10克、茜草20克、地榆炭20克、甘草3克、海螵蛸15克。

***用法*** 水煎服，沸後20分鐘即可，每日1劑，煎服2次。

***說明*** 本方治療胃及十二指腸球部潰瘍出血。症見大便黑色，如柏油狀，胃脘不適，或伴口苦等症者，一般服藥5

劑即可收止血之效。劉××，男，42歲。有十二指腸球部潰瘍病史。近日大便黑色，胃脘不適，查大便潛血（十），舌苔微黃，脈小弦。服上方5劑即大便正常，復查大便（一）。

***來源*** 獻方人：湖南省常德市第一人民醫院劉智壺。

***配方2*** 白及（又名白芨）、生大黃各100克，雲南白藥（或百寶丹）10克。

***用法*** 將白及、生大黃研末過細篩，瓶裝備用。使用時每次取白及、大黃藥粉5克，加雲南白藥0.5克，溫開水送服，每日3～4次。大便潛血試驗轉陰性後繼服本藥粉1～2天。

***說明*** 此方名「二白一黃散」。有止血攝血，祛瘀清熱之功用。主治上消化道出血症。唐容川《血證論》提出：「惟以止血為第一要法」。方中白及苦澀，性極黏，收斂止血；雲南白藥為止血要藥；生大黃止血逐瘀，三藥合用，具有藥專效宏，止血快，服用方便等特點。無毒副作用。據臨床資料齊全的40例觀察，治癒率（大便潛血試驗連續3次陰性）97.5%。止血時間最短者11小時，最長者4天，平均1.6天。曾治毛某，女，40歲，工人。素有胃病史10年，近因加班勞累，胃脘脹痛，大便黑色3天，查大便潛血試驗。給服本藥粉治療2天，復查大便潛血試驗陰性；繼服藥2天痊癒。隨訪3月未復發。

***來源*** 獻方人：湖南省中醫藥學校李玄。

***配方3*** 黨參20克、雲苓15克、白朮10克、山藥15克、白及30克、仙鶴草30克、旱蓮草30克、地榆15克、法半夏10克、黃精20克、海螵蛸12克、阿膠10克、雲南白藥1克。

***用法*** 水煎2次，阿膠烊化兌入藥液，分2次溫服，每



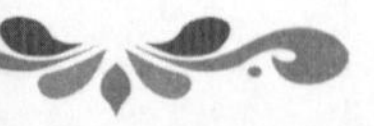

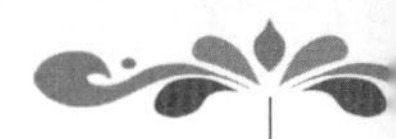

日1劑。雲南白藥1次0.5克，開水沖服，每日2次。

***說明*** 本方為胃、十二指腸球部潰瘍並出血患者的止血應急方。症見大便柏油狀或嘔吐咖啡色液體，面色蒼白，頭暈目眩，胃脘部隱痛不適，呈規律性發作，泛酸吐涎，舌質淡、苔白，脈細弦。出血期間進流質食物，避免情志刺激。

***來源*** 獻方人：江西省撫州市第二人民醫院唐學游。

***配方4*** 魚膘250克。

***用法*** 先將香油加熱後，把魚膘放入油內炸至膨起，撈出去油，微涼後壓麵，用溫開水調服。每次10克。1日3次。

***說明*** 該驗方適用於消化性潰瘍伴出血者。如孟者，男，42歲，在外地施工時上腹部疼痛，柏油樣大便，胃鏡診為十二指腸潰瘍合併出血，並懷疑有惡變。拒絕手術回當地治療。用本方2天後，上腹部疼痛明顯減輕，黑便消失。連服1月餘，胃鏡復查痊癒。

***來源*** 獻方人：吉林省扶余市第二醫院劉玉林。

***配方5*** 白及、海螵蛸各15克，浙貝母10克，生大黃8克，雲南白藥4克。

***用法*** 海螵蛸須清水漂清鹹味曬乾，生大黃、白及、浙貝母研末過120目篩，然後將雲南白藥和入諸藥末中備用。每次服10克，每日服3次，溫開水送服。

***說明*** 本方適用於消化性潰瘍並出血。臨床特點為胃脘疼痛、泛酸、嘔吐咖啡色液體或嘔鮮血、大便柏油狀。一般服3～5天即血止。服藥期間，以流質飲食為主。

***來源*** 獻方人：江西省撫州市中醫醫院王海龍。

***配方6*** 地榆炭60克、田七粉6克、白及40克、童便




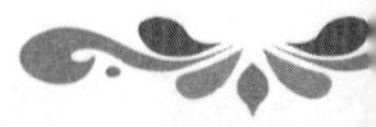

300毫升。

**用法** 將上藥加水煎汁去渣，加入童便（7歲以下男孩的鮮尿），少量多次服下。每日1劑。

**說明** 上方具有收斂、涼血、止血的功能，主治消化性潰瘍並出血。注意服藥期間，只能吃全流和半流食物，忌食生硬、辛辣食物。

**來源** 獻方人：四川省綿陽市102信箱職工醫院楊忠英。

**配方7** 羊蹄（土大黃）60克、繼木花30克。

**用法** 水煎服，1日1～2劑。

**說明** 羊蹄又名土大黃，性寒、味苦酸。有涼血、解毒、通便之功；繼木花又名堅漆，性平，味甘澀，清熱止血。2藥合用可止上消化道出血。曾治一肝癌患者，咯血不止，在人民醫院住院，日吐鮮血盈碗，月餘咯血如故，以輸血維持體力。症見神色晦暗，面腫大如斗，脈細如絲。即予新鮮土大黃、繼木花加倍分量，藥後竟然血量大減，續給藥3天，血止。後以培土生金，益氣養陰之劑調理月餘，面腫退盡，體力恢復，越年因癌症轉移胃部，飲食難進而致不救。

**來源** 獻方人：章柏年，《蕉窗話醫》；推薦人：浙江嵊州中醫院樓宇舫。

**配方8** 西洋參25克、紅參20克、麥冬20克、生白芍15克、大貝母10克、白及20克、參三七10克、生甘草10克、黃芩炭10克、大黃粉6克（沖入）。

**用法** 水煎服，沸後文火煎1小時，藥汁待涼後頻服。上腹部手術後的病人，可以胃管內注入，每次50毫升，1～2小時1次。

**說明** 此方治療上消化道出血的效果明顯優於單用大黃

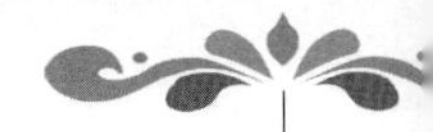

粉口服，且對服大黃粉無效者，用此方亦有良效。血壓下降或休克者，西洋參、紅參均加至 50 克，另加炮薑 10 克，淡附子 10 克。此方在益氣攝血的同時，尤重生津救液。因血去愈多，津液愈虛。對上腹部手術後併發上消化道出血的病人效果尤佳。臨床治療 18 例病人，皆收良效。仲某，男，58 歲。因十二指腸球部潰瘍反覆出血 5 年而行胃切除術，看術後又出現大量黑便，再行第 3 次手術，出血症狀仍不能控制。選用各種止血藥無效。服此方 2 小時後，出血漸止，血壓漸升；2 天後出血症狀完全控制，血壓穩定，終於康復出院。

***來源*** 獻方人：江蘇省如皋市中醫院仲潤生。

***配方 9*** 生大黃 3 克、生甘草 6 克。

***用法*** 將生大黃、生甘草研成細末（愈細愈好）。按上方分量，每 6 小時服 1 劑。待出現腹瀉或大便潛血試驗陰性後，改為每日服 1 劑，連服 3 天。用冷開水或冰牛奶送服。

***說明*** 本方適用於消化性潰瘍出血，也可用於糜爛性、出血性胃炎所致的出血。對胃小彎高位潰瘍效果欠佳。由臨床觀察，本方治癒率為 90%，大便潛血轉陰平均 3 天，最短 1 天；西藥（西米替丁）對照組大便潛血轉陰 6.6 天，有顯著性差（P<0.01）。

***來源*** 獻方人：浙江省溫嶺中醫院詹學斌。

***配方 10*** 枳實 30 克、白及 15 克、地榆炭 12 克、延胡索 10 克、香附 10 克、烏賊骨 24 克。

***用法*** 上藥研末裝入膠囊內，每粒含生藥 0.25 克，每次服 5 粒，每天 3 次，服 2 週為 1 療程。

***說明*** 此方係靖遠電廠職工醫院任祖武醫師自製「胃病安」膠囊。方中白及質黏膩、性收澀，善於止血，為胃腸道



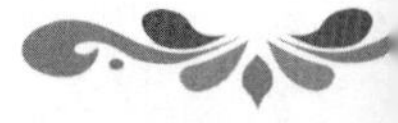

止血之佳品；地榆炭味苦能降，酸澀能斂，有收斂止血之功；重用枳實調理氣機；延胡索化瘀止痛；烏賊骨澀斂止血。諸藥配伍有止血止痛，化瘀生肌之功效，可促進潰瘍癒合。曾應用「胃病安」膠囊治療胃及十二指腸潰瘍並出血 50 例，痊癒 48 例，顯效 5 例，有效 3 例。

***來源*** 獻方人：任祖武，《甘肅中醫》，4：29，1992；推薦人：安徽省馬鞍山鋼鐵公司醫院黃兆強。

## 腹　瀉

【方藥】

***配方 1*** 陳皮 10 克、黨參 12 克、白朮 12 克、茯苓 12 克、破故低 12 克、吳茱萸 6 克、五味子 10 克、肉豆蔻 12 克、甘草 3 克。

***用法*** 水煎，沸後20分鐘即可。每日1劑，水煎服2劑。

***說明*** 本方適用於黎明時即腹隱痛欲便，大便稀溏，或伴胃納不佳，乏力等症。本症可因腸結核或慢性結腸炎等疾病所致。臨床每用此方治之獲效。腹痛較劇者，可加延胡索 12 克。

***來源*** 獻方人：湖南省常德市第一人民醫院劉智壺。

***配方 2*** 熟地黃 15 克、淮山藥 9 克、扁豆 9 克、白朮 6 克、炙甘草 3 克、炮乾薑 3 克、吳茱萸 1.5 克。

***用法*** 水煎服，每日 1 劑，煎服 2 次。

***說明*** 本方治療久瀉不癒，服用溫燥、固澀，升補之方藥不效者，此方可收捷效。曾治陳某，50 歲，患泄瀉已 2 月，形體消瘦，時以開水漱口而不欲咽，舌質淡、苔薄白，脈微緩。他醫治以溫燥、固澀、升補之劑不效，擬八味丸合



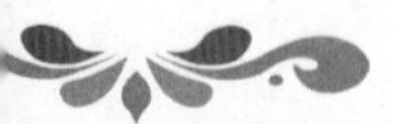

四神丸治之，亦不見效。改用此方治療，服藥 1 劑即瀉止。

***來源*** 獻方人：蕭琢如，《遯園醫案》；推薦人：湖南省常德市第一人民醫院劉智壺。

***配方 3*** 雞蛋 3 個、艾葉 10 克。

***用法*** 雞蛋與艾葉同煨熱，成人 1 次服，連服 2～3 天。

***說明*** 本方專治慢性腹瀉。適用於大便泄瀉如水樣或溏便，次數多，無裏急後重及黏液、膿血便。為民間流傳秘驗方。曾治王姓老年婦女，患泄瀉數月，經中西醫治療，症狀時好時發，終未能根治。近腹瀉甚劇，日 20 餘次，稀溏便，食慾銳減，以致臥床不起。試服上方 1 天後，瀉減其半，3 天後瀉止，已能起床行動，逐漸痊癒。

此方平淡神奇，民間治療單純性腹瀉，其藥理作用為，艾葉中鞣酸蛋白結合而為鞣酸與蛋白，鞣酸蛋白具有收斂止瀉之功效，又有健脾益氣的作用。因此凡脾虛泄瀉，便如水樣者，皆可試治。

***來源*** 獻方人：章柏年，《蕉窗話醫》；推薦人：浙江省嵊州中醫院樓宇舫。

***配方 4*** 巴豆 100 個、黃蠟 30 克。

***用法*** 巴豆炒炭，黃蠟熬 1 沸放入巴豆炭調和為丸。每次服 3 克，每日 3 次。溫開水送下。

***說明*** 本方適用於慢性腹瀉屬寒凝積滯證患者。症見腹痛、腹瀉，瀉後痛減或大便有白色凍狀等。如治徐某，男，32 歲。患腹瀉反覆發作 10 餘年。曾服多種中、西藥物治療，效果不顯。診時脘腹脹痛，痛則大便，便後稍舒；大便溏狀，日行 3～4 次，夾有少許黏液；進食油膩則症狀加重。噯氣納呆，形體消瘦，舌質黯紅，脈弦而細。此係積滯阻於

腸道，腑氣不利。治擬消積通滯法，服上丸每日 3 次，每次 3 克。次日大便稍瀉，腹痛即減，3 日後大便成形，餘症消除。後以香砂六君子湯調理 15 天而癒。

服上丸中病即停用，不可久服。《湯液本草》云：「巴豆，若急治為水穀通道之劑，去皮、心、膜、油，生用；惹緩治為消堅磨積之劑，炒去煙，令紫黑用。可用通腸。可以止瀉，世所不知也。」

**來源** 獻方人：河南省柘城縣人民醫院鄭春雷。

**配方 5** 熟地 20 克，茯苓 16 克，滑石 12 克，阿膠、烏梅各 10 克，澤瀉、豬苓各 9 克。

**用法** 水煎藥 2 次，分 2 次服下。以上為成人量，兒童酌減。上藥阿膠烊化兌服。

**說明** 本方適應於急性腹瀉脫水及電解質紊亂。臨床表現為泄瀉頻數，質稀量多，肛門焮紅或灼熱，溲赤短少，腸鳴、煩躁不安、嘔吐時作，飲入則嘔，精神疲憊。舌質赤或絳、苔剝脫或少苔，脈細數無力。若發熱者，加黃連、葛根；口渴加花粉；煩躁加黃芩、知母；精神疲憊乏力加太子參、淮山藥；大便不消化狀者，加炒麥芽。

**來源** 獻方人：江西省撫州市中醫醫院王海龍。

**配方 6** 防風 9 克、陳皮 12 克、白芍 12 克、甘草 3 克。

**用法** 上藥加水 1200 毫升，煎至 400 毫升，每日 1 劑，2 次煎服。

**說明** 本方主要適用於變態反應性腹瀉。防風有祛風、勝濕、止痛之功；陳皮有理氣、調中、燥濕、化痰之力；白芍有養血柔肝、緩急止痛之能；甘草有和中緩急、解毒調和的作用。諸藥合方，有抗變態反應的作用，治療過敏性腹

瀉，可獲良效。

***來源*** 獻方人：河南省電子醫院張玉瑛。

【針灸】

***取穴 1*** ①足三里、天樞。②關元、三陰交。③大腸俞、合谷。

***施術*** 穴位常規消毒後，用毫針針刺，用中等強度刺激手法，平補平瀉。天樞、關元、大腸俞穴針刺 5～8 分深，選 2 組穴位交替使用，每日針 1 次，12 次為 1 療程。

***說明*** 本方治療慢性腹瀉，適應於大便稀溏，腹脹，腹痛等病。久病體虛或伴有消化不良者，宜對關元、天樞、足三里 3 穴，加用艾條灸或艾炷灸。

***來源*** 獻方人：湖南省常德市第三人民醫院老中醫劉天健；推薦人：湖南省中醫藥學校劉步醫。

***取穴 2*** 百會、足三里、內庭。

***施術*** 足三里、內庭 2 穴，用毫針刺 0.5～1.0 寸，用補法；百會穴用艾炷灸 5～7 壯，施灸時將百會穴處的頭髮剪盡，用麥粒大小艾炷灸治。

***說明*** 本法治療慢性腹瀉，用於大便稀溏，日 5～6 次，並伴腹痛、腸鳴等症。百會穴如難以施艾炷灸，用艾條灸亦可，灸至局部皮膚紅潤為度。《古今醫鑒》謂：「泄瀉三五年不癒，灸百會五七壯即癒。」

***來源*** 獻方人：湖南省常德市第一人民醫院劉智壺。

***取穴 3*** 心俞、膈俞、肝俞、脾俞、腎俞、大腸俞、四神聰、關元。

***施術*** 前 7 個穴位均用輕刺補法，關元穴每日灸 20 分



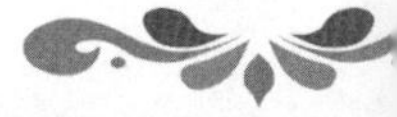

鐘。

**說明** 《內經》云：「臟有病，取之腹。」按上述取穴施術，對老年人脾腎陽虛型泄瀉，療效甚佳。四神聰為經外奇穴，在百會穴前後左右各1寸處。

**來源** 獻方人：北京醫學院東直門醫院姜輯君；推薦人：湖南大庸結核病防治所侯啟年。

**取穴4** 神闕。

**施術** 每晚用艾炷灸神闕穴3～7壯，用大蒜切片墊於神闕穴上，在大蒜上施灸。

**說明** 本法治療大便稀溏或如水狀，日久不止。當晚灸後，翌日即可見效，連續施灸5～7天即癒。

**來源** 《針灸資生經》；推薦人：湖南省常德市第一人民醫院劉智壺。

**取穴5** 止瀉穴（臍下2.5寸）。

**施術** 患者取仰臥位，穴位用75%酒精棉球消毒，用5毫升消毒注射器抽黃連素注射液，7歲以下小兒每次用黃連素1毫升，8歲以上至成人每次用4毫升。左手捏住穴位周圍皮膚，右手持注射器，垂直刺入穴位，進針深度0.5～1.5公分，成人用7號針頭，小兒用5號針頭。進針後有酸、麻、脹、下墜感，緩慢注藥，迅速拔針。每日1次，重者每日2次。

**說明** 止瀉穴位於腹中線任脈中，主治急性腸炎。如楊××，女，52歲。突然腹痛，腹瀉日10餘次，伴噁心、嘔吐。糞便為水樣狀、無膿血。用上法治療，每12小時注射1次，每次4毫升，注射4次痊癒，隨訪未復發。

**來源** 獻方人：河南省商丘地區人民醫院許秀榮。

【推拿按摩】

***操作部位*** 腹部、背部；中脘、天樞、氣海、關元、脾俞、胃俞、腎俞、大腸俞、命門、八髎、長強。

***施術*** ①一指禪推以上腹部穴位，手法沉著而緩慢，由上向下反覆 5 遍，再繞肚臍摩腹 8 分鐘。②沿脊柱兩旁，從脾俞至大腸俞往返施推法，再按揉脾俞、胃俞、大腸俞、長強各穴，直擦督脈，橫擦腰部及八髎穴，以透熱感為度。

***說明*** 本法適用於脾腎陽虛之久瀉。曾治呂某，男，62 歲，退休幹部。患腹瀉 10 多年，大便稀溏，每日 3～4 次，早晨症明顯，伴頭暈目眩，腰膝酸軟，腹脹腸鳴等症。經用本法治療 1 月，大便逐漸由稀到乾，次數減少到每日 1 次，其他症狀也隨之而癒。

***來源*** 上海中醫學院，《推拿學》；推薦人：湖北省武漢市按摩醫院袁明。

【心理治療】

***施術*** 瞭解病人的興趣和愛好，並儘量使病人的注意力轉移到這方面來，以達治療目的。

***說明*** 本法適用於情志失調，鬱怒傷肝，木橫乘土，憂思氣結，脾運失健，水穀不歸正化所致之腹瀉。症見腹瀉發作常與情緒波動有關。每於抑鬱、惱怒或精神緊張之時即將發生腸鳴腹痛，腹痛即瀉，瀉後痛緩，矢氣頻作等。金元時期，一楊姓醫生認為：「治洞瀉不已之人，先問其所好之事，好棋者，與之棋，好樂者，與之笙笛。」曾治一洞瀉不止的病人，不施方藥，而是與病人大談日月星辰及風雲雷雨之變，自辰時至未時連續幾個小時未輟，病人聽得津津有味，連上廁所都忘記了，洞瀉不止遂癒。這是利用病人感興趣之事以分散和轉移病人的注意力以達治療目的。



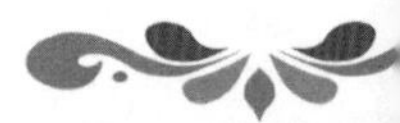

**來源**　《儒門事親》；推薦人：湖南中醫學院曠惠桃。

## 便　秘

【方藥】

**配方1**　白朮、蒼朮各30克，枳殼10克，肉蓯蓉20克。

**用法**　用適量水先將藥物浸泡30分鐘，每劑煎2次，每次用慢火煎1小時左右，2次煎液混合。每日1劑，1次溫服。

**說明**　本方適用於習慣性便秘、全身虛弱致排便動力減弱引起的便秘等。服藥後宜多飲開水，一般8～14小時即可通便。此方必須用足藥量，並掌握好煎法與服法。對熱病引起的大便不痛，不宜使用。

**來源**　獻方人：岑鶴齡，《中醫雜誌》，4：52，1988；推薦人：江西省撫州市第二人民醫院唐學游。

**配方2**　蘆薈6克。

**用法**　將此藥研細末，分裝在6枚空心膠囊內。成人每次用溫開水吞服3枚，每日2次。小孩每服1枚，每日2次。亦可用白糖溫開水口服藥末，成人每次3克，小孩每次1克，每日服2次。

**說明**　本方適用於習慣性便秘。症見大便乾結難下，腹脹、腹痛，舌紅少津、苔黃燥，脈沉實或沉澀。蘆薈性味苦寒，有清熱通便、清肝、殺蟲之作用，對肝經實火而兼大便秘結者，尤為適宜，陰虛氣弱者忌用。

**來源**　獻方人：熊寥笙，《中醫雜誌》，4：52，1988；推薦人：江西省撫州市第二人民醫院唐學游。

**配方3**　核桃肉5枚、蜂蜜30克。

***用法*** 先將核桃肉搗爛如泥，加入蜂蜜拌勻，分 2 次用開水沖服，連續服用 1 至 2 週。

***說明*** 本方具有潤腸通便之功效，適用於老年人津虧血虛的習慣性便秘。對於口乾舌燥、腹痛身熱之便結不宜。

***來源*** 獻方人：湖南省桑植縣人潮溪鄉衛生院陳振岩。

***配方 4*** 肉蓯蓉 15 克、生首烏 15 克、胡桃肉 15 克、熟地 15 克、生黃芪 15 克、當歸 9 克、黨參 9 克、白朮 9 克、柴胡 9 克、升麻 9 克、炒熾殼 9 克、蜂蜜 20 克。

***用法*** 水煎服，每日 1 劑，水煎服 2 次。其中蜂蜜分 2 次沖服。

***說明*** 本方適用老年習慣性便秘，體弱少氣，面色蒼白，頭暈目眩，腰膝酸軟，耳鳴，耳聾，脈沉細弱，舌質淡紅，苔薄白者。臨床療效甚佳。

***來源*** 獻方人：羅裕民，《中醫雜誌》，1：46，1987；推薦人：安徽省歙縣中醫院黃孝周。

***配方 5*** 枳實 10 克。

***用法*** 水煎服，1 日 1 次。

***說明*** 老年性便秘，臨床頗為常見。枳實通腑破結，理氣通便。根據文獻記載，唐宋以前枳實、枳殼是不分用的，寇宗謂：「枳實、枳殼一物也。」然枳實與枳殼其藥理作用有峻緩之別。《神農本草經》中說：「枳實除寒熱結氣。」張潔古亦認為：「枳實，破堅積。」可見枳實藥理作用是：破結氣，消脹滿。

近代藥理研究，據《現代實用中藥學》中說：「枳實，治便秘，能使胃腸運動收縮節律有力」。浙江溫州醫學院谷振聲教授，以此藥治老年人習慣性便秘，收效卓著，如治



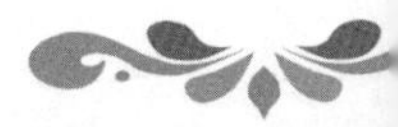

卓××，女，83 歲。1982 年 7 月因胃出血住院治療，經中西醫治療 15 天後出院，15 天以來未大便，初則乾燥難解，繼則不大便。自覺腹脹滿，大便難下，痛楚難言。谷老診治，認為是虛中挾實之證，治宜破氣導滯。以枳實一味，50 克分 5 天服。每次 10 克，水煎服，2 劑後，大便暢行，腹滿頓除，繼服 3 劑，大便暢順。

***來源*** 獻方人：浙江省溫州醫學院谷振聲教授；推薦人：浙江省紹興市中醫院董漢良。

【針灸】

***取穴 1*** 承山（雙側）。

***施術*** 皮膚常規消毒後，垂直進針 2～3 寸，得氣後反覆捻轉提插 1 分鐘，留針 20～30 分鐘，留針期間每隔 10 分鐘運針 1 次。刺激強度因人而異。隔日針 1 次，針 5 次停針觀察。

***說明*** 本法可用於習慣性便秘的治療。一般針 1 次即便通，針 5～7 次可鞏固療效。曾治李某，79 歲。胃下垂病史 20 餘年，近 5 年經常便秘，嚴重時大便如羊糞球，且帶血絲。按上法行針刺治療，治療 1 次後，大便即通，再針刺 5 次，1～2 天 1 次大便，療效鞏固，至今 2 年未復發。

***來源*** 獻方人：於春江，《吉林中醫藥》，2：21，1988；推薦人：湖南中醫學院劉建新。

***取穴 2*** 豐隆、水道（左）、歸來（左）、水道和歸來旁開 2 寸處。

***施術*** 針刺均施捻轉瀉法。操作時，患者仰臥，刺入 1.5～2 寸。得氣後留針 30 分鐘，每日 1 次。

***說明*** 豐隆為胃之絡穴，能調節脾胃功能；水道、歸來及旁開 2 寸處均有調整胃氣、宣通三焦氣機之效。三焦通則

津液自下，胃氣和則大腸腑氣可調，而便秘自解。曾應用本法治療 50 例，有效 48 例，無效 2 例。有效者，排便時間為 20 分鐘至 3 小時。

***來源*** 天津中醫學院附一院針灸科，《中醫雜誌》，6：17，1981；推薦人：安徽省馬鞍山鋼鐵公司醫院黃兆強。

【推拿按摩】

***操作部位*** 腹部。

***施術*** 患者平臥，醫者兩手掌垂疊按壓在神闕穴上，作順時針方向揉動 5～10 分鐘。繼之，用拇、食、中指由上向下直推 50～100 次。

***說明*** 順時針方向的揉動及向下直推具有促進腸胃道蠕動的功能，適宜於年老體弱、中氣不足所致的便秘。

***來源*** 獻方人：湖南省中醫藥學校邵湘寧。

## 慢性非特異性潰瘍性結腸炎

【方藥】

***配方 1*** 葛根、黃芩、黃柏各 20 克，生山楂、地榆、五倍子各 10 克，錫類散 3 支。

***用法*** 上藥加水煎 2 次，共煎成 200 毫升，待藥汁溫度降至攝氏 30 度左右時，加錫類散調勻。患者晨起排大便後，取側臥位，適當墊高臀部，保留灌腸，每次 30 分鐘。每日 1 次，15 天為 1 療程。

***說明*** 本方適用於慢性非特異性潰瘍性結腸炎。臨床表現有不同程度的腹痛，腹瀉，疼痛局限於左下腹或下腹部，呈現持續性隱痛，痛時有便意，排便後腹痛可暫時緩解；糞便中有大量黏液或少量膿血。上方有清熱解毒、化瘀收斂、





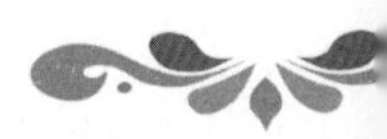

祛腐生肌的作用。本法使藥液在病灶直接吸收，使腸黏膜紅腫、潰瘍逐漸消失。曾治療 30 例，有效率為 85%。

**來源** 獻方人：周菊芬等，《浙江中醫雜誌》，6：279，1992；推薦人：江西省撫州市第二人民醫院唐學游。

**配方 2** ①黨參 18 克，白朮 10 克，肉豆蔻、葛根各 10 克，黃芪、補骨脂各 15 克，白頭翁 24 克，木香 6 克；②炮薑、地榆、黃柏、石榴皮各 10 克，敗醬草 15 克。

**用法** ①方每日 1 劑，水煎 2 次，早晚各服 1 次；②方加水 400 毫升煎成 80 毫升，每晚保留灌腸 1 次。15 天為 1 個療程。用藥期間忌食生冷油膩。

**說明** 本法可用於慢性非特異性潰瘍性結腸炎的治療。症見反覆發作性腹瀉，腹痛，或大便乾而帶黏液及血便，左下腹壓痛。共治療 100 例，總有效率 88%。

**來源** 《上海中醫藥雜誌》，6：6，1993；推薦人：江西省撫州市第二人民醫院唐學游。

**配方 3** 野菊花 60 克。

**用法** 水煎沸 20 分鐘，取溫藥液 20 毫升保留灌腸。每日 1 劑，灌腸 1 次，7 次為 1 療程。

**說明** 本方適用於反覆發作的以腹瀉，黏液、膿血便，腹痛及裏急後重為主症的慢性非特異性潰瘍性結腸炎。無野菊花時可用白菊花代替。灌腸時藥液不要過涼、過熱，灌腸後不要馬上排便。臨床治療數十例，痊癒者十有八、九。曾治孫某，女性，46 歲。腹瀉、黏液、膿血便及腹痛反覆發作近 1 年，曾到青島市立醫院、山東省立二醫院作纖維結腸鏡檢查，均診斷為慢性潰瘍性結腸炎。用中、西藥物治療均未見效，遂來求治。給予本方灌腸治療，2 個療程後症狀消

失，臨床治癒，隨訪 2 年未復發。

***來源*** 獻方人：山東省濰坊市中醫院徐懷安。

***配方 4*** 朱砂蓮 15 克、蜈蚣 2.5 克、血見愁 30 克、補血草 30 克、白及 15 克、炒地榆 30 克、小薊 30 克、索骨丹 15 克。

***用法*** 上藥加水濃煎 150 毫升，分 2 次灌腸用，1 日 1 次，每次 70～10 0 毫升，1 月為 1 療程。如 1 療程見效不顯者，休息 1 週左右，可繼續第 2 次程治療。

***說明*** 本方功能清熱涼血，收斂止血，生肌斂瘡。主治非特異性潰瘍性結腸炎。治療 61 例。基本治癒（臨床症狀消失、大便化驗正常，乙狀結腸鏡檢或 X 光鋇劑灌腸檢查潰瘍癒合，黏膜充血、水腫消失或明顯好轉）44 例；好轉（臨床症狀消失，大便化驗正常或輕度異常，乙狀結腸鏡檢或 X 光鋇劑灌腸檢查潰瘍減少或縮小，粘臘仍可見充血，水腫）15 例；無效 2 例。

***來源*** 獻方人：陝西省西安學院附屬第一醫院陳林；推薦人：新疆烏魯木齊市新疆西域紅斑狼瘡研究所丁叢禮。

***配方 5*** 黨參 130 克、焦白朮 150 克、生黃芪 150 克、煅石膏 300 克、白芨 300 克、川黃連 60 克、血竭 60 克、甘草 60 克、炮薑 50 克、枳殼 150 克、石榴皮 200 克、烏梅 200 克、金銀花炭 300 克、槐米 40 克。

***用法*** 烏梅放在瓦片上用火烘乾至焦黃（切勿變焦黑），生石膏放在電爐上直接火煅，其餘藥物用烘箱或小火烘乾，諸藥研粉，過 80～100 目篩，裝瓶備用。飯前半小時用熱開水調成糊狀吞服，每次 40 克，每日 3 次，服後可飲稀粥，勿飲開水。




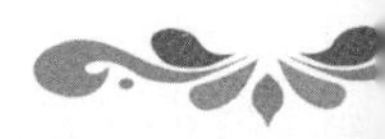

**說明** 本方益氣健脾、固攝清熱止血止瀉，用於脾弱氣虛型非特異性潰瘍性性結腸炎。血便甚者加參三七、地榆炭；納呆者加焦山楂、炒麥芽。治療 74 例，臨床痊癒 51 例，顯效 11 例，好轉 8 例，無效 4 例。

**來源** 獻方人：新疆烏魯木齊市新疆西域紅斑狼瘡研究所丁叢禮。

**配方 6** 劉寄奴 12 克、破故紙 12 克、女貞子 15 克、吳茱萸 4 克、車前子 12 克、澤瀉 10 克。

**用法** 水煎服 2 次。每日 1 劑。

**說明** 本方功能活血化瘀、溫補腎陽，利水和脾，祛濕止瀉。主治非特異性潰瘍性結腸炎。濕熱型加訶子、黃連、桔梗；虛寒型加黨參、肉豆蔻。治療 46 例，痊癒（症狀全部消失，大便成形，次數正常，大便化驗檢查無黏液及潛血，隨訪 1 年以上未復發）39 例，占 85%；基本治癒（症狀基本消失，大便半成形，每日 2～3 次，大便檢查無膿血）4 例，占 8.6%；好轉（腹痛、黏液便消失，大便次數明顯減少，大便呈糊狀，無黏液及潛血）3 例，占 6.4%。平均用藥 28.5 劑。

**來源** 獻方人：江蘇省淮陽縣人民醫院姜漢民；推薦人：新疆烏魯木齊市新疆西域紅斑狼瘡研究所丁叢禮。

**配方 7** 麝香 1 克、牛黃 0.5 克、紅花 30 克、珍珠 5 克、血竭 5 克、枯礬 30 克、白芨 30 克、青黛 30 克。

**用法** 上藥研粉備用。用時取12克加開水100毫升，調成稀糊狀，待溫後保留灌腸，每晚睡前1次。20天為1療程。

**說明** 本方功能清熱解毒，活血化瘀，消腫止痛，收斂止瀉，托里生肌。主治非特異性潰瘍性結腸炎。治療 33 例，痊癒（臨床症狀消失，大便常規化驗正常，結腸鏡檢查腸黏



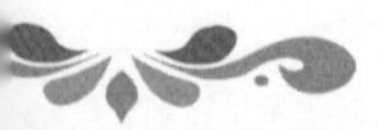

膜正常）27 例，占 82%；好轉（臨床症狀減輕，大便化驗正常，結腸鏡檢查有輕度充血、水腫、無糜爛及潰瘍）6 例，占 18%。

***來源*** 山西省中醫研究所王碧慧；推薦人：新疆烏魯木齊市新疆西域紅斑狼瘡研究所丁叢禮。

***配方 8*** 生石膏粉 100 克、雲南白藥 2 克、2%奴佛卡因 20 毫升。

***用法*** 諸藥為細面加溫開水 250 毫升攪拌混合。患潰瘍性直腸炎，乙狀結腸炎者，取左側臥位，病變若在乙狀結腸之上，如升降結腸、橫結腸患者，則取右側臥位，用 25～28 號肛管插入肛門，深度 15～30 公分，以低壓緩慢灌入。灌腸後臀部墊高，仰側臥位交替 1～2 次，至少半小時。7～10 天為 1 療程。2 個療程間停藥 4 天。

***說明*** 本方功能清熱解毒，消炎止血。主治慢性潰瘍性結腸炎。治療 100 例，顯效 59 例，有效 38 例，無效 3 例，有效率 97%。設對照組 28 例（給水楊酸偶氮磺胺吡啶或黃連素口服，部分加用強的松），結果有效率為 60.7%，$P<0.05$。

***來源*** 獻方人：新疆烏魯木齊市新疆西域紅斑狼瘡研究所丁贏。

***配方 9*** 黃芪 30 克、銀花炭 10 克、薏苡仁 15 克、山楂 15 克、黨參 10 克、山藥 10 克、雲苓 10 克、白芍 10 克、木香 60 克、桔梗 6 克、甘草 6 克、砂仁 3 克。

***用法*** 水煎服2次。每日1劑。砂仁後入煎；銀花炭沖服。

***說明*** 本方功能健脾化濕，固腸止瀉，修復潰瘍。主治慢性潰瘍性結腸炎。脾虛肝鬱者加防風、柴胡、鬱金；脾虛濕熱者加白頭翁、黃連、秦皮；肝腎俱虛者加補骨脂、五味





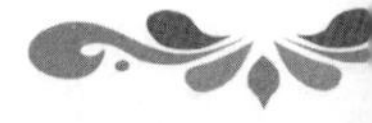

子、吳茱萸、肉豆蔻；寒甚者加附子、乾薑；便血者加生地榆、旱蓮草；久瀉不止者加赤石脂、五倍子；便秘者加生地榆、旱蓮草；久瀉不止者加赤石脂、五倍子；便秘者加萊菔子、麻仁；血虛者加阿膠；肝腫大者加柴胡、鱉甲、丹參；浮腫者加陳葫蘆瓢。治療 36 例，緩解 25 例，部分緩解 8 例，無效 3 例，總有效率為 91.6%。

**來源** 獻方人：湖北省岡縣中醫院倪子列；推薦人：新疆烏魯木齊市新疆西域紅斑狼瘡研究所丁叢禮。

**配方 10** 黃芪 20 克、黨參 20 克、白芨 20 克、甘草 6 克、蒼朮 10 克、藿香 10 克、川椒 5 克、肉桂 3 克、田三七 3 克、訶子 15 克。

**用法** 製成沖劑每次服 5 克，每日服 2～3 次。3 個月為 1 療程。也可水煎服 2 次。每日 1 劑。

**說明** 本方功能健脾化濕，益氣溫腎。主治慢性潰瘍性結腸炎。治療 43 例（其中緩解期 20 例，活動期 23 例），其中大部分在 3～7 天內大便化驗結果正常，次數由每日 3～10 次減至 1～3 次，15 天腹痛停止；有發熱與血沉改變者，一般於 7～40 天恢復 2 例顯效。1 例半年後復查基本正常。追訪 2 年，未復發者 41 例，2 例偶發，但病情較輕。對患者細胞免疫功能檢測，治療前細胞免疫功能低下，而治療 3 個月後，細胞免疫功能提高。

**來源** 獻方人：湖南省中醫學院附屬第二醫院王桂枝；推薦人：新疆烏魯木齊市新疆西域紅斑狼瘡研究所丁叢禮。

**配方 11** 黃芪 30 克、黨參 15 克、白朮 12 克、山藥 15 克、茯苓 30 克、白芍 15 克、山楂 15 克、木香 6 克、砂仁 10 克、甘草 10 克、白及 20 克。

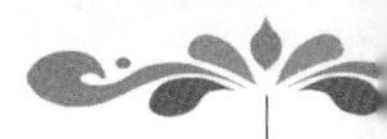

***用法*** 水煎服2次，每日1劑。

***說明*** 本方功能健脾化濕，固腸止瀉。主治慢性潰瘍性結腸炎。脾虛濕熱加白頭翁、黃連、生槐花；脾腎兩虛加破故紙、五味子、肉豆蔻、吳茱萸；脾虛肝鬱加檳榔、木瓜、防風；寒甚加附子、乾薑；便血加生地榆、生大黃；久瀉不止加罌粟殼、赤石脂；便秘加萊菔子、火麻仁；血虛加當歸、阿膠；失眠加炒酸棗仁、生龍骨、牡蠣；關節痛加桂枝、威靈仙；肝臟腫大加柴胡、丹參、鱉甲。治療40例，近期緩解（臨床症狀消失，結腸鏡檢查黏膜病變恢復正常或遺留疤痕）28例，部分緩解（臨床症狀基本消失，結腸鏡檢查黏膜病變僅輕度炎症）10例，無效2例。總有效率為95%。

***來源*** 獻方人：新疆烏魯木齊市新疆西域紅斑狼瘡研究所丁嬴。

***配方12*** 米炒黃芪15克、米炒潞黨參10克、土炒當歸6克、炮薑6克、土炒白芍15克、土炒白朮6克、醋延胡索6克、水飛赤石脂10克、兒茶3克、肉桂3克、烏梅9克、茅莓10克、升麻5克。

***用法*** 製成片劑，每片含生藥0.4克。每日3次，每次8片。飯後溫開水送服。

***說明*** 本方主治潰瘍性結腸炎症狀緩解後，可將8片減至2～4片，20天為1療程，每療程間歇7～10天，一般用藥1～3療程。治療55例，治癒34例，顯效14例，好轉5例，無效2例。近期治癒率為61%，總有效率98.1%，設對照組用黃連素，複方新諾明治療13例，治癒5例，顯效4例，好轉2例，無效2例，近期治癒率38.4%，總有效率為84.6%。

***來源*** 獻方人：武警四川總隊重慶醫院桂方虎；推薦人：新疆烏魯木齊市新疆西域紅斑狼瘡研究所丁叢禮。

## 手術後腸粘連

【方藥】

**配方**　當歸9克、白芍9克、桂枝3克、炙甘草3克、通草3克、生薑3克、枳實3克、桔梗3克、細辛1.5克、吳茱萸1.5克、紅棗6枚。

**用法**　水煎服。每日1劑，煎服2次。

**說明**　本方適用於腹部手術後腸粘連腹痛，屬血虛寒凝所致者。此方以《傷寒論》當歸四逆加吳茱萸生薑湯與《金匱》排膿散合用，排膿散用枳實、桔梗、白芍3味。具疏通瘀滯，消氣散寒之功，而收「通則不痛」之效。

**來源**　獻方人：浙江省中醫院名老中醫魏長春；推薦人：浙江省溫嶺中醫院陶鴻潮。

【推拿按摩】

**操作部位**　腹部。

**施術**　①戳顫法：患者仰臥，醫者立於一側。用一手中指戳點痛點。持續片刻，然後上下顫動，頻率要快，利用腹壁的顫動來緩解疼痛和緩解粘連。②推擠法：待腹痛緩解後，醫者一手撫按，一手按壓手背腕部，向外下方推擠，反覆數次。③按揉法：雙手按揉痛處。

**說明**　手術後腸粘連的診斷，除有腹部手術的歷史外，腹部常可摸到腸管粘連所形成的包塊。此時用本推法治療效果較理想。每日施術1次，15次為1療程。

**來源**　獻方人：劉世森等，《按摩奇術圖識》；推薦人：湖南省中醫藥學校王振平。

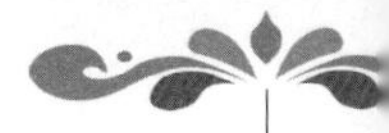

## 慢性肝炎

【方藥】

**配方1** 生地15克、枸杞子15克、黃精20克、北沙參20克、川楝子10克、當歸12克、白芍12克、山萸肉12克、丹參20克、仙靈脾12克、仙茅12克、鬱金10克。

**用法** 水煎2次，將煎汁混合，分2～3次服下，每日服1劑，20天為1療程，間隔2～3天繼服。小兒用量酌減。

**說明** 本方適用於慢性肝炎，對使用養肝陰藥物治療效果較差患者，症見右脇不適，精神疲憊，行走乏力，納呆無味，口苦，口乾不欲飲，溲黃便結。舌質偏紅，脈細或濡，肝功能異常者，有顯著療效。滋補肝陰藥物長期服用有遏傷陽氣之弊，故加入山萸肉、仙靈脾、仙茅補腎陽，補陽以配陰，滋陰以安陽，燮理陰陽則臟腑功能可恢復正常。本病治療時間長，不能過早停藥。

**來源** 獻方人：江西省撫州市第二人民醫院唐學游。

**配方2** 茵陳25克、金銀花20克、連翹20克、大青葉20克、苦參15克、黃芩15克、露蜂房15克、板藍根20克、黃芪30克。

**用法** 水煎服，每日1劑，煎服3次。

**說明** 慢性遷延性肝炎病情複雜，纏綿難癒。多為濕熱蘊結，肝鬱脾虛。本方功能清熱利濕，健脾除滿，益氣活血，療效滿意。曾治本病120例，治癒86例，好轉28例，總有效率95%，經隨訪治癒病例無1例復發。臨床應用時腹脹加厚朴20克，肝區刺痛加丹參30克。服本方期間停服西藥。並定期復查肝功能。鮑某，男，52歲，患肝炎10年，



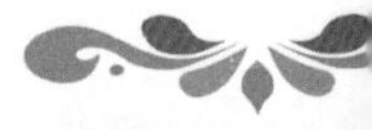

經中西藥多方治療效不顯。近日煩熱口苦，脘腹脹滿，以至厭食，經某醫院檢查，確診為慢性肝炎（活動期），早期肝硬化。即投本方加厚朴 20 克，丹參 30 克，連服 10 劑，腹脹、肝區痛減輕，諸症緩解。續服 60 劑，諸症若失。經各項理化檢查均已正常，隨訪 2 年半未復發。

***來源*** 獻方人：吉林省前郭縣中醫院趙國財；推薦人：湖南中醫學院劉建新。

***配方 3*** 當歸 15 克、生地 15 克、赤芍 15 克、川芎 6 克、茜草 15 克、丹參 15 克、益母草 18 克、豨簽草 15 克、桃仁 9 克、廣木香 9 克、茵陳 18 克、雲苓 15 克、夏枯草 15 克、龍膽草 12 克。

***用法*** 水煎服。每日 1 劑，煎服 2 次。或按此比例配成丸劑，1 次 6 克，1 日 2 次。

***說明*** 本方為喻森山經驗方。名益肝降濁湯。適用於慢性肝炎而臨床表現為血虛兼瘀，夾有濕熱未盡之證者，療效頗為滿意。

***來源*** 獻方人：宋祖敬等，《當代名醫證治薈萃》，推薦人：浙江省溫嶺中醫院陶鴻潮。

***配方 4*** 茵陳 30 克，生苡仁、澤瀉、芡實、鬱金、青皮、赤芍、半支蓮各 20 克，苦杏仁、山豆根各 10 克，白蔻仁 5 克，桔梗、廣木香各 6 克，川黃連 2 克。

***用法*** 以上研成極細末，早晚分服 3 克，以開水或煉蜜調服，或裝入膠囊內吞服，1 個月為 1 療程。

***說明*** 本方適應於治療濕熱型慢性 B 型肝炎及 B 肝病毒帶原者，症見神疲乏力，面色油垢或灰滯不澤，腿膝酸楚，口唇有黯斑，小便或黃，大便或溏；有些人可無任何症狀，

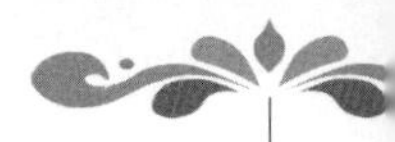

僅小便微黃，於體檢時查出。本方的功能是清化濕熱，行氣疏肝，活血解毒。

***來源*** 獻方人：袁興石等人，《中醫雜誌》，5：38，1990；推薦人：湖南中醫學院附一院吳金蓮。

***配方 5*** 黃芪、土茯苓、板藍根、白花蛇舌草、金錢草各30 克，山楂、大棗各 20 克，紫草 158 克，甘草 10 克。

***用法*** 水煎服，每日 1 劑，煎服 3 次，空腹服。20 劑為 1 療程。或者將上方 5～10 劑，焙乾共研細末，過篩，以蜂蜜為丸，每丸 10 克。每日 2 次，每次服 1～2 丸，早晚服。

***說明*** 本方治療慢性活動性 B 型肝炎有效。具有益氣，清熱涼血，健脾解毒利濕等功能。堅持服 4～5 個療程，可作肝功能及 HB sA G 檢查。臨床治療 80 例，總有效率為 82%。連服無毒副作用。忌油膩、酒、辛辣食物和房勞。

***來源*** 獻方人：四川省綿陽市 102 信箱職工醫院楊忠英。

***配方 6*** 白朮、黃芪、夜交藤、白花蛇舌草各 30 克，土茯苓 40 克，茯苓、蚤休、丹參各 20 克，肉蓯蓉、淫羊藿、益母草各 15 克，戎鹽 6 克。

***用法*** 文武火煎藥 2 次，分 2 次服下。以上為成人 1 日量，每日 1 劑，1 月為 1 療程。每療程結束後停藥 5 天，連用 3 個療程。

***說明*** 本方治療慢性活動期 B 型肝炎。臨床可見右上腹持續性隱痛或肝區壓痛，食慾不振，疲乏。肝臟腫大，肝功能異常，HB–SAG 陽性。上方從脾腎論治，可以改善肝功能及提高免疫力，抑制 B 肝病毒，促進肝細胞的修復及再生。

***來源*** 獻方人：楊煥彪等，《廣西中醫藥》，1：8，1993，推薦人：江西省撫州市第二人民醫院唐學游。



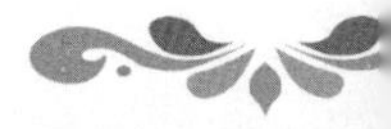

**配方 7** 大蒽30克、黃柏30克、黃芩20克、丹參15克、桑葉15克、檳榔15克、車前草15克、地榆15克、白茅根15克、當歸15克、甘草10克。

**用法** 水煎服，煮沸20分鐘，每日1劑，煎服2次。

**說明** 本方治療慢性B型肝炎，臨床用於對B肝病毒的轉陰、消失症狀均有較明顯的療效。黃疸明顯加茵陳30克；無黃疸加赤芍15克，敗醬草15克；納呆加廣木香10克，山楂15克；神疲加黃芪15克。李××，男，35歲，患B肝1年，多方治療無效，用上方加減治療，6個月後，症狀消失，HBS，HBSEA G轉陰性。隨訪3年，未再復發。

**來源** 獻方人：湖南省桃源縣人民醫院曾廣安。

**配方 8** 虎杖20克、黃芪30克、山藥15克、板藍根20克、射干6克、枸杞子15克、巴戟天15克、土茯苓20克、當歸15克、白花蛇舌草20克。

**用法** 水煎服，煮沸15分鐘，日1劑，分3次煎服。

**說明** 本方適用於B肝表面抗原陽性、谷丙轉氨酶增高者。筆者臨床使用對B肝表面抗原轉陰有較好的效果。

**來源** 獻方人：雲南省昆明市中醫院吳洪波；推薦人：雲南省昆明市婦女保健所袁曼宇。

**配方 9** 生黃芪30克、板藍根10克、豬苓6克、白芍10克、薏苡仁10克、桑椹10克、大棗5枚、陳皮8克、敗醬草10克、田三七粉3克、山楂10克。

**用法** 水煎，沸後15分鐘即可，方中田三七粉不入煎，分3次沖兌服。每日1劑，煎2次，分3次服。

**說明** 本方適用於小兒慢性B型肝炎症見肝腫大，食慾不振，貧血，神疲乏力，舌質淡，苔薄，脈細弱等。對降轉



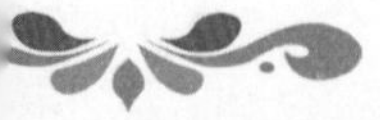

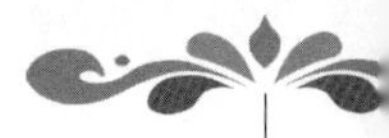

氨酶和 B 肝表面抗原陽轉陰效果甚佳。28 天為 1 療程，每服藥 6 天，停 1 天。表面抗原陽轉陰後，須續服至病癒為止。

***來源*** 獻方人：湖南省中醫藥學校陳善。

***配方 10*** 女貞子15克、土茯苓20克、柴胡10克、大黃6克、五味子10克、黃芪15克、白朮12克、當歸6克、丹參12克、白芍10克、鬱金10克、連翹10克、蚤休10克、一支箭10克、甘草6克。

***用法*** 每日1劑，水煎服，復煎，兩次藥液混勻，分早、晚飯後溫服。

***說明*** 此方為本人多年來的臨床經驗方，名為「貞茯益肝丹」。慢性肝炎 其病理特點主要為虛、邪、濕、瘀四個方面。辨證施治始終遵扶正祛邪、活血化瘀、清利濕濁的基本法則。方藥女貞子、土茯苓，通常用量稍大，而「丹參一味，功同四物」，故方名含意其中。女貞子，性味苦甘、平；功用主 治《本草再新》曰：「養陰益腎，補氣舒肝。治腰腿疼，通經和血。」土茯苓，性味甘淡，平；功用主治《綱目》云：「健脾胃，強筋骨，祛風濕，利 關節，止泄瀉。治拘攣骨痛，惡瘡癰腫。解汞粉、銀朱毒。」柴胡、大黃，是《神農本草經》僅有推陳致新作用三味藥中最常用的兩味，在治療肝病中有較好的療效。余應用蚤休、一支箭等蛇藥治療肝炎。是在 1968 年開展全國性中草藥群眾運動中，於桂北山區治療毒蛇咬傷的肝炎病人得到好轉的經驗。如缺一支箭，可用八角蓮、半枝蓮、半邊蓮之類蛇藥。慢性肝炎，病性複雜，治癒頗難，臨證需因人、因證而異，方藥份量應酌情增城。始能取得滿意療效。

***來源*** 獻方人：廣西梧州市衛生局黎鑒清。



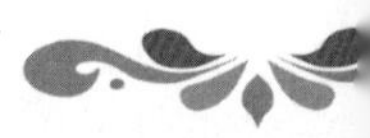

# 肝硬化

【方藥】

**配方1** 生地黃12克、當歸9克、白芍12克、黃芩9克、沙參9克、麥冬9克、女貞子9克、北枸杞12克、川楝子9克、田三七5克（研末沖麵）。

**用法** 水煎服，每日1劑，煎服2次。

**說明** 本方治療慢性肝炎早期肝硬化，症見肝區疼痛，頭昏，心煩，手足心發熱，咽乾，舌質紅、苔少，脈細弦等。肝脾腫大者，加丹參15克，鱉甲12克。如有腹水者，可配合服用西藥利尿劑（雙氫 克尿塞、安體舒通）。

**來源** 獻方人：湖南省常德市第三人民醫院老中醫劉天健；推薦人：湖南省中醫藥學校劉步醫。

**配方2** 生黃芪20克、白朮30克、炒白朮15克、紅花20克、柴胡10克、白礬2克、地鱉蟲10克、生甘草12克。

**用法** 每日1劑，水煎2次，分2次飯後服。以上為成人1日量，3個月為1療程。

**說明** 本方適用於早期肝硬化。症見脇下有痞塊，隨呼吸上下移動，或稍有隱痛，痛處固定，伴有腹脹、乏力、納差、大便不調，舌質暗或有瘀點，脈澀或弦。方中活血化瘀藥有改善結締組織代謝，改善微循環，增強網狀內皮系統吞噬功能；益氣健脾藥具有調整機體免疫功能，促進機體康復的作用。故治療早期肝硬化有效。

**來源** 獻方人：高榮慧等，《中醫雜誌》，7：31，1990；推薦人：江西省撫州市第二人民醫院唐學游。

**配方3** 當歸30克、鱉甲20克、吳茱萸15克、炒大黃10克、桃仁10克、赤芍10克、檳榔30克、鬱金10克、青皮10克、大戟15克、白朮20克、三棱20克、廣木香8克、商陸15克、白參30克、甘遂10克、丹參30克、麥芽50克、大腹皮30克。

**用法** 按常規炮製後，共研為細末，裝入膠囊內，瓶裝密封備用。每次1.5克，早晚各空腹服2次。服完3後，每次吞服3克，每日早晚各空腹服2次。用大棗30克煎湯送服。30天為1療程，服完1療程，停藥3天，酌情續服下1個療程。一般以5個療程為限。

**說明** 本方適用於肝硬化腹水。症見神疲乏力，形體消瘦，面色青黯，面、頸、胸部有蜘蛛痣及血縷，腹部膨脹如鼓，肝脾腫大，臍心突起，下肢呈凹陷性水腫，少尿或無尿，舌質淡紫，舌下系帶紫黑或青紫，舌苔薄白或薄黃，脈沉弦或弦澀。服藥期間如患感冒、發熱、腹瀉等，應停藥，待症狀消除後再繼續服藥。忌菸酒、肥甘食物及食鹽。服藥後一般無明顯不良反應。

**來源** 獻方人：黃海嘯，《中國醫藥學報》，4：39，1988；推薦人：江西省撫州市第二人民醫院唐學游。

**配方4** 靈芝、鱉甲各30克，黃精、黨參、黃芪、絞股藍各20克，當歸、枸杞、巴戟天、雞內金、穿山甲、地鱉蟲、水蛭各15克，虻蟲、香附各10克，田三七5克。

**用法** 上藥研成細末，每次服3克，每日服3次、溫開水送服。

**說明** 本方適用於肝硬化腹水。症見腹部脹滿，青筋顯露，尿少而黃，形體消瘦，面色晦暗無華，肌膚、鞏膜黃染，胸前有蜘蛛痣，手掌出現赤痕等。服上藥末可根據臨床



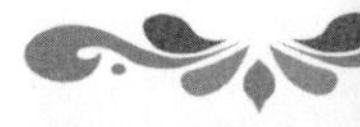

具體情況配合中藥湯劑治療。低鹽飲食，忌油膩及辛辣炙□類食物。

***來源*** 獻方人：林壽寧，《遼寧中醫雜誌》，7：8，1993；推薦人：江西省撫州市第二人民醫院唐學游。

***配方 5*** 生黃芪、對坐草、白花蛇舌草各 30 克，柴胡 7 克，葫蘆殼、乾蟾蜍各 9 克，厚朴、炒葶藶子各 6 克，生白朮、瞿麥各 15 克，澤蘭 10 克，炙鱉甲 18 克（先蒸），砂仁 6 克（後下）。

***用法*** 水煎服，鱉甲先煎，砂仁後下，沸後 30 分鐘即可。每日 1 劑，煎服 2 次。

***說明*** 本方適用於脈絡瘀血，脾陽不運之肝硬化腹水。症見有腹大如鼓，或全身浮腫，小溲澀少，腹脹脇痛拘急，上氣喘逆，或大便溏泄，口乾，齒鼻衄血。《內經》曰：「諸濕腫滿，皆屬於脾；」《金匱要略》亦謂：「見肝之病，知肝傳脾，當先實脾」。本方根據經旨，以健脾補中，除脹消腫法組方。口渴不思飲加天花粉、石斛；衄血加生地炭、炮薑炭、白茅根；小便癃閉加冬葵子或附片、肉桂，另研口服蟋蟀末 3 克；便秘加大黃；下肢腫加紅豆。方中對坐草，又名神仙對坐草。

***來源*** 獻方人：浙江省中醫藥研究所薛盟；推薦人：浙江省紹興市中醫院沈元良。

***配方 6*** 烏魚（黑魚）1 條約 400 克、芒硝 50 克。

***用法*** 將烏魚洗淨，不去鱗及內臟，在魚腹上切開一小口，將芒硝納入魚腹內，以荷葉或牛皮紙包裹，外塗封一層黃泥，火烤或火灰中煨，令烏魚鬆碎為度。除去封泥、荷葉或牛皮紙，將烏魚碾末。1 日內分 3～4 次服完，14 天為 1 療程。



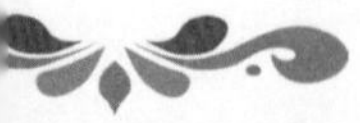

**說明**　筆者用此方治療肝硬化腹水100餘例，皆有效。曾治黃某，因肝硬化腹水住院，治療2月，腹水有增無減，授用此方，3天後腹脹若失，腹大漸小，半月後B超復查示腹水消失；血漿白蛋白亦由24克／1升高達36克／1。半年來多次復查肝功能正常，血漿白蛋白36～40克／1，腹部如常。

**來源**　獻方人：江蘇省如皋市中醫院仲潤生。

**配方7**　三生蘿蔔3枚、巴豆7粒。

**用法**　1日1劑，水煎服。

**說明**　臌脹，其症初起面黃，飲食無味，消化不良，大便不暢，腹脹如鼓，青筋暴露，此屬肝脾血瘀之證，為現代醫學之肝硬化。用三生蘿蔔治療此病症，收效甚佳。

三生蘿蔔即活蘿蔔1枚，勿去苗秧，周圍鑽7孔，每孔塞入巴豆肉1粒，埋種於泥土中，施以尿素肥料，待其結子成老，取子再種，蘿蔔長大即拔，仍將每個蘿蔔鑽7孔，入巴豆肉7粒，連用人工種植3年，到第4年，蘿蔔秧苗開花結子時，連根拔起，陰乾，收貯罐內。一般臌脹患者服3枚，則脹全消。周鳳梧教授認為：蘿蔔是行氣之物，巴豆為攻水之品。水滯氣亦滯，氣行則水行，經過3年連續種植，巴豆之毒性已經消失，而其瀉水之力已較緩和，能避其傷正之偏性。如此炮製，其中自有無窮妙趣。

**來源**　《醫理衡正》；推薦人：浙江嵊州衛生局樓定惠。

**配方8**　北沙參、枸杞子、廣鬱金、澤瀉各15克，五味子、麥冬、陳皮各10克，阿膠、炒萊菔子、虎杖、豬苓、白朮各12克，大腹皮、茯苓皮、玉米鬚、冬瓜皮、葫蘆各30克，甘草6克。

**用法**　水煎，每日1劑分2次服，1月為1療程。



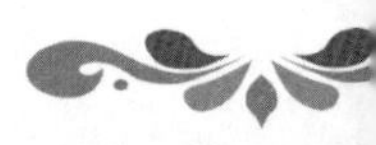

***說明*** 本方治療肝硬化腹水屬肝腎陰虧、氣滯水停證，症見腹脹，尿少，腹大如鼓，青筋暴露，口乾欲飲，納少便溏，身倦乏力，面色灰黯不澤，頸、胸有蜘蛛痣，舌紅絳，苔少乏津，脈弦細，肝功能異常，肝脾腫大，質硬。本方特點滋養肝腎，健脾利水，行氣消脹，而利水不傷陰，滋陰不礙濕。故名育陰消水飲。戒菸酒，宜高蛋白營養豐富飲食，治療1個療程後復查肝功能、肝脾B超等。

***來源*** 獻方人：姚偉等人，《浙江中醫雜誌》9：394，1991；推薦人：湖南中醫學院附一醫院吳金蓮。

【氣功】

***功法*** 銅鐘功。

***練功要點*** ①姿勢：腹脹脇痛明顯者，採用蹬臥式，上身姿勢同內養調息功仰臥式，區別於兩腿屈膝蹬堅，腳掌貼於床上，兩膝高度以舒適為宜；伴有胸痞氣促者，則取高臥式，即後背枕高，上半身與床約呈45度，頭部不能太仰，腰部不能空懸；消化不良或大便秘結或溏瀉者，則取盤臥式，上身同仰臥式，但兩掌各斜放在腹部兩側，兩食指按放臍旁，兩腿屈膝自然盤交。症狀減輕後，可適當增加坐式和站樁式操練。②呼吸：自然呼吸，1週後行深呼吸，以每分鐘呼吸次數逐漸減至8～4次為佳。肝區疼痛、肝火上炎者，在呼氣時可默念「嘘」字，以助瀉肝火。③意念：可分別意守臍中、中脘、章門、期門、太衝等穴。④收功：按摩足三里、太衝、陽陵泉穴各36次；兩手搓熱，輕摩肝區36次；叩齒36次後，舌尖在口中順、逆輪轉各36次；鼓漱36次後，分3口將津液徐徐咽下，意至丹田。

***說明*** 銅鐘功適用於早期肝硬化患者，症見肝臟腫大、食慾不振、胸腹脹悶、噯氣不舒等。

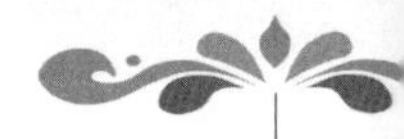

**來源**　獻方人：上海中醫學院吳鴻洲；推薦人：湖南省中醫藥學校譚同來。

## 肝性昏迷

【方藥】

**配方**　別直參 3 克、西洋參 5 克、參三七 3 克、生大黃 10 克（後入）、安宮牛黃丸 1 粒。

**用法**　先口服安宮牛黃丸，繼而將本方水煎服，先煎參三七與二參，沸後十五分鐘納入大黃，煮沸 1～2 分鐘即可。1 日煎服 2 次，若效微，則日服進 2 劑。

**說明**　肝性昏迷發生在肝臟病的末期，是該病的嚴重合併症。其證下元虛衰，氣陰枯涸，又有腑氣不降，濁陰上逆。故組方以別直參、西洋參益氣養陰以挽救垂危之下元而治本；用生大黃通腑下降濁氣，以減低血氨的吸收，促使有毒物質的排出，更佐以參三七活血化瘀，促進肝細胞的修復與再生。曾治管某女，69 歲。住某醫院。患肝硬化腹水，爾後出現昏迷，經用該方 1 劑即神清，去安宮牛黃丸，繼服原方 2 劑而安。

**來源**　獻方人：浙江省紹興市中醫院沈惠善。

## 脂 肪 肝

【方藥】

**配方 1**　澤瀉 30 克、生何首烏 20 克、草決明 20 克、丹參 20 克、大荷葉 15 克。

**用法**　水煎 2 次，分 2 次服用，以上為成人 1 日量，每日 1 劑。4 個月為 1 療程。





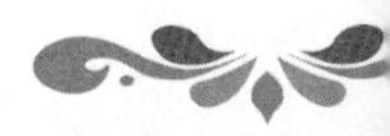

**說明**　本方適用於脂肪肝。症見體肥胖，全身乏力，腹脹、肝區不適，小便色黃等。脂肪肝主要病機為肝經濕熱蘊結、瘀血阻滯。本方清熱利濕，升清降濁，活血行瘀，滋養精血，其利濕而不傷陰，活血而不耗血。此類患者飲食宜清淡，忌辛辣、油膩炙煿類食物。

**來源**　獻方人：蔣森，《中醫雜誌》，4：24，1989；推薦人：江西省撫州市第二人民醫院唐學游。

**配方 2**　澤瀉 30 克，生首烏、草決明、黃精各 20 克，丹參 30 克，生山楂 30 克，虎杖 15 克，大荷葉 15 克。

**用法**　水煎 2 次，分 2 次服下，每日 1 劑。

**說明**　本方適用於脂肪肝。症見乏力、腹脹、脇痛、小便色黃等。患者身體肥胖或有肝炎病史，肝臟增大、質中等，谷丙轉氨酶及血脂明顯增高。腹脹明顯者，加炒萊菔子，噁心嚴重者，加半夏，右脇疼痛加白芍、龍膽草。曾治療 100 例，總有效率為 96%。

**來源**　獻方人：蔣森，《黑龍江中醫藥》，1：13，1992；推薦人：江西省撫州市第二人民醫院唐學游。

## 肝 膿 腫

【方藥】

**配方**　銀花、連翹、蒲公英各 50 克，紫花地丁、七葉一枝花各 20 克，花粉、貓爪草各 30 克，赤芍、丹皮、浙貝母各 10 克，丹參 20 克，大黃 20 克，當歸 12 克，黃芪60 克，薏苡仁 30 克。

**用法**　每次用水 1500 毫升煎至 500 毫升，每劑煎 3 次，分 3 次服用。

**說明**　本方適用於肝膿腫。有消炎、排膿之功效。症見發熱惡寒，右上腹疼痛，肝腫大，局部壓痛明顯。本方特點是用量重，味數多。年齡偏大，體質較差，脾胃功能障礙者，宜減量服用。服藥後以排出膿狀黏液、穢濁樣大便為佳。待膿液排盡，則無此大便。大便泄瀉者，大黃酌情減量，但不可撤除不用。

**來源**　獻方人：江西省撫州市第二人民醫院唐學游。

## 肝　癌

【方藥】

**配方**　仙鶴草90克、蜘蛛80克、枳殼60克、公丁香50克、地鱉蟲50克、火硝36克、五靈脂30克、明礬30克、白朮30克、廣鬱金30克、製馬錢子25克、乾漆12克。

**用法**　將群藥研細末和勻，貯瓶中密封，勿洩氣，每服3克，日2次，溫開水送下。

**說明**　方中馬錢子有大毒，長期服藥可能會引起強直性驚厥，發作時喝濃茶可解之。為達預防之目的，平時應多飲濃茶以防不測。本方具有消腫止痛，祛毒強心，消瘀散結的作用。

**來源**　《當代名醫神丹妙方》；推薦人：河南省臨潁縣公療醫院郭雙彬。

## 肝臟血管瘤

【方藥】

**配方**　黃芪、土茯苓各30克，黨參、蜀羊泉各20克，赤芍、白芍、川楝子、延胡索、仙靈脾、首烏、黃柏、知



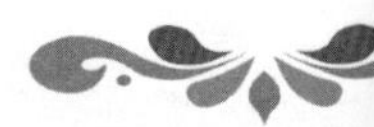

母、紫草、丹皮各12克，劉寄奴、平地木、荷包草各15克。

***用法*** 水煎服，每日1劑，水煎服2次。3個月為1療程。

***說明*** 本方治療肝臟血管瘤。曾治療本病34例，有效率達97%。臨床施治應堅持服藥，並注意休息，心情舒暢。

***來源*** 獻方人：王耀萍，《上海中醫藥雜誌》，（10）：10，1988；推薦人：江西省撫州市第二人民醫院唐學游。

## 膽結石

【方藥】

***配方1*** 柴胡、大黃（酒製）、枳實、鬱金、川楝子、沒藥各12克，黃芩、法半夏、雞內金各10克，茯苓15克、金錢草、荸薺粉各30克。

***用法*** 上藥除荸薺粉外，加水煎沸，去渣取汁，兌荸薺粉服用。每日1劑，煎服2次。

***說明*** 本方治療膽結石病，尤其對膽管泥沙狀結石療效顯著，但須堅持服用2～3個月。若病情反覆仍可繼續服用。方中荸薺粉的製法為，將鮮荸薺曬乾，研為細末即成。此方是筆者臨床治療膽結石30餘年的經驗方，療效可靠。

***來源*** 獻方人：湖南中醫院第二附屬醫院劉松青。

***配方2*** 柴胡、青皮、三棱各15克，金錢草80克，赤芍10克，威靈仙30克，桃仁12克，雞內金、大黃、枳實、延胡索、廣木香各20克。

***用法*** 水煎3次，共取液3000毫升，分2次服下。以上為成人1日量，10天為1療程。

***說明*** 本方適用於排除肝內膽管及膽囊結石。症見上腹部脹痛，納食後尤甚，或惡寒發熱，口苦、溲黃、大便乾



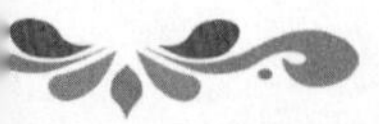

結。此方排除肝內膽管結石，收效明顯，直徑大於1公分結石則難以排出。服藥後出現疼痛加劇，大便泄瀉等現象，不必停藥。服藥期間宜進脂肪餐，加強膽囊的收縮功能，以利結石的排出。身體虛弱患者，服藥後出現神乏無力、頭暈目眩等症狀時，可間斷服用健脾補氣方藥。

***來源*** 獻方人：江西省撫州市第二人民醫院唐學游。

***配方3*** 香油、冰糖、核桃仁各300克，金錢草500克。

***用法*** 將香油，冰糖放入鍋裏，文火煮，待冰糖完全溶化後，加入核桃仁，炒微黃為度。待溫熱時切成約30克的小塊，裝瓶備用。取金錢草50克煎濃汁，沖服上藥，每日3次，每次服30克（不能過量，過量會引起腹瀉）。上藥為1個療程的量。

***說明*** 本方治療膽結石，對泌尿係結石也有較好的效果。此係民間流傳驗方，方便易服，療效高。方中金錢草有清熱除濕，利水通淋，化石，促進膽汁分泌的作用。連服1～3個療程，可消除症狀，排出膽結石，按法服用，無任何毒副作用。忌辛燥食物，戒惱怒。

***來源*** 獻方人：四川省旺蒼縣醫院王仲衡；推薦人：四川省綿陽 102信箱職工醫院楊忠英。

【針灸】

***取穴*** 膽俞、足三里、中脘、膽石穴。

***施術*** 常規穴位局部消毒後，用毫針刺膽俞、中脘、膽石穴0.5～0.8寸，足三里穴針1寸，用強刺激手法，留針15～30分鐘，每隔5分鐘捻轉、提插1次。每日1次，10次為1療程。

***說明*** 膽石穴為經外奇穴，在腹中線旁1.5寸與痛點所





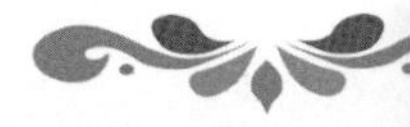

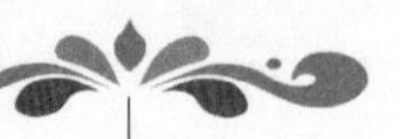

在處的水平線的垂直交叉點。本法治療膽結石，一般治療 2 個療程後，觀察有無結石從糞便中排出。治療時可配合食療，即每 2 天進食紅燒豬蹄一對。

**來源** 獻方人：湖南省常德市第三人民醫院老中醫劉天健；推薦人：湖南省中醫藥學校劉步醫。

【氣功】

**功法** 長壽功。

**練功要點** 選用長壽功第 8 式上下翻水、第 10 式湖心搖盪、第 13 式虎背熊腰等為主功法。每天早晨練功不少於 1 小時，以不疲勞或不引起發作為原則。配合食醋，每日 3 次，每次 20 毫升。多進食有纖維的蔬菜，7 天為 1 療程。

**說明** 此功具有「攻堅化瘀」之力，練功 1～3 個月可停止發作，3～6 個月可能由於「氣化」而完全消失或氣化使結石變小而易於排出體外。本功法僅適用於不經常發作的膽石症，如較小的或泥沙樣肝膽管結石、膽囊結石、膽道術後殘餘結石，包括肝內廣泛性泥沙樣結石反覆發作再次手術有困難的患者，但需配合中藥治療。

**來源** 獻方人：李志如，《氣功醫療經驗錄》推薦人：湖南省中醫藥學校張詠梅。

## 膽囊手術後綜合徵

【方藥】

**配方** 柴胡、枳實、白芍、木香、鬱金、黃芩、玄明粉、雞內金、厚朴各10克，甘草、製大黃各8克，炒黃連6克。

**用法** 水煎服，每日 1 劑，分 2 次服下。

**說明** 本方適用於膽囊手術後綜合徵。症見右脇疼痛，

寒戰發熱，腹脹噁心，甚至出現黃疸，舌質偏紅、苔黃，脈弦。此方有疏肝利膽，通降腑氣、清熱排石之效，可用於膽囊切除後出現結石、膽道功能障礙，膽道上行感染等病症的治療。

***來源*** 獻方人：鄭翊，《中醫雜誌》，2：40 1984；推薦人：江西省撫州市第二人民醫院唐學游。

## 急性膽囊炎

【方藥】

***配方*** 陳皮10克、川芎10克、香附10克、柴胡10克、枳殼10克、白芍10克、川楝子10克、延胡索15克、黃芩10克、木香10克、鬱金10克、甘草3克。

***用法*** 加水適量煎煮，沸後20分鐘即可。每日1劑，煎服2次。

***說明*** 本方治療急性膽囊炎，也可用於慢性膽囊炎伴有膽結石者，療效甚佳。適應症為右脇下（右上腹）疼痛，陣發性加劇，或伴嘔吐黃水，噁心，口苦，小便黃等。如腹脹或進食後飽脹者，加白朮12克、厚朴10克、雞內金10克。本方消炎、止痛效果可靠，並有一定的排石作用。排石溶石可加芒硝10克（沖服）、金錢草30克。曾治余某，女性，32歲，個體經營者。患右脇下疼痛1週，症甚劇，伴嘔吐，不能進食，牽引背部脹痛，口苦，小便黃，舌苔黃，脈弦。經B型超聲波檢查，診斷為膽囊炎。為擬上方，服藥3劑疼痛即止，再服5劑，諸症痊癒。

***來源*** 獻方人：湖南省常德市第一人民醫院劉智壺。

【針灸】

**取穴**　①膽脊、陽陵泉。②膽俞、膽囊穴。

**施術**　常規穴位消毒後，用毫針刺膽脊、膽俞穴 3～5 分深，用強刺激手法；陽陵泉，膽囊穴針 1 寸，瀉法，2 組穴位交替使用，每日 1 次。

**說明**　膽脊穴為經外奇穴，在第 10 胸椎緊靠椎體旁；膽囊穴亦為經外奇穴，在陽陵泉穴下 1 寸左右，有明顯壓痛處是穴。伴有嘔吐者，可加針雙側內關穴，用強刺激手法。

**來源**　獻方人：湖南省常德市第三人民醫院已故老中醫劉天健；推薦人：湖南省中醫藥學校劉步醫。

## 慢性膽囊炎

【方藥】

**配方 1**　生甘草 10 克、炙甘草 10 克、生白朮 10 克、白蔻仁 10 克、白芍 15 克、延胡索 15 克、陳皮 10 克、雞內金 15 克、地龍 12 克、茵陳 15 克、柴胡 10 克、金錢草 30 克。

**用法**　水煎取汁 600 毫升，分 3 次服，每日 1 劑。

**說明**　本方適用於慢性膽囊炎，亦可治療膽石症、膽總管結石等膽道疾患。發作時服用可消炎止痛；休止期服用可預防疼痛發作，並有顯著的排石作用。筆者自 1983 年至 1992 年，用此方治療膽囊結石、膽總管結石 40 餘例，用藥前後經用 B 超、X 光檢查對照，有大部分患者排出結石。李某，男，56 歲，幹部。右上腹絞痛反覆發作 20 年，經某醫院診斷為膽石症。於 1987 年 5 月 11 日轉入本院住院治療，經 B 超及 X 光膽道造影檢查，提示為慢性膽囊炎伴膽囊多發性結石、膽總管結石（膽囊內最大結石為 1.5×2.8 公分，膽總管結石為 1.2×0.5 公分）。服上方 45 劑後，症狀消失，經

B 超及 X 光膽道造影復查、膽囊及膽總管內已均無結石。

***來源*** 獻方人：湖南省新化水泥廠醫院楊甫生。

***配方 2*** 蒲公英 20 克，雞矢藤 15 克，鬱金、雞內金各 10 克。

***用法*** 水煎服，每日 1 劑，煎服 2 次。

***說明*** 本方可用於慢性膽囊炎患者的治療。症見脘腹脹滿，右脇隱痛，納差乏味，口苦口乾，神疲乏力，小便色黃，大便秘結。舌質偏紅、苔黃，脈濡等。上方有疏肝利膽、消食導滯的作用，對此病治療有明顯療效。

***來源*** 獻方人：廣西梧州市衛生局黎鑒清。

【推拿按摩】

***操作部位*** 膈俞、肝俞、膽俞、外關、膽囊穴。

***施術*** 醫者在以上各穴上分別按揉 100 次，每日施術 1 次，15 次為 1 療程。

***說明*** 本法以經穴按摩治療慢性膽囊炎。多穴配用，可奏疏肝理氣、舒筋通絡、解痙止痛之功效。膽囊穴在陽陵泉穴下 2 寸處。曾治薛某，女，55 歲。患慢性膽囊炎，反覆發作右上腹疼痛，嚴重時伴嘔吐。經 2 療程上法經穴按摩，30 多年反覆發作的右上腹痛霍然而癒。隨訪 2 年未見再發作。

***來源*** 獻方人：湖北省武漢市按摩醫院袁明。

【心理治療】

***施術*** 向患者闡明本病形成的病因病機，然後疏導其情志，安慰其情緒，並配合藥物治療。

***說明*** 本病如因情志怫鬱，憂思惱怒，肝失條達，氣血鬱滯；或恣食肥甘厚味，脾胃失健，濕熱內生所致者，均當

施用言語開導法，歐陽×，女，52歲。右上腹疼痛數載，近2月發現右上腹有一雞蛋大小腫塊，自覺腫塊時大時小。診為「慢性膽囊炎」、「膽囊腫大」。久治不癒，拒絕手術，來診時上腹疼痛，連及兩脇，進食則嘔，口苦心煩，間有低熱，溲黃短，大便稍乾，脈弦緊，苔薄黃。仔細分析患者病證乃肝鬱氣滯，疏泄失常，肝胃不和，肝氣鬱久化熱傷陰所致。患者頗覺有理，很是信服，主動告知平素愛發悶氣，心胸狹窄。於是寬慰疏導，並鼓勵患者樹立疾病能治癒的信心，同時擬疏肝解鬱，養陰清熱之丹梔逍遙散合百合知母湯，4劑後痛減嘔止，腫塊消散，諸症減輕，情緒輕鬆愉快，共服10餘劑告癒，隨訪2年未見復發。

***來源*** 獻方人：朱斌順，《中醫心理學論叢·第三集》；推薦人：湖南中醫學院曠惠桃。

## 膽道蛔蟲症

【方藥】

***配方1*** 烏梅30克、細辛3克、肉桂5克、附片10克、乾薑5克、川椒10克、黃連5克、黃柏10克、檳榔15克、川楝子15克、使君子21克、法半夏10克。

***用法*** 水煎2次，取液300毫升，分4次溫服。以上為成人1日量，每日1劑，必要時可1日服2劑。

***說明*** 本方為烏梅丸加減而成，適用於膽道蛔蟲症。症見上腹部鑽頂樣絞痛，呈陣發性發作，嘔吐胃內容物或膽汁，有時嘔吐蛔蟲，口乾口苦，四肢厥冷，舌質偏紅、苔白或黃，脈弦緊。服上藥宜少量頻服、溫服，以避免服藥使疼痛加劇或藥入即嘔之弊。疼痛期間宜進流汁食物，忌生冷油膩、過硬食物。

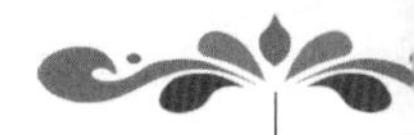

***來源*** 獻方人：江西省撫州市第二人民醫院唐學游。

***配方 2*** 陳醋 200 克。

***用法*** 一次口服。發病初期腹痛時服。

***說明*** 此方治療膽道蛔蟲症。患者覺上腹部劇痛，有鑽頂樣感覺，甚則身體擲屈打滾，大汗淋漓，伴有噁心嘔吐。在疼痛發作時即服用上方，有一定療效。筆者在部隊工作時，因山區、海島醫療條件差，缺醫少藥，用此方治療膽道蛔蟲症 30 餘例，有效率 95%。

***來源*** 獻方人：浙江杭州國家海洋局第二研究所高耀川；推薦人：杭州市中醫院詹強。

【針灸】

***取穴*** 膽俞穴（雙）、膽囊穴（雙）。

***施術*** 穴位局部常規消毒後，用 20 毫升注射器抽取維生素 C 注射液（或維生素 B6 注射液、普魯卡因注射液、生理鹽水或注射用水）12 毫升，分別快速推入以上穴位，每穴注入 3 毫升。

***說明*** 膽俞穴、膽囊穴與膽囊相連繫，用穴位注射給穴位較強的刺激，有明顯解痙止痛之效，配合其他治療，一般 2～3 天即癒。注射針頭用 8 號或 9 號，找準穴位，刺入後回抽無血即快推，以劇烈脹麻感為佳。

商××，女，40 歲。因右上腹突然發生陣發性絞痛 1 天而入院，B 超檢查診斷為膽道蛔蟲。經對症治療，無緩解，即用上法行穴位注射治療後，疼痛即止，第 2 天症狀消失。B 超復查，膽道中未見蛔蟲。

***來源*** 獻方人：湖南省桃源縣人民醫院曾廣安。

【推拿按摩】

***操作部位*** 肝俞、脾俞、胃俞、膽俞、上腹部、右肋部。

***施術*** 按揉肝俞、脾俞、胃俞、膽俞1至3分鐘，病者仰臥床上，腹肌充分放鬆，在上腹部施以由輕到重的撫摩、按揉、分推右肋下，共計約10分鐘。

***說明*** 本推法適用於膽道蛔蟲症。一般施術半小時內疼痛消失。若患者腹壁脂肪較厚者，間隔1至2小時再施術1次；若伴發燒時，應配合使用抗生素。

***來源*** 獻方人：羅慶國，《按摩與導引》，3：28，1989；推薦人：湖南省中醫藥學校邵湘寧。

## 胰 腺 癌

【方藥】

***配方*** 小牛腳底皮1付（1隻剛生下小牛割下的四塊腳底皮為1付）、黃毛母雞1隻（羽毛黃色為佳，約500克左右）。

***用法*** 小牛腳底皮洗淨，黃毛母雞殺後去毛及內臟，同燉，視食慾大小，可1次或分數次服完，

***說明*** 小牛腳底皮為獸醫對剛生下的小牛施割腳底術所割下之底皮。透過臨床觀察，本品具有扶正祛邪、補益虛損之功效。臨床應用的是水牛較多，黃牛或其他品種牛亦可用，但以水牛為上。胰腺及其他消化系統癌腫，無論早、中、晚期，凡能進食皆可應用。亦可配合其他抗癌中草藥一起應用以增強療效。沈某，男，51歲，因黃疸病伴上腹部腫塊，經治療不癒而轉杭州某院。患者素體豐肥，無任何嗜好。起病已數月，納食極差，腫塊日增，黃疸加深，體重由140餘斤驟降至80餘斤。剖腹探查，確診為胰腺癌。未經手術治療，關腹縫合，建議用中草藥治療。後獲悉小牛腳底皮

燉黃毛母雞可以治癒，即托人四處採集。服後精神好轉，納食亦增，前後服用 10 餘次，諸症若失。

***來源*** 浙江新昌縣澄潭鎮民間流傳方；推薦人：浙江紹興市中醫院董漢良。

## 急性胰腺炎

【方藥】

***配方 1*** 炒黨參 6 克、淡乾薑 4 克、蜀椒 2 克、生大黃 10 克、元明粉 6 克、炒甘草 6 克。

***用法*** 水煎服，沸後 20 分鐘即可。每日 1 劑，煎服 2 次。大黃後下，元明粉溶化於藥液中。

***說明*** 急性胰腺炎依其疾病的性質可分為寒實與熱實二類。本方治療寒實證有效，適用於脘腹部劇烈疼痛，痛不可按，大便不暢，伴有泛泛欲嘔等症。胰腺炎之疼痛劇烈，痛不可按相似於《金匱》中腹痛的大建中湯證，故取參、薑、椒溫陽建中，解痙止痛，使其中陽一振，陰霾四散；再以生大黃蕩滌中腑，攻積導滯，佐以元明粉軟堅潤腸，促使寒實之邪從大便瀉下而解。曾治泮某，21 歲。患上腹部劇痛，檢驗尿澱粉酶 256 單位，確診為急性胰腺炎。服此方 2 劑，大便暢通，脘腹疼痛消失。後用他方鞏固，至今 11 年未發。

***來源*** 獻方人：浙江省紹興市中醫院沈惠善。

***配方 2*** ①柴胡、松花粉、延胡索各 15 克，甘遂末 0.6 克，大黃、赤芍各 12 克，桃仁、鬱金各 9 克。

②柴胡、赤芍各 15 克，大黃 6 克，枳殼 12 克，黃芩、木香、鬱金、黃連各 9 克。

***用法*** 煎服 2 次。每日 1 劑。每劑分早晚 2 次服用。上

藥大黃後下，甘遂末沖服。第①方服用 3 天後，改用第②方。

***說明*** 上述 2 方治療胰腺炎療效較好，特別是早期急性胰腺炎。症見飽餐或冷食後腹痛劇烈。獻方者用此方治療本病均獲良效。曾用本方治癒原東海艦隊航空兵司令員李某。

***來源*** 獻方人：杭州國家海洋第二研究所高耀川；推薦人：杭州市中醫院詹強。

***配方 3*** 生大黃粉 2.5 克、芒硝 15 克、硫酸鎂 15 克。

***用法*** 水煎服 2 次，每日 1～2 劑，服上方 5 小時如無腹瀉，可再服 1～2 劑，腹瀉後，再口服清胰化瘀湯（柴胡 30 克、黃芩 25 克、生大黃 40 克、虎杖 50 克、厚朴 20 克、延胡索 20 克、赤芍 15 克、丹皮 15 克加水煎至 100 毫升，每劑煎 3 次服，每日服 1 劑）。應用上方和清胰化瘀湯，同時應及時給予補液，糾正酸中毒、電解質紊亂，抗休克等治療。

***說明*** 急性出血性壞死性胰腺炎預後不良，死亡率高，中醫辨證多屬實熱燥結腸胃，腑氣不通證；因此採用峻下熱結，急下存陰，宣通腑氣、恰中病機。曾治療 20 例，僅死亡 1 例，餘均治癒。

***來源*** 獻方人：劉濤等，《中西醫結合雜誌》，4（9）：557，1984；推薦人：浙江溫嶺中醫院詹學斌。

## 嘔 吐

【方藥】

***配方 1*** 炒乾薑 3 克，砂仁 1.5 克，陳皮、半夏、茯苓各 4.5 克，炙甘草 2.1 克。

***用法*** 上藥用水 300 毫升，煎至 200 毫升，不拘時候溫服，每日 1 劑。

**說明**　本方有散寒和胃，化痰降逆的功效。治療胃寒生痰，噁心嘔吐，胸脇滿悶，噯氣時作，收效甚捷。

**來源**　《景岳全書》；推薦人：南京中醫學院化浩明。

**配方 2**　黨參 15 克，白朮、茯苓、法半夏、陳皮（炒）各 10 克，肉桂、附片、生薑各 5 克，黃連 3 克，大棗 5 枚。

**用法**　水煎服，每日 1 劑，煎服 2 次。

**說明**　此方適應於胃虛寒，命門火衰之證，證見嘔吐頻作，飲食難下，自覺中脘寒冷，脈沉細，舌白無苔等。方中以桂附溫腎而助脾運，四君子湯健脾，二陳湯止嘔，黃連不獨能止嘔，用其苦寒以監製附桂之辛燥。凡用他藥不效者，用此方 2 劑即見奇效。

**來源**　獻方人：湖南省桑植縣中醫院王鴻海。

**配方 3**　大蒜頭 5 個、吳茱萸（研末）10 克。

**用法**　將蒜頭去皮搗爛，與吳茱萸末拌勻，揉成 5 分硬幣大小的藥餅，外敷兩足心（湧泉處）。一般 2 小時後即可見效。

**說明**　此方係浙江紹興老中醫沈惠民自訂秘書「一貼靈」，運用此方治療頑固性嘔吐，屢獲佳效。《本草經疏》曰：「吳茱萸，辛溫、暖脾胃而散寒邪。」具有溫中散寒，降逆止嘔的功效。以大蒜泥濕敷，能促使藥力滲入，直達病所，發揮作用，故能迅速止嘔。如治屠某，男，75 歲。常噁心、嘔吐，稍多食即吐，伴有口淡無味，大便稀薄，食慾不振，四肢不溫。此次發作經中西醫治療，病情有增未減。舌淡苔薄，質胖嫩，脈濡弱。經用上方治療，噁心嘔吐霍然而止，2 日後家人即來告謝。半年後隨訪，未見再發。

**來源**　獻方人：中國銀行紹興支行醫務室沈文嬌；推薦

人：浙江省紹興市中醫院沈元良。

## 噎 膈

【方藥】

***配方 1*** 黨參 18 克、生赭石（軋細）25 克、天門冬 12 克、半夏 9 克、肉蓯蓉 12 克、當歸 9 克、知母 15 克、柿霜餅 15 克。

***用法*** 水煎服 2 次，每日 1 劑。方中柿霜餅於服藥後含化徐徐嚥下。

***說明*** 本方治療噎膈，適用於飲食梗阻不下，時覺有氣上衝咽喉，大便乾結不爽等症。若服數劑後無效，可加三棱 6 克、桃仁 6 克續服。曾治姜某，男，60 歲。患膈食證，飲食梗阻不下，脈弦硬。屢治不效，病日漸加重。用上方加芡實、龍眼肉治之，服藥 1 劑後即能進飲食，連服 8 劑，飲食如常。

***來源*** 《醫學衷中參西錄》；推薦人：湖南省常德市第一人民醫院劉智壺。

***配方 2*** 沙參 9 克、丹參 9 克、茯苓 9 克、川貝母（去心）5 克、鬱金 9 克、砂仁殼 5 克、荷葉蒂 2 個、杵頭糠 3 克、蜣螂 5 克。

***用法*** 水煎服 2 次，每日 1 劑。

***說明*** 本方治療噎膈病。對飲食梗阻難下，胸脘不適等症有良好的療效。若有氣短、神疲、乏力者，加白人參 5 克；胸脘部刺痛或舌質紫暗、瘀斑瘀點，加桃仁、紅花各 6 克，或另飲生韭汁，每次 50 毫升。此方由《醫學心悟》中的啟膈散加味而成。清· 王孟英臨證醫案中亦有記載。我師彭

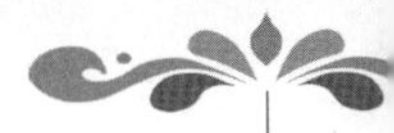

敬德老中醫臨床屢用此方治療本病獲效，所用劑量有所不同。

***來源*** 獻方人：湖南省人民醫院老中醫彭敬德；推薦人：湖南省常德市第一人民醫院劉智壺。

【針灸】

***取穴1*** 勞宮、少商、太白、公孫、足三里、中魁、膈俞、胃俞、心俞、三焦俞、大腸俞、中脘。

***施術*** 以上穴位分組交替針刺。第1組：勞宮針5分；中魁穴在中指第2節尖端，沿皮下向中指端刺2～3分，用瀉法。心俞、三焦俞刺3分，用補法。第2組：太白、公孫穴針2～3分，瀉法；胃俞、膈俞針3分，補法。第3組：足三里穴針1寸，瀉法；少商穴刺1分，強刺激，不留針；中脘穴針5分，大腸俞穴刺3分，均用補法。每日1次，10次為1療程。

***說明*** 本法治療進食梗阻不下，或強吞入即疼痛難忍。本病為難治之症，可試用此針刺法治療，一般可改善症狀，如配合中藥治療，則收效較佳。

***來源*** 《針灸大成》；推薦人：湖南省常德市第一人民醫院劉智壺。

***取穴2*** 膻中、膈俞、中脘、氣海、內關、公孫、足三里。

***施術*** 用毫針刺中脘、膈俞穴5～8分、內關穴8分，用瀉法；足三里、公孫穴針5～8分，施補法。膻中、氣海2穴用艾炷灸，各灸7壯。

***說明*** 本法治療進食困難，或食強入即吐，水飲可入，體羸瘦。膻中穴可散上焦之鬱結，以調和其膈；氣海穴可使元氣充實，以保養其源，而平下焦之氣上逆；足三里、公孫穴健脾益胃，膈俞、內關開胸利膈。本病為難治之症。非數



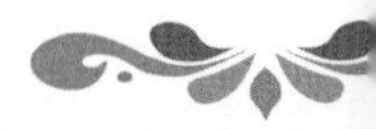

次即可治癒，須堅持治療方可收效。

***來源*** 獻方人：趙爾康《中華針灸學》；推薦人：湖南省常德市第一人民醫院劉智壺。

## 反 胃

【方藥】

***配方*** 砂仁5克、木香10克、陳皮10克、半夏10克、黨參12克、白朮10克、茯苓12克、厚朴10克、淮山藥20克、薏苡仁15克、甘草3克、代赭石30克(布包)、雞內金10克。

***用法*** 水煎。每日1劑，煎服、2次。

***說明*** 本方治療反胃，適應於食入反出，或早食暮吐，食後胃脘部阻滯不舒、飽脹等症。余臨床用此方治療反胃，每獲良效。曾治李某，女，54歲。患反胃病半載，屢治不效。食後即覺胃脘部不適，隨即吐出，唯能進食稀粥。大便少、舌苔白，脈稍弦。給予上方治之，服藥5劑後即不吐食，連服15劑，諸症痊癒。

***來源*** 獻方人：湖南省常德市第一人民醫院劉智壺。

【針灸】

***取穴1*** 下脘、中脘、足三里、胃俞、膈俞、脾俞。

***施術*** 先取下脘穴，用毫針刺5分，瀉法；後取足三里穴，針1寸深，用瀉法；再取胃俞、膈俞、脾俞、中脘穴，用艾炷灸7壯。每日1次，10次為1療程。

***說明*** 本法治療反胃，即朝食暮吐，暮食朝吐，或食入不久即反出之病症。一般須堅持治療2～3療程，方能獲效。

***來源*** 《針灸大成》；推薦人：湖南省常德市第一人民醫院劉智壺。

**取穴2**　肩井。

**施術**　用艾炷（中等大小之艾炷）灸肩井穴，每次3壯，每日施灸1次。

**說明**　本法治療反胃。適應於朝食暮吐，暮食朝吐，或進食完後即吐，脘腹脹悶等症。《萬病回春》謂：「反胃灸肩井三壯即癒，乃神灸也。」

**來源**　《萬病回春》；推薦人：湖南省常德市第一人民醫院劉智壺。

## 吐酸、嘈雜

【方藥】

**配方**　蒲公英15克，炒刺蝟皮、甘松、枳殼、白芍、胡黃連、石斛各10克，烏賊骨12克，甘草5克。

**用法**　上藥水煎，每日1劑，煎服2次。

**說明**　本方治療吐酸、嘈雜症，有清熱和胃，行氣制酸的功效。加減：胃脘痛加延胡索10克；噁心嘔吐加陳皮、法半夏各10克；口渴喜飲，心煩者加花粉12克，炒梔子10克；脘脹、噯氣者加廣木香8克，砂仁6克；納少者加神麴10克，炒麥芽9克；大便乾者加生麻仁10克。用本方治療40例，痊癒31例，好轉5例，無效2例，中斷治療2例。

**來源**　周繼剛，《湖北中醫雜誌》，5：18，1985；推薦人：南京中醫學院華浩明。

## 噯　氣

【方藥】

**配方**　人參、白朮、茯苓、製半夏、陳皮各3克，藿





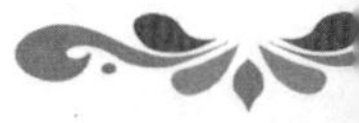

香、香附、砂仁各1.8克，炙甘草、木香各9克。

***用法*** 上藥用水300毫升，加生薑3片、大棗2枚，煎至210毫升，空腹時溫服，每日1劑。

***說明*** 本方有補氣健脾，和胃降逆的功效，治療脾胃虛弱，氣滯不降，時作噯氣，有良效。

***來源*** 《景岳全書》；推薦人：南京中醫學院華浩明。

## 胃脘痛

【方藥】

***配方1*** 陳皮10克、川芎10克、香附10克、枳殼12克、白朮20克、淮山藥20克、苡米20克、柴胡12克、白芍12克、木香10克、玄胡15克、厚朴12克、大腹皮10克、當歸15克、丹參20克、烏藥10克、甘草3克、雞內金10克。

***用法*** 加水煎500毫升，武火煎沸，再用文火煎30分鐘，取煎液服用，後再加水如法煎一次服用。每日2次，每日1劑。

***說明*** 本方為筆者多年臨床運用之驗方，用於治療慢性胃炎所致之胃脘疼痛，飽脹，呃氣等症，尤適用於呃氣及矢氣則胃脘疼痛可減輕者。本方具有疏肝理氣，健脾和胃之功效，故對肝鬱脾虛證之胃脘疼痛，飽脹，呃氣等症，收效甚捷。

***來源*** 獻方人：湖南常德市第一人民醫院劉智壺。

***配方2*** 百合30克、烏藥9克、丹參30克、檀香6克、砂仁3克、高良薑9克、製香附9克。

***用法*** 水煎服。每日1劑，煎服2次。其中檀香、砂仁後下。

***說明*** 本方以百合湯、丹參飲、良附丸3方組合而成，

係名老中醫焦樹德之經驗方。適用於長期難癒的胃脘痛，舌苔白，脈象弦，胃脘喜按喜暖，但又不能重按，虛實寒熱症狀夾雜並見者（包括各種慢性胃炎、胃及十二指腸球部潰瘍、胃黏膜脫垂、胃神經官能症等所致的胃脘痛）。

***來源*** 推薦人：浙江省溫嶺中醫院陶鴻潮。

***配方 3*** 烏梅丸 30 克、良附丸 15 克、白蜜 60 克。

***用法*** 上藥共搗碎，加白蜜 60 克，用滾開水泡汁後熱飲。

***說明*** 本方具有良好的止痛作用。適用於氣滯胃脘劇痛不止者。膽病而致脘脇劇痛不止者，可以去良附丸，合木香檳榔丸 15 克同用，

***用法*** 如上。如昌某，女性，30 歲。患膽囊炎、膽石症，已作手術治療，但術後脇痛時作，是日脘脇脹痛頗甚，大便秘結，舌苔白厚，脈象沉弦。治用上法，服後大便解，痛止。

***來源*** 獻方人：浙江省中醫院魏長春；推薦人：浙江省溫嶺中醫院陶鴻潮。

***配方 4*** 五靈脂 20 克、佛手 15 克、延胡索 10 克、厚朴 20 克、胡椒 5 克、木香 10 克。

***用法*** 將上藥共研為細末，密閉貯存。1 日 2 次，1 次 8 克，用開水沖服。

***說明*** 本方適用於脘腹脹滿，口淡不渴之氣滯寒凝所致者。胃潰瘍屬此證候者加白芨 30 克。

***來源*** 獻方人：湖南省桑植縣人潮溪鄉衛生院陳振岩。

【針灸】

***取穴 1*** 中脘、內關、足三里、公孫。

***施術*** 用毫針刺中脘穴 5～8 分深，用瀉法；內關、足三里、公孫穴針 0.8～1.0 寸，施瀉法。

***說明*** 本法治療胃脘痛。中脘穴補中，內關穴開胸膈利氣，足三里與公孫穴調理脾胃氣機，故治療胃脘疼痛有良好的效果。《標幽賦》謂：「脾冷胃疼，瀉公孫而立癒」，可見公孫穴是治療本病的要穴。

***來源*** 獻方人：湖南省常德市第一人民醫院劉智壺。

***取穴 2*** 上脘、中脘、梁門（雙）、胃俞（雙）、脾俞（雙）。

***施術*** 器械材料包：持針器 1 把，蚊式鉗 1 把，剪刀 1 把，20 毫升注射器 1 具，7 號注射針頭 2 個，大號三角皮針 1 個，紗布 4 塊，經高壓消毒。3 號鉻製羊腸線 1 管，1%利多卡因 20 毫升。選準穴位後皮膚常規消毒，1%利多卡因穴位局部麻醉，將 3 號羊腸線穿於三角縫合針上，從中脘穴進針，穿過皮下組織及皮層於上脘穴出針，剪斷羊腸線埋於皮下。用同樣方法再從左梁門透右梁門，胃俞透脾俞。蓋上無菌敷料 5～7 天。

***說明*** 此療法用羊腸線代替針刺能延長對經絡穴位的刺激時間，以起到對穴位刺激的持續效作用。羊腸線在穴位內慢慢軟化，吸收，對穴位產生一種柔和而持久的刺激，以達到「疏其血氣，令其條達」的目的。所取穴位相配有調補脾氣，通降胃氣之功效。

如王某，男，65 歲。上腹部反覆發作性疼痛、吐酸 20 餘載，飯後加重，經胃鏡檢查診斷為「胃潰瘍」。經中西藥治療罔效。用該法治療 1 次即疼痛消失，治療 1 個月後恢復正常勞動。隨訪 5 載未復發。

***來源*** 獻方人：河南省柘城縣人民醫院張立亭。

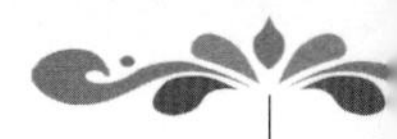

【推拿按摩】

***操作部位法 1*** 取腹部最痛點即為阿是穴，一般近中脘穴，相當於胃幽門部。

***施術*** 患者仰臥，術者站於其右側，先觸按患者腹部，找出最痛點。再用右拇指指腹由輕到重按壓 30 秒鐘，反覆輕、重交替按壓 3 次，每次 0.5～1 分鐘，以重按 1 分鐘後結束。令患者站立，面對牆壁，做深吸氣、閉氣、呼氣、閉氣、反覆作 3 次，患者即感到上腹疼痛消失。

***說明*** 本法功能和胃止痛，行氣導滯，可治療多種原因所致的急性胃脘痛。經治療胃脘痛患者 160 例，其中飲食停滯型 77 例，寒邪犯胃型 69 例，氣滯胃脘型 14 例。結果痊癒 117 例，好轉 31 例，無效 12 例，總有效率為 93%。

***來源*** 獻方人：王 克軍，《新中醫》，11：3 1，1990；推薦人：江西省中醫藥研究所楊寧。

***操作部位法 2*** 手掌心勞宮。

***施術*** 胃痛發作時，點按手掌心勞宮穴至胃痛緩解，再順勞宮穴到中指根部橫紋輕輕掐按數次，先左後右。

***說明*** 本法對急性胃脘痛有速效，可當即止痛，施術畢胃痛及其伴隨的噁心、嘔吐、眩暈、全身無力等症狀亦可明顯減輕。如治丁某，男，31 歲。胃痛難忍，面色蒼白，噁心欲吐。按勞宮穴 1 分鐘後疼痛消失，再輕輕掐按本穴 6 分鐘。共治療 10 次，而獲痊癒。

***來源*** 獻方人：湖北省武漢市按摩醫院袁明。

【心理治療】

***施術法 1*** 疏導情志，安定情緒，有時可用針灸配合言語暗示以止痛。



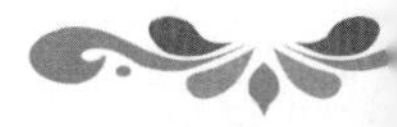

**說明**　凡情志不調如鬱怒不解或憂愁思慮，以致肝脾氣機鬱結，胃氣阻滯而引發的胃脘痛，均可以心理療法治之。一縣令患心痛（胃脘痛），久治不癒，憂心不已。李明甫（宋代醫生）診後以為疑心所致，他謊稱病人有「蟲」在肺下，只有用針才可達到，遂在病人背上取穴，進針前突然噴灑冷水，於縣令驚恐之際，陡然進針，並大聲說：「蟲已被刺死」。病人遂覺腹痛，隨之下黑血數升，「蟲」亦隨便而出，從此病未再發。此通過暗示以解除疑心，故可取效。

**來源**　《嘉興府志》；推薦人：湖南中醫學院曠惠桃。

**施術法 2**　設法轉移患者的注意力。可讓患者誦讀自己平時最喜歡的詩詞歌賦等，由移情易性以達治療目的。

**說明**　本法適宜情志不調，肝脾氣機鬱結，胃氣不和，氣機阻遏而產生的胃脘痛。症見胃脘脹痛，痛連兩脇，情志怫鬱時痛勢加重，噯氣頻繁，食少泛酸，苔白，脈弦等。清代朱公患有胃氣痛，久治無效，某醫根據朱公平日酷愛讀詩，令其於胃痛發作時取杜甫詩朗誦之，讀數首後果然胃痛漸止。以後每於疾病發作即誦杜詩，胃痛均平。讀義理書不僅能增廣知識，當其進入境界時，能移情忘我而產生某種治療效應。

**來源**　《志異續編》；推薦人：湖南中醫學院曠惠桃。

## 腹　痛

【針灸】

**取穴 1**　大陵、外關。

**施術**　大陵穴用毫針刺 3 分深，瀉法；外關穴直刺，透內關（在外關穴下），先施用補法，後用瀉法，艾炷灸 7 壯。

**說明**　本法治療原因不明的腹痛，或因受寒、傷食、氣

鬱等所致的腹痛。如兼有大便秘結者，宜再針支溝透間使，艾炷灸7壯。

***來源*** 《扁鵲神應針灸玉龍經》；推薦人：湖南省常德市第一人民醫院劉智壺。

***取穴2*** 足大趾、次趾下中節横紋當中。

***施術*** 用艾炷（麥粒大小）灸2穴各5壯，男灸左側穴位，女灸右側穴位。雙側穴位都灸亦可。

***說明*** 施灸時患者俯臥，足底朝上取穴灸治。本法對小腹突發性疼痛，痛不可忍，或心窩處疼痛、胃脘部疼痛，呃氣即覺舒適者，療效甚捷。痛止之後宜找出導致腹痛的疾病，進一步治療。

***來源*** 《針灸大成》；推薦人：湖南省常德市第一人民醫院劉智壺。

***取穴3*** 阿是穴。

***施術*** 用手蘸溫水在病者的膝彎上（膕窩）拍打，有紫黑點處為阿是穴。用75%酒精行局部消毒後，用三棱針刺出血即可。

***說明*** 本法治療手足厥冷，腹痛甚劇，不可忍受等症，俗稱絞腸痧症。按法施治後即可收效。

***來源*** 獻方人：湖南省常德市第一人民醫院劉智壺。

【推拿按摩】

***操作部位法1*** 上腹痛以靈台為主穴，配雙膈俞；下腹痛以筋縮為主穴，配雙腎俞。

***施術*** 患者取俯臥位，術者站於一側，用一手拇指端先在主穴上定點，然後由小到大向脊柱前上方發力，力度以患




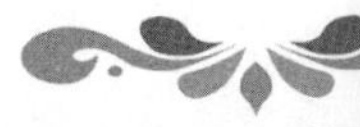

者能受為度，使其產生酸脹感或熱感，並向腹腔傳導，持續3～5分鐘，當腹痛緩解或基本消失，再用雙手以同樣的方法在配穴上點按，持續3～5分鐘。

***說明*** 本法功能行氣通絡，緩急止痛，故對因各種原因引起的急性腹痛有明顯療效。經治療急性胃炎、膽道結石、胃潰瘍、輸尿管結石等引起的急性腹痛122例，結果顯效104例，好轉12例，無效6例，總有效率為95%。

***來源*** 獻方人：邵世聰，《中國針灸》，(1)：50，1991；推薦人：江西省中醫藥研究所楊寧。

***操作部位法2*** 胃俞、腎俞、大腸俞、小腸俞穴。

***施術*** 患者俯臥在床，術者立於其左側，拇指按於患者左側俞穴，食指按於其右側俞穴（成對），力量由輕漸重，以患者能耐受為度，隨其呼吸上下按推，約1～3分鐘即可。

***說明*** 本法功能健脾和胃，通腑止痛，故對消化道各種原因引起的急性腹痛有較好療效。經治療胃潰瘍、胃炎、膽道蛔蟲症、膽石症等引起的急性腹痛282例，結果顯效177例，有效98例，無效7例，總有效率為97.5%。

***來源*** 獻方人：鄭嘉璋，《中醫雜誌》，1：33，1985；推薦人：江西省中醫藥研究所楊寧。

***操作部位法3*** 帶脈穴。

***施術*** 醫者雙手拇指與其他4指（4指併攏）張開成八字形，雙手的虎口左右對準患者帶脈穴，拇指與食指貼緊患者的肌膚，同時用力拉扯患者帶脈處的筋，5～7次後，立即用雙手的小魚際，對準帶脈穴快速按摩10秒鐘左右，可立即緩解疼痛。

***來源*** 獻方人：、廣東省番禺市中國數術氣功研究會孫

振華。

【氣功】

**功法**　孫思邈的吸吮法。

**練功要點**　醫者在患者的神闕穴（肚臍）吸吮 5～7 口氣，其訣竅在於「用力小，方法巧，速度快」，即像用吸管插入瓶中吸水一樣謂「用力小」；口貼緊患者肌膚謂之「方法巧」；意念想病邪吸出體外謂之「速度快」。

**說明**　此法早已失傳，筆者根據家傳將此法改為「氣功吸引療法」，行本法不宜超過 20 分鐘。本法適應於腸痙攣及不適應氣候變化、水土不服、消化不良等所致的腹痛。一般可立即收效。

**來源**　獻方人：廣東省番禺市中國數術氣功研究會孫振華。

【心理治療】

**施術**　根據病因，採取某種措施，並配合言語暗示，以消除病人疑慮。

**說明**　暗示療法可用於因情志不遂，氣機不暢而引起的腹痛。唐朝時一婦人伴其夫從外地回家途中誤食一蟲，之後即懷疑蟲在腹中作怪，漸覺腹痛，整日悶悶不樂，惶恐不安，故一病不起。

醫生看後知其因疑心所致，故遣方給予催吐，令其乳母持盆準備接病人之嘔吐物，待病人一旦嘔吐，令乳母大聲喊「蟲吐出來了」。果然靈驗，病自此痊癒。

**來源**　《北夢瑣言》；推薦人：湖南中醫學院曠惠桃。



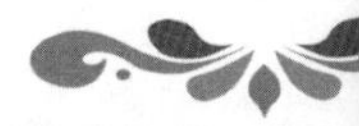

## 鼓脹

【方藥】

***配方1*** 大田螺4枚（去殼）、大蒜頭5枚（去皮）、車前子9克、食鹽3克。

***用法*** 上藥共搗爛作成餅，貼臍中，用布帶縛定。2日1換，至腹滿消除。

***說明*** 本外治方治療水鼓。適應於腹大脹滿如鼓，小便短少或尿閉不通，下肢浮腫，按之凹陷等症。敷藥後小便暢利即可收效。本法對已難服藥之患者消除腹水，不失為一絕妙之法。但此法並非治本之舉，故腹水消退後，宜根據證候擬方施治，以防鼓脹再起。

***來源*** 《中國簡明針灸治療學》；推薦人：湖南省常德市第一人民醫院劉智壺。

***配方2*** 甘遂9克、丑牛9克。

***用法*** 共研為細末，溫開水沖服，每次3克，日服2～3次。

***說明*** 本方治療水鼓，對腹大如鼓，四肢水腫，按之深凹難起，小便短少或閉而不通等症，療效顯著，但此為治標之方，標癒之後，宜隨證治本，否則病易復發。

***來源*** 獻方人：張覺人，《外科十三方考》；推薦人：湖南省常德市第一人民醫院劉智壺。

【針灸】

***取穴*** 水溝、脾俞、腎俞、三陰交、復溜。

***施術*** 用毫針刺脾俞、腎俞穴5～8分深，用補法，加艾



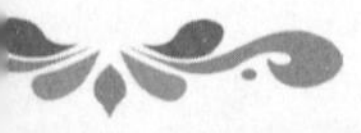

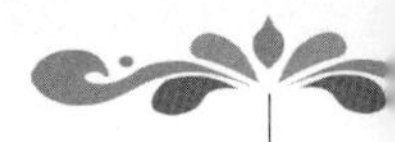

條灸三陰交、復溜穴針 0.8～1.0 寸，施瀉法；水溝穴針 3 分深，用瀉法。每日針 1 次。

***說明*** 本法治療水臌。適應於腹滿如鼓，下肢浮腫，按之凹陷，小便短少，舌苔白滑，脈弦緩等症。水溝即人中穴，可宣洩水液，三陰交、復溜 2 穴行濕消腫；脾俞穴能助脾之運化功能而化除水濕，腎俞穴益腎之氣化，以促使水濕自小便排除。

***來源*** 獻方人：趙爾康，《中華針灸學》；推薦人：湖南省常德市第一人民醫院劉智壺。

## 腸風下血（便血）

【方藥】

***配方 1*** 椿根白皮 60 克、白芷 6 克、罌粟殼 3 克、車前草 10 克、槐花 15 克。

***用法*** 先將椿根白皮用蜂蜜炒黃，再與上藥共煎 2 次取汁，加入蜂蜜 50 克攪勻，分 3 次內服，1 日 1 劑，連服 5 日為 1 療程。

***說明*** 本方適用於大便下血，血在糞後，顏色鮮紅之腸風下血症。對於腹痛，裏急後重、大便膿血的痢疾病則不宜使用。

***來源*** 獻方人：湖南省桑植縣人潮溪鄉衛生院陳振岩。

***配方 2*** 黃芩 10 克、黃柏 10 克、黃連 3 克、當歸 10 克、生地 10 克、川芎 5 克、白芍 10 克、地榆炭 20 克、茜草 15 克、槐花 30 克。

***用法*** 水煎服 2 次，每日 1 劑。

***說明*** 本方治療便血，血色鮮紅，便前或便後而下，大





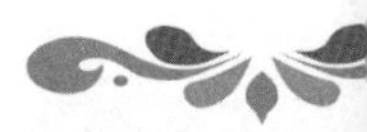

便乾，舌苔黃、脈弦等症。臨床屢用屢驗。張××，女，34歲。大便下鮮血2天，大便乾，無痔瘡史，經外科檢查診斷為肛門裂。舌苔黃，脈細弦。服上方2劑而癒。

***來源*** 獻方人：湖南省常德市第一人民醫院劉智壺。

【針灸】

***取穴1*** 龜尾穴。

***施術*** 俯臥取穴，用艾炷置穴上，灸3壯，每日1次。

***說明*** 龜尾穴在尾脊骨端。此法可治年久不癒的腸風下血，療效甚捷。

***來源*** 《針灸資生經》；推薦人：湖南省常德市第一人民醫院劉智壺。

***取穴2*** 長強、會陽（雙）。

***施術*** 用毫針刺長強穴1寸，進針後針尖向上刺；會陽穴直刺8分，均用撚轉手法，產生強烈的酸麻感後出針。3天針1次。

***說明*** 本法適應於大便下血，面色萎黃，倦怠無力，食慾不振等症。一般治療2～4次，即可痊癒。

***來源*** 《民間靈驗便方·針灸》；推薦人：湖南省常德市第一人民醫院姜淑華。

## 饑餓症

【方藥】

***配方*** 知母12克、生石膏30克、甘草10克、粳米12克、紅參10克。

***用法*** 上方加水500毫升，煮至米熟，去渣取藥液，分

2次溫服，每日1劑。

***說明*** 本方治療嚴重饑餓症。症見饑餓能食，心慌氣急，燥熱大汗。患者有強烈的進食感，需立即進食，進食後症狀消失，稍停片刻，上述症狀又反覆多次發作。體重增加，但全身乏力，大便頻數，化驗及其他檢查一切正常。此病症主要病機為胃熱氣虛，本方針對此病機而設，收效卓著。

***來源*** 獻方人：陳定生等，《中醫雜誌》，5：24，1989；推薦人：江西省撫州市第二人民醫院唐學游。

## 急性腎小球腎炎

【方藥】

***配方1*** 白茅根50克，白朮、防風各15克，牛膝20克，桂枝10克。

***用法*** 水煎服，每日1劑，煎服2次。

***說明*** 本方適用於急性腎小球腎炎。曾治24例，效果良好。李某，24歲，發病3月。全身浮腫，伴發熱，尿少，腰痛，氣促。經尿液檢查，診為急性腎炎。曾用強的松、青黴素等治療2月餘，病情反覆不癒。即投本方，共服21劑，諸證悉除。復查尿常規4次正常，原方去防風、桂枝，加黃芪30克，黨參、杜仲各15克，枸杞子20克，再投8劑，以鞏固療效。隨訪1年，未見復發。

***來源*** 獻方人：尹平生，《吉林中醫藥》，4：15，1988；推薦人：湖南中醫學院劉建新。

***配方2*** 黃柏9克、知母12克、生地黃12克、淮山藥15克、山茱萸9克、茯苓9克、丹皮9克、澤瀉9克、續斷9克、杜仲12克、淮牛膝12克、車前子9克、薏苡仁18

克、槐花米 18 克、白茅根 30 克、旱蓮草 15 克。

**用法** 水煎服，每日 1 劑，煎服 3 次。

**說明** 本方治療急性腎炎。症見面部及下肢浮腫，腰痛，小便短澀，尿黃或尿赤，舌苔黃，脈細弦者，有較好的療效。彭××，男，11 歲。患尿澀，下肢浮腫，經化驗小便，診斷為急性腎炎，舌苔微黃，脈細弦。服用上方 30 餘劑，諸症痊癒。

**來源** 獻方人：湖南省常德市第三人民醫院老中醫劉天健；推薦人：湖南省中醫藥學校劉步醫。

**配方 3** 麻黃 10 克，連翹、桑白皮各 20 克，紅豆 30 克，杏仁 12 克，甘草 6 克，鮮生薑 9 克，大棗 5 枚。

**用法** 水煎藥 2 次，分 2 次服下。以上為成人 1 日量，每日 1 劑。

**說明** 本方適用於急性腎炎早期屬瘡毒表證型患者。症見皮膚紅腫，或生瘡癤，濕疹或喉蛾，發頤，發熱寒戰，顏面及全身浮腫，口渴尿少。舌紅、苔薄黃或黃膩，脈浮而滑數。治療期間忌鹽及辛辣炙煿類食物。

**來源** 獻方人：柴瑞霽，《中國醫藥學報》，4：45，1993；推薦人：江西省撫州市第二人民醫院唐學游。

**配方 4** 麻黃 10 克，甘草 5 克，大棗 8 枚，金銀花、生石膏各 20 克，連翹 15 克，牛蒡子、桔梗、生薑各 8 克。

**用法** 水煎藥 2 次，其中生石膏先煎 30 分鐘，藥液分 3 次服下。以上為成人 1 日量，每日 1 劑。

**說明** 本方適用於急性腎炎早期屬風熱表證患者。症見發熱微惡寒，咽痛咳嗽，鼻塞流濁涕，顏面及周身浮腫，尿少色黃。舌紅苔薄黃，脈浮滑而數。本方為辛涼解表劑，清



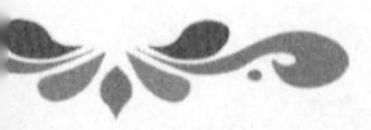

宣肺熱以利水。治療期間忌鹽及辛辣炙燴類食物。

**來源** 獻方人：柴瑞霽，《中國醫藥學報》，4：45，1993；推薦人：江西省撫州市第二人民醫院唐學游。

**配方 5** 麻黃 10 克、桂枝 6 克、茯苓皮 20 克、大腹皮 20 克、桑白皮 15 克、陳皮 10 克、生薑皮 6 克。

**用法** 水煎藥 2 次，分 2 次服下。以上為成人 1 日量，每日 1 劑。

**說明** 本方適用於急性腎炎早期屬風寒表證患者。症見惡寒發熱，頭痛無汗，身重腰痛，咳嗽氣喘，顏面浮腫或已延及全身。舌淡、苔薄白，脈浮緊。病發於夏月者，去麻黃、桂枝，代之以香薷 10 克，治療期間忌鹽及辛辣炙煿類食物。

**來源** 獻方人：柴瑞霽，《中國醫藥學報》，4：45，1993；推薦人：江西省撫州市第二人民醫院唐學游。

**配方 6** 馬鞭草、益母草各 30 克，仙鶴草、白茅根各 25 克，蟬蛻、玉米鬚各 20 克，龍葵 15 克。

**用法** 水煎服。每日 1 劑，煎服 2 次。

**說明** 急性腎小球腎炎臨床特點為發熱咽痛，顏面部及肢體浮腫，或伴有血尿。如于某，男，13 歲。發熱，兩眼瞼浮腫 3 天而就診。尿常規：蛋白（++）紅細胞（+++）管型少量，用前方加荊芥，服 4 劑後浮腫明顯減輕，繼續服 5 劑後，檢查小便均正常。該方有清熱解毒，化瘀利水、調理脾腎之功，治療 50 餘例，均收到滿意效果。

**來源** 獻方人：吉林省扶余市第二醫院劉玉林。

**配方 7** 金錢草 15 克，野菊花、益母草、白花蛇舌草各 12 克，白茅根 18 克，丹皮、大腹皮、漢防己、生薑皮、車



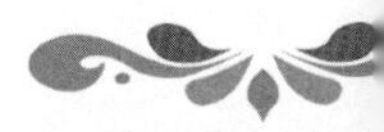

前草各10克，甘草5克。

***用法*** 水煎服，1日1劑，煎服2次。

***說明*** 本方適應於急性腎炎水腫期。服時忌鹽，尿檢蛋白嚴重者重用益母草；紅細胞多重用白茅根。曾治療44例，一般在3週內水腫消退，化驗小便正常或接近正常。如朱××，男，20歲，因手足多發膿瘡10多天，5天前見顏面浮腫，漸至全身浮腫，腹脹納呆，咳嗽氣短、胸悶不舒。尿常規檢查示：蛋白+++紅細胞1—3，白細胞1—2，顆粒管型1—2。服上方7劑後浮腫消退，服12劑後臨床症狀消失，尿檢正常。

***來源*** 獻方人：江西省蓮花縣中醫院胡子元；推薦人：江西省中醫藥研究所楊寧。

***配方8*** 益母草90克（鮮草加倍）。

***用法*** 上藥加水500毫升（以浸沒益母草為度）用文火煎至200毫升，去渣，分2～3次溫服。小兒用量酌減。

***說明*** 經用本法治療急性腎炎所致水腫患者222例，結果總有效率為92%。一般用藥10天後，即可消腫。服藥期間，忌鹽1個月。且孕婦忌服。

***來源*** 《中醫研究資料簡報》，8：12，1960；推薦人：江西省中醫藥研究所楊寧。

***配方9*** 南天竹（枝、梗、葉）30克、絲瓜絡15克、陳葫蘆殼30克。

***用法*** 水煎2次，2次煎汁合併，分早晚2次空腹服，半個月為1療程。可連服1個月。

***說明*** 南天竹係《中藥大辭典》所載的小檗科植物南天竹，功能斂肺止咳；其根也常入藥，功善祛風除濕。今治急



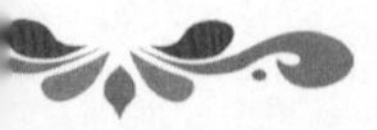

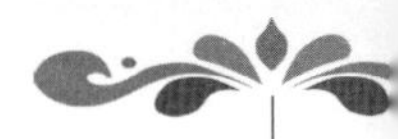

性腎炎，取其枝、葉、梗，專著無有記載。本方對消除腎炎蛋白尿、管型有明顯作用，若浮腫甚者，加益母草 30 克；蛋白尿反覆不消，加黃芪 30 克，玉米鬚 30 克。

***來源*** 獻方人：浙江省東陽市中醫院盧章文；推薦人：浙江省紹興市中醫院董漢良。

## 慢性腎小球腎炎

【方藥】

***配方 1*** 黃芪、白茅根各 50 克，茯苓 40 克，山萸肉 30 克，阿膠 20 克，田三七 10 克。

***用法*** 上藥水煎服 2 次，其中阿膠烊化兌入，田三七研末沖服。4 週為 1 療程。

***說明*** 本方適用於慢性腎小球腎炎。本病臨床多見於成人，少數由急性腎炎遷延 1 年以上而成。普通型有腎炎的各種症狀，尿蛋白定量在 1.0—3.5 g／24 小時，定性十一，檢查可有血尿、管型尿、輕度高血壓及腎功能損害。高血壓型除一般症狀外，以持續性高血壓為主，對一般降壓藥不敏感，水腫不明顯。本方具有提高機體免疫力，增加腎血流量，改變腎臟微循環，加速細胞生長、抗炎、抗凝、利水等作用。若陽虛明顯，加附片；血壓較高，加菊花、羚羊角；陰虛明顯，加知母、丹皮；血瘀明顯加丹參。

***來源*** 獻方人：王新華等，《黑龍江中醫藥》，4：42，1992；推薦人：江西省撫州市第二人民醫院唐學游。

***配方 2*** 益母草、白花蛇舌草各 20 克，澤蘭葉 10 克。

***用法*** 水煎代茶飲，每日 1 劑。

***說明*** 此方有活血祛瘀、利水消腫之效。適應於慢性腎



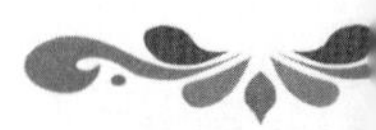

炎所致的下肢或全身浮腫，大量蛋白尿者。筆者臨床單用此方治療，療效甚佳。本方可長期服用，無毒副作用。本方對腎病綜合徵亦有效。

***來源*** 獻方人：湖南省新化水泥廠醫院楊甫生。

***配方 3*** 當歸 12 克、生地 12 克、黃芩 12 克、梔子 10 克、車前子 10 克、柴胡 10 克、懷牛膝 15 克、茅根 30 克、藕節 30 克、小薊 30 克、茜草炭 20 克、棕櫚炭 20 克、旱蓮草 25 克、龍膽草 10 克、甘草 3 克。

***用法*** 加水煎 500 毫升，武火煎沸，再用文火煎 30 分鐘，取煎液服用，後再加水如法煎一次服用。每日 2 次，每日 1 劑。

***說明*** 本方為筆者多年臨床運用之驗方，用於治療慢性腎小球腎炎之症見隱性血尿，即化驗小便可見紅細胞明顯，尿蛋白少量或正常，其他症狀不明顯者，臨床使用多獲良效。本方具有清熱祛濕，寧絡止血之功效。

***來源*** 獻方人：湖南常德市第一人民醫院劉智壺。

***配方 4*** 丹參 25 克，益母草 45 克，赤芍、當歸、川芎各 20 克。

***用法*** 上藥納罐，水煎 2 次，分 2 次服用，每日 1 劑。

***說明*** 此方為治療慢性腎炎腎功能損害之方，適應於不同程度的水腫，小便短少，頭昏，腰痛，乏力，舌質暗紅或暗紫、舌邊有瘀斑、瘀點，脈沉澀等。若脾腎陽虛者，酌加製附子、仙靈脾、巴戟天；氣陰兩虛者，酌加黃芪、黨參、白朮、玄參、麥冬；肝腎陰虛者，酌加山萸肉、桑椹子、枸杞、生地；病程長，瘀血阻絡證較重者，加穿山甲 15 克，大黃 15 克；伴有感染者，加金銀花、蒲公英、白花蛇舌草。用

藥劑量隨患兒年齡大小酌情增減。

**來源**　獻方人：洪淑雲等，《中醫雜誌》，4：271，1988；推薦人：湖南省中醫藥學校陳美仁。

**配方 5**　黃芪、玉米鬚、糯稻根各 30 克，炒糯米 50 克。

**用法**　上方煲水代茶，分數次服。每天 1 劑，切勿間斷，連服 3 個月。

**說明**　本方適用於慢性腎炎。本病臨床可見浮腫、尿血、高血壓、蛋白尿，或臨床症狀消失，但化驗檢查有尿蛋白。服藥期間定期作尿檢查，若尿蛋白消失，第 4 個月開始隔 1～2 天服 1 劑。輕者服半年，較重者則服 1 年。服藥期間注意休息，避免受涼，以防感冒。少食鹽，適當給予穀、肉、水果、蔬菜等食物，以助扶正治病，忌食煎炒油炸及刺激性食物。

**來源**　獻方人：梁象健，《新中醫》，5：17，1985；推薦人：江西省撫州市第二人民醫院唐學游。

**配方 6**　黃芪、薏苡仁各 15 克，茯苓、淮山藥、山萸肉各 12 克，玉米鬚 30 克，烏梅炭 3 克。

**用法**　水煎服。每日 1 劑，煎服 2 次。其中烏梅炭研粉吞服。

**說明**　本方為馬蓮湘治療慢性腎炎蛋白尿的基本方。臨床可結合辨證論治作適當增減，如陽虛者，可加巴戟天、菟絲子、補骨脂、仙靈脾；陰虛者，可加生熟地、女貞子、旱蓮草、炙龜板；兼夾外邪者選用蘇葉、蟬衣；濕熱內蘊者，選用石韋、澤瀉、白茅根、車前草、鴨蹠草、木通；瘀滯不通者，選用淮牛膝、丹參、益母草。

**來源**　獻方人：浙江中醫學院馬蓮湘；推薦人：浙江省

溫嶺中醫院陶鴻潮。

## 腎病綜合徵

【方藥】

**配方 1**　附子6克、生薑10克、白朮10克、茯苓15克、烏藥15克、肉桂15克、巴戟天10克、白芍30克、甘草6克。

**用法**　上方加水800毫升，煎取400毫升，每日1劑，每日同時沖服金匱腎氣丸1丸。10天為1療程。

**說明**　本方治療腎病綜合徵，適用於面色灰黯，神倦畏寒，四肢不溫，陰下濕冷，腰酸腿軟，全身浮腫，尿少，舌質淡紅、苔白，脈沉遲無力。曾治××，女，10歲。患慢性腎炎3載，反覆發作，屢治不癒，經診斷為腎病綜合徵。服此方5個療程獲痊癒，追訪3年未復發。

**來源**　獻方人：河南省柘城縣婦幼保健院馬本德。

**配方 2**　玉米鬚、車前草、金錢草、萹蓄草各30克。

**用法**　上藥納入砂罐中，加水1500毫升，煎至500毫升，倒汁留藥，再加水1000毫升，煎至250毫升，2次藥汁混合，分3～4次服完。每日1劑。

**說明**　本方用於兒童腎病綜合徵。在應用皮質激素治療前，常服用此方。若舌胖嫩者，加生黃芪15克、肉桂（後下）3克，車前草改車前子（包）12克；仙靈脾9克；有呼吸道感染出現舌質紅、舌苔薄黃，脈象滑數者，加板藍根、野蕎麥根、銀花、連翹、野菊花；反覆外感者可合玉屏風散以固表衛。

**來源**　獻方人：上海中醫學院顧文華；推薦人：湖南省

中醫藥學校陳美仁。

**配方3**　鮮六月雪200克。

**用法**　取上藥加水煎服，代茶服用，此方為成人1日量，1個月為1療程。

**說明**　本方適用於腎病綜合徵臨床症狀消失，尿化驗檢查有蛋白者。如帥××，21歲，男。患腎病綜合症數年，尿蛋白消失靠激素長期服用維持。後因上呼吸道感染，尿蛋白++++，並且有紅、白細胞及管型。經用抗生素治療，尿蛋白++，改服上藥，1週後尿蛋白轉陰，繼服維持。

**來源**　獻方人：江西省撫州市第二人民醫院唐學游。

## 急性腎功能衰竭

【方藥】

**配方**　徐長卿、瞿麥各15克，白茅根9克，冬葵子30克，滑石60克，檳榔、木通各6克，芒硝3克。

**用法**　將上藥共研細末，取15克，加水煎煮後，沖芒硝3克為1劑。每日溫服2劑，早晚各1次。

**說明**　本方適用於由急、慢性腎炎等多種原因所致的急性腎功能衰竭。症見少尿或無尿，噁心嘔吐、頭痛嗜睡、神態淡漠或不清。尿液檢查有蛋白尿、各種管型、紅細胞、白細胞；尿比重低而固定。治療期間，少進水，忌有鹽食物，注意臥床休息。

**來源**　獻方人：潘澄濂，《中醫雜誌》，4：41，1989；推薦人：江西省撫州市第二人民醫院唐學游。

## 慢性腎功能衰竭

【方藥】

***配方 1*** ①紫蘇葉、石韋、萆薢、徐長卿各 30 克，蠶砂 15 克，半夏 12 克，熟大黃 7 克，生薑 6 克，黃連 4 克。

②生大黃、煅龍骨、煅牡蠣、土茯苓、六月雪各 30 克，錫類散 2 支。

***用法*** ①方每日 1 劑，水煎 2 次口服，2 週為 1 療程。②方藥加水 500 毫升，文火煎至 200 毫升，涼至 38℃備用，錫類散開水沖服。患者右側臥位，用肛管徐徐插入結腸 10～15 cm，緩緩注入藥液，然後取出肛管，墊高臀部 10～15 cm。每日 1 次，保留 1 小時。

***說明*** 本方適用於慢性腎功能不全患者。症見全身高度浮腫，小便量少，噁心嘔吐，納呆，神倦乏力，面色蒼白無華。本法由瀉濁降逆的作用，達到恢復或改善臟腑氣化功能，清除體內毒素物質的瀦留。灌腸液的瀉下成分刺激腸壁，改善局部血液循環，使腸道分泌增多，加速毒素物質的排泄，抑制氨基酸的吸收。

***來源*** 獻方人：程錦國等，《廣西中醫藥》，2：4，1993；推薦人：江西省撫州市第二人民醫院唐學游。

***配方 2*** 大黃、牡蠣、蒲公英各 30 克。

***用法*** 將 3 味中藥煎水 200～400 毫升，大黃後下，保留灌腸，每日 1 次。

***說明*** 本方適用於慢性腎功能衰竭出現尿毒症者。症見乏力軟弱，厭食納差，嘔惡及面色蒼白。舌質胖淡，苔厚膩或淺黃，脈虛大或細弱。上方的治療，主要取決於大黃的瀉

下解毒作用。灌此藥液後，大便次數一般 2～4 次，次數少者則效果較差，次數多者則效果較佳。藥液保留時間長者，效果較好；反之，效果較差。因此要根據病者的具體情況，酌情增加灌腸次數或灌入量以提高療效。

***來源*** 獻方人：李榮享，《中醫雜誌》，3：39，1988；推薦人：江西省撫州市第二人民醫院唐學游。

## 急性腎盂腎炎

【方藥】

***配方 1*** 當歸 10 克、生地 10 克、黄芩 10 克、梔子 10 克、澤瀉 10 克、木通 10 克、白茅根 30 克、柴胡 10 克、龍膽草 10 克、旱蓮草 15 克、甘草 3 克、車前子 10 克、牛膝 12 克。

***用法*** 水煎服，每日 1 劑，煎服 2 次。

***說明*** 本方治療急性腎盂腎炎有卓效。適應於尿頻，尿急，尿痛，血尿，小便灼熱感，腰痛或小腹脹痛，口乾或口苦，舌苔黃或黃膩、滑，脈弦。腰痛或尿痛甚者，加乳香 10 克。曾治張某，女性，25 歲。新婚患尿頻，尿急，尿痛，尿赤，腰痛，並伴有白帶，口苦，舌苔微黃膩，脈弦稍數。經化驗小便診斷為急性腎盂腎炎。擬此方服之，5 劑即癒。

***來源*** 獻方人：湖南省常德市第一人民醫院劉智壺。

***配方 2*** 生地榆、生槐角、半支蓮、白花蛇舌草、大青葉各 30 克，白槿花、飛滑石各 15 克，生甘草 6 克。

***用法*** 水煎服。每日 1 劑，水煎服 2 次。

***說明*** 本方為名老中醫朱良春經驗方。本方有 2 個特點，①對孕婦及胎兒均無副作用，為孕婦尿路感染提供了安

全有效之方藥；②本方具備抑制多種桿菌、球菌的廣譜抗菌作用，對常用抗生素治療無效的病例仍然有效，無任何不良反應。曾系統觀察 100 例，總有效率 82%。本病嚴重者，劑量加倍使用。

***來源*** 獻方人：朱步先等，《朱良春用藥經驗》；推薦人：浙江省溫嶺中醫院陶鴻潮。

***配方 3*** 海金沙 15 克，石韋、黃柏、萆薢、甘草梢、赤茯苓、生山梔各 10 克，瞿麥、車前子各 12 克，萹蓄 45 克，滑石 24 克，通草 5 克，知母 10 克，琥珀 3 克。

***用法*** 以上飲片加水 1000 毫升，煎至 500 毫升，溫服。其中黃柏鹽水炒，琥珀研末沖服。

***說明*** 本方治療濕熱侵入下焦以致小便淋漓澀痛，甚則尿閉，便結等症。本方無毒副作用，一般服 2～3 劑即可見效，無濕熱證者忌用。如周××，女，22 歲。小便澀痛，頭昏納減，口苦，服上方 3 劑而癒。

***來源*** 獻方人：浙江省杭州市中醫院駱祖峰；推薦人：浙江省杭州市中醫院詹強。

***配方 4*** 生地、小薊、黃柏各 20 克，車前仁、茯苓、木通、白芍各 15 克，當歸、梔子、淡竹葉各 12 克，白茅根 30 克，甘草 6 克。

***用法*** 上藥車前仁布包水煎，飯前 30 分鐘服。每劑煎 3 次，1 日 1 劑。上藥係成人量，小兒酌減。

***說明*** 本方具有清熱解毒、利濕通淋、涼血止血的功能。主治急性腎盂腎炎，臨床表現為發熱、尿頻尿急、尿痛及尿血。治療期間注意休息，忌酒，辛辣食物。如治何某，女，34 歲，突然腰痛，尿血，尿痛，低燒，全身不適，急服

上方 2 劑後尿血止，諸症減輕。續服 5 劑而癒。

***來源*** 獻方人：四川省綿陽市 102 信箱職工醫院楊忠英。

***配方 5*** 鮮車前草 100 克，鮮虎杖 50 克，淡竹葉、黃柏各 20 克。

***用法*** 水煎代茶飲，1 日 1 劑，連服 7 天。

***說明*** 本方適用於小便灼熱刺痛，溺黃短數甚或尿中帶血的熱淋血淋之症。如尿血嚴重加鮮茅根 20 克。

***來源*** 獻方人：湖南省桑植縣人潮溪鄉衛生院陳振岩。

***配方 6*** 柴胡、地榆各 15 克，木通、萹蓄、桑寄生、車前子、陳皮、菊花各 10 克，豬苓、澤瀉、瞿麥各 12 克，生甘草 6 克。

***用法*** 上藥加水 1500 毫升，煎取 500 毫升，每日 1 劑，煎服 2 次。此藥可為散劑，每日服 3 次，每次 30 克。

***說明*** 本方適用於急性腎盂腎炎引起的發燒，腰痛，尿頻，尿急、尿痛、尿血，腰部叩擊痛或膀胱區壓痛。尿常規化驗有白細胞、紅細胞、少量蛋白。藥物加減為：嘔吐者加竹茹 6 克；高燒者加黃芩 15 克、黃連 10 克、金銀花 12 克；血尿者加棕炭 6 克；納差者加焦山楂、炒麥芽、神麴各 10 克、白朮 12 克。曾治夏××，女，44 歲，教師。患腎盂腎炎已 2 個月，曾用多種抗生素治療，仍未見效，症見尿頻，尿急，尿痛，溲出不爽，大便乾結，右腰酸脹疼痛，舌質紅，苔黃膩，脈數。尿常規化驗：紅細胞 ++，白細胞 ++，膿球 +++，尿培養為大腸桿菌 10 萬以上／毫升。服本方 2 劑，症狀明顯減輕，服 7 劑痊癒。繼服 7 劑，尿常規化驗正常，尿培養陰性。隨訪 3 載未復發。

***來源*** 獻方人：河南省柘城縣人民醫院張立亭。

【針灸】

***取穴*** ①腎俞、築賓。②三焦俞、膀胱俞。③三陰交、關元。

***施術*** 行常規穴位消毒後，用毫針針刺，腎俞、三焦俞、膀胱俞、關元4穴針5～8分深，使用強刺激手法，3組穴位交替使用，每日1次，10次為1療程。

***說明*** 此方治療急性腎盂腎炎，對腰痛，尿頻，尿急，尿痛等症有良好的療效。也可用於治療慢性腎盂腎炎。

***來源*** 獻方人：湖南省常德市第三人民醫院老中醫劉天健；推薦人：湖南省中醫藥學校劉步醫。

## 慢性腎盂腎炎

【方藥】

***配方1*** 生地10克、淮山藥15克、山茱萸10克、澤瀉10克、茯苓10克、丹皮10克、知母10克、黃柏10克、杜仲20克、續斷15克、菟絲子15克、牛膝12克、北枸杞15克、木香10克、丹參15克。

***用法*** 水煎服2次，沸後20分鐘即可，每日1劑。

***說明*** 本方治療慢性腎盂腎炎。適應於腰痛，小便頻急，咽乾，舌苔微黃，脈細或細弦等症。腰痛甚劇者加乳香、沒藥各10克。曾治李某，女，41歲。患慢性腎盂腎炎5年，經常腰痛，夜睡時症明顯，小便較頻，小腹微脹，大便乾，舌苔微黃，脈細弦。服上方10劑後腰痛消失，小便次數減少，續服10劑，諸症痊癒隨訪未再復發。

***來源*** 獻方人：湖南省常德市第一人民醫院劉智壺。

***配方2*** 淮山藥20克、茯苓10克、生地10克、山茱

萸 15 克、北枸杞 20 克、杜仲 20 克、肉蓯蓉 15 克、附片 3 克、肉桂 3 克、生黃芪 25 克、黨參 15 克、甘草 3 克、菟絲子 15 克、覆盆子 15 克。

***用法*** 水煎服，每日 1 劑，煎服 2 次。

***說明*** 本方治療慢性腎盂腎炎。對夜多小便，腰酸痛，下肢酸軟，四肢不溫，形寒怕冷，舌苔白，脈沉或遲緩者，頗為對證，一般服用 20～30 劑，即可痊癒。高××，女，38 歲。夜多小便，每夜約 10 餘次，腰酸痛，下肢乏力，怕冷，舌苔白，脈弱而稍遲緩。有急性腎盂腎炎病史。給予上方，服 20 劑而獲痊癒。

***來源*** 獻方人：湖南省常德市第一人民醫院劉智壺。

## 腎 結 石

【方藥】

***配方 1*** 海金沙、白茅根各 15 克，冬葵子、車前子各 12 克，蒲黃、鬱金、木通、萹蓄、瞿麥、澤瀉、地龍各 10 克，琥珀 3 克。

***用法*** 水煎服，煎沸後 20 分鐘即可。每日 1 劑，煎服 2 次。

***說明*** 本方治療腎結石，亦可用於治療輸尿管結石及膀胱結石，療效甚佳。有利尿、排石、止痛之功效。適應於腰腹劇痛，血尿，排尿困難等症。可連續服至結石排出。方中琥珀亦可研成極細粉末，用藥汁口服。

***來源*** 獻方人：湖南中醫學院第二附屬醫院劉松青。

***配方 2*** 八角金盤 10 克、益母草 30 克、琥珀 5 克、冬葵子 10 克、滑石 10 克、蘆根 60 克、紅豆 30 克、陳皮、甘

草梢各 5 克。

***用法*** 水煎服，1 日 1 劑。琥珀研末口服。

***說明*** 本方治療腎結石，其他泌尿係結石亦可應用。本病常見突然腰腹絞痛，小便出血，尿感灼熱，有時可見結石排出。因八角金盤為本方之主藥，故本方又稱「八角金盤湯」。八角金盤，據《中藥大辭典》記載，又名山荷葉，有清熱解毒、化痰散結、祛瘀消腫之功。方中加冬葵子、滑石、蘆根以增強其化痰利水散結之功；加入益母草、琥珀以增強其祛瘀散結之力；加紅豆增其清熱解毒之效，並輔以陳皮、甘草梢理氣和胃，以防諸藥寒涼敗胃之弊。熱重者，加川黃柏 10 克、焦山梔 10 克；血尿重者，加白茅根 30 克、女貞子 15 克、旱蓮草 15 克；腰痛明顯加川續斷 10 克、淮牛膝 10 克、桑寄生 10 克。如治陳××，工人，32 歲。突然腹部如刀絞樣疼痛，移時解出桃紅色血尿。入院後，經西醫檢查診為：腎結石、腎絞痛。即予解痙止痛劑，並結合補液、抗菌治療，疼痛、血尿不止。邀中醫會診，為擬八角金盤湯 3 劑。服後排出綠豆大小和泥砂樣結石數粒而諸症痊癒。

***來源*** 獻方人：浙江省紹興市中醫院董漢良。

***配方 3*** 鮮柳枝鮮桑枝、鮮桃枝各 20 克，海金砂 40 克，雞內金 6 克。

***用法*** 上述 3 枝與海金砂同煎，沸後 30 分鐘即可，煎服 2 次，每日 1 劑。雞內金用生者，研末用藥液吞服。

***說明*** 本方家傳以治血淋為主。筆者使用此方治療腎結石，收效甚佳。如治章××，男，23 歲。腎絞痛反覆發作 5 個月，伴血尿。B 型超聲波檢查，提示右腎多發性結石。經服上方 1 劑，腎絞痛即緩解，3 劑後疼痛完全消失。先後服藥 100 餘劑，B 超復查：未見兩腎區有結石光團及聲影。

**來源**　獻方人：安徽省祁門蛇傷研究所黃坤成。

【針灸】

**取穴**　太谿。

**施術**　穴位局部常規消毒後，用1寸毫針刺穴中（雙側）5～8分深，行撚轉提插，強刺激手法，以患者有發麻脹樣針感，並向足及其他部位放散為度，留針30～90分鐘，留針過程中也可間斷刺激，加強針感。

**說明**　本法治療因腎結石所致的腎絞痛，症狀為突發性劇烈腰痛，坐臥不安，出冷汗，疼痛可放射至同側下腹、大腿內側及會陰，並可出現噁心、嘔吐等症狀。一般針刺1～3次，即可使疼痛症狀消失或明顯減輕。如有噁心、嘔吐甚劇，可加刺雙側內關穴，中等強度刺激。據《中國針灸雜誌》（5：21，1976）報導王氏用此法治療本病23例，總有效率達100%。

**來源**　《家庭針灸治病妙法》；5：21，1986；推薦人：湖南省常德市第一人民醫院劉智壺。

## 多囊腎

【方藥】

**配方**　羚羊角粉0.6克，石決明30克，杭菊花、白蒺藜、生地、磁石、茯苓、佛手、核桃肉各9克，明天麻4.5克，紅花20克，桃仁6克，杜仲、狗脊、製首烏、黑芝麻各12克，陳皮3克，生甘草1.5克。

**用法**　水煎服。每日1劑，煎服2次。其中羚羊角粉沖服。

**說明**　本方為名老中醫鄒雲翔經驗方。適用於多囊腎伴

腎性高血壓者。鄒氏結合多年用藥之經驗，認為紅花性和平不猛，為通瘀活血之要劑，雖用量大至 30 克，並無下血不止之弊。

***來源*** 獻方人：胡熙明等，《中國中醫秘方大全》；推薦人：浙江省溫嶺中醫院陶鴻潮。

## 輸尿管結石

【方藥】

***配方 1*** 金錢草 150 克，海金沙、皂角刺、川芎、石韋各 30 克，琥珀、雞內金各 20 克，王不留行、滑石、桃仁各 15 克，赤芍 12 克，車前子 20 克。

***用法*** 水煎 3 次，共取液 4000 毫升，分 2 次服下。以上為成人 1 日量，10 天為 1 療程。

***說明*** 本方適用於輸尿管結石。症見腰部、腹部疼痛陣作，向會陰部或大腿內側放射；肉眼血尿或鏡下血尿。此方治療輸尿管結石優於腎結石，服藥後跑步、跳躍，以加大運動量，便於結石排出。出現疼痛加劇，向下轉移是結石蠕動，應繼續服藥。此方對胃有一定的刺激，胃炎、潰瘍患者可於飯後服用。

***來源*** 獻方人：江西省撫州市第二人民醫院唐學游。

***配方 2*** 威靈仙 40 克、金錢草 100 克、冬葵子 25 克、肉桂 10 克、大黃 7 克、牛膝、雞內金、桃仁各 15 克、玉米鬚 100 克。

***用法*** 先把玉米鬚加水 1000 毫升，單煎約 20 分鐘後，去玉米鬚，用其水煎上藥。煎第 2 次時可加少量水。以上為成人 1 日量，每日 1 劑。

**說明**　本方具有清熱利濕，通淋排石之功。曾治羅某，男，34 歲。因左腰及腹部劇痛，伴有噁心、嘔吐而就診，經 X 光拍片及 B 超檢查，診斷為輸尿管上段結石（1.0×0.8 cm）伴腎盂中度積水。脈證合參，證屬腎虛兼氣滯血瘀。用上方加淫羊藿葉，連服 2 劑。囑其多飲水做跳躍運動，服藥第 3 天，晚突然感到腹痛及尿道刺痛，而排出結石。筆者臨床用上方加減治癒各類泌尿係結石 100 餘例，均收到滿意效果。

**來源**　獻方人：吉林省扶余市第二醫院劉玉林。

**配方 3**　四川大葉金錢草 60 克，海金沙、石韋、生黃芪各 30 克，炮雞內金、延胡索、枳殼各 15 克，瞿麥、車前子、王不留行各 12 克。

**用法**　加水煎至 200–300 毫升，日服 2 次或多取藥液當開水飲用，藥後 30 分鐘跳躍 10 分鐘。其中海金砂布包入煎。

**說明**　本方適用於輸尿管、膀胱結石。結石大小在 1.2 公分以下療效更佳。若有尿血者，加小薊炭 15 克、白茅根 30 克、仙鶴草 30 克、白花蛇舌草 30 克。患者如不經常伴發感染或結石並非鹿角形龕頓在狹窄部，一般服 7～10 劑都可排出。如程某，城關鎮人。因下腹絞痛、血尿。經腹部平片、B 超檢查診為膀胱結石，服上方 6 劑結石排下。方中延胡索、枳殼、王不留行，黃芪 4 味配伍，起到理氣行瘀，舒張輸尿管平滑肌的作用，攻中寓補，加強了排石的力量。

**來源**　獻方人：浙江省溫嶺縣中醫院詹學斌。

## 膀胱癌

【方藥】

**配方**　生何首烏 50 克，土茯苓、草河車、白花蛇舌草各



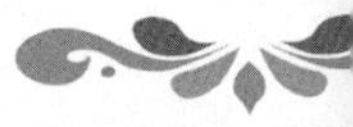

30克，三七參末3克。

***用法*** 水煎沸後，文火煎30分鐘。每日1劑，煎服2次。其中參三七研末沖服。

***說明*** 生何首烏又名「紅內消」，有消散內癰之功，為本方主藥。中醫主任醫師黃星樓用此方治療其夫人之膀胱癌，服藥3月，復查癌腫消失，至今5年仍健在。筆者用本方治療3例膀胱癌，均收到腫瘤縮小，症狀消失的效果。

***說明*** 此方對膀胱癌確有一定的療效。

***來源*** 獻方人：江蘇省如皋市中醫院名老中醫黃星樓；推薦人：江蘇省如皋市中醫院仲潤生。

## 尿瀦留

【方藥】

***配方1*** 刺蒺藜100克、冬葵果80克、螃蟹70克。

***用法*** 以上3味粉碎成粗粉，混勻。1次服2克，1日3次，水煎服。

***說明*** 本方為湯散劑，具有較強的利尿作用。用於腎炎，腎盂腎炎，腎小球腎炎等多種原因引起的尿閉；湯散劑是藏藥劑型的一大特點，它具有易煎煮，吸收快，作用快等優點。

***來源*** 《四部醫典》；推薦人：四川省甘孜州藥檢所札西攀超。

***配方2*** 螻蛄、蜣螂蟲各7個。

***用法*** 上藥以新瓦焙焦黃，研末，白開水1次送服。

***說明*** 此方出宋·許叔微《本事方》，治二便閉結有速效。當代名醫朱良春以此方治療腹部手術後及膀胱麻痺而引



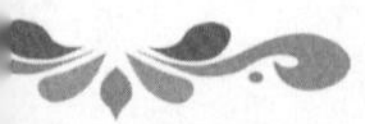

起的小便不通，收效甚佳。方中螻蛄一味，入藥時須去其頭、足、翼，否則毫無利尿作用。一般藥後 1～3 小時即開始小便，其量、次逐漸增加，至藥後第 3～5 天時，利尿作用最為顯著。固本方性較峻利，故虛弱患者用量宜輕，或伍以補益之品。

***來源*** 獻方人：朱步先等，《朱良春用藥經驗》；推薦人：浙江省溫嶺中醫院陶鴻潮。

***配方 3*** 荊芥 10 克、大黃 10 克。

***用法*** 上藥焙乾研末，加水約 200 毫升煎沸，以紗布過濾去藥渣，加入白酒少許（約 5 毫升）為引，溫服。此為 1 次用量，每日 1 次。

***說明*** 《本草綱目》云：「癃閉不通，小腹急痛，無問新久，大黃、荊芥為末，等分，每溫水服三錢。小便不通，大黃減半；大便不通，荊芥減半。名倒換散」。本方對於各種手術後或產後、結紮後等所出現的尿瀦留病症，療效卓著，一般服藥後 3～4 小時即通利。

***來源*** 江西省衛生廳《杏林醫選》；推薦人：江西省中醫藥研究所楊寧。

【針灸】

***取穴 1*** ①三陰交、關元。②陰陵泉、中極。③腎俞膀胱俞。

***施術*** 常規穴位消毒後，用毫針針刺，關元、中極、腎俞、膀胱俞 4 穴針 5～8 分深；關元、中極 2 穴，可加用艾條灸。選 2 組穴位交替針刺，使用中等強度刺激或強刺激手法。每日 1 次。

***說明*** 本方治療小便閉或點滴不暢。一般針刺 1～3 次後



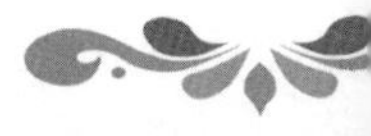

即可見效，收效後宜繼續針刺 3～5 天，以鞏固療效。

**來源** 獻方人：湖南省常德市第三人民醫院老中醫劉天健；推薦人：湖南省中醫藥學校劉步醫。

**取穴 2** 膀胱俞、腎俞、關元、陽陵泉、湧泉。

**施術** 膀胱俞、關元 2 穴用毫針刺 3～5 分深，用強刺激瀉法腎俞穴針 3～5 分，用補法；陽陵泉、湧泉穴針 0.5～1.0 寸，用強刺激瀉法。每日針 1 次。

**說明** 本方治療小便癃閉不能排尿症。腎俞穴可益腎氣，膀胱俞宣下焦之氣化，關元通暢尿道，陽陵泉清濕熱而利小便，湧泉瀉膀胱之鬱熱。

**來源** 獻方人：趙爾康，《中華針灸學》；推薦人：湖南省常德市第一人民醫院劉智壺。

【推拿按摩】

**操作部位法 1** 利尿穴。取穴方法為，由左眉峰上界向右眉峰上界拉一水平線，再由百會穴向鼻尖拉一垂直線，量取由鼻尖到兩線交叉點的長度。用此長度作一取穴尺規。然後將此尺規的一端放在肚臍中心，尺規沿由腹正中線垂直向下，尺規的另一端盡處即是「利尿穴」。

**施術** 用一拇指按壓利尿穴，逐漸加大壓力，至一定程度則小便暢流無阻，直到瀦留之尿液完全排出，再停止用力按壓，切勿中途停止用力按壓。

**說明** 此按壓穴位治療尿瀦留病症的方法，操作簡單，療效卓著。利尿穴的位置正當神闕穴（肚臍眼）與曲骨穴（恥骨聯合之上緣）連線的中點處，按此取穴亦可。

**來源** 獻方人：上海市松江縣新橋鄉醫療保險辦公室宋秉衡。



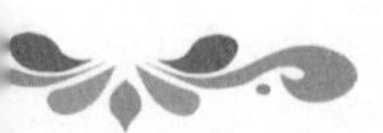

**操作部位法 2**　氣海、石門、關元。

**施術**　患者仰臥位，腹部放鬆，醫者居患者左側，依據充盈膀胱上界的不同位置，相應地按壓關元、石門、氣海穴。按壓時，醫者的手掌（或指）應順著患者的呼吸，由淺入深地徐徐向恥骨聯合，脊柱方向按壓，以患者能耐受為度。當下腹部出現強烈墜脹感時，不再繼續向下深壓，應維持 2 分鐘，尿即可排出。當尿排出時，不要抬掌（或指），應隨膀胱充盈程度的降低，繼續深壓，直至膀胱空虛，尿完全排出，方可將掌（或指）緩緩抬起結束操作。

**說明**　作者治療因脊髓疾病、腦血管疾病、前列腺肥大、下腹部手術及一氧化碳中毒等所引起的尿瀦留 120 餘例，均收到立竿見影的療效。

**來源**　獻方人：陳志華，《上海中醫藥雜誌》，4：18，1982；推薦人：安徽省馬鞍山鋼鐵公司醫院劉家華。

**操作部位法 3**　腰背部、腹部、下肢部。

**施術**　患者取俯臥位，醫者用一指禪推法在兩側腎俞、氣海俞之間緩慢往返 5～6 遍，以所推部位皮膚變淺紅，有熱感為度。改仰臥位，用雙拇指重按兩側三陰交，有得氣感後，持續 3～5 分鐘，再以掌根按揉丹田穴，力度逐漸增加，以患者能耐受為度。同時囑患者腹部放鬆，摩腹 5～10 分鐘。

**說明**　本法主要用於肛門疾病術後尿瀦留。王氏曾用此法治療肛門疾病術後尿瀦留 50 例，其中按摩 1 次小便通暢者 36 例，按摩 2 次配合熱敷後小便通暢 14 例。其他性質的尿瀦留，也可用本法治療。

**來源**　獻方人：王建民，《按摩與導引》，5：12，1989；推薦人：湖南省中醫藥學校王振平。



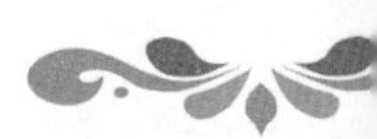

## 慢性尿道炎

***配方*** 當歸12克、生地10克、黃芩10克、梔子10克、澤瀉10克、枳殼12克、車前子10克、柴胡12克、甘草3克、懷牛膝15克、乳香10克、丹參20克、白茅根30克、龍膽草10克、連翹30克、銀花30克、魚腥草30克。

***用法*** 加水煎500毫升，武火煎沸，再用文火煎30分鐘，取煎液服用，後再加水如法煎一次服用。每日2次，每日1劑。

***說明*** 本方為筆者多年臨床運用之驗方，用於治療慢性尿道炎，症見尿頻、尿急、尿痛，或伴有小腹脹痛，舌苔黃或黃膩者。本方有清熱祛濕，理氣止痛之功效，臨床使用，收效甚佳。

***來源*** 獻方人：湖南常德市第一人民醫院劉智壺。

## 血 尿

【方藥】

***配方1*** 白茅根50克、赤茯苓15克、炒山梔15克、小薊15克、澤瀉15克、木通15克、銀花15克、乳香10克、沒藥10克、川牛膝12克、海金沙10克、瞿麥15克、車前子15克、豬苓15克、萹蓄10克。

***用法*** 水煎服，1日1劑，分3次口服。

***說明*** 此方對腎結核。結石等引起的血尿症皆有效。

***來源*** 獻方人：湖南省大庸市結核病防治所侯啟年。

***配方2*** 生地龍40條，生大薊、白糖各150克。

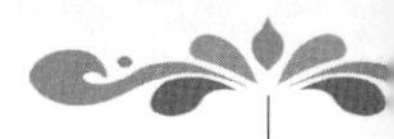

***用法*** 把活地龍洗去泥土，置清水內，加入 3～5 滴食用植物油，使其吐出腹中泥土，如此反覆 2 次，至腹中黑線消失呈透明狀為止，然後放置乾淨缽內，撒上白糖，不久地龍即化為糖汁，另取大薊煎水，煮沸約 5～10 分鐘，趁滾沸時沖入活地龍化成之糖汁即成。空腹趁熱盡其量飲用。

***說明*** 本方係家傳秘方，治原因不明的血尿，有良效。本方有補充水解蛋白，修復血管創口，加強凝血機制的作用。

***來源*** 《當代名醫秘驗方精粹》；推薦人：四川省鹽源縣衛生局辜甲林。

## 尿頻

【推拿按摩】

***操作部位*** 腰骶部、小腹及下肢、腎俞、氣海俞、關元俞、膀胱俞、八髎、太谿、水泉、湧泉。

***施術*** ①揉、按、擦法施於以上腰骶部諸穴，以透熱感為度。②掌揉小腹，抓捏腎經腎俞至橫骨。反覆施術多遍，再按氣海、關元。③捏、拿、搓揉下肢，掐按太谿、水泉、湧泉。

***說明*** 本法適用於腎陽虛損、膀胱虛寒之尿頻、尿多、色白，飲水即尿，伴有腰膝冷痛、酸軟乏力等症。本法具有溫腎縮尿的作用。施術前，囑患者排盡小便，施小腹經絡抓捏法時，若有尿意，囑患者有意識加以控制。

曾治喬某，女，40 歲。尿頻尿多多年，坐冷板凳就想排尿，腰以下皮膚冰涼，1 日小便多達數 10 次；經本法治療 1 次，當即感覺下半身發熱，排尿次數減少，推拿 1 月徹底治癒，至今一直正常。

***來源*** 獻方人：湖北省武漢市按摩醫院袁明。



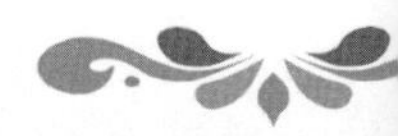

【方藥】

**配方** 生黃芪25克、白參10克、茯苓10克、山茱萸20克、熟地10克、淮山30克、枸杞20克、甘草3克、當歸10克、杜仲20克、龍骨20克（布包）、牡蠣20克（布包）、覆盆子20克、桑螵蛸15克。

**用法** 水煎服2次，每日1劑。

**說明** 此方治療神經性尿頻，適用於由腎氣虧虛所致之小便頻多，夜尿頻頻，或見水即欲小便，或飲水後即刻小便，或伴有腰痛、腰膝酸軟、神疲乏力等症者。筆者用本方治療此病20餘例，均獲顯著效果。如治周某，女，32歲，患小便頻多，每夜小便10餘次，白天飲水後即刻小便，故口乾亦恐飲水，十分苦惱，餘無不適，舌苔薄白，脈細弱。服用此方30餘劑而癒。

**來源** 獻方人：湖南常德市第一人民醫院劉智壺。

## 小便不禁

【方藥】

**配方** 鹿角膠10克、龜板膠10克、烏藥12克、益智仁12克、生龍骨10克、煅牡蠣10克、淮山藥30克、山萸肉12克、五味子10克。

**用法** 水煎服2次，每日1劑。

**說明** 此方適應於因房勞過度，精血虧損，腎氣虛衰，下元不固，關門失約，固攝無權，而致小便不禁。症見尿意不能自禁，頭暈神倦，舌淡，六脈細弱等。服5劑後，可加入枸杞、肉蓯蓉、金櫻子、菟絲子各20克。臨床觀察，一般服用5～7劑見效，10劑即可痊癒。

**來源** 獻方人：湖南省桑植縣中醫院王鴻海。

## 再生障礙性貧血

【方藥】

**配方**　仙茅 9 克、仙靈脾 12 克、巴戟天 12 克、知母 9 克、五味子 6 克、黃芪 18 克、鹿角膠 9 克、補骨脂 9 克、赤小豆 30 克、炙甘草 9 克、紅棗 5 個、紅參 5 克。

**用法**　水煎服。每日 1 劑，煎服 2 次。方中鹿角膠烊化，紅參另煎液沖服。

**說明**　本方適用於再生障礙性貧血之屬於脾腎陽虛證者。症見面色㿠白，頭昏耳鳴。四肢不溫，腰酸膝軟，遺精陽痿，口淡乏味，衄血，便血，脈弱，舌淡、苔白。該方為吳老在長期實踐中總結的經驗方，臨床應用效果頗為滿意，所列藥物，據藥理研究分析，大多具有促進骨髓造血功能的作用。

**來源**　獻方人：浙江中醫學院吳頌康；推薦人：浙江省溫嶺中醫院陶鴻潮。

【心理治療】

**施術**　鼓勵、幫助病人樹立戰勝疾病的信心，勸告家屬為其創造一良好的生活環境，使其心情愉快、情緒樂觀，並設法轉移患者情志。

**說明**　再生障礙性貧血可歸屬中醫「虛勞」、「血證」之範疇。由於該病病程長，病情易反覆，病人對徹底治癒多信心不足，乃至於不能堅持治療，因此要經常進行心理治療。熊×，女，21 歲。患「再障」3 年餘，經常牙齦出血，皮膚紫斑，面色蒼白，頭昏心煩，血紅蛋白 6 克%，白細胞 3000 / $cm^3$，血小板 4 萬／$cm^3$，患者情緒低落，經常暗自哭

泣，不願堅持治療。每次查房均耐心開導、寬慰病人，鼓勵其樹立戰勝疾病的信心，以其年輕，家庭條件好等有利條件增強其信心。並囑家人買回音響設備和歌曲磁帶等，使其增加娛樂機會，讓她時刻感到生活在一種快樂、幸福的環境中。由於能保持心情愉快、情緒樂觀、治療信心增強，故能自覺服藥治療，並配合飲食、氣功療法等，半年後即基本治癒。

***來源*** 獻方人：湖南中醫學院曠惠桃。

## 缺鐵性貧血

【方藥】

***配方*** 炙黃芪 15 克、烏梅 6 克、黨參 12 克、白芍 10 克、桂枝 4 克、何首烏 12 克、五味子 6 克、炙甘草 9 克、醋煅代赭石 15 克。

***用法*** 水煎服。每日 1 劑，煎服 2 次。

***說明*** 本方適用於缺鐵性貧血。方中酸甘合用，化生陰陽，避免了純用補陰藥而滋膩滯胃。戴其舟氏曾以此方為主治療缺鐵性貧血 75 例，臨床總有效率達 100%；血紅蛋白平均明顯升高。

***來源*** 獻方人：浙江中醫學院吳頌康；推薦人：浙江省溫嶺中醫院陶鴻潮。

## 白細胞減少症

【方藥】

***配方*** 炙黃芪 40 克、當歸 15 克、桂枝 6 克、炒白芍 12 克、炙甘草 3 克、鮮生薑 3 片、紅棗 5 枚、飴糖 30 克。

***用法*** 水煎服。每日 1 劑，水煎服 2 次。其中飴糖分 2



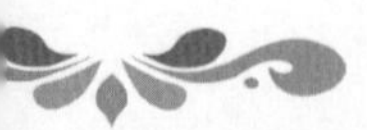

次沖服。

***說明*** 據顧丕榮經驗，對陽虛明顯的病人可加人參、白朮、黃精、鹿角膠、附片，肉蓯蓉、巴戟天等；如陰血虛明顯者，加生熟地、天麥冬、首烏、龜板膠、二至丸等。各型均可配合活血化瘀之品，如丹參、雞血藤，或五靈脂、穿山甲。本方對升高白細胞有顯著效果。

***來源*** 獻方人：宋祖敬等，《當代名醫證治薈萃》；推薦人：浙江省溫嶺中醫院陶鴻潮。

## 過敏性紫癜

【方藥】

***配方1*** 鹿銜草30克，仙鶴草、白茅根各25克，紫草、生地、玄參各15克，玳瑁、甘草各10克。

***用法*** 水煎2次，每日1劑。玳瑁另煎取液兌服。

***說明*** 本方治療過敏性紫癜。症見全身皮下散佈針頭大小紫癜（皮下出血點），以四肢明顯，或伴有腹痛，口渴，舌質紅、苔黃，脈細弦或細數。本方有清熱解毒，涼血止血之功效，故用於熱毒內積，迫血妄行者為宜。曾治張某，男，10歲。月前發熱，全身不適，時有腹痛，雙下肢可見散在紫紅色斑點，確診為過敏性紫癜。經用中西藥物治療，症狀時輕時重，收效不顯。服上方6劑後，斑點消失，餘症大減，又服5劑，諸症痊癒。隨訪3年未見復發。

***來源*** 獻方人：吉林省扶余市第二醫院劉玉林。

***配方2*** 連翹30克、生地15克、紫草15克、炒槐米12克、徐長卿12克、大棗10枚、甘草10克。

***用法*** 水煎服2次，每日1劑。兒童酌減。10劑為1療




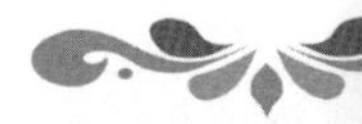

程。

**說明** 本方功能涼血解毒。主治單純性過敏性紫癜。胃腸型嘔吐者，加半夏12克、竹茹10克；腹痛加白芍30克；便血加炒地榆20克；關節型加苡米30克、防風15克；腎炎型尿蛋白者加白茯苓30克、黃芪20克、山藥15克；白細胞多者加蒲公英20克；紅細胞多者加白茅根30克。治療140例，治癒（皮損消失，關節酸痛消失，血沉正常，胃腸道症狀控制，尿化驗陰性）134例；好轉（紫癜大部消退，關節酸痛好轉，血沉接近正常，胃腸症狀控制，尿化驗好轉）3例。總有效率97.8%。

**來源** 獻方人：山東省濰坊市益都中心醫院鄭祥光；推薦人：新疆烏魯木齊市新疆西域紅斑狼瘡研究所丁叢禮。

**配方3** 川黃連6克、炒黃芩10克、淡乾薑6克、路黨參10克、大白芍30克、川椒10克、烏梅30克、薑半夏10克、炒枳實10克。

**用法** 水煎服。每日1劑，煎服2次。

**說明** 本方功能扶脾斂肝，寒熱並調，寧絡止血。主治腹型過敏性紫癜。血熱較甚去黨參，加炒生地10克、粉丹皮10克、牛角鰓30克；皮膚瘙癢較甚加青防風10克、紫草10克；鼻衄不止或血尿加焦山梔10克、大薊15克、小薊15克；純下利血水，以炮薑易於薑，加炒地榆30克；有關節痛症狀者加木防己20克、川桂枝6克、西秦艽10克。治療67例，有34例服本方1劑腹痛等症即停止發作，連服7劑後停藥，未再復發；有32例症狀反覆發作，每次用本方後均能控制，後以丸易湯，調治3週後停藥，未再復作；1例無效，總有效率為98.5%。

**來源** 獻方人：江蘇省武進縣奔中人民醫院潘煥鶴；推

薦人：新疆烏魯木齊市新疆西域紅斑狼瘡研究所丁叢禮。

***配方 4*** 當歸15克、紅花5克、川芎10克、桃仁10克、沒藥10克、五靈脂10克、製香附10克、牛膝10克、秦艽10克、地龍10克、羌活10克、甘草10克。

***用法*** 水煎服。每日1劑，煎服2次。

***說明*** 本方功能活血行氣、祛瘀通絡，宣痹止痛，主治過敏性紫癜。若血熱，加生地、丹皮、赤芍、犀角或水牛角；關節痛甚加木瓜、桑枝；腹痛加白芍、枳殼；便血加槐花、地榆；腰痛加延胡索、杜仲；尿血加小薊、白茅根；體虛加黨參、黃芪。治療22例，痊癒（紫癜全部消退，伴有症狀消失或明顯緩解）4 例，療程最短者7天，最長者30天。

***來源*** 獻方人：湖南省邵陽市第二人民醫院歐陽秋；推薦人：新疆烏魯木齊市新疆西域紅斑狼瘡研究所丁叢禮。

***配方 5*** 銀花15克、蒲公英15克、紫花地丁15克、土茯苓30克、白鮮皮12克、地膚子12克、紫草12克、丹參9克、赤芍9克、蟬蛻9克、防風9克、澤瀉9克、白芷6克、生甘草6克。

***用法*** 水煎服。每日1劑，煎服2次。

***說明*** 本方功能清熱解毒、祛風除濕、活血散瘀。主治過敏性紫癜濕熱偏重者。臨床治療9例，痊癒（皮膚紫癜全部消退，其餘諸症消失，半月內無復發）8例，有效（皮膚紫癜大部消退，偶有出血）1例。一般4～6劑即可獲效。

***來源*** 獻方人：北京市中醫研究院西苑醫院姚寶森；推薦人：新疆烏魯木齊市新疆西域紅斑狼瘡研究所丁叢禮。

***配方 6*** 羚羊角10克、生地15克、牡丹皮10克、知母



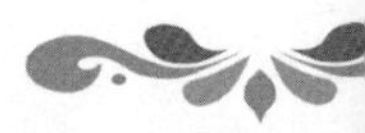

10 克、天花粉 10 克、赤芍 10 克、焦梔子 10 克、淡竹葉 10 克、麥冬 10 克、甘草 10 克。

***用法*** 水煎服 2 次，每日 1 劑。羚羊角另煎 1 小時兌服。

***說明*** 功能涼血化斑，清熱解毒，滋陰降火，除煩止癢。主治絛蟲過敏性紫癜。陰虛內熱加地骨皮 6 克，若斑疹明顯，加紫草 10 克、澤蘭 10 克、桃仁 6 克、紅花 5 克。治療 2 例絛蟲而致病者，用藥 1～2 劑諸症消失而癒。

***來源*** 獻方人：廣西欽州地區醫院黃斯盛；推薦人：新疆烏魯木齊市新疆西域紅斑狼瘡研究所丁叢禮。

***配方 7*** 甘草 100 克、雲南白藥 2 克。

***用法*** 將甘草加水 400 毫升煎煮去渣，再濃縮成 150 毫升。每天以甘草汁 10 毫升沖雲南白藥 0. 2 克，內服 3 次。1 歲以內者 3 毫升，3 歲以內者 5 毫升，連服 5 天為 1 療程。

***說明*** 本方功能補脾益氣、止痛止血，祛瘀生新，主治過敏性紫癜。治療 33 例，痊癒（服藥 1 療程，紫癜完全消失）31 例，好轉（服藥 1 療程，紫癜部分消退）2 例。服藥期間限制食鹽。如有嚴重心臟、腎臟疾患或高血壓者忌用。

***來源*** 獻方人：新疆烏魯木齊市新疆西域紅斑狼瘡研究所丁嬴。

***配方 8*** 生地 15 克、赤芍 10 克、白芍 10 克、紫草 10 克、連翹 10 克、紫花地丁 15 克、銀花 15 克、黃芩 10 克、仙鶴草 20 克、槐花 15 克、丹皮 10 克、白茅根 30 克、甘草 10 克。

***用法*** 水煎服。每日 1 劑，水煎服 2 次。

***說明*** 本方功能清熱解毒，涼血止血。主治熱盛傷絡型過敏性紫癜。治療 32 例，痊癒 24 例，好轉 6 例，無效 2 例。



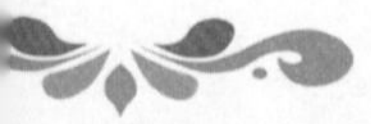

**來源** 獻方人：河南省夏邑縣中醫院楊廣連；推薦人：新疆烏魯木齊市新疆西域紅斑狼瘡研究所丁叢禮。

**配方9** 茜草根30克、生地15克、玄參12克、丹皮10克、阿膠10克、白芍10克、黃芩10克、甘草6克。

**用法** 水煎服。每日1劑，水煎服2次。

**說明** 本方功能滋陰清熱，涼血止血，主治過敏性紫癜。兼有熱象者加大青葉；腹痛便血者加地榆炭、炒枳殼、木香、白芨；血尿者加車前草、萹蓄、白茅根。治療過敏性紫癜60例，一般2天後紫癜即見消退，腹痛，便血症狀減輕，6～10天紫癜全部消退。治癒者54例（90%）；其中11～15天治癒者3例。16～20天治癒者2例。平均9.5天。6例無效。

**來源** 獻方人：四川省安丘縣人民醫院宋延廉；推薦人：新疆烏魯木齊市新疆西域紅斑狼瘡研究所丁叢禮。

**配方10** 水牛角50克、生地30克、赤芍20克、丹參20克。

**用法** 水牛角先煎半小時，後入餘藥。一般每日1劑，重症可日服2劑。每劑煎服2次。

**說明** 本方功能清熱涼血。主治過敏性紫癜。兼有風熱者加蟬衣、牛蒡子、防風、野菊花、山豆根；兼有關節炎加虎杖、桑枝、秦艽、地龍；兼有胃腸症狀者加川黃連、川黃柏、薑半夏；伴有腎炎症狀加白茅根、川黃柏、知母、大小薊、蒲黃；伴高熱者加紫雪丹沖服。治療54例過敏性紫癜，其中單純型紫癜32例，風濕性紫癜10例，腹部型紫癜8例，腎性紫癜4例。治療結果痊癒33例，有效17例，無效4例，總有效率達92.6%。



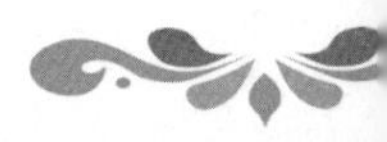

**來源**　獻方人：湖北省石首市中醫院鄭翔；推薦人：新疆烏魯木齊市新疆西域紅斑狼瘡研究所丁叢禮。

**配方 11**　甘草 300 克、威靈仙 20 克、紫草 30 克。

**用法**　加水 1200 毫升，用水煎 1～2 小時左右，至 400 毫升。每日 1 劑，煎 2 次服。待紫癜消失後，續服 3 天。

**說明**　本方功能清熱解毒，抗炎，抗過敏。主治過敏性紫癜。治療過敏性紫癜 45 例，平均 6.2 天治癒，經 3 個月隨訪均未見復發。

**來源**　獻方人：新疆烏魯木齊市新疆西域紅斑狼瘡研究所丁叢禮。

**配方 12**　紫草 50 克、生地 30 克、赤芍 20 克、茜草 20 克、丹皮 15 克、丹參 20 克、甘草 20 克。

**用法**　水煎服。每日 1 劑，煎服 2 次。

**說明**　本方功能涼血化瘀。主治過敏性紫癜。感染發熱加金銀花、蒲公英；腹痛加延胡索、川楝子；便血加大黃粉 2.5 克（吞服），每日 3 次；血尿加白茅根、小薊；紫癜反覆出現並伴氣虛症狀加黃芪、黨參。臨床治療 30 例，其中 27 例痊癒，紫癜全退，諸症消除，觀察 2 週無復發；無效 3 例。一般見效時間為 3～7 天，痊癒時間為 10～20 天。

**來源**　獻方人：中國醫科大學附屬第一醫院初航；推薦人：新疆烏魯木齊市新疆西域紅斑狼瘡研究所丁叢禮。

**配方 13**　紅棗 10 枚。

**用法**　洗淨後，水煎服，每日 3 次，直至皮損全部消退為止。

**說明**　本方功能健脾和胃，養血補氣。主治過敏性紫

癜。治療6例過敏性紫癜，其中1例為2天痊癒，3例為3天痊癒，2例為7天痊癒，平均4天治癒，皮損消退後應繼續服紅棗數天，鞏固療效。

***來源*** 獻方人：上海市大華醫院高平；推薦人：新疆烏魯木齊市新疆西域紅斑狼瘡研究所丁叢禮。

***配方14*** 紫草30克、茜草20克、丹參15克、生地20克、赤芍15克、當歸10克、甘草10克。

***用法*** 水煎沸後20分鐘即可。每日1劑，水煎服2次。

***說明*** 中醫認為過敏性紫癜多由血熱所致，故治療重在清熱涼血解毒。本方臨床應用療效顯著。若氣虛者，加黃芪30克，黨參15克；伴高熱者，加大青葉30克，蒲公英30克；伴血尿者，加白茅根25克，萹蓄15克，瞿麥20克；伴表熱證者，加蟬衣10克，荊芥10克，金銀花15克；伴便血者，加地榆炭10克，白芨10克；伴腹痛者，加延胡索10克，川楝子10克；伴濕熱者，加防風10克，蒼朮10克。

***來源*** 獻方人：雲南省昆明市婦女保健所袁曼宇。

***配方15*** 白茅根50克、板藍根15克、瓜蔞根25克、茜草根15克、紫草根10克、乾生地25克、石斛25克、槐花25克、地榆10克、丹皮5克、黃芩15克。

***用法*** 每劑加水1000毫升，煎煮至150毫升，連煎3次，1日1劑。

***說明*** 本方治療過敏性紫癜。一般服5～7劑可癒，未用過激素治療的病人，效果更佳。忌食辛辣魚腥。

***來源*** 北京中醫醫院，《趙炳南臨床經驗集》；推薦人：內蒙古紮蘭屯市中蒙醫院劉金。

**配方 16** 荊芥10克、銀花15克、連翹15克、蟬蛻6克、地膚子30克、白蘚皮20克、丹參15克、生地15克、僵蠶15克、阿膠10克、蚤休12克。

**用法** 水煎3次，阿膠烊化兌入藥液，第1、2次煎液分2次口服，第3次煎液外洗患處，每日1劑。

**說明** 本方適用於過敏性紫癜。症見四肢遠端大量米粒大小的出血點，不高出皮膚，稍有癢感，口乾口苦，中腹痛，或肢端腫脹，舌質偏紅、苔黃，脈數或弦。中醫學認為，過敏性紫斑由風熱毒邪侵淫所致。當以疏風清熱，解毒涼血為其基本治法。虛寒型臨床少見，不宜用此法治療。臨床要儘量找出過敏原因，以便及時預防。

**來源** 獻方人：江西省撫州市第二人民醫院唐學游。

**配方 17** 青黛3克、紫草9克、乳香6克、丹參9克、白茅根30克、丹皮12克、生地12克、威靈仙9克、木香3克、焦山楂9克。

**用法** 水煎2次，分2次服。以上為6～10歲左右兒童的用藥量，每日1劑。

**說明** 本方適用於小兒過敏性紫癜。症見皮膚紫癜、腹痛，便血，關節疼痛以及伴發腎炎。此方治療200例，總有效率為98.5%；其中服藥時間最短4天，最長67天。臨床如見有關節腫痛者，可加絲瓜絡、牛膝、紅花；腹痛甚者加枳殼、延胡索、赤芍、甘草；伴有腎炎者加大小薊，生苡仁、鳳尾草。

**來源** 獻方人：尹丹等，《中國醫藥學報》，6：39，1990；推薦人：江西省撫州市第二人民醫院唐學游。

**配方 18** 黃芪30克、當歸15克、赤芍10克、丹參30



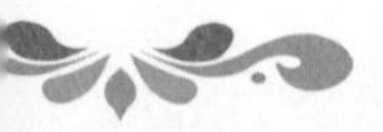

克、桃仁 10 克、紅花 12 克、牛膝 10 克、甘草 10 克。

***用法*** 水煎服，每日 1 劑，煎服 2 次。

***說明*** 過敏性紫癜與中國醫學之「發斑」、「紫癜風」近似。多因血熱壅盛、迫血妄行，溢於脈絡，凝滯成斑；也可因脾虛失攝、血不歸經，而致紫癜。本方係天津西郊醫院郗文珺治療過敏性紫癜的經驗方。本方有健脾益氣、活血化瘀之功效，可促使紫癜的消退。如氣虛者，加太子參；踝部腫脹加防己；血熱者，黃芪換生地、玄參。治療 15 例，臨床痊癒 13 例，顯效 1 例，無效 1 例。

***來源*** 獻方人：郗文珺，《天津中醫》，4：11，1988；推薦人：安徽省馬鞍山鋼鐵公司醫院黃兆強。

## 血小板減少性紫癜

【方藥】

***配方 1*** 黃芪 15 克、龜板膠 10 克、白茅根 30 克、丹皮 15 克、仙鶴草 30 克、大薊 30 克、大棗 30 克、鱉甲膠 15 克（無鱉甲膠時可用鱉甲代替）。

***用法*** 水煎服，每日 1 劑，每劑煎服 3 次。

***說明*** 本方適用於原發性血小板減少病屬氣陰兩虛者。症見疲乏無力，皮膚黏膜有出血現象等。本方有益氣養陰，涼血止血之功效。如冷某，女性，48 歲。患血小板減少症 1 年，血小板下降至 4 萬 / 立方毫米，血色素、紅白細胞亦相對減少。在某醫院住院治療，病情不見好轉，反而鼻衄、齒衄加劇，全身出現紫癜。余診斷為氣陰兩傷，用上方加旱蓮草、黨參，服藥 30 劑後，血小板上升至 8 萬 / 立方毫米，繼用上方以生地、紫河車、當歸身，隨症加減，共服 40 餘例，基本恢復正常。



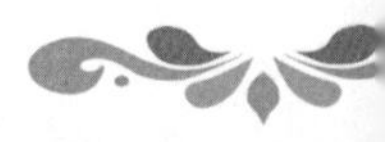

**來源** 獻方人：湖南中醫學院附屬二醫院曾紹裘。

**配方 2** 阿膠 10 克、龜板膠 10 克、紫河車 10 克、生地 15 克、白芍 12 克、山萸肉 12 克、黃精 20 克、枸杞 20 克、黃柏 10 克、旱蓮草 30 克、丹參 15 克。

**用法** 水煎 2 次，阿膠、龜板膠烊化兌入藥液；紫河車研末沖服，藥液分 2 次服，每日 1 劑。

**說明** 本方適用於血小板減少性紫癜。症見皮膚紫斑，血衄，齒衄，血色淡紅量多，頭暈頭痛，五心煩熱，心神不安，舌質偏淡、苔薄，脈細或數。本方用多味血肉有情之品峻補陰血，並佐以其他補氣養血及瀉腎火、清血熱的藥物。長期服用可以提高血小板數，且能消除症狀。忌辛辣刺激性食物。

**來源** 獻方人：江西省撫州市第二人民醫院唐學游。

**配方 3** 紅甘蔗皮 200 克、豬肉 250 克。

**用法** 將紅甘蔗皮和豬肉洗淨放砂鍋內煮沸，去浮渣和泡沫；燉 2 小時後除去甘蔗皮渣，吃肉喝湯。每日早晚各服 1 次，1 日服完。以上為成人量，兒童酌減。

**說明** 本方治血小板減少症，效果很好，無毒副作用。服藥期間忌食辛辣刺激性食品。每日服 1 劑，連服半個月為 1 療程，休息 1 週後再服第 2 個療程，可續服 3 個療程。

**來源** 獻方人：四川省成都中醫學院劉敏如；推薦人：四川省綿陽中醫學校劉健君。

**配方 4** 雞血藤 100 克、梔子 15 克、升麻 10 克、當歸 10 克、丹參 15 克、益母草 15 克、甘草 6 克。

**用法** 水煎服，每日 1 劑，水煎服 2 次。

**說明** 該方以雞血藤為主藥，與諸藥合用，共奏清熱化

瘀、活血補血之功效。臨床可根據病情酌情加減化裁。一般血小板減少患者服此方15～20劑後，血小板即可明顯升高，症狀消失。如鐘××，女，30歲。因雙下肢反覆紫癜2月就診，查血小板計數為6萬/mm³，服上方15劑後，升至10萬/mm³，諸證消失。隨訪2年均正常。

***來源*** 獻方人：湖南省桃源縣人民醫院曾廣安。

***配方5*** ①黨參20克、黃芪30克、白朮15克、當歸10克、炙甘草8克、茯苓10克、遠志2克、酸棗仁12克、大棗8枚、女貞子14克、旱蓮草24克。

②桃仁15克、紅花10克、歸尾20克、川芎10克、赤芍15克、牛膝10克、生蒲黃8克（包）、五靈脂10克、丹參30克。

③黃連8克、炒山梔10克、黃芩10克、黃柏8克、生地30克、麥冬20克、青黛3克、羚羊角（末）2克。

***用法*** 以上3方均水煎服2次。青黛、羚羊角粉用藥液沖服。每日1劑。

***說明*** ①方功能益氣補血，主治氣血兩虛型原發性血小板減少性紫癜。治療52例，痊癒（皮下紫癜消失，出血停止，血小板恢復正常範圍半年以上，症狀痊癒或好轉）39例；好轉（紫癜消失或好轉，血小板在8～10萬／立方毫米之間，症狀減輕）11例；無效2例，總有效率96%。②方功能活血化瘀，通經活絡。主治瘀滯型原發性血小板減少性紫癜。臨床治療47例，有效率達93%。③方功能育陽清熱涼血化斑。主治陰虛鬱熱型原發性血小板減少性紫癜。臨床治療75例，有效率達92.3%。

以上3方均在臨床上用於原發性血小板減少性紫癜患者，多以3型分治，抓經主證，貴在權變。曾遇到不少患者





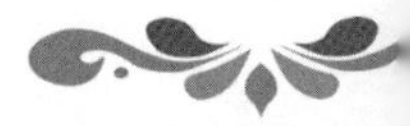

2 型相兼或 3 型相兼，治當據證應變。

**來源** 獻方人：新疆烏魯木齊市新疆西域紅斑狼瘡研究所丁叢禮。

**配方 6** ①雞血藤 30 克、赤芍 10 克、丹皮 1 克、田三七粉 1 克、茜草 12 克、當歸 10 克、丹參 12 克、黨參 12 克、大棗 10 克、旱蓮草 15 克、熟地 10 克。

②黃芪 12 克、當歸 10 克、白朮 10 克、茯苓 10 克、酸棗仁 10 克、龍眼肉 10 克、甘草 3 克、白芍 12 克、山藥 10 克、生地 12 克、知母 12 克、旱蓮草 12 克。

**用法** 2 方均為水煎服 2 次，每日 1 劑。四三七粉沖服。

**說明** ①方功能活血化瘀止血。主治瘀血型慢性原發性血小板減少性紫癜。②方功能補脾攝血，育陰涼血，主治脾虛失攝，陰虛火旺型慢性原發性血小板減少性紫癜。治療 40 例，其中瘀血型 30 例，顯效（皮膚、黏膜和其他部位出血症狀消失，血小板達 10 萬／立毫米，出血時間、血塊收縮時間和毛細血管脆性試驗恢復正常，隨訪半年以上未復發）2 例，有效（出血症狀基本消失，出血時間、血塊收縮時間恢復正常，血小板達到或接近 10 萬／立方毫米，但停藥後不能維持，隨訪時間不足半年）13 例；進步（大部分症狀緩解，出血較治療前明顯減少，血小板較治療前明顯升高 2～3 萬／立方毫米）12 例；無效 3 例。總有效率為 90%。脾虛失攝，陰虛火旺型共 16 例，有效 5 例，進步 6 例，無效 5 例，總有效率為 68.8%。治療前後血小板數自身比較 $p<0.01$。

**來源** 獻方人：黑龍江省中醫學院附屬醫院孫偉正；推薦人：新疆烏魯木齊市新疆西域紅斑狼瘡研究所丁叢禮。

**配方 7** ①犀角 0.6 克（或水牛角 15 克代）、生地 30

克、赤芍12克、丹皮9克、玉竹15克、連翹9克、紫草9克、茜草9克、竹茹9克、白茅根30克、生荷葉1枚。

②生地15克、玄參9克、丹皮9克、黃柏6克、龜板15克、阿膠9克、旱蓮草12克、女貞子12克、茜草9克、側柏葉9克。

③黃芪15克、黨參12克、白朮9克、茯苓9克、當歸9克、酸棗仁9克、麥冬9克、五味子6克、炙甘草4.5克、仙鶴草15克、旱蓮草12克。

***用法*** 3方均水煎服。每日1劑，水煎服2次。

***說明*** ①方能清熱解毒，涼血止血。主治血熱型原發性血小板減少性紫癜。②方功能滋陰降火止血。主治陰虛性原發性血小板減少性紫癜。③方功能健脾益氣攝血，主治氣虛型原發性血小板減少性紫癜。臨床據證選用。

***來源*** 獻方人：安徽省安慶地區人民醫院陳兆孝；推薦人：新疆烏魯木齊市新疆西域紅斑狼瘡研究所丁叢禮。

***配方8*** ①製首烏30克、黃芪30克、當歸15克、生地30克、熟地50克、陳皮12克，熬膏；②肉桂6克、附子12克、山萸肉15克、山藥15克、玉竹15克、鹿血50克、白酒500克。

***用法*** ①方煉蜜為丸1日3次，每次15克。②方水煎服2次，每日1劑。

***說明*** ①方功能益氣補血，滋補肝腎；②方功能益氣補血，溫腎填精。③方功能溫腎壯陽，主治原發性血小板減少性紫癜。治療36例，治療2個月後，有效（血小板升至5萬／立方毫米或較原水平上升3萬／立方毫米以上，基本無出血）5例；進步（血小板有所上升，出血症狀改善持續2週以上）10例，2例無效。

**來源**　獻方人：浙江省杭州市中醫院傅耀彩；推薦人：新疆烏魯木齊市新疆西域紅斑狼瘡研究所丁叢禮。

**配方 9**　雞血藤 30 克、當歸 12 克、商陸 30 克、墓頭回 23 克、仙鶴草 30 克、側柏葉 15 克、生黃芪 120 克、生地 60 克、生甘草 30 克。

**用法**　水煎服 2 次。每日 1 劑。商陸先煎 3 小時。

**說明**　本方補氣培脾，活血化瘀，主治原發性血小板減少性紫癜。治療 33 例，治癒（血小板在 10 萬／立方毫米以上，無出血）15 例，占 45.5%；良效（血小板在 8 萬／立方毫米以上，無出血）10 例，占 30.3%；無效（血小板小於 8 萬／立方毫米）8 例，占 24.2%。總有效率 75.8%。隨訪 16 例，遠期療效為 87.5%。

**來源**　獻方人：浙江省工學院衛生科蘇爾方；推薦人：新疆烏魯木齊市新疆西域紅斑狼瘡研究所丁叢禮。

**配方 10**　黃芪 20 克、黨參 20 克、當歸 20 克、肉豆蔻 18 克、熟地 18 克、肉桂 12 克、熟附片 12 克、山藥 15 克、仙鶴草 30 克、阿膠 12 克。

**用法**　水煎服 2 次，每日 1 劑。阿膠烊化兌服。

**說明**　本方功能溫補脾腎。主治原發性血小板減少性紫癜。治療 23 例，顯效（血小板大於 10 萬／立方毫米，出血消失，停藥後至少維持半年以上）6 例；有效（出血消失，血小板大於 10 萬／立方毫米，停藥後不能維持）10 例，進步（出血症狀減輕，血小板小於 10 萬／立方毫米，但較原來增加 2 萬／立方毫米以上）4 例；無效 3 例。

**來源**　獻方人：湖北省荊門市第二人民醫院黎志遠；推薦人：新疆烏魯木齊市新疆西域紅斑狼瘡研究所丁叢禮。

***配方 11*** 黃芪 15 克、黨參 15 克、白朮 9 克、茯苓 9 克、甘草 3 克、陳皮 9 克、半夏 9 克、雞血藤 9 克、糯稻草 9 克、阿膠 9 克。

***用法*** 水煎服 2 次，每日 1 劑。阿膠烊化兌服。

***說明*** 本方功能調理脾胃，補益氣血，活血化瘀，主治特發性血小板減少性紫癜。治療 36 例，顯效（出血症狀消失，血小板計數恢復正常，停藥後至少維持 3 個月無復發）9 例，占 25%；有效（出血症狀消失，血小板恢復正常，停藥後或繼續用藥，血小板不能維持正常）16 例，占 44%；進步（出血症狀減輕，血小板增加，但未達正常）7 例，占 9.4%；無效 4 例，占 11%。總有效率為 88.4%。

***來源*** 獻方人：四川省醫學院張應潮；推薦人：新疆烏魯木齊市新疆域紅斑狼瘡研究所丁叢禮。

***配方 12*** ①炙黃芪 30 克、當歸 9 克、白芍 12 克、白朮 12 克、黨參 30 克、阿膠（烊）12 克、旱蓮草 15 克、砂仁拌熟地 12 克、生茜草 12 克、仙鶴草 30 克、大棗 10 克。

②生地 9 克、熟地 9 克、知母 9 克、黃柏 9 克、丹皮 9 克、赤芍 9 克、玄參 9 克、升麻 9 克、阿膠 9 克、生甘草 6 克。

③附塊 9 克、肉桂 1.5 克、炙黃芪 15 克、生地 15 克、熟地 15 克、阿膠（烊）9 克、炙甘草 9 克、炮薑 3 克、五味子 4.5 克、生白芍 12 克、黨參 15 克、仙鶴草 30 克、大棗 5 枚。

***用法*** 3 方均水煎服 2 次，每日 1 劑。阿膠烊化兌服。

***說明*** ①方功能補氣攝血。主治氣不攝血型特發性血小板減少性紫癜。②方功能滋陰降火，清營涼血。主治陰虛火旺型特發性血小板減少性紫癜。

③方功能溫補脾胃，助陽護陰。主治脾腎陽虛型特發性血小板減少性紫癜。

**來源**　獻方人：新疆烏魯木齊市新疆西域紅斑狼瘡研究所丁贏。

**配方 13**　①黃芪 30 克、黨參 30 克、白朮 12 克、茯苓 12 克、當歸 12 克、酸棗仁 12 克、炙遠志 12 克、桂圓肉 12 克、廣木香 12 克、大棗 12 克、甘草 9 克。

②黨參 60 克、雞血藤 30 克、阿膠（烊化）12 克、陳皮 10 克、大棗 15 克、炙甘草 12 克。

③太子參 30 克、淮山藥 30 克、婦貞子 30 克、旱蓮草 30 克、麥冬 15 克、炒川楝 10 克、枸杞 10 克、菊花 12 克、蓮子肉 12 克、炙甘草 12 克。

**用法**　3 方均用水煎服 2 次，每日 1 劑。

**說明**　①方能益氣養血，健脾運中。主治脾胃虛型原發性血小板減少必紫癜。②方功能益氣養陰。主治氣陰虧損型原發性血小板減少性紫癜。③方功能益氣滋陰清熱。主治陰虛內熱性原發性血小板減少性紫癜。治療 44 例，顯效 24 例（占 54.55%）；有效 10 例（27.72%）；進步 8 例（占 18.18%）；無效 2 例（占 4.55%）。總有效率 95.40%。治療前血小板平均值為 4.834 萬／立方毫米，治療後平均值 9.41 萬／立方毫米，$p<0.05$。

**來源**　獻方人：四川省重慶市中醫研究所侯躍東；推薦人：新疆烏魯木齊市新疆西域紅斑狼瘡研究所丁叢禮。

## 尿崩

【針灸】

**取穴**　關元。

**施術**　用小艾炷灸關元穴，至起泡時為止。每日灸 1

次，痊癒即停止施灸。

***說明*** 本法治療排尿不能自禁，尿頻，尿量多，伴心悸，脈浮大，按之無力等症。灸時皮膚起泡後，可在上面搽些消炎藥膏或消炎粉，即可治癒。

***來源*** 獻方人：黃偉達等，《民間靈驗便方·針灸》；推薦人：湖南省常德市第一人民醫院劉智壺。

## 甲狀腺瘤

【方藥】

***配方 1*** 玄參 10 克，象貝母、延胡索、白蒺藜、佛手片、鬱金、淡海藻、昆布各 9 克，生牡蠣 30 克、夏枯草 12 克，砂仁、青皮、陳皮、三棱、莪朮各 6 克，當歸 15 克。

***用法*** 上藥加水煎，去渣取汁溫服。其中砂仁後下，牡蠣先煎。每日 1 劑，煎服 2 次。

***說明*** 本方治療甲狀腺腫瘤，亦可治療甲狀腺機能亢進出現的甲狀腺腫大，療效確切。服藥期間忌食辛辣之品。如梁××，女，43 歲，患甲狀腺瘤 2 年，外觀雞蛋大小，日漸加大。服上藥 20 餘劑，腫塊消失，但觸摸仍可觸及黃豆大小的腫核。另用生半夏加醋磨，用毛筆塗於患處，中心留空；仍內服前方。再服 10 餘劑後，腫塊完全消散。至今 10 餘年未復發。

***來源*** 獻方人：杭州市中醫院駱祖峰；推薦人：杭州市中醫院詹強。

***配方 2*** 瘰子草 100 克。

***用法*** 將瘰子草搗爛，加隔夜粥適量，混合均勻，敷患處。每天晚上，洗淨患處，換藥 1 次。



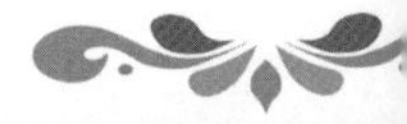

**說明**　此方有活血祛瘀，消結止痛的功效。適用於甲狀腺腺瘤。劉××，女，成年。1969 年 3 月發現頸部有一腫物，如雞蛋大，逐漸增大衣領不能扣，××醫院診斷為甲狀腺腺病，按上方外敷 7 次，腫塊縮小，半個月後痊癒，迄今未復發。

**來源**　廣西民間流傳方；推薦人：四川省南充市藥品監督檢驗所曹陽。

## 單純性甲狀腺腫

【方藥】

**配方 1**　橘紅、昆布、海藻各 15 克，水牛角 30 克，瓜蔞殼 20 克。

**用法**　將上藥研細末，用醋或醋湯沖服，每日 3 次，每次服 6 克。上方係成人 1 個療程的量。

**說明**　本方治療單純性甲狀腺腫大有特效。臨床治療 70 例，有效率為 95%。一般服 7～10 個療程可癒。服藥期間忌惱怒和房勞。

**來源**　獻方人：四川省綿陽市 102 信箱職工醫院楊忠英。

**配方 2**　黃花杜鵑花 50 克、喜鵲肉 30 克、黑胡椒 30 克、蓽撥 30 克、光明鹽 30 克、海螺（煅）30 克。

**用法**　以上諸藥共研為細末，過篩，混勻。每日 2～3 次，每次 5 克。

**說明**　本方係藏族方，藏名譯音依次是嘎夏、達裏美多、泡瓦熱、畢畢靈、甲木察、都。具有清熱解毒，消腫散結的功效。適用於癭瘤病。症見頸項腫大，呼吸因之被阻，或出氣作吼鳴聲，觸之有腫硬之塊狀物。療效甚佳。

***來源*** 《藏醫藥選編》；推薦人：四川省南充市藥品監督檢驗所曹陽。

## 皮質醇增多症

【方藥】

***配方*** 大黃、芒硝（沖服）、厚朴、枳實各6克，生何首烏、龍膽草、黃精各15克。

***用法*** 水煎服，每日1劑。煎2次，濾取藥汁300～400毫升，分3次空腹內服，每週服藥5劑，停服2天，連續治療8週後，休息2～4週為1療程。

***說明*** 皮質醇增多症，可見不同程度的向心性肥胖，伴有顯著饑餓感、食慾亢進，或有不同程度的頭痛、頭暈、心悸、乏力、心煩易怒、嗜睡多眠、精神不振等症狀，皮膚有明顯粗大條索狀紫紅紋，分佈於小腹、臀部、大腿內側等處。24時尿17羥皮質類固醇增高或血漿游離皮質醇增高。本方為大承氣湯加味，對腎上腺皮質代謝具有調節作用。應用本方治療例皮質醇增多症患者，其中6例療效滿意（症狀和體征消失，尿17羥皮質類固醇或血漿游離皮質醇恢復正常）；1例進步（症狀和體徵部分消失，尿17羥皮質類固醇或血漿游離皮質醇下降）。

***來源*** 獻方人：薛芳，《中醫雜誌》，9：24，1981；推薦人：安徽省馬鞍山鋼鐵公司醫院劉家華。

## 男性不育症

【方藥】

***配方1*** 熟地15克、覆盆子15克、枸杞子15克、菟絲

子15克、淮山藥12克、山茱萸10克。

**用法**　水煎，每日1劑，水煎服2次。

**說明**　該方為五子衍宗丸加減變化而來，對陽痿、無精症、少精症及精子活力差而導致的不育，有較顯著的療效。腎陽虛加仙靈脾、鹿角霜、補骨脂、馬戟天、仙茅；腎陰虛加生地、首烏、女貞子、桑椹；陰虛火旺加知母、黃柏、梔子、玄參；脾氣虛加黨參、黃芪、白朮。曾治多人，無不靈驗。聶××，男，42歲。結婚15年無子，化驗精液發現精蟲少，且活力不強。經服用上方1月後，其妻懷孕，足月後產1女。

**來源**　獻方人：湖南省桃源縣人民醫院曾廣安。

**配方2**　小茴香、延胡索、川芎、五靈脂各6克，乾薑、官桂各3克，沒藥5克，赤芍、蒲黃各10克，當歸12克，黃精30克。

**用法**　水煎2次取汁400毫升，一日2次，20天為1療程。

**說明**　本方治療精液不液化症，有活血通陽，生精助育之功。精液常規中有濃球者，加萆解15克、石菖蒲10克、石葦20克、車前子20克；經治療精液液化，活動力低者，加黃芪30克、仙靈脾30克；精子計數少者，同時服五子衍宗丸。以本方治療20例，臨床治癒7例，有效3例。

**來源**　《河南中醫》，3：29，1985；推薦人：南京中醫學院華浩明。

**配方3**　熟地30克，山茱萸、山藥、麥冬、茯苓各15克，丹皮、玄參、澤瀉各12克，知母、黃柏各10克，五味子9克。

**用法**　上藥共為細末，煉蜜為丸，每丸重9克。1日3

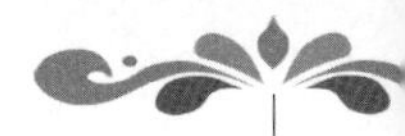

次，每次1丸，溫開水送服。1個月為1療程。

***說明*** 本方用於治療精液不液化症，有滋陰補腎，清熱化精的功效。以本方治療40例，精液液化者36例，無效4例，其中12例之妻已懷孕或生育。服藥最長者2個月，最短者15天。

***來源*** 獻方人：李國慶，《浙江中醫雜誌》，5：204，1987；推薦人：南京中醫學院華浩明。

***配方4*** 熟地30克，山茱萸、山藥、枸杞子、五味子各15克，赤芍、天門冬、澤瀉各12克，知母、黃柏各10克，淫羊霍9克。

***用法*** 上藥共為細末，煉蜜為丸，每丸重12克。1日3次，每次1丸，用淡鹽水送服。2個月為1療程。

***說明*** 本方用於治療男性不育症，有滋陰補腎，清熱生精的功效。筆者用此方治療40例，明顯有效者38例，無效2例，其中10例之妻已懷孕。

***來源*** 山西太原市交通局職工醫院王玉仙。

***配方5*** 錢鏢珠20克，紫河車、炙狗脊、何首烏各10克，當歸、炙龜板先煎、肉蓯蓉、杜仲、菟絲子、沙苑子、仙靈脾各15克，枸杞子、茯苓各9克，牛膝、補骨脂各12克，附子6克。

***用法*** 每日1劑，水煎2次服，15天為1療程。其中魚鰾珠、紫河車和炙狗腎共研細末，分2次沖服。

***說明*** 本方治療精子異常症，有補腎生精的功效。死精子在50～100%範圍者，加鎖陽12克、肉桂、鹿角膠（烊化）、仙茅各10克，附子增至10克；每毫升精液的精子計數低於6千萬個者加麥冬、楮實子各10克，桑寄生12克，



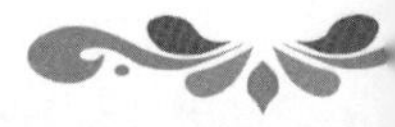

豬脊髓 1/ 2 條，羊腎 1 個；精子活動力不良者加雀腦 5 個，馬戟天 10 克，肉蓯蓉增至 25 克，紫河車增至 15 克，同時服用海馬鹿鞭丸。服藥期間禁房事，忌豬肉、動物油、生冷飲食、白菜和蘿蔔、並戒菸酒。

***來源*** 劉光權，《陝西中醫》，8：344，1986；推薦人：南京中醫學院華浩明。

***配方 6*** 熟地、炒山藥、枸杞子、楮實子、菟絲子各 15 克，山萸肉、丹皮、茯苓各 10 克，淫羊藿、澤瀉各 12 克。

***用法*** 每日 1 劑，水煎 2 次服。

***說明*** 本方治療精子減少不育症，能補腎益精，瀉濁助育。精子數目減少，多為腎陽不足，加肉蓯蓉、蒸何首烏、覆盆子等；精液清稀，多為腎氣不足，加黨參、韭子、肉桂、附子等；精子活動率減低，多為腎陽不足、命門火衰，可選加肉桂、附子、馬戟天、鹿茸等；清液中有紅細胞或膿細胞者，多為陰虛火旺兼有濕熱下注，加黃柏、知母、木通、金銀花等；精子畸形較多者，多責之於陰虛火旺，可選加黃柏、知母、肉蓯蓉、何首烏等；伴有頭暈、耳鳴、腰酸、滑精等全身症狀者，多為腎陰不足，相火旺盛，加黃柏，龍骨、牡蠣、芡實等；如伴有畏寒肢冷、腰酸、陽痿等全身症狀者，多為腎陽不足，命門火衰，加肉桂、附子、陽起石、韭子、鹿茸等。治療 22 例，除 1 例因女方有病未孕外，余均使配偶妊娠生子。服藥最少者 20 例，最多者 50 劑。

***來源*** 王心好，《中西醫結合雜誌》，9：564，1986；推薦人：南京中醫學院華浩明。

***配方 7*** 天冬（去心）、麥冬（去心）、熟地黃、淮山藥（炒）、牛膝、生地黃、杜仲（鹽水炒）、山茱萸、茯



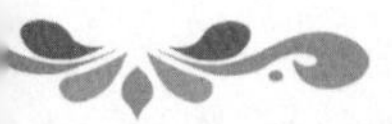

苓、柏子仁、木香、馬戟各 15 克，枸杞子、覆盆子、地骨皮各 12 克。

**用法** 共研為極細末，煉蜜為丸，每次服 9 克，淡鹽湯送服，每日 2 次。

**說明** 本方治療男性不育。適用於遺精，早洩、耳鳴，腦鳴，腰膝無力，腰痛，小便夜頻，脈細弦或弦等症。胡××，男性，28 歲。結婚已 3 年，無生育、症見腰痛，夜多小便，偶有遺精，舌苔薄白，脈弦。屢服中西藥治療，收效不佳，擬上方為丸服之，諸症消失，半年後其妻懷孕，生 1 男兒。

**來源** 獻方人：陳可冀等，《慈禧光緒醫方選粹》；推薦人：湖南省常德市第一人民醫院劉智壺。

**配方 8** 附子 12 克，白朮 18 克，肉桂 16 克，生龍骨、生牡蠣各 18 克，韭菜子 15 克，當歸 12 克，肉蓯蓉 18 克，枸杞 9 克，巴戟天 12 克，黨參 30 克，淫羊藿 18 克，冬蟲夏草 6 克。

**用法** 水煎 2 次，分 2 次溫服，每日 1 劑。

**說明** 本方適用於男子不能生育症。症見陽痿不起或舉而不堅，腰膝酸軟，肢端不溫，龜頭較冷。精液化驗為精子數目少，成活率低，舌淡、苔白，脈細弱，尺脈為甚。本方須持續久服，更須房室有度，節慾有時。精神要舒暢，避免情志刺激。

**來源** 《趙錫武醫療經驗》；推薦人：江西省撫州市第二人民醫院唐學游。

**配方 9** 仙靈脾 15 克、菟絲子 12 克、熟地 30 克、當歸 12 克、桃仁 9 克、紅花 9 克、川芎 6 克。



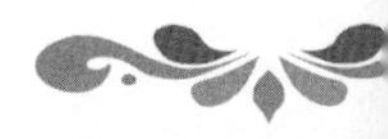

***用法***　水煎2次，藥液混合分2次溫服。每日1劑，30天為1療程。

***說明***　本方適用於死精過多症。症見腰膝酸軟，頭暈目眩，神疲肢倦，精液化驗死精子過多，精子活動率低於30%，或臨床無任何症狀者。多屬腎精虧虛，氣血不暢之證。上方有補益腎氣，活血壯精之功，治療182例，總效率達87.9%。

***來源***　獻方人：歐春等，《上海中醫藥雜誌》，5：28，19 90，推薦人：江西省撫州市第二人民醫院唐學游。

## 女性不孕症

【方藥】

***配方1***　大熟地、全當歸、仙靈脾、陽起石各10克，白芍、桑椹子、桑寄生、女貞子各15克，蛇床子3克。

***用法***　水煎服，沸後30分鐘即可。每劑煎服2次，隔天1劑。

***說明***　本方名「調補沖任湯」，係陳沛嘉老中醫治療不孕症的經驗方。具有滋養肝腎，溫補沖任之作用。主治不孕症，尤對於內分泌失調，子宮偏小，而無嚴重器質性病變的不孕症患者療效較好。經期或遇感冒、腹瀉等病症時暫停服。中醫認為，腎主生長、發育及生殖，腎虛則沖任不足，月事不調，故無子。故擬補益肝腎，調理沖任為主，並隨症加減用藥而治之，每獲良效。曾治劉××，女，30歲，工人。婚後5年未孕，有月經不調與痛經病史。自覺神疲肢倦，腰脊竣楚。婦科檢查有子宮內膜導位。舌質黯、苔薄，脈沉細。予以上方加穿山甲、皂角刺、香附各10克，逍遙丸15克（包煎）。服20劑後，腹痛好轉，經來暢行。續服原

方14劑後出現早孕反應，尿妊娠試驗陽性。10月後順產1男兒。

***來源*** 《北京中醫雜誌》，3：4，1984；推薦人：湖南省中醫藥學校鄧小琴。

***配方2*** 仙茅10克、仙靈脾15克、淡附子10克、肉桂3克、熟地黃15克、炒山藥10克、鹿角片6克、花蕊石15克、淡吳萸3克、莪朮10克、茺蔚子10克、炙甘草6克。

***用法*** 肉桂研末備用。先煎花蕊石15分鐘，後納入諸藥，沸後15分鐘，取汁兌入肉桂末。每日1劑，煎服2次。

***說明*** 此方治療腎陽虛衰型不孕症效果較好。主證為：月經推遲，經色黯淡，形寒怯冷，舌淡胖。本方溫補腎陽較強，凡臂陰不足者忌用。作者曾治癒20餘例。如李××，28歲，女。婚後3年未孕（幼稚型子宮），間斷服用本方15劑而癒。

***來源*** 獻方人：浙江省紹興市中醫院沈惠善。

***配方3*** 製附片、白芨、北細辛、五靈脂各15克，白蘞、山萸肉各150克，石菖蒲、製香附各30克，全當歸、生曬參、炒白朮各50克，陳蓮房50克（燒存性）。

***用法*** 上藥共碾細末，蜜丸，梧桐子大，每日辰（8點）、酉（18點）時用糯米酒送服，每次20丸。

***說明*** 本方適用於宮寒、腎虛、血瘀之不孕症。自汗、腰酸加鹿角膠；陰虛去附片，加生地、金釵石斛；性慾淡漠加淫羊藿；經行腹痛加益母草；食慾不振加淮山藥；30歲以上者加覆盆子、菟絲子。有其他疾病應先治好其疾病後，再服本方。經期停藥，盡後次日服。服藥7日內忌房事。一經確診有孕即應停服，另進安胎藥。經治893例，其中治癒



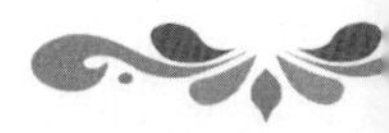

439 例，治癒率為 49.16%。

***來源*** 獻方人：安徽省屯溪市中醫院王永強；推薦人：湖南省中醫藥學校郭翔。

***配方 4*** 香附 500 克、紫蘇梗 9 克。

***用法*** 香附粉碎為極細末，醋調和為丸，每丸重 1.5 克。每日 2 次，每次服 8 丸。紫蘇梗 9 克，煎湯分 2 次送服。7 天為 1 療程。

***說明*** 香附治肝胃不和，氣鬱不舒，胸腹脇肋脹滿，月經不調，崩漏帶下。紫蘇梗理氣、舒鬱、止痛、安胎。故此方治療不孕症效果明顯。1～3 個療程可痊癒。

***來源*** 獻方人：河南省柘城縣人民醫院張立亭。

【針灸】

***取穴*** 關元、中極。

***施術*** 用毫針刺關元、中極穴，進針 5～8 分，用補法，再用艾炷灸關元、中極穴各 7 壯，2 穴交替使用。每日 1 次。

***說明*** 本法治療女子婚後不孕，或伴有月經量少或閉經等症。關元穴在臍下 3 寸（即肚臍與恥骨聯合上緣中點連線的 3 / 5 處），中極穴在臍下 4 寸。2 穴交替施灸，堅持治療，自能懷孕生育。

***來源*** 《備急千金要方》；推薦人：湖南省常德市第一人民醫院劉智壺。

## 性早熟

【方藥】

***配方*** 生地、知母、玄參、夏枯草、黃柏、澤瀉、赤



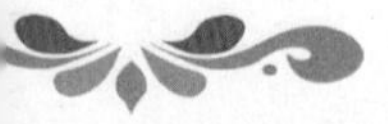

芍、三棱各9克，炙龜板20克，龍膽草6克，生麥芽30克，生甘草4.5克。

***用法*** 水煎2次。每日1劑，分2次服，療程為3個月至1年。

***說明*** 本方適用於10歲前女童性早熟。臨床可見乳房增大，乳頭色素沉著，月經來潮，陰道分泌增多。伴有急躁易怒，口渴，怕熱，便秘，盜汗，舌紅，脈弦。此方滋陰瀉火，治療女童性早熟效果確切。

***來源*** 獻方人：時敏發等，《中醫雜誌》，2：30，1990；推薦人：江西省撫州市第二人民醫院唐學游。

## 特發性浮腫

【方藥】

***配方*** 蘇葉10克、杏仁10克、陳皮10克、茯苓20克、茯苓皮15克、薑皮10克、大腹皮10克、薏苡仁15克、車前子12克、白朮12克、懷牛膝12克、香附10克、丹參15克。

***用法*** 水煎，沸後20分鐘即可，每日1劑，煎服2次。

***說明*** 本方所治之水腫，為特發性浮腫。適用於面部及下肢浮腫，按之深凹陷，小便少或正常，或伴有腹脹，氣急，咳嗽等症。服藥後水腫不減者，加桂枝10克，威靈仙12克。余臨床使用本方治療水腫，屢用屢效。劉××，女性，45歲，工人。患面部及下肢浮腫已多年，經多種檢查浮腫原因不明。午後浮腫尤甚，小便少，微腹脹，舌苔薄白滑，脈小弦緩。服上方5劑後，浮腫即完全消失。停藥後水腫又顯，續服本方20餘劑而獲痊癒。

***來源*** 獻方人：湖南省常德市第一人民醫院劉智壺。



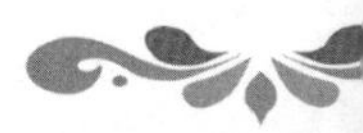

【針灸】

***取穴*** 合谷、曲池、足三里、內庭、行間、三陰交。

***施術*** 用毫針刺合谷、曲池、足三里、三陰交穴0.8～1.0寸，施瀉法；針內庭、行間穴3～5分，瀉法。每日1次，10次為1療程。

***說明*** 本方治療功能性水腫，對全身浮腫，按之凹陷，隨按隨起，身脹等症，一般治療1～2個療程可治癒。

***來源*** 《針灸聚英》；推薦人：湖南省常德市第一人民醫院劉智壺。

## 糖尿病

【方藥】

***配方1*** 黃精20克，肉蓯蓉、製首烏、金櫻子、淮山藥各15克，赤芍、山楂、五味子、佛手片各10克。

***用法*** 將上藥製成小丸（水泛為丸），每次6克，每日3次，30天為1個療程。

***說明*** 本方治療腎虛型糖尿病。症見多飲、多食、多尿，消瘦或浮腫，或見面色萎黃或黧黑，頭暈眼花，心悸氣短，動則氣促，多汗神疲，失眠多夢，耳鳴耳聾，手足心熱，肢麻酸痛，腰膝酸軟，健忘，性功能低下，陽痿，遺精，月經不調，夜尿頻多，舌紅少苔，或舌淡苔白，或舌質暗紅，脈細數，或沉細無力等。本方對腎虛型糖尿病，不僅降糖作用明顯，且有顯著的降脂作用，對腎虛型糖尿病合併肥胖、高血脂者尤為合適。用藥期間嚴格按照糖尿病飲食，治療前查血糖、尿糖、血脂、膽固醇等項檢查，1療程後復查。

***來源*** 獻方人：吳仕九等人，《中醫雜誌》，4：31，1990；推薦人：湖南中醫學院附屬第一醫院吳金蓮。



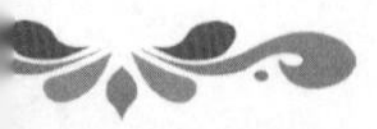

**配方 2** 黃芪、黃精、淮山藥、金剛刺各 30 克，玉竹 20 克，花粉、枸杞、丹參各 15 克，葛根、山茱萸、白參各 10 克。

**用法** 水煎2次，每日1劑，分2次服，30天為1個療程。

**說明** 本方主要用於治療氣陰兩虛型糖尿病。症見口渴多飲，小便頻數，神疲乏力，自汗或盜汗，舌質淡紅，少苔，脈細數。若消穀善饑，大便秘結，加生石膏 30 克，大黃 10 克；腰膝酸軟加桑螵蛸 10 克，桑椹子 15 克，女貞子 10 克，視物模糊加菊花 10 克，決明子 15 克；肢體麻木加木瓜 10 克，地龍 l0 克。忌食辛辣肥甘之品，食量控制在每日 300 克左右，在用藥前查血糖、尿糖。有條件最好每日查尿糖 1 次，1 個療程後復查血糖、尿糖。本方無任何毒副作用。

**來源** 獻方人：湖南中醫學院附一院吳金蓮。

**配方 3** 黃連、粟米、瓜蔞根、茯神各 125 克，知母、麥冬 65 克，豬肚 1 個。

**用法** 將上藥研成細末，豬肚洗淨，納藥末於豬肚內，以麻線縫合口，置鍋中煮爛，取出，藥不研，以豬肚為膏，再入煉蜜，加上藥杵勻，做丸如梧桐子大，每次服 50 丸，每日 2 次，參煎湯送下（人參 5 克）。1 個月為 1 療程。

**說明** 本方適應於胃熱亢盛兼有氣陰兩傷型糖尿病，症見消穀善饑，口渴引飲，大便秘結，舌質紅，苔黃燥，脈數。用藥期間，忌食辛辣肥甘之品，忌菸酒、嚴格控制主食每日 300 克左右，饑餓時可用蔬菜充饑，若血糖 > 15mmool。可配合口服降糖藥。本方特點是清補兼施，療效顯著。

**來源** 《三因方》；推薦人：湖南中醫學院附一院吳金蓮。



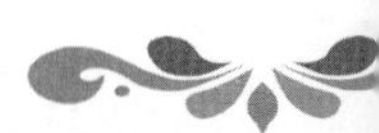

***配方4*** 生石膏、寒水石、玄參各30克，花粉、葛根各20克，生地、白芍各15克，生大黃、枳實、知母各10克，生甘草6克。

***用法*** 水煎2次，每日1劑，分2次服。20～30天為1個療程。

***說明*** 本方適應於胃熱亢盛型糖尿病，症見消穀易饑，形體消瘦，尿多且黃，大便乾結，口臭，舌質紅、苔黃，脈數。因本方為寒涼之劑，不宜久服，若出現脾氣虧虛或氣陰兩傷時，酌情加入補脾益氣或益氣養陰之藥物，減去寒涼之品。用藥期間嚴格控制飲食量，切忌辛辣肥甘之品，用藥前查血糖、尿糖，1個療程後復查，有條件最好每天查尿糖，若血糖在1個療程後仍下降不明顯時，可配合口服降糖西藥治療；若為胰島素依賴型糖尿病，可在原來用胰島素的基礎上，逐漸減少胰島素的劑量及用藥次數，直至逐漸停用胰島素。

***來源*** 獻方人：湖南中醫學院附一院吳金蓮。

***配方5*** 黃芪15克、肉桂3克、北五味子10克、白朮10克、淮山藥15克。

***用法*** 水煎2次，肉桂後下，1日2次，早飯前、晚飯後溫服。

***說明*** 本方具有補腎健脾、益氣固臟的功效，適用於糖尿病患者具有多飲，多食，多尿，舌體胖質暗、舌苔膩，血糖高，尿糖陽性者。服藥期間，停用與本病有關的其他藥物，忌酒、糖及膏粱厚味。臨床若伴見大便結滯者，加桃仁10克，決明子15克，白朮（生用）10克；大便溏加葛根15克，白朮（炒用）10克；形瘦，咽乾，舌燥，五心煩熱，舌質偏紅、脈細數者，加元參、知母各10克，天花粉、絞股藍各15克。金某，女，63歲。形瘦神疲，平時食差，常感腹



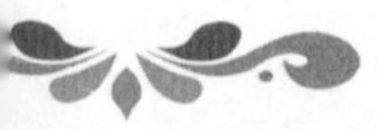

脹。3 月來知饑欲食，口乾渴飲，小便增多，軟弱無力，大便微溏，苔光，舌淡紅而嫩，脈沉濡。尿糖 ++++，空腹血糖 158mg / dl，診斷為糖尿病，屬氣陰兩虛證。投上方加升麻 3 克，元參、知母各 10 克，服藥 2 個月，諸症消失，隨訪 6 年，未見復發。

***來源*** 《中國中醫藥報》，1993 年 9 月 6 日；推薦人：湖南中醫學院潘遠根。

***配方 6*** 玉竹、丹參、枸杞、山藥、荔子核、知母、生首烏、地骨皮各 30 克，胡盧巴 50 克，甘草 6 克。

***用法*** 上方諸藥入砂罐內，加水淹過藥渣 1 公分，置武火煎沸後，改用文火熬藥 10 分鐘，倒出藥汁，如法共煎 3 次，將 3 次藥汁混勻，分為 6 次，2 日服完。每日 3 次，飯前半小時溫服。

***說明*** 本方治療糖尿病，效果好，無毒副作用。忌糖果糕點，禁食辛辣刺激之品。

***來源*** 獻方人：四川省綿陽中醫學校劉健君。

***配方 7*** 生地 20 克、山藥 20 克、茯苓 15 克、花粉 30 克、葛根 20 克、地骨皮 50 克、蒼朮 12 克、黃精 20 克、枸杞 20 克、玄參 20 克、山茱萸 12 克、烏梅 30 克。

***用法*** 上藥水漬泡半小時，文水煎 3 次，藥液分 3 次服下。以上為成人 1 日量，每日 1 劑。

***說明*** 本方治療糖尿病。適應症為口於多飲，小便頻數量多，腰膝酸困，疲乏無力，舌質偏紅、少苔或無苔，脈細或細數。本方能滋陰生津、健脾燥濕、清泄虛熱、益氣攝精。治療期間注意節制飲食，節制房事，避免情緒刺激。痰濕阻滯和陽虛證患者不宜用上方。





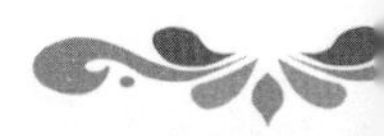

**來源**　獻方人江西省撫州市第二人民醫院唐學游。

**配方 8**　上肉桂 24 克、鹿茸粉 3 克、黑附塊 18 克、桑螵蛸 9 克、山萸肉 12 克、大山參 12 克、巴戟天 9 克、破故紙 9 克、覆盆子 9 克、金櫻子 9 克、野白朮 15 克、淮山藥 30 克、芡實 30 克、炙甘草 9 克。

**用法**　文火煎服。每日 1 劑，煎服 2 次。

**說明**　本方適用於糖尿病確屬虛寒證者。常見尿意頻繁，小溲清長，朝夕不斷，症似尿崩。臨床遇證候相符之患者，往往 1 劑即獲療效；重者 2～3 劑可治癒，無須多服。其他遺留症狀，可隨證施治，以善其後。方中肉桂切碎蒸汁兌服；鹿茸粉另裝膠囊分 2 次送服。

**來源**　《施今墨臨床經驗集》；推薦人：浙江省溫嶺中醫院陶鴻潮。

**配方 9**　苦瓜 100 克。

**用法**　取生苦瓜 100 克，用清水洗淨，置於絞汁機中絞汁，倒入杯中，一次服用，每日 1 次，3 月為 1 療程。

**說明**　本方為民間驗方，用於治療 2 型糖尿病，有降低血糖的作用。《本草綱目》記載：「苦瓜，苦寒，五毒；除邪熱，解勞乏，清心明目。」中醫學認為，糖尿病的形成與三焦邪熱有關，故苦瓜治療本病頗為合拍。近印度科學家發現，苦瓜中含有一種名為多肽-P 的物質，具有降低血糖的顯著作用。

**來源**　獻方人：佚名老中醫；推薦人：常德市神州中醫診療現代化研究所彭月華。

**配方 10**　天花粉、生地黃各 60 克。

**用法**　上藥加水1000毫升，煎至400毫升，每日1劑，水煎服2次。

**說明**　天花粉治熱病口渴、消渴及肺燥咯血；生地治陰虛發熱、消渴、吐血、血崩等。2藥合用有生津止渴，降火潤燥，滋陰養血之功。本方治療糖尿病有一定的療效。臨床治療43例，有效率為92.3%。

**來源**　獻方人：河南省柘城縣人民醫院張立亭。

【推拿按摩】

**操作部位**　腹部，四肢陰面；臟腑背俞穴、湧泉、勞宮。

**施術**　①按壓背部膀胱經上的臟腑俞穴，從肺俞到腎俞。②拇指推揉按腹部諸經脈，即任脈巨闕到曲骨，腎經為幽門到橫骨，胃經的不容到氣衝，每條經脈反覆施手法3遍。③推揉四肢陰面，手法輕緩。點按湧泉、勞宮穴各3分鐘。此2穴點按時要求用力平穩、滲透而持久。

**說明**　糖尿病屬中國醫學中的消渴病，多因臟腑虛弱，素體陰虛所導致。本法貫穿著滋陰之治療法則，能有效地控制消渴病，不同程度減輕或消除症狀，降低血糖、尿糖，而且無副作用。療程越長效果越好，對各種類型的糖尿病無嚴重併發症者皆有效。

**來源**　獻方人：湖北省武漢市按摩醫院袁明晞。

【心理治療】

**施術**　向病人說明起病原因，指出應當保持心情舒暢，避免煩勞惱怒，節制性慾等。要求做到凡事有度，不可過之。

**說明**　本法適宜因長期遭受精神刺激，氣機鬱結，日久不解，鬱而化火，耗津傷液而形成之消渴病，症見多飲、多食、多尿、消瘦及情緒易激動者。董×，久患消渴，屢治不

癒，虞洮診察病人後，剖因析理，指出病人不獨渴望飲水，實際上是渴望當官，政治上有野心，故心中思慮過度，政務操勞過度，加之志色有餘，好色縱慾，耳目勞損，傷及真陰，故得此病。指出凡事均當有度，不可過煩，煩則生病。「大凡視聽至煩，皆有所損。心煩則亂，事煩則變……五音煩則損耳，五色煩而損目，滋味煩而生疾，男女煩而減壽。」病人聞言明白了生病的道理，心中大喜，並以此作至理箴言而為座右銘。通過調理，疾病得癒。

***來源*** 《鑒戒錄》；推薦人：湖南中醫學院曠惠桃。

## 單純性肥胖

【方藥】

***配方1*** 黃芪、防己、白朮、川芎、製首烏各15克，澤瀉、生山楂、丹參、茵陳、水牛角各30克，仙靈脾10克，生大黃9克。

***用法*** 上藥水煎2次，合煎至100毫升，每次服50毫升，日2次，如體重超過標準體重25%以上者，每日可服150毫升，即每日1.5劑。

***說明*** 用本方治療單純性肥胖50例，其中體重下降48例，下降幅度0.5～13公斤不等，平均不等3.73公斤，胸圍、腹圍也相對縮小，治療後下降至理想體重者20例，其療效以輕、中度肥胖者為好。治療後三甘油脂平均下降66%。本方治療單純性肥胖，症見疲倦乏力，胸悶氣促，腹脹肢沉，腰脊酸痛，便溏，浮腫，月經不調，皮膚紫紋，舌胖質淡、苔白膩，脈細弱等。

***來源*** 《中醫雜誌》，（10）：1980；推薦人：湖南中醫學院附二院王明忠。

**配方 2**　旱芹菜 100 克。

**用法**　取生旱芹菜 100 克，用清水洗淨，置於絞汁機中絞汁，倒入杯中，一次服用，每日 1 次，3 月為 1 療程。

**說明**　本方為民間驗方，用於治療單純性肥胖，用一定的減肥作用。近義大利科學家發現，芹菜可以減肥，據米蘭大學研究人員的研究結果表明，吃芹菜可以使體重一週內減輕 3.6–4.9 公斤。但據《本草綱目》記載：水芹菜，令人肥健，嗜食。故本方所用當以旱芹菜為宜。

**來源**　獻方人：民間驗方；推薦人：常德市神州中醫診療現代化研究所李聰英。

【針灸】

**取穴**　耳穴：大腸、小腸、內分泌穴。

**施術**　取以上耳穴，以揿針作中等強度刺激後，用膠布固定。留針 3 天為 1 次，10 次為 1 療程。兩耳交替留針，留針期間，囑患者每日飯前輕輕按摩，以有脹感而不疼痛為度。治療前禁食、最好亦禁水，便測量胸圍、腰圍及體重。其他時間飲食、生活習慣不拘。

**說明**　本方適用於單純性肥胖，凡超過標準全重 20%者診斷為此病。選用大腸、小腸以調節消化功能，加用內分泌穴，以調整內分泌功能。治療後體重下降，飲食量減少，排泄量增加。採有耳針刺激上述 3 穴有抑制食慾促進排泄的作用，從而達到減肥的目的。

**來源**　獻方人：張忠志，《中醫雜誌》，5：23，1989；推薦人：江西省撫州市第二人民醫院唐學游。

【氣功】

**功法 1**　嚴新氣功減肥法。

***練功要點*** 需要減肥者，在練氣功前，全身放鬆，調心、調息、調形。注意腰直、頸直，下腹稍內收。舌頭放在口腔中間，上下都不要挨要口腔部位。還需要注重隨時用腹式呼吸法進行訓練。全身放鬆大靜，振動、抖動身體，意念體內有強烈的氣流和水液通過。這樣有利於下降體重。

***說明*** 用嚴新大師這種方法訓練，有人在1個月左右降體重20公斤，精神好。當然因人而異，也不絕對是這樣。

***來源*** 《嚴新大師氣功入門》；推薦人：四川省綿陽市102信箱職工醫院楊忠英。

***功法2*** 動力減肥功。

***練功要點*** ①晃海：仰臥式，兩腿伸直併攏，兩臂伸直上舉過頭，掌心朝上，閉目，舌抵上腭，呼吸自然，以全身為動力，左右晃動。晃動時，身體儘量伸直伸長，肌肉自然收縮，節奏均勻，意念集中在腰腹部，感到腹內隨之蠕動。晃動幅度和速度根據各人體質自行調節，操練3～4分鐘。

②震海：仰臥式，兩腿伸直併攏，兩臂伸直上舉過頭，一手握另一手，掌心朝上；閉目，舌抵上腭，呼吸自然。以腰、腿、臀的肌肉收縮為動力。收縮時，臀部抬起；放鬆時，臀部落下。一般每分鐘40～60次，體弱者可減至20次，操練1～2分鐘。

③滾海：仰臥，兩腿彎屈，雙手抱膝，收腹駝背，全身前後滾動，滾動時頭部儘量貼靠雙膝。滾動幅度和速度自行調節，操練1～2分鐘。

④舉海：仰臥，兩腿併攏伸直向上舉起，與身體呈90度，兩手置於髖側，掌心朝下。操練1～2分鐘。

⑤擺海：仰臥，兩腿併攏屈膝，兩手置於髖側，掌心朝下。兩膝併攏右擺，右膝觸及地面，同時兩手擺向左側，觸

及地面，頭部左轉，身體呈扭屈狀。再兩膝併攏左擺，頭部右轉。左右擺動幅度自行調節，每分鐘 30～50 次，操練 1～2 分鐘。

***說明*** 動力減肥功適用於治療肥胖症，尤其是對單純性肥胖，具有明顯的效果。練功時要注意控制進食量和鈉鹽，特別要嚴格限制高脂和糖類食物的攝入。

***來源*** 獻方人：上海中醫學院吳鴻洲；推薦人：湖南省中醫藥學校王振平。

## 高血脂症

【方藥】

***配方 1*** 鉤藤 35 克、茯苓 20 克、蒲公英 50 克、山楂 50 克、草決明 15 克、桑寄生 15 克、澤瀉 20 克、五味子 10 克。

***用法*** 每日 1 劑，水煎 2 次，每次用文火煎至 300 毫升，早晚 2 次口服。

***說明*** 本方適用於高血脂症。氣虛加黨參、黃芪；陰虛加麥冬、玄參、石斛、玉竹；痰濁盛加瓜蔞、薤白；失眠心悸加炒酸棗仁、柏子仁、珍珠母；尿少浮腫加車前子、木通、商陸、椒目。曾治 50 例，顯效 32 例，有效 11 例，無效 7 例，總有效率 86%。無效 7 例均為未堅持服藥，停止治療者。

***來源*** 獻方人：韓淑青，《吉林中醫藥》4：25，1988；推薦人：湖南中醫學院劉建新。

***配方 2*** 葛根、北山楂各 30 克，草決明、紫丹參各 20 克。

***用法*** 先用武火煎沸，再用文火煎，煎 2 次。每次煎 1 小時，取藥液 200 毫升。每日服 1 劑，3 週為 1 療程，可服 2～3 療程。

**說明**　本方適用於高膽固醇血脂症，尤對高血壓合併高膽固醇血脂症患者適宜。若有血壓增高者，加菊花、雙鉤藤；肥胖者，加建菖蒲；年高體弱者，加製何首烏。臨床適用此方治療，多獲良好效果。

**來源**　獻方人：江西省撫州市中醫醫院王海龍。

## 痛　風

【方藥】

**配方1**　金銀花20克，瓜蔞10克，黃柏10克，川烏、草烏各10克（另包先煎1小時），穿山甲5克，龜板10克，紫蘇葉5克，絲瓜絡10克，老虎七15克，大血藤20克，威靈仙15克。

**用法**　水煎2次，早晚飯前服，1日2次。

**說明**　本方具有清熱解毒，祛風濕，通經絡，止疼痛之功效。適用於四肢骨節疼痛，腫脹，膚色不變，多夜間症劇，痛如虎咬，血中尿酸增高，而抗「O」、類風濕因子則無異常。用之其效甚佳。

**來源**　獻方人：湖南省桑植縣民族中醫院譚承詡。

**配方2**　麻黃、杜仲、桂枝、防風、川牛膝、木瓜各15克，黃酒2000克，雞1隻。

**用法**　男用公雞1隻，女用母雞1隻，竹刀殺死雞，去淨毛和內臟。將6味藥用紗布包裹縫好入雞肚內，把裝好的藥雞放入瓦盆，盆中加黃酒2000克，放入鍋內，鍋中添水蓋好，用火煮約2小時，雞肉與骨能分離開為煮好。患者趁熱吃肉喝湯，微微汗出，1頓食不盡，可分2～3次，食後避風寒3日。將所剩雞骨、藥渣烘乾碾成細末，過100目篩，製

成蜜丸，1丸9克，每次1丸，1日服3次。

***說明*** 本方係筆者世代家傳秘方，治療痛風引起的肢體關節疼痛，酸楚麻木，活動障礙，癱瘓不起，服之效如桴鼓。本方亦可治療類風濕性關節炎。曾治1男性患者，外出感受風邪，初起腰、髂、膝關節疼痛，漸至不能翻身，疼痛呻吟，癱瘓於床月餘。給予服用上方，3日後再診，患者已能起床下地，丸劑服盡痊癒。

***來源*** 獻方人：內蒙古紮蘭屯市中蒙醫院劉金。

## 風濕性關節炎

【方藥】

***配方1*** 桑枝、桑寄生、桑椹子各12克，桑白皮、桑葉、鉤藤、雞血、忍冬藤各9克，天仙藤、防己各6克。

***說明*** 本方適用於陰虛血熱體質，或久服辛燥走竄之品致氣液耗損之風濕入絡、關節酸楚麻木、脈弦細，舌苔白滑者。

***來源*** 獻方人：浙江省中醫院名老中醫魏長春；推薦人：浙江省溫嶺中醫院陶鴻潮。

***配方2*** 尋骨風15克、豨薟草9克、威靈仙9克、海銅皮9克、秦艽9克、薏苡仁18克、當歸9克、乳香9克、沒藥9克、川芎6克、牛膝12克、桑枝15克。

***用法*** 水煎服，每日1劑，水煎服3次。

***說明*** 本方治療慢性風濕性關節炎。適應於肢體關節疼痛，腫脹或不腫脹，痛處遊走或固定不移，天氣寒冷則加劇，舌苔白，脈弦或遲緩。風重者，加防風9克、羌活9克；寒重者，加製川烏9克、桂枝9克；濕重者，加蒼朮9克，皮子藥9克。胡××，女性，29歲。患風濕性關節炎已





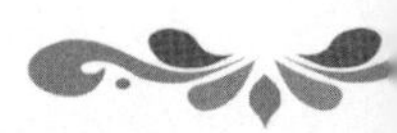

10 餘年，近 3 個月來發作加重，陣發性心悸。檢查抗「O」、血沉均增高。舌苔薄白微黃，脈小弦。治後又加丹參、柏子仁兼治心悸，遂諸症痊癒。復查抗「O」、血沉，均復正常。

***來源*** 獻方人：湖南省常德市第三人民醫院故老中醫劉天健；推薦人：湖南省中醫藥學校劉步醫。

***配方 3*** 生黃芪 15 克，當歸、白芍、川芎、桂枝節各 9 克，桑枝節、杉枝節、松枝節、紫蘇杆節、竹枝節、甘草節各 3 枚。

***用法*** 用清水 2500 毫升，煎至 1500 毫升，去渣，分 3 次溫服，每日 1 劑。

***說明*** 本方治療風寒濕侵犯血分，阻塞氣道所致的雙手或雙足關節日夜疼痛，不可屈伸等症。名醫蕭琢如治療曾某，女，30 歲。患兩手關節疼痛，猛不可當，日夜叫呼，舌苔淡白。擬此方連服 10 劑，疼痛如失。

***來源*** 獻方人：蕭琢如，《遯園醫案》；推薦人：湖南省常德市第一人民醫院劉智壺。

***配方 4*** 桂枝 9 克、羌活 9 克、獨活 9 克、川芎 10 克、虎杖 12 克、尋骨風 12 克、木瓜 12 克、白花蛇 12 克、淫羊藿 12 克、防風 12 克。

***用法*** 水煎服 2 次，每日 1 劑。

***說明*** 本方散寒祛風，除痹通絡，主治風濕性關節炎。臨床治療 426 例，顯效 284 例。此方是民間驗方增減而成。以桂枝、羌活、獨活、防風祛風寒散寒；虎杖、川芎活血通絡，白花蛇搜其絡道之風，故對風寒入絡的關節痹痛有較好療效。

**來源**　獻方人：安徽省芜湖中醫學校高爾鑫；推薦人：新疆烏市西域紅斑狼瘡研究所丁叢禮。

**配方5**　桂枝12克、白芍9克、知母9克、生甘草9克、麻黃9克、白朮9克、防風9克、生薑9克、附子15克。

**用法**　水煎服2次，每日1劑。

**說明**　本方功能溫經和營，通絡行痹，主治風濕性關節炎。30劑為1療程。若兼發熱，加生石膏30克，生苡仁15克；血虛絡痹，加雞血藤30克，鹿銜草12克，白芷9克；濕盛關節腫大，加萆薢30克，澤瀉12克，漢防己15克，氣虛者，加生黃芪15克；服藥後出現胃部不適時，加蜂蜜60克。治療15例（病程1年以內者10例，2年以上者5）其中8例痊癒（症狀緩解，關節腫大消失，血沉恢復正常）；5例好轉（關節活動自如，關節腫大未消退，血沉增高未恢復正常）；2例無效。

**來源**　獻方人：浙江省奉化縣溪口區衛生院張漢瑞；推薦人：新疆烏魯木齊市新疆西域紅斑狼瘡研究所丁叢禮。

**配方6**　麻黃9克、青風藤9克、白朮12克、海風藤9克、千年健9克、鑽風地9克、穿地風9克、防風9克、生甘草9克、穿地龍9克、尋骨風9克、苡米20克、茯苓12克。

**用法**　水酒各半煎服，不會飲酒可用水煎服。每日1劑，煎服2次。

**說明**　本方功能祛風除濕，活血通絡。主治風濕性關節炎。臨床治療80例，痊癒6 2例，治癒率為77.5%。「痹者閉也」，氣血為邪所閉，不得通行而為痹證。本方以海風藤、青風藤、麻黃、防風等散寒祛風；白朮、苡米、茯苓健脾除濕；穿山甲活血通絡。且水酒同煎更可增加藥效，使邪



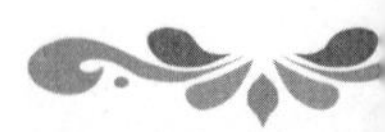

祛氣血通行而痹痛自除。

**來源** 獻方人：河北省宣化縣機井大隊保健站蕭進順；推薦人：新疆烏魯木齊市新疆西域紅斑狼瘡研究所胡豔梅。

**配方7** 薏苡仁30克、牛膝10克、蒼朮10克、甘草3克、木瓜10克、香附10克、防己10克、當歸10克、川羌活18克、乳香10克、沒藥10克、桃仁10克、紅花10克、地龍10克、桂枝10克、蘇梗10克、烏藥10克、秦艽10克。

**用法** 水煎服2次，每日1劑。

**說明** 本方功能行氣祛瘀，散風除濕，舒筋活絡，溫陽散寒。主治急慢性痹證。臨床治療306例，總有效率為95.8%。風濕性關節炎屬中醫學「痹證」範疇。《內經》曰：「風寒濕三氣雜至，合而為痹。」本方用羌活、桂枝溫陽通脈，散寒宣痹；秦艽、防己清熱祛風；蒼朮、薏苡仁除濕通絡；當歸、紅花、蘇梗調氣活血。故對風寒濕所致的各種急慢性痹證有較好的療效。

**來源** 獻方人：河北省豐南縣侉子莊衛生院朱思純；推薦人：新疆烏魯木齊市新疆西域紅斑狼瘡研究所胡豔梅。

**配方8** 天麻12克、獨活10克、生地20克、杜仲12克、附子10克、當歸15克、草薢12克、羌活12克、牛膝12克、丹參12克，每片含生藥0.3克。

**用法** 製成浸膏片每次服4～10片，每日2～4次。

**說明** 本方用天麻、獨活、羌活、萆薢祛風除濕；附子溫經散寒；杜仲、牛膝補腎舒筋。標本兼顧，故對風寒所致痹症的疼痛腫脹有肯定療效。對風濕性關節炎，止痛效果尤為突出。

**來源** 獻方人：四川省重慶醫科大學附屬第一醫院陳伯

煊；推薦人：新疆烏魯木齊市新疆西域紅斑狼瘡研究所丁叢禮。

***配方 9*** 桂枝 20 克、雞血藤 20 克、製川烏 15 克、附子 15 克、白芍 12 克、當歸 12 克、黃芪 12 克、防風 9 克、炙甘草 6 克。

***用法*** 水煎服 2 次，每日 1 劑。

***說明*** 本方功能溫經散寒，活血止痛。主治慢性風濕性關節炎。此方用川烏、附子、桂枝溫經止痛；雞血藤、當歸、白芍養血和營；防風祛風；黃芪益氣；諸藥共奏溫經散寒、活血止痛、祛風燥濕、益氣和營之功效。本方治療 104 例，有效率為 95.2%。

***來源*** 獻方人：新疆烏魯木齊市新疆西域紅斑狼瘡研究所丁嬴。

***配方 10*** 桂枝 15 克、白芍 15 克、赤芍 25 克、防風 15 克、牛膝 30 克、雞血藤 30 克、秦艽 20 克、當歸 20 克。

***用法*** 水煎服 2 次，每日 1 劑。

***說明*** 本方祛風通絡，活血止痛，主治活動期風濕性關節炎。本方循「治風先治血，血行風自滅」之說，以當歸、牛膝、雞血藤等養血活血。病久則加用烏梢蛇、全蠍、地鱉蟲等搜剔之品。治癒率 73.3%。

***來源*** 獻方人：黑龍江省哈爾濱醫科大學附屬第二醫院金支；推薦人：新疆烏魯木齊市新疆西域紅斑狼瘡研究所丁叢禮。

***配方 11*** 秦艽 12 克、防風 12 克、當歸 15 克、川芎 10 克、生地 10 克、白芍 12 克、乳香 10 克、沒藥 10 克、丹參

20克、蒼朮10克、黃柏10克、知母12克、桑枝30克、懷牛膝20克、苡米20克、甘草3克、威靈仙12克。

***用法*** 加水煎500毫升，武火煎沸，再用文火煎30分鐘，取煎液服用，後再加水如法煎一次服用。每日2次，每日1劑。

***說明*** 本方為筆者多年臨床運用之驗方，用於治療風濕性關節炎，症見四肢關節疼痛、腫脹、局部灼熱感，活動功能障礙，舌苔黃或黃膩、脈弦者，本方功能清熱祛濕，疏風活絡，消腫止痛，臨床運用，多獲良效。

***來源*** 獻方人：湖南常德市第一人民醫院劉智壺。

***配方12*** 水菖蒲根（粉）120克、乾薑（粉）12克、樟腦90克、松香300克。

***用法*** 先將松香熔化，加入樟腦，後入水菖蒲根藥及乾薑粉，攪拌均勻製成膏藥，用時將膏藥烤軟揭開，貼於患處。每天在膏藥處熱敷1次。

***說明*** 功能祛風散寒，利濕通絡。主治風濕性關節疼痛。方水菖蒲根祛風利濕，化痰通絡；乾薑溫散寒邪；樟腦、松香祛風止痛。故對風寒入絡，氣血痹阻不通的風濕性關節疼痛能起止痛消腫的作用。

***來源*** 獻方人：新疆烏魯木齊市新疆西域紅斑狼瘡研究所金揚。

***配方13*** 豨薟草、海桐皮、松節各12克，烏豆24克，海風藤、忍冬藤、威靈仙、秦艽、防風、延胡索各9克。

***用法*** 水煎服，煮沸30分鐘即可，每日1劑，煎服2次。

***說明*** 本方治療風濕性關節炎，即中醫學之痹證。風勝

加羌活、獨活；濕勝加蒼朮、薏苡仁；熱勝加黃芩、生地；寒勝加乾薑、製附子；痛甚加製川烏、製草烏；上肢加桑枝、桂枝，下肢加牛膝、木瓜；腰背部加杜仲。曾治王某，女，51 歲。全身骨關節怕風，游走性疼痛 2 年餘，屢治不癒，診斷為風濕性關節炎。服用上方 3 劑後症狀大減，又服 5 劑，諸症痊癒，隨訪一年未發。

***來源*** 獻方人：福建中醫學院王和鳴；推薦人：河北保定電力修造廠衛生所趙偉。

***配方 14*** 製川烏 12 克、製草烏 12 克、徐長卿 30 克、川牛膝 12 克、獨活 12 克、桑寄生 15 克、桂枝 10 克、細辛 5 克、全蠍 5 克、當歸 12 克、蘄蛇 8 克、秦艽 15 克。

***用法*** 水泡半小時，煎 2 次，取濃藥液 400 毫升，分 2 次溫服，其中全蠍研末沖服。以上為成人 1 日量，每日 1 劑。

***說明*** 本方適用於風濕性關節炎活動期。症見全身關節酸痛且固定不移，尤以天氣變化為甚。有輕度的功能障礙，甚至不能行走，舌質淡紅、苔白、脈沉緊。待症狀好轉或消失後，上方酌情加入補氣養血、強筋健骨藥物。

***來源*** 獻方人：江西省撫州市第二人民醫院唐學游。

***配方 15*** 透骨草 500 克、花椒 3 克、蜂蜜 500 克、白酒 1500 克。

***用法*** 將上藥加白酒浸泡 7 天後，早晚內服，每次 30 毫升。並外擦患處。

***說明*** 本方治療風濕性關節炎，對關節紅腫疼痛有顯著療效。

王××，男，30 歲。雙膝關節紅腫疼痛，經多方治療，時消時腫，反覆發作。服上藥 10 天後，諸症消失而癒。隨訪

5 年未復發。有高血壓者，慎用。

***來源*** 獻方人：四川省綿陽市 102 信箱職工醫院楊忠英。

***配方 16*** 防風 10 克、赤芍 10 克、連翹 15 克、當歸 15 克、炮山甲 6 克、黃柏 12 克、甘草 3 克。

***用法*** 上方 7 味藥物加水 800 毫升，煎至 400 毫升，每日 1 劑，煎 2 次分服。

***說明*** 本方治療急性風濕性關節炎 200 餘例，效果良好。商丘縣葛某，男，50 歲。雙膝關節腫痛 3 個月，服上藥 5 劑後，症狀明顯好轉，繼服 3 劑腫痛消失，經 2 年隨訪未見復發。

***來源*** 獻方人：河南省柘城縣人民醫院盧正相。

***配方 17*** 製川烏 15 克、製草烏 15 克、黃芪 50 克、麻黃 15 克、細辛 5 克、熟地 20 克、天麻 15 克、透骨草 15 克、當歸 15 克、炮薑 20 克、肉桂 10 克、川牛膝 15 克、黑附子 20 克、甘草 5 克、木瓜 20 克、威靈仙 15 克、秦艽 15 克、白芍 15 克 。

***用法*** 川烏、草烏、附子先煎 30 分鐘，再入其他藥同煎，連煎 4 次，分 4 次服，6 小時服 1 次。

***說明*** 本方治療風濕性關節炎。本病中醫稱為痹證，是因風、寒、濕邪引起的以肢體關節疼痛、酸楚、麻木、重著及活動障礙為主要症狀的病症。此方為加味烏頭湯；服用後有微微汁出，周身發熱，面部發麻感覺；不需要加衣被再發汗，以自汗為好，防止汗出過多虛脫。經多年臨床驗證，療效顯著。

***來源*** 獻方人：內蒙古紮蘭屯市中蒙醫院劉金。

**配方 18**　獨活10克、羌活10克、秦艽12克、當歸12克、防風10克、白芍12克、茯苓12克、千年健12克、牛膝12克、續斷12克、乳香12克、黃芪30克、薏苡仁15克。

**用法**　水煎服，每日1劑，水煎服2次。

**說明**　本方適應於風、寒、濕所致的關節痛諸症。本方益肝腎、補氣血、祛風濕、止痹痛，可治新久痹痛頑疾。

**來源**　獻方人：湖南中醫學院第二附屬醫院劉松青。

**配方 19**　嫩桑枝（鮮）250克、續斷30克、黃酒500克。

**用法**　將鮮桑枝剪成約3公分長小段，與續斷浸入黃酒內2小時，以器皿盛裝蓋密，隔水蒸半小時，去藥渣飲酒，趁熱服用。如不勝酒量則分數次1日內服完；如酒量大者，則加飲糧酒至微醉為度。服後覆蓋衣被，令微微汗出。連服7天。

**說明**　本方治療風濕性關節炎，適應於關節疼痛，天冷則發，疼外處移動等。《內經》云：「風寒濕三氣雜至，合而為痹也。」本方以人劑量桑枝，祛風勝濕，舒筋活絡；續斷補益肝腎，強筋壯骨；酒性辛溫，能助藥力，加之飲後溫衣被，微微汗出，而促使藥力發揮，以驅病邪從皮膚毛孔外出。曾治陳某，患腰背酸痛，拘攣不舒5年，每值天氣變化時疼痛尤劇，常服止痛藥。自服本方7劑後，疼痛明顯減輕，又繼續服用7天，疼痛未再發作。

**來源**　獻方人：江蘇省如皋市中醫院沙禹清；推薦人：江蘇省如皋市中醫院仲潤生。

**配方 20**　黃芪15克、黨參15克、白朮12克、茯苓15克、乾地黃15克、白芍15克、當歸6克、續斷12克、牛膝15克、骨碎補15克、獨活6克、防風6克、秦艽10克、威靈仙10克、甘草6克。

***用法*** 每日1劑，水煎服，復煎。兩次藥液混勻，分早、晚飯後溫服。

***說明*** 風濕性關節炎，中醫稱謂骨痹。痹症之發，病因複雜。《素問· 痹論篇》曰：「風寒濕三氣雜至，合而為痹也。」「所謂痹者，各以其時重感於風寒濕之氣也。」風寒濕痹多因肝、脾、腎臟虛損，外邪乘虛侵襲所致；複合為病，痹著日久，致肢節屈伸不利，而成頑固痹症。

本方由《婦人良方》「三痹湯」化裁而成。黃芪、黨參、白朮、茯苓、甘草益氣健脾，扶助正氣，生化有源，脾運勝濕；續斷，牛膝、骨碎補、乾　地黃補肝腎，強筋骨，培補先天之本；獨活、骨碎補善祛筋骨問及下焦伏風，疏散風寒濕邪；黃芪、當歸、白芍、乾地黃補血活血，氣行則血行；威　靈仙通行十二經，祛散風寒濕邪，溫通血脈而止痛。遣方立法扶正祛邪，標本兼顧，調補氣血，健脾除濕，活血化瘀，補腎蠲痹為基本法則；對症用藥，治風寒濕痹，每能使患者好轉。余臨證40多年，以此為基本方，因人因症適當增減份量，治癒不少患者。

***來源*** 獻方人：廣西梧州市衛生局黎鑒清。

【針灸】

***取穴1*** ①合谷、曲池、戶髎。②陽池、天井、肩髃。③腕骨、肘髎、巨骨。

***施術*** 行常規穴位局部消毒後進針，用強刺激手法；取患側或雙側的穴位，可選用2組穴位交替進行針刺，使用青龍擺尾、白虎搖頭、蒼龜探穴、赤鳳迎源等手法。每日針1次，10次為1療程。

***說明*** 本方治療風濕性關節炎，適應於上肢疼痛或紅腫、屈伸不利者。關節紅腫者，用白虎搖頭、蒼龜探穴之手法；關

節不紅腫，屈伸不利者，用青龍擺尾、赤鳳迎源之手法。一般需要連續治療3個療程，每1療程中間可停2～3天。

***來源*** 獻方人：湖南省常德市第三人民醫院老中醫劉天健；推薦人：湖南省中醫藥學校劉步醫。

***取穴2*** ①環跳、陽陵泉、丘墟。②髀關、梁丘、商丘。③秩邊、委中、崑崙。

***施術*** 取患側或雙側的穴位，行常規消毒，用毫針進行針刺。環跳、秩邊、髀關3穴進針2～3寸，均用強刺激手法。可選用2組穴位交替進行針刺，每日1次，10次為1療程。一般治療3個療程，每療程之間停針2～3天。

***說明*** 本方治療風濕性關節炎，適用於下肢關節疼痛、紅腫、屈伸不利等症。關節紅腫者，使用白虎搖頭、蒼龜探穴之瀉法；關節不紅腫，屈伸不利者，使用青龍擺尾、赤鳳迎源之補法。

***來源*** 獻方人：湖南省常德市第三人民醫院老中醫劉天健；推薦人：湖南省中醫藥學校劉步醫。

***取穴3*** ①大杼、風府、肩髃、曲池、環跳、風市、陽陵泉、懸鐘；②肩髃、曲池、風市、陽陵泉；③內關、足三里、上巨虛、下巨虛、陽陵泉、三陰交。

***施術*** 3組穴位均用艾炷灸法，風府穴可使用艾條灸。每個穴位灸3～5壯。每日施灸1次，10次為1療程。

***說明*** 第①組穴位適應於關節疼痛，上下游走移動，或腫脹、筋弛緩。第②組穴位適應於關節腫痛，部位固定不移，局部冷感，疼痛較甚。第③組穴位適應於關節腫痛，麻木不仁，肢體沉重感。

***來源*** 獻方人：趙爾康，《中華針灸學》；推薦人：湖

南省常德市第一人民醫院劉智壺。

## 落　枕

【針灸】

***取穴 1***　落枕穴。

***施術***　用 毫針直刺 0.5～1 寸，用強刺激手法，使脹麻感向上傳導，留針 20 分鐘 ，留針期間，每隔 5 分鐘捻轉提插 1 次。

***說明***　落枕穴是經外奇穴。手掌向下取穴，在手背面，第 2、3 掌骨間，掌指關節後 5 分處。施治時先針健側的穴位（即頸部疼痛的對側），令其轉動頸部，然後再刺患側的穴位。曾治療落枕者 8 例，皆針 1 次即癒。

***來源***　《家庭針灸治病妙法》；推薦人：湖南省常德市第一人民醫院劉智壺。

***取穴 2***　絕骨。

***施術***　取雙側穴位，常規消毒後，用 毫針向內直刺 5 分深，平補平瀉手法，不捻轉而稍作提插，雙側同時進行針刺。

***說明***　本法治療落枕，適應於頸項痛，不能扭轉等症。一般治療 1～2 次，即可治癒。

***來源***　獻方人：貴州省仁懷縣政協王榮輝。

***取穴 3***　耳穴之枕、頸椎穴。

***施術***　用艾捲薰上述 2 穴，以患者能忍受為度；薰兩耳，每耳 5 分鐘。

***說明***　本法適用於落枕所致的頸部疼痛。無任何禁忌症。筆者曾用此法治療落枕 160 餘例，有效率達 95%。如余××，

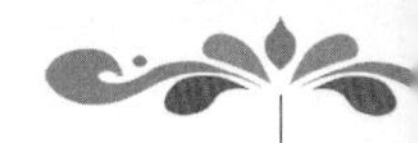

女，40 歲。落枕 3 天，頸部疼痛，旋轉活動受限，經耳穴艾灸治療 3 次而痊癒。

*來源*　獻方人：杭州市中醫院董永鑫；推薦人：杭州市中醫院詹強。

*取穴 4*　列缺、頸中（在手背大指第 1 節與中線之中點）。

*施術*　常規消毒後，先針列缺穴，直刺 3 分深；後針頸中穴，直刺 1 分深，均重刺激，針刺時令患者活動頸部。

*說明*　列缺為手太陰肺經之絡穴，是治療頭頸痛與項強痛的要穴；頸中穴是經外奇穴，專治頸項之病。治療時，一般針列缺穴後頸項痛即可減輕；再刺頸中穴，讓患者屈伸及轉側活動頸部，即可恢復正常。曾治吳××，女，31 歲，工人。早晨起床時頸部強直，不能回顧，斜轉則疼痛劇烈。往某醫院進行封閉治療，疼痛不減，頸仍不能活動。為針列缺、頸中穴，1 次即癒。

*來源*　獻方人：江蘇省武進縣漕橋中心醫院承邦彥。

【推拿按摩】

*操作部位 1*　頸、肩、背部；風府穴、天宗穴、肩井穴、風池穴、後谿穴、曲池穴。

*施術*　①患者坐位，醫者雙手拇指和食指分別點按患側後谿穴、曲池穴、風池穴各 1～2 分鐘，繼而點按健側後谿穴、曲池穴、風池穴各 1～2 分鐘。在點按穴位時，囑患者主動徐徐轉動頭頸部，此時患者立即感到頸項部疼痛減輕、頭頸部轉動靈活。②按揉雙側天宗穴，並捏拿風府和痛點各 1 分鐘。③在患側頸、肩、背部施以滾法。④雙手拿雙側肩井穴 5～6 次。⑤一手扶住枕部一手托住下頜部逐漸轉動頭頸

部，這時患者感到疼痛立即消失。

***說明*** 本法適用於落枕。本法經由長期運用，治療效果明顯。施用手法時，禁用暴力按摩。

***來源*** 獻方人：四川省都江堰市中醫骨傷專科醫院王文劍。

***操作部位 2*** 肩胛骨內側緣之棱形肌外側肌束部，在夾縫內。

***施術*** 患者坐位，術者一手向後托起患側肘臂，使肩背肌放鬆，一手順著肩胛骨內側緣下夾縫，從上至下用力提拿深部的棱形肌，患者有強烈的酸脹感，此稱「拿寒筋」。旋術時，要求施術者有較強的指力。

***說明*** 本法適用於落枕。民間稱之為「拿寒筋」。施治後患者當即輕鬆自如。余臨床每用之，效如桴鼓，可謂手到病除。

***來源*** 民間流傳；推薦人：河北省沙市康復醫院丁永才。

***操作部位 3*** 風池穴、大椎穴、風門穴、阿是穴。

***施術*** 讓患者穩坐於低凳上，醫者站於患者背後，囑患者放鬆頸背部肌肉，患者頸背部裸露，選取風池、大椎、風門、阿是諸穴後。醫者運氣於右手拇食指，分別在以上各穴用力點按，局部如有筋結可雙手拇指左右分撥使其平復。然後將患側肩胛骨內角翹起。用雙手食指拇指順肩胛骨內角內上方左右用力推按，再用拇指分別點以上 4 穴，使其順正。施用上法後如有疼痛，可囑患者端坐，頭頸前屈 35 度，向健側偏 45 度，同時醫者雙手托頜及枕部左右旋轉並向上提，即可有滿意療效。

***說明*** 此法可施用於落枕患者。治療 60 例，均為 1 次治

癒。

張某，男，39 歲。早晨起床後頸部疼痛，頭頸部活動受限，在當地治療無效。使用此法治療後，當即頭頸部活動正常。2 年隨訪未見復發。

***來源*** 獻方人：河南省柘城縣人民醫院盧正相。

***操作部位 4*** 頸部及肩部。

***施術*** 患者坐在低凳上，術者站在患者背後，用雙手掌在患者兩頸部平推，由輕至重，從耳後向肩部按揉，緩緩用力，同時可行撥筋，彈筋數次。在用手托住患者下頜及枕部時，雙手同時用力上提，此時患者的軀幹部分重量起了反牽引作用，在上提同時，邊提邊搖晃頭部，以理順筋脈，活動關節。然後將頭前後左右活動數次，藉以彈動筋脈，使氣血流暢，再用雙手拇指理順項韌帶及棘上韌帶，順肌肉起止方向平穩施壓，使之解痙通絡。

***說明*** 落枕多由於睡臥姿勢不良，枕頭過高或過低或受風寒侵襲，使局部筋脈損傷，氣血凝滯，經絡不通而至頸部肌痙攣及相應神經受牽累而引起疼痛，活動受限。採用上方治療，一般 1 次即癒。王某，男，40 歲。早晨起床後頸部疼痛不能活動，用此法治療當即痊癒。

***來源*** 獻方人：河南省柘城縣人民醫院盧正相。

## 肩關節周圍炎

【方藥】

***配方 1*** 秦艽 6 克、天麻 9 克、羌活 6 克、陳皮 5 克、當歸 10 克、川芎 6 克、桑枝 15 克、桂枝 10 克、片薑黃 3 克、甘草 5 克、生薑 3 片。




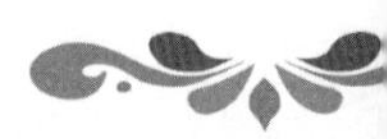

**用法**　水煎服，每日 1 劑，煎服 3 次。

**說明**　本方原治肩背臂膊痛，筆者運用以治療肩關節周圍炎，症見：肩臂疼痛，不能上舉、後展，活動困難者，用上方治療往往有效。挾寒，加附子；或風邪痰氣，互相鼓煽，風痰走入經絡，而肩臂腫痛者，合指迷茯苓丸。黃某，女，51 歲。右肩關節及肩髃穴處疼痛，手臂不能上舉及後展，活動維艱，穿衣脫衣須人相助，為時已 3 月。脈象沉弦，舌質正、少苔。脈症合參，證屬風寒阻絡，不通則痛。治以祛風散寒，理氣活血法，用上方加威靈仙 6 克、赤芍 9 克、防風 9 克，連服 5 劑，其痛霍然而止。

**來源**　獻方人：湖南中醫學院附二院曾紹裘。

**配方 2**　片薑黃 9 克，桂枝尖 12 克，當歸、白芍（酒炒）川芎、獨活、秦艽、續斷各 9 克，細辛、甘草各 3 克，生薑 3 片，大棗 3 枚。

**用法**　水煎服，每日 1 劑，水煎服 2 次。

**說明**　本方治療手臂疼痛，難以屈伸，或舌裂作痛，鹹辣不可入口，久病或新發，均有卓越效果。兼有口苦、便秘、舌苔黃等熱證者，宜減輕桂枝、細辛、獨活用量，加丹皮、生地黃各 9 克、桑枝 25 克。

**來源**　獻方人：蕭琢如，《遯園醫案》；推薦人：湖南省常德市第一人民醫院劉智壺。

【針灸】

**取穴 1**　陽陵泉下穴。

**施術**　取患側陽陵泉下 2 公分處（即陽陵泉下穴）。進針 1.5 寸～2.5 寸，針尖微斜向患側肩部，調整進針的深度及角度，尋找最佳得氣點，使針感走竄致患側的肩部及上肢末

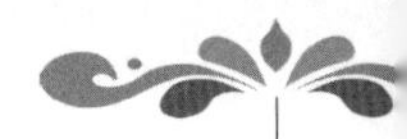

端，然後不改變進針的深度及角度，用震顫法運針 10～15 分鐘。同時，令患者活動患肢，進行最大限度的外展、內收、前屈、後伸。然後緩慢出針，速按穴孔。每天 1 次，7 天為 1 療程。可休息 3 天，再行第 2 療程。

**說明**　陽陵泉足少陽經之合穴，為筋之所會，它有統領少陽經氣及舒筋活絡之功能。陽陵泉下穴，位於陽陵泉之下，二者聯繫密切，作用相似。多年實踐證明，陽陵泉下穴對肩部疾患作用優於陽陵泉。曾以此法治療 57 例，其中痊癒 34 例，好轉 20 例，總有效率 95%。

**來源**　獻方人：吉林省四平市中心醫院中醫科王波；推薦人：湖南中醫學院劉建新。

**取穴 2**　阿是穴與對側相應穴。

**施術**　取患側阿是穴（明顯的壓痛點），行常規穴位局部消毒後，用毫針進行針刺，強刺激，留針；再取健側與患側阿是穴相對稱的穴位（即阿是穴對稱點），常規消毒後，用皮內針埋針（即橫刺於穴位皮內），再撚轉毫針，並進行連續的提插，一邊令患者上舉或旋轉患臂。

**說明**　此法治療肩周炎有奇特的療效，一般 1～2 次即可使活動功能恢復正常，並且疼痛當即減輕或消除。段××，男，52 歲，幹部。患左側肩關節疼痛已年餘，不能上舉活動，穿衣困難，經中西醫藥治療不效。為針健側相應阿是穴，患側肩部阿是穴埋針，治療 1 次，即能舉臂，穿衣自如。

**來源**　獻方人：湖南省常德市第一人民醫院劉智壺。

**取穴 3**　下肢壓痛點，即在足三里穴下 3 寸左右脛骨外，有明顯壓痛處。

**施術**　用毫針在壓痛 點向承山穴方向撚轉進針 2～4




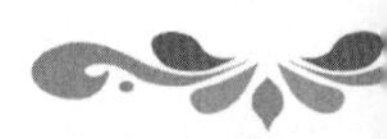

寸，強刺激，留針5分鐘。每日針1次。

***說明*** 本刺法治療肩周炎，如症狀減輕後，即隔日針1次。如果找不到壓痛點，即取條口穴透承山穴。一般針刺治療1～2次即癒。久病者，則需針10餘次方可治癒。

***來源*** 獻方人：黃傳達等，《民間靈驗便方・針灸》；推薦人：湖南省常德市第一人民醫院姜淑華。

***取穴4*** ①肩三針穴（肩髃、肩前、肩後）曲池。②條口、承山。

***施術*** 常規穴位消毒後，取患側的穴位，用毫針進行針刺。刺條口穴時，針尖對著承山穴，進針深入到承山穴位之下，即條口透承山。肩三針穴之肩前、肩後穴，以壓痛明顯的阿是穴進行針刺。均用強刺激手法，或使用氣功運氣行針手法。留針20分鐘 ，每日1次。

***說明*** 本法治療肩關節周圍炎所致的肩臂疼痛，活動功能障礙，療效甚佳。對風濕性肩關節炎也有較好的治療效果。一般10次為1療程，針1～3個療程即可見效。

***來源*** 獻方人：湖南省常德市第三人民醫院老中醫劉 天健；推薦人湖南省中醫藥學校劉步醫。

【推拿按摩】

***操作部位1*** 腹部、患側肩臂部。

***施術*** ①患者仰臥，先行腹部按摩：反覆推、揉、按巨闕、建里、幽門、梁門等穴，以患側為主，操作15分鐘。②患者取坐位，進行肩臂部推拿：推揉肩胛骨內側緣夾縫，揉肩胛部、拿上肢，按揉缺盆 、天宗、肩貞、肩髃、雲門等穴，並循經 點按肘以下經穴，搖轉肩關節，超平舉位抖顫肩臂，拿肩井，操作15分鐘。

**說明**　本法適用於肩周炎急性期患者，對改善夜間疼痛尤為有效。一般推拿後，當 天夜間即可安睡。肩周炎為退行性疾病，中醫認為主要是年老體衰，臟腑虧損，氣血虛弱，血不榮筋所致。筆者曾做過臨床調查，發現 90%以上的患者或輕或重患有消化不良疾病或心血管疾病。因而在推拿治療時，對患者進行針對性用穴；兼有消化不良疾病者加用幽門、梁門等穴；兼有心血管病者加用巨闕、建里等穴，療效甚佳。

**來源**　獻方人：湖北省沙市康復醫院丁永才。

**操作部位 2**　肩關節。

**施術**　術者站在病者患側，先用拇指 點揉局部，以放鬆僵硬的肌肉。然後再用推拿、按、摩、滾等手法，使局部達到發熱，深部肌肉鬆軟，疼痛減輕。最後術者一手握住患肢的肘關節自然抬高，另一手固定在肩頸部循序漸進地向健肢肩胛部過伸 2～3，次接著用同樣的上述動作使患肢向頭後枕部過伸 2～3 次，如有粘連可聽到「沙沙」的撕扯聲，說明手法成功。

**說明**　肩周炎，俗稱五十肩，肩凝症。多好發於 45～55 歲之間者。中國醫學認為，本病多由肝腎不足，氣血虛弱，筋骨失濡及正氣不足，氣血運行受阻，脈絡凝滯不通所致。應用一 次性過伸板提鬆解術是解除粘連的關鍵。

張某，女，49 歲，教師。右側肩關節疼痛，活動受限，不能抬舉，外展、外旋均有障礙。X 光拍片檢查無明顯異常，診斷為肩周炎。採取鬆解術方法，立即見效。隨訪 2 年，關節活動正常，無復發。

**來源**　獻方人：河北保定電力修造廠職工醫院趙偉。

***操作部位 3*** 肩部及頸部周圍之穴位，如肩髃、肩髎、巨骨、肩井、肩內陵、風池、大椎、陶道等。

***施術*** 患者端坐，醫者一手握患肢遠端，另一手施行手法。先用輕手法推拿患處 5～6 次，用力度由輕到重，透達深部組織。用拇指、食指、中指及手掌作按、揉、推、拿、點穴等手法，並在肩周彈筋撥絡 4～5 遍。然後另一手將患肢用力徐徐向下牽引，同時上下、左右、來迴旋抖動數次，再握患肢肘部，以肩關節為軸心，緩緩環搖上臂，作上舉、外展、內旋等動作。最後，反覆數次快搓、輕揉手法結束治療。手法過程約 20 分鐘。

***說明*** 此法適用於肩周炎所致之僵直、劇痛、廢用性萎縮等。根據「通則不痛，痛則不通」原理，以此手法疏導其氣血，理順其筋結，暢通其經絡。筆者用此法治療 200 餘例，無 1 例失敗，收到極為良好的效果。

曾治陳某，男性，50 餘 歲。患肩周炎 3 載，反覆發作，屢治不效，長期疼痛難忍。夜不能寐，苦不堪言。右肩關節活動功能嚴重受限，患肢明顯廢用性萎縮。經此手法治療，並內服黃芪桂枝五物湯加減，半月後疼痛大減，續治 1 月，肩關節功能已近康復，至今已 5 載未發施。用此法宜由緩到快、由輕到重，循序漸進，順其自然。切忌暴力板舉，否則會使粘連的肌腱撕裂，而加重症狀。

***來源*** 獻方人：四川省都江堰市中醫骨傷專科醫院周興開。

***操作部位 4*** 患側肩背部、肩髃、手三里、秉風、肩外俞、肩中俞、天宗、肩髎、肩井。

***施術*** 患者坐位或臥位，施術者站於患肢一側，左手拿著患肢腕關節，右手拿捏著肩關節部，輕輕緩慢拉伸抬高患



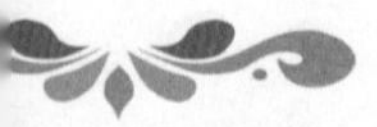

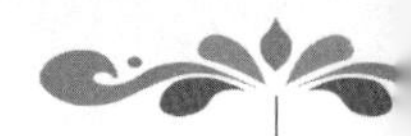

肢角度，抬高 30～40 角度為宜。①準備階段，以 點壓肩峰鎮痛為主。②被動分離粘連階段，使用分筋、彈撥、摩揉手法； 點按以上穴位。③按摩舒筋手法階段，先使用按摩、滾叩、拍打、搓等手法，後施行內外旋轉法、振抖法。

***說明*** 手法治療肩周炎關節功能障礙 3 步法，第一階段的手法目的是放鬆肌肉。緩解痙攣，減輕下一階段鬆解粘連時的疼痛，相當於術前的鎮痛作用。第二階段手法鬆解肌肉粘連及筋膜攣縮是解決運動障礙的主要問題階段。其目的是分筋矯正撥回，同時以解除粘連。第三階段在分離粘連手法後用按摩、滾叩、拍打法、輕掌揉法，使患肢血液暢通，經絡通利，肢節活動恢復正常。

***來源*** 獻方人：四川省都江堰市中醫學專科醫院嚴忠晡。

***操作部位 5*** 患側肩臂部；天宗、肩貞、肩髃、臂臑等穴位。

***施術*** ①舒筋活絡通舒臂法：揉肩胛部，一指禪揉肩前點（喙突、肩蜂和肱骨大結節三者之間的凹陷中），拿上肢，依次點按天宗、肩貞、肩髃、臂臑等穴以及循經點按下對應穴位（阿是穴），施於患側。②功能位鬆筋法；患側手經胸搭於對側肩上，於肩關節前屈位彈撥肩後諸筋，從肩胛骨下角沿肩外緣上至肩峰，再從肩貞穴沿三角肌後緣至臂垵穴；患手盡力伸向體後，於肩關節後伸位彈撥肩前諸筋（腋前筋、雲門至臂臑一線）；術者一手向上托起患臂，一手於肩關節外展位彈撥肩上諸筋（肩髃至臂臑一線）；然後被動旋轉和搖轉肩關節，有障礙者，於障礙位找疼痛點進行彈撥。③拔伸引經法：先握住患手拔伸整個患肢，注意拔仲動作要在抖顫動作下進行；然後再依次捻住各手指施拔伸法，分指拔伸時便牽引到了各指所通行的經絡，其牽引力可達肩

部。

***說明*** 本法適用於肩周炎粘連期，肩關節功能嚴重障礙者。每日推拿 1 次，10 次為 l 療程。一般 1～2 療程可治癒，嚴重者 2～3 療程可治癒。筆者繼承前人的手法，在臨床實踐中總結出邊活動，邊彈拔的鬆筋手法，對粘連鬆解快，而且患者痛苦小。注意操作宜輕不宜重，輕手法比重手法療效好。

***來源*** 獻方人：湖北省武漢市按摩醫院袁明晞。

## 急性腰扭傷

【方藥】

***配方*** 鹿角 15 克、當歸尾 9 克、白芍 9 克、丹皮 9 克、紅花 9 克、牛膝 6 克、續斷 9 克。

***用法*** 水煎服，將鹿角先煎 30 分鐘 ，再入其他藥味同煎。每日 l 劑，煎服 2 次。

***說明*** 本方治療腰痛難忍，有如刀錐刺割者，療效甚佳。臨床用此方治療外傷性腰痛及肥大性脊椎炎所致之腰痛，均有較好的療效。本方主藥為鹿角，故不能缺少。筆者用本方合左歸飲（淮山藥、山茱萸、生地黃、茯苓、北枸杞、甘草）加土鱉蟲、杜仲、菟絲、乳香、沒藥、木香之類，治療肥大性脊椎炎及腰椎結核所致的腰痛重症，收到良好的效果。

剪××，男，55 歲，退休幹部。患腰痛，不能屈伸，經 X 光檢查，診斷為腰椎骨質增生，建議手術治療。患者懼術。為擬上方合左歸飲加味治之，服藥 1 月而癒。

***來源*** 《醫學見能》；推薦人：湖南省常德市第一人民醫院劉智壺。



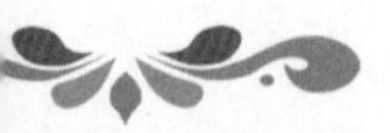

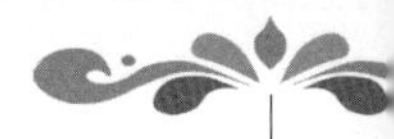

【針灸】

**取穴 1** 腰痛穴。

**施術** 穴位局部常規消毒後，用 4 寸 毫針垂直刺入 2～3 寸，瀉法，留針 10～15 分鐘 ，患者同時作腰部活動。

**說明** 腰痛穴位於條口與下巨墟之間。凡急性腰肌扭傷患者，絕大部分 1～2 次可治癒。童××，女，50 歲。腰扭傷 1 月，多方治療不癒，經針腰痛穴 1 次即疼痛大減，第 2 天再針，即如常人。

**來源** 獻方人：湖南省桃源縣人民醫院曾廣安。

**取穴 2** 後谿。

**施術** 穴位局部常規消毒後，使用 3 寸毫針，垂直刺入後谿穴（雙側），進針適至合谷穴後，施以大幅度提插捻轉手法。得氣後囑患者帶針做腰部前屈、後伸、側屈，以及旋轉活動 15～30 分鐘（以腰痛消失為度），腰痛消失後即退針。

**說明** 本法治療急性腰扭傷所致的腰痛，活動障礙（難以屈伸）。據《中國針灸雜誌》（2：40，1987：報導任氏治療本病 1000 例，其中 90%以上都能 1 針見效。

**來源** 《家庭針灸治病妙法》推薦人：湖南省常德市第一人民醫院劉智壺。

**取穴 3** 耳穴之腰椎、神門穴。

**施術** 用艾捲薰上 2 穴，以患者能忍受為度，灸至局部紅潤即止，每日 1 次。

**說明** 本法適用於各種腰痛，對急性腰扭傷效果尤佳，無禁忌症。筆者曾用此法治療腰痛病人 250 例，有效率 90%。如治張××，男，35 歲。腰扭傷已有 10 餘日，施用耳穴艾灸治療，1 次即見效，5 次而痊癒。

***來源***　獻方人：杭州市中醫院董永鑫；推薦人：杭州市中醫院詹強。

***取穴 4***　全息穴（第二掌骨橈側和雙小腿脛骨側全息腰穴）。

***施術***　取雙手第 2 掌骨橈側和小腿脛骨側腰穴，以 1 寸毫針刺入，捻轉提插尋找針感最強點，留針 30～40 分鐘，每隔 10 分鐘 行針以保持強針感，如針感強可不必行針，每日 1 次。

***說明***　全息穴療法是山東大學張穎清教授研究發現的生物全息律在臨床上的應用。該法認為機體所有的器官，在某一特定部位上都有各自的投影區，分佈有的如整體的縮影。本法既可用於治療疾病，也可用於診斷疾病。李某，男，20 歲，戰士。因抬重物不慎致腰扭傷，腰部劇疼，活動受限。即予以針刺雙手第 2 掌骨橈側及脛骨側腰穴，治療 1 次痊癒。

***來源***　獻方人：河北省邯鄲地區醫院鞏恩萍；推薦人：河北保定電力修造廠職工醫院趙偉。

***取穴 5***　人中、委中。

***施術***　穴位局部常規消毒後，用毫針先針刺人中穴，強刺激，令患者屈腰活動，如症狀仍未改善，再針刺委中穴，強刺激，並可用刺絡放血法。每日針 1 次。

***說明***　本刺法治療外傷性腰痛，尤其對急性腰扭傷療效卓越，一般針刺1～2次，即能使腰部活動功能改善，疼痛消失。

***來源***　獻方人：湖南省海常德市第三人民醫院老中醫劉天健；推薦人：湖南省中醫藥學校劉步醫。

【推拿按摩】

***操作部位 1*** 環跳穴。

***施術*** 患者立位，術者立其後，以兩手拇指同時對壓兩側環跳穴，約 1 分鐘後，囑患者主動作腰部運動，或作蹲下、立起，反覆 3～5 次。

***說明*** 本法適用於急性所致的腰痛，伴運動障礙者。筆者受手法麻醉原理的啟示，總結出此「點穴鎮痛運動法」，臨床施治療效立竿見影，堪稱一絕。

***來源*** 獻方人：湖北省武漢市按摩醫院宋漢生。

***操作部位 2*** 申脈穴（外踝下五分陷中）、金門穴（外踝下一寸，申脈穴前五分）、崑崙（外踝後緣跟骨上陷中）。

***施術*** 患者臥位，雙下肢平放。術者舌抵上腭，氣沉丹田，以意導氣。將氣從下丹田上引至手太陰肺經，沿上肢經少商穴貫氣至患者雙側申脈穴 3 分鐘，再依次貫入金門穴、崑崙穴各 3 分鐘。同時指上作適當用力點揉（此時患者有酸麻脹痛感），同時令患者做深呼吸配合。

***說明*** 急性腰扭傷是由於氣血損傷，而不能正常運行於經脈，導致局部氣血瘀阻，而產生劇烈疼痛。申脈、金門、崑崙 3 穴可舒暢經脈，止痛解痙。筆者以此法治急性扭傷腰痛，屢用屢效，止痛神速。

***來源*** 獻方人：四川省都江堰市中醫骨傷專科醫院周興開。

***操作部位 3*** 腰背部（以損傷疼痛處及其周圍為主）；腎俞、大腸俞、腰陽關、腰眼、居髎、委中。

***施術*** ①推、按、揉腰背部，配合按揉腎俞、大腸俞、腰陽關、腰眼諸穴，放鬆腰背肌。②施「散氣法」，找準損



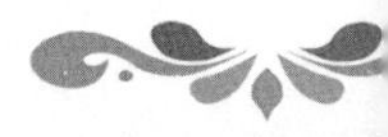

傷疼痛點，令患者深吸氣 1 口，少屏氣數秒鐘，再慢慢呼氣，同時隨著呼氣時腹壓下降之勢，在痛 點行振顫推揉法，反覆數次，至痛減為止；然後再輕拍患部，直擦腰肌。③點按居髎、委中穴。④棘間、棘上韌帶損傷者，加用直擦腰脊柱，按壓棘突間隙及「屈伸扳腰」等手法。屈伸板腰法，具體操作如下：患者俯臥，兩腿伸直；術者一手壓住腰脊柱，另一手用力抬起兩腿，使腰部後伸，操作時注意兩手應同時配合用力，一抬一壓，逐漸加大腰脊柱後伸弧度，反覆 3～5 次。⑤調氣運動法：患者仰臥放鬆，術者立於其腳端，兩手分握患者兩手，令其深吸氣，同時隨吸氣加深，慢慢拉其坐起，然後令其呼氣，並隨之送其躺下，反覆數 次。注意千萬不要失手，以免使患者因手滑脫而出意外。

***說明*** 急性腰扭傷本法治療速效，一般施治 1 次即可恢復腰部運動功能。臨床治療中，常常是彎著腰進來，挺著胸出去。本法著重鬆通，緩解痙攣，即所謂「通者不痛」。同時，也可加速瘀血的吸收和損傷組織的修復。

***來源*** 獻方人：湖北省武漢市按摩醫院袁明晞。

***操作部位 4*** 腰，背，肩。

***施術*** ①患者俯臥於床面，全身放鬆，深呼吸。醫生用雙手掌由上向下輕鬆按摩其肩、背、腰、臀及雙大腿後側 2～3 分鐘。然後用一指 點法由上向下依 次 點患側風門，雙側殷門、委中，再點健側風門。②患者改平仰位，全身放鬆，深呼吸，繼續用一指 點法點患者側庫房，雙側足三里，待患者呼氣末時點關元，然後用拇指頂按鳩尾，中指點壓膻中，同時囑患者用大力咳嗽 3～5 聲，再 點健側庫房。

***說明*** 閃腰岔氣，病位在腰，為足太陽膀胱經及督脈循經部位。本法能調暢氣機，疏通經絡氣血。在使用手法時，要掌



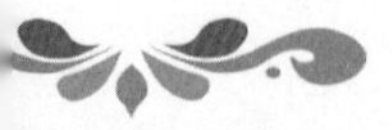

握好手法的力度，以患者有脹，重，擴散，滲透感為宜。年老體弱，孕婦，月經期者慎用。叢某，男，51歲，幹部。晨起澆花，因聞室內小兒哭，突轉身，而致腰部疼痛。行該手法治療2次，疼痛基本消失，又連做5次，活動功能恢復正常。

***來源*** 獻方人：山東省文登正骨醫院林茂；推薦人：河北保定電力修造廠職工醫院趙偉。

## 慢性腰痛

【方藥】

***配方1*** 豬腰1對、炒杜仲30克。

***用法*** 豬腰洗淨，勿切碎，合杜仲，加黃酒和鹽少許，加水1000毫升文火燜酥，分2次將豬腰和湯服食。

***說明*** 此為民間流傳食療方。適用於一般腎虛腰痛，痛不劇烈，勞累即作，無其他明顯症狀者。上方可連服4～5次，多至10餘次。效果良好。

***來源*** 民間流傳；推薦人：浙江省溫嶺中醫院陶鴻潮。

***配方2*** 杜仲15克、狗脊15克、續斷15克、骨碎補20克、丹參12克、雞血藤20克、安痛藤20克、鹿銜草15克、淫羊藿12克、菟絲子12克、透骨草12克、甘草6克。

***用法*** 水煎服，每日1劑，煎服2次。

***說明*** 腰者腎之府。經言：「勞者溫之，損者益之。」本方以溫補腎陽為主，佐以活血、通經、止痛之品。適用於腰部慢性勞損，動則痛，靜則止者。

***來源*** 獻方人：湖南省中醫學院第二附屬醫院孫達武。

***配方3*** 當歸、桂枝、白芍、杜仲、紅花、巴戟各10



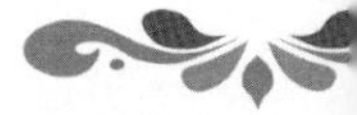

克，鹿角霜、狗脊、骨碎補各15克，甘草3克，生薑6克。

**用法** 水煎3次，每日1劑，分3次溫服。

**說明** 尾骶連腰脊疼痛，屈伸不利，或畏寒冷，屬腰肌勞損或骨質增生所致者；可用本方治療。本症一般由腎虛引起，故治療以補腎為主，佐以祛瘀、行氣、散寒。本方為筆者自擬驗方，方中桂枝發散風寒，溫通經絡；鹿角霜、狗脊、杜仲、巴戟天溫補督腎；鹿角、狗脊擅通督脈。藥中肯綮，故奏效甚捷。筆者用本方治癒是證甚多。如治李某，男性，45歲。腰脊痛連尾骶，歷時經年，屈伸不利，左腰亦痛，不便右彎，畏冷，飲食正常，二便自如。舌質正中裂紋，色淡，少苔，脈象沉弦。脈症合參，證屬腎陽不足，風寒侵襲督腎二經。施用本方，連服10劑，其痛霍然而止。

**來源** 湖南中醫學院第二附屬醫院曾紹裘。

【針灸】

**取穴1** 三陰交、八髎。

**施術** 先行穴位常規消毒，再用 毫針刺三陰交穴；上髎、次髎、中髎、下髎雙側共8穴（八髎），分2次交替針刺，進針5～8分深，均使用中等強度的刺激，平補平瀉。

**說明** 本方治療婦科病盆腔炎及男性前列腺炎所致的腰痛，療效甚佳，對腰骶部疼痛也可收效。

**來源** 獻方人：湖南省常德市第三人民醫院已故老中醫劉天健；推薦人：湖南省中醫藥學校劉步醫。

**取穴2** 阿是穴（患側）、對應穴（健側）。

**施術** 用酒精棉球行穴位局部消毒，取患側最明顯的壓痛點（阿是穴），用皮內針橫刺於皮內；再取健側與此阿是穴相對應的 點（對應穴），消毒後用 毫針刺入5～8分深，

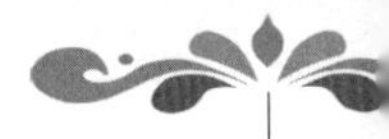

用強刺激手法，不斷捻轉提插，使患者產生強烈的酸脹感，然後退針。皮內針用膠布貼上，留針 1～2 天。

***說明*** 本方治療原因不明的腰痛，或腰肌勞損所致的腰痛，往往 1～2 次即能治癒。如針 1 次後痛處移動，則另找患側有明顯壓痛的點，再按以上施術方法針刺及埋針。

***來源*** 獻方人：湖南省常德市第一人民醫院劉智壺。

***取穴 3*** ①委中、腎俞、腰陽關。②殷門、大腸、俞命門。

***施術*** 穴位常規消毒，用毫針針刺，委中、殷門穴可針 1～1.5 寸深，腎俞、腰陽關、大腸俞、命門等穴進針 3～5 分深，均用強刺激手法，每日針 1 次。

***說明*** 本方治療下腰痛療效甚佳。2 組穴位交替使用，單側腰痛，可只針患側的穴位。風濕性腰痛，可在腰部穴位加用艾條灸，最好使用艾盤灸。

***來源*** 獻方人：湖南省常德市第三人民醫院老中醫劉 天健；推薦人：湖南省中醫藥學校劉步醫。

***取穴 4*** 腰痛穴$_1$、腰痛穴$_2$。

***施術*** 穴同時針，針時腕關節呈背屈形，針尖朝向陽池穴，針刺感覺越痛越有效，不痛則要重刺激。2 穴以 30～40 度斜刺伸指肌腱下，約 3～5 分深 。針刺時叫病人做彎腰活動，一般 2～3 分鐘後，腰痛即可減輕或消失。

***說明*** 腰痛穴$_1$腰痛穴$_2$是經外奇穴。腰痛穴$_1$在手背腕橫紋前 1 寸許，當第 2 指總伸肌腱外側；腰痛穴$_2$在小指與無名指掌骨指骨底部前隔中。當手背第 4 指總伸肌腱外側。如患者僅 1 側腰痛，則只取痛側穴位即可。臨床使用此 2 穴治療腰肌勞損及慢性腰扭傷，療效甚佳。虞××，女性，54 歲，家庭



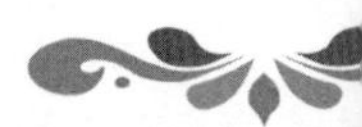

主婦。患腰痛多年，伴下肢酸軟乏力，彎腰掃地亦感困難。服中西藥治療收效不顯。針刺腰痛穴$_1$腰痛穴$_2$，輕刺激，留針捻 2 分鐘 ，令患者 彎腰扭轉活動，痛已大減，留針 15 分鐘，即彎腰活動自如。每日針 1 次，連續 3 次，其痛若失。

***來源*** 獻方人：江蘇省武進縣漕橋中心醫院承邦彥。

***取穴 5*** 大腸俞（雙）、陽陵泉（雙）。

***施術*** 選準穴位，常規消毒皮膚，用 1%利多卡因在穴位上作皮內局麻，剪取 0～1 號羊腸線 1 公分，放在腰椎穿刺針的針管內，後接針芯，左手拇、食指繃緊進針部位的皮膚，右手將針直接刺入火腸俞穴 4 公分，提插「得氣」後，推針芯同時退針管，將羊腸線埋在穴位的皮下組織，針口塗碘酒，覆蓋消毒紗布，同上施術埋植陽陵穴（雙）3 公分。

***說明*** 埋植羊腸線，能延緩經絡穴位治療時間，起到續效作用，對穴位產生一種柔和而持久的刺激，刺激信息和能量通過經穴傳入體內，以達「疏其血氣，令其條達」的目的。大腸俞主治腰痛，有利腰脊之功能；陽陵泉清肝利膽，舒筋活絡。2 穴合用治療腰肌勞損所致的腰痛，效果顯著。

***來源*** 獻方人：河南省柘城縣人民醫院張立亭。

【推拿按摩】

***操作部位*** 腰背部、腹部；腎俞、腰眼、腰俞、委中、崑崙、太谿、關元。

***施術*** ①推、揉、按腰部，點按腎俞。②重點按揉勞損點，並施以擦法，然後再行按揉勞損 點（阿是穴），如此反覆數 次；再 點按腰眼，虛掌拍打腰骶部，按腰俞穴。③捏拿下肢，拍委中，對掐崑崙與太谿。④揉摩小腹，按關元穴。⑤抱腿屈腰法：患者仰臥，屈膝屈髖，雙手抱住雙腿；術者

一手插入其腰骶下，另一手扶住其雙膝，兩手用力推送，使屈腰，還原時兩手不用力，腰骶部自然下落於床面，這樣一屈一鬆，如滾動狀，能使腰骶關節屈伸，充分牽伸腰肌。

***說明*** 腰為腎之府，腰腎一體，故腰肌勞損者，筋損為標，腎虛為本。筆者按補腎強筋壯腰的治療原則施用手法，療效較之單純的療傷手法大為提高。

***來源*** 獻方人：湖北省武漢市按摩醫院袁明晞。

## 背 痛

【針灸】

***取穴*** ①中渚、天髎或天宗。②後谿、膏肓或曲垣、秉風。

***施術*** 常規穴位消毒後，用 毫針刺中諸或後谿穴，然後再針 天髎或膏肓等穴。背部穴位進針 5～8 分深 ，均用強刺激，針後加灸。每天 1 次，10 次為 1 療程。

***說明*** 本方治療背痛，2 組穴位交替使用。 天宗、曲垣、秉風等穴位，可根據疼痛的部位或壓痛反應選用。每治療 1 療程停針 2～3 天。

***來源*** 獻方人：湖南省常德市第三人民醫院老中醫劉天健；推薦人：湖南省中醫藥學校劉步醫。

## 鶴 膝 風

【方藥】

***配方 1*** 生黃芪 240 克、生薏苡仁 90 克、茯苓 90 克、蒼朮 60 克。

***用法*** 水煎 1 次，睡前頓服，每日 1 劑。

***說明*** 中醫學之鶴膝風，因病後膝關節腫大，形如鶴



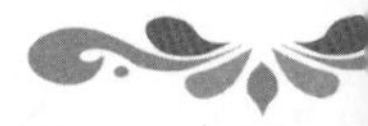

膝，故名。本病多由腎陽虧損，風邪外襲，陰寒凝滯而成。病初多見形寒發熱，膝部微腫，步履不便，疼痛，繼之局部紅腫掀熱或色白漫腫；日久關節腔內積液腫大，股脛變細；潰破後，膿出紅漿或流粘性黃液，癒合緩慢。本方治療鶴膝風之日久關節腔內積液腫大，股脛變細者。服藥後可見大汗，而病隨汗減，療效奇特。如治鞠××，女，63 歲。兩膝腫痛跛行近 1 月，右膝為甚，皮色白亮，不寒不熱，關節活動受限。X 光檢查示膝關節呈骨質增生樣改變，雙膝關節腔積液。預服上方 1 劑，煎取 250 毫升，睡前頓服，次日膝腫減半，疼痛已不明顯，疊進 2 劑而獲痊癒。

***來源*** 《瘍醫大全》；推薦人：山東省煙臺市中醫院崔伯瑛。

***配方 2*** 生黃芪 240 克、牛膝 90 克、遠志肉 90 克、石斛 120 克、金銀花 30 克。

***用法*** 水煎服，先煎前 4 味，用水 2000 毫升，煎至 400 毫升，再加入金銀花 30 克，煎至 200 毫升，臨睡前，空腹頓服。全身大汗，任其自止。

***說明*** 本方出自《驗方新編》。適用了鶴膝風，症見膝關節紅腫疼痛，步履維艱。據已故名老中醫岳美中介紹：「余與同人用此方治此病，每隨治隨效，難以枚舉。」

***來源*** 中醫研究院西苑醫院《岳美中醫話集》；推薦人：浙江省溫嶺中醫院陶鴻潮。

## 類風濕性關節炎

【方藥】

***配方 1*** 製烏頭 120 克、附子 120 克、麻黃 60 克、細辛

30 克。

**用法**　加水 1000 毫升，煮沸後文火煎煮 4 小時，每日 1 劑，分 3 次服完。

**說明**　此方用藥劑量超出藥典用量 10 餘倍，臨床應用時必須小心謹慎。該方對於類風濕性關節炎，中醫辨證為陰寒之證，症見關節冷痛，遇寒則劇，脈沉遲者，確有卓著療效，筆者用此方治療 20 餘例，都收到了良好的效果，並無不良反應。此方煎煮時間不得少於 4 小時，這是該方應用時的關鍵，否則容易中毒。

**來源**　獻方人：湖南中醫學院譚新貴；推薦人：湖南省西湖農場醫院孫旭升。

**配方 2**　熟地、當歸、仙靈脾、鹿銜草各 120 克，炙全蠍、炙蜈蚣各 25 克，炙烏梢蛇、炙蜂房、炙地鱉蟲、炙僵蠶、炙蜣螂蟲各 90 克，甘草 30 克。

**用法**　上藥共研極細末，另用生地、雞血藤、老鸛草、尋骨風、虎杖各 120 克，煎取濃汁，合以上藥末，泛丸如綠豆大。每服 6 克，1 日 2 次，食後溫開水送服。

**說明**　本方為朱良春老中醫經驗方。適用於治療類風濕性關節炎及增生性脊柱炎等疾病，療效顯著。曾治一患者，脊柱彎曲、頭向前傾，不能站立，呈嚴重駝背，且掣及兩腿疼痛，行走欠利，手指關節變形，迭經使用中西藥物治療，均告無效，嗣後服上方藥半載，關節變形漸復，腰能直立，能從事一般勞動，攝片檢查增生之骨刺已消失。

**來源**　《名老中醫之路》；推薦人：浙江省溫嶺中醫院陶鴻潮。

**配方 3**　製烏頭 9 克、黃芪 15 克、桂枝 6 克、芍藥 12





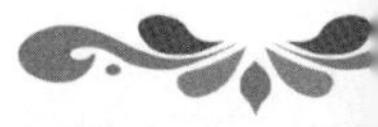

克、穿山龍 15 克、地龍 15 克、青風藤 15 克、鑽地風 15 克、僵蠶 15 克、烏梢蛇 15 兌、露蜂房 9 克、甘草 6 克、威靈仙 12 克。

***用法*** 水煎沖蜂蜜適量，煎 2 次服，每日 1 劑。1 個月為 1 療程。製烏頭先煎 20 分鐘。

***說明*** 本方功能溫經散寒，祛風除濕，通絡扶正。主治類風濕性關節炎。風勝者加防風、秦艽；濕勝者加薏苡仁、防己、蠶砂；寒勝加細辛、附子；化熱加青蒿、生石膏、知母、連翹；紅腫加生地、丹皮、黃柏、大通筋；骨痺加龜板、鹿角膠、續斷、杜仲；體虛自汗加麻黃根、黨參；血虛加當歸、大熟地；病位在頭部加葛根、羌活；在上肢加薑黃、秦艽、忍冬藤；下肢加木瓜、五加皮、牛膝；背部加狗脊、威靈仙，腰部加獨活、桑寄生；關節變形加全蠍、蜈蚣；麻木加雞血藤、紅花；皮下結節加夏枯草、浙貝母。

***來源*** 獻方人：新疆烏魯木齊市新疆西域紅斑狼瘡研究所丁贏。

***配方 4*** 川續斷 12 克、熟地 12 克、威靈仙 12 克、補骨脂 9 克、淫羊藿 9 克、獨活 9 克、製附片 9 克、牛膝 9 克、知母 9 克、防風 9 克、炙虎骨 9 克、松節 6 克、麻黃 3 克。

***用法*** 水煎服。每日 1 劑，煎服 2 次。

***說明*** 本方功能補腎祛寒，疏風化濕，強筋壯骨、活血通絡。主治類風濕性關節炎。上方若無虎骨，可用自然銅 9 克、尋骨風 9 克代替。有陰虛或鬱熱者，當佐以養陰或清熱之品。本方治療類風濕性關節炎 42 例，顯效 22 例，無效 3 例。總有效率 92.5%。

***來源*** 獻方人：新疆烏魯木齊市新疆西域紅斑狼瘡研究所丁贏。

***配方5*** 秦艽12克、防風12克、羌活10克、獨活10克、當歸15克、川芎10克、乳香10克、沒藥10克、木香10克、丹參20克、桑枝30克、桂枝10克、懷牛膝20克、苡米20克、甘草3克、威靈仙12克、海風藤20克、尋骨風15克、豨薟草20克。

***用法*** 加水煎500毫升，武火煎沸，再用文火煎30分鐘，取煎液服用，後再加水如法煎一次服用。每日2次，每日1劑。

***說明*** 本方為筆者多年臨床運用之驗方，用於治療類風濕性關節炎，症見四肢關節疼痛、腫脹、局部冷感或怯寒喜暖，活動功能障礙，舌苔白或白膩者，此方適應於寒濕阻絡，氣血不和之證，有明顯的消腫止痛作用。

***來源*** 獻方人：湖南常德市第一人民醫院劉智壺。

***配方6*** 鹿骨30克、甜瓜子30克。

***用法*** 製成注射液。每日1次，每次2～8毫升，肌肉注射。

***說明*** 本方功能溫補除濕，散結鎮痛。主治類風濕性關節炎。15次為1療程，療程之間不停藥。一般不超過5個療程。治療期間停用其化藥物。本方治療235例，顯效38例，有效165例，無效22例。

***來源*** 獻主人：河北省白求恩醫科大學第一臨床醫院王琳；推薦人：新疆烏魯木齊市新疆西域紅斑狼瘡研研究所胡豔梅。

***配方7*** 烏梢蛇15克、羌活15克、獨活15克、當歸10克、防風6克、細辛6克、伸筋草20克、老鶴草20克、豨薟草20克、黃芪20克。

**用法**　水煎服 2 次，每日 1 劑，並用藥渣局部外敷。

**說明**　本方功能祛風通絡，益氣補血。主治類風濕性關節炎。上肢關節痛明顯加生薑黃 12 克；下肢加川牛膝 10 克；腰痛加螃蟹 10 克、土鱉蟲 5 克；寒邪盛加烏頭 6 克；濕盛加蒼朮 10 克、黃柏 10 克熱偏盛加知母 10 克、忍冬藤 30 克。本方治療此病 42 例，顯效 38 例，有效效 3 例，無效 1 例。 療程最長 3 個月，最短 2 月。

**來源**　獻方人：新疆烏市新疆西域紅斑狼瘡研究所胡豔梅。

**配方 8**　白花蛇 30 克、地龍 30 克。

**用法**　研末等分 4 包（每包 15 克），日服 1 包，重症 2 包。

**說明**　本方功能祛痹止痛，活血通絡。主治類風濕性關節炎。酌加地鱉蟲、蜈蚣、僵蠶，療效更顯。臨床治療 2 例，其中 1 例服 15 天，每天 1 包，1 例服 20 天，每天 2 包，後改為每天 1 包。2 例均獲痊癒，恢復功能。

**來源**　獻方人：江西省新建縣蛟橋八一衛生所匡煩生；推薦人：新疆烏魯木齊市新疆西域紅斑狼瘡研究所丁叢禮。

**配方 9**　尋骨風 30 克（鮮草 60 克）、紅糖 60 克、米酒 60 克。

**用法**　水煎服。每日 1 劑，煎服 2 次。

**說明**　本方祛風濕，利筋骨，活絡止痛，主治類風濕性關節炎。治療典型病 例 1 例，服藥 12 劑而癒。

**來源**　獻方人：新疆烏魯木齊市新疆西域紅斑狼瘡研究所丁贏。

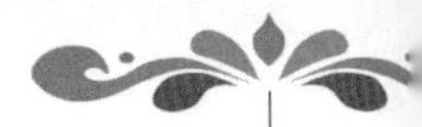

**配方 10** 青風藤 30 克。

**用法** 水煎服，以黃酒為引。每日 1 劑，煎服 2 次。

**說明** 本方功能祛風止痛，活血通經。主治類風濕性關節炎。治療 311 例患者，其中 20 7 例是女性，男性 104 例，年齡最大 6 5 歲，最小 4 歲，平均 37 歲，病程最長 22 年，最短半年。結果顯效者 41 例（13.1%），有效 250 例（80.3%），無效 20 例占（6. 6%）。

**來源** 獻方人：陝西省西安市第五醫院宋成玲；推薦人：新疆烏魯木齊市新疆西域紅斑狼斑研究所丁叢禮。

**配方 11** 鹿御草 35 克、雷公藤 15 克、製川烏 7 克、炙南星 7 克、威靈仙 20 克、烏梢蛇 15 克、薏苡仁 30 克、海桐皮 20 克、青風藤 15 克、生薑 7 克。

**用法** 先將上藥用溫水浸泡 30 分鐘後再煎，每劑煎 4 次，將藥液混合，分 4 次溫服，每日 1 劑。

**說明** 本方治療類風濕性關節炎，適用於肢節變形、疼痛 、天冷尤劇等症。曾治姜某，男性，50 歲。3 年前因汗出冒雨涉水水後，兩下肢關節疼痛，時輕時重。近半月來全身關節疼痛加重，並執拐行走，關節腫痛，屈伸不利，雙下肢喜暖。曾服大劑辛熱之品，症狀稍緩一時。改用本藥，服 5 劑後疼痛大減，已能行走，又服 10 餘劑後，基本痊癒。隨又將前藥加大劑量做成丸 劑服 1 個月，以善基後。現上班工作未見復發。

**來源** 獻方人：吉森省扶余市第二醫院劉玉林。

**配方 12** 川續斷 15 克、骨碎補 12 克、桂枝 9 克、獨活 10 克、赤芍 12 克、威靈仙 12 克、穿山甲 10 克、地龍 10 克、全蠍 10 克、當歸 12 克、製馬錢子 2 克、烏梢蛇 10 克。

***用法***　上方加水3000毫升，先下製馬錢子、製川烏、製草烏煮沸30分鐘，再下餘藥。煎取500毫升，分2次服，每日1劑。

***說明***　本方是治療類傷濕性關節炎以四肢關節腫脹酸痛、功能障礙，關節變形為主症者。寒濕型加製川烏、製草烏各9克、苡仁30克、麻黃10克；濕熱型加黃柏12克、連翹30克、製乳香、製沒藥各6克。本病屬中國醫學「痹症」範疇。《素問・痹瘡》曰：「風寒濕三氣雜至」，合而為痹也。」《素問・痹瘡》曰：「病在骨，骨重不可舉，骨髓疼痛，寒氣至。名曰骨痹。」故治療大法是補腎養血，散風除濕，活血化瘀，通絡止痛。寒濕型兼以祛寒溫通。濕熱型兼以清熱解毒。應用本方臨床治療96例，結果臨床治癒26例，顯效28例，好轉34例，無效8例。總有效率91.7%。郭××，女，36歲，工人。患者雙踝關節及腕指關節腫痛2個月，屈伸不利，遇涼痛減。服西藥治療無顯效，服激素藥而成滿月臉，伴見低熱，出汗，口乾，五心煩熱，舌質偏紅，苔薄黃，脈滑數。血沉48毫米／小時，類風濕因數陽性。診為類風濕性關節炎。中醫辨證係濕熱痹，服上方3個月餘，症狀完全消失。血沉9毫米／小時，類風濕因數轉為陰性，一切正常。隨訪參加正常工作。

***來源***　獻方人：河南省柘城縣人民醫院鄭春雷。

【針灸】

***取穴***　阿是穴。

***施術***　按壓患尋處有明顯疼痛之點，此壓痛 點阿是穴。先將艾絨或藥用艾絨搓成如麥粒大小的艾柱，用線香點燃其一端，待火力燃至正旺，急按在患者的阿是穴上，讓其自滅，此時患者感到有很強的灼熱感，每次施灸，取患處阿是穴3～5



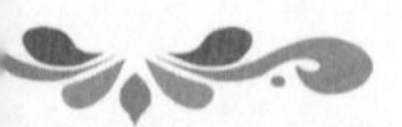

個，每個穴位如此灸5壯。隔日灸1次，10次為1療程。

***說明*** 本法用於治療類風濕性關節炎早期，可使關節疼痛消失，活動功能改善或恢復正常。據《中國針灸雜誌》，2：18，1989；報導王氏使用此法治療20例，收到滿意的療效。

***來源*** 《家庭針灸治病妙法》；推薦人：湖南省常德市第一人民醫院劉智壺。

## 紅斑性狼瘡

【方藥】

***配方1*** 紅參3克、北沙參18克、黃芪50克、茯苓30克、生地20克、熟地20克、山茱萸9克、牡丹皮15克、澤瀉15克、防風20克、土茯苓30克、紫草20克、野菊根30克、水牛角10克、大黃10克、甘草10克。

***用法*** 上藥研成細麵溫開水沖服，1次服6克，1日3次。

***說明*** 本方對陰陽失調、肝鬱脾虛，氣滯血瘀及熱、毒所引起紅斑性狼瘡、皮肌炎等結締組織病，有良好的治療和控制、預防疾病復發作用。本方寒熱並用，攻補兼施，共奏舒肝健脾、固本益精、涼血解毒，除濕化瘀之功效。

其特點是以調理肝脾為本而達「四季脾旺不受邪」之目的。諸藥合用，滋而不膩，補而不滯，破而不損，瀉不傷正。補中有瀉，寓瀉於補，相輔相成，為疏、補、通、活、清、消開合之劑。

臨床用此基本方加減治療各種類型系統性紅斑狼瘡、硬皮症、皮肌炎等結締組織病3000餘例，均得到不同的程度控制，有效率達94.3%。

***來源*** 獻方人：新疆烏魯木齊市新疆西域紅斑狼瘡研究所丁叢禮。

**配方 2** 金銀花 30 克、連翹 12 克、羚羊角 3 克、人工牛黃 3 克、寒水石 20 克、威靈仙 10 克、防風 15 克、熊膽 2 克、甘草 10 克、赤芍 10 克、升麻 10 克、桔梗 6 克。

**用法** 上 12 味中藥研成細麵狀，每次 4 克，溫開水沖服，1 日服 3 次。

**說明** 本方是治療系統性紅斑狼瘡備用退熱散，臨床用於各種類型的紅斑性狼瘡發熱症。熱甚者以生石膏 30 克，梔子 12 克，煎湯送服，陰虛發熱者加黨參、黃芪煎湯送服。

**來源** 獻方人：新疆烏魯木齊市新疆西域紅斑狼瘡研究丁叢禮。

**配方 3** 生地 30 克、牡丹皮 20 克、金銀花 50 克、連翹 9 克、生石膏 30 克、知母 12 克、玄參 12 克、甘草 10 克、水牛角 30 克。

**用法** 水煎 2 服溫服，1 日 1 劑。熱甚者加羚羊角粉 3 克，玳瑁粉 6 克沖服。

**說明** 本方適於紅斑狼瘡初期，熱毒熾盛的高熱持續不退，關節楚痛，倦怠乏力，面部有蝶形紅斑，紫癜瘀斑見於周身或四肢胸背，煩躁，口渴引飲，或鼻衄，大便秘結，小便赤少，舌紅，苔黃而糙，脈弦洪數大等症。本方以白虎湯、清營湯、犀角地黃湯三方之義合而加減，以收清熱解毒，涼血護血陰之功。方中生地、水牛角、丹皮、赤芍，可涼血、散血、止血，清熱解毒；生石膏、知母、生地，育陰清熱；金銀花、連翹清熱解毒，透熱轉氣；加玄參瀉三焦之火。臨床所治化型患者 1013 例，凡未服激素者，均以此方退其熱，有效率達 98.67%。如王××，男，32 歲。患系統性紅斑狼瘡，合併皮膚炎，膠原重疊病，持續高熱不退，全身肌肉痛疼，面蝴蝶斑及眼瞼紫暗腫起等，在新疆××醫院確診為



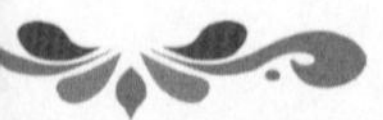

系統性紅斑狼瘡合併皮膚炎住院 45 天，因病情惡化轉上海××醫院住院 65 天，病情急劇惡化後，退回新疆，求余診治，查脈促疾，舌質紫暗無華如死豬肝樣，無苔。心率 198 次／分，早搏頻發，面及全身紫癜瘀斑密佈如烏蛇之體，T41.4° C，全身高度浮腫，尿蛋白 +++，右肺結核 點三處，肝大腸下 4 公分，脾大肋下 4 指。胸水、腹水每隔 3 天抽出 3000 毫升。診後告其家屬，無可救藥，舉家苦告求治，無奈，以上方治之，一 劑熱退。

後投健脾養胃，育陰清熱，佐以活血之品調理月餘，繼用金匱腎氣丸，龜齡集善其後。半年後患者康復，恢復工作至今，經多次復查，一切正常。經余始治再未抽胸水、腹水，經治 1 月後胸水腹水消失，但因胸水造成的胸膜粘連較重，又用隔下逐瘀湯合千金葦莖湯加減，半年而癒。

***來源*** 獻方人：新疆烏魯木齊市新疆西域紅斑狼瘡研究所丁叢禮。

***配方 4*** 膽南星 10 克，天竹黃 10 克，葶藶子 10 克，遠志 9 克，竹茹 10 克，茯苓 10 克，炒枳殼 10 克，白朮 10 克，陳皮 10 克，石菖蒲 6 克，當歸、白芍各 10 克，熊膽 0.5 克。

***用法*** 除熊膽沖服外，餘藥水煎，1 日 1 劑，煎 3 次溫服。

***說明*** 本方治療狼瘡性腦病中、後期，屬痰蒙心竅之證者，症見身熱不揚，突然昏迷不語，有時有癲癇發作，或抽搐，進而偏癱，或見癡呆，或偏側肢體僵直，或連續、間斷地做出形態奇怪之動或見癡呆，或偏側肢體疆直，間斷地做出形態奇怪之動作。

現代醫學認為，上述諸症，主要是免疫複合物沉積及其他不明原因的多種因素致使中樞神經受累而產生的。臨床所




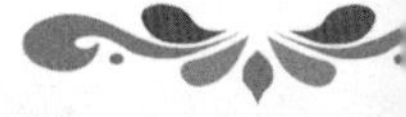

見狼瘡腦病表現複雜多變，多數出現在紅斑性狼瘡活動期，在終末期出現較為兇險。

中國醫學認為「怪病多生於痰」，痰火上竄，蒙蔽心竅，而見神志症狀；痰阻經絡則見痹閉不通證候。上方以二陳湯為基本方，重在燥濕祛痰，治其本；佐以膽南星 、天竹黃、積殼、葶藶子以助二陳湯之力；遠志、菖蒲開心竅；川芎、熊膽醒腦通神；當歸、白芍活血兼滋陰血。此類型患者病情較重，用藥要慎之又慎。臨床治療 16 例，有效率 827%。

***來源*** 獻方人：新疆烏魯木齊市新疆西域紅斑狼瘡研究所丁叢禮。

***配方 5*** 生地 20 克、丹皮 18 克、象牙屑 10 克、穿山甲 30 克、炒香附 15 克、威靈仙 12 克、秦艽 12 克、川牛膝 12 克、烏梢蛇 10 克、白花蛇 1 條、祁蛇 10 克、鬼箭羽 15 克、澤漆 10 克、桑枝 15 克、草石斛 30 克、雞內金 12 克、玉竹 12 克、白芍 12 克。

***用法*** 方中白花蛇，象牙屑為細末沖服，餘藥水煎服 1 日 1 劑，煎服 2 次。

***說明*** 適於紅斑狼瘡初期，外邪風、寒、濕俱盛之疼痛症。臨床觀察 378 例。有效率 98%。疼痛症狀劇烈者，每用之療效頗佳。方中生地、草石解斛，白芍育陰柔肝，養筋脈；穿山甲、炒香附、川牛膝理氣活血消瘀；威靈仙、秦艽、桑枝、烏梢蛇、白花蛇除風活絡，化濕痛痹，加鬼箭羽更增其功；澤漆解毒行濕下行從小便而出；草石斛、玉竹、白芍，養胃陰，以顧濕土；雞內金助脾運化藥力，共奏調理肝脾，除濕通痹，疏風活絡之功。

***來源*** 獻方人：新疆烏魯木齊市新疆西域紅斑狼瘡研究所丁叢禮。

**配方 6** 生石膏 30 克、知母 12 克、升麻 10 克、生地 30 克、赤芍 12 克、紫草 30 克、丹皮 12 克、威靈仙 9 克、水牛角 15 克、珍珠母 30 克、牛蒡子 12 克。

**用法** 水煎服 2 次，1 日 1 劑，病情較重者每 劑增加珍珠粉 3 克，減去珍珠母。

**說明** 本方適用於系統性紅斑狼瘡初期，面見蝴蝶斑，或身見環形斑和呈盤狀紅斑狼瘡面容、耳、雙手瘀斑較突出者。臨床觀察，凡屬初起有瘀斑，正氣尚未大衰而邪氣盛者，服用上方 30 劑左右可使瘀斑消失。其功在清熱解毒，化瘀除斑。

**來源** 獻方人：新疆烏魯木齊市新疆西域紅斑狼瘡研究所丁叢禮。

**配方 7** 生地炭 30 克、金銀花炭 30 克、丹皮 15 克、生薑炭 10 克、赤芍 12 克、紫草 20 克、海螵蛸 12 克、阿膠 12 克、水牛角 18 克、田三七 10 克、藕節炭 10 克、白及 12 克、炒梔子 12 克、玄參 12 克、威靈仙 12 克、土茯苓 30 克。

**用法** 水煎 3 次，6 日服 1 劑，分 3 次溫服。田三七研細末沖服，阿膠詳化混於藥汁中。

**說明** 本方為治療紅斑性狼瘡諸出血證的基礎方（除脫證出血者不能使用外）。除止血治標外，且不可忽視紅斑性狼瘡本病。單純用炭類止血，反而會造成瘀阻不通而出血更甚。該方涼血與辛溫散行合用，使涼而不滯，雖有涼血炭劑，亦無壅滯之患。咯血者，加炙百部 10 克，川貝 10 克、冬凌草 30 克、魚腥草 30 克；胃出血者，加炒白朮 10 克，草石斛 15 克；大便出血者，加大黃炭 10 克，槐米 10 克；尿血者，加石韋 12 克，瞿麥 12 克，敗醬草 30 克；月經過多者，加地榆炭、棉籽炭各 15 克；肌衄者，加仙鶴草 15 克、蟬衣

10克，益母草10克、炒側柏葉10克。臨證治療272例紅斑懷狼瘡患者，各類出血證，多在2～3天內得以控制。

***來源*** 獻方人：新疆烏魯木齊市新疆西域紅斑狼瘡研究所丁叢禮。

***配方8*** 黨參15克、太子參15克、白扁豆12克、靈芝12克、炒白朮10克、雞血藤30克、補骨脂12克、女貞子15克、五加皮15克、熟地15克、生地20克、首烏12克、羚羊角12克、防風10克。

***用法*** 水煎3次，1日1劑，分3次溫服。羚羊角研細末與藥汁同服。

***說明*** 本方治療紅斑性狼瘡引起的白血球減少及因治療藥物造成的白細胞減少症。紅斑性狼瘡患者初期血象白細胞在4000/升以下者，占總發病的58.3%。中期、後期全血減少者亦在總發病者一半以上。本方對1239名紅斑性狼瘡病人白細胞減少症進行治療，764例在1日內恢復正常。139例2個月內恢復正常，83例在3個月內恢復正常，無效43例。在服上藥的同時，加服治療紅斑狼瘡本病藥物。

***來源*** 獻方人：新疆烏魯木齊市新疆西域紅斑狼瘡研究所丁叢禮。

***配方9*** ①吳茱萸4克、黨參10克、炒白朮10克、藿香12克、蘇梗12克、煨薑10克、陳皮10克、半夏10克。②吳茱萸3克、炒川厚朴粉5克。③炒白朮粉5克、沉香3克、肉桂2克。④人工牛黃0.1克、珍珠粉0.5克。

***用法*** 方①水煎3次，1日溫服3次。方②用生薑汁調膏敷肚臍，1日換1次。方③用人乳調膏敷雙內關穴，雙足三里穴、胃俞穴。方④陳醋調膏敷期門，膻中穴。方③、方

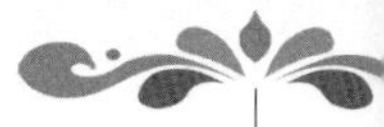

④2 日換 1 次，以症狀消失為度。

***說明*** 上方適應於系統紅斑狼瘡各個類型的嘔吐證，除以上各法外，加服治療紅斑狼瘡本病藥物。如治療××，女，26 歲。患系統性紅斑狼瘡 4 年，曾在北京、上海、河南等 7 個大醫院診治 2 年，療效欠佳。於 1993 年初（3 月份）突然發熱不退，在當在醫院治療，發熱暫退，但在輸白蛋白中過敏休克，造成蛋白總值下降，白蛋白球蛋白倒置，全身高度浮腫，嘔吐頻頻，1 週未能進飲食，病情危重，求餘診治，根據實驗室檢查，結合臨床症狀確診為狼瘡危象酸中毒。停用嗎丁啉等止嘔藥，用上治療 2 天後，嘔吐止。病情由危轉安。

***來源*** 獻方人：新疆烏魯木齊市新疆西城紅斑狼瘡研究所丁叢禮。

***配方 10*** ①黃芪 30 克、漢防己 12 克、炒白朮 12 克、瞿麥 30 克、石韋 30 克、茯苓 30 克、製烏附片 9 克、乾薑 12 克、薏苡仁 30 克、蓮子心 3 克；②白商陸 0.8 克、大戟 0.5 克；③熊膽 0.1 克、人工牛黃 0.2 克、麝香 0.3 克；④西洋參粉 3 克、炒白朮粉 3 克。

***用法*** 方①加煨薑 20 克，水煎後，頻頻灌服。方②研成細麵，用白酒調膏敷雙湧泉穴，每日敷 4 小時取去。方③人乳調膏敷肺俞，水分穴。④米湯調膏敷神闕穴。尿量在 1000 毫升以上停用。

***說明*** 本方用於因各種原因造成紅斑性狼瘡患者尿閉症，為了現狼瘡危象的急救方。如劉××，女，45 歲。因患系統性紅斑狼瘡引起腎衰而尿閉 7 天，經多位專家會診，均建議作人造輸尿管，可維持 1 週。因其丈夫反對而未作。泌尿專家斷言，除手術外再無能使尿排出一滴之術。患者家屬邀余會診，患者屬不治之症。念其求治心誠。以上法治之。

告其丈夫在一天之內即可有小便排出。患者用藥 18 小時後，第 1 次排出尿 540 毫升，21 小時後又排出 920 毫升。用此方治療腎衰尿閉 3 例，心衰尿閉 12 例，均收到較為滿意的療效，其機理有待進一步探討。

**來源** 獻方人：新疆烏魯木齊市新疆西域紅斑狼瘡研究所丁叢禮。

**配方 11** 生地 15 克、熟地 15 克、山藥 12 克、仙靈脾 12 克、仙茅 12 克、山茱萸 30 克、黃芪 30 克、漢防己 10 克、石韋 20 克、瞿麥 18 克、蓮肉 20 克、肉蓯蓉 15 克、雞內金 12 克、澤瀉 10 克、烏附片 10 克。

**用法** 水煎 3 次，1 日 1 劑，分 3 次溫服。

**說明** 該方主要治療系統性紅斑狼瘡，脾腎陽虛而引起浮水腫，尿蛋白在（++～）之間的陰水症。用上方治療，有效率達 92.3%，治療時間平均 74 天。

**來源** 獻方人：新疆烏魯木齊市新疆西域紅斑狼瘡研究所丁叢禮。

**配方 12** 生地 30 克、女貞子 9 克、黃精 12 克、川續斷 9 克、玄參 30 克、黃柏 9 克、桔梗 4.5 克、杏仁 9 克、牡蠣 30 克、連翹 3 克、綠豆 12 克、黑豆 12 克。

**用法** 水煎 3 次，1 日 1 劑。分 3 次溫服。

**說明** 本方有補腎、養陰、清熱解毒之功效。主治屬肝腎陽虛證之紅斑性狼瘡。臨床加減：陰陽兩虛者，加黨參 9 克、知母 5 克、吳萸 9 克、杜仲 12 克、酸棗仁 9 克、紅棗 5 枚；虛實夾雜者，加桂枝 3 克、知母 9 克、丹皮 6 克、梔子 9 克、黃芩 4.5 克、銀花 9 克。治療 75 例系統性紅斑狼瘡，總有效率為 74.7%，其中基本治癒 7 例，顯著進步 25 例，進

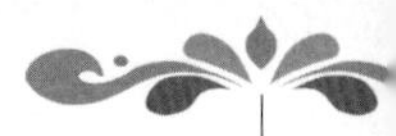

步 24 例，無效 19 例。

秦氏認為紅斑狼瘡與腎虛有關，因此提關出以腎虛為主的分型法，該方用治腎陰虛而有鬱熱的系統紅斑狼瘡。在病重階段適加激素等西藥。

***來源*** 獻方人：上海醫科大學中山醫院秦乃章；推薦人：新疆烏魯木齊市新疆西域紅斑狼瘡研究所丁叢禮。

***配方 13*** 雷公藤。

***用法*** 製成片 劑。日服總量 9～12 片，相當於原生藥 30 克，2 個月為 1 療程。

***說明*** 本方功能清熱解毒，活血化瘀，消腫止痛。主治各型紅斑狼瘡。一般單獨應用，若陰虛明顯者可酌情加服六味地黃丸。治療 60 例系統性紅斑狼瘡，其中 53 例取得不同程度效果，總有效率為 88.3%，治療後免疫測定改善的例數達 70%以上，治療 26 例盤狀紅斑狼瘡，總有效率為 92.3%，其中顯效占 69.2%，多數病例在服藥 2 週至 2 月後見效，或達到顯著療效。

雷公藤製劑為上海醫科大學附屬中山醫院的科研項目，用以治療紅斑狼瘡、風濕、類風濕性關節炎、白塞氏綜合徵、皮肌炎、硬皮病等自身免疫疾病以及與變態反應有關的痳風反應過敏性皮炎、接觸性狀型、亞急性皮膚型、系統型、深在型紅斑狼瘡以及重疊型紅斑狼瘡均有可重複證明的療效。由於雷公藤植物的地上部分有毒，對胃及肝臟有一定的影響，特別是對肝臟的損害較大，另外對月經亦有影響，臨床如遇肝、胃有病的上述病種，使用時應配用其他治療藥物。

***來源*** 獻方人：上海醫科大學附屬中山醫院秦萬章；推薦人：新疆烏魯木齊市新疆西域紅斑狼瘡研究所丁叢禮。

***配方14*** 生地15克、熟地15克、知母12克、山萸肉15克、玄參10克、丹皮10克、赤芍15克、白芍15克、茯苓20克、牛膝10克、旱蓮草15克、白花蛇舌草30克、丹參30克。

***用法*** 水煎3次，1日1劑，分3次溫服。

***說明*** 本方功能滋補肝腎，清熱降火通絡。主治肝腎陰虛型系統性紅斑狼瘡。低熱不退加青蒿、地骨皮；盜汗加五味子、蓮心、淮小麥；脫髮加首烏、女貞子、枸杞子；面頰紅斑，口腔潰瘍加芙蓉葉，野薔薇花，碧玉散；關節疼痛加虎杖、尋骨風、雞血藤、益母草、地龍。治療35例肝腎陰虛型系統性紅斑狼瘡患者，總有效率達88.56%，顯效率為37.14%，經3年回訪已有10人恢復正常工作，2人恢復半天工作。該方以傳統知柏地黃丸加減而成，在此方基礎上酌加清熱解毒的白花蛇舌草等。臨床上斑狼瘡多呈肝腎虧損之本虛及邪毒亢盛之標實，治當標本兼顧。因此，調補肝腎，祛除毒邪是治療本病的重要法則之一。陳氏擬此方治療系統性紅斑狼瘡，在病情急性發作時，多配以西藥強的松，每日10～30毫克，使其病情是以控制後，逐漸減其劑量。

***來源*** 獻方人：上海中醫學院附屬龍華醫院陳湘君；推薦人：新疆烏魯木齊市新疆西域紅斑狼瘡研究所丁叢禮。

***配方15*** 魚腥草30克、益母草20克、土茯苓20克、紫草15克、丹參15克、紅花5克、青蒿9克、黃精9克、銀花9克。

***用法*** 水煎3次，1日1劑，分3次溫服。

***說明*** 本方涼血活血，滋陰清熱。主治盤狀紅斑性狼瘡及系統性紅斑狼瘡初期邪毒熱盛者。若高熱煩躁，斑疹紫紅加水牛角、山梔子、黃柏、大青葉、板藍根；潮熱、斑疹鮮

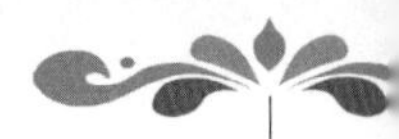

紅加生地、知母、地骨皮、麥冬、女貞子；關節腫痛，心煩胸悶、斑疹紅暗加當歸、川芎、王不留行、桃仁、紅花、絡石藤；少氣懶言，語音低微，頭暈目眩，陽痿，閉經去益母草、土茯苓、紫草、青蒿、加人參、黃芪、當歸、首烏、熟地。

***來源*** 獻方人：廣東潮陽縣中醫院蕭景祥；推薦人：新疆烏魯木齊市新疆西域紅斑狼瘡研究所丁叢禮。

***配方 16*** 青蒿 500 克。

***用法*** ①青蒿蜜丸，將青蒿 500 克研極細末，加蜂蜜 1000～1500 毫升調勻製成丸劑。每丸 10 克，日服 4～6 丸，飯後服。

②青蒿浸膏片，每片含原生藥 0.1 克，每日 45 片。分 3 次服。

③青蒿素，製成片劑，日服量為每日 0.3 克，漸增至 0.4～0.9 克。療程一般為 3 個月。

***說明*** 青蒿製劑臨床上主要用於盤狀紅斑狼瘡合併亞性紅斑狼瘡的初期熱毒亢盛證。臨床觀察副作用少，可作為備用藥在每年春秋季節服用 4 週，以防止紅斑性狼瘡病的復發。

***來源*** 獻方人：北京中醫研究院廣安門醫院莊國康；推薦人：新疆烏魯木齊市新疆西域紅斑狼瘡研究所丁叢禮。

***配方 17*** 黃芪 90 克。

***用法*** 水煎 3 次服，1 日 1 劑。

***說明*** 本方功能補中益氣，扶正祛邪。主治系統性紅斑狼瘡。臨床治療 17 例系統性紅斑狼瘡患者，其中顯效 6 例，有效 11 例。此外，有 3 例系統性紅斑狼瘡的孕婦治療後，足月分娩，病情得以改善，黃芪具有補中益氣，扶正固本，托毒排膿。升陽舉陷，生肌利尿之功效。現代醫學研究證實黃



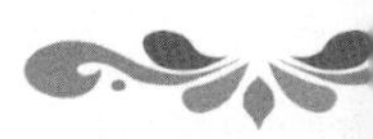

芪除有利尿、抑毒、增強心臟收縮，擴張血管，降低血壓，解毒等作用外，還能增強機體的體液和細胞免疫功能，促進抗體合成，提高白細胞誘生干擾素的能力。是治療系統性紅斑狼瘡的理想藥物。

***來源*** 獻方人：上海市仁濟醫院潘友初；推薦人：新疆烏魯木齊新疆西域紅斑狼瘡研究所金揚。

***配方 18*** 五倍子 2 克、白礬 0.2 克、枯礬 0.5 克。

***用法*** 混勻研成粉末。過細篩，供外用。

***說明*** 本方功能收斂生肌，主治唇部盤狀紅斑狼瘡。臨床治療 7 例唇部盤狀紅斑狼瘡患者。有 6 例用藥後 1～2 週內病變消失；1 例在治療 3 週後病變雖有縮小，但患者仍感覺脹痛。臨床上唇部盤狀紅斑狼瘡有糜爛潰瘍者，可直接用藥末撒布。屬乾燥病變者，可用鹽水調敷。

***來源*** 獻方人：河南省洛陽市第三人民醫院孫才均；推薦人：新疆烏魯木齊市新疆西域紅斑狼瘡研究所金揚。

***配方 19*** 茵陳 30 克、炒山梔 10 克、大黃 10 克、茯苓 15 克、豬苓 10 克、黃柏 6 克、紅豆 30 克、大青葉 10 克、敗醬草 15 克。

***用法*** 水煎 3 次，分早、中、晚各服 1 次，1 日 1 劑。

***說明*** 本方治療濕熱互結的狼瘡性肝炎。症見低熱纏綿不退，脇肋脹痛，頭重身困乏力，納呆，脘腹脹滿，嘔吐噁心，關節痛疼，皮膚黃染如鮮橘，小便短赤，色澤如濃茶等。治當清熱利濕活血解毒。方中茵陳清熱、利濕、之邪從小便而出；輔紅豆活血，助二苓利濕；大青葉、敗醬草清熱解毒。熱清濕去，毒消則病可癒。關節痛甚者，可加秦艽、鬼箭羽、防風；飲食欠佳者，加山楂、雞內金；嘔吐甚者，加蘇梗、煨鮮



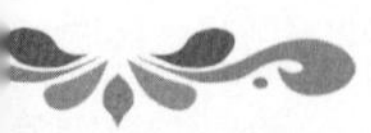

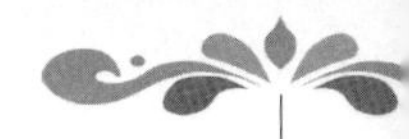

薑；脇痛甚者，加柴胡、川楝子、醋製延胡。

***來源*** 《結締組織病中醫治療指南》；推薦人：新疆烏魯木齊市新疆西域紅斑狼瘡研究所丁叢禮。

***配方 20*** 北沙參 15 克、麥冬 12 克、生地 30 克、當歸 10 克、枸杞子 15 克、川楝子 10 克、沙苑子 12 克、炒白芍 12 克、焦山梔 10 克、玫瑰花 6、合歡花 10 克、大黃 6 克。

***用法*** 以上各味除大黃後下外，餘藥合煎 3 次，每日 1 劑，分 3 次溫服。

***說明*** 本方養陰滋腎柔肝，以一貫煎加減而成，方中沙參、麥科、生地、沙苑子、枸杞子甘寒柔潤，滋養肝陰；佐以玫瑰花、合歡花、川楝子泄肝調氣；山梔、大黃苦寒直折，使火熱之毒去而血寧。是治療狼瘡性肝炎屬肝腎陰腎陽虛型的理想基礎方。狼瘡性肝炎病情遷延，常易耗傷肝陰致使肝血不足而為之鬱，可見脇肋隱痛；陰虛鬱火內生而見口乾苦、煩熱，甚則火傷血絡，逆於上則吐血，逆於下則便血。臨床觀察 37 例，有效率達 87%。

***來源*** 《結締組織病中醫治療指南》；推薦人：新疆烏魯木齊市新疆西域紅斑狼瘡研究所丁贏。

***配方 21*** 防風 10 克、連翹 10 克、炒山梔 10 克、黃芩 6 克、桔梗 10 克、大黃 8 克、芒硝 6 克、生地 30 克、白芍 10 克、琥珀 6 克、石菖蒲 10 克、川芎 10 克。

***用法*** 方中大黃另煎，芒硝、琥珀沖服，餘藥煎 3 次，每天 1 劑，分 3 次溫服。

***說明*** 本主治療狼瘡腦病初期的火擾心包型，症見面紅目赤，壯熱不退，興奮多語，手足擾動，情緒激動，夜難入眠，大便乾結，小便短赤，脈沉實，舌質紅、無苔。方中連




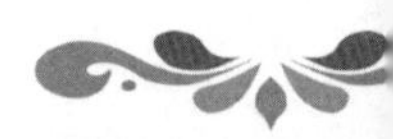

翹、山梔、黃芩、黃連苦寒瀉火，火瀉則神寧；石菖蒲、川芎、桔梗宣肺開竅，醒腦護神；大黃、芒硝蕩滌在下之實熱；白芍、生地增液清營；琥珀、甘草收斂神氣。共建清心降火、開竅醒神之功。熱甚者加羚羊角 2 克、生石膏 30 克；興奮多語，情緒波動加紫貝齒、珍珠母各 20 克，臨床所見患者多為急、重、危狀態，病情在短期內急劇惡化，治當抓住時機，不可貽誤病情。

***來源*** 獻方人：新疆烏魯木齊市新疆西域紅斑狼瘡研究所丁叢禮。

## 皮肌炎

【方藥】

***配方 1*** 當歸 15 克、川芎 10 克、赤芍 15 克、生地 25 克、僵蠶 15 克、蟬蛻 15 克、黃柏 15 克、蒼朮 15 克、白蒺藜 15 克、首烏 15 克、白鮮皮 25 克、連翹 25 克、甘草 10 克。

***用法*** 水煎服。每日 1 劑，煎服 2 次。

***說明*** 本方功能養血和營，散風燥濕。主治重症皮肌炎。先以黃芪 50 克、茯苓 25 克、甘草 10 克、桂枝 7.5 克、白芍 15 克、雞血藤 25 克、紅花 15 克、當歸 15 克、川芎 15 克、豨薟草 15 克、防風 10 克、生薑 12 片、大棗 7 枚，水煎服。待陽氣漸復，氣血還生，內臟得以滋養，外形得以濡潤後，再用養血消風燥濕方，驅邪通脈。曾治 1 例男性青年患者，肌肉無力，臥則不能翻起身自起，如癱瘓狀，口不能開，咽下困難，僅能吸飲水汁。服上方 70 餘 劑後，四肢活動如常，起居自如，口開咽下順利，皮損消失，諸症顯著改善。隨訪 2 年安然無恙。

本方適用於皮肌炎初期正虛邪實之證。查氏選用荊防四

物、消風散化裁，以達調營衛、潤膚之功。秦萬章專家依據查氏治療，立法 4 則，臨證加減運用每獲奇效。余臨床觀察以「溫、通、活、宣」4 法在上方基礎上辨證加減，對 48 例皮肌炎患者中的 43 例用上方加減治療，有效率達 78.39%。其中 5 例堅持服藥 5 個月以上而獲康復。風盛加威靈仙 12 克；血虛加阿膠 12 克；氣虛加太子參 30 克、黃芪 30 克、防風 10 克、炒白朮 10 克。

***來源*** 獻方人：遼寧省瀋陽市中醫研究所查玉明；推薦人：新疆烏魯木齊市新疆西域紅斑狼瘡研究所丁叢禮。

***配方 2*** 黨參 15 克、黃芪 15 克、生地 15 克、紅藤 15 克、紫草 9 克、雞血藤 15 克、白芍 9 克。

***用法*** 水煎服。每日 1 劑，煎服 2 次。

***說明*** 本方功能活血化瘀，益氣養陰。主治皮肌炎屬氣虛血瘀型者。根據病情需要可選用雷公藤片或糖漿，還可選用丹參注射液。應用 50 例，獲顯效 22 例，有效 20 例。總有效率 84%。多數病 例於 2 週至 2 月見效或獲顯著療效，觀察期限 3 月至 2 年，有 84%病 例主觀症狀得到改善，81%肌膚紅斑達到好轉，73%病 例內臟損害好轉，實驗室檢查，有關專案恢復正常者達 87%左右，肌電圖恢復正常和好轉者達 78.5%。

***來源*** 獻方人：上海市徐匯區天平路地段醫院單一君；推薦人：新疆烏魯木齊市新疆西域紅斑狼瘡研究所丁贏。

***配方 3*** 生地 15 克、熟地 15 克、南沙參 15 克、北沙參 15 克、黃精 30 克、女貞子 9 克、旱蓮草 15 克、黨參 9 克、黃芩 9 克、白薇 15 克、大青葉 30 克、廣木香 9 克、陳皮 9 克。

***用法*** 水煎服。每日 1 劑，煎服 2 次。

***說明*** 本方功能滋補腎陰，清熱解毒。主治皮肌炎屬陰





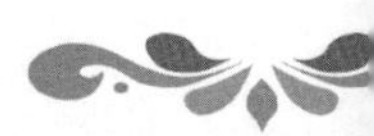

虛內熱型者。若皮疹、四肢關節酸痛者可酌加丹皮、茜草、紅花、雞血藤、海風藤、桑枝；面部皮損潮紅腫脹者可選加銀花、連翹、白茅根、丹皮、紫草。治療1例皮肌炎，5個月後患者四肢肌肉壓痛不顯，行走上樓乏力減輕，言語流暢，呼吸正常，全身關節不痛，納食尚佳，又經2個月治療，面額部暗紫色腫脹已顯著減輕，兩眼瞼部皮膚紅斑大部消退，全身無任何症狀，病情穩定。有關花驗檢查亦均正常。本方為調補脾腎之方。脾主肌肉，脾為氣血化生之源。該方養陰固腎健脾，佐清解之味，其療效較好，該方適用於皮肌炎的初中期患者。

***來源*** 獻方人：北京中醫研究院西苑醫院王倩；推薦人：新疆西域紅斑狼瘡研究所丁贏。

***配方4*** 黨參12克、蒼朮10克、白朮10克、山藥15克、茯苓10克、薏苡仁30克、黃柏10克、丹參15克、紅花9克、牛膝10克、秦艽9克、鬼箭羽12克、鮮茅莓根30克、威靈仙19克、草薢10克、土茯苓12克。

***用法*** 水煎服。每日1劑，煎服2次。

***說明*** 本方功能健脾益胃，清熱除濕。主治皮肌炎屬脾虛濕熱型者，或多發性肌炎。治療5例患者，3例有效，肢體萎軟消失，關節、肌肉疼痛明顯好轉，飲食增加。

該方張氏用以治療脾虛濕熱型皮肌炎，宗「治痿獨取陽明」之意，治用為健脾益胃，清熱得濕之法。方用參苓白朮散、加味二妙加減，方中黨參、白朮、山藥補脾益胃；茯苓、蒼朮、薏苡仁、黃柏化濕清熱。丹參、紅花、牛膝、鬼箭羽、茅莓根、威靈仙、秦艽活血化瘀，通經和絡。肌肉疼痛者加祛風濕，通絡脈三草薢、茯苓。使浸漬肌膚筋脈之濕熱祛除，而肌膚筋脈疼消失。脾健內濕不生而氣血化生，使



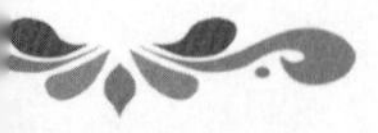

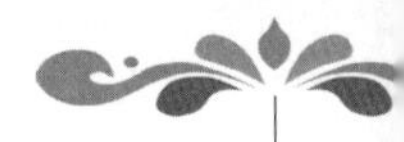

痿之肌膚筋脈得以濡養溫潤而康復。余於臨床治療脾虛濕熱型患者 21 例，以上方加澤漆 10 克，療效頗佳。

***來源*** 獻方人：上海市第一人民醫院張鏡人；推薦人：新疆烏魯木齊市新疆西域紅斑狼瘡研究所丁叢禮。

***配方 5*** 黃芪 20 克、黨參 15 克、生地 15 克、北沙參 15 克、丹皮 12 克、紫草 12 克、雞血藤 30 克、絡石藤 20 克。

***用法*** 水煎服。每日 1 劑，煎服 2 次。

***說明*** 本方功能益氣養陰，涼血通絡。主治安肌炎屬氣陰兩虛型者。若發熱、紅斑顯著，加大青葉、銀花、蒲公英；肌肉疼痛為主，伴畏寒者，加附片、仙靈脾、羌活、獨活；病久加丹參、紅花；合併癌症加白花蛇舌草、蜀羊泉。臨床以方治療 25 例，顯著療效 11 例，有效 12 例，無效 2 例，無效 12 例。總有效率為 92%。

本方以增液湯、六味地黃湯加減組方治療氣陰兩虛的皮肌炎。余在臨床遇有此型患者多在初期，見有發熱、紅斑、肌肉疼痛之症占 80%。益氣易黨參為太子參，即可健脾又可養陽，易絡石藤為靈仙、防風、既可入脾歸肝，又可通經活絡。遇有高燒日久不退者酌加羚羊角、熊膽。心悸氣短、乏力較重者加山萸肉、桂圓肉，以鼓動心氣，兼養血育陰。便秘者加肉蓯蓉；肢節痛甚加桂枝、白芍、川羌活、獨活。

***來源*** 獻方人：上海中醫學院夏少農；推薦人：新疆烏魯木齊市新疆西域紅斑狼瘡研究所丁叢禮。

***配方 6*** 沙參 15 克、麥冬 10 克、桑葉 9 克、杏仁 12 克、生石膏 20 克、板藍根 20 克、金銀花 30 克、連翹 10 克。

***用法*** 水煎，1 劑煎服 3 次。每日 1 劑。

***說明*** 本方清熱潤燥，養肺生津。主治肺熱傷津型皮肌

炎。用於皮肌炎的初期階段，症見發熱、皮損、肢體軟弱乏力，上肢肌肉觸痛明顯，大便乾結，小便赤等。方以清燥救肺湯加減而成。方中沙參、麥冬養陰潤燥，加玉竹更增潤養之功；桑葉、杏仁、生石膏清肺泄熱；板藍根，多銀花、連翹涼血解毒。

***來源*** 獻方人：上海市第一人民醫院張鏡人；推薦人：新疆烏魯木齊市新疆西域紅斑狼瘡研究所趙福安。

***配方 7*** 熟地 20 克、鎖陽 12 克、枸杞子 15 克、牛膝 25 克、鹿銜草 15 克、當歸 15 克、川芎 12 克、赤芍 12 克、桃仁 12 克、莪朮 12 克、穿山甲 30 克。

***用法*** 水煎服。每日 1 劑，煎服 2 次。

***說明*** 本方補肝益腎，滋陰清熱。主治肝腎陽虛型皮肌炎。本型為皮肌炎後期伴有發熱者。發病日久，熱傷陰精，致使肝腎精血不足，筋脈失於滋養，肢體痿軟乏力，漸致肌肉萎縮，足不能任地，發為痿症。厥陰肝脈循喉嚨；少陰腎脈循咽喉，夾舌本，故肝腎虧損，精血不榮筋脈，則吞嚥困難。方中熟地、鎖陽益腎填精；枸杞子、牛膝補肝養血；鹿銜草入肝腎，止疼痛。瘀血久留者以四物湯加桃仁、莪朮、穿山甲化瘀通絡。

***來源*** 獻方人：上海市第一人民醫院張鏡人；推薦人：新疆烏魯木齊市新疆西域紅斑狼瘡研究所丁贏。

***配方 8*** 乾地黃 20 克、首烏 18 克、白芍 12 克、川芎 5 克、茯苓皮 30 克、黨參 30 克、阿膠 18 克、丹皮 15 克、草石斛 15 克、紅花 10 克、桃仁 10 克、地骨皮 30 克、旱蓮草 30 克、側柏炭 30 克、田三七 6 克。

***用法*** 水煎服 2 次，1 日 1 劑，四三七研細麵沖服。阿

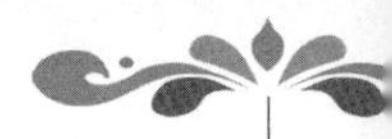

膠烊化兌服。

**說明** 本方治療老年性皮肌炎後期，正氣內虛，氣血瘀結。症見晨起低熱，晚上熱退、乏力、心悸、形體消瘦，面色㿠白，顏面額頭浮腫，雙下肢輕度浮腫，兩脛紅斑，觸之則痛，肌膚皮屑脫落，以兩頜及下肢較為明顯，舌質邊尖紅，脈虛數無力。屬「五勞虛極」。治用上方養血和血、祛瘀止血消斑。方中黨參、地黃、白芍、首烏益氣養血；桃仁、紅花、丹皮活血祛瘀；加田三七、側柏炭、旱蓮草涼血止血。經治患者多在 3 個月獲效；

**來源** 獻方人：廣州中醫學院鐘耀奎；推薦人：新疆烏魯木齊市新疆西域紅斑狼瘡研究所丁贏。

**配方 9** 黃芪 30 克、太子參 30 克、西洋參 10 克、炒白朮 10 克、草石斛 10 克、玉竹 10 克、熟地 30 克、首烏 20 克、仙茅 12 克、阿膠 12 克、龜板膠 12 克、威靈仙 12 克、紫草 30 克、丹皮 18 克、陳皮 10 克。

**用法** 以上諸藥共研為細末，每 次服 9 克，1 日 2 次。

**說明** 本方適於脾腎虛弱，氣虛血瘀型皮肌炎。臨床治療 28 例，多為患病半年以上者，症見面色㿠白，體倦乏力，腰膝酸軟，斑疹色紫黯，舌淡苔少，脈沉微弱。方中黃芪、太子參、西洋參潤濕土，玉竹、草石斛、熟地首烏、仙茅、龜板膠、阿膠補血柔肝、固腎益精。使氣血精液充盛，則病邪自退。威靈仙溫潤流通；紫草、丹皮涼血活血，止中有散，臨床觀察 11 例患者，已伴有內臟的嚴重損害，單用中藥調理 3 月而得以控制。「治痿獨取陽明」為治療皮肌炎之大法，該方對減緩、消除激素副作用可能有一定的作用。

**來源** 獻方人：新疆烏魯木齊市新疆西域紅斑狼瘡研究所丁贏。

**配方 10**　熟地 48 克、山藥 12 克、山萸肉 12 克、茯苓 15 克、澤瀉 15 克、丹皮 9 克、附片 9 克、肉桂 6 克。

**用法**　水煎服。每日 1 劑，煎服 2 次。

**說明**　本方功能培補元氣，主治皮肌炎。用藥半月後，自覺症狀好轉，但仍不思飲食時加黨參 12 克。對 1 例皮肌炎患者治療 5 週後，諸症大減，肌膚不痛，精神好轉，食慾增進，顏面腫脹黯赤明顯減退。以後配金匱腎氣丸繼服 3 月對鞏固療效。

**來源**　獻方人：甘肅省蘭州軍區總醫院杜學孟；推薦人：新疆烏魯木齊市新疆西域紅斑狼瘡研究所丁嬴。

**配方 11**　①黨參 15 克、蒼朮 15 克、白朮 15 克、薏苡仁 15 克、白芍 15 克、桃仁 12 克、丹參 15 克、熟地 12 克、當歸 12 克、蘇木 9 克、桂枝 9 克；②桑寄生 15 克、熟地 12 克、當歸 12 克、五味子 6 克、絲瓜絡 6 克、牛膝 12 克、鹿角霜 12 克。

**用法**　以上 2 方交替水煎服，每日 1 劑，煎服 2 次。

**說明**　本方功能補益脾腎，養血通絡，主治多發性皮肌炎。陳氏擬此方以治療脾腎陽虛型為主之皮肌炎，臨床所見該型患者多在皮肌炎後期。上方中加鹿角膠、仙茅、仙靈脾等以鼓動腎氣，伍以雞內金運行藥力，其療效更佳。高××，女，23 歲，話務員。患 2 年，療效不滿意。以上方堅持服用 4 個月，臨床症狀消失。

**來源**　獻方人：上海第二軍醫大學長海醫院陳連起；推薦人：新疆烏魯木齊市新疆西域紅斑狼瘡研究所丁嬴。

**配方 12**　蜈蚣 50 克、全蠍 50 克。

**用法**　研末過篩成粉劑，每日服 2～3 次，每次 1.5 克。

***說明*** 本方功能清解諸毒，主治重症皮肌炎。根據病情需要酌情選用生地、赤芍、銀花、連翹、丹皮、蒲公英、紫花地丁、茯苓、當歸尾、桃仁、紅花、蟬蛻、荊芥、乳香、沒藥 、天花粉、生甘草等。水煎服。曾治療 1 例重症皮肌炎患者，僅 10 天左右，病情開始好轉，皮損範圍縮小，疼痛緩解，且能安睡。1 個月以後，皮損逐漸恢復正常。臨床諸症完全消失，捶拍胸背對背均無疼痛感覺，經持重測驗，證明其體力完全恢復。活體組織檢查，顯示原已破壞的肌肉組織得以恢復。方中 2 味藥物為有毒之品，味辛可散。本 例患者服蜈蚣多達 47.85 克，尚未發生副作用，且有較好的療效。本方有活瘀生新力功，臨床每獲奇效。

***來源*** 獻方人：湖北省武漢市第二醫院嚴亦寬；推薦人：新疆烏魯木齊新疆西域紅斑狼瘡研究所丁贏。

## 硬 皮 病

【方藥】

***配方 1*** 赤芍 25 克、桂枝 10 克、川牛膝 15克、丹參 15 克、木瓜 10 克、當歸 12 克、川芎 9 克、熟地 15克、人參 10 克、肉蓯蓉 12 克、巴戟 天 15克、山萸肉 12 克、龜板膠 10 克、鹿角膠 10 克。

***用法*** 龜板膠、鹿角膠烊化兌入藥液中服用，餘藥加水 1200 毫升，連煎 3 次，分作 3 次服，每日 1 劑。

***說明*** 硬皮病是一種病因未明的結締組織疾病，有局限型和彌漫型兩型。本病屬中醫「皮痹證」範疇。本方治療早期局限型硬皮病，適應於皮膚局限硬化似皮革狀，表面光滑如蠟，面色晦暗，口乾不欲飲水，舌質持暗紅或者瘀斑、瘀點，脈細澀。一般服用 20～30 劑可恢復正常。





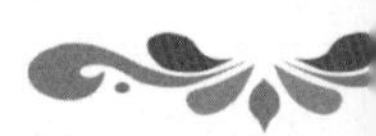

**來源**　獻方人：內蒙古紮蘭屯市中蒙醫院劉金。

**配方2**　丹參15克、雞血藤15克、澤蘭9克、川鬱金9克、益母草9克、蘇木9克、川芎9克、熟地9克、桃仁9克、紅花9克、赤芍9克、當歸9克。

**用法**　水煎服。每日1劑，水煎服2次。

**說明**　本方功能活血化瘀。主治各型硬皮病。內服藥同時可配用川烏9克、草烏9克、炮薑6克、雞血藤15克，川桂枝9克、紅花15克、伸筋草15克、透骨草15克，煎湯外洗，每日1次。或用上述內服方藥渣再煎取藥液泡洗皮損處。治療123例硬皮病患者，經服藥3個月以上，明顯有效著53例，有效者67例，總有效率達97.5%。

**來源**　獻方人：上海醫科大學附屬中山醫院秦萬章；推薦人：新疆烏魯木齊新疆西域紅斑狼瘡研究所丁叢禮。

**配方3**　黨參15克、茯苓15克、生黃芪15克、炒薏苡仁15克、土炒白朮10克、肉蓯蓉10克、陳皮10克、巴戟天10克、淫羊藿15克、丹參12克、山藥20克、橘絡6克。

**用法**　水煎服。每日1劑，煎服2次。

**說明**　本方溫陽扶脾通痹。主治脾腎陽虛、寒濕閉阻型硬皮病。心悸氣短者加高麗參、冬蟲夏草；肢端青紫不溫者加雞血藤、紅藤、片薑黃；食少、嘔吐、吞嚥困難者加半夏、刀豆子、竹茹、橘皮；肢體浮腫者加漢防己、蒼朮皮、扁豆皮；皮膚硬化者加桃仁、製川烏、製草烏、皂角刺、川芎、穿山甲珠；皮膚萎縮者加龜板膠、鹿角膠；潰瘍日久不易收斂者加白及、紅豆。治療25例硬皮病，臨床治癒13例，占52%；好轉9例，占36%；總有效率為88%。

**來源**　獻方人：新疆烏魯木齊市新疆西域斑狼瘡研究所

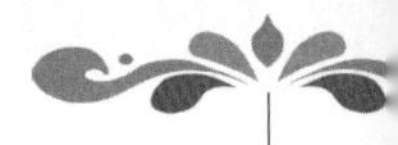

丁嬴。

**配方 4**　黨參 30 克、黃芪 30 克、桂枝 9 克、熟地 30 克、赤芍 9 克、紅花 9 克、首烏 30 克、雞血藤 30 克、丹參 15 克、陳皮 9 克、香附 9 克、鹿角膠 12 克、甘草 6 克。

**用法**　水煎服。每日 1 劑，煎服 2 次。

**說明**　本方功能活血化瘀，調和營衛，補氣養血，溫補腎陽。主治全身性硬皮病。陽虛畏寒的加附子、肉桂；脾虛便溏加五味子或白朮；關節痛加秦艽、桑寄生、烏梢蛇；便秘加當歸、桃仁；指端潰瘍疼痛加延胡索或乳香、沒藥；陽痿加仙靈脾；脈結代者生甘草改用炙甘草。治療 100 例全身性硬皮病，基礎痊癒者 8 例，顯效者 43 例，有效者 40 例，療效最短者 3 個月，最長者 9 年，一般多為 1 年左右。

**來源**　獻方人：天津醫學院附屬醫院王德馨；推薦人：新疆烏魯木齊市新疆西域紅斑狼瘡研究所丁叢禮。

**配方 5**　當歸、川芎、紅花、葛根各 200 克。

**用法**　製成片劑。每片含生藥 1 克。每 次服 4～8 片，每日 3 次。

**說明**　本方功能活血化瘀。主治各型硬皮病。治療 414 例硬皮病患者，取得較好療效，其中系統性硬皮病 118 例，顯效率為 40. 7%，總有效率為 9 6. 6%；局限性硬皮病 296 例，顯效率為 44.9%，總有效率為 97.6%。

**來源**　獻方人：北京市協和醫院范豳；推薦人：新疆烏魯木齊市新疆西域紅斑狼瘡研究所丁叢禮。

**配方 6**　黃芪 15 克、黨參 15 克、當歸 15 克、丹參 15 克、赤芍 9 克、川芎 9 克、紅花 6 克、桂枝 6 克、雞血藤 9 克、

肉桂3克、仙靈脾9克、蝮蛇9克、祁蛇9克、甘草6克。

***用法*** 水煎服。每日1劑，煎服2次。

***說明*** 本方功能溫陽通絡，活血化瘀，調和營衛，扶正祛邪主治系統性硬皮病。心悸或脈結代者加酸棗仁、茯神、遠志；肺虛氣急氣短者加沙參、麥冬、桔梗、川貝毒；吞嚥困難者加旋覆花、代赭石、陳皮、枳殼；腎陽虛者加女貞子、旱蓮草、玄參；脾虛便溏者加白朮、淮山藥、陳皮、茯苓；肢端潰瘍者加延胡索或乳香、沒藥。治療180例系統性硬皮病患者，顯效36例，好轉109例，總有效率為80.6%。

***來源*** 獻方人：上海市虹口區新港地段醫院蘇立德；推薦人：新疆烏魯木齊市新疆西域紅斑狼瘡研究所丁叢禮。

***配方7*** 製川烏9克、製草烏9克、桂枝9克、羌活4.5克、獨活4.5克、秦艽6克、炒防風6克、漢防己9克、伸筋草12克、連翹12克、白芥子1.5克、生黃芪12克、全當歸9克、桑寄生9克、川牛膝9克、玄參9克。

***用法*** 水煎服。每日1劑，煎服2次。

***說明*** 本方功能祛瘀化痰，補益肝腎。主治系統性硬皮病。肌肉關節酸麻痛者加澤蘭、丹參、白薇、貫眾；咳嗽加麻黃、前胡、桔梗；尿蛋白陽性者加白朮、黑料豆、玉米鬚、淡米根；肝臟損害者加黃芩、香附、丹皮。本方治療4例系統性硬皮病，均獲滿意療效，患者恢復正常生活。

***來源*** 獻方人：上海市黃浦區中心醫院余人別；推薦人：新疆烏魯木齊市新疆西域紅斑狼瘡研究所丁叢禮。

***配方8*** 丹參5000克。

***用法*** 製成注射液，每支瓿2毫升。相當於原生藥4克。每次用8～16毫升加入低分子糖酐或5%～10%葡萄糖溶液



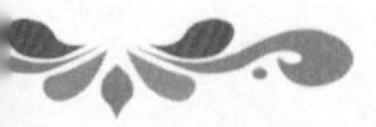

500 毫升內靜脈滴注，每日 1 次，10～20 天為 1 療程，連續或間歇應用。

***說明*** 功能活血化瘀。鎮靜安神。主治系統性硬皮病。

***來源*** 獻方人：上海醫科大學附屬中山醫院秦萬章；推薦人：新疆烏魯木齊市新疆西域斑狼瘡研究所丁叢禮。

***配方 9*** 靈芝 5000 克。

***用法*** 製成注射液，每支 2 毫升。每日肌注 2～4 毫升，連用 1～4 個月為 1 療程，必要時可繼續使用 2～3 個療程。

***說明*** 本方功能滋補強身，扶正固本。主治硬皮病。治療 25 例硬皮病患者，其中彌漫性硬皮病 12 例，顯效 6 例，好轉 4 例；有些病例用藥半年，未發現任何副作用。

***來源*** 獻方人：江蘇省蘇州醫學院附屬醫院謝品輝；推薦人：新疆烏魯木齊新疆西域紅斑狼瘡研究所丁叢禮。

## 白塞氏病

【方藥】

***配方 1*** 方①生甘草 30 克、黨參 18 克、生薑 6 克、乾薑 3 克、半夏 12 克、黃連 6 克、黃芩 9 克、大棗 7 枚、生地 30 克。方②生甘草 12 克、苦參 12 克。

***用法*** 方①水煎服 2 次，分 2 次口服，每日 1 劑。方②煎水取液 500 毫升涼後洗陰部，每日外洗 1 次。

***說明*** 本方適用於口、眼、生殖器官綜合徵。症見口、眼、生殖器潰瘍疼痛，眼紅眼痛，五心煩熱。舌質偏紅，脈數。趙老採用內服、外用綜合治療的方法，治療本病收到滿意效果。

***來源*** 中醫研究院西苑醫院《趙錫武醫療經驗》；推薦

人：江西省撫州市第二人民醫院唐學游。

**配方 2**　①內服：苦參 15 克、生地 15 克、熟地 15 克、茵陳 10 克、酒黃芩 10 克、枳殼 6 克、枇杷葉 10 克、石斛 10 克、麥冬 12 克、蒲黃 6 克 、天冬 12 克、當歸 10 克、甘草 5 克。②外用：生甘草、生蒲黃各 50 克、冰片 2 克。

**用法**　方①水煎服，沸後 15 分鐘即可，每日 1 劑，煎服 2 次。方②共研細末，常撒口腔、陰部小潰瘍處。

**說明**　本方適用於口腔、舌面、上下牙齦、咽喉軟腭、懸雍垂等處及眼部，下身陰部的小潰瘍。本病與中國醫學的「狐惑」相類似，伴有不思飲食，夜晚不寐，舌紅，唇絳，脈弦滑稍數等。曾治齊某，男，48 歲。口腔糜爛已 6 年餘，右眼外眥及陰莖部亦有小潰瘍。服上方，配合外用藥治療而獲痊癒，3 年後隨訪無復發。

**來源**　獻方人：湖南中醫學院附二院老教授言庚孕；推薦人：湖南中醫學院二院米仁賢。

**配方 3**　製附子 10 克、肉桂 3 克、半夏 10 克、黨參 10 克、白朮 10 克、乾薑 6 克、茯苓 10 克、三棱 10 克、莪朮 10 克、當歸尾 10 克、赤芍 10 克、紅花 10 克、甘草 3 克。

**用法**　水煎服。每日 1 劑，煎服 2 次。

**說明**　本方功能溫補脾腎，活血化瘀。主治白塞氏病。氣虛者可加黃芪 30 克。治療 35 例，臨床治癒 5 例，顯效 19 例，有效 10 例，無效 1 例，總有效率為 97%。

**來源**　獻方人：天津市南開醫院吳之伍；推薦人：新疆烏魯木齊市新疆西域紅斑狼瘡研究所丁叢禮。

**配方 4**　熟地黃 30 克、山萸肉 10 克、淮山藥 10 克、澤

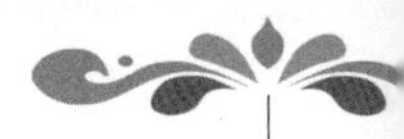

瀉10克、茯苓10克、丹皮10克、麥冬10克、杭白芍10克、菟絲子10克、女貞子10克、枸杞子10克、當歸10克、菊花10克。

***用法*** 水煎服。每日1劑，煎服2次。

***說明*** 本方功能滋補腎陰，調和陰陽。主治白塞氏病。治療28例，痊癒7例，顯效9例，好轉11例，無效2例，總有效率93%。

***來源*** 獻方人：天津南開醫院吳之伍；推薦人：新疆烏魯木齊市新疆西域紅斑狼瘡研究所丁叢禮。

***配方5*** 野醫麥30克、草河車30克、天名精15克、山梔9克、當歸9克、白芍9克、黨參9克、茯苓皮15克、炙甘草3克、三妙丸12克。

***用法*** 水煎服。每日1劑，煎服2次。

***說明*** 本方功能清熱活血，益氣升陽。主治白塞氏病。目赤多淚者加蔓荊子、白蒺藜、密蒙花；前房積膿者加黃芩、穿心蓮、紫花地丁、茵陳；口腔糜爛較甚者加天花粉、燈籠草、鮮蘆根；外陰潰爛有膿性分泌物者加金銀花、白花蛇舌草、露蜂房；小腿結節紅腫者加鹿銜草、漢防己、乳香、沒藥。治療11例病程纏綿反覆、持續甚久的白塞氏病患者，痊癒2例，顯效4例，好轉5例。

***來源*** 上海市皮膚病防治調查研究組；推薦人：新疆烏魯木齊市新疆西域紅斑狼瘡研究所丁叢禮。

***配方6*** 雷公藤（生藥雲皮根的木質部）10克。

***用法*** 加水400毫升，文火煎2小時，濃縮至50毫升，過濾後重複1次，能得2液混合約100毫升，分3次口服，為1日量，每日1劑。3個月為1療程。另外可提取雷公藤

總皂苷，製成片劑，每片10毫升，每日5～6片，分2～3次口服，療程3個月。

***說明*** 本方功能清熱解毒，活血祛瘀，消腫散積。主治白塞氏病。煎服治療26例，片劑治療21例，療效基本相同。47例患者中，顯效37例，有效10例。但煎劑的副作用如噁心、胃脘不適，月經減少等較片劑為大。

***來源*** 獻方人：江蘇省南京市口腔醫院鄭際烈；推薦人：新疆烏魯木齊市新疆西域紅斑狼瘡研究所丁叢禮。

***配方7*** 水牛角30克、板藍根30克、黃連3克、知母9克、生石膏30克、白茅根30克、丹參9克、沙參9克、玄參15克、生甘草6克、龍膽瀉肝丸12克。

***用法*** 水煎服。每日1劑，煎服2次。龍膽瀉肝丸包煎。

***說明*** 本方功能清熱涼血，滋養肝腎。主治白塞氏病。視力模糊加枸杞子6克、草決明6克；小腿結節紅斑嚴重加牛膝6克、桃仁6克；外陰潰瘍久不癒合加黃芪30克、白朮12克；口爛反覆發作加龜板9克、鱉甲12克；大便秘結加大黃6克、枳實9克；發熱頭痛加荊芥9克、防風9克；腰膝酸軟加狗脊15克、菟絲子12克；畏寒尿多加黨參12克、補骨脂15克、肉蓯蓉15克；月經不調加益母草20克、女貞子9克；關節酸痛加秦艽12克、羌活9克、獨活9克、威靈仙15克；舌苔厚膩加厚朴12克、蒼朮9克、陳皮9克、雞內金3克；心悸不寐加酸棗仁3克、遠志6克、桔梗6克。曾治14例，痊癒3例，顯效5例，好轉3例，無效3例，總有效率78.6%。

***來源*** 上海市皮膚病防治調查研究組；推薦人：新疆烏魯木齊新疆西域紅斑狼瘡研究所丁叢禮。

***配方 8*** 生甘草30克、生地30克、黨參18克、黃芩9克、半夏12克、生薑6克、黃連6克、乾薑3克、大棗7枚。

***用法*** 水煎服。每日1劑，煎服2次。

***說明*** 本方功能瀉火解毒，益氣化濕。主治白塞氏病。潰瘍嚴重，可用生甘草12克、苦參12克，煎湯外洗潰瘍處。目赤加紅豆20克，丹參12克；下肢浮腫加冬瓜皮20克，茯苓皮12克。臨床治療150例。總有效率達80%。

***來源*** 獻方人：北京中醫研究院西苑醫院老中醫趙錫武；推薦人：新疆烏魯木齊市新疆西域紅斑狼瘡研究所丁叢禮。

***配方 9*** 水牛角（粉）3克、（或廣犀角粉3克）。

***用法*** 吞服，每日2次，溫開水送服。

***說明*** 本方功能清熱解毒，涼血止血。主治白塞氏病。如患者局部損害較嚴重，出現瘀血性病變，瘕積聚等症，可加用桂枝5克、茯苓皮20克、丹皮10克、赤芍10克、桃仁10克、半支蓮30克、白花蛇舌草30克、鐵樹葉30克、防己20克、香穀草10克。

***來源*** 獻方人：上海市華山醫院黃正吉；推薦人：新疆烏魯木齊市新疆西域紅斑狼瘡研究所丁叢禮。

## 瘙癢症

【方藥】

***配方 1*** 苦參50克、白鮮皮30克、明礬15克、雄黃10克、地膚子30克。

***用法*** 加水1500毫升，煎煮30分鐘，傾出藥液，稀釋後注入浴盆，水濕40～50℃，沐浴20分鐘，每日1劑。5～7劑為1療程。

**說明**　本方治療各種皮膚瘙癢症。若患者皮膚有條狀抓痕、滲液、結痂等濕疹樣變，用此方沐浴外洗，亦可迅速止癢。洗浴後防止受涼，以免復發。

**來源**　獻方人：內蒙古紮蘭屯市中蒙醫院劉金。

**配方 2**　當歸、白芍、生地、防風、牛蒡子各 12 克，川芎、白蒺藜、荊芥、薄荷、蟬蛻、何首烏各 9 克，黃芪 15 克。

**用法**　水煎服 2 次，每日 1 劑，連服 10 劑。

**說明**　本方主治月經前（3～5 天）周身瘙癢，入夜加重，經前 1 天尤甚，伴心煩、口乾咽燥，周身不適。或有皮膚燒灼感，經至癢經，經盡癢消。臨床治療本病，絕大多數病例服藥 1 個療程即瘙癢停止。少數病例服藥 1 個療程後，瘙癢明顯減輕。方宜經前 5～8 天服，下 次月服經來潮的前 5～8 天，再服 10 劑。連服 3 個月經週期為 1 個療程。

**來源**　獻方人：山東濟寧中醫院李愛華；推薦人：湖南省中醫藥學郭翔。

## 蕁　麻　疹

【方藥】

**配方**　胡麻 9 克、何首烏 9 克、威靈仙 9 克、苦參 9 克、甘草 9 克、石菖蒲 9 克。

**用法**　上方加水 1000 毫升，煎至 400 毫升，每日 1 劑，煎服 2 次。

**說明**　本方對蕁麻疹有顯著療效，5～7 劑可痊癒。

**來源**　獻方人：河南省柘城縣人民醫院張立亭。

**配方2** 紫草浮萍100克、天花粉100克。

**用法** 將上2味藥水煎2次取汁，分2次溫服，1日1劑。

**說明** 在服用上方的同時，兼用石菖蒲草曬乾切細，撒於床上，上面覆蓋被單睡覺，其療效更佳。

**來源** 獻方人：湖南省桑植縣人潮溪鄉紅旗村衛生室李宜成；推薦人：湖南省桑植縣人潮溪鄉衛生院陳振岩。

**配方3** 川椒12克，地膚子、金銀花、連翹、蟬蛻、苦參、赤芍、防風各9克，白鮮皮15克，紅花6克，甘草3克。

**用法** 上方加水1500毫升，浸泡30分鐘，煎至500毫升，每日1劑，煎服2次。

**說明** 蕁麻疹，又俗稱「風疹塊」「風疙瘩」。相當於中國醫學之「風疹」或「隱疹」。本方治療蕁麻疹，效果顯著。

**來源** 獻方人：河南省柘城縣人民醫院張立亭。

**配方4** 桑葉10克、杭菊10克、白蒺藜10克、當歸10克、生地黃10克、白芍10克、川芎5克、竹葉10克、木通10克、梔仁10克、丹皮10克、何首烏15克、苦參12克、僵蠶5克、蟬衣5克、甘草3克。

**用法** 加水適量煎煮，沸後20分鐘即可。每日1劑，煎服2次。

**說明** 本方治療蕁麻疹（俗稱「風包佗」），也可用於治療老年皮膚搔癢症。適應於全身性風疹塊，搔癢，皮膚灼熱，或皮膚搔癢，乾燥。口渴，咽乾，大便乾或秘結，舌苔黃，脈弦或細弦。陳××，女性，13歲，學生。患全身散發風疹塊3天，癢甚。搔後皮膚的灼熱，心煩，大便乾，舌苔微黃，脈細弦。服本方5劑而癒。

**來源** 獻方人：湖南省常德市第一人民醫院劉智壺。



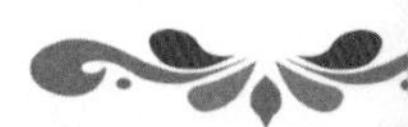

【針灸】

***取穴*** 曲池、足三里、大椎。

***施術*** 用毫針直刺曲池穴1寸，足三里穴1.5寸，均用重刺激，瀉法，或用透天涼手法，留針20分鐘，每隔5分鐘捻轉1次；大椎穴刺1寸，用平補平瀉手法。

***說明*** 本法治療皮膚起風疹塊，癢甚劇。一般經針刺後10分鐘即可止癢，30分鐘後疹塊可消失。

***來源*** 獻方人：湖南省常德市第一人民醫院劉智壺。

## 中　暑

【針灸】

***取穴*** 人中、湧泉、合谷、足三里、氣海、十宣。

***施術*** 氣海針刺3分深，用補法；足三里穴針1寸，用補法；合谷、人中、湧泉穴，均施瀉法。針1～2次即可。十宣穴用三棱針點刺放血3～5滴。

***說明*** 此法治療中者昏厥，適應於昏仆，人事不省，身熱，多汗，小便短少等症。人中、湧泉清暑醒神；合谷、十宣退熱；氣海、足三里穴可調達下焦之氣化，通利二便。

***來源*** 獻方人：趙爾康，《中華針灸學》；推薦人：湖南省常德市第一人民醫院劉智壺。

【推拿按摩】

***操作部位*** 頭頸、肩背、胸腹、四肢。

***施術*** 擰——用右手（或左手）食、中2指腹屈曲手指關節（如握拳形式）蘸水使濕潤在需擠擰部位的皮膚上，一拉一放，燥則蘸水，不使皮膚乾燥，否則在擰時增加灼痛感，直至被擠擰部位透視紫紅色斑痕為度。擠——用單手或

雙手拇、食2指，在皮膚上一擠一放，也使皮膚上出現紫紅斑痕，此法可以減輕痛感。

擠與擰，是同一種方法的不同形式，按民間流傳經驗，在前後頸部、肩背部以擰法為主，在頭面、胸腹部以擠法為主，二者可靈活施術。

①頭頸部、後頸正中線（自後髮際下至第7頸椎）為擠擰的主要施術點，可稱「開痧門」，它有強烈疏導和興奮作用，後頸兩側和正中線平行，亦是常用部位，與開痧門相輔。如頭面的太陽、印堂以治頭脹、頭痛為主；魚腰、頭維治頭目昏沉，眩暈，畏光等症。前項正中（相當於廉泉至天突穴）及兩側（人迎至氣舍），此2處主要作用是調整和疏導內臟功能，可治吐逆、胸腹痞悶、頸強等症。

②肩背部：（肩內近頸處至肩蜂），其主要作用可除肩背脹重，古謂「解千斤」。背部主要在肩胛骨內側凹陷處，相當於膏肓穴，古人以此3穴為瀉毒要穴。脊柱兩則的華佗夾脊穴，也是擠擰的常用部倍。

③胸腹部：胸部膻中穴可解悶，治喘息。上腹部（自鳩尾至臍上2寸）正中，及旁開各2寸處，能疏解和導泄腸胃濕毒，能治胃腸功能紊亂而引起的吐、瀉等症。下腹部以臍為中心，上下左右旁開1寸處，是治腹痛及胃腸疾病的輔助部倍。

④手足部：以兩手腕、肘窩、膝彎等處。手足為遠道刺激點，可作胃腸疾病的輔助治療，尤為以吐瀉不止或四肢厥逆及心腹痛甚的局部治療。

***說明*** 擠擰療法又稱扭痧或刮痧療法，傅氏治痧，頗有經驗，其療法值得推廣。痧症多係夏秋之間因感受風寒暑濕之邪，或疫癘穢濁之氣，不能宣達、發洩、脹寒腸胃，壅滯經絡。古人有「痧症有實無虛」之說，提出了痧毒在氣分者

刮之，在營分者刺之，在皮膚淬之，痧毒入於臟腑者宜蕩滌攻逐之。痧無補法，以開泄攻邪為主的治療原則。刮刺與擠擰的目的均為流暢氣血，泄毒外出。

擠擰療法雖簡便可行，但使用此法，須遵古人「治痧須先明白病」的觀 點，否則延誤病情。

***來源*** 獻方人：浙江省紹興縣海塘衛生院傅大坦；推薦人：浙江省紹興市中醫院沈元良。

## 高山反應症

【方藥】

***配方 1*** 杏仁 10 克、滑石 20 克、白蔻仁 6 克、通草 6 克、薏苡仁 20 克、竹葉 6 克、厚朴 6 克、半夏 10 克。

***用法*** 用水煎服 2 次，24 小時內分 3 次溫服，以上為成人 1 日量，每日 1 劑。蔻仁後下，武火煎 20 分鐘 取液。

***說明*** 本方適用於急性高出反應症。症見發熱，微惡風，午後夜晚尤甚，頭痛頭暈，懊憹煩躁，胸悶心悸，倦怠乏力，噁心嘔吐，脘痞腹脹。苔薄白或白厚，或白膩，脈浮數或洪數，或濡數。高山反應的病機主要是熱與濕一主要矛盾，選用三仁湯加味治療能獲得較為理想的療效，最多只需要服藥 4 劑。

***來源*** 獻方人：姜正謙《中醫雜誌》；3：5，1988；推薦人：江西省撫州市第二人民醫院唐學游。

## 溺　水

【針灸】

***取穴*** 神闕（臍中）。

***施術*** 解開溺水者的衣帶，露出肚臍，用艾炷置於臍中，點燃施灸，至溺水者蘇醒為度。

***說明*** 此方治療溺水致死的急救方法。治療時先按壓溺水者之腹部（或將溺水者俯臥於牛背上，令牛緩緩而行），使水吐出，再用此法灸治，即可蘇醒復活。

***來源*** 《針灸聚英》；推薦人：湖南省常德市第一人民醫院劉智壺。

## 輸液反應症

【針灸】

***取穴*** 合谷、曲池。

***施術*** 用毫針刺合谷，進針 0.5～1 寸；曲池穴直刺 1～2 寸，可透少海，均採用強刺激手法，每天針 1 次。

***說明*** 本方適用於輸液反應引起的高熱、寒戰、頭痛、身痛、嘔吐等症狀，有良好的效果，而且收效快。一般針 1 次可癒。臨床治療數 例患者，效果均佳。

***來源*** 《新針法彙編》；推薦人：四川省綿陽市 102 信箱職工醫院楊忠英。

## 電扇綜合徵

【方藥】

***配方 1*** 藿香梗 10 克、佩蘭葉 10 克、陳皮 10 克、法半夏 10 克、大腹皮 15 克、厚朴 8 克、鮮荷葉 15 克、青蒿 10 克、神麴 10 克、石菖蒲 10 克。

***用法*** 上藥武火煎 2 次，分 2～3 次溫服，每日 1 劑。

***說明*** 本方適用於夏秋節電扇綜合徵的胃腸濕濁型。症





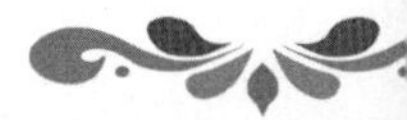

見嘔吐或泛泛欲嘔，胃脘部隱痛不適，或中下腹痞脹不通，泄瀉水樣便，腸鳴腹痛，瀉後疼痛略減。食慾減退，頭身困重。舌苔白膩，脈濡緩。此方中病即停，忌生冷油膩食物，間斷使用或不用電扇。

*來源* 獻方人：江西省撫州市第二人民醫院唐學游。

*配方 2* 南沙參 20 克、玉竹 15克、麥冬 12 克、扁豆 10 克、花粉 30 克、黃精 20 克、茯苓 15克、山藥 15克、薏苡仁 20 克、佩蘭 10 克、石菖蒲 10 克。

*用法* 水煎 3 次，代茶飲用，成人 1 日量，每日 1 劑。

*說明* 本方適用於夏秋季節電扇綜合徵的氣陰兩虛夾有濕濁型。白天煽風時間過長症見，周身酸楚乏力，倦怠無神，嗜睡懶言，行走有飄浮感，無汗或少汗，口淡乏味，納食不香，四肢不溫。舌淡、苔薄白，脈細無力。服藥期間，電扇宜間斷使用或不用，以免加重症狀。

*來源* 獻方人：江西省撫州第二人民醫院唐學游。

## 冰箱綜合徵

【方藥】

*配方 1* 丁香、白蔻仁各 5 克，石菖蒲 10 克，太子參 15克，生黃芪 10 克。

*用法* 水煎服，每日 1 劑，煎服 2 次；或上藥為散，每服 10 克，兒童減半，日服 2～3 次。

*說明* 本方適用於「冰箱綜合徵」。臨床症見服用冷飲、涼凍食品、冰凍瓜果後出現厭食、神疲、腹脹、噁心、嘔吐、腹痛、腹瀉等症。上藥有溫脾行滯、芳香化濁、醒脾助運、暢中宣竅、益氣護衛的作用，治療上症療效非常滿

意。中焦濕濁盛者加藿香；感受暑邪，心煩不安、小便不利加六一散；泄瀉頻繁加荷梗。

***來源*** 獻方人：錢正賢，《江西中醫學院學報》，1：13，1991；推薦人：江西省撫州市第二人民醫院唐學游。

## 面神經炎

【方藥】

***配方1*** 防風、天麻、羌活、製南星各15克，白芷、白附子各12克。

***用法*** 水煎2次，每日1劑，分2次服。10～15天為1個療程。

***說明*** 本方名玉真散（古方），適應於面神經炎屬風痰阻絡證者。症見面部兩側不對稱，患側鼻唇溝變淺，額紋消失，眼瞼裂增大，閉合不全，嘴唇活動不便，漱口漏水，進食物滯留在患側齒頰間。若素體虛弱者，加黃芪30克，當歸12克；流淚較多者，加桑葉、菊花各12克；瘀滯徵象明顯者，加川芎12克，丹參30克；患側肌內陣發性抽動者，加僵蠶12克，地龍15克。

***來源*** 獻方人：徐斯科，《浙江中醫雜誌》，1：7，1991；推薦人：湖南中醫學院附一院吳金蓮。

***配方2*** 生黃芪25克、當歸15克、川芎10克、生地10克、白芍12克、丹參20克、香附10克、秦艽12克、防風12克、苡米20克、蜈蚣2條、甘草3克、威靈仙12克。

***用法*** 加水煎500毫升，武火煎沸，再用文火煎30分鐘，取煎液服用，後再加水如法煎一次服用。每日2次，每日1劑。

**說明**　本方為筆者之驗方，用於治療面神經癱瘓，症見口眼歪斜，患側面部麻木，眼目不能完全閉合，由於氣虛風寒外襲，經絡閉阻所致者，療效頗佳。曾治謝某，女，50歲，突患口眼歪斜，左側眼睛不能閉合，面部麻木，經服西藥及理療，治療月餘未見收效，遂來就診，其舌苔白，脈弱。《內經》云：「正氣存內，邪不可干；邪之所湊，其氣必虛」，脈症合參，治以益氣疏風活絡法，擬上方，服藥30餘 劑而獲痊癒。後用此方治療20餘 例，均獲良效。

**來源**　獻方人：湖南常德市第一人民醫院劉智壺。

**配方3**　牙皂20克，防風、荊芥各20克，蟬衣、大黃、建麯各20克。

**用法**　將上藥裝入藥罐，加水1000毫升，煎沸後趁熱薰患側面頰部，以文火維持藥液沸騰，使蒸氣持續而均勻，薰至面部微汗出為止，每 次30～40分鐘 ，每日1次，3天為1療程。

**說明**　本方適用於風痰阻絡型面癱。症見口角歪斜，口角流涎，患側鼻唇溝變淺，言語不清，患側面部麻木，苔薄膩、脈浮滑。如1療程未癒，可隔3日行第2療程，3個療程無效者，改用他法治療。

**來源**　獻方人：劉玉厚等人，《浙江中醫雜誌》，12：262，1990；推薦人：湖南中醫學院附一院吳金蓮。

**配方4**　僵蠶、全蠍、白附子、荊芥、防風 、天麻、地龍各9克，川芎9克，烏梅15克，蜈蚣3條。

**用法**　上藥加水1200毫升，煎至500毫升，每日1劑，煎服2次，10天為1個療程。

**說明**　本方對面神經麻痹有顯效。一般2～3個療程即可

痊癒。本方亦可治療面肌痙攣。

***來源*** 獻方人：河南省柘城縣人民醫院張立亭。

【針灸】

***取穴 1*** ①合谷、地倉、頰車、攢竹、魚腰；②手三里、巨髎、顴骨、陽白、魚腰。

***施術*** 常規穴位消毒後，用毫針針刺，針頭面諸穴採用透刺，即地倉透頰車、攢竹透魚腰、巨髎透顴骨、陽白透魚腰，即進針後針尖朝著透穴刺，至相透穴的穴位下，均用強刺激手法。每日針 1 次，10 次為 1 療程。

***說明*** 本法針刺頭面諸穴採用透穴法，即將針尖刺至相透的穴下，但不要透穿。2 組穴位交替使用，一般堅持治療 3 個療程，即可治癒。

***來源*** 獻方人：湖南省常德市第三人民醫院老中醫劉天健；推薦人：湖南省中醫藥學校劉步醫。

***取穴 2*** 主穴：缺盆（患側）。配穴：翳風、頰車、地倉、下關、四白。

***施術*** 患者取坐位，穴位常規消毒，先直刺或斜刺缺盆，以 0.3～0.5 寸為度。後刺配穴，得氣後施以平補平瀉手法，留針 15 分鐘，每 7 天為 1 療程，以後隔日針刺 1 次。

***說明*** 面神經麻痹為臨床常見病，多因其人氣血先虛、營衛失調，以致風寒外襲，致使手足明陰之脈經氣阻滯、經脈失養，肌肉縱緩下收而成。作者採用以缺盆穴為主針刺治療本病，取得滿意療效。缺盆穴，屬足陽明胃經，取該穴為主，能調整肺、脾、胃、大腸四臟功能，疏通經脈、調和氣血，使麻痹的神經恢復功能。缺盆穴位於鎖骨上窩中央，故針刺深度為 0.3～0.5 寸，避免使用重手法和粗針具，以防發

生氣胸。

***來源*** 獻方人：王鳴明等，《甘肅中醫》，4：38，1992；推薦人：安徽省馬鞍山鋼鐵公司醫院劉家華。

***取穴 3*** 地倉、頰車、下關、四白、太陽、攢竹、迎香、承漿、風池、印堂、外關、合谷。

***施術*** 用酒精棉球作穴位消毒後，用毫針刺準各穴位，手法宜輕，再加用透穴法，如攢竹透絲竹空，地倉透頰車，留針 20～30 分鐘。

***說明*** 本方主治因風寒之邪，侵入陽明與少陽經脈以致經氣阻滯，經絡失養，肌肉縱緩不收，而導致的面癱病症。3 年內在我院治療的數十名面癱病患者，治癒率為 90%以上。曾治張某，女，60 歲。兩年前因受涼，後感右面部麻木、右眼閉不嚴、流眼淚、喝水漏水，嘴歪向左側，按上法針灸治療 1 月餘而痊癒。

***來源*** 成都市針灸按摩醫院袁漢雄；推薦人：都江堰市中醫骨傷專科醫院李中林。

***取穴 4*** 地倉、頰車、陽白、合谷。

***施術*** 取 2 毫升注射器抽維生素 $B_{12}$ 注射液 2 毫升，選準穴位，皮膚消毒後，地倉穴直刺 0.5 公分。提插使「得氣」有酸脹感應後，回抽無血，注入藥物 0.5 毫升。頰車、陽白穴直刺 1.5 公分，每穴注入藥物 0.5 毫升，合谷穴直刺 2.5 公分，注入藥物 0.5 毫升，頰車、陽白穴直刺 1.5 公分，每穴注入藥物 0.5 毫升，隔日 1 次，7 日為 1 療程。

***說明*** 面癱多因衛陽不固，脈絡空虛，風寒或風熱之邪損傷面部筋脈，以致經絡不和，氣血阻滯，肌肉縱緩不收而成面癱。治療當祛風邪、通經脈。地倉具有祛風、通經活絡

之功；頰車開關通絡，止痛消腫；陽白祛風瀉火，利膽明目；合谷疏風解毒，鎮痛通絡。諸穴合用，療效更佳。一般治療 5～7 天可痊癒。曾治陳某，女，25 歲。患者口眼歪斜已 15 天。半個月前因吹風而左側面部感覺異常，翌日發現眼瞼閉合不緊，皺眉肌麻痹，流眼淚、頭痛、口向右側斜，吃東西不方便，口張不大，經中西藥及紅外線治療，效果不佳。用上述穴位注射治療 3 次後明顯好轉，5 次即獲痊癒。繼治 2 次，鞏固療效。隨訪 3 載未復發。

***來源*** 獻方人：河南省柘城縣人民醫院張立亭。

【推拿按摩】

***操作部位 1*** 頭面部，口腔內；陽白、印堂、睛明、頰車、地倉、下關、風池、合谷。

***施術*** 大拇指纏上紗布伸入患者口腔內，食中 2 指在口腔外，3 指相對捻按患側面頰，口腔內施術時間不宜過長，最多 3 分鐘；然後配合一指禪推面部各穴，點風池、合谷。

***說明*** 本法適用於面神經炎，症見口眼歪斜，流涎嵌食，漏口水等症。從口腔內按摩見效甚快，一般 1～2 次即可正其口眼歪斜。如治龔某，女，54 歲。口眼歪斜，發病 4 天。按本法推拿 1 次後，當歸覺面部發熱，次是晨起照鏡，發現顏面端正如常，咀嚼自如。

***來源*** 獻方人：湖北省武漢市按摩醫院袁明晞。

***操作部位 2*** 太陽穴、攢竹穴、人中穴、下關穴、頰車穴、承漿穴。

***施術*** 醫者用拇指揉患者患側太陽穴，繼之 點按患側攢竹、人中、下關、頰車、承漿穴各 2 分鐘。然後用浸泡在溫經通絡中藥液中的布包，在患者額、面頰、下頜部，不斷由

健側向患側直熨推約 10 分鐘。

***說明*** 本法適用於面神經炎。直熨推時所用的中藥液為一般內服之溫經通絡煎湯液（如牽正散），直熨推所用的布包應注意始終保持 80 度左右溫度。

***來源*** 獻方人：湖南省中醫藥學校邵湘寧。

## 三叉神經痛

【方藥】

***配方 1*** 生石膏 24 克、葛根 18 克、黃芩 9 克、赤芍 12 克、荊芥穗 9 克、鉤藤 12 克、薄荷 9 克、甘草 9 克、蒼耳子 12 克、全蠍 6 克、蜈蚣 3 條、柴胡 12 克、蔓荊子 12 克。

***用法*** 水煎服。每日 1 劑，煎服 2 次。

***說明*** 本方適用於三叉神經痛，療效甚佳。目痛甚者，加桑葉、菊花；牙痛甚者，加細辛、生地、牛膝。

***來源*** 中醫研究院西苑醫院，《趙錫武醫療經驗》；推薦人：浙江省溫嶺中醫院陶鴻潮。

***配方 2*** 石決明 30 克、僵蠶 10 克、陳皮 10 克、白芷 10 克、鉤藤 15 克、延胡索 15 克、白蒺藜 10 克、荊芥 10 克（炒炭）、蔓荊子 10 克、全蠍 5 克。

***用法*** 水煎服 2 次，每日 1 劑，連服 3～5 劑。

***說明*** 本方適應於陰虛陽亢、肝膽之火上逆所致之三叉神經痛。患者因劇烈的面部疼痛而痛苦萬分，影響工作和生活。筆者採用此方於臨床治療三叉神經痛，療效滿意，無特殊不良反應，有的患者服用時間可適當長些。一般輕者 3～5 劑見效，服藥最長者 1 月後痛止。

***來源*** 獻方人：湖南省桑植縣中醫院王鴻海。



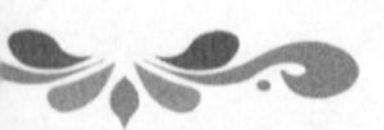

*配方 3*　草豆蔻 10 克、黄柏 30 克、川牛膝 30 克、赤芍 50 克、桑寄生 100 克、甘草 15 克。

*用法*　上藥入砂罐內，加不淹過藥渣約 1 公分，置武火煎沸後改文火煎熬 10 分鐘，倒出藥汁，如法共煎 3 次，將 3 次藥汁混勻，分作 6 次 2 日服完，1 日 3 次，飯前半小時溫服。

*說明*　本方治療三叉神經痛效果好，無毒副作用，服藥期間忌食辛辣刺激食品。

*來源*　獻方人：四川省綿陽中醫學校劉健君。

【針灸】

*取穴 1*　第 2 掌骨側全息胚穴。

*施術*　局部消毒後，用 16 號 1 寸毫針針刺，進針 2 公分深（6～7 分）進行撚轉，留針 20～30 分鐘，每日 1 次，6 次為 1 療程。

*說明*　本法治療三叉神經痛療效可靠，且收效極快。針刺的補瀉施用，以「補虛瀉實」為原則，即辨證屬於實證者用瀉法；屬於虛證者用補法。經 50 例治療觀察，有效 47 例，無效 3 例，有效率達 94%。

*來源*　獻方人：北京軍區後勤部門診部景堯洲。

*取穴 2*　止痛穴。

*施術*　自製圖釘針放入 75%酒精內浸泡 30 分鐘。肥皂洗淨雙手，取碘酒棉球止痛穴周圍皮膚行常規消毒。取圖釘對準穴位刺入皮膚，當針體全部進入皮膚後，輕壓至後部有酸脹感，證明穴位準確，最後將方塊膠布貼於圖釘針上，針帽不能露在外部。留針 3 天，並囑患者經常用手按壓圖釘以增加針感。

*說明*　本方囑於自創治療方法，止痛穴在耳周圍牽正、



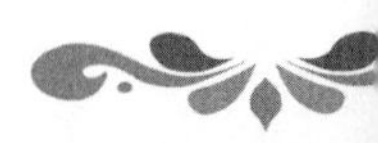

頰車、翳風3穴的中間點。三叉神經痛是一種頑固性痛疼，常反覆發作，藥物及封閉治療均非徹底解決辦法。本法對此病有特殊療效，無任何副作用而具有簡便易行，患者易接受等特點。曾治王某，男，60歲。面部浮腫，三叉神經痛月餘，經多方法治療效果甚微，下唇半邊不可觸，疼痛如割，時如電擊。採用上法治療，1小時後疼痛漸止，留針3天後，症狀消失，續留針3天而獲痊癒。隨訪3年未發。

***來源*** 獻方人：河北邢臺市陶瓷廠衛生所崔建功；推薦人：河北保定電力修造廠職工醫趙偉。

【推拿按摩】

***操作部位*** 睛明穴、攢竹穴、四白穴、巨髎穴、下關穴、大迎穴。

***施術*** ①點按睛明、攢竹；②點按四白、巨髎；③點按上關、大迎。

***說明*** 第一支眼神經異常所引起者，以點按睛明、攢竹為主；第二支上顎神經異常引起者，以點按四白、巨髎為主；第三支下顎神經異常所引起者，以點按下關、大迎為主。通過點按能使疼痛明顯緩解，甚至消失。

***來源*** 獻方人：徐建軍，《特效點穴祛病健身法》；推薦人：湖南省中醫藥學校邵湘寧。

## 美尼爾氏綜合徵

【方藥】

***配方1*** 鉤藤25克、杭菊12克、刺蒺藜10克、當歸10克、生地黃10克、川芎10克、白芍10克、酸棗仁10克、何首烏15克、北枸杞20克、柴胡12克、陳皮10克、



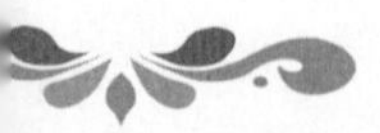

茯苓10克、半夏10克、白朮12克、甘草3克。

***用法*** 水煎，沸後20分鐘即可。每日1劑，煎服2次。

***說明*** 本方適用於頭暈，發作時視物旋轉，伴有噁心、嘔吐，耳鳴或耳閉，吐痰或吐涎液，心慌，睡眠不佳等症。《內經》謂：「諸風掉眩，皆屬於肝」；後世又謂「無痰不作眩」。本方根據養血平肝熄風及袪痰升清降濁的治法組方，故臨床治療眩暈屬血虛生風、痰濁中阻之證者，效中桴鼓。曾治何某，女性，50歲。患眩暈3載，反覆發作，屢治不癒。發病時頭暈，視物旋轉，不能站立，伴噁心，嘔吐，心慌，吐涎等症。服此方5劑，頭暈即減，續服5劑，諸症痊癒，至今已3載未發。

***來源*** 獻方人：湖南省常德市第一人民醫院劉智壺。

***配方2*** 鉤藤25克，杭菊、白蒺藜、陳皮、半夏、茯苓、柏子仁、當歸、白勺、竹茹、枳實各9克，磁石12克，甘草3克。

***用法*** 水煎服，每日1劑，煎服3次。

***說明*** 本方對眩暈（自身或外物有定向旋轉感）伴有心慌，噁心或嘔吐，或頭脹痛，睡眠不佳，多夢，舌苔薄白或微黃，脈細弦等症，有良好的治療效果。口苦、舌苔黃者，可加黃芩9克；心慌甚者，可加龍骨15克、牡蠣15克；失眠多夢者，加夜交藤12克；嘔吐甚劇者，加代赭石15克。余祖父用此方治療眩暈不下100例，均奏卓效。李××，女性，30歲，務農。患眩暈9天不止，伴心慌，嘔逆，耳鳴，頭部木然，舌苔薄白微黃，脈細弦。服用本方5劑而癒。

***來源*** 獻方人：湖南省常德市第三人民醫院老中醫劉天健；推薦人：湖南省中醫藥學校劉步醫。

**配方3** 川芎、製南星、枳實、陳皮各6克，法半夏、茯苓各10克，生甘草、細辛各3克，生薑5片。

**用法** 水煎服，每日1劑，煎服3次。

**說明** 美尼爾氏綜合徵屬中醫眩暈症範疇。本方治療屬痰濁證之美尼爾綜合徵。症見頭暈目眩，視物旋轉，如坐舟車、如登雲梯，胸腔痞悶，兀兀欲吐，耳鳴，目不欲張，頭反顧則加重。若為肝風挾痰濁上逆所致者，加鉤藤 、天麻。林某，女，48歲。眩暈反覆發作10餘年，近10天來病發，頭暈甚劇，胸脘痞悶，時作嘔逆，食少納呆，脈弦而滑，舌淡胖、苔白微膩。治以上方，3劑諸症好轉，再服3劑頭暈消失，仍納差，改用香砂六君湯調理脾胃善後。

**來源** 《證治準繩》；推薦人：湖南中醫學院第二附屬醫院曾紹裘。

**配方4** 珍珠母30克、澤瀉30克、白朮20克、五味子30克、炒酸棗仁20克、牛膝15克。

**用法** 每劑加水1000毫升，煎至150毫升，連煎2次，1日1劑，早晚飯後服。

**說明** 本方治療美尼爾氏綜合徵。適應於眩暈、耳鳴、頭痛易怒，失眠多夢，健忘心悸，口唇紫黯，舌質紫斑或瘀點，脈弦。此方用於臨床，多收良效。

**來源** 獻方人：河北省棗強縣康馬康復醫院張西恒；推薦人：內蒙古紮蘭屯市中蒙醫院劉金。

**配方5** 黨參、白朮、茯苓、半夏、陳皮 、天麻、柴胡各10克、生龍骨、生牡蠣各20克、神麴、麥芽各15克。

**用法** 水煎服，每日服1劑，煎服2次。

**說明** 本方名定暈湯。適用於頭暈眩，伴有頭痛、耳鳴、

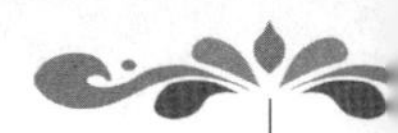

心慌、失眠等症。痰熱偏盛，加膽南星、僵蠶；肝陽偏亢，去柴胡、半夏，加鉤藤、石決明、膽南星；若偏陰虛，去半夏、柴胡，加女貞子、旱蓮草、沙苑蒺藜。此方是在半夏白朮 天麻湯的基礎上化裁而成、療效頗佳。李某，女，45 歲。小便時突發寒戰，繼則眩暈頭痛，胸悶納差，噁心欲吐，少寐，溲黃。經治療 3 天未見好轉，舌紅、苔自膩而厚，脈濡。此方中虛飲盛，上犯清竅所致。用定暈湯加減，服藥 1 劑，症狀即減輕，服 3 劑後諸症悉除。原方去生龍骨、生牡蠣、半夏。續服 3 劑而獲痊癒。隨訪至今未發。

***來源*** 獻方人：安徽靈璧縣中醫院朱伊彬；推薦人：河北保定電力修造廠職工醫院趙偉。

***配方 6*** 生代赭石 45 克、夏枯草 18 克、法半夏 18 克、車前草 18 克。

***用法*** 水煎服。每日 1 劑，煎服 2 次。

***說明*** 本方係江蘇省南通市中醫院治療內耳眩暈症的驗方。肝旺痰阻為本病的主要病機，故以「平肝化痰」為主要治則。本方治療 116 例，有效率為 94.8%。

***來源*** 《江蘇醫藥》，（6）：1975；推薦人：浙江省溫嶺中醫院陶鴻潮。

【針灸】

***取穴 1*** 陽谿、印堂。

***施術*** 消毒後用 毫針刺陽谿 5～8 分深 ，平補平瀉，再用三棱針刺印堂出血。

***說明*** 本方為承淡安先生治療眩暈之針灸治療經驗。余學其法，臨床治療本病確有較好的效果。

***來源*** 江蘇省武進針灸名師承淡安；推薦人：江蘇省武

進縣漕橋中心醫院承邦彥。

***取穴2*** 印堂、中脘、行間(雙)。

***施術*** 用2毫升注射器抽取異丙嗪注射液2毫升。選準穴位，常規消毒皮膚。印堂穴向下直刺1.5公分，然後提插，穴位「得氣」有酸脹感應後，回抽無血，注入異丙嗪0.5毫升。同此施術，行間(雙)穴、中脘穴直刺入，每穴注射藥物0.5毫升。隔日1次，7次為1療程。

***說明*** 該方適用於眩暈耳鳴，頭痛目脹，噁心嘔吐。印堂穴主治頭痛頭重，具有清熱散風，鎮靜安神功能；行間穴主治頭痛目眩，有疏肝理氣、清熱鎮驚之功；中脘治嘔吐，調理中焦，行氣活血，清熱化滯。諸穴合用，治療眩暈效果更好。5～7次始可痊癒。

***來源*** 獻方人：河南省柘城縣人民醫院張立亭。

## 多發性神經炎

【方藥】

***配方*** 黃芪15克、桂枝10克、白芍15克、細辛3克、當歸10克、木通6克、甘草5克、生薑10克、大棗3枚。

***用法*** 水煎，沸後10分鐘即可服用。每日1劑，煎服2次。

***說明*** 本方適用於四肢遠端麻木，知覺消失，或有疼痛，活動障礙，舌質淡、苔薄白，脈沉細等症。《內經》曰：「營氣虛則不仁衛氣虛則不用，營衛氣虛則不仁不用。」本方有補益營衛，溫通氣血之功效，故治療本病收效甚佳。蔡某，男，36歲。四肢遠端疼痛、麻木，活動障礙5個月。服此方2週後病明顯好轉，續連服4週而痊癒。

**來源**　獻方人：湖南中醫學院附二院蕭國化；推薦人：湖南中醫學院附二院劉貴雲。

## 臂叢神經痛

【推拿按摩】

**操作部位**　頸肩壁；缺盆、肩井 、天井、曲池、手三里、小海、內關、勞宮。

**施術**　①拿揉側頸部胸鎖乳突肌。②分別輕按以上腧穴各 1 分鐘。③搓揉肩周，捏拿上肢。④引指拔伸法施於 5 個手指，其方法是上肢伸直放鬆，捏住各手指拔伸上肢，以牽引、疏調各指所循行經脈之經氣。⑤臂叢神經痛伴有末端腫脹者，注意改變手法施術方向，採用從肢體遠端向近端的向心行手法。

**說明**　經絡氣血運行不暢是引起疼痛的根本原因，即所謂「不通則痛」。本法有通經絡、活氣血之功效。透過手法直接作用於受病經絡而奏效。另外，應同時注意針對因病進行手法治療。

**來源**　獻方人：湖北省武漢市按摩醫院袁明晞。

## 肋間神經痛

【方藥】

**配方 1**　柴胡12克、白芍9克、枳殼9克、香附9克、川芎6克、陳皮6克、川楝9克、延胡索9克、瓜蔞殼12克、薤白6克、乳香、沒藥各6克、甘草3克。

**用法**　水煎服，每日 1 劑，分 3 次煎服。

**說明**　本方治療脅肋刺痛。中醫學認為，本病多由肝之



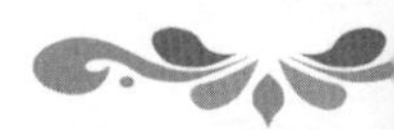

疏泄失常所致。故方中用柴胡疏肝散合金鈴子散、瓜蔞薤白湯及活絡效靈丹等加減。以疏肝理氣，活血通絡。臨床治療本病，屢用屢效，楊某，男性，40 歲。患右肋刺痛，歷時 4 月，經中西藥治療仍時痛時止。遂用上方加當歸 10 克、丹參 12 克治之，服 2 劑痛減，3 劑痊癒。

***來源*** 獻方人：湖南中醫學院附二院曾紹裘。

【針灸】

***取穴 1*** 支溝。

***施術*** 消毒後，用毫針直刺支溝穴 1.5 寸，用平補平瀉手法，留針 30 分鐘 ，每隔 5 分鐘捻轉 1 次，痛止後出針。

***說明*** 本法治療季肋部疼痛，部位不固定，痛處移動。一般針 1 次，即可治癒。

***來源*** 獻方人：黃偉達等，《民間靈驗便方・針灸》；推薦人：湖南省常德市第一人民醫院姜淑平。

***取穴 2*** 支溝、陽陵泉。

***施術*** 用毫針刺支溝穴 5～8 分深 ，用瀉法，陽陵泉穴刺 0.8～0.1 寸，施瀉法。每日針 1 次。

***說明*** 此 2 穴可單獨使用。先刺支溝穴，脇痛如止，即不再刺陽陵泉穴；若刺支溝穴脇痛仍不止，則再加陽陵泉穴。《玉龍歌》謂：「若是脇疼並閉結，支溝奇妙效非常」；《通玄指要賦》又謂：」脇下肋邊者，刺陽陵而即止。」

***來源*** 獻方人：湖南省常德市第一人民醫院劉智壺。

【推拿按摩】

***操作部位*** 脇肋部、背部；背部膀胱經腧穴、阿是穴、肩井穴。



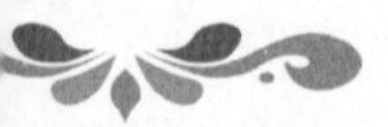

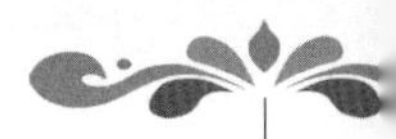

***施術***　①推（按揉或摩）患側背部膀胱經。②按揉壓痛點，包括脊椎點（位於脊柱旁）、外側點（在腋中線上）和前點（在胸骨與肋軟骨的聯合線上）。③揉抹患側脇肋。④拿肩井穴。

***說明***　手法治療對原發性肋間神經痛和外傷繼發性肋間神經痛，療效均較好，對於後者還注意配合治療原發損傷的手法。推拿治療神經痛療效的好壞與手法品質有直接關係，過輕過重，皆難以奏效，恰到好處方為靈妙。手法由輕到重，由淺入深，自感能經皮膚層、皮下層、肌肉層，恰作用於神經膜上為好。

***來源***　上海中醫學院，《推拿學》；推薦人：湖北省武漢市按摩醫院袁明晞。

【心理治療】

***施術***　設法使患者慎惱怒，勿悲憂，少思慮，潛心靜養。

***說明***　凡情志失調，如憂鬱、惱怒致肝氣鬱結，絡脈痹阻而引起肋痛者，均可施用本法。明代一崔姓官吏，患脇痛數月，兼見手足筋骨痛，服驅風濕，行氣血，化痰涎之中藥，手足痛減，但脇痛如舊，醫生囑其「慎怒，內觀（潛心靜養的一種養生術）」，崔吏聽其規勸，上疏告假，棄官還鄉，靜心養病，半年後脇痛得以根除。

***來源***　《生生子醫案》；推薦人：湖南中醫學院曠惠桃。

## 坐骨神經痛

【方藥】

***配方 1***　獨活 10 克、寄生 15 克、秦艽 12 克、防風 10 克、細辛 3 克、桂枝 10 克、當歸 10 克、生地 10 克、川芎 10




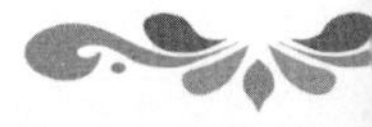

克、黨參10克、茯苓10克、杜仲10克、淮牛膝30克、木香10克、薏苡仁20克、甘草3克、白芍10克。

***用法*** 水煎，沸後20分鐘即可，每日1劑，煎服2次。

***說明*** 本方可治療腰椎骨質增生所致之坐骨神經痛，或風濕性坐骨神經痛。適應於單側下肢疼痛劇烈，咳嗽牽引作痛，甚或不能步履，舌苔白，脈弦緊等症。曾治張某，男性，54歲。患右下肢疼痛1週，不能步履，疼痛劇烈，由人背負來診，移動肢體即呼痛不已，舌苔白，脈弦緊。經X片檢查，診斷為腰椎骨質增生。擬上方治療，服藥5劑，疼痛大減，即能獨自步履來診。續服原方10餘劑，症告痊癒。

***來源*** 獻方人：湖南省常德市第一人民醫院劉智壺。

***配方2*** 千年健15克、尋骨風12克、威靈仙15克、徐長卿10克、遼細辛4克、製川烏6克、蜈蚣3條、雞血藤30克、穿山甲9克、杭芍藥10克、粉甘草10克。

***用法*** 水煎2次，分2次服用，每日1劑。

***說明*** 本病屬中國醫學痹證範疇。本方適用於風，寒，濕引起的腰、腿疼痛及關節屈伸不利等症。曾治張某，女，38歲，農民。1月前出現腰酸痛，左側臀部及下肢外側至足踝部呈放射樣刺痛。診為坐骨神經痛。服此方3劑，症狀大減，又服3劑，症狀基本消失，再續3劑而痊癒。1年後隨訪，未見復發。

***來源*** 獻方人：河北省臨西縣第二人民醫院蔣金榮；推薦人：河北保定電力修造廠職工醫院趙偉。

***配方3*** 丹參30克、赤芍15克、細辛5克、威靈仙9克、全蠍9克。

***用法*** 上藥加水1200毫升，煎取400毫升，每日1劑，

煎服 2 次。

***說明*** 本方適用於坐骨神經痛。適應於屬瘀血阻絡，夾有寒濕之證者。全方有活血祛瘀，溫散寒濕，通經活絡之效。坐骨神經痛久治不效者，用此方有良效。

***來源*** 獻方人：河南省電力醫院經玉英。

***配方 4*** 辣蓼 500 克（鮮品、乾草均可）。

***用法*** 上藥加水 3000 毫升，煎沸後持續煎 10 分鐘，將水和藥渣一起灌入壇子裏，將疼痛最明顯的部位放在壇子口，周圍不讓漏氣，如皮膚薰得難受，可稍離開數分鐘，然後繼續治療，直到藥液溫度降低為止，每日 1 次，7 日為 1 療程。

***說明*** 用本法治療坐骨神經痛 15 例，結果顯效及有效者 14 例，無效者 1 例。據臨床觀察，本方對風濕或寒邪所致的坐骨神經痛患者療效較好。

***來源*** 獻方人：許邦寧，《赤腳醫生雜誌》（5）：26，1974；推薦人：江西省中醫藥研究所楊寧。

***配方 5*** 祁蛇、蜈蚣、全蠍各 10 克。

***用法*** 以上焙乾研成粉末，等分成 8 包。首日上下午各服 1 包，以後每日上午服 1 包。7 日為 1 療程。2 個療程間隔 3～5 天。

***說明*** 本方適用於坐骨神經痛。症見患肢麻木疼痛，翻身、行走及站立均感困難，且疼痛多呈持續性鈍痛，而有發作性加劇，疼痛呈燒灼樣和刀刺樣性質。運用本方治療一般在藥後，有全身及患肢出汗或灼熱感，有的可出出短暫性的疼痛及麻木加劇，不久就可消失。

***來源*** 獻方人：陳三立等，《新中醫》，3：25，1987；





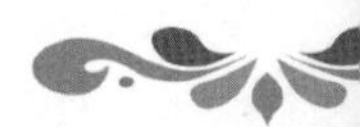

推薦人：江西省撫州市第二人民醫院唐學游。

【針灸】

**取穴**　①秩邊、殷門、承山。②環跳、委中、陽陵泉。③承扶、委陽、崑崙。

**施術**　常規消毒後，用毫針針刺，秩邊、環跳、承扶3穴進針2～3寸，均使用強刺激手法，每日針1次，10次為1療程。

**說明**　本方治療坐骨神經痛，3組交替使用，針刺1療程後可停針2～3天。屬風寒性坐骨神經痛，可針後加用艾條灸。

**來源**　獻方人：湖南省常德市第三人民醫院老中醫劉天健。推薦人：湖南省中醫藥學校劉步醫。

【推拿按摩】

**操作部位1**　在股骨大轉子與坐骨棘之間。

**施術**　患者俯臥，術者用雙手拇指或肘關節從股骨大轉子與坐骨棘之間壓下去後，再儘量向坐骨棘貼近，並轉向坐骨棘用力點壓，點壓3～5分鐘。

**說明**　本法用於各種原因造成坐的骨神經痛。尤其對坐骨神經痛後期存留的小腿外側麻木，經1～2小次治療，即可獲得滿意的療效。

**來源**　獻方人：湖北省武漢市按摩醫院胡迅。

**操作部位2**　臀部及下肢；足三陽經及環跳、殷門、委中、承山、陽陵泉、懸鐘、足三里等穴。

**施術**　①點按以上各穴。②揉臀部，捏拿下肢。③推、按、揉、拔等手法施於足三陽經分佈區。4仰俯直腿抬高，

牽拉坐骨神經。

***說明*** 坐骨神經痛，主要為足三陽經經氣不通所致。故本法妙在疏調、通導足三陽經之經氣。余曾治婦女劉某，40餘歲。患坐骨神經痛10餘年，經親友介紹前來求醫。患者疼痛劇烈不能走遠路，行走時見跛行。經推拿治療半月而痊癒，患者在感謝信中驚歎不已：「我多年不癒的頑疾終於治好了。」信訪年未發。

***來源*** 獻方人：湖北省武漢市按摩醫院袁明晞。

## 血管性頭痛

***配方1*** 柴胡12克、白芍15克、菊花10克、鉤藤12克、珍珠母25克、法半夏10克、玉竹12克、黃芩10克、竹茹10克、白蒺藜10克、甘草3克、崗梅30克。

***用法*** 水煎服，沸後10分鐘即可服用，每日1劑，煎服2次。

***說明*** 本方適用於肝風上擾引起的頭痛，以雙側太陽穴及耳上兩側頭部為重，呈陣發性痛，或伴有抽掣性、衝動性疼痛。治當清肝降火，平肝熄風，標本兼顧。曾治譚某，女，42歲。患頭痛頭昏10餘年，加重半載，近月來因頭痛而昏仆3次。服上方12劑，頭痛即癒，諸症悉除。

***來源*** 獻方人：湖南中醫學院附二院王足明；推薦人：湖南中醫學院附二院劉貴雲。

***配方2*** 珍珠母30克、龍膽草3克、菊花12克、防風5克、當歸9克、白芍9克、生地18克、川芎5克、全蠍1克、僵蠶9克、地龍9克、川牛膝9克。

***用法*** 珍珠母先煎20分鐘，餘藥用水浸泡30分鐘後再



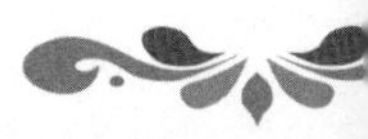

煎30分鐘取液。每劑煎2次，藥液混合，分2次溫服。以上為成人1日量。每日1劑。

***說明*** 本方適用於血管神經性頭痛。辨證要點是一側頭痛，痛有定處，其痛暴作，痛勢劇烈，或呈脹痛，跳痛，或呈刺痛，多由情感過激而誘發；可伴有面紅、目赤、口苦口乾，煩躁易怒；舌紅、苔黃，脈弦數。服藥時期忌食辛辣之品。

***來源*** 獻方人：陳芷青，《中醫雜誌》，9：56，1988；推薦人：江西省撫州市第二人民醫院唐學游。

***配方3*** 當歸、白芍、茯苓、白朮、白芷各10克，川芎6克，細辛、甘草各3克，大棗5枚，生薑3片。

***用法*** 水煎服，每日服1劑，煎服3次。

***說明*** 本方適用於肝鬱頭痛，即西醫所稱血管性頭痛。症見頭痛隱隱，或劇痛，時痛時止，所痛多在兩側太陽穴，或頭頂、頭角，或偏於一側，或伴見胸脇疼痛，脘腹脹滿，或精神抑鬱而喜太息，易怒等。情緒激動時往往加劇。筆者經驗，凡遇此證，用上方加減，其效如響。王某女性，38歲。患血管神經性頭痛多年，頭痛隱隱，痛在兩側，或在前額，反覆發作，時輕時重，尤以煩惱後為劇，歷經多方治療，鮮有療效。用上方3劑痛止，續疏滋水清肝飲加減善後。

***來源*** 《醫學實在易》；推薦人：湖南中醫學院第二附屬醫院曾紹裘。

***配方4*** 川芎20克、牛膝30克、琥珀5克、蔓荊子10克、僵蠶5克、生石決明20克。

***用法*** 水煎服，每日1劑，重症2劑，每劑煎服2次。琥珀研末沖服；石決明先煎。

***說明*** 本方治療血管性頭痛，適應於伴煩躁不安，頭暈

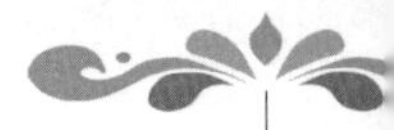

噁心，畏光怕聲，目珠脹痛等症。本病常因煩勞、焦慮、失眠、用腦過度及月經等而誘發。曾用本方治療血管性頭痛 54 例，其中痊癒 44 例，有效 8 例，總有效率領 9 6.3%，平均 7 劑獲效。王某，女，25 歲。患偏頭痛已 8 年，一般 10～15 天發作 1 次，常因煩勞或精神緊張誘發，反覆發作，屢治不癒。發病時顏面潮紅，煩躁不安，頭脹痛，眩暈耳鳴，口苦咽乾，失眠多夢。投本方 1 劑，即痛止，而酣入睡。續服原方加熟地 20 克，女貞子 20 克、生牡蠣 20 克，《先煎》 2 劑，諸症悉除。隨訪 2 年未復發。

***來源*** 獻方人：王文明，《吉林中醫藥》，(3)，1988；推薦人：湖南中醫學院劉建新。

***配方 5*** 鉤藤 25 克、杭菊 10 克、刺蒺藜 10 克、當歸 10 克、川芎 15 克、生地 10 克、白芍 10 克、酸棗仁 10 克、何首烏 15 克、北枸杞 20 克、全蠍 1 克、柴胡 12 克、甘草 3 克、蔓荊子 12 克。

***用法*** 水煎，沸後 20 分鐘即可，每日 1 劑，煎服 2 次。

***說明*** 本方治療血管性頭痛。適用於偏頭痛，或左側或右側，痛時局部跳動感，陣發性劇痛，或伴有頭暈、噁心等症。如有口苦、舌苔黃者，可加黃芩 10 克。筆者臨床凡遇症如上述之血管性頭痛，皆給予此方治療，效如桴鼓。

龔某，女性，42 歲。患血管性頭痛 10 餘年，每於發怒及月經前易發，發作時頭痛甚劇，勢如刀劈，屢治不效。給予本方治療，服藥 5 劑頭痛即止。後又發作，再服本方而癒。隨訪多年未見再發。

***來源*** 獻方人：湖南省常德市第一人民醫院劉智壺。

***配方 6*** 川芎 20 克、白芷 10 克、當歸 10 克、白芍 10



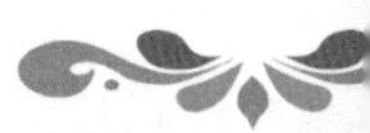

克、生地12克、鉤藤15克、菊花10克、白蒺藜10克、黃芩10克、丹皮10克、槐米15克、代赭石15克、蔓荊子10克。

***用法*** 水煎服，每日1劑，煎服3次。

***說明*** 本方治療血管性頭痛。適應於偏頭痛，陣發性發作，為跳痛或掣痛性質，疼痛劇烈不能耐受，舌苔薄白或夾黃，脈弦。服藥後痛仍不止者，可加羚羊角1.5克；痛連眼目者，可加石決明15克。

曾治楊某，男性，50歲，工人，患左側頭痛多年，發作時頭痛如劈，目脹如脫，口苦而乾，舌苔黃，脈弦。西醫診斷為血管性頭痛。服西藥擴血管劑及行封閉治療無效。服用此方3劑痛止，用本方加減續服，後未再發。

***來源*** 獻方人：湖南省常德市第三人民醫院覆老中醫劉天健；推薦人：湖南省中醫藥學校劉步醫。

***配方7*** 川芎30克、白芍15克、鬱李仁3克、柴胡3克、白芥子9克、香附6克、甘草3克、白朮1.5克。

***用法*** 水煎服，每日1劑，煎服2次。

***說明*** 此方名散偏湯，治療偏頭痛，或痛於左側，或痛於右側。一般服藥1～2劑即能止痛，不可多服。頭痛止後宜服補益氣血之劑（當歸、熟地、川芎、白芍、黨參、白朮、茯苓、首烏、炙甘草）以善後。

***來源*** 《辨證錄》；推薦人：湖南省常德市第一人民醫院劉智壺。

***配方8*** 夏枯草10克、龍膽草6克、黃芩10克、苦丁茶10克、白芷10克、藁本10克、竹葉10克、荷葉10克。

***用法*** 上藥以水300毫升浸透，煎取100毫升，煎2次，早晚飯後半小時溫服，每日1劑。

***說明*** 本方為唐山市中醫院院長王國三教授治療偏頭痛之驗方。適應於由肝火上炎所致之偏頭痛。若有口苦，口乾，目赤者。此方具有清瀉肝火，散風除濕之功效。若大便乾結者，加大黃 6 克，胃火盛，口乾思冷飲者，加生石膏 24 克、知母 10 克；尿短赤熱痛者，加白茅根 30 克。服藥忌辛辣、菸酒，調情志。

***來源*** 《中國中醫藥報》，4：30，1993；推薦人：湖南中醫學院潘遠根。

***配方 9*** 川芎50克、白芷50克、炙遠志50克、冰片7克。

***用法*** 共研細末，瓶裝密貯勿洩氣。以綢布或的確良布小塊，包少許藥末，塞入鼻孔；右側頭痛塞左鼻，左側頭痛塞右鼻。

***說明*** 本方係南通市中醫院治療偏頭痛的驗方。按上法治療，一般塞鼻 3～5 分鐘 ，頭痛即消失。有的塞鼻得嚏後，自覺七竅通暢而痛止。復發時再用仍有效。

***來源*** 獻方人：吳震西，《中醫雜誌》，2：68，1982；推薦人：安徽省馬鞍山銅鐵公司醫院劉家華。

***配方 10*** 紅藥子 60 克、白酒 500 毫升。

***用法*** 將紅藥子打碎，泡入白酒中，1 週即可。外搽患處後，按摩 3～5 分鐘 ，亦可適量內服。

***說明*** 紅藥子原植物為毛脈蓼多年生蔓性草本（《中藥大辭典》）。此方主治偏頭痛，療效可靠，外搽後按摩數分鐘即可迅速止痛，對原發性三叉神經痛也有較好的止痛效果。

***來源*** 獻方人：湖南省西湖農場醫院孫旭升。

***配方 11*** 川芎 20 克、細辛 5 克、全蠍 4 克、石決明 50



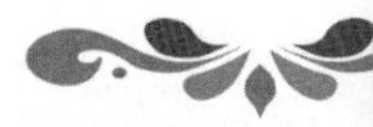

克、白芍30克、丹參30克、苦丁茶10克。

***用法*** 全蠍研末沖服，石決明先煎10分鐘，入上藥同藥20分鐘，每劑煎服2次，1日1劑。

***說明*** 本方對血管痙攣性頭痛效果最佳，服3～5劑即可痊癒。

***來源*** 獻方人：河北省棗強縣康馬康復醫院張西恒；推薦人：內蒙古紮蘭屯市中蒙醫院劉金。

***配方12*** 生烏頭（草烏亦可）、生南星、生白附子各50克。

***用法*** 上藥共為細末，每用30克，以蔥白連鬚7莖，生薑15克，切碎搗如泥，入藥末和勻，用軟布包好蒸熱，包貼敷在痛處。每日1次。

***說明*** 蒲輔周治某患偏風頭痛者，屢發已30餘年，痛不可忍，針灸服藥皆難獲效，擬用上方而癒，後屢用獲效。

***來源*** 《蒲輔周醫療經驗》；推薦人：浙江省溫嶺中醫院陶鴻潮。

***配方13*** 首烏藤30克、旋覆花10克、生赭石15克、生石膏30克、鉤藤15克、生地10克、白芍30克、當歸10克、香附10克、木瓜10克、菊花10克、藕節15克、牛膝15克、石斛15克。

***用法*** 水煎服。每日1劑，煎服2次。

***說明*** 本方為名老中醫關幼波治療頑固性頭痛的經驗方。對西醫診斷為血管性頭痛者效果尤佳。一般服14～30劑後即諸症消失。

***來源*** 獻方人：胡熙明等，《中國中醫秘方大全》；推薦人：浙江省溫嶺中醫院陶鴻潮。



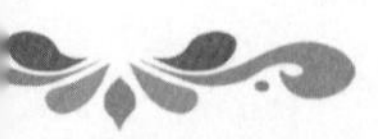

***配方 14*** 旋覆花 10 克、生赭石 10 克、生石膏 30 克、首烏藤 30 克、當歸 10 克、杭白芍 15 克、川芎 10 克、生地 10 克、杭菊花 10 克、木瓜 10 克、香附 10 克、甘草 10 克。

***用法*** 水煎，沸後 20 分鐘即可。每日 1 劑，煎服 2 次。

***說明*** 本方適用於久治不癒的血管痙攣性頭痛。若血脈壅滯，頭部刺痛明顯者，加紅花 10 克，以通脈消滯；屬肝氣上沖，頭暈伴頭痛者，加珍珠母 30 克、生石決明 30 克，以鎮潛肝陽；伴面紅、耳赤、目昏花等肝火較旺者，加鉤藤 30 克配合杭菊以清利頭目；腰酸膝軟者，加續斷 10 克、枸杞子 10 克、牛膝 10 克，以補腎精；陰虛明顯，見月五心煩熱，口乾者，加北沙參 30 克、石斛 10 克，以滋養陰液。

***來源*** 《當代名醫神丹妙方》；推薦人：河南省臨穎縣公療醫院郭雙彬。

【針灸】

***取穴 1*** 頭維、曲鬢、風府、列缺。

***施術*** 頭維、風府、曲鬢穴針 3 分深，頭維穴與曲鬢穴平刺；列缺穴針 5 分深。

***說明*** 本法治療血管性頭痛。頭維、曲鬢、風府 3 穴泄頭部之風邪而止痛；列缺穴可驅外感風邪，善治偏頭痛。

***來源*** 獻方人：趙爾康，《中華針灸學》；推薦人：湖南省常德市第一人民醫院劉智壺。

***取穴 2*** 風池。

***施術*** 用酒精棉球作局部穴位消毒後，用毫針刺風池穴，向對側眼窩內下緣方向斜刺 1～1.5 寸，提插撚轉至局部有酸脹感，並向頭頂、前額、顳部、眼眶部擴散，每 10 分鐘

撚轉 1 次，留針 30 分鐘。

***說明*** 風池穴是少陽膽經腧穴，又是膽經、陽維、陽蹻脈的合穴。具有疏風散火，活血通絡止痛之功，治療血管性頭痛有良效。周某，女，34 歲。週期性右側偏頭痛 4 年，發作多在月經前 3～5 日，頭痛劇烈，時為「跳痛」，時如「電擊」，脈弦，舌暗紅。診為「血管性偏頭痛」。立即針刺右側風池穴撚轉運針片刻，頭痛立即減輕。針 2 次，留針 30 分鐘 ，疼痛消失。以後在每 次月經前 10 日開始治療 5～7 次（每日 1 次）連續治療 3 個週期，隨訪 2 年頭痛無復發。

***來源*** 獻方人：中國石油 天然氣總公司物探局職工醫院翟建中；推薦人：北河兆保定電力修造廠職工醫院趙偉。

【推拿按摩】

***操作部位 1*** 頭項部；外關、後谿、合谷、大椎。

***施術*** ①頭痛在少陽經者，按太陽，推項後或擰項後外側； 點外關。②頭痛在太陽經者，推、擰項後（以中線為主要部位）； 點後谿。③頭痛在陽明經者，推、擰眉心，推前額區至耳下； 點合谷。④頭痛在督脈者，上推眉心，推下項後（推項後分出兩肩），重按大椎穴。

***說明*** 頭為「諸陽之會」，六腑清陽之氣、五臟精華之血皆聚會於此，因此不論外感諸邪，或內傷諸不足，都能引起氣血不利，清陽不疏，脈絡失和，發生頭痛。治療血管性頭痛，本法重在疏調經脈，辨經而治，故療效甚佳。蕭某，男，半月來頭痛越來越嚴重，經中西藥治療無效，右側偏頭一陣陣發作性劇烈跳痛，頭不敢著枕，寢食不安。推拿 1 次後頭痛減輕，2 次後能安枕入睡，5 次治療而癒。

***來源*** 獻方人：趙正山，《簡易推拿療法》；推薦人：湖北省武漢市按摩醫院袁明。



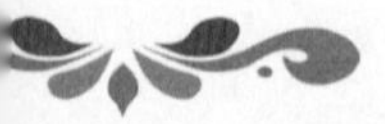

***操作部位法 2*** 頭部及頸部；印堂、風池、完骨、天柱、大椎、合谷、陽池、列缺、陽陵泉，丘墟、足趾縫、湧泉。

***施術*** 患者正坐或仰臥，醫者用拇指推按前額，分推眉心至太陽穴，按揉顳乳部，長時間按壓印堂、頭頂正中線及兩側（健側稍重）；多指按壓後頸部及風池、完骨、天柱等穴；拇指壓大椎及痛點；掐合谷、陽池、列缺、陽陵泉、丘墟，足趾縫、湧泉等穴。

***說明*** 本法治療血管性頭痛。適應於陣發性一側頭部鈍痛、刺痛或鑽痛，疼痛劇烈時，可見面色蒼白，流淚，嗜睡，噁心，嘔吐等症，曾治魏×，女，32 歲。患右側偏頭痛數年，發作時痛如針刺，眼睛發脹，噁心嘔吐，吐後痛略減，每 3～5 天發作 1 次，每次延續 1～3 小時。按本法治療 7 次後頭痛即止，後輕度發作，繼續治療近 2 月而癒。隨訪後再無頭痛。

***來源*** 獻方人：湖北省武漢市按摩醫院黃連榮；推薦人：湖北省武漢市按摩醫院王腊英。

【心理治療】

***施術*** 運用言語開導法，對病人耐心解釋病情，同時作必要的承諾，增強病人戰勝疾病的信心。

***說明*** 本法適宜於因情志過激，肝陽上亢所致之血管性頭痛，或頭痛兼有情緒抑鬱、易怒、心悸、失眠等症者。趙×，女，45 歲。頭痛反覆發作 3 年餘，每於情緒激動、工作緊張時頭痛發作，伴心煩易怒、心悸失眠、胸脇脹滿等症。診察後耐心解釋疾病原因，寬慰開導病人不要緊張，要保持心情平靜，情緒穩定。在給予疏肝解鬱、行氣活血之中藥時，又為其按摩、針灸太陽、風池、印堂、神門等穴。並

承諾只要病人配合治療，疾病肯定能好。隨著頭痛逐漸減輕，病人對醫生的信任感增強，堅持治療月餘，頭痛痊癒。隨訪 2 年未再發作。

***來源*** 獻方人：湖南中醫學院曠惠桃。

## 腦外傷後頭痛

【方藥】

***配方*** 川芎 30 克、白芍 30 克、甘草 3 克、紅花 3 克。

***用法*** 水煎服，每日 1 劑，或根據病情變化，隔日 1 劑。

***說明*** 本方用於治療腦外傷後遺留的頭痛。臨床運用可根據病人體質適當增益 1～2 味藥。因頭痛不同部位加 1 味引經藥即可。方中川芎用量較大，但對劇烈頭痛效果極佳。藥理上雖有引起心動過速的副作用。但與等量芍藥相伍，未見有此副作用。一般臨床用 1～2 劑即可見顯效。

***來源*** 獻方人：湖南中醫學院潘遠根。

## 癲 癇

【方藥】

***配方 1*** 鬱金、橘紅各20克，枳實15克，半夏、龍齒、遠志、菖蒲、製南星各12克，全蠍10克，海浮石、山楂、茯苓各30克，炙甘草6克。

***用法*** 上藥研末，製成散劑，裝入膠囊，每粒重 0.4 克，每 次服 2 克，每日 3 次，（小兒酌減），溫開水送服，20 天為 1 療程。

***說明*** 本方適應於癲癇病屬風痰蒙蔽清竅證者，症見突



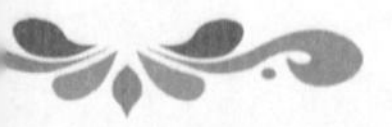

然昏倒，不省人事，四肢抽搐，口吐白沫，聲如豬羊之叫，約數分鐘後方醒，舌質淡，苔白膩，脈弦滑。服藥期間忌房事，過度勞累，戒煩惱生氣和勿食油膩之品（特別是豬頭肉）。若不善調養，則事倍功半。每服藥1個療程後進行腦電圖復查。本方除治療癲癇外，還可以治療精神分裂症，癔病，神經官能症。

***來源*** 獻方人：王海洲等人，《浙江中醫雜誌》，2：66，1990；推薦人：湖南中醫學院附一院吳金蓮。

***配方 2*** 鬱金12克，白礬9克，天竺黃、琥珀各6克，朱砂、薄荷各3克。

***用法*** 將上藥曬乾研細末，裝入膠囊內備用。成人每次服3克，小孩每次服1.5克，每日3次。

***說明*** 本方治療癲癇。適用於間歇性、陣發性神志昏迷，肢體抽搐，口吐涎沫，蘇醒後頭暈、嗜睡。服藥3週後，若發病間隔時間延長，發作持續時間縮短，症狀逐漸減輕，可以繼續服用，直至不發病為止。然後將藥量及次數減少，再服用1月左右。以上藥物不能用其他藥物代替。

***來源*** 《新中醫》，8：27，1984；推薦人：江西省撫州市第二人民醫藥院唐學游。

***配方 3*** 升麻120克、川貝母60克、田螺蓋（焙乾）60克、鯽魚（焙乾）1條約60克。

***用法*** 以上共為細末，煉蜜為丸，每丸重6克，早晚各服1丸。

***說明*** 本方適用於癲癇多年不癒，或數日發作一次者。趙老認為，癲癇久病多虛適合此方治療，且宜久服方可獲效。

***來源*** 中醫研究院西苑醫院，《趙錫武醫療經驗》；推

薦人：江西省撫州市第二人民醫院唐學游。

**配方 4**　代赭石 30 克，丹皮 20 克，生地、鉤藤各 15 克，青黛 8 克，天竺黃、蟬蛻各 6 克。

**用法**　將上藥共研細末，過篩，裝瓶內備用。1～3 歲者每 次服 3～5 克，1 歲以下者酌減，3 歲以上者酌增，每日服 2 次，白開水送下。上方為 1 個療程的量。

**說明**　本方治療小兒癲癇有顯著療效，且能治療小兒高燒所致的驚風證。臨床曾治療 55 例，總有效率達 98 %。服藥期間禁食公雞及辛辣食物；禁游泳、長跑等活動。

**來源**　獻方人：四川省綿陽市 102 信箱職工醫院楊忠英。

**配方 5**　白頸蚯蚓 1 條（焙乾）、白礬 3 克、膽南星 10 克、白胡椒 5 克、芭蕉根汁 50 克。

**用法**　上藥混合研細末，過篩，以鮮芭蕉根汁調和拌成稠糊狀，備用。取藥糊適量。塗滿患兒臍孔穴，覆以紗布，膠布固定。每天換藥 1～2 次。

**說明**　本方適用於小兒癲癇的治療。該法在使用時應注意要連續塗藥，至控制發作為止，一般需 2～3 月。

**來源**　《中國藥物貼臍療法》；推薦人：湖南省中醫藥學校王萍。

**配方 6**　活蜥蜴 60 條。

**用法**　將活蜥蜴放入瓦罐內，蓋壓後在罐外用明火烤，至蜥蜴死後停火，取出蜥蜴，放入瓦片上焙乾，研成細末，每 3 條為 1 包備用。每次服 1 包，日服 1 次，20 天為 1 個療程。

**說明**　本方治療癲癇，一般均在 1 個療程內獲效，不癒

可再服第 2 療程，曾用此法治療癲癇 12 例皆獲痊癒。

***來源*** 獻方人：吉林省長嶺縣腰坨子醫院王登發；推薦人：湖南中醫學院劉建新。

***配方 7*** 臍帶 4 條或胎盤連臍帶 1 個。

***用法*** 將新鮮臍帶或胎盤洗淨，切成細小塊。用砂鍋加水 500 毫升煎煮，待煮爛後，臍帶或胎盤連湯一起服下。3 天服 1 次。或將切好的小塊放入砂鍋內焙乾，研成粉末，開水沖服，每次 10 克，1 日 2 次。

***說明*** 本方適用各種癲癇。對於局限性發作與小發作顯著者適宜。臨床表現為意識喪失，抽搐，喉中有豬羊叫聲，口吐白沫，醒後頭痛或肌肉酸痛。服 2～3 次後癲癇發作次數可減少，抽搐症狀明顯減輕，服 5～6 次後，輕者可不再發作。大發作患者，可酌情加用鎮靜藥物。

***來源*** 獻方人：唐炳光，《新中醫》，4：25，1987；推薦人：江西省撫州市第二人民醫院唐學游。

***配方 8*** 明天麻 30 克、川貝母 30 克、膽南星 15 克、半夏（薑汁炒）30 克、陳皮（洗去白）21 克、茯苓（蒸）30 克、茯神（去木蒸）30 克、丹參（酒蒸）60 克、麥冬（去心）60 克、石菖蒲（杵碎取粉）15 克、遠志（去心，甘草水泡）21 克、全蠍（去尾，甘草水洗）15 克、僵蠶（甘草水洗，去嘴炒）15 克、眞琥珀（豆腐煮，水燈草研）15 克、辰砂（細研，水飛）9 克、人參 9 克。

***用法*** 用竹瀝 100 克，薑汁 30 克，再用甘草 120 克熬膏，和藥製丸，如彈子大（約 9 克）辰砂為衣，每服 1 丸，每日服 2 次。按五癇分別加用引藥：犬癇用杏仁 5 枚煎湯化下；羊癇用薄荷 1 克煎湯化下；馬癇用麥冬 6 克煎湯化下；

牛癇用大棗 2 枚煎湯化下；豬癇用黑料豆 9 克煎湯化下。

***說明*** 本方治療男、女成人及小兒癲癇，也可用於治療癲狂病症。服藥癇症癒後，宜服河車丸以斷其根。余臨床運用此方，曾治療 1 例獲效。

***來源*** 《醫學心悟》；推薦人：湖南省常德市第一人民醫院劉智壺。

***配方 9*** 紫河車 50 克，茯苓、茯神、遠志各 30 克，人參 15克，丹參 21 克。

***用法*** 共研細末，煉蜜為丸。每日早晨用開水送服 9 克。

***說明*** 本方用於癲癇治癒之治後鞏固療效，以防止復發。方名河車丸。方中紫河車如缺，可用新產婦之胎盤，炭火焙乾配方。

***來源*** 《醫學心悟》；推薦人：湖南省常德市第一人民醫院劉智壺。

***配方 10*** 硼砂 3 克、陳皮 3 克、半夏 3 克、茯苓 6 克、甘草 3 克、防風 6 克、麝香 0.03 克、竹茹 3 克、白礬 2.1 克、枳殼 3 克、生薑 3 克、前胡 3 克、黃芩 3 克、鬱金 3 克、當歸 3 克、牛黃 0.1 克。

***用法*** 共研細末，水泛為丸，每 次服 9 克，每日 3 次。

***說明*** 本方治療癲癇上風痰所致，症見卒然倒仆，昏不知人，口中發出羊犬叫聲，手足抽動或拘攣，目睛發直，口流涎液者，療效頗佳。

***來源*** 《醫學見能》；推薦人：湖南省常德市第一人民醫院劉智壺。

***配方 11*** 羚羊角 1 克，竹節、白附子 、製膽星、鉤

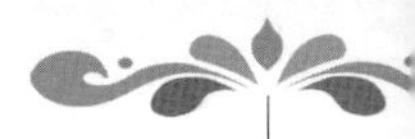

藤、竹瀝、半夏各 10 克，生石決明 12 克，天麻、石菖蒲各 6 克，遠志 4.5 克，化橘紅 3 克，白金丸 10 克（吞）。

***用法*** 先煎生石決明 15 分鐘，後入諸藥，沸後 20 分鐘即可。每日 1 劑，煎服 2 次，白金丸於服藥前分 2 次吞服。

***說明*** 此方主治痰濁內閉所致之癲癇。症見突然昏仆，神志不清，四肢抽搐，伴見口吐涎沫，旋即蘇復等。白金丸即用白礬 90 克、鬱金 220 克，糊丸或水泛為丸。曾治李××，女，33 歲。患癲癇多年，反覆發作。服上方 15 劑，即去宿疾，隨訪有 30 年未見復發。

***來源*** 獻方人：浙江省紹興市中醫院沈惠善。

***配方 12*** 地龍 300 克、製馬錢子 240 克、白僵蠶 200 克、建菖蒲 200 克、香油 500 克（或麻油）。

***用法*** 先將馬錢子放入香油中熬成紫紅色後，撈起研末，和其他藥末和勻，麵粉為丸，如綠豆大小，每次服 3 克，每日服 3 次。1 月為 1 療程，可服 3～6 月。

***說明*** 本方適用於癲癇大、小發作，症見突然昏仆、喉道痰鳴，如豬羊叫聲、四肢抽搐，醒後精神不振、頭暈痛等。臨床治療數十例，近期療效滿意，復發者較少，間期亦明顯延長。如周××，27 歲，女。癲癇頻發 3 年餘，每次昏仆不醒約 5～10 分鐘，醒後需臥床 1～2 小時。服上方 1 月後，至今未發作，隨訪正常。

***來源*** 獻方人：江西省撫州市中醫醫院王海龍。

【針灸】

***取穴 1*** 勞宮、湧泉、後谿、鳩尾、神門、豐隆、行間。

***施術*** 勞宮、湧泉穴用毫針刺 5 分深，用強刺激手法，施瀉法；鳩尾、神門針 3 分；後谿、行間、豐隆穴針 0.8～

1.0寸，用補法。每日1次，10次為1療程。

***說明*** 本法治療癇證。適應於昏仆不醒，手足抽搐，目睛上竄，口吐白沫，或口中發出牲畜叫聲。在發作期間見有上症時，宜針勞宮、湧泉穴，以使其神志蘇醒，抽搐停止；然後緩針其餘穴位調治。《勝玉歌》謂：「後谿鳩尾及神門，治療五癇立便痊」。《雜病穴法歌》又謂：「勞宮能治五般癇，更刺湧泉疾若挑。」

***來源*** 獻方人：趙爾康，《中華針灸學》；推薦人：湖南省常德市第一人民醫院劉智壺。

***取穴2*** ①風池、通里、三陰交。②風府、內關、太衝。③人中、湧泉。

***施術*** 常規穴位局部消毒後，用毫針刺風府2～3分深；風池5～8分，均使用強刺激手法。第①、②組穴位交替使用，第③組用於發作時治療。每日1次，10次為1療程。

***說明*** 本法治療癲癇，未發時針刺①、②組穴位；發作時見昏仆不醒，手足抽搐，口吐白沫或發出異樣之叫聲等症，可用第③組穴位，急刺人中、湧泉穴，可使蘇醒而停止發作。本法與中藥配合治療，則收效更佳。

***來源*** 獻方人：湖南省常德市第三人民醫院老中醫劉天健；推薦人：湖南省中醫藥學校劉步醫。

***取穴3*** 巨闕。

***施術*** 用艾炷（小炷或麥粒狀）灸巨闕穴3壯，隔日灸療1次，10次為1療程。

***說明*** 本法治療小兒突然發作之癲癇，症見昏仆不省，口吐白沫，或發出豬羊畜牲的叫聲，四肢抽搐等。使用此法治療，可使發作即刻停止。停止發作後，仍須施灸。一般治

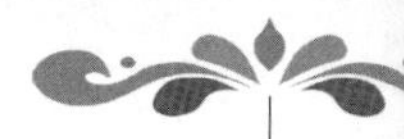

療3個療程。

***來源*** 《針灸大成》；推薦人：湖南省常德市第一人民醫院劉智壺。

***取穴4*** 神門、百會。

***施術*** 用毫針刺神門穴3分深，用補法，留針20分鐘；將百會穴處的頭髮剪去，艾炷灸7壯，或用艾捲灸至局部紅潤為度。每日1次，10次為1療程。

***說明*** 本法治療小兒或成人癲癇，發時昏仆不省人事，口吐白沫，發出牲畜叫聲，四肢抽搐等。須堅持治療3～6個療程方可收功。

***來源*** 《針灸資生經》；推薦人：湖南省常德市第一人民醫院劉智壺。

***取穴5*** 神庭。

***施術*** 將神庭穴處的頭髮剪平，用麥粒艾炷灸3壯，每日1次，10次為1療程。

***說明*** 神庭穴在鼻直上入髮際邊5分處。本法治療癲癇（俗稱羊癲瘋），重者發作時昏仆不醒，口吐白沫，口中發出畜牲樣叫聲，手足抽動等；輕者短時手足或面部抽動，或不自覺持物墜落等。用此法治療有一定的療效。

***來源*** 《中國簡明針灸治療學》；推薦人：湖南省常德市第一人民醫院劉智壺。

***取穴6*** 阿是穴（即會陽穴）。

***施術*** 在大椎穴旁開1寸處，向長強穴的兩側用手向下推壓3次，此時長強穴兩旁呈充血現象，用左手按壓勿鬆，右手持三棱針，在長強穴兩旁的會陽穴上點刺出血，不留針。



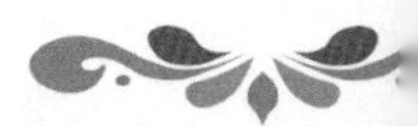

**說明**　本法治療痼症發作，突然昏倒，口吐白沫，神志不清，手足抽搐等症。一般治療 2 次可控制癲癇發作。

**來源**　獻方人：黃偉達等，《民間靈驗便方·針灸》；推薦人湖南省常德市第一人民醫院姜淑華。

## 腦出血

【方藥】

**配方 1**　生石膏 150 克、知母 15 克、鬱金 12 克、大黃 15 克、枳實 12 克、川貝 8 克、膽南星 12 克、生地 15 克、丹皮 12 克、牛黃 4 克 、天笠黃 12 克。

**用法**　水煎藥 2 次，濃煎藥液、大黃後下；川貝、牛黃，研末沖服。藥汁鼻飼或少量頻頻從口灌入。以上為成人 1 日量，每日 1 劑。病情需要時加服 1 劑。

**說明**　本方用於腦出血導致昏迷的治療。症見昏迷不省人事，牙關緊閉，喉中痰鳴，面紅氣粗，肢體抽搐或半身不遂，二便不通，身熱不退，舌紅少津，苔黃而燥，齒垢唇焦，脈弦滑數。本方採用清泄陽明，瀉下熱結，化痰開竅，涼血醒神等法配合。可以使患者血壓及體溫下降，顱內出血停止，而轉危為安。必要時加服安宮牛黃丸，每 次 1 丸，每日 2 次，在此期間，注意活血化瘀藥物不宜運用，避免加重出血。

**來源**　獻方人：江西省撫州市第二人民醫院唐學游。

**配方 2**　犀角尖 1.5 克、赤芍 10 克、丹皮 10 克、生地 15 克、生石決明 25 克、鉤藤 15 克、炒川牛膝 10 克、石菖蒲 10 克、紫雪丹 2 支。

**用法**　水煎服，每日 1 劑，煎服 2 次。胃管送入。其中

犀角磨粉沖服，生石決明先煎，鉤藤後下，紫雪丹調服。

***說明*** 出血性中風係指腦出血和蛛網膜下腔出血等症。發病急驟，病情危篤，死亡率高。中國醫學認為，其病機多因火迫血沸、沖激腦部脈絡、脈絡受損，致使血液溢出脈外，蒙蔽清竅，故見突然昏仆，不省人事。

本方係加味犀角地黃湯合紫雪丹組成。方中犀角地黃湯清熱散瘀、涼血止血；紫雪丹清熱開竅、瀉下通腑；石決明、鉤藤平肝鎮潛；石菖蒲開竅醒腦；川牛膝引血下行。臨床證實本方對出血性中風的搶救十分有效。

如臨床症見氣火上炎，血壓偏高者，加連翹、生龍骨，生牡蠣；痰熱壅盛者，伍以導痰湯。曾應用本方加減搶救蛛網膜下腔出血和腦溢血深度昏迷，經西醫治療病情未能有效控制之患者各 1 例，均獲痊癒。

***來源*** 獻方人：黃兆強，《實用中醫百科雜誌》，2：40，1989；推薦人安徽省馬鞍山鋼鐵公司醫院劉家華。

***配方 3*** 雲南白藥。

***用法*** 上藥 0.5 克，每 4～6 小時服 1 次，溫開沖服。3 天後可改為 0.3 克，6 小時 1 次。再 3 天後可改為 0.3 克，1 日 3 次。7～14 天為 1 療程。

***說明*** 用雲南白藥治療顱內出血患者，用藥癒早癒好，且服藥量宜足。對危重病人應及早用鼻飼法投藥。經治療本病 17 例，其中蛛網膜下腔出血 13 例，腦出血 4 例，經用藥後，無 1 例死亡。且症狀消失快，復查腦脊液，一般血性消失時間在 1～2 週內。

***來源*** 《陝西新醫藥》，（3）：1974；推薦人：江西省中醫院研究所楊寧。

## 腦血栓形成

【方藥】

***配方1*** 黃芪50克、當歸12克、地龍10克、川芎10克、桃仁10克、紅花10克、僵蠶12克、全蠍5克、水蛭5克、續斷12克、桑寄生15克、杜仲12克。

***用法*** 水煎藥3次，藥液分2次服下，全蠍、水蛭研末沖服，每日1劑。

***說明*** 本方用於腦血栓形成所導致半身不遂的治療。臨床表現主要是半身不遂，口角流涎，語言不利；但神志清楚，食慾正常，血壓穩定；舌質淡紅，苔白，脈沉弦。本方為補陽還五湯加味，治療除補氣活血外，還注重了滌痰通絡法的運用；另外佐以滋補肝腎、強筋健骨藥物。本方對半身不遂的恢復有良好的效果。合併高血壓患者，不宜用此方治療。

***來源*** 獻方人：江西省撫州市第二人民醫院唐學游。

***配方2*** 黃芪120克、防風12克、當歸12克、枳殼9克、川芎9克、赤芍12克、丹參30克、雞血藤12克、秦艽24克、威靈仙12克、杜仲12克、地龍9克、川續斷12克、懷牛膝18克、桃仁9克、甘草6克、烏梢蛇12克。

***用法*** 上方加水2000毫升浸泡1小時，煎取500毫升，每日1劑，水煎服2次。4週為1療程。

***說明*** 此方主治腦血栓形成所導致的偏癱後遺症。臨床表現為周圍性面癱、對側肢外癱瘓。本方具有補氣活血、搜風通絡、強筋健骨的功效，服用2個療程後，肢體功能障礙可以得到明顯改善，3個療程後能自行走路，手能拿東西，肌力恢復到Ⅲ一Ⅵ級。

**來源** 獻方人：河南省柘城縣人民醫院張立亭。

**配方 3** 黃芪50克、地龍15克、當歸25克、桃仁10克、紅花15克、赤芍15克、首烏20克、茯苓15克、甘草6克。

**用法** 水煎服，每日1劑，煎服2次。

**說明** 肝風內動者，加珍珠母、鉤藤、石決明；痰濁偏盛者，加天竺黃、膽南星；便燥腹脹者，加麥冬、生地、芒硝；言語蹇澀者，加石菖蒲、鬱金、僵蠶、全蠍；周身麻木者，加黨參、桂枝、菟絲子。曾治35例，總有效率94.3%，其中基本治癒，恢復正常工作及生活者12例。

于某，男，64歲，農民。患腦血栓形成，經某醫院治療數天無效，見左側偏癱，口眼喎斜，口角流涎，語言蹇澀。即投上方，如法煎服，連服25劑後，神志如常人；偏癱消失，生活自理，並能從事輕微勞動。

**來源** 獻方人：《吉林中醫藥》，董守田，（5）：1989；推薦人：湖南中醫學院劉建新。

**配方 4** 石決明20克、銀花15克、黃芪30克、防風9克、當歸10克、赤芍10克、夏枯草12克、生甘草5克、桑枝30克。

**用法** 水煎服，每日1劑。

**說明** 中風先兆為腦出血前的病變，當急為防治，以防腦出血的發生。上方為浙江嵊州丁伯蓀先生自訂經驗方。凡年過半百，自覺手指，或單側上肢，或上下肢發麻，並有高血壓史者，皆可按中風先兆治療。如見頭目眩暈，頭重腳輕，上下肢或四肢麻木，唇舌發麻，語言不清，或煩躁不安者，即可斷為中風先兆，應立即治療。本方以四妙湯合黃芪赤風湯加減而成，有益氣、涼血、瀉火消瘀、化痰之功。臨




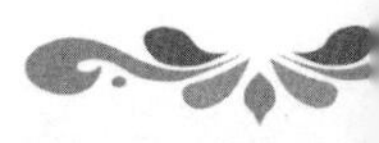

證需隨證加味，如血熱甚者，加丹皮9克，倍夏枯草；手足發麻甚者，加太子參30克，豨薟草15克；手足麻木甚者，加淡竹茹12克，牛膝15克；口乾舌燥者，加大生地30克，石斛9克；氣不順者，加沉香3克沖服；心悸不寐者，加酸棗仁9克，珍珠母30克；便秘者，加生大黃6克（後下）。曾治錢某，女，69歲。突然昏仆，語澀，左上、下肢發麻，面紅，氣息稍促，語言不清，脈弦而有力，舌紅、苔薄白，舌體伸縮不靈。血壓25 / 15 k・P.a 此為中風之先兆，急投上方加減：生石決明20克、生赤芍15克、全當歸10克、青防風10克、淮牛膝15克、夏枯草15克、生黃芪30克、沉香3克、丹皮6克、大生地24克、淡竹茹12克、生大黃4.5克、桑枝30克。服5劑後，除血壓偏高外，諸症消失，再進5劑而痊。囑每月服3劑預防。

***來源*** 《醫理衡正》；推薦人：浙江嵊州衛生局樓定惠。

***配方5*** 大熟地、牛膝各120克，炙僵蠶、桑枝、豨薟草、製首烏、女貞子各90克，生白芍、全當歸、明天麻、丹皮、宣木瓜各60克，川貝母、白蒺藜、旱蓮草、京赤芍、石決明、絡石藤各45克，昆布30克，藏紅花24克，全蠍尾15克，阿膠120克。

***用法*** 上藥共研細末，用阿膠烊化，和蜜為丸如綠豆大，每服9克，早晚各1次。連服2～3個月。

***說明*** 上方係名老中醫章 次公經驗方。適用於腦出血或腦缺血之後的肢體癱瘓，語言蹇澀等症，多獲效驗。朱良春氏在應用時，再加廣地龍90克，去阿膠，改用豨薟草300克煎取濃汁，酌加蜂蜜，泛丸如綠豆大，收效更好。

***來源*** 《中醫藥研究》，（4）：1989；推薦人：浙江省溫嶺中醫院陶鴻潮。



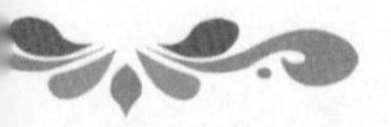

**配方6**　黃芪60克、川芎30克、丹參15克、雞血藤15克、赤芍9克、桃仁9克、紅花9克、地龍9克、水蛭末1.5克（沖）。

**用法**　水煎服，每日1劑，煎服2次。

**說明**　本方治療腦血管意外後遺症，適應於半身不遂、口眼歪斜、舌強不語等。臨床症見舌強不語者，加鬱金9克、菖蒲12克、天竺黃9克；口眼歪斜者，加白附子9克、全蠍1.5克；血壓偏高、頭暈、肢麻者，加石決明（或珍珠母）30克、菊花12克、天麻9克、鉤藤12克、桑枝30克；上肢無力者、加桂枝9克、桑枝30克；下肢無力者，加千年健9克、牛膝9克，十大功勞葉12克、狗脊9克；血壓偏低者，加太子參15克、五味子9克、麥冬9克。臨床用本方治療腦血管意外之後遺症偏癱38例，基本痊癒30例，顯效6例，好轉2例。

**來源**　《中醫雜誌》，6：21，1982；推薦人：安徽省馬鞍山鋼鐵公司醫院黃兆強。

【針灸】

**取穴1**　啞門。

**施術**　常規消毒後，用毫針刺入約1.5寸深，針尖向咽喉刺，平補平瀉手法。

**說明**　本法治療腦血栓所致的失語症。治療時要注意針尖朝下，對準咽喉方向進針，手法不宜過重。每日針1次。

**來源**　獻方人：江蘇省武進針灸名師承淡安；推薦人：江蘇省武進縣漕橋中心醫院承邦彥。

**取穴2**　百會、囟會、風池、肩髃、曲池、合谷、環跳、風市、足三里、絕骨。




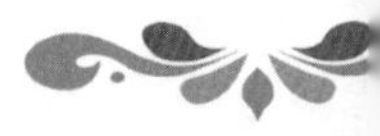

**施術**　上穴均用艾炷灸，先灸百會、囟會2穴，然後再灸其餘穴位。每穴施灸3～7壯。隔日1次，10次為1療程。

**說明**　此法治療中風後半身不遂，宜灸患側的穴位，除上穴之外，凡按有壓痛之處，皆可施灸。

**來源**　《針灸資生經》；推薦人：湖南省常德市第一人民醫院劉智壺。

**取穴3**　天窗、百會。

**施術**　使用麥粒艾炷灸法，先灸天窗穴50壯，再移灸百會穴50壯，灸後復又再灸天窗穴50壯。

**說明**　本法治療中風後失音，不能言語，緩縱不隨。施灸的先後不能改變，否則療效不佳。

**來源**　《針灸資生經》；推薦人：湖南省常德市第一人民醫院劉智壺。

**取穴4**　大椎、風府、肝俞、合谷、肩髃、曲池、風市、環跳、陽陵泉、行間。

**施術**　大椎、風府、肝俞穴針刺5～8分深，用瀉法；合谷、肩髃、曲池、陽陵泉穴針1寸，風市、環跳穴針2～3寸，均用瀉法。

**說明**　本法治療中風病之中經絡者，適應於口眼喎斜，手足不遂，身體重痛等症。大椎穴治諸暴強直；風府穴療諸風掉眩；肝俞、行間穴平肝息風。合谷、肩髃、曲池、風市、環跳、陽陵泉諸穴疏通經氣以活絡。每日針1次。

**來源**　獻方人：趙爾康，《中華針灸學》；推薦人：湖南省常德市第一人民醫院劉智壺。

**取穴5**　百會、人中、頰車、合谷、肝俞、腎俞、氣

海、豐隆、行間。

**施術** 用 毫針刺百會、人中穴各 3 分深；百會穴橫刺，用瀉法。肝俞、腎俞穴針 5～8 分深 ，肝俞穴用瀉法，腎俞穴用補法；氣海穴用艾炷灸 7 壯；豐隆針 1 寸；行間刺 3 分，均用瀉法。頰車穴刺 3 分深 ，用瀉法。百會、人中穴針時不留針，每日 1 次，10 次為 1 療程。

**說明** 本法治療中風病之邪中臟腑證。適應於昏仆不醒，喉中痰鳴，遺尿，打鼾等症。百會、人中穴開竅醒腦；合谷與頰車穴逐頭面之風邪；肝俞、行間穴平肝息風；腎俞穴壯水以潛肝陽；氣海固元氣，以防氣脫；豐隆穴引痰濁下降。

**來源** 獻方人：趙爾康，《中華針灸學》；推薦人：湖南省常德市第一人民醫院劉智壺。

**取穴 6** 合谷、曲池、陽谿、中渚、足三里、陽輔、崑崙。

**施術** 用毫針刺以上各穴位 0.5～1.0 寸，用強刺激，瀉法；或使用運氣行針手法，每日針 1 次，10 次為 1 療程。

**說明** 本法治療中風後遺症之一側上下肢癱瘓。針刺如使用運氣行針手法，則療效尤佳。

**來源** 《針灸大成》；推薦人：湖南省常德市第一人民醫院劉智壺。

**取穴 7** 眉心（即印堂穴）。

**施術** 用左手拇指與食指捏起眉心中間的皮膚，右手持毫針刺入 3 分深 ，強刺激手法，使產生重度酸脹感，不留針。出針後擠出 2～3 滴血即可。

**說明** 本法治療腦血管意外（又稱腦卒中、中風）。對突然跌仆，昏迷不醒，抽搐等症，一般迅速施治，可以促使蘇醒，控制抽搐。此為用於急救之法。




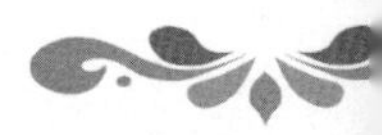

***來源*** 獻方人：黃偉達等，《民間靈驗便方·針灸》；推薦人：湖南省常德市第一人民醫院姜淑華。

【推拿按摩】

***操作部位*** 背部、頭部、肢體部。

***施術*** 推、揉、拿、按、拔、動法施於以上部位。本病施術部位較廣，手法變化較多、較靈活。總的要訣是：順經絡多推，屈肌面多揉，伸肌面多拿，大關節附近之要穴多按，遇肌腱多彈拔，遇關節多屈伸搖動。手法主要施於癱瘓側，每 次治療約 30 分鐘。

***說明*** 本法有舒筋活絡、行氣活血之效，適用於中風後半身不遂。可促進癱瘓側肢體功能恢復。

***來源*** 獻方人：湖北省武漢市按摩醫院袁明晞。

## 原發性腦萎縮

【方藥】

***配方*** 龜板、黃精、生牡蠣各 30 克，首烏、牛膝各 20 克，山萸肉、白芍、地龍、石菖蒲各 15 克。

***用法*** 水煎 2 次，分 2 次服。以上為成人 1 日量，每日 1 劑，15 天為 1 療程。

***說明*** 本方適用於原發性腦萎縮，症見頭暈眼花，如坐舟車，旋轉不定，活動頭部則頭暈加重，清晨症狀明顯，午後症狀較輕，兼有腰腿酸軟，視物模糊，耳鳴，動作遲緩等。本病頭部 CT 檢查有大腦溝池的增多加深。臨床伴肢體功能障礙者，加生黃芪、全蠍、烏梢蛇、當歸；語言不利加鬱金、遠志；苔黃膩，脈弦滑，痰濁內盛者，加鬱金、膽南星、茯苓；大便秘結加火麻仁、肉蓯蓉；頭痛且血壓增高

者，加天麻、草決明、龍膽草。上方治療38例，總有效率為92.1%。

***來源*** 獻方人：賀仲華，《吉林中醫藥》，6：11，1992；推薦人：江西省撫州市第二人民醫院唐學游。

## 低血壓症

【方藥】

***配方*** 製附片12克、肉桂4克、當歸12克、白芍12克、黃芪30克、黃精20克、枸杞20克、山萸肉12克、製首烏20克、熟地15克。

***用法*** 水煎藥3次，其中附片先煎30分鐘，肉桂後下，藥液分2次服下，以上為成人1日量，每日1劑。

***說明*** 本方適用於低血壓屬氣血虧虛或陽虛證者。症見頭暈，站立時眼前昏黑，時有嘔吐，四肢不溫，面色㿠白或萎黃，納食較差，腰酸乏力，舌淡苔白，脈細弱。血壓偏低，以舒張壓為主。大多數低血壓患者有陽氣虧虛之見症，因此在補氣血的同時，加以溫腎補陽的附子、肉桂，能明顯改善上述症狀，升高血壓。宜堅持服藥一段時期。陰虛火旺者及實熱者忌用。

***來源*** 獻方人：江西省撫州市第二人民醫院唐學游。

【針灸】

***取穴*** 素髎、內關。

***施術*** 常規穴位消毒後，用毫針刺素髎穴，使用輕刺激手法；內關穴使用中等強度刺激，留針20分鐘，持續或間斷捻轉。每日1次，7次為1療程。

***說明*** 本方治療低血壓，有一定的升壓作用，如與耳穴



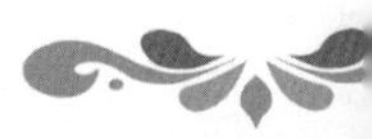

心、腎上腺、升壓點交替針刺，則治療效果更佳。

***來源*** 獻方人：湖南省常德市第三人民醫院老中醫劉天健；推薦人：湖南省中醫藥學校劉步醫。

## 震顫麻痹

【方藥】

***配方*** 黨參20克、白朮12克、茯苓15克、薏苡仁20克、黃精20克、黃芪30克、白芍15克、枸杞20克、木瓜15克、杜仲15克、當歸12克、懷牛膝12克。

***用法*** 水煎2次，分2次服下。以上為成人1日量，每日1劑。

***說明*** 本方適用於震顫麻痹屬脾氣虧虛，兼有肝腎不足證者。症見肢體震顫日久，頭暈眼花，精神倦怠，面色萎黃，納食不香，大便偏溏，舌淡邊有齒印，脈沉細無力。本方以補氣健脾為主，輔佐滋補肝腎，可控制震顫的發作。黃××，女，54歲。患震顫麻痹數年，長期服用西藥，仍未能完全控制。經常腹瀉，震顫反覆發作。服此方數十劑後，停用西藥每月僅發作2次，有時可恢復正常，腹瀉亦治癒。

***來源*** 獻方人：江西省撫州市第二人民醫院唐學游。

## 重症肌無力

【方藥】

***配方*** 生地15克、當歸10克、白芍12克、桑枝15克、薑黃10克、黃芩10克、沙苑蒺藜10克。

***用法*** 用水煎服，煮沸後15分鐘即可取汁溫服，每日1劑，煎服2次。



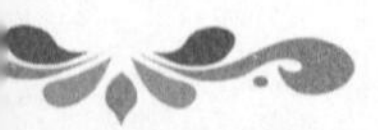

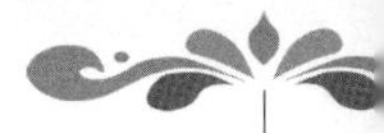

**說明**　本方適用於雙眼上瞼下垂，複視，眼球固定，嚼肌乏力，顏面肌肉和四肢軀幹各肌群異常疲勞，伴有全身乏力，形體消瘦，煩熱盜汗，失眠心悸，舌紅，脈數等症。本方從血障礙著手，調節機體運動的物質基礎，達到養血通絡，激發肌肉功能的目的。

曾治夏某，女性，8歲。患重症肌無力，服上方15劑後，病情好轉，守方連服80劑，病痊癒。

**來源**　獻方人：湖南中醫學院附二院蕭國仕；推薦人：湖南中醫學院附二院米仁賢。

## 週期性麻痹

【方藥】

**配方**　黨參20克、白朮12克、薏苡仁20克、黃芪20克、紅豆30克、扁豆1.5克、蒼朮12克、木瓜15克、甘草10克。

**用法**　水煎2次，分2次溫服。以上為成人1日量，每日1劑。

**說明**　本方適用於週期性麻痹緩解期。症見陣發性癱瘓，補鉀後很快緩解；平素疲乏無力，四肢酸軟或困重，納食一般，舌淡、苔薄白，脈細弱無力。本方有補氣健脾利濕、柔肝緩急之功效。效果較滿意。周××，25歲，男。患週期性麻痹年餘，用氯化鉀靜脈點滴後，立刻可以步行，用上方治療月餘，病未再復發。

**來源**　獻方人：江西省撫州市二人民醫院唐學游。



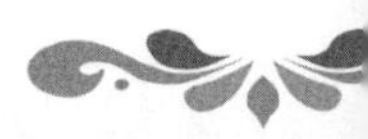

# 自汗

【方藥】

***配方1*** 玳瑁6克、煅石決明12克、珍珠母12克、醋炙靈磁石9克、菊花6克、白蒺藜9克 、天麻9克、鉤藤9克、桑寄生9克、白芍6克、炙甘草3克、木瓜4.5克。

***用法*** 前4味藥另包，先煎1小時，再與其他藥物共煎20分鐘 ，取法分早晚2次分服，每日1劑。

***說明*** 本方為著名中醫蒲輔周用治因植物神經功能失調所致的自汗症。曾治某男，3個月前患重感冒後自汗不癒。症見頭暈、耳鳴、頭皮左側發麻，稍緊張或微驚即汗出遍體，不能看書，眠差。西醫診為「植物神經失調」。蒲老辨為肝陰不足，肝陽上亢處上方以滋水涵木，息風潛陽。服5劑而汗出減半，後以本方及杞菊地黃丸兼服而獲痊癒。

***來源*** 獻方人：高輝遠等，《蒲輔周醫案》；推薦人：湖南中醫學院潘遠根。

***配方2*** 酸棗仁9克、知母3克、川芎3克、茯神6克、炙甘草3克、白蒺藜9克、珍珠母（打）12克、女貞子39克、懷牛膝6克、地骨皮6克、龜板（打）12克。

***用法*** 水煎2次，每日服2次，每日1劑。

***說明*** 本方為著名中醫蒲輔周用治素體陰虛，肝陽不潛，兼心血不足所致自汗症之驗方。適應於症見汗多，以夜間汗出為甚，兼有心慌、氣短、頭痛目眩，脈沉細，舌少苔者。此方有滋陰潛陽，養血寧心之功效。

***來源*** 《蒲輔周醫案》；推薦人：湖南中醫學院潘遠根。



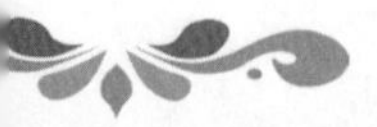

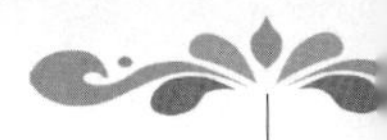

***配方 3*** 黃芪 30 克、黨參 15 克、白芍 30 克、桂枝 6 克、白朮 20 克、甘草 6 克。

***用法*** 水煎服，沸後20分鐘即可。每日1劑，煎服2次。

***說明*** 此方具有益氣斂汗功效，用於外傷手術或其他手術後氣虛汗出者。外傷手術失血較多，氣隨血耗，氣血虧虛；且「氣為血帥」，故方中重用黃芪益氣固表止汗；白芍養陰和營；輔以白朮健脾，助生化之源；黨參、桂枝益氣斂汗。曾治謝某，男性，47 歲。右股骨乾粉碎性骨折，行開放復位術後自汗不止，動則尤甚。給服本方 4 劑，出汗減少；續服 4 劑而痊癒。

***來源*** 獻方人：上海第二醫科大學附屬瑞金醫院曲克服；推薦人：湖南省中醫藥學校李玄。

***配方 4*** 山茱萸 60 克、人參 15 克。

***用法*** 加水煎煮2次，沸後20分鐘即可服用，每日1劑。

***說明*** 張錫純用本方治療大汗淋漓，氣短不足以息之虛脫，一般服藥 1 劑，即可挽回垂危之症。曾治李某，20 餘歲。患外感用解表劑治癒。二日後突然通身冷汗，心悸怔忡異常，氣短不足以息，脈浮弱無根。先用山茱萸 60 克，煎湯急服之，藥後即心定汗止，氣亦能接續，隨又將人參切作小塊，用山茱萸 60 克，煎濃湯吞服，即獲痊癒。

***來源*** 《醫學衷中參西錄》；推薦人：湖南省常德市第一人民醫院劉智壺。

【針灸】

***取穴 1*** 合谷、復溜。

***施術*** 先用 毫針刺合谷穴 0.8～1.0 寸，施以補法，再針復溜穴 5～8 分，施用瀉法。每日 1 次，10 次為1療程。




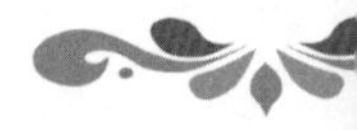

**說明**　本法治療自汗，適應於白天汗多，稍動即汗出之症。一般治療 1～2 療程，即可奏效。

**來源**　《針灸聚英》；推薦人：湖南省常德市第一人民醫院劉智壺。

**取穴 2**　氣海、命門。

**施術**　用艾炷置放於氣海、命門 2 穴上，用火點燃，灸 10～20 壯，每日 1 次。

**說明**　本法治療自汗症，適應於不因天氣熱灼、衣被厚蓋，而膚孔中頻頻汗出等症。用小艾炷施灸。

**來源**　獻方人：趙爾康，《中華針灸學》；推薦人：湖南省常德市第一人民醫院劉智壺。

## 盜　汗

【方藥】

**配方 1**　生地黃 12 克、淮山藥 30 克、丹皮 10 克、山茱萸 20 克、澤瀉 10 克、茯苓 10 克、白芍 12 克、麥冬 15 克、五味子 10 克、龍骨 20 克、牡蠣 20 克。

**用法**　加水 500 毫升煎煮，沸後 20 分鐘即可。每日 1 劑，水煎服 2 次。

**說明**　本方治療各種疾病及體質虛弱所致的盜汗症，收效甚捷。適應於夜間睡醒後身汗，甚或汗出如淋，或不自覺而隔被床板有汗濕影跡（俗稱脫影），或伴咽乾，手足心熱，消瘦，脈細等症。曾治楊某之子，8 歲。患盜汗甚劇，每夜入睡後即汗出，常濕透內衣，症已半載，手心發熱，胃納不佳，舌苔薄黃，脈細。擬上方，服藥 5 劑，症即減輕，續服 5 劑，汗止。停藥數月後，盜汗又發，再服上方 10 劑而癒。

**來源** 獻方人：湖南省常德市第一人民醫院劉智壺。

**配方 2** 五倍子 9 克。

**用法** 五倍子研成細末，每晚用水調敷肚臍上。

**說明** 本方適用於盜汗。五倍子主治肺虛之久咳、久痢、久瀉、脫肛、盜汗、自汗、遺精等。《本草綱目》記載五倍子能「斂肺降火，化痰飲、止咳嗽、消渴、盜汗」。外敷治療，5～7 次盜汗即止。

**來源** 獻方人：河南省柘城縣人民醫院張立亭。

【針灸】

**取穴 1** 大椎、後谿、陰郄、關元。

**施術** 用毫針刺大椎、關元2穴，進針5分深，用補法；後谿、陰郄2 穴針刺用補法。每日1次，10次為1療程。

**說明** 本法治療盜汗症。後谿、陰郄 2 穴為養陰止盜汗之要穴；大椎穴能固表止汗；關元穴益氣培本以攝汗。《醫學綱目》謂：「盜汗不止，取陰郄瀉之；」《甲乙經》又謂：「虛損盜汗，取百勞。」一說百勞穴即大椎穴。

**來源** 獻方人：趙爾康，《中華針灸學》；推薦人：湖南省常德市第一人民醫院劉智壺。

**取穴 2** 百勞。

**施術** 用毫針針刺，進針3分，平補平瀉法；灸2～7壯。

**說明** 本穴在背部第 1 椎骨尖上。治療盜汗、低熱等症，針百勞穴即可獲效。

**來源** 《扁鵲神應針灸玉龍經》；推薦人：湖南省常德市第一人民醫院劉智壺。





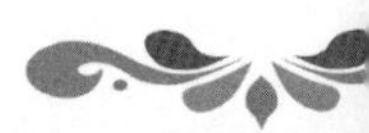

# 昏厥

【針灸】

***取穴*** 主穴：人中。

***配穴*** ①承漿、十宣、氣海；②十宣、承漿、合谷、豐隆；③內關、中衝；④氣海、三陰交、大敦、隱白。

***施術*** 人中穴用毫針進針3分，強刺激；承漿、十宣穴，用三棱針點刺出血；氣海穴用針刺5～8分深，平補平瀉；合谷、豐隆穴，用瀉法；內關穴針5～8分，中衝穴針2分，均用補法；氣海穴針5～8分，三陰交針0.8～1.0寸，大敦、隱自穴針2～3分。均用補法或用艾捲灸。

***說明*** 本法治療昏厥以人中為主穴。昏厥可由多種不同的疾病所致，本方4組穴位，第1組為治療中暑昏厥，適應於身熱，汗出，口渴等症。有清暑益氣，瀉熱醒神的功效；第2組可用於治療中風所致的昏迷，適應於突然昏倒，不醒人事，口眼喎斜，喉中痰鳴等症。有化痰開竅，清熱息風的作用；第3組為治療暈針所致的昏厥，適應於針刺治療時發生暈針，突然昏厥，汗出，脈微弱。可以補氣固脫；第4組為治療失血昏厥，適應於神志不醒，脈微欲絕，四肢厥冷，面色蒼白。有培元固本，補氣救脫之功效。

***來源*** 獻方人：鄭魁山，《針灸集錦》；推薦人：湖南省常德市第一人民醫院曾昭華。

【推拿按摩】

***操作部位1*** 緊貼耳垂根下緣，聽敏穴上3分的下額骨外後沿處（即是「蘇醒穴」）。

***施術*** 醫者立於便於施術之處，兩手食指尖對稱，同時

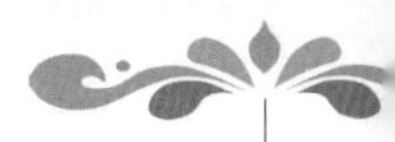

先輕按在聽敏穴處，指不抬，再上移約 3 分，用力按壓，力點向內上方，以神志清醒為度。對老幼患者用力當適度。

***說明*** 本法具有通關竅，開閉塞，蘇心神之功能。故對各種原因所致的突發性昏厥有較好的療效。經治療 317 例，結果按壓本穴後，病人全部復蘇

***來源*** 《新中醫》，12：32，1984；推薦人：江西省中醫藥研究所楊寧。

***操作部位 2*** 心俞、肝俞。

***施術*** 以拇指腹用力按揉心俞及肝俞穴。

***說明*** 浴池昏厥症多因患者體質虛弱、空腹、浴池過熱、過勞等諸多因素引發，患者可突然出現昏厥，大汗淋漓，噁心，面色蒼白等症狀。限當時的浴池環境，沒有任何醫療器械，只能以指代針及時救治。韓×，男，30 歲。在浴池突然昏厥，經揉心俞、肝俞 2 分鐘後即蘇醒。自述因近日加夜班不得休息，入浴水熱突發昏厥，當按揉後背時「只覺一股涼氣上沖至頭，腦內立即清醒」。

***來源*** 獻方人：保定市河北大學醫院韓鑒明；推薦人：河北保定電力修造廠職工醫院趙偉。

## 精神分裂症

【方藥】

***配方 1*** 膽南星 12 克、天竺黃 15 克、朱茯神 15 克、枳實 15 克、大黃 40 克、芒硝 10 克、生龍骨 20 克、生牡蠣 20 克、珍珠母 30 克、青黛 10 克、山梔 10 克、黃連 6 克。

***用法*** 水煎 2 次，分 2 次服。龍骨、牡蠣、珍珠母先煎半小時，大黃後下，芒硝沖服。以上為成人 1 日量，每日 1 劑。





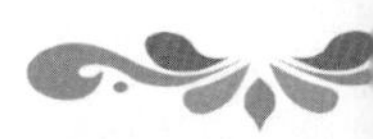

**說明**　本方適用於精神分裂症的狂躁型。症見哭笑喜怒無常，語無倫次，毀物打人，狂躁不安，口渴喜冷飲，面目紅赤，唇乾燥，舌紅、苔黃，脈滑數。方中重用大黃，瀉火導滯，服後大便溏泄，不宜過早減量。本方雖苦寒藥物味多且用量過大，「急則治標」，毋須考慮傷損脾胃，病癒之後可再服溫胃健脾之劑。

**來源**　獻方人：江西省撫州市第二人民醫院唐學游。

**配方 2**　方①生石膏 180 克、柴胡 25 克、生大黃 50 克、梔子 15 克、生鐵落 60 克、夜交藤 60 克、青皮 25 克、芒硝 40 克、青礞石 50 克。

方②生石膏 60 克、川芎 15 克、僵蠶 18 克、菊花 12 克、生地 50 克、黃柏 24 克、黃連 6 克、鉤藤 30 克、代赭石 30 克、酸棗仁 24 克、梔子 15 克。

**用法**　上方均用水煎，每日 1 劑，每劑煎 3 次，煎液混合，分 3 次服。其中大黃後下，芒硝沖服。服藥期間忌飲酒、吸菸，勿食辣椒等辛辣之品。

**說明**　本方適用於精神分裂症。症見坐臥不安，徹夜不眠，躁動易怒，傷人毀物，哭笑無常，自言自語，或語無倫次，大便燥結，有妄想或有幻覺，情感淡漠，自知力喪失，生活不能自理等。治療時，首先服方①，待症狀基本消失後，改服用方②。方①服後出現腹瀉，輕者 3～4 次。重者 10 次以上，不能因腹瀉而停藥。

**來源**　獻方人：李祿斌等，《中醫雜誌》，5：23，1990；推薦人：江西省撫州市第二人民醫院唐學游。

**配方 3**　柴胡 10 克、生地 10 克、當歸 6 克、梔子 10 克、龍膽草 6 克、淮木通 6 克、酒黃芩 6 克、車前仁 6 克、

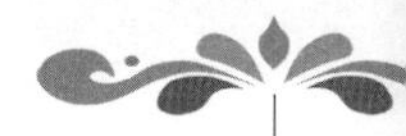

青礞石（煅）15克。

***用法***　水煎服，1日1劑，連服7天為1療程。

***說明***　本方適用於情志不暢所誘發之癲，症見神志癡呆，喃喃自語，精神抑鬱，喜怒無常等症。

來源　獻方人：湖南省桑植縣人潮海鄉南斗北村衛生室陳和明。

***配方4***　紫石英、白石英、朱砂、龍齒、人參、細辛、天雄、附子、遠志、乾薑、生地、茯苓、白朮、桂心、防風各60克。

***用法***　上藥同研細末。每服3克，溫開水送下，1日3次。

***說明***　本方有補心安神、鎮驚寧志的功效，治療精神分裂症日久不癒，心氣虛弱，驚悸恍惚，喜怒無常。

***來源***　《千金要方》；推薦人：南京中醫學院華浩明。

***配方5***　冰片、牛黃、朱砂各7.5克、生大黃末60克。

***用法***　上藥同研極細末。每 次服9克，涼生薑蜜水調服，1日3次。

***說明***　本方有涼心除熱，化痰開竅的功效。用於治療精神分裂症屬心經邪熱，症見狂語，精神紊亂者。

***來源***　《御藥院方》；推薦人：南京中醫學院華浩明。

***配方6***　龍眼肉24克、柏子仁15克、生龍骨（搗碎）15克、生牡蠣（搗碎）15克、生遠志6克、生地18克、天冬12克、甘松6克、生麥芽9克、菖蒲6克、甘草4.5克、鏡面朱砂0.9克。

***用法***　磨取鐵銹濃水煎藥，去渣溫服。朱砂研細，用



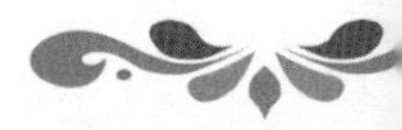

頭、次煎藥湯分 2 次送服。

***說明*** 本方有補血養神，清心調肝的功效，治療精神分裂症因思慮過度，傷其神明；或因思慮過度，暗生內熱，消耗心肝之血，以致心火肝氣，上衝頭部，擾亂神明所致者。瘋狂過甚者不宜用此方。

***來源*** 《醫學衷中參西錄》；推薦人：南京中醫學院華浩明。

***配方 7*** 沉香、枳殼各15克，青礞石、茯苓、法半夏、芒硝、陳皮各30克，黃芩150克，大黃120克，甘草12克。

***用法*** 共研細末，煉蜜為丸，如梧桐子大，朱砂為衣。每日早晚空腹服 10～15 克，服至病癒。

***說明*** 本方治療精神分裂症。適用於胡言亂語，出外亂走，或大笑不止，不畏羞辱，甚或拿捧持刀傷人。服藥治癒後，仍須堅持服用一段時間，以鞏固療效。

***來源*** 《中國簡明針灸治療學》；推薦人：湖南省常德市第一人民醫院劉智壺。

***配方 8*** 甘遂 3 克、朱砂 3 克、豬心 1 具。

***用法*** 將甘遂研細末，用豬心取管血和甘遂末，將豬心用刀割開，納入遂末，將心用線縛定，外用綿紙裹好，用水浸濕，慢火煨熟，不可燒焦；取出甘遂；取出甘遂末，入朱砂和勻，分作 4 丸，每 次服 1 丸，用煨豬心煎湯送服，每日服 1 次。

***說明*** 本方治療癲狂，適用於嘻笑無常，語言顛倒錯亂等症。服藥後大便可排出污濁之物。癒後可服 天王補心丹，心鞏固療效。

***來源*** 《萬病回春》；推薦人：湖南省常德市第一人民



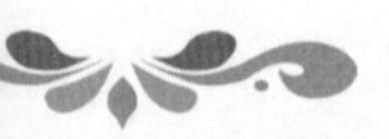

醫院劉智壺。

【針灸】

**取穴**　大椎、風府。

**施術**　病人雙腿分開，面對椅子靠背，騎在椅子上，雙手放在椅子靠背兩側。把病人手腿用綳帶固定在椅子上。選準穴位，局部常規消毒，助手扶好病人頭部。術者用毫針在大椎穴進針，向上斜刺 4 公分，再用毫針直刺風府穴 2.5 公分。把電針機上的 1 對輸出導線分別連在兩個針柄上，打開電源開關，此刻令助手扶好病人頭部以防通電時活動，調輸出電流到 1 毫安培，通電 10～20 秒鐘即停，病人強烈酸麻感。

**說明**　中醫學之癲狂包括了現代醫學的精神分裂症。癲症主要是痰氣鬱結、狂症主要是痰火上擾所致。癲症因痰氣久鬱而化火，可能轉為狂症；狂症鬱火得瀉，而仍有痰氣鬱滯，亦能轉為癲症。治法宜疏肝理氣，化痰安神，清肝瀉火，鎮心豁痰。大椎穴能清泄陽邪，醒腦開竅。風府是髓海之下俞。曾治馬××，女，32 歲。因生暗氣而精神抑鬱，表情淡漠，有時喃喃獨語，語無倫次，時悲時喜，哭笑無常，失眠多夢，不思飲食。曾在地市精神病醫院多方治療罔效。診時症見：狂躁不安，雙目怒視，不識親疏，打人毀物，登高而歌，夜不入睡，頭痛，舌質紅赤，苔黃膩，脈弦滑。用電針治療 4 次即癒。繼服磁珠丸 1 個月後，正常參加勞動。隨訪數年載未復發。

**來源**　獻方人：河南省柘城縣人民醫院張立亭。

【心理治療】

**施術**　採有合適的方法恐嚇病人，使病人產生懼怕心理，以收恐則氣下之效。

**說明**　本法適用於因外來強烈或持久的刺激，如思慮過度，情懷憤鬱而致肝鬱氣滯，心脾氣結，聚津成痰，蒙蔽神機；或大喜大怒，心肝火盛，煎液為痰，痰火上擾心神，而成的癲狂證。《儒林外史》記載：窮書生范進一心追求功名，屢試不中，直到54歲才伐幸中舉，當他看見喜報時，竟高興得昏倒在地，牙關緊閉、不省人事。其被母親灌了幾口開水，蘇醒後，又發狂發瘋，披頭散髮，口中亂叫，雙手拍掌，滿臉污泥，腳上掉了一隻鞋，狼狽地在大街上亂跑。有人讓他平時最懼怕的老丈人胡屠戶狠狠給他一巴掌，將他打昏在地。經鄉親替他抹胸口，捶背心、舞弄了半日，才漸漸蘇醒過來，並不再瘋了。本證病機屬過喜傷心，氣機紊亂、痰濕上湧，迷蒙心竅。而「恐則氣下」，故用恐嚇制之，以達調理氣機，降痰清心的目的。

**來源**　《儒林外史》；推薦人：湖南中醫學院曠惠桃。

## 抑　鬱　症

【方藥】

**配方**　麝香1.5克、明雄黃5克、冰片5克、琥珀2.5克、朱砂5克、皂角5克、豬心3個。

**用法**　以上藥共研成細粉末，分6次口服，每日服2次。

**說明**　先將豬心放瓦盆上焙乾，研成細末，分別兌入明雄黃、琥珀、朱砂、麝香、冰片粉末，皂角單獨碾成細粉末，再與上藥混合後裝入空心膠囊。本方為家傳秘方，治療憂鬱症。對以表情淡漠，沉默癡呆，語無倫次，靜而少動為主要的症狀的患者，有顯著效果。曾治10餘例，均獲癒。張某，女，22歲。因愛情受家庭阻攔，開始食慾不振，漸至精神癡呆，語無倫次，反覆發作2年餘。近10日來晝夜不眠，

已 3 天不能進食。服用上方 2 劑，患者漸恢復正常，談笑自如，後未復發。

***來源*** 獻方人：內蒙古紮蘭屯市中蒙醫院劉金。

【心理治療】

***施術 1*** 設法轉移患者的注意力，可讓患者多聽音樂，甚至可親自操琴玩曲以移易性情。

***說明*** 本法適宜於因多思多憂等情志刺激而致氣機鬱滯不暢的抑鬱證。症見精神抑鬱，心神不寧，情感失常，悲憂善哭等。宋代著名文學歐陽修曾患嚴重的憂鬱症，遍請名醫延治未效，後來他潛心學琴，終日扶琴聽曲，久而樂之，竟不知病之在體。歐陽修認為撫琴可以「聽之於耳，應之於手，取其和者，道（導）其湮鬱，寫（瀉）其憂思，感人之際，亦有至者。」可見扶琴聽曲可以寄託情懷，排遣憂思，故可用來治療因心情抑鬱所致的病症。

***來源*** 《送楊置序》；推薦人：湖南中醫學院曠惠桃。

***施術 2*** 先激病人發怒，然後給予寬慰或告以喜訊，以先怒後喜之法，以除思念之情。

***說明*** 本方適用於因思慮不解，氣機鬱結所致的神情抑鬱，神志恍惚，不思飲食等症。朱丹溪曾治一女子，因丈夫經商外出 5 年未歸憂思疾，不思飲食，整日困臥不起，神志恍惚，神情如癡。朱氏先令其父呵責並掌其面，責其不當有外思。女子大怒而哭，怒息後即能進食。後又寬慰之並告其夫將歸，患者果然病解。此為先怒後喜以勝思之驗案。

***來源*** 《九靈山房集・丹溪翁傳》；推薦人：湖南中醫學院曠惠桃。

## 反應性精神病

【心理治療】

***施術 1*** 一方面好言相勸，同時設法讓患者反覆發笑，以收喜勝悲之功。

***說明*** 本法適宜因情志刺激而導致的以悲傷哭泣為主症的精神病。李×，男，21 歲。以「情感性精神病」收入院。入院 3 天來，日夜蒙面啼哭不止，夜間尤甚，嚴重擾及他人，同室病人盡厭而避之。眾醫無策，遂思一法：一邊在床前好言相勸，一邊以手指搔擾病人腰部，患者覺奇癢難忍，極力躲避，時哭聲稍止。見此狀囑旁人將其雙手捉緊，再在其腰部、腋窩等處輕搔。其哭聲驟止，捧腹要求不要再搔，稱不再哭了。恐無信，再 次搔之，李大笑，遂停騷擾。自此止啼，病室始得安靜。此喜勝憂之治。

***來源*** 《中醫心理學論叢》；推薦人：湖南中醫學院曠惠桃。

***施術 2*** 言語開導，解除病人的思想顧慮；幫助病人移情易性，使其精神有所寄託。

***說明*** 現代醫學認為，心理因素可誘發反應性精神病。情志過極可導致大腦機能活動障礙，從而導致一系列具有鮮明情緒色彩的症狀，心理治療有明顯療效。劉某，男，68 歲。因與人爭吵後，突然精神失常，喃喃自語，急躁易怒，時或悲傷欲哭，謂有人要殺他，經常徹夜失眠，納食尚佳。入院後，在藥物治療的同時，經常進行言語開導，關心體貼，陪他談心，用以前他曾規勸其他人吵架的經歷啟發他，並告知大家都關心他，尊敬他，沒有要殺他。同時做好與其

吵架的人的工作，也來看望他，向他道歉，解除了他的思想顧慮，心情得以舒暢，精神逐漸恢復正常。然後根據他以往有練書法的習慣，建議他每天練字 1～2 小時，他越練興趣越大，以致迷戀書法，有時每天練寫 3～4 小時。半年後精神完全恢復正常，其他症狀也逐漸消失。

***來源*** 獻方人：湖南中醫學院曠惠桃。

## 老年性癡呆

【針灸】

***取穴*** 神門。

***施術*** 用毫針針刺，進針 3 分，強刺激，留針 30 分鐘；灸 7 壯。

***說明*** 本法治療癡呆，不識尊卑，反應遲鈍等症。神門有醒腦、通神之效。

***來源*** 《扁鵲神應針灸玉龍經》；推薦人：湖南省常德市第一人民醫院劉智壺。

## 神經衰弱

【方藥】

***配方 1*** 黃連 5 克、酸棗仁 20 克、柏子仁 10 克、麥冬 15 克 、天冬 10 克、當歸 10 克、生地黃 10 克、黨參 10 克、丹參 10 克、茯苓 10 克、遠志 5 克、玄參 12 克、五味子 10 克、龍骨 25 克、牡蠣 25 克、炙甘草 5 克。

***用法*** 水煎，沸後 20 分鐘 即可服用。每日 1 劑，煎服 2 次。

***說明*** 本方為筆者經驗方，由古方天王補心丹加減變化

而成，臨床用以治療神經衰弱之失眠症，每獲良效。黃××，女，50 歲。患神經衰弱，經常頭暈、頭痛、失眠。近 1 週來徹夜不能入睡，心煩，口乾，舌苔薄白，脈細弦。服上方 2 劑後即能入睡，但睡易驚醒，醒即不能再入睡。續服原方 3 劑，已能熟睡，心煩，口乾之症亦消失，失眠之疾逐獲痊癒。

***來源*** 獻方人：湖南省常德市第一人民醫院劉智壺。

***配方 2*** 百合 12 克、黨參 12 克、龍齒 30 克、淮小麥 30 克、琥珀粉（吞服）3 克、五味子 3 克、炙甘草 6 克、紅棗 5 枚、麥冬 15 克。

***用法*** 水煎服，每日 1 劑，煎服 2 次。

***說明*** 本方為浙江名老中醫魏長春的經驗方。方中百合清心安神、養五臟；龍齒鎮心潛陽；琥珀鎮驚安神；甘草、麥冬、大棗專治臟躁；黨參、麥冬、五味子（生脈散）收斂心氣、益智寧心。本方對心虛、陽亢的失眠伴有頭暈、心悸、健忘者，具有較好的療效。

***來源*** 獻方人：黃志強等，《浙江中醫雜誌》，6：279，1980；推薦人：安徽省馬鞍山鋼鐵公司醫院劉家華。

***配方 3*** 僵蠶 10 克、薑黃 6 克 、天竺黃 3 克、蟬蛻 6 克、遠志 10 克、合歡皮 15 克。

***用法*** 水煎 2 次，分 2 次服，第 2 次在臨睡前 1 小時服用。以上為成人 1 日量，每日 1 劑。

***說明*** 本方適用於神經衰弱所致的頑固性失眠。中醫辨證為痰氣交阻，氣鬱化火，症見失眠多夢、入睡困難，時時驚醒，醒後不易再眠，重者徹夜不寐，或伴有情志不遂，遇事善驚，頭暈健忘等。飲食宜清淡，忌辛辣炙煿食物。

***來源*** 獻方人：李宇航《中國雜誌》；8：25，1989；

推薦人：江西省撫州市第二人民醫院唐學游。

***配方 4*** 生龍骨 30 克、生牡蠣 30 克、茯苓 12 克、紫丹參 30 克、炒酸棗仁 30 克、合歡皮 12 克、夜交藤 30 克。

***用法*** 上藥水煎 2 次，每日 1 劑，下午或傍晚先服第 2 次煎藥，頭煎藥留在睡前服；若早醒者，入睡前服頭煎藥，第 2 次煎藥等醒來後繼服。

***說明*** 本方治療嚴重失眠症，有鎮心安神利眠的功效。陰血虛者，加當歸身、加當歸身、白芍、生地、龍眼內；氣陰虛者，加太子參、麥加川黃連、麥冬、山梔、丹皮；驚嚇者，加酒炒鬱李仁、生龍齒；肝鬱者，加柴胡、枳殼、白芍、甘草。以本方治療 157 例，顯效 98 例（62%），好轉 55 例（35%），無效 4 例（3%）。

***來源*** 獻方人：江蘇省南通市中醫院吳震西；推薦人：南京中醫學院華浩明。

***配方 5*** 半夏 10 克、竹茹、枳實各 4 克，陳皮 6 克，茯苓、甘草、炒酸棗仁、遠志、五味子、人參、熟地黃各 3 克。

***用法*** 上藥入生薑 3 片、大棗 5 枚，水煎服。每日 1 劑，煎服 2 次。

***說明*** 本方有益氣補血，養心安神的功效，治療病後虛煩，夜寐不寧以及心膽虛怯，觸事易驚，短氣心悸。

***來源*** 《萬病回春》；推薦人：南京中醫學院華浩明。

***配方 6*** 龍眼肉 18 克、酸棗仁 12 克、生龍骨（搗末）15 克、生牡蠣（搗末）15 克、清半夏 9 克、生赭石（軋細）12 克。

***用法*** 水煎服。每日 1 劑，煎服 2 次。

**說明**　本方有補心安神，化痰利眠之功，治療心中氣血虛損，兼心下停有痰飲，致驚悸不眠。

**來源**　《醫學衷中參西錄》；推薦人：南京中醫學院華浩明。

**配方 7**　黨參 60 克、山萸肉 120 克、山藥 60 克、五味子 30 克、茯苓 60 克、益智仁 60 克、破故紙 60 克、大棗 60 克（去核）、川芎 60 克、菊花 60 克。

**用法**　上藥研細末，煉蜜為丸，每丸重 9 克。每服 1 丸，每日 2～3 次，溫開水送下。

**說明**　本方有滋腎平肝，養心安神的功效，治療神經衰弱失眠，倦怠，耳鳴，眩暈，證屬心腎陽虛，肝陽上亢者。

**來源**　獻方人：冉小峰，《歷代名醫良方注釋》；推薦人：南京中醫學院華浩明。

【針灸】

**取穴**　心俞、神門、豐隆。

**施術**　心俞穴用 毫針刺 5～8 分；神門穴針 2～3，均用補法；豐隆穴刺 0.8～1.0 寸，施瀉法。

**說明**　本法治療神經衰弱之失眠有良好的效果。心俞穴補心血以養心神；豐隆穴降痰濁以寧心神；神門穴能安神而止驚惕。每日於夜睡前針 1 次，10 日為 1 療程。

**來源**　獻方人：湖南省常德市第一人民醫院劉智壺。

【推拿按摩】

**操作部位 1**　睡眠穴（位於足根與足掌交界處中點）。

**施術**　①患者仰臥，術者拇指點按雙側睡眠穴，要求刺激量大，持續 2～3 分鐘，點按後患者立刻感覺頭腦特別清

醒。②輔助配合手法：患者俯臥，術者雙手平推、輕揉背腰部，多指揉拿下肢，點按肝俞、脾俞、腎俞；患者仰臥，術者掌摩腹部，點中脘、關元；患者正坐，術者雙拇指分推頭部，多指輕抓頭部，多指拿頸後部，提拿肩井，揉拿雙上肢。

***說明*** 睡眠穴是筆者在臨床實踐中，探索出來的治療失眠症最佳治療點。根據此點的效用而命名。經分組對照和同組前後對照等臨床實驗觀察證實，重刺激睡眠穴治療失眠症確有獨到之處。根據「全息論」理論，腳部反射區與大腦活動的相應代表區有關，因此睡眠穴對調節大腦皮層與下皮層中樞的興奮與抑制的相對平衡可以起到一定的作用。曾治齊某，男，42 歲。3 年來因工作緊張，過度疲勞而致失眠，每晚服安眠藥才能睡眠 2～3 小時，煩躁不安，頭昏，頭脹欲裂，記憶力減退，注意力不集中，完全不能堅持工作，經中西藥治療未見明顯效果。經本法治療後，睡眠恢復正常，神經衰弱諸症全部消失，隨訪至今未發。

***來源*** 獻方人：湖北省武漢市按摩醫院黃鳳仙。

***操作部位 2*** 頭部、背腰骶部；心俞、肝俞、脾俞、腎俞、湧泉、勞宮；手足三陰經及六神穴（神庭、神道、神堂、神藏、神封、神門）。

***施術*** ①揉背腰部，點按心俞、肝俞、脾俞、腎俞；分推、分揉腰骶臀部。②推抹前額部，推肩心，推頭頂。③推擦手足三陰經。④掐按勞宮、湧泉。⑤施術時，配合按揉六神穴。

***說明*** 失眠屬虛證者為多見。諸臟空虛、精血內耗，神失所養，而不得眠。根據滋陰養血，寧心安神的治療原則，選用手法。曾治郭某，女，43 歲。失眠 6 載，苦於入睡困難，睡則做噩夢而醒。來診時有 3 晚未睡，伴有頭痛、頭

暈、耳鳴、心悸、健忘、神疲等症。推拿1次後，當晚即能入睡，經半月治療睡眠恢復正常。

***來源*** 獻方人：湖北省武漢市按摩醫院袁明晞。

***操作部位3*** 頭面部。

***施術*** ①患者取坐位，醫者用雙手拇指指腹由印堂至上星交替上推，再向側抹按陽白穴，各20～30次。②用雙手拇指按掐睛明、鼻通、迎春、人中、承漿，轉向太陽至風池，並用雙手中指指尖按雙側安眠穴5次。③用拇指橈側少商穴循足太陽、足少陽經在頭部走行，從前額至風池刮3～5次，並 點按風池穴。④醫者立在患者身後左側，左手扶患者前額，右手5指自然分開，中指對督脈，指腹緊貼頭皮，指端由前髮際向後頭部搔抓3～5遍，並按摩揉風池穴。⑤按揉後項部3～5分鐘。⑥醫者用雙手10指指腹甩打頭部2分鐘。

***說明*** 失眠多見於現代醫學的神經衰弱。推拿刺激頭皮，使頭部血液循環增強，從而增加了腦的營養。同時，緩和力輕而有節律的手法反覆刺激，有較好的鎮靜抑制作用。故對失眠治療有較好的效果。盧氏等用此法治療失眠症45例，當晚正常睡眠19例，睡眠好轉17例，無效6例。每例推拿15次。全部病 例經3個月隨訪。症狀消失者32例，無效10例。

***來源*** 獻方人：盧同樂等，《按摩與導引》，1：20，1991；推薦人：湖南省中醫藥學校邵湘寧。

***操作部位4*** 推拿部位及穴位較廣泛，見施術中。

***施術*** ①頭痛、頭昏較嚴重者，採用拇指交替壓印堂——百會、分推前額，揉顳部，掐太陰、太陽、睛明；擠捏後頸部；掐揉足三里，解谿。②全身症狀較嚴重或伴有消化道症

狀者，採用手根揉背腰部，拇指交替壓膈俞至三焦俞；擦命門，平推背腰部，分推前額，揉顳部，揉拿大腿前側，掐揉足三里、解谿。③伴有心慌、胸悶等症狀者，採用拇指交替壓內關、曲澤、點神門、勞宮等穴。

***說明*** 神經衰弱所表現的症狀較多，臨床上應根據具體病情選用，或配合運用本法，可獲得滿意的療效。曾治李×，女，32 歲。患頭痛，頭昏，難以入睡，睡後易醒，多夢，心悸，煩躁胸悶，記憶力減退，身體疲乏不適，飲食不佳，已有 1 年病史。經本法治療 1 月，諸症消除。隨訪一直未發。

***來源*** 獻方人：湖北省武漢市按摩醫院謝娣蘭；推薦人：湖北省武漢市按摩醫院王腊英。

【氣功】

***功法*** 內視安眠法。

***練功要點*** 睡前平臥，兩臂置於體側，雙眼輕閉，呼吸自然，達到均勻、緩慢、細長。呼吸時，有意識地氣貫丹由，3 分鐘後，內視丹田如一氣球。吸氣時，氣球變大；呼氣時，氣球縮小。也可一手放於腹部，體察腹部的上下起伏。待思想集中無雜念時，若有若無，恍恍惚惚，直至入睡。

***說明*** 失眠是指經常不能獲得正常睡眠，甚至整夜不能入睡的病症。常可作為一種症狀出現在神經官能症、高血壓、腦動脈硬化，更年期綜合徵以及某些精神病中。內視安眠法具有調治心脾肝腎和氣血陰陽的作用，使氣血調和陰陽平衡、臟腑功能得以恢復，從而起到安神鎮驚治癒失眠的目的。

***來源*** 獻方人：上海中醫學院虞定海；推薦人：湖南省中醫藥學校張詠梅。



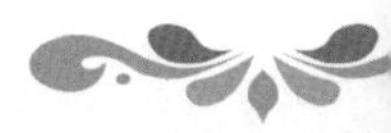

【心理治療】

*施術1* 設法使病人發怒，以怒勝思而取效。

**說明** 此法適用於思慮太過，勞逸失調之失眠證。思慮太過則傷心脾，勞倦太過亦傷脾氣，脾運失健，氣血生化無源，不能上奉養心，以致心神失養而失眠。張子和曾治一婦人，患失眠 2 年，遍醫無效。診其兩手脈緩，斷為思傷脾證，乃以怒激之。先與其失約，繼多取其財，飲酒數日，不予處方而去。該婦大人怒汗出，連續困臥數日而癒。此以怒勝思之理。

**來源** 《儒門事親》；推薦人：湖南省中醫學院曠惠桃。

*施術2* 耐心傾聽病人拆述，然後據情誘導、暗示病人，轉移患者注意力。

**說明** 凡因思慮勞倦太過，傷及心脾，陰血暗耗，神不守舍而致神經衰弱者，皆當配合誘導、暗示等心理療法治之。陳×，男，36 歲。因學習緊張，日夜加班，漸至失眠，先為入睡難，後則徹夜失眠，已歷時 3 月，伴頭昏頭痛，心慌心悸，健忘，神疲力乏。納差消瘦，情緒低落。診為「神經衰弱」。診時耐心傾聽病人訴述，見機插話肯定其學習發奮、事業心強。病人面有喜色。當言其因失眠而痛苦時，分析乃勞逸不當，思慮勞倦太過所致。囑其恢復正常作息制度，白天多參加體育活動，配合給予疏肝養血，寧心安神這酸棗仁湯加味，同時指導其睡前取臥式，練內養功以轉移其因失眠而煩躁的心理狀態。不到 1 週，病人便能安靜入睡，但睡中易醒。囑只要堅持治療，肯定能癒。病人遵囑，1 月後病人眠安納增，體質大為增強，病未再發。

**來源** 獻方人：湖南中醫學院曠惠桃。

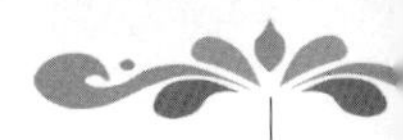

*施術3* 先當病人之面以木擊物作響，繼而背著病人擊物作響，反覆擊打由輕至重，使病人逐漸適應。以收「驚者平之」之效。

*說明* 本法適宜於平素心虛膽怯之人，突遇驚恐，如耳聞巨響，目睹異物，或遇險臨而致心中悸動，驚惕不安，甚則不能自主的一種病症。張子和曾治衛德新之妻，因誘途中所宿客棧夜遇盜搶劫，衛妻受驚從床上摔下，從此稍聞響志則心悸不已，甚則驚倒，不省人事，年餘不解。子和令侍女按住患者雙手，以木擊其面前茶几，婦人大驚，子和說：「我用木塊擊茶几，有什麼可以驚慌的？」待她稍平靜後，又連擊幾次，由輕至重，病人驚慌逐漸減輕，而後又叫人在她背後擊門擊窗，病人逐漸安定，並不再恐慌，繼而笑了起來。晚上又擊她房周門窗等，也未再出現驚恐之症。此《內經》「驚者平之」之法，平即平常，使其習以為常，故驚悸之病不藥而癒。

*來源* 《儒門事親》；推薦人：湖南中醫學院曠惠桃。

*施術4* 解說病由，勸誡引導，並指導形神調攝方法，同時配合藥物綜合治療。

*說明* 本治適宜於情志失調，心血暗耗，或房室過度，腎陰虧耗，陰血不足，筋脈失養之身麻患者。顧×，先左足麻冷，發展至全身麻冷，久治不癒，憂慮不已。醫者先分析其病由，並勸誡患者務心使「心情清寧，情念不起」，並指導其收心調攝之法（如練靜功），告諭患者如能持之以恆，則「則精自固，陰陽互攝，而形神調適矣」。最後處以方藥，患者遵囑調治，疾病漸癒。

*來源* 獻方人：朱邦賢，《中國中醫獨特療法大全》；推薦人：湖南中醫學院曠惠桃。

***施術 5*** 設法轉移患者的情志，分散其注意力，以移精變氣法治之。

***說明*** 本法適宜於因憂思惱怒等情志刺激，傷及心脾，心血不足，心神失養之健忘症。據《列子》記載：魯國有一叫里華子的人，中年後得健忘症。早上的事晚上就忘了，晚上的事次日早晨就忘了，在路途中忘記了行走，在家中竟忘記了坐臥、今天不知以前的事，明天不知今天的事，全家人甚為苦惱，用藥求巫均不效。

一讀書人自薦治之，他用改變其心境，轉化其思慮的方法治之。他讓病人嘗裸露之苦而求衣冠，讓他挨餓受渴而尋求飲食，讓他居處黑暗環境而求光明，即由暫時剝奪患者穿衣、飲食、光明等基本生活條件，使心理上的疾病轉移到生活本能的需要上去，即將心理疾病轉移到軀體上，因而使疾病逐漸痊癒。此屬「移精變氣」之治法。

***來源*** 《列子・周穆王》；推薦人：湖南中醫學院曠惠桃。

## 夢遊症

【方藥】

***配方*** 柴胡、當歸、白芍各 8 克，柏子仁、酸棗仁各 10 克，龍齒、石菖蒲各 6 克，合歡皮、首烏藤各 12 克。

***用法*** 每日 1 劑，水煎 2 次，分 2 次服。

***說明*** 本方治療夜遊症，有疏肝養心，寧神安定的作用。本方 8～12 歲用量，臨床中隨年齡大小而適當增減。若氣鬱痰結積，加法半夏、竹茹各 6 克；陰虛火旺者，加知母、丹皮各 4 克；驚恐不安者，加珍珠母 15 克，朱砂 2 克。以本方治療 20 例，治癒 15 例，好轉 3 例，無效 2 例。治癒



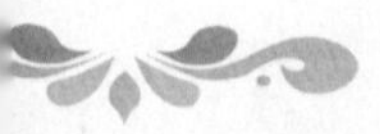

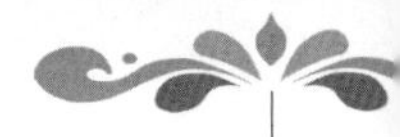

病例療程最長 42 天，最短 10 天，平均為 21.8 天。

***來源*** 獻方人：張拜福，《廣西中醫藥》，（2），1986；推薦人：南京中醫學院華浩明。

## 癔 病

【方藥】

***配方 1*** 代赭石 45 克，青礞石、半夏、膽南星、茯苓、陳皮各 10 克。

***用法*** 上方加水 1000 毫升，煎取 400 毫升，飲前服，每日 1 劑，煎服 2 次。

***說明*** 本方適用於精神憂鬱，悲鬱傷欲哭，神志恍惚，像神靈所作，口流涎水等症。癔病屬於中醫鬱症，臟躁的範疇，中醫認為怪病多癔病，上方以二陳湯為主，佐以重墜之品，臨床治療痰濁內阻之癔病，每獲良效。

***來源*** 獻方人：河南省柘城縣人民醫院張立亭。

***配方 2*** 百合、炒酸棗仁各 30 克，生地、竹茹各 15 克，遠志、茯苓、龍骨、鬱金各 9 克，知母 12 克，甘草 6 克。

***用法*** 上藥水煎，每日 1 劑，煎服 2 次。

***說明*** 本方治療癔病（臟躁症），有養陰潤燥，寧心安神之效。頭痛、頭暈加川芎、天麻各 9 克；噁心納差加陳皮、半夏各 9 克；氣血不足加黃芪 18 克，當歸 12 克；胸脇痛加川楝子、延胡索各 9 克；咽乾，耳鳴加麥冬 9 克，桑椹子 15 克；昏厥加針刺人中穴。

***來源*** 獻方人：楊鐘發，《陝西中醫》，（4）：1980；推薦人：南京中醫學院華浩明。



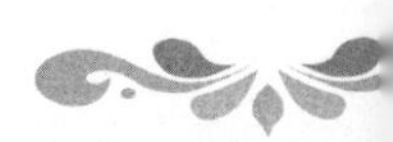

**配方3**　薑半夏、赤茯苓各9克，製厚朴、紫蘇葉各5克，吳茱萸、黃連各3克，生薑4片，大棗5個。

**用法**　上藥水煎，每日1劑，煎服2次。

**說明**　本方治療癔症球《梅核氣》，可收化痰散結，降逆利氣之效。

**來源**　獻方人：蔡鋮俟，《浙江中醫雜誌》，（8），198 3；推薦人：南京中醫學院華浩明。

**配方3**　旋覆花、黨參、法半夏、炙甘草、梔子各10克，生薑3片，酸棗仁10克。

**用法**　上藥水煎，每日1劑，煎服2次。

**說明**　本方治療癔症球（梅核氣），有降逆化痰，和中散結之功效。氣上沖者，加蘇梗、厚朴各5克；胸痛者，加桃仁、延在索各10克；陰虛者，加生地、麥冬各15克。以本方治療癔症球45例，治癒34例（症狀消失，眠食正常，恢復正常工作），基本治癒8例（症狀基本消失，眠食尚好，恢復工作），無效3例。

**來源**　獻方人：劉浩江，《上海中醫藥雜誌》，（4），1984；推薦人：南京中醫學院華浩明。

**配方4**　①生明礬20克、石菖蒲10克、川貝20克、甘草10克。②朱砂15克、石菖蒲15克、川貝20克、白芍20克、川黃連10克、生地10克、當歸10克。

**用法**　先服方①，每劑煎服2次；服後不久即可嘔吐，嘔後再過4小時，煎服方②，每劑煎服2次，每天1劑。

**說明**　經曰：「神有餘，則笑不休。」此方適應於病在手厥陰心包，痰濁蒙蔽，擾其神明所致之嘻笑不休症。「據臨床觀察，服方①後，一般都要嘔吐出黃綠色濁痰，服完方

②，其笑可止，並且呻吟思睡，醒後神志稍清。可用歸脾湯加黃連、川貝各10克，續服3～5劑，即可痊癒。

***來源*** 獻方人：湖南省桑植縣中醫院王鴻海。

【針灸】

***取穴1*** 大椎、心俞、氣海、足三里、三陰交、大陵。

***施術*** 用毫針刺大椎們、心俞穴5分，用平補平瀉手法；足三里、三陰交、大陵針0.8～1.0寸，用瀉法；氣海艾炷灸7壯。每日1次。

***說明*** 上方為治療癔病的主穴。發作期間，還可根據不同的表現取穴。

***來源*** 獻方人：王雪苔，《針灸學手冊》；推薦人：湖南省常德市第一人民院劉智壺。

***取穴2*** 湧泉（雙）。

***施術*** 取圓利針刺入1～2分，以短促的重刺激，並予搗動、捻轉，約1分鐘 左右。

***說明*** 癔病性失語為臨床常見的一種病症。發病原因均有不同程度的精神刺激。用上法治療68例，針刺1次痊癒者66例，進步1例，無效1例。

***來源*** 獻方人：劉更，《中醫雜誌》，2：22，1981；推薦人：安徽省馬鞍山鋼鐵公司醫院黃兆強。

***取穴3*** 內關《雙》。

***施術*** 取內關穴，進針1～1.5寸，給予中、強度刺激。

***說明*** 癔病性失音，中醫學認為，多因暴怒所傷，致使氣機紊亂而突然發病。內關穴為心包經的絡穴，有寬胸、理氣、和胃、寧心、安神的作用。應用本法治療癔病性失音38





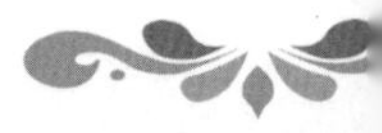

例，均 1 次治癒。

***來源*** 獻方人：何金貴，《中醫雜誌》，1：72，1981；推薦人：安徽省歙縣中醫院黃孝周。

***取穴 4*** 人中。

***施術*** 以 1 寸的 28 號毫針，取準穴位，針尖斜刺向上方快速捻轉進針。約進針 5 分深後即邊捻轉、邊進行誘導，總進針深度約 8 分。先令病人張口發出：「啊……」的聲音，再令病人答話，如回答：「痛不痛」等。如能對答即可停止捻轉。留針 20 分鐘。

***說明*** 應用本方治療癔病性失語 109 例，均 1 次治癒。

***來源*** 獻方人：李士傑，《實用中醫內科雜誌》，2：46，1989；推薦人：安徽省馬鞍山鋼鐵公司醫院劉家華。

【推拿按摩】

***操作部位 1*** 天容穴。

***施術*** 令患者仰臥在治療臺上，術者站在患者頭部一方，以食指尖對準天容穴，向患者對側耳廓方向按壓，用力要均勻，由輕到重，食指可以略作旋轉動作，每次按壓 30 秒至 1 分鐘。如無效，可稍停片刻，再重複進行 1～2 次。根據病情需要，可按壓單側，亦可雙側同時進行。

***說明*** 指壓天容穴治療癔病性失語，較針刺人中、啞門等穴為優。應用本法治療 13 例，其中 11 例指壓 1 次即癒；另 2 例分別指壓 2～3 次而癒。

***來源*** 獻方人：項平，《中醫雜誌》；2：47，1984；推薦人：安徽省歙縣中醫院黃孝周。

***操作部位法 2*** 頭、胸、腹、背及上肢部。

***施術*** ①揉太陽；②點按側胸腹；③推前臂三陰；④按胸骨；⑤按摩上腹；⑥按內關、外關。

***說明*** 該推拿療法配合適當的語言暗示及思想工作，對癔病的治療有一定的作用。

***來源*** 獻方人：駱竞洪，《實用推拿治病百法》；推薦人：湖南省中醫學校王萍。

【心理治療】

***施術 1*** 耐心開導，循循善誘；同時選擇適當時機，以言語激之。

***說明*** 本法適宜於因情志拂鬱，鬱悶不解，氣機鬱結所致的臟證。趙某，男，29 歲。因調資之願未遂，抑鬱不解，漸至表情淡漠，頭痛胸悶，心煩不寐，語無倫次，喋喋不休，脈沉弦而細，診為臟躁。醫生耐心開導，熱情關懷，取得患者信任。趁患者誠表感激之時，抓住時機以言語激之曰：本病多見於婦人，似你一堂堂男子漢，心胸如此狹窄，一事纏繞而百思不解，久鬱成疾，豈不被世人恥笑，日後又怎能立足於 天地之間呢？見他低頭沉思，良久不語，面有愧色，則又善言勸慰，並要他正確認識和對待自己的疾病，解除思想負擔，並用甘麥大棗湯加味調理，連服 7 劑，病遂痊癒。

***來源*** 《中醫心理學論叢》；推薦人：湖南中醫學院曠惠桃。

***施術 2*** 與病人暢談其感興趣的問題，分散其注意力，並以意引出病邪。

***說明*** 此法適用於情志鬱結，氣滯濕阻，痰涎阻絡所致之癱瘓。明代名醫龔延賢曾治一患者癱瘓於床，行動困難，然而卻嗜食好言，尤喜侈談佳餚美味。龔診察病人後，斷其



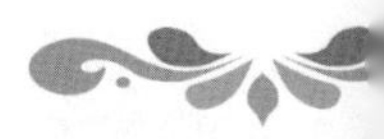

為痰涎阻絡所致。他掌握了病人性格的特點，遂與他暢談美味佳餚，激發其食慾，並端來美味食品，卻不讓他吃，只可聞其味，見其物，不可食之。患者失望之餘，夢中也念此美味。繼而吐出痰涎若干，從此癱瘓之病便痊癒。此以暢談方式分散病人注意力，並有以意引談之效。

***來源*** 《萬病回春》；推薦人：湖南中醫學院曠惠桃。

***施術 3*** 用語言暗示，誘導病人，並給以寬慰，使其氣機調暢，以達治療目的。

***說明*** 本法適用於因情志忿鬱惱怒，煩勞太過，心氣不舒，肝失條達而致之氣厥證。症見突然昏倒不省人事，口閉握拳，呼吸氣粗，四肢厥冷，脈弦等。孫、杜二醫同診仁宗愛妃。一日食後突然昏仆倒地，遍身冰冷。孫、杜診後奏仁宗說：「不妨，此乃氣厥證，過一會吐了即可復蘇。」不一會，病人果然嘔吐，嘔後即蘇醒。孫、杜向皇后解釋說：「貴妃因憂怨氣逆，並與食相搏結，故致氣厥，吐後氣機通暢，故而復蘇。」仁宗問貴妃因何事而憂，貴妃謂因自己不曾為陛下生皇嗣而憂。皇寬慰之，病未再發。此乃逆氣與飲食相結，氣機不暢而致氣厥，經醫生暗示，病人吐後氣機轉暢，加這親人寬慰，心情輕鬆，故病告痊癒。

***來源*** 《醫學綱目》；推薦人：湖南中醫學院曠惠桃。

# 第二章　婦科治療絕技

## 月經失調

【方藥】

***配方 1***　丹参 15 克，當歸、白芍、香附、柴胡各 10 克，廣木香、甘草各 6 克，紅棗 3 枚，生薑 3 片。

***用法***　水煎服，沸後 20 分鐘即可。每劑煎服 2 次，1 日 1 劑。

***說明***　此方有疏肝健脾，理氣止痛，祛瘀等功效。用於治療婦女月經不調，經期錯亂，腰痛、小腹痛者。月經不調，中醫多責之肝脾，為氣滯血瘀所致。故藥用柴胡疏肝解鬱；當歸白芍養血；白芍、甘草酸甘化陰、又緩急止痛；紅棗、廣木香健脾助生化之源；香附、生薑理氣止痛；丹參祛瘀通經，共為調經止痛良方。本方最好於經前 5～7 天服用。曾治黃某，女，34 歲，會計。患月經不調 2 年，或提前，或延後，且經期常感腰脇酸脹痛消失。停藥 10 天，續服上方 6 劑；如此連續治療 3 個月經週期，患者月經正常，經期無腰痛、脇痛、隨訪 1 年月經無異常。

***來源***　獻方人：湖南省中醫藥學校鄧小琴。

***配方 2***　桂枝、茯苓、桃仁、丹皮、茜草根各 6 克，白芍海、螵蛸各 9 克，田三七末 3 克。

***用法***　水煎服，每日 1 劑，煎服 3 次。

***說明***　本方一疏一澀，寓止於行，既能活血通經，又有



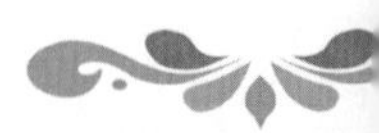

祛瘀止血的雙重作用。適用於月經後期，潮時量多，有血塊，小腹疼痛等症。周某，女，26歲。經閉不行3月，少腹脹痛，延及乳脇，大便閉塞，小便自如，脈沉弦、舌質黑暗、無苔。正屬肝鬱不舒，沖任瘀阻而致，用上方加酒大黃5克，藥服3劑，下少量黑塊，繼續服至10劑，諸症悉已，月事正常。

***來源*** 《金匱要略》；推薦人：湖南中醫學院第二附屬醫院曾紹裘。

***配方3*** 黃芩、白芍、烏賊骨各10克，生地、旱蓮草、白茅根各15克，丹皮、血餘炭、茜草根各6克。

***用法*** 黃芩、白芍、烏賊骨微炒，茜草根、丹皮炒炭用。上藥先用水浸泡30分鐘，然後再煎30分鐘，每劑煎2次，2次煎液混合，日服3次，病重者1日服2劑。

***說明*** 本方適用於月經不調，症見月經先期而潮，經量多，色鮮，舌質紅、苔黃，脈數或細弱等，服藥期間忌辛辣、炙有刺激性食物。

***來源*** 獻方人：李培生，《中醫雜誌》，（6），1988；推薦人：江西省撫州市第二人民醫院唐學游。

***配方4*** 龍膽草、黃芩、梔子、丹皮各10克，藕節、白茅根各30克，生地15克，大黃1.5克，牛膝12克。

***用法*** 水煎服，每日1劑，煎服2次。

***說明*** 本方為劉奉五老中醫治療肝熱上逆，血隨氣上逆而引起的倒經經驗方。適用於經期超前，經前煩躁易怒，伴有經期衄血者。方中龍膽草、黃芩、梔子清上焦熱；生地、丹皮清熱涼血；藕節、白茅根清血熱，止吐衄；佐以少量大黃配牛膝引血下行。全方清熱平肝、涼血降逆，不但吐衄可



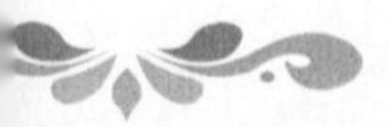

止，而且經血自調。

***來源*** 北京中醫醫院，《劉奉五婦科經驗》；推薦人：安徽省馬鞍山鋼鐵公司醫院黃兆強。

***配方 5*** 白朮、炙黃芪、茯苓、白芍、當歸、益母草、茜草、澤蘭各 10 克，香附、臭椿皮各 5 克，黃柏 3 克。

***用法*** 水煎服，每日 1 劑，煎服 2 次。

***說明*** 本方用藥似平淡無奇，但具有虛實兼顧，氣血並調，經帶同治之特點。《班秀文婦科醫論醫案選》指出：「在治療月經病時，必須適當考慮其與帶下病的相互影響，尤其是濕熱引起的病變。濕熱薰蒸，壅滯包宮，既能導致水精不化，濕濁下注而綿綿帶下，又能損傷沖、任、帶諸脈，以致經行失常。所以在治療之時，不僅要治經，還要治帶，甚或濕熱帶下嚴重之時，還要由治帶來調經，才能收到預期的效果。」此論頗合仲景治帶調經、經帶同治之宗旨。故方以黃芪、白朮等益氣攝血；歸、芍等調經，調經能治帶；以臭椿皮、黃柏治帶，治帶亦調經；又與茜草、澤蘭、香附相配，攝血祛瘀，調經兼疏鬱，對月經淋漓並見帶下者甚為合拍。曾治一歸，月經淋漓 2 月，腹痛是作，白帶多，色黃質稠，倦乏。斷為氣虛濕熱蘊蒸，予上方 3 劑。復診時月經淋漓大減，腹痛亦瘥，帶下、倦乏諸症均有改善，唯少腹脹感，續服原方略事化裁 3 劑，諸症痊癒。

***來源*** 獻方人：浙江省上虞市醫藥衛生科技情報站柴中元。

***配方 6*** 木蝴蝶 3 克、砂仁 5 克、綠梅花 3 克、代代花 2 克、香附 10 克、玫瑰花 3 克、甘松 10 克、廣鬱金 10 克。

***用法*** 水煎服 2 次。每日 1 劑。

**說明**　此方為浙江紹興錢氏婦科經驗方。經前乳脹，多由肝氣鬱結，胃氣失和所致。乳房屬陽明胃經，乳頭屬厥陰肝經、故本病與肝、胃二經關係至重，為女性不孕症原因之一端。錢氏認為，本病輕者數劑可癒，重者非朝夕見功，應守藥緩圖。病多在氣分，用藥宜輕靈，切忌重濁。錢氏臨床用藥，柴胡嫌其劫肝陰，當歸動血於症不宜，不主張用逍遙散，而喜用上方治之。若肝火甚者加左金丸。錢氏疏肝喜用花藥，因花藥其性平和輕清芬芳，善疏肝而又快脾悅胃，用藥宜輕。如此配方用藥疏肝氣而不傷正，有百益而無一弊。

**來源**　浙江省中醫藥研究所，《醫林薈萃》；推薦人：浙江紹興市中醫院董漢良。

**配方 7**　製香附、合歡皮、蘇羅子、路路通各 9 克，廣鬱金、焦白朮、炒烏藥、陳皮、炒枳殼各 3 克。

**用法**　水煎服，每日 1 劑，煎服 2 次。一般須連服 3～4 個月。

**說明**　本方係滬上婦科名醫朱小南先生治療婦人經前乳脹的經驗方。在經前開始感覺乳脹時服，直服至經水來臨通暢為止。方中香附理氣調經為君；鬱金、合歡皮理氣解鬱為臣；白朮、陳皮、枳殼健脾和胃；蘇羅子、路路通疏通經絡；烏藥消脹止痛。全方具有疏肝解鬱、疏通經絡、調經止痛、健脾和胃之功。朱氏指出，如乳脹甚者，加青橘葉、橘核；乳脹痛者加川楝子、蒲公英；乳脹有塊者加王不留行、炮山甲；乳脹有塊兼有灼熱感者加海藻、昆布；兼有腎虛者加杜仲、續斷；兼有血虛者加當歸、熟地；兼有沖任虛寒者加鹿角霜、肉桂；兼有火旺者加黃柏、青蒿；小腹兩旁掣痛者加紅藤、白頭翁。

**來源**　《朱小南婦科經驗選》；推薦人：安徽省馬鞍山



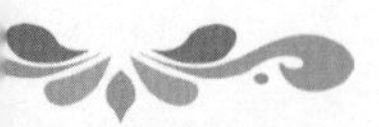

鋼鐵公司醫院黃兆強。

【針灸】

***取穴*** 主穴：關元、三陰交。配穴：①歸來、行間；②天樞、氣海；③血海、肝俞；④血海、行間。

***施術*** 用毫針刺關元穴5～8分，三陰交穴針1寸，均用平補平瀉手法；歸來、行間穴針5～8，用瀉法；天樞、氣海穴，進針5～8分，用補法；肝俞穴針5分，血海穴刺1寸，均用平補平瀉法。血海、行間穴用平補平瀉手法。每日針1次，10次為1療程。

***說明*** 本法治療月經失調，以關元、三陰交為主穴。根據月經情況使用配穴：第①組適應於月經先期，或一月數次，量多，色深紅，面潮紅，小便黃，口乾等症；有清熱涼血，固沖調經的作用。第②組適應於月經後期，量少，色淡，面色萎黃，身體瘦弱；有培補沖任，溫經養血的功效。第③組適應於月經先後無定期，經行不暢，或先或後，量少色紫（暗紅），精神抑鬱，乳房脹痛；有疏肝理氣，和血調經之功能。第④組適應於倒經，經行不暢，伴鼻衄，頭痛，舌質紫暗等症；有平肝降逆，引血歸經的作用。

***來源*** 獻方人：鄭魁山，《針灸集錦》；推薦人：湖南省常德市第一人民醫院曾昭華。

## 功能性子宮出血

【方藥】

***配方1*** 黨參、山梔子、焦白朮、炒酸棗仁、地榆炭、當歸、丹皮、蒲黃炭、杜仲炭、川續斷、荊芥炭、阿膠珠（炒黃）、艾葉炭各12克，炙黃芪24克，雲茯苓、龍眼肉




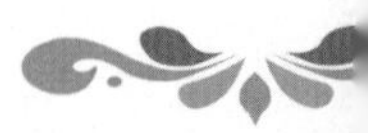

各18克，遠志9克，甘草3克。

**用法** 水煎服，每日1劑，分早晚2次服用。

**說明** 本方治療功能性子宮出血有特效。用本方治療182例病人，痊癒170例，治癒率93.6%，劉××，女，38歲，中學教師。月經來潮出血如注，症已半載，屢治不效。服本方6劑痊癒。

**來源** 獻方人：河南省柘城縣人民醫院張立亭。

**配方2** 灶心土30克，熟地、焦白朮、阿膠、土炒當歸身各15克，黨參20克，附片、炙甘草各10克。

**用法** 先將灶心土煎水，過濾取液煎藥2次，分2次服下，阿膠烊化兌藥液服。每日1劑。

**說明** 本方為黃土湯加減而成。適用於功能性子宮出血中屬虛寒型者。症見月經週期紊亂，出血量多，色淡紅稀薄，面色蒼白，腰膝酸軟，頭昏耳鳴，納食不香，舌淡紅、苔薄，脈細弱。

**來源** 江西省衛生廳，《吉林醫選》；推薦人：江西省撫州市第二人民醫院唐學游。

**配方3** 黃芪30克，黨參、當歸、白芍、熟地、茜草、炙甘草各20克，肉桂、阿膠（烊沖）各10克，艾葉15克。

**用法** 上藥加水180毫升、煎至300毫升，每日1劑，煎服2次。

**說明** 本方有益氣攝血、養血止血之功。主治有經量多，甚者血流如崩，行經期長因氣血不和或氣血虧虛，氣不攝血、血不載氣血。

**來源** 獻方人：河南省商丘地區精神病醫院賀美香。

**配方4** 阿膠10克（烊兌），炒艾葉5克，熟地15克，白芍、地榆、山茱萸各12克，旱蓮草、仙鶴草各30克，枸杞、黃精、西黨參各20克。

**用法** 水煎3次，混勻分2次服用，每日1劑，必要時1日2劑。

**說明** 本方適用於功能性子宮出血病。症見陰道出血持續不止，量多色談，無血塊；面色晄白，精神較差，納食乏味，舌淡，脈細弱。臨床有實熱見症者可加適量的瀉火藥。忌辛辣炙類食物以及避免劇烈的運動，血止後1週避免性交。

**來源** 獻方人：江西省撫州市第二人民醫院唐學游。

**配方5** 龍骨、牡蠣、鱉甲、炙黃芪各45克，赤石脂、白芍、肉蓯蓉、續斷各31克，烏賊骨24克。

**用法** 用水煎藥2次，龍骨、牡蠣、鱉甲、赤石脂先煎半小時，藥液混勻分2次溫服。以上為成人1日量，每日1劑。

**說明** 本方適用於功能性子宮出血。症見月經血量多時少，或大量出血，經期延長，面色晄白，精神萎靡。舌質偏淡、苔薄白，脈細弱。此方為華佗治崩神方加黃芪組成，臨床效果滿意。

**來源** 獻方人：熊維美，《新中醫》，1：50，1985；推薦人：江西省撫州市第二人民醫院唐學游。

**配方6** 方①側柏葉30克、五月艾30克。方②益母草10克、狗脊10克、大血藤12克。

**用法** 方①加水600毫升，文火久煎2～3小時，煮至200毫升，1次服完。每日1劑，連用3～7天。方②煎服法同前。



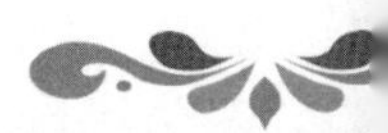

**說明**　方①對子宮出血止血較好，但對身體虛弱患者作用不明顯，改用具有溫補作用的方②，即能止血而獲痊癒。用本法治療功能性子宮出血患者28例，治癒率達100%。

**來源**　《新醫藥資料選編》，(1)，1971；推薦人：江西省中醫藥研究所楊寧。

**配方7**　阿膠30克、當歸30克、紅花12克、冬瓜子12克、仙鶴草12克。

**用法**　水煎服2次，1日1劑。阿膠烊化，調入藥液中服用。

**說明**　本法具有去瘀生新、養血、止血、生血之功效。凡經血如崩，兼見褐色血塊者是適應症。若虛勞多汗，大便溏瀉者則不宜用此方。經治療功能性子宮出血、月經過多28例，一般服用3劑即血止。

**來源**　《赤腳醫生雜誌》，（11），1975；推薦人：江西省中基藥研究所楊寧。

**配方8**　生地、麥冬、白芍、地榆炭各15克，女貞子20克，地骨皮、玄參、旱蓮草、阿膠、烏梅炭各10克。

**用法**　水煎服，沸後15分鐘 即可。阿膠烊化兌服，每日1劑，煎服2次。

**說明**　本方適用於婦人經血量多，色鮮紅，頭昏目眩，耳鳴，腰痛，口乾，五心煩熱，兩顴發紅，舌質稍紅、苔少，脈弦細等肝腎陰虛之症。本方具有養陰清熱，滋補肝腎的功效。曾治張某，女，42歲。素來月經量多，加重1年。每 次經潮血出如注，面色蒼白。使用黃體酮等西藥治療無效。服此方16劑，經期時間、色量均恢復正常。

**來源**　獻方人：湖南中醫學院附二院謝劍南；推薦人：

湖南中醫學院附二院劉貴雲。

**配方 9**　當歸 9 克、白芍 9 克、蒲黃 9 克、丹皮 9 克、艾葉 4.5 克、貫衆 7.5 克、藕節 9 克、生地 9 克、陳棕 7.5 克、阿膠 9 克、廣陳皮 9 克、川斷續 15 克、香附 9 克。

**用法**　水煎服。每日 1 劑，煎服 2 次。

**說明**　本方係民間驗方。適用於功能性子宮出血。虛證加黨參、黃芪、何首烏等；熱證加黃芩、黃柏、梔子、厚朴等；暴崩者加參三七末沖服。血止之後，採用治本法。無錫市三醫院婦產科以本方治療功能性子宮出血 234 例，有效率 96.15%。

**來源**　《中化醫學雜誌》，（1），1973；推薦人：浙江省溫嶺中醫院陶鴻潮。

**配方 10**　地榆 15 克，柴胡、當歸、白朮、白芍、茯苓各 10 克，炙甘草 5 克，苦酒（即米醋）250 克。

**用法**　水煎服，先煎前 7 味藥，沸後 15 分鐘，再入苦酒煮 10 分鐘即可。每日 1 劑，分 2 次煎服。

**說明**　此方由古方逍遙散合地榆苦酒煎組成，具有疏肝理脾，收澀止血之功效。適用於功能性子宮出血。宜於肝鬱脾虛型患者。方用逍遙散疏肝解鬱，理脾益氣攝血。加地榆善治下部出血；苦酒酸澀入肝，收斂止血，並祛瘀健脾。曾治吳某，女，19 歲，學生，有「宮血」病史 2 年，經治療後已癒。1 週前與人爭吵後又出現陰道不規則流血，量多，有少量血塊，伴少腹隱痛，納差神疲。給服上方 3 劑，血大減。續服 2 劑血止如常，隨訪半年未復發。

**來源**　獻方人：湖南省中醫藥學校鄧小琴。

# 閉　經

【方藥】

***配方 1***　當歸 10 克、白芍 10 克、川芎 3 克、熟地 12 克、覆盆子 10 克、菟絲子 10 克、五味子 10 克、車前子 10 克、牛膝 12 克、枸杞子 12 克、仙靈脾 12 克、仙茅 10 克。

***用法***　水煎服，每日 1 劑，煎服 2 次。

***說明***　本方係劉奉五老中醫治療血虛腎虧型閉經的經驗方。適用於產後大出血而損血傷腎引起的閉經。症見精神疲憊，腋毛及陰毛脫落，生殖器官萎縮，性慾減退，陰道分泌物減少，乳房萎縮等。方用五子衍宗丸補腎氣；二仙補腎壯陽；四物湯益陰養血；牛膝補腎通經。腎氣充、腎精足、經血有源，則月經自復。

***來源***　北京中醫醫院，《劉奉五婦科經驗》；推薦人：安徽省馬鞍山鋼鐵公司醫院黃兆強。

***配方 2***　瓜蔞 15 克、石斛 12 克、玄參 9 克、麥冬 9 克、生地 12 克、瞿麥 12 克、車前子 9 克、益母草 12 克、馬尾連 6 克、牛膝 12 克。

***用法***　水煎服。每日 1 劑，煎服 2 次。

***說明***　本方主要用於治療胃熱灼傷津液所引起的月經過少、月經後期，以及精血枯竭所致的閉經。這類病人臨床除閉經外，多伴有口乾舌燥，心胸煩悶，急躁多夢，五心煩熱，或有低熱。臨床以滋陰清熱、活血通經的本方治療，屢試屢驗。

***來源***　北京中醫醫院，《劉奉五婦科經驗》；推薦人：浙江省溫嶺中醫院陶鴻潮。



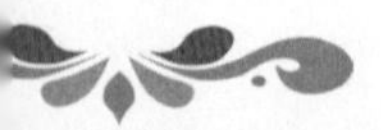

**配方 3**　熟地 30 克、當歸 15 克、白芍 15 克、山茱萸 15 克、紅花 6 克、桃仁 8 克、紅糖 60 克。

**用法**　水煎濃汁，過濾、去渣，加紅糖煮沸後，每日服 2～3 次，每次 100～200 毫升。

**說明**　本方治療婦女閉經，屬腎虛血虛，血枯經血不潮者有效。高××，女，25 歲。病後停經已 2 年。面黃肌瘦，精神不振，腰膝酸軟，舌淡紅、苔薄，脈細澀。服上方 7 劑後，諸症消失，月經來潮，經量少、色淡。上方去紅花、桃仁，加黃芪 30 克、白朮 15 克、雞血藤 30 克，服 5 劑後，痊癒。

**來源**　獻方人：四川省綿陽市 102 信箱職工醫院楊忠英。

【針灸】

**取穴 1**　主穴：關元、氣海、三陰交。

**配穴**　①中脘、天樞、章門；②肝俞、腎俞、關元俞、膀胱俞；③肝俞、膈俞。

**施術**　用毫針刺關元、氣海穴 5～8 分，三陰交穴刺 0.8～1 寸，用補法。中脘 、天樞、章門 3 穴用燒山火補法；肝俞、腎俞、關元俞、膀胱俞、氣海諸穴用燒山火補法；肝俞、膈俞用平補平瀉手法。

**說明**　本法治療閉經，分虛證與實證進行針灸治療。症見消化不良，腹脹，溏瀉等，屬脾胃虛弱者，用第①組穴位以健脾養血；症見腰酸腿軟，肢冷無力，屬於肝腎不足證者，用第②組配穴，以補益肝腎；症見心煩急躁，胸脇脹滿，屬於肝鬱氣滯者，使用第③組配穴，以理氣活血。

**來源**　獻方人：鄭魁山，《針灸集錦》；推薦人：湖南省常德市第一人民醫院曾昭華。

**取穴 2**　血海。



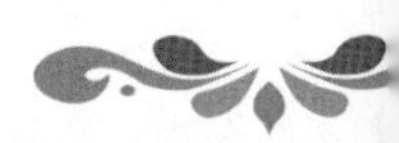

***施術*** 用75%酒精作穴位局部消毒後，以毫針直刺血海0.5～1.0寸深，用平補平瀉手法，留針30分鐘。

***說明*** 本法治療月經不潮，或伴有頭痛，輕微潮熱，脈沉細等症。一般針2～3次即可見效。

***來源*** 《家庭針灸治病妙法》；推薦人：湖南省常德市第一人民醫院劉智壺。

【心理治療】

***施術*** 耐心進行言語開導，使之心情舒暢，情緒穩定，並盡力幫助解決導致疾病的生活難題。

***說明*** 本法適宜於因七情內傷，肝氣鬱結不得宣達，影響心氣不調、脾氣不化，氣結血滯，運行不暢，胞脈阻閉這閉經證。某婦，因短時間內二老相繼去世，悲痛過度；加之夫妻不和，時常吵鬧，悲憤過度，致使正常的月經週期發生改變，出現月經不調，乃至閉經1年餘，屢藥不效。《素問・陰陽別論》云：「有不得隱曲，女子不月。」患者諸般隱曲難言，情志抑鬱不解，遂致此證。於是多 次開導，並找其丈夫交談，幫助處理家庭問題，使之心情舒暢，解開思想疙瘩，情緒狀態恢復正常，月經逐漸按月來潮，閉經不藥而癒。

***來源*** 《中醫心理學論叢》；推薦人：湖南中醫學院曠惠桃。

## 痛　經

【方藥】

***配方1*** 延胡索50克、肉桂30克、香附30克、生蒲黃20克、血竭20克。

***用法*** 上藥共研細末，地100目篩，瓶裝備用。用時每

次取藥末 6 克，溫開水送服，每日 3 次。

***說明*** 本方具有理氣止痛，祛瘀通經之功效，主治痛經。臨床上少婦及未婚女青年多見痛經，且每因受寒或勞累後發病，致寒凝經脈，氣滯血閼，經行不暢。宗「通則不痛」之治則，藥用延胡素、肉桂、香附理氣止痛；肉桂芳香性溫，善散寒邪；蒲黃、血竭祛瘀，瘀血去則血行暢，其痛自消。筆者臨床應用，屢獲良效。曾治孫某，女，20 歲，售貨員，未婚。有痛經病史 3 年。4 天前闕因受涼而感腹部疼痛，經行不暢，伴腰酸痛，噁心、苔白，脈沉緊。投以上方 2 劑，腹痛緩解。續服藥 2 劑，諸症若失。囑下次月經前 3 天再如法服 3 劑，結果未發生痛經。隨訪半年未復發。

***來源*** 獻方人：湖南省中醫藥學校鄧小琴。

***配方 2*** 當歸 15 克、川芎 10 克、赤芍 15 克、五靈脂 10 克、生蒲黃 10 克、北細辛 5 克。

***用法*** 將上藥共研為細末，密閉貯存。在月經期前 3 天開始服用，1 日 2 次，1 次 6 克，用開水調勻，加紅糖適量、白酒 30 毫升兌服。服至月經來潮時停止。按上法一般需服 3～6 天，即可痊癒。

***說明*** 本方適用於體質強壯，經前或經期小腹冷痛、脹痛、拒按之實證。對於經期或經後小腹綿綿作痛、喜按之虛症不適宜。

***來源*** 獻方人：湖南省桑植縣人潮溪鄉衛生院陳振岩。

***配方 3*** 當歸 9 克、白芍 9 克、川芎 4.5 克、生地 15 克、川楝子 9 克、延胡索 9 克、廣木香 9 克、烏藥 9 克、製乳香 4.5 克、製沒藥 4.5 克。

***用法*** 水煎服。每日 1 劑，煎服 2 次。




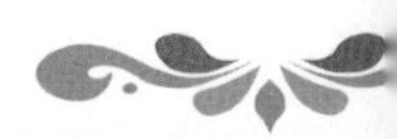

**說明**　本方為裘老治療氣滯血瘀痛經之秘方，臨床卓有療效。宜在經行前 3 至 5 天開始服用，服至經潮第 2 天或經盡後止。須連續服用幾下月經週期。

**來源**　獻方人：浙江省中醫院名老中醫裘笑梅；推薦人：浙江省溫嶺中醫院陶鴻潮。

**配方 4**　刺蒺藜 20 克，鉤藤、熟酸棗仁、黑故紙、桑寄生、祁蛇、九香蟲各 15 克，天竺黃、炒川楝各 9 克，廣木香 6 克，蜈蚣 2 條，西茵陳、鹿角片各 30 克。

**用法**　每次月經來潮時服。上方諸藥倒入砂罐內加水浸泡 20 分鐘，水超過藥渣 1 公分，武火煎沸後，改用文火煎熬 10 分鐘即可。如法再煎 2 次，將 3 次煎熬的藥汁混勻，分 6 次服，1 日 3 次。服 2 劑後，待下 次月經潮時再服 2 劑，3 個月為 1 個療程，一般經 1 療程治療即癒。若未癒則再服 1 療程。

**說明**　本方適用於痛經。服藥期間忌食生冷及薑、椒、酒等刺激品。李××，女，34 歲，幼稚園教師。月經 13 歲初期，21 年來每次月經來潮併發腹痛，疼痛難忍，坐臥不安，腹痛嚴重時發生抽搐、頭暈。服上方 2 劑後症狀緩解。次月腹痛減輕，能忍受，續服上方 2 劑，第 3 月僅有輕微腹痛，再續服 2 劑後痊癒。隨訪 2 年未復發。

**來源**　獻方人：成都中醫學院王渭川；推薦人：四川省綿陽中醫學校劉健君。

**配方 5**　桃仁、紅花、肉桂、青皮、烏藥、延胡索、川楝子各 10 克，當歸、生地、白芍各 15 克，生甘草 6 克。

**用法**　上藥加水 800 毫升，煎至 300 毫升，每日服 1 劑，水煎服 2 次。



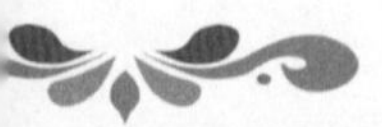

**說明**　本方有化瘀行血，理氣上痛之功效。主治月經來潮時腹痛，經行不暢者。其病多因氣滯血瘀，即氣滯於腹中，瘀阻於胞宮所致。屢用屢驗。

**來源**　獻方人：河南省商丘地區精神病醫院賀美香。

**配方 6**　全當歸 12 克、杭白芍 6 克、正川芎 5 克、紫丹參 15 克、茺蔚子 15 克、製香附 10 克、炒白朮 10 克、延胡索 10 克、新會皮 6 克、炒小茴香 10 克、月季花 5 克、粉甘草 4.5 克。

**用法**　水煎服，每日 1 劑，煎服 2 次。每次月經前服 5～10 劑，連續服用 3 個月。

**說明**　本方係安徽省歙縣婦科著名老中醫黃從周治療室女原發性痛經之經驗方。此方由程鐘齡《醫學心語》中之益母勝金丹加減而成，適用於女原發性痛經，症見經前或經期少腹脹痛，行經不爽，夾有血塊，形寒怯冷，或乳房脹痛等。本方具有溫經散經不爽，夾有血塊，形寒怯冷，或乳房脹痛等。本方具有溫經散寒，理氣止痛之功效，臨床應用十載。確為靈驗。如症見實寒者，加淡吳茱萸、肉桂、乾薑；虛寒者加紫石英，淫羊藿、巴戟 天、陳艾葉、菟絲子；氣喘甚者，加台烏藥、廣木香、沉香、麥麴、炒枳殼、青皮、檳榔；血瘀甚者，加紅花、桃仁、蘇木、懷牛膝、川牛膝、生卷柏、花蕊石、劉寄奴、海浮散（製乳香，製沒藥）；腰痛甚者，加川杜仲，川續斷，桑寄生，金毛狗脊，刀豆殼等。

**來源**　獻方人：黃兆強等，《國醫論壇》，5：17，1992；推薦人：安徽省歙縣中醫院黃孝周。

**配方 7**　三棱、莪朮、鬱金、桃仁、香附各 9 克，紅花、肉桂各 12 克。

***用法*** 水煎服 2 次，每日 1 劑。

***說明*** 此方具有理氣活血，化瘀通絡的功效。主治氣滯血瘀引起的痛經臨床治療 200 例，治癒 170 例，治癒率 85%。如果腹痛嚴重者，加當歸 9 克、川芎、廣木香各 6 克。

***來源*** 獻方人：河南省柘城縣人民醫院張立亭。

【針灸】

***取穴*** 主穴：關元、三陰交。

***配穴*** ①氣海、血海；②天樞、歸來。

***施術*** 用毫針刺關元穴 5～8 分，平補平瀉；三陰交穴進針 1 寸，用瀉法；氣海穴針 5～8 分，用平補平瀉手法；天樞、歸來穴針 5～8 分，用補法。每日針 1 次。

***說明*** 本法治療痛經，以關元、三陰交為主穴。根據痛經的情況使用配穴：第 1 組適應於月經前腹痛，經行不暢，血暗紅有塊等症；有行氣化滯，活血止痛的作用；第 2 組適應於月經後腹痛，綿綿不休，喜溫喜按，色淡量少，面色萎黃，有補氣養血，溫經止痛之功效。

***來源*** 《針灸集錦》；推薦人：湖南省常德第一人民醫院曾昭華。

【推拿按摩】

***操作部位*** 命門穴、腎俞穴、中柱穴、關元穴。

***施術*** 擦揉命門、中柱、關元 3 穴 15 分鐘，揉腎俞穴 5 分鐘。

***說明*** 本法適用於虛寒痛經。法中命門穴能補真火，揉腎俞以溫腎陽，用中柱、關元，以除下焦之虛寒。曾治胡××，女，28 歲。自月經初潮開始，每次月經前後，少腹疼痛，連綿不休，喜熱喜按，經色紫暗有塊，經本法治療 1

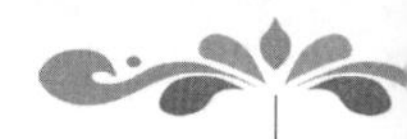

月，症狀消失。

***來源*** 獻方人：湖北省武漢市按摩醫院蔡斌臣；推薦人：湖北省武漢市按摩醫院王腊英。

【心理治療】

***施術*** 暗示誘導病人，幫助解惑釋穎，消除患者的顧慮和恐懼，使病人下意識地接受某種觀念。

***說明*** 本法適宜於精神緊張，嬌弱敏感的人因情志失調，肝氣不舒，氣機不利，使氣不能運血以暢行，血不能隨氣而流通，以致沖任經脈不利，經血滯於胞中而發生痛經者。林×，14 歲。近半年來每月月經來潮前 1～2 天即開始腹痛，呈脹痛性質，月經量中等；伴有精神抑鬱，焦慮，容易激動生氣，頭痛頭暈等症。首先向患者闡述月經期的生理和心理衛生，消除其對月經的顧慮和恐懼，使之保持愉快情緒，同時暗示病人痛經及初潮階段的常見病證，隨著年齡增長會自然好轉，藥物治療效果顯著，並囑連續 3 月於經期服用通行氣血，調經止痛方藥，以後未見痛經，病獲痊癒。

***來源*** 獻方人：湖南中醫學院曠惠桃。

## 更年期綜合徵

【方藥】

***配方*** 柴胡 8 克、白芍 20 克、生熟地各 10 克、茯苓 10 克、山茱萸 8 克、丹皮 10 克、山藥 12 克、澤瀉 8 克、百合 20 克、鹿角霜 10 克、龜板 10 克。

***用法*** 水煎服。每日 1 劑，煎服 2 次（早晨 7 時，下午 6 時服藥）。

***說明*** 本方適用於婦女更年期綜合徵。對症見頭目眩

暈，耳鳴，頭面部陣發烘熱，汗出，煩躁易怒，月經紊亂，皮膚乾燥瘙癢，舌質紅、少苔，脈細數等，收效甚佳。

***來源*** 獻方人：湖南省中醫藥學校陳善濫。

【心理治療】

***施術*** 對患者進行言語開導及暗示，並設法轉移其情緒，鼓舞其鬥志。

***說明*** 本法適宜於因情志過激，肝鬱氣滯，或勞心過度，營陰暗傷所導致的更年期綜合徵。症見經行紊亂，頭暈耳鳴，心悸失眠。煩躁易怒，烘熱汗出，五心煩熱，以及精神緊張，情緒易於激動等。曹某，50 歲。近半年來月經先後無定期，經量少，色暗。經常頭暈失眠，心煩易怒，潮熱汗出，容易激動，常哭泣。來診時，首先告之絕經期婦女出現某些心身變化乃常見現象，隨著月經終止，諸症會逐漸消失，且鼓勵其多參加體育鍛鍊或其化公益活動，轉移其注意力。並告之，只要平安度過更年期，女性的第二春便隨之到來，患者聽後受到鼓舞，於是心情變得開朗，並堅持太極拳鍛鍊，經常參加交誼舞會、同時配合服用甘麥太棗湯加味。半年後諸症若失，工作又喚出青春的活力。

***來源*** 獻方人：湖南中醫學院曠惠桃。

## 外陰瘙癢

【方藥】

***配方 1*** 龍膽草 30 克、山梔仁 12 克、生地 15 克、土茯苓 15 克、澤瀉 12 克、黃柏 12 克、蒼朮 12 克、薏苡仁 20 克、七葉一枝花 10 克、蒲公英 20 克、生黃芪 30 克。

***用法*** 水煎 2 次，每次取藥汁 400 毫升，冷服；藥渣再

用水煎，取熱藥液 800 毫升坐浴外洗。以上為成人 1 日量，每日 1 劑。

***說明*** 本方適用於陰道炎導致外陰瘙癢久治不癒的患者。方中重用黃芪，祛風固表，《神農本草經》云：「黃芪主大風」，其意義就在於此。藥物內服與外用的綜合利用，是本方的一大特 點。臨床使用療效甚佳。

***來源*** 獻方人：江西省撫州市第二人民醫院唐學游。

***配方 2*** 苦參、百部各 30 克，蛇床子、五倍子、枯礬各 20 克，川椒 10 克。

***用法*** 上藥加水 3000 毫升煮沸 30 分鐘 ，去渣稍涼，趁熱先薰後洗，每 次洗陰部 20 分鐘 ，日 1～2 次。每 劑藥可煎藥液薰洗 2 次。

***說明*** 此方有清熱解毒，殺蟲止癢，燥溫收斂等功效。主治黴菌性滴蟲性陰道炎、宮頸糜爛及陰部周圍感染、下尿路感染等所引起的外陰部瘙癢症。陰部瘙癢，中醫認為多是溫熱下注或濕熱生蟲所致。故藥選苦參、百部、蛇床子等殺蟲止癢，又能燥濕、清熱解毒；枯礬有收斂之功，善消腫止癢。據藥理研究證實，上方除枯礬外，均有較好的殺菌作用。全方無毒副作用。一般用藥 4～10 劑即癒。亦可將藥液灌洗陰道，效佳。曾治王某，女，37 歲，工人。外陰部瘙癢 2 年半，且白帶增多，有腥臭味。婦科檢查：外陰稍腫，隱現抓痕，宮頸中度糜爛，陰道分泌物塗片檢查黴菌陽性。單用上方治療，囑注意個人衛生。4 天後陰部瘙癢明顯減輕，1 週後痊癒；陰道分泌物塗片復查黴菌陰性。隨訪半年未復發。

***來源*** 獻方人：湖南省中醫藥學校鄧小琴。

***配方 3*** 苦參、蛇床子、地膚子、紫荊皮、白芷、大黃

各 30 克。

***用法*** 上方諸藥倒入藥罐內，加水淹過藥渣 1 公分，置武火煎沸後，改文火煎 15 分鐘 ，倒出藥汁，薰蒸患處，待水溫後坐浴。每日早晚各 1 次。

***說明*** 本方治外陰瘙癢症，效果尤佳。無任何毒副作用、用藥期間勿同房，並忌食辛辣刺激之品。藥汁用手倒掉，不能重複使用。

***來源*** 獻方人：四川省綿陽中醫學校劉健君。

***配方 4*** 蛇床子、百部各 15 克。

***用法*** 將上藥共研成細末，用甘油或凡士林調成硬膏，分為 4 份，每次取 1 份，用 2 層紗布包後，針線縫好，並留下段縫線；同時將其慢慢納入陰道內，將縫線拴在褲帶上，過 1 小時左右不癢時取出。每晚 1 次。每包藥可續用 1 週，只需每 次更換紗布。

***說明*** 陰癢，是指外陰部或陰道內瘙癢，嚴重者難以忍受，坐立不安，運用上法治療，方法簡便易行，效果良好。

***來源*** 獻方人：潘文昭等，《奇難雜症古方選》；推薦人：湖南省中醫藥學校郭翔。

***配方 5*** 生薑 10 克、雞蛋 2 個。

***用法*** 先將生薑搗爛，與雞蛋拌勻，煎熟成薄餅。每晚睡覺時將蛋餅敷於陰戶，外用紗布覆蓋固定，次日起床除去，連用 5～7 天。

***說明*** 本方適用於滴蟲性陰癢症。對黴菌性療效次之，但亦有效。

***來源*** 獻方人：湖南省桑植縣人潮溪鄉紅旗村衛生室陳希榮。

## 外陰尖銳濕疣

【方藥】

**配方** 生地30克、地丁草30克、蛇床子30克、貫衆30克、苦參30克、黃柏30克、丹皮20克、蒲公英20克、雅膽子10克、桃仁10克。

**用法** 水煎至500毫升，薰洗外用。每日1劑，煎洗3次。

**說明** 本方適用於外陰部長有似雞冠樣的贅生物，色鮮紅或暗紅，觸之疼痛，高出皮膚等症。《諸病源候論》曰：「人有附皮肉生與肉色無異，如麥豆大，謂之疣子，即疣也。……此多風邪，客於皮膚，血氣變化而生。」本方根據清熱利濕解毒，涼血活血化瘀的治法而組成。臨床上治療屬下焦濕熱、氣滯血瘀所致的陰瘡，效如桴鼓。

余曾治數例患者均收立竿見影之效。所治患者均為年青女性，其共同點為：外陰不適，數日後逐生贅生物，少則1個，多則數個或連成片，形似雞冠，高出皮膚，觸之疼痛，行走時摩擦疼痛，伴白帶增多，氣臭穢等症。一般用此方薰洗10劑而痊癒。均未復發。

**來源** 四川省瀘縣中醫院賈曉蘭。

## 外陰皮膚萎縮症

【方藥】

**配方** 熟地24克，山萸肉、淮山藥、枸杞、懷牛膝、菟絲子各12克，何首烏、丹參各15克。

**用法** 每日1劑，水煎3次。每1、2煎液混合，於早晨空腹服，第3煎液於晚臨睡前服。

**說明** 本方適用於外陰皮膚萎縮性病變。此病各種年齡的婦女均可發生，但多發於絕經期婦女。症見外陰皮膚乾燥、肥厚、變白，彈性低下或消失，陰道分泌物減少，性交疼痛；月經週期不規則，以先期為多，經量少，甚或閉經；伴有形體消瘦，面容憔悴，頭昏目眩，耳鳴如蟬、面部烘熱、手足心熱、心煩失眠，大便乾結，舌質紅、苔少，脈弦細或細數。本病以補肝腎、填精血為主要治法，選用左歸丸化裁。若外陰皮膚乾燥嚴重，陰道分泌物極少者，加玄參 15 克，知母 10 克，天冬 12 克；外陰瘙癢者，加白鮮皮 15 克。

**來源** 獻方人：蕭鋼，《新中醫》，1：38，1987；推薦人：江西省撫州市第二人民醫院唐學游。

## 陰道炎

**配方 1** 黃連、黃芩、黃柏、紫草根各 60 克，枯礬、硼砂各 120 克，冰片 2 克。

**用法** 先將煎 4 味藥烘乾研粉，過 120 目篩，次將枯礬研末過篩，再將硼砂置於鐵鍋內烤乾去水後過篩，最後將冰片研末過篩。混勻後再過篩，裝瓶密封備用。患者先排空小便，用窺陰器擴開陰道，以 0. 1%高錳酸鉀液沖洗陰道、外陰，用藥匙取上藥末 2 克，撒布陰道內、陰道口、小陰唇皺褶及大小陰唇溝。每日治療 1 次，5～7 天為 1 療程。

**說明** 本方為陰道炎的外治方藥。適應於陰部瘙癢、灼熱、疼痛，分泌物增多，呈灰黃色或黃白色；尿頻、尿急、尿痛等症。此方有清熱瀉火，收斂等作用。療效顯著，操作簡單，無副作用，無痛苦。

**來源** 獻方人：汪貴芳《新中醫》，4：23，1985；推薦人：江西省撫州市第二人民醫院唐學游。

***配方 2***　當歸12克、生地10克、黃芩12克、梔子10克、澤瀉10克、枳殼12克、車前子20克、柴胡12克、甘草3克、懷牛膝15克、乳香10克、丹參20克、白茅根30克、龍膽草10克、連翹30克、銀花30克、白朮20克、苡米25克。

***用法***　加水煎500毫升，武火煎沸，再用文火煎30分鐘，取煎液服用，後再加水如法煎一次服用。每日2次，每日1劑。

***說明***　本方為筆者之驗方，用於治療陰道炎或宮頸炎，證屬濕熱下注，見有白帶增多，陰中灼熱、疼痛、不適感，或外陰瘙癢等症，療效甚佳；外陰瘙癢者，加苦參15克。

***來源***　獻方人：湖南常德市第一人民醫院劉智壺。

## 宮頸炎

【方藥】

***配方 1***　紅藤30克、土茯苓30克、魚腥草40克、白英30克、蒲公英30克、墓頭回9克、丹皮9克、臭椿皮9克、白槿花9克、炒扁豆花12克、製大黃6克、生甘草6克。

***用法***　水煎服，每日1劑，水煎服2次。

***說明***　本方系何子淮老中醫治療中度及輕度宮頸糜爛經驗方。何氏遵《溫病條辨》：「下焦喪失、皆腥臭脂膏，即以腥臭、脂膏補之」的論述。採用上土茯苓，墓頭回、白槿花、臭椿皮等腥臭之品，直達下焦，治子宮頸糜爛、膿帶穢臭、祛穢化腐、療效甚佳。

***來源***　獻方人：安徽省馬鞍山鋼鐵公司醫院黃兆強。

***配方 2***　製大黃6克、黃連1.5克、黃柏4.5克、紅藤30克、車前子30克、丹皮9克、銀花9克、貫仲炭9克、

苦參12克、川萆薢12克、槐米炭12克、生甘草6克

***用法*** 水煎服，每日1劑，水煎服2次。

***說明*** 本方係杭州市中醫院何子淮老中醫自擬經驗方，對重度宮頸糜爛，有接觸性出血，帶下赤白間雜者甚效。本方取三黃瀉火解毒；金銀花、貫眾清泄邪熱；丹皮、紅藤、槐米清血分瘀熱，涼血止血；車前草、川萆薢、生甘草利下焦濕熱。如腹痛者，加延胡索9克，川楝子12克；腰酸明顯加狗脊12克，川斷15克；胃納差加陳皮45克、竹茹9克。

***來源*** 獻方人：陳少春等，《何子淮女科以驗集》；推薦人：安徽省馬鞍山鋼鐵公司醫院黃兆強。

## 慢性子宮內膜炎

【方藥】

***配方1*** 白蔻仁、木通各6克，藿香、滑石、連翹各15克，川貝12克，茵陳、射干、菖蒲、黃芩各10克。

***用法*** 上藥水煎2次，白蔻仁後下，藥液分2次服完，每日1劑。

***說明*** 本方適用慢性子宮內膜炎所致的陰道出血。臨床主要特點是月經的期量發生嚴重紊亂，有以崩為主，有以漏為主，亦有崩與漏交替出現。此病不論出血時間長短，其主要病機是濕熱內蘊。上方甘露消毒飲清熱利濕，用以治療本病效果非常滿意。臨床治療54例，總有效率為92.6%。若出現大便乾結加玄參15克，丹皮10克，桃仁12克；胃脘脹滿加陳皮、厚朴各10克；食納不佳加穀麥芽各12克；口乾口苦，乍寒乍熱加小柴胡湯（半夏、黨參、黃芩、柴胡、生薑、大棗）。

***來源*** 獻方人：王秀蓮，《陝西中醫學院學報》，2：

25，1991；推薦人：江西省撫州市第二人民醫院唐學游。

***配方 2***　當歸12克、川芎6克、桃仁10克、炮薑6克、乳香10克、田七粉10克、川續斷12克、甘草5克。

***用法***　水煎服，沸後15分鐘即可，每日1劑，水煎服2次。

***說明***　本方適用於子宮不規則流血，淋漓不盡，少腹、腰部疼痛及墜脹，舌質稍紅、苔少，脈弦緩等症。劉某，女，28歲。孕葡萄胎2月餘，刮宮後陰道流血，時多時少，持續3個有不止，妊娠試驗陰性，病理切片診斷為「慢性子宮出膜炎」。服上方7劑，血止而病痊癒。

***來源***　獻方人：湖南中醫學院附二院謝劍南；推薦人：湖南中醫學院附二院劉貴雲。

***配方 3***　生黃芪25克、知母12克、黨參15克、白朮10克、淮山藥25克、生地黃12克、山茱萸15克、白芍12克、茜草20克、地榆炭20克、海螵蛸15克。

***用法***　水煎，沸後20分鐘即可。每日1劑，水煎服2次。

***說明***　本方適用一子宮內膜炎所致的月經量多，色鮮紅，或日久餘瀝不盡，色淡紅，或伴頭昏，乏力，氣短，食慾不振，舌質淡、苔白，脈細弱等症。一般服藥5～7劑，即可使月經乾盡。不止者，加田三七5克（研細末吞服）。棕邊炭10克。月經盡後，須對症調治。

***來源***　獻方人：湖南省常德市第一人民醫院劉智壺。

## 急性盆腔炎

【方藥】

***配方***　連翹15克、金銀花15克、蒲公英15克、紫花

地丁 15 克、黃芩 9 克、瞿麥 12 克、萹蓄 12 克、車前子 10 克、丹皮 9 克、赤芍 6 克、地骨皮 9 克、冬瓜子 30 克。

**用法** 水煎服，每日 1 劑，水煎服 2 次。

**說明** 本方系劉奉五老中醫治療急性盆腔炎的經驗方。適用於急性盆腔炎，症見高熱、下腹劇痛、拒按、口乾、尿赤、大便乾結者。此病多為毒熱壅盛、濕熱下注、氣血瘀滯所致。本方以清熱解毒為主，佐以利濕，涼血，活血。臨床或踐證明具有很好的療效。

**來源** 北京中醫醫院，《劉奉五婦科經驗》；推薦人：安徽省馬鞍山鋼鐵公司醫院黃兆強。

## 慢性盆腔炎

【方藥】

**配方 1** 製香附 9 克、川楝子 9 克、延胡索 9 克、五靈脂 9 克、沒藥 3 克、枳殼 4.5 克、木香 4.5 克、當歸 9 克、烏藥 9 克。

**用法** 水煎服，每日 1 劑，煎服 2 次。

**說明** 本方係劉奉五老中醫治療慢性盆腔炎屬於氣滯血瘀型的經驗方。適用於症見腰酸，腹痛，以脹痛或兼墜痛為主者。方用香附、川楝子、延胡索、五靈脂、沒藥、烏藥行氣活血止痛；枳殼、木香理氣；當歸養血，共奏行氣活血、化瘀止痛之效。

**來源** 北京中醫醫院，《劉奉五婦科經驗》；推薦人：安徽省馬鞍山鋼鐵醫院黃兆強。

**配方 2** 橘核 9 克、荔枝核 9 克、小茴香 9 克、葫蘆巴 9 克、延胡索 9 克、五靈脂 9 克、川楝子 9 克、製香附 9



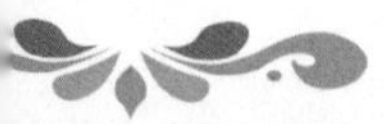

克、烏藥9克。

***用法*** 水煎服，每日1劑，水煎服2次。

***說明*** 本方係劉奉五老中醫治療慢性盆腔炎屬於下焦寒濕、氣血凝結型的經驗方。適用於症見腰痛，腹發涼、隱隱作痛，白帶清稀，畏寒喜暖者。方用橘核、荔枝核、小茴香、葫蘆巴溫經散寒以除下焦寒濕；香附、川楝子、烏藥、延胡索、五靈脂行氣活血、化瘀止痛。本方也可用於宮寒不孕症。

***來源*** 北京中醫醫院，《劉奉五婦科經驗》；推薦人：安徽省馬鞍山鐵公司醫院黃兆強。

***配方3*** 瞿麥12克、萹蓄12克、木通3克、車前子10克、滑石12克、延胡索9克、連翹15克、蒲公英15克。

***用法*** 水煎服，每日1劑，煎服2次。

***說明*** 本方係劉奉五老中醫治療慢性盆腔炎屬於濕熱下注型的經驗方。適用於症見腹痛，拒按，伴有低熱，帶下黃稠，有時尿頻者。方以八正散去大黃、梔子、燈芯，加入連翹、蒲公英、延胡索，功能清熱利濕，行氣活血，化瘀止痛。

***來源*** 北京中醫醫院，《劉奉五婦科經驗》；推薦人：安徽省馬鞍山鋼鐵公司醫院黃兆強。

***配方4*** 黨參、白朮、茯苓、金櫻子、川續斷各9克，玉米、芡實、山藥各12克，陳皮10克，龍骨、牡蠣、車前子各15克，白果20克。

***用法*** 上藥加水2000毫升，煎取500毫升，分2次服，每日1劑，7日為1療程。適應於以帶下為主症，伴有腹痛，腰酸痛等症者。濕熱甚者加黃芩、黃柏各9克；腰痛甚者加熟地、菟絲子各15克，赤帶加生地、阿膠各10克；納

少、眩暈者加炒麥芽、神麴、焦山楂各 10 克、黃芪 20 克。王×，女，32 歲。帶下頻頻已半載，色白而淡，伴神疲乏力，頭昏腰痛，納呆便溏，舌淡紅、苔薄膩，脈濡細。服上方 4 劑後，白帶減少，腰痛減輕，納食增加；繼服 16 劑，症狀完全消失，隨訪 4 年未見復發。服本方一般 1 療程症可見輕，3 個療程即癒。

***來源*** 獻方人：河南省柘城縣人民醫院鄭春雷。

***配方 5*** 三棱（醋炒）、莪朮（醋炒）、肉桂（後下）、延胡索（酒炒）、懷牛膝各6克，香附（酒製）、牡丹皮各12克，桃仁、薏苡仁各15克，荔子核（鹽水炒打碎）0.6克，炙甘草5克。

***用法*** 水煎服，每日 1 劑，煎服 2 次。

***說明*** 本方適用於濕熱餘邪未盡，氣血瘀阻，聚積胞中，正氣漸衰，胞宮虛寒所致之少腹冷痛發脹，黃白帶下，腰骶酸困疼痛等症。本方功能活血化瘀，理氣行滯，溫裏散寒。用之臨床，頗有效驗。曾治秦某，女，28 歲，農民。婚後 3 年不孕，常感小腹脹痛，月經前加重，經期更甚，痛甚時如有物隆起，腰骶酸困，經期提前，量多色黯，有塊，帶下呈黃色膿性，氣味腥臭，時有尿急尿痛。經婦科檢查診斷為慢性盆腔炎。經多方治療無效。服用本方 16 劑而獲病癒，2 個月後懷孕於 1986 年 3 月足月順產 1 女嬰。

***來源*** 獻方人：山西錦綸廠醫院中醫科趙建生；推薦人：湖南中醫學院劉建新。

***配方 6*** 銀花、連翹、升麻各 25 克，紅藤、生鱉甲、蒲公英、紫花地丁各 50 克，生蒲黃、椿根皮、大青葉、琥珀、茵陳、桔梗各 25 克。

*用法*　共研細末，煉蜜成丸，每丸重 6 克，每次 1 丸，每日服 3 次。

*說明*　本方主治慢性盆腔炎。適應於腰骶部痛，小腹痛，白帶增多，月經不調。中醫認為本病多由濕熱蘊結，氣虛血滯所致。黃××，女，25 歲。患腰痛及小腹痛，經期延長，帶下黃臭，量多，婚後 4 年未孕。患者面色萎黃，倦怠，頭昏痛，睡眠多夢，小便黃，舌尖紅，脈弦數。婦科檢查診斷為慢性盆腔炎。服用本方 2 月後，月經趨正常，腰腹疼痛減輕，帶下黃色轉白，量亦減少；繼服本方半年，上述症狀基本消失。婦科檢查，除子宮有深壓痛外，餘均正常。服藥 10 個月後懷孕，次年足月順產 1 女嬰。

*來源*　獻方人：河南省商丘地區人民醫院許秀榮。

## 子宮肌瘤

【方藥】

*配方*　海藻 45 克，丹參、瓜蔞各 30 克，橘核、牛膝、山楂各 20 克，赤芍、蒲黃、五靈脂各 15 克，三棱、莪朮、延胡索、血竭、連翹、穿山甲、桂枝、半夏、浙貝母、香附、青皮各 10 克。

*用法*　水煎服 2 次，每日 1 劑。

*說明*　本方適應於子宮肌瘤。臨床患者可無症狀，反在婦科檢查時發現。有症狀者可見陰道出血，下腹部疼痛，白帶增多等。臨床治療 31 例，均獲治癒。服藥最少 15 例，最多 65 劑，平均 30 劑。

*來源*　獻方人：劉明武，《貴陽中醫學院學報》；1：5，1993；推薦人：江西省撫州市第二人民醫院唐學游。

**配方2**　當歸12克、炮穿山甲12克、桃仁12克、蒼朮12克、香附12克、川續斷12克、夏枯草12克、懷牛膝12克、王不留行9克、三棱9克、昆布15克。

**用法**　水煎服，每日1劑，煎服2次。

**說明**　子宮肌瘤，中國醫學認為，本病多由產後胞脈空虛或經期血室開放，病邪乘虛侵襲，以致氣鬱結，或因暴怒傷肝，氣逆血留，或憂思傷脾，血虛氣滯等，皆可漸積成。症見月經期、小腹疼痛拒按，積塊堅牢，固定不移。本方為治療子宮肌瘤的驗患者。痊癒72例，顯效37例，有效5例，無效22例。

**來源**　獻方人：吳定言，《中醫雜誌》，1：34，1981；推薦人：安徽省馬鞍山鋼鐵公司醫院黃兆強。

**配方3**　生貫仲、馬齒莧、花蕊石各30克，海藻、半支蓮、水紅花子各20克，生地、熟地、生白芍各9克，生蒲黃（包煎）夏枯草、西黨參各15克，生甘草各6克。

**用法**　水煎服，每日1劑，煎服2次。

**說明**　本方係上海中醫學院沈仲理教授治療宮肌瘤的基本方。具有消散肌瘤、縮小宮體，控制血崩的功效。臨床脾虛氣弱者，加黃芪、太子參、白朮、山藥、升麻；面目虛浮者，加漢防己、海桐皮、五加皮、豬苓、半邊蓮；小腹覺冷者，加葫蘆巴、補骨脂、小茴香；陰虛內熱者，加川石斛、玉竹、白薇、女貞子、旱蓮草、北沙參、麥冬、龜板；子宮增大者，加大青葉；便結者，水紅花子易天葵子；便溏者，加山藥、芡實；經前乳脹者，偏熱用山海螺，偏寒用木饅頭；陰虛出血者，加五倍子、震靈丹、煅牛角腮、炮薑炭、艾葉炭；出血不止者，酌加赤石脂、禹餘糧、煅龍骨、煅牡蠣、七葉一枝花、參三七、玉米鬚、製黃精、炒槐米，或伍以

犀角地黃湯加紫草。多年來治療1000餘例患者，屢獲良效。

**來源** 獻方人：上海中醫學院沈仲理；推薦人：安徽省馬鞍山鋼鐵公司醫院黃兆強。

**配方4** 神箭15克、黃芪15克、菝葜15克、紅藤15克、穿山甲10克、牛膝15克、黨參15克、白朮10克、茯苓15克、當歸6克、白芍15克、柴胡10克、三棱10克、莪朮10克、甘草6克。

**用法** 每日1劑，水煎服。復煎，兩次藥液混勻，分早、晚飯後溫服。

**說明** 子宮肌瘤多因氣滯血瘀、濕熱痰積或寒凝了門所致，與腎、脾、肝三臟功能失調有關。臨證多見於已婚中年婦女，在女科檢查時確診，要求中醫治療。

遣方立法重在扶正祛邪，破瘀消癥。重用神箭、黃芪、菝葜、紅藤、穿山甲，擬方名「神芪菝甲湯」。多年來，運用此方治療多 例患者而獲良效。鬼箭羽，異名神箭，性味苦，寒；功用主治《日華子本草》曰：「通月經，破癥瘕，止血崩、帶下，殺腹臟蟲，及產後血絞肚痛。」菝葜，性味甘，溫；功用主治《醫林纂要》云：周「緩肝堅腎，清小腸火，化膀胱水。治惡瘡，毒瘡，蟲毒。」臨證時每將神箭、菝葜為藥對，專病專藥，直達病所，通利下焦，祛瘀消癥。穿山甲善通經治癥消腫，紅藤主逐下焦濁邪。三棱入肝脾血分，莪朮走肝脾氣分，為常用藥對，氣血同調，破血行瘀，散結消積功效尤好；誠如張錫純稱兩藥治瘀血癥瘕「性非猛烈而建功甚速？」諸藥得黃芪益衛治癰消腫之力，推堅消積更著，並平清、破之過。方藥合四君子益氣健脾祛濕，黃芪、當歸補氣補血更利除積消警。

**來源** 獻方人：廣西梧州市衛生局黎鑒清。

## 卵巢囊腫

【方藥】

**配方** 方①劉寄奴、全當歸、黃藥子各10克，大生地、夏枯草各15克，赤芍、白芍、生甘草各6克，半支蓮、紅藤、敗醬草、海藻各20克，雞內金9克，澤漆12克。

方②西黨參、全當歸、桃仁、炒黑丑、遠志、山楂內各4.5克，川芎、蛇床子、粉丹皮、青皮、陳皮各30克，石見穿、劉寄奴各150克，黃藥子、荊三棱 、天葵子、敗醬草各75克，海藻60克，半支蓮100克。

**用法** 方①先用清水將藥浸泡30分鐘，再煎煮30分鐘，每 劑煎2次，將2次藥液混合溫服。方②將藥共研細末，水泛為丸，綠豆大小，每次服6克，日服2次，1個月為1療程。

**說明** 沈仲理教授運用方①為基本方，隨證加減，但考慮本病 療程較長，且長期服用湯 劑亦很難為患者所接受，故自製方②為丸配合湯劑服用。臨床證明，本方對消除卵巢囊腫具有良好的療效。患者一般服用1料或2料即可見到明顯療效，甚至達到完全消散的效果。

**來源** 獻方人：上海中醫學院沈仲理；推薦人：湖南省中醫藥學校郭翔。

## 子宮內膜異位症

【方藥】

**配方** 薏苡仁50克，海藻、莪朮、王不留行各20克。

**用法** 以上諸藥加水浸泡20分鐘後，加水煎，沸後改用

文火熬 10 分鐘即可。共煎 3 次，將 3 次藥汁混合，分 6 次服。1 日 3 次，飯前 30 分鐘服。月經盡後 1 週開始服藥。

***說明*** 本方治療子宮內膜異位症，適應於小腹疼痛、拒按，月經量多，或餘瀝不盡，有血塊、色暗紅。出血期加田三七粉 5 克。

***來源*** 獻方人：四川省成都中醫學院劉敏加；推薦人：四川省綿陽市中醫學校劉健君。

## 子宮脫垂

【方藥】

***配方 1*** 黃芪 30 克、黨參 20 克、熟地 30 克、升麻 20 克、白朮 15 克、甘草 6 克。

***用法*** 水煎服 3 次，每日 1 劑，每次服 150～200 毫升，飯前 30～60 分鐘服。

***說明*** 本方治療子宮脫垂，屬脾腎氣虛下陷者有效。本方具有健脾補腎，養血益氣的作用。重用黃芪、升麻，有升提上舉之功。臨床治療 75 例，有效率 98%。忌惱怒、重體力勞動。有濕熱者不宜服用。

***來源*** 獻方人：四川省綿陽市 102 信箱職工醫院楊忠英。

***配方 2*** 絲瓜絡 100 克、好白酒 500 毫升。

***用法*** 將絲瓜絡燒成灰，研細，分成 14 等份包好備用，每 1 等份為 1 包，每日早、晚飯前各服 1 包，白酒 10 毫升送服。7 天為 1 療程；間隔 5 天行第 2 療程，也可連續服用。

***說明*** 此法中絲瓜絡燒成炭，合白酒引導上升，能增強韌帶功能，使之堅韌，發揮細胞作用，使宮體復位。曾治 1 例患 3 度子宮脫垂達 19 年之久的病者，採用此法，服藥第 2

天脫垂的宮體就上升到 1 度，第 5 天基本復位；連服 2 個療程後，步行 10 餘里路而再未見子宮下垂。

***來源*** 《赤腳醫生雜誌》，（9），1975；推薦人：江西省中醫藥研究所楊寧。

## 膀胱陰道瘻

【方藥】

***配方*** 炙黃芪 25 克、西黨參 25 克、炒白朮 10 克、炙升麻 5 克、春柴胡 5 克、當歸身 10 克、炒白芍 12 克、新會皮 9 克、煅牡蠣 30 克、炙龜板 30 克、黃絲炭（即蠶絲自然黃者）6 克、五倍子 10 克、五味子 5 克、桑螵蛸 12 克、紅棗 7枚、炙甘草 5 克。

***用法*** 水煎服，沸後文火煎煮 40 分鐘即可。每日 1 劑，煎服 2 次。

***說明*** 本方為安徽省歙縣著名婦科老中醫黃從周先生臨床自擬經驗方。此方以東垣補中氣湯為主，伍以腎固澀之品。治療病程在一個月內的膀胱（或尿道）陰道瘻，症見遺尿無時，淋漓漏，不能自控者。黃氏宗「補可扶弱，澀可固脫」之旨。應用本方治療屢獲良效。

如有脘痞吞酸者，去五味子、五倍子；食慾不振者，加焦穀芽、炙雞內金；腰痛者，加川杜仲、川續斷；血虛者，加陳阿膠；陰道出血者，加血餘炭、焦地榆、陳棕炭、蓮房炭、藕節炭。

***來源*** 獻方人：安徽省歙肥老中醫黃從周；推薦人：安徽省馬鞍山鋼鐵公司醫黃兆強。

## 帶下

【方藥】

**配方 1**　陳皮10克、蒼朮10克、白朮12克、淮山藥25克、薏苡仁25克、茯苓15克、黨參10克、柴胡10克、白芍10克、枳殼10克、車前子12克、白芷10克、甘草3克。

**用法**　水煎，沸後20分鐘即可。每日1劑，煎服2次。

**說明**　本方適用於白帶量多，或有腥臭異味，伴腰痛，舌苔黃者，加黃芩10克、黃柏10克。本方療效可靠，一般服藥5～20劑，即可使白帶治癒。張××，女性，30歲，農民。患白帶，症甚劇，腥臭，腰痛，胃納不佳，乏力，舌苔白，脈弱。症已數月。服用上方5劑後，白帶明顯減少，續服10劑，諸症痊癒。

**配方 2**　黨參、淮山藥、薏苡仁、煅龍骨、煅牡蠣各15克，茯苓、白果、川黃柏、白朮、雞冠花各10克。

**用法**　水煎服，沸後20分鐘即可。每日1劑，分2次煎服。

**說明**　本方具有益氣健脾，利濕止帶的功效。用治婦女赤白帶下效佳。白帶過多，中醫多責之脾虛失運，故方用黨參、白朮、薏苡仁等健脾利濕；煅龍骨、煅牡蠣收澀止帶；雞冠花為民間治療帶下之常用藥；佐以川黃柏清熱，共奏止帶之效。曾治王某，女，28歲，農民。患赤白帶下年3年餘，甚感苦惱。伴少腹不適，頭昏，苔白膩，脈濡。婦科檢查宮頸輕度炎症。給服上方5劑，帶下量減少，少腹稍有不適。續服原方5劑，白帶正常，諸症盡失，隨訪半年未復發。

**來源**　獻方人：湖南省中醫藥學校鄧小琴。

**配方 3**　鮮蓮藕 500 克、雞冠花 30 克。

**用法**　先將蓮藕絞汁約 150 毫升，再入雞冠花，並加水 300 毫升共煎，沸後 30 分鐘，去渣取汁，加少許食糖調味，分 2 次內服。每日 1 劑。

**說明**　此方有清熱利濕，涼血止血之作用，專治赤帶。中醫認為，濕與熱結，灼傷胞宮血絡，致血隨帶下，故見赤帶。故用蓮藕既可止血，又能健脾利濕；雞冠花清血熱以止血。該方藥少效佳，法簡實用。曾治吳某，女，39 歲，農民。反覆下溢赤帶 2 年。經服上方治療 1 月餘而獲痊癒，隨訪半年未復發。

**來源**　《中國秘方大全》；推薦人：湖南省中醫藥學校鄧小琴。

**配方 4**　萆薢 30 克、當歸 10 克、白芍 10 克、金櫻子 12 克、芡實 12 克、龍骨 15 克、牡蠣 30 克、蒺藜 10 克。

**用法**　水煎服 2 次，1 日 1 劑。

**說明**　龍骨、牡蠣、芡實為治痰斂帶之品，合萆薢以分清別濁，化濕泄濁而治痰止帶；當歸、白芍取四物湯之意，以活血養血而治瘀。本方為痰瘀合治之劑，用活血養血祛瘀調經以治帶，分清別濁治痰以止帶而調經。適用於各種帶下症，可隨證加減，若腎虛腰痛者，加川續斷、狗脊、桑寄生；脾虛納差者，加山藥、白朮、扁豆；濕毒蘊盛者，加土茯苓、臭椿皮、川黃柏。此方專治婦人帶下。臨床總結 34 例，年齡最小 20 歲，最大 64 歲；病程長短不一，婦科檢查均已排除滴蟲性陰道炎和癌症所致帶下。中醫辨證，濕熱甚者 14 例，腎虛者 10 例，脾虛或脾腎兩虛者 10 例。治療有效者 32 例，均用藥 3～5 劑而帶止，有效率為 90%，故本方為帶有效良方。

**來源**　獻方人：浙江省紹興市中醫院董漢良。

**配方 5**　黨參 20 克、蒼朮 20 克、白朮 20 克、白果仁 20 克、土茯苓 30 克、黑豆 30 克、大棗 20 枚。

**用法**　水煎服 2 次，每日 1 劑，空腹時服。

**說明**　本方具有補益氣血，健脾化濕止帶之效，對脾虛帶下可收顯效。若白帶惡臭，小腹痛，陰癢者，不宜使用。本方臨床治療 60 例，顯效 52 例，有效 6 例，無效 2 例，總有效率 97%。無毒副作用。服藥時，忌房勞、惱怒及辛辣食物。

**來源**　獻方人：四川省綿陽市 102 信箱職工醫院楊忠英。

【針灸】

**取穴**　主穴：帶脈、三陰交。配穴：①關元、陽陵泉、隱白、上髎（陽陵泉、隱白、上髎 3 穴均取雙側的穴位，配以主穴）。②陰谷、隱白、大赫、氣海（陰谷、隱白、大赫）3 穴均取雙側的穴位，配以主穴施治。③氣海、關元、上髎、陰谷（上髎、陰谷 2 穴取雙側穴位，配主穴施治）。

**施術**　帶脈、三陰交為治帶下病症必針之主穴。關元、氣海 2 穴用補法；陽陵泉、隱白、上髎、陰谷、大赫諸穴用瀉法。

**說明**　本法治療女性白帶，如帶下清稀色白，神疲乏力，四肢冰冷，舌質淡、苔白，脈弱而緩者，用第①組配穴，以健脾益氣利濕止帶；如帶下色黃黏稠，氣味腥臭，心煩，口渴不欲多飲，舌苔黃膩，脈濡數者，用第②組配穴，以健脾利濕，清熱止帶；如症見帶下赤白夾雜，淋漓不止，腰腿酸痛，舌紅少苔，脈細弱者，使用第③組配穴，以填補沖任，固精止帶。

**來源**　獻方人：鄭魁山，《針灸集錦》；推薦人：湖南

省常德市第一人民醫院曾昭華。

## 崩漏

【方藥】

***配方 1*** 蒲黃炭、棕皮（炒黃）川芎、丹皮、香附（醋炒）、白芍、阿膠、當歸、地榆炭、熟地黃、荊芥、血餘炭各 10 克。

***用法*** 加水 1000 毫升，煎為 500 毫升，每日 1 劑，煎服 2 次。

***說明*** 實熱者去當歸、熟地黃、香附，加知母、黃柏、黃芩、黃連：虛寒者去丹皮、地榆，加人參、白朮、炙甘草；因過服涼藥，致生內寒，或脾虛寒甚者，稍加肉桂、附子以行血歸源；怒動肝火者去熟地、當歸，加柴胡、山梔子，甚者加龍膽草；瘀血者去白芍、熟地、阿膠，加赤芍、五靈脂、紅花等。暴漏可配獨參湯加童便。臨床運用此方，隨證加減治療崩漏，每獲卓效。

***來源*** 《婦科醫要》；推薦人：湖北省五峰縣人民醫院馬立銀。

***配方 2*** 鮮生地、鮮藕節各 30 克，桑葉、甘菊、焦山梔、黃芩、白薇、知母、血見愁、白芍各 10 克，木蝴蝶、綠梅花各 5 克。

***用法*** 水煎服 2 次，1 日 1 劑。

***說明*** 此方係浙江紹興錢氏婦科治崩漏家傳秘方，方中用量係臨床實際觀察所加。錢氏認為，血崩之因，多為喜怒勞役傷肝，導致血熱沸奔，順肝經下行，暴則為崩，緩則為漏。此方為平肝清熱，涼血止血之劑，方中桑葉、甘菊為治

崩之良藥。《重慶堂隨筆》載：「桑葉治肝熱妄行之崩漏及胎前諸病。」《本草從新》說：「桑葉滋燥、涼血。」菊花，李時珍謂：「其得多水之精英尤多，能益金水二臟也；補水所以制火，益金所以平木，木平則風息，火降則熱除。」桑葉配菊花治崩漏之經驗始於錢氏，今浙江省中醫院科著名醫裘笑梅也多用之。

***來源*** 浙江省中醫藥研究所，《醫林薈萃》；推薦人：浙江省紹興市中醫院董漢良。

***配方 3*** 熟地黃（以一半炒炭）100 克、枸杞 50 克、白芍 25 克、酸棗仁 25 克、黃連（酒炒）1.5 克。

***用法*** 加水煎沸 15 分鐘，濾渣，再煎 20 分鐘，煎 2 次取汁混合，日服 3 次，每日 1 劑。

***說明*** 此方用於老年月經再行，淋漓不止，而非腫瘤所致者，服之多獲良效。

***來源*** 《近代中醫流派經驗選集》；推薦人：湖北省五峰縣人民醫院馬立銀。

***配方 4*** 阿膠珠 30 克、全當歸 30 克、藏紅花 6 克、冬瓜仁 15 克。

***用法*** 水煎服 2 次，每日 1 劑。

***說明*** 該方出自鮑相敖《驗方新編》，主治老婦血崩，血止即以歸芍六湯善後。全方藥物精煉，療效可靠。如治隨××，女，51 歲。月經失常 3 年餘，輕則經血淋漓 40 多天；重則 1 日之內暴下如注，需輸血維持生命，屢用中西藥治療收效不顯。診時面白氣短，疲軟乏力，雙下肢浮腫，脈細軟，舌淡、苔薄白。予上方加黃芪 30 克、田三七粉 3 克，2 劑血止。繼以歸芍六君子湯加仙茅、仙靈脾而善後。筆者

每遇更年期崩漏，則使用該方治療，均獲良效。

***來源*** 《驗方新編》；推薦人：山東省煙臺市中醫醫院崔伯瑛。

***配方 5*** 地榆 24 克、槐角 24 克、熟大黃 12 克、仙鶴草 30 克（或製大黃炭 6 克）、血竭 12 克。

***用法*** 水煎服，沸後20分鐘即可。每日1劑，煎服2次。

***說明*** 本主適用於血熱妄行之崩漏。證見下血紫暗，時挾血塊，心煩難眠，頭暈面赤，口渴喜冷飲，小便短赤，大便乾結，脈弦數。此方係婦科醫師俞忠圭之經驗主，多年行之有效。臨床應隨證加減，若兼脾虛者，加白朮、淮山；肝腎陰虛加二至丸；虛寒者的加附片、人參、赤石脂。如治邢×，女，25 歲，已婚。月經淋漓難盡已 2 月。既往經行正常，婚後有行經期性接觸史。少腹墜脹，頭暈腰痛，納穀不香，煩渴引飲，大便乾結，舌紅、苔薄黃，脈弦細。證屬房事不節，沖任損傷，以致攝血無權，漏下不止。用上方加減治之而崩漏漸止。爾後月經週期及血量、色均正常。

***來源*** 獻方人：浙江省紹興市婦幼保健院俞忠圭；推薦人：浙江省紹興市中醫院沈元良。

***配方 6*** 黃芪 60 克，山藥 30 克，薏苡仁、生地炭、藕節炭、棕櫚炭各 20 克，阿膠珠 15 克，當歸炭 12 克，荊芥炭 10 克。

***用法*** 水煎服 3 次，每日 1 劑，空腹服用。

***說明*** 本方治療脾氣虛而久崩不癒者有奇效。張某，女，33 歲。月經潮時量多如崩，用西藥止血效果不佳，經用本方 2 劑後，流血減少，5 劑崩止而癒。隨訪至今未發本病。治療期間，忌勞累、辛辣。

**來源**　獻方人：四川省綿陽市102信箱職工醫院楊忠英。

**配方7**　阿膠10克、艾葉炭10克、當歸10克、川芎6克、熟地10克、白芍10克、炙甘草6克、香附12克。

**用法**　水煎服，每日1劑，行經時或經前服用1週。

**說明**　本方主治上節育環所致的月經過多症。氣虛者，加黃芪30克，黨參12克；陽虛有寒者，加炮薑10克、桂枝6克；陰虛有熱者，加地骨皮10克、丹皮10克；血瘀者，加益母草30克、茜草根10克。筆者臨床治療50多例因上環後引起的月經過多症。都收到了滿意的效果。

**來源**　獻方人：湖南省西湖農場醫院孫旭升。

【針灸】

**取穴1**　血海。

**施術**　先用毫針刺血海穴，進針5分深，用平補平瀉法，留針20分鐘；然後在穴上施用艾炷灸5壯，每日1次。

**說明**　本法治療月經日久淋漓不盡，伴有頭暈，乏力等症者，療效滿意。

**來源**　《備急千金要方》；推薦人：湖南省常德市第一人民醫院劉智壺。

**取穴2**　主穴：血海、隱白。配穴：①行間、大郭；②百會、大郭；③關元、歸來、三陰交。

**施術**　血海穴用毫針刺1寸，用補法；隱白穴針1分，補法。行間、大郭穴針3分，大郭穴沿皮下橫刺，留針20～30分鐘；百會、大郭穴用艾炷灸5～7壯；關元、歸來穴針5～8分，三陰交穴針1寸，均用補法。每日1次，10次為1療程。



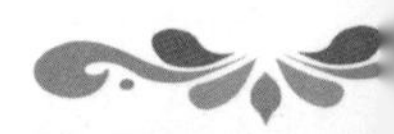

**說明**　血海、隱白為治崩漏的主穴。根據不同的證候使用配穴：第①組適應於肝不藏血，表現為月經量多，或突然崩漏不止，夾有血塊，血色鮮紅，煩熱口渴，舌紅苔黃，脈弦數等症；有清熱涼肝，寧血止崩之功效。第②組適應於氣不攝血，下血過多，神疲，氣短，四肢不溫，脈微欲絕等症；有回陽救脫，固氣攝血之功效。第③組適應於沖任虛寒，月經漏下綿綿不止，色淡或暗紅，少腹冷感，腰痛，疲乏，舌質炎、苔白、脈沉細弱；具培元固本，溫補沖任的作用。

**來源**　獻方人：鄭魁山《針灸集錦》；推薦人：湖南省常德市第一人民醫院曾昭華。

【心理治療】

**施術**　耐心給予言語開導和鼓勵，增強病人戰勝疾病的信心，並指導其調養方法。

**說明**　本法適宜於情志失調，如憂思過度，情志抑鬱，肝脾不調，脾失統攝之崩漏證。王某，48 歲。陰道出血淋漓不斷 50 餘天，動則出血量增多，甚至暴下如注，面色皖白，精神不振，氣短乏力，脈細弱無力。因久治無效，患者疑為子宮癌，而整日臥床，不思飲食，悲觀失望，拒絕治療。經勸其做診刮、B 超等檢查排除器質性病變後，對其進行耐心開導解釋，說明所患並非不治之症，而是由於婦女在 50 歲左右，內分泌紊亂而造成的一種功能性子宮出血，並向其介紹治癒病例。病人放下包袱，增強了信心，積極配合治療、並按所指導的方法進行調養鍛鍊。由於心情愉快，食慾良好，抵抗力增強，加上配合中藥健脾益氣，補腎固沖，月餘後病又痊癒。隨訪 1 年月經週期正常，2 年後自然斷經。

**來源**　《中醫心理學論叢》；推薦人：湖南中醫學院曠惠桃。

## 妊娠嘔吐

【方藥】

***配方 1*** 黨參 15 克、雲茯苓 10 克、炒白朮 10 克、陳皮 10 克、白蔻仁 5 克、蘆根 30 克、蘇梗 5 克、生薑 3 片、紅棗 5 枚。

***用法*** 加水 500 毫升，煎至 150 毫升，分 5～6 次溫服。其中白蔻仁、蘇梗後下。1 日 1 劑。

***說明*** 本方適用於妊娠嘔吐。症見反覆嘔吐，厭食，頭暈乏力；重症則劇烈嘔吐，吐物為痰涎或膽汁或咖啡色樣液體，身體明顯消瘦，極度疲倦，可出現脫水症和電解質紊亂，以致影響胎兒發育。由於脾虛不受納，胃虛氣上逆，故且採用量少，味少，藥液少的藥方治療。注意藥汁頻溫服為妥。

***來源*** 獻方人：江西省撫州市第二人民醫院唐學游。

***配方 2*** 藿香 10 克、蘇梗 6 克、川厚朴 6 克、砂仁 6 克、竹茹 9 克、半夏 9 克、陳皮 9 克、茯苓 9 克、生薑汁 1 毫升（兌服）。

***用法*** 水煎服，每日 1 劑，煎服 2 次。

***說明*** 本方為劉奉五老中醫治療胃氣虛弱型妊娠惡阻的經驗方。方以辛香和胃，降逆止吐之藥，使胃氣平和，逆氣下降而平其噁心嘔吐。

***來源*** 北京中醫醫院，《劉奉五婦科經驗》；推薦人：安徽省馬鞍山鋼鐵公司醫院黃兆強。

***配方 3*** 焦白朮 6 克、薑半夏 6 克、薑竹茹 9 克、橘皮 6 克、砂仁（後下）4.5 克、淡子黄芩 9 克、烏梅 2 枚、左金

丸（後下）2.4 克。

**用法**　水煎服，每日 1 劑，煎服 2 次。

**說明**　本方為上海婦科名醫朱小南治療妊娠惡阻的臨床經驗方。如胃寒者，去黃芩加生薑、伏龍肝；胃熱加薑川黃連、活水蘆根；兼有嘔血加鮮生地、藕節；腰酸者加杜仲、續斷。朱氏指出，如服用本方之前，先飲生薑汁數滴或先用生薑粥服用，然後服藥，可以增強療效。另外，服藥可分數次，若能下嚥不吐，稍等片刻，再行服藥更佳。

**來源**　《朱小南婦科經驗選》；推薦人：安徽省馬鞍山鋼鐵公司醫院黃光強。

**配方 4**　黨參 12 克、白朮 9 克、淡竹茹 9 克、炙枇杷葉 9 克、砂仁 3 克、蘇梗 2.4 克、陳皮 3 克、法半夏 9 克、茯苓 9 克、煅石決明 30 克。

**用法**　水煎服。每日 1 劑，水煎服 2 次。

**說明**　本方適用於妊娠惡阻中期患者，證屬肝氣犯胃，胃氣不降，脾胃虛弱，而見嘔吐不食，胸悶作脹，精神倦怠，面色少華，面目浮腫，舌質淡，舌邊有齒印者。方中砂仁宜搗碎沖服。

**來源**　獻方人：浙江省中醫院名老中醫裘笑梅；推薦人：浙江省溫嶺中醫院鴻潮。

**配方 5**　黃芩 50 克、枸杞子 50 克。

**用法**　將上藥置帶蓋瓷缸內，以沸水沖泡，候汁溫時頻飲。每日 1 劑，沖服 2 次。

**說明**　本方有清熱安胎、降逆止吐之效。而且此方藥性平和。經臨床觀察無任何副作用。曾治 200 餘例，療效達 95%。

***來源***　獻方人：長春市二道河子區第二醫院許夢森；推薦人：湖南中醫學院劉建新。

## 妊娠腰痛

【方藥】

***配方***　破故紙 25 克、杜仲 25 克、核桃仁 5 克。

***用法***　將上藥共研細粉、過篩，備用。每日服 2 次，每次服 15 克，用溫開水送下。

***說明***　本方治療孕婦腰胯疼痛，有特效。上藥無毒副作用，為 1 個療程的量。臨床治療 25 例，有效率達 96%。

***來源***　獻方人：四種省綿陽市 102 信箱職工醫院楊忠英。

## 妊娠小便難

【方藥】

***配方***　當歸、川貝母、苦參、地榆各60克，木通30克。

***用法***　將上藥共研為極細末，小麥麵為丸，每丸 5 克，每日服 2 次，溫開水送服。

***說明***　本方適用於婦女妊娠期排小便困難。諸藥合用治療妊娠小便難效果顯著。服 1～2 週可痊癒。

***來源***　獻方人：河南省柘城縣人民醫院張立亭。

## 胎　漏

【方藥】

***配方***　山藥 15 克、石蓮 9 克、黃芩 9 克、川黃連 3 克（或馬尾連 9 克）、椿根白皮 9 克、側柏炭 9 克、阿膠（烊





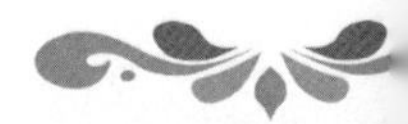

化）15克。

***用法*** 水煎服，每日1劑，煎服2次。

***說明*** 本方為劉奉五老中醫治療胎漏下血，伴腰酸、腹痛，屬於胎熱者的經驗方。方用黃芩、黃連清熱發胎；山藥、石蓮健脾補腎；椿根白皮、側柏炭收劍止血；阿膠寧血絡而止血。全方健脾補腎、補而不熱，清熱不傷正，收澀止血而安胎。

***來源*** 北京中醫醫院，《劉奉五婦科經驗》；推薦人：安徽省馬鞍山鋼鐵公司醫院黃兆強。

## 羊水過多

【方藥】

***配方1*** 黨參20克、雲苓15克、白朮10克、蒼朮12克、薏苡仁20克、山藥20克、澤瀉20克、黃芪30克、大腹皮15克、附片8克、肉桂3克。

***用法*** 水煎2次溫服，1日1劑。

***說明*** 本方適用於羊水過多的妊娠。經B超確診後，上方每月服5劑，直至正常分娩為止。適應症為腹部脹痛，呼吸困難，唇頰青紫，心悸，不能平臥，下肢浮腫而無法行走，納食較差，精神疲憊，舌淡、苔白，脈濡滑。徐某，24歲，農婦。孕3胎均因羊小過多引起早產而夭折。後懷孕服此方，每月5劑，足月順產1女嬰。注意上方附片、肉桂不宜過量。

***來源*** 獻方人：江西省撫州市第二人民醫院唐學游。

***配方2*** 人參5克（或西黨參15克）、黃芪15克、肉桂4.5克、覆盆子15克、菟絲子12克、枸杞子12克、淮山

藥 15 克、煅龍骨 18 克、煅牡蠣 18 克、新會皮 6 克、炙甘草 4.5 克、金櫻子膏（沖服）1 匙。

***用法*** 水煎服，每日 1 劑，煎服 2 次。

***說明*** 妊娠羊水過多，中醫稱為孤漿，一般婦科書籍罕見，《重訂濟陰綱目》轉引《脈經》曰：「婦人懷軀，六月七月，暴下斗餘水，真胎必倚而墮，此非時孤漿預下故也。」可見此症大多在懷胎 6～7 月之間突然發生，臨床症見暴下黃水，或似膠汁，或如豆汁，頗類似現代醫學「羊水早破」。患此症的孕婦每多墮胎或有早產之弊，這是由於漿水不下，氣血驟損，胎失所養之故。

此方係安徽省歙縣著名老中醫黃從周先生根據家傳和先賢經驗，所擬的加味保元湯。方取參芪補氣，肉桂溫腎，炙甘草補中，龍、牡、金櫻子填下固澀。臨床用之治療本病，療效卓然。曾治巴姓婦女，懷胎 6 月餘，忽然漿水大下，伴有頭暈，腰酸如折，家中親屬大駭，延余診治，經用上方（方用西黨參代人參），服藥 10 劑而告痊癒。

***來源*** 獻方人：安徽省歙縣人民醫院老中醫黃從周；推薦人：安徽省歙縣中醫院黃孝周。

## 胎位不正

【方藥】

***配方 1*** 當歸 9 克、川芎 6 克、熟地 9 克、白芍 9 克、黨參 9 克、白朮 9 克、炙甘草 6 克、茯苓 9 克、黃芪 9 克、川續斷 9 克。

***用法*** 水煎服 2 次，每日 1 劑，早晚空腹服下。連服 3 劑為 1 療程。

***說明*** 胎位不正是指妊娠 30 週以後，胎位為臀位，斜

位，橫位，足位而言。中國醫學認為此症與氣血虛弱，氣滯血瘀有關。本方由「泰山磐石飲」加減化裁而成，方中八珍湯培補氣血；黃芪補氣，氣足則胎元得固；續斷補肝腎而暖宮安胎，俾使氣順血，而胎位得以矯正。應用本方治療胎位不正（排除病理性胎位不正如骨盆狹窄、子宮畸形等）73例，其中服藥1個療程者58例。2個療程者15例。矯正胎位者60例，失敗者13例。

***來源*** 《新中醫》，3：33，1975；推薦人：安徽省馬鞍山鋼鐵公司醫院黃兆強。

***配方2*** 當歸、白芍、荊芥穗、生黃芪、菟絲子各10克，川芎、羌活、厚朴、枳殼、川貝母、艾葉各6克，甘草3克。

***用法*** 每日1劑，清水煎藥，分2次服下。

***說明*** 本方為古代驗方「保生無憂散」，適用於胎位異常。臨床可透過婦科檢查或B超確定。若臀位者加白朮、黃芩各8克；橫位加川續斷、紫蘇各10克。上藥治療200例，治癒率為98%。

***來源*** 獻方人：牛麗萍，《陝西中醫》，12：550，1992；推薦人：江西省撫州市第二人民醫院唐學游。

***配方3*** 人參15克、當歸30克、川芎15克、牛膝9克、升麻1.2克、附子0.3克。

***用法*** 水煎服。每日1劑，煎服2次。

***說明*** 本方適用於妊娠7個月以上，胎位不正者。龐保珍氏以本方治療94例，其中初產婦61例，經產婦33例，治療後84例胎位矯正。其中臀位85例，成功75例，橫位9例，均獲成功。

**來源**　獻方人：龐保珍，《山東中醫雜誌》，（5），1987；推薦人：浙江省溫嶺中醫院陶鴻潮。

**配方 4**　黨參 9 克、當歸 9 克、川芎 6 克、白芍 9 克、炙甘草 6 克、熟地 9 克、白朮 9 克、川續斷 9 克、黃芪 9 克、枳殼 6 克。

**用法**　水煎服。每日 1 劑，早晚各服 1 次。

**說明**　連服 3 日為 1 療程；若胎位尚未轉正，則繼續服下 1 療程；若胎位糾正後復變者，當即再行治療。經服本方 2 個療程，效果明顯者，可同時配合艾捲灸雙側「至陰」穴，或採用膝胸臥位等綜合措施進行治療。

本方係原江蘇省高郵縣醫藥研組驗方。作者曾選擇妊娠 28 週以上之初、經產婦 89 例為觀察對象，服藥 3 劑成功者 45 例，占 50.6%，6 劑成功者 26 例，占 29.2%，7 劑成功者 9 例，占 10%，9 劑成功者 1 例，占 1.2%，無效 8 例，占 9%。

**來源**　《赤腳醫生雜誌》，（9），1975；推薦人：浙江省溫嶺中醫院陶鴻潮。

【針灸】

**取穴**　至陰。

**施術**　取雙側至陰穴，各用艾捲懸灸 15 分鐘，或用艾炷灸 5～7 壯（溫熱灸）。每日 1 次，胎位轉正後再灸 3 天，以後每週灸 1 次，直至分娩。

**說明**　本法矯正胎位的效果顯著，臀位、橫位皆適用。

**來源**　獻方人：王雪苔，《針灸學手冊》；推薦人：湖南省常德市第一人民醫劉智壺。

## 先兆流產

【方藥】

***配方 1*** 炒黨參 15 克、炙黃芪 24 克、阿膠 12 克（另烊）、艾葉 1.2 克。

***用法*** 水煎服。每日 1 劑，煎服 2 次。

***說明*** 本方主治氣血兩虛之先兆流產。若出血量多或淋漓不盡，酌加止血藥地榆炭、陳棕炭、仙鶴草、麻根炭；腎虛腰背酸楚，加川續斷、狗脊、桑寄生；欲增強固澀之力，加牡蠣、龜板、龍骨。

***來源*** 獻方人：浙江省中醫院裘笑梅；推薦人：浙江省溫嶺中醫院陶鴻潮。

***配方 2*** 白朮 30 克，阿膠 15 克，桑寄生、川續斷各 12 克，荊芥、地榆炭、生地炭、丹皮、當歸各 9 克。

***用法*** 水煎服 2 次，每日 1 劑，分早晚 2 次服，7 天為 1 療程。

***說明*** 本方主治先兆性流產，服藥期間臥床休息。本方治療孕已 3 月，勞動後腰痛且酸，陰中見紅、小腹下墜感，服本方 4 劑，出血減少，腰痛腰酸減輕；服 7 劑後症狀消失；繼服 7 劑而痊癒，足月產，母子安全。

***來源*** 獻方人：河南省柘城縣人民醫院張立亭。

***配方 3*** 苜蓿子 3 克。

***用法*** 將苜蓿子微搗後煎湯，約 15 分鐘後再打 2 個荷包雞蛋，繼續煎 5 分鐘，待溫，吃蛋喝湯。

***說明*** 苜蓿子別名金花菜，蝶形花科。據臨床觀察，該



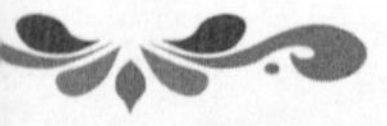

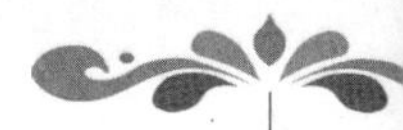

藥有益氣養血，補腎安胎之功效。以此法治療先兆流產 18 例，均獲滿意療效。一般服藥 1 次，症狀減輕。3 次即可痊癒。

***來源*** 獻方人：邢非，《新中醫》，（6），47，1975；推薦人：江西省中醫藥研究所楊寧。

## 習慣性流產

【方藥】

***配方 1*** 艾葉 15 克、雞蛋 1 個。

***用法*** 將艾葉和雞蛋一同放在砂鍋內（忌用鐵器）煮，待雞蛋熟後即可服用。

***說明*** 習慣性流產者當確診為妊娠後，即開始服用此方，防止再次流產。按上法將雞蛋煮熟後，每日吃 1 個，連服 1 週。然後每月取 1 次，每次吃 2 個。須定期服用，服至妊娠足月為止。未妊娠者不可服用此方，以免閉經。經用此法治療 10 例習慣性流產患者，9 例效果滿意，保胎成功，1 例失敗。

***來源*** 《赤腳醫生雜誌》，（12），1975；推薦人：江西省中醫藥研究所楊寧。

***配方 2*** 人參 30 克，菟絲子、桑寄生、川續斷、杜仲、阿膠各 60 克。

***用法*** 上藥共研細粉、過篩，阿膠溶化煉蜜為丸。每丸 10 克重，每日 2 次，每次服 1 丸。上藥為 1 個療程的量，一般服 1～3 個療程可癒。

***說明*** 本方由近工名醫張錫純所擬之壽胎丸加杜仲而成。治療習慣性流產有良效。王×，女，28 歲。結婚 5 年，





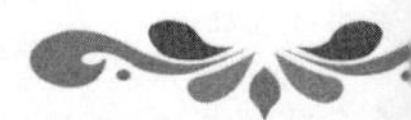

已流產4胎。每次受孕 天45～60左右，腰及小腹痛，隨即流產。經西醫打針吃藥無效。改服上方治療2個療程後痊癒。順產1男孩。發育正常。服藥期間忌惱怒和房事。

***來源*** 獻方人：四川省綿陽市102信箱職工醫院楊忠英。

***配方3*** 冬桑葉30克、青竹茹12克、絲瓜絡6克、熟地30克、山藥15克、杜仲15克、菟絲子9克、當歸身6克、白芍15克。

***用法*** 水煎服。每日1劑，煎服2次。

***說明*** 本方適用於陰虛內熱型習慣性流產患者。裘老曾治馬某，先後流產3次，此次早妊50天，常感腰酸，偶有腹中隱痛，食納減，味淡，惡泛，舌質紅絳，苔薄白，脈弦滑。治用本方，服藥5劑，腰酸減輕，腹痛消失。惟胸悶，舌脈如前，前方加蘇梗3克，白朮9克，持續服藥1月餘，後足月分娩。

***來源*** 獻方人：浙江省中醫院裘笑梅；推薦人：浙江省溫嶺中醫院陶鴻潮。

## 死胎

【方藥】

***配方*** 當歸25克、川芎12克、肉桂6克、紅花6克、川牛膝10克、車前子10克、芒硝12克、黃酒50克。

***用法*** 水煎2次，分2次服，1日1劑。其中車前子包煎，芒硝沖服，黃酒後入為引。

***說明*** 本方用於死胎的治療。臨床自覺胎動停止，陰道流血，腰及小腹酸痛，胎心音消失。以本方加減治療死胎不下80例，成功率達81.3%。觀察表明，胚胎越大越易攻下，

胚胎死亡時間越短越易於攻下。應用此方時，要顧護正氣，慎重用藥，不可盲目峻攻。若氣虛者加黃芪、黨參；少腹冷痛加吳茱萸、艾葉；日久不下加麝香（沖服）。

**來源** 獻方人：王琪，《上海中醫藥雜誌》，10：29，1987；推薦人：江西省撫州市第二人民醫院唐學游。

## 難 產

【方藥】

**配方** 黃芪、黨參、龜板各30克，當歸、茯神、白芍、枸杞、川芎各15克。

**用法** 方中諸藥入砂罐內，加水淹過藥渣1公分，武火煎沸後，改用文火煎熬15分鐘，倒出藥汁100毫升，服藥4小時後若未分娩，則再煎熬1次速服，最多服3次藥即能分娩。

**說明** 本方為治難產驗方，對產力不足之產程遲滯者，效果尤佳。但骨盆畸形或胎位不正者不宜此方。

**來源** 獻方人：成都中醫學院劉敏如；推薦人：四川省綿陽中醫學校劉健君。

## 產後急性血栓性靜脈炎

【方藥】

**配方** 桃仁9克、大黃6克、水蛭6克、虻蟲6克、銀花藤30克、生石膏25克、丹皮6克、連翹15克、梔子9克、黃芩9克、延胡索6克、赤芍6克。

**用法** 水煎服，每日1劑，煎服2次。

**說明** 本方為劉奉五老中醫治療產後急性血栓性靜脈炎的經驗方。劉氏認為，此症由於產後寒濕阻絡，惡露不下，

毒邪逆串經脈，氣血壅滯，堵塞血脈，鬱久化熱所致。症見發熱肢腫，疼痛難忍。方以抵擋湯為主化瘀解毒；赤芍、丹皮清熱涼血；石膏、連翹、梔子、黃芩清熱解毒；銀花藤清熱通絡；延胡索行氣活血止痛。全方清通並舉使濕毒熱邪得以清解，瘀血死血得以活化。

***來源*** 北京中醫醫院，《劉奉五婦科經驗》；推薦人：安徽省馬鞍山鋼鐵公司醫院黃兆強。

## 產後小便不通

【方藥】

***配方1*** 當歸身30克，川芎15克，升麻、柴胡各7克。

***用法*** 上藥加水300毫升，煎取藥汁100毫升。

***說明*** 本方具有補血調氣之功效。適用於產後小便不通因血虛氣滯、肺失宣通所致者。本方特點是只煎1次頓服，收效迅速。馬某，女，25歲。產後小便不通3天，導尿2天。服本方1劑，即拔除導尿管，其病若失。

***來源*** 《外科症治全生集》；推薦人：山東煙臺市第二建築公司衛生張景潤。

***配方2*** 黃芪、黨參各30克，當歸、白芍、赤芍、桔梗、烏藥、桃仁、牛膝、車前子各10克，川芎6克，枳殼15克，路路通12克，肉桂2克。

***用法*** 水煎2次，將藥液沸合，分2～3次服，每日1劑。

***說明*** 本方適於產後尿瀦留。本症主要是由於產程過長，用力過多，膀胱受壓，或失血耗氣，導致膀胱氣化功能失調，加之產創而致膀胱黏膜水腫，尿道口堵塞，或會陰創

傷，或其他助產手術，或剖腹產導致瘀血內阻所致。上方有益氣活血通癃的作用，治療 56 例全部治癒，最快者服藥 1 劑後即排尿通暢，最慢者 4 劑後排尿恢復正常。

**來源** 獻方人：李虹，《陝西中醫》，12：534，1992；推薦人：江西省撫州市第二人民醫院唐學游。

**配方 3** 炙黃芪 12 克、炙升麻 9 克、肉桂 2 克、荊芥 9 克、琥珀末 3 克、甘草梢 3 克。

**用法** 水煎 2 次，分 2 次服。初服每日 1 劑，必要時加服 1 劑。

**說明** 本方適用於產後尿瀦留症。此症為素體氣虛，產時用力過甚，產程延長，手術創傷及產後失血等導致真氣大損，氣虛下陷所致。採用益氣升陽、升清降濁、化氣利水之本方藥治療效果甚佳。但舌苔黃膩，濕熱壅滯者療效較差。

**來源** 獻方人：楊關通，《上海中醫藥雜誌》，11：27，1987；推薦人：江西省撫州市第二人民醫院唐學游。

**配方 4** 肉桂 1.2 克、車前子 15 克、生黃芪 12 克、冬葵子 9 克。

**用法** 水煎服。每日 1 劑，水煎服 2 次。

**說明** 本方適用於產後排尿困難，少腹脹痛，甚則小便閉塞不通之症。若產後惡露未盡者，加當歸、川芎；腎虛較者，加杜仲、牛膝、桑寄生；膀胱鬱熱加淡竹葉、木通、忍冬藤、益元散。方中肉桂宜研末口服。

**來源** 獻方人：浙江省中醫院裘笑梅；推薦人：浙江省溫嶺中醫院陶鴻潮。

**配方 5** 桂枝、炒白朮、黃柏、蒼朮各10克，茯苓、澤瀉

各15克，豬苓12克，白芍20克，石菖蒲3克，炙甘草6克。

***用法*** 水煎服，每日1劑，煎服2次。

***說明*** 產後癃閉是因產程過長，膀胱受壓，功能失調，尿瀦留於膀胱，不能自行排出。症見少腹脹痛、小便短少或呈點滴狀漏了出，甚則小便閉塞，點滴不通。本方由五苓散加味而成。功能溫陽化氣、通利中洲。應用本方加減治療產後癃閉20例，服藥1～2劑，全部治癒

***來源*** 獻方人：賈斌等，《中醫雜誌》，1：23，1987；推薦人：安徽省歙縣中醫院黃孝周。

【針灸】

***取穴1*** 八髎。

***施術*** 常規穴位局部消毒後，用 毫針在平第5腰椎棘突旁開1寸處取上髎穴，以60°角向下進針，刺向恥骨聯合，深2.5～3寸；在平第1骶椎棘突旁開1寸處取次髎穴，以65° 角向下進針，向恥骨聯合深刺2～2.5寸；在次髎穴下1.5公分處取中髎穴，以70°角向下進針，向恥骨聯合深刺1.5～2寸；在中骨穴下1.5公分處取下髎穴，向恥骨聯合上緣深刺1.5寸。

***說明*** 本法為原作者繼承家傳經驗，運用八髎穴針刺治療產後小便不通，取得滿意的療效。根據臨床體會，在治療中，若針尖能從八髎穴透過骶前孔直達骨盆腔，則針感可直達會陰部，臨床效果更好。

***來源*** 獻方人：四川省中醫藥研究院李素仁；推薦人：湖南省中醫藥學校郭翔。

***取穴2*** 三陰交（右）、足三里。

***用法*** 針具及局部常規消毒後，進針1.5～2寸，中、強



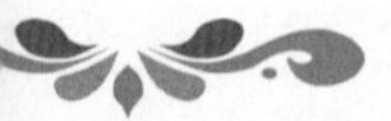

刺激，得氣後留針 30 分鐘，每 3～5 分鐘分行針 1 次。每日 2 次。

***說明*** 產後小便不通發生在剖腹產手術後、產鉗、會陰切開、會陰破裂縫合術後者，可用本法治療。臨床治療 49 例，治療 1 次排尿 19 例，2 次排尿 23 例，3 次排尿 5 例，4 次排尿 2 例，全部治癒。平均治療 次數為 1.9 次。

***來源*** 獻方人：楊丁林，《中醫雜誌》，5： 60，1984；推薦人：安徽省馬鞍山鋼鐵公司醫院黃兆強。

## 產後腹痛

【方藥】

***配方 1*** 川芎、當歸、桃仁各 9 克，紅花、烏藥、川楝子各 12 克，熟地、白芍各 10 克。

***用法*** 水煎服，加水 1500 毫升，煎至 400～500 毫升，每日 1 劑。藥渣加白酒 150 克熱敷小腹，每次敷 30 分鐘，每日 1 次。

***說明*** 產後腹痛症多因沖任受寒，而致氣滯血瘀，或風邪束表，營衛不調所致。治以活血化瘀，調和營衛，升陽祛寒法為主，方中用川芎、當歸、桃仁、紅花活血化瘀；烏藥、川楝子行氣止痛；熟地、當歸、白芍調和營衛，諸藥合用，方專力宏。

姚××，女，33 歲。產後腹中絞痛，痛引小腹已 20 餘日。惡漏不止，雖經西藥解痙止痛治療未癒。近 2 日又增寒熱不止，邀中醫診治。治療時，用該方去黨參加桂枝 12 克，荊芥、防風各 10 克，服藥 3 劑，寒熱停止，小腹痛輕，餘症均減，4 年後隨訪，再生 2 胎時未發生小腹痛症狀。

***來源*** 獻方人：河南省柘城縣人民醫院鄭春雷。



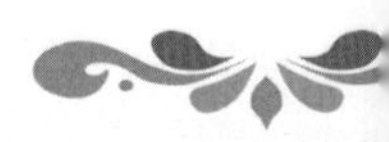

**配方2** 山楂50克、童便250毫升、紅糖50克。

**用法** 將山楂煎濃汁去渣，加紅糖50克，再煮沸待紅糖完全溶化後，倒入碗內沖入童便（七歲以下男孩尿）。分2次服，早晚各1次，1日服完。

**說明** 本方治療產後血瘀，小腹疼痛有包塊者特效。

**來源** 民間流傳方；推薦人：四川省綿陽市102信箱職工醫院楊忠英。

## 產後惡露不淨

【方藥】

**配方** 當歸15克、川芎6克、炙甘草15克、乾薑1克、桃仁3克。

**用法** 水煎服，1日1劑，水煎服2次。

**說明** 錢氏為浙江世傳女科醫家。錢氏認為：「產後血塊當消，新血宜生，若專以消削則新血不守，專以生新則舊血多滯，唯川芎、當歸、桃仁三藥，善破舊血，驟生新血，佐以乾薑，引三藥入於肝肺，以生血益氣。」錢氏秘本《大生密旨》中又說：「凡產後必先服生化湯，塊行痛止。」其用生化湯有一個原則：形體尚不大虛者，初產皆以生化湯為基本方，如不兼外邪而只血塊痛，或血暈，或胞衣不下皆用原方。如感冒風寒，服生化湯不解，加蔥白或桂枝；如感寒心下痞滿，加陳皮、桔梗、木香；始感風寒咳嗽或身熱，加杏仁、知母、天冬、桔梗；產後傷食，加神麴、麥芽、山楂、砂仁；產後憤怒，心膈悶滿，加木香；大便不通加蓯蓉；產後泄瀉，加茯苓、澤瀉；產後胃中感寒，加砂仁、生薑、茯苓、藿香等；如失血多而體虛明顯者，急急扶正為要，加人參9～12克；產後勞倦而脫，加黃芪、熟地；汗多



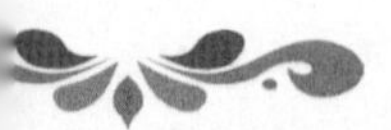

神色脫，加麻黃根、浮小麥、酸棗仁、熟地、黃芪、去炙草；氣促似脫，加沉香、陳皮、香附；自汗倦怠，身熱頭痛，加黃芪、麻黃根、地骨皮、白芷、防風、羌活。

***來源*** 浙江省中醫藥研究所，《醫林薈萃》；推薦人：浙江省紹興市中醫院董漢良。

## 產後貧血

【方藥】

***配方*** 田三七 50 克。

***用法*** 將田三七浸泡於清水中，1～2 日後取出，切成薄片，風乾或曬乾，或用乾燥箱烘乾。然後，另取雞的肥油，文火煉成熟油，將備製的田三七片置入雞油中煎熬，以微黃為度，取出待冷，研成細末，貯於密封瓶中備用。服用時，取嫩子雞 1 隻，宰後剖腹，去其內臟，將熟田七粉 15～20 克，撒入腹內，加入適量清水，也可加黃酒少量，文火燉爛，即可喝湯食肉，分 2～3 次食完。或取雞蛋 1 枚，打成蛋花，加入熟田三七粉 3～5 克，攪勻，蒸熟食用。

***說明*** 田三七具有化瘀止血，消腫止痛之功效。故對人體各種出血症，尤其是兼有瘀滯者適用。熟製田三七治血虛，其補血效果優於當歸、黃芪。這與田三七專入血分，再經過特別炮製有關。考方藥書中未有如此說法。獻方者用此法治產後貧血之症，每獲良效，對虛寒體質者尤為適宜。曾治黃某，女，28 歲，足月懷胞，產後貧血，經用富血鐵片、維生素 $B_6$、$B_{12}$ 等藥物治療 1 個月後，仍未見效，血色素為 7.8 克%。面色蒼白，精神疲憊，心慌心悸，改服雞蛋蒸熟田三七粉，日服 1 次，治療月餘，面見紅潤，精神大振，氣力倍增，復查面色素為 11.7 克%。

**來源**　獻方人：趙向華《福建中醫藥》，（4），1993；推薦人：江西省中醫藥研究所楊寧。

## 產後乳汁缺乏

【方藥】

**配方1**　炙黃芪15克、潞黨參12克、全當歸10克、炒白朮10克、漏蘆9克、鐘乳石10克、製熟地12克、川芎3.6克、雲茯苓10克、炒白芍4.5克、肥玉竹12克、王不留行10克、通草3.6克、炙穿山甲珠6克、炙甘草3.6克。

**用法**　水煎服，每日1劑，水煎服1次。

**說明**　傅山曰：「婦人產後絕無點滴之乳，人以為乳管之閉也，誰知是氣與血之兩涸乎！夫乳乃氣血所化而成也，無血固不生乳汁無氣亦不能化乳汁。」本方係安徽省歙縣已故著名婦科老中醫黃從周所創之「增乳湯」，方以八珍湯加珠而成，全方補益氣血，佐以疏通乳絡，故乳汁自下。對於產後氣血虛弱，乳汁缺乏，症見乳汁甚少或點滴全無，乳房無脹感，面色少華，神疲氣短，納穀少，舌淡，脈細者，臨床應用數十載，頗有良效。

**來源**　獻方人：安徽省歙縣人民醫院老中醫黃從周；推薦人：安徽省歙縣中醫院黃孝周。

**配方2**　黨參、黃芪、絲瓜絡、當歸尾、川芎、王不留行、漏蘆、路路通、熟地各15克，桃仁、天花粉各10克，穿山甲12克，紅花、連翹、甘草各5克。

**用法**　加水1500毫升，煎沸20分鐘即可，1劑煎3次，混合後分3次飯後服，每日服1劑。

**說明**　本方對產婦3個月內缺乳，或乳汁不足者，一般服

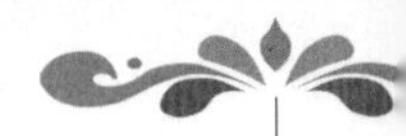

1～3劑即可使乳汁增多，筆者治療100餘例，療效甚為滿意。

***來源*** 獻方人：內蒙古紮蘭屯市中蒙醫院劉金。

***配方3*** 當歸、黃芪各30克，台黨參、桔梗各15克，麥冬18克，木通12克，王不留行9克，甘草3克。

***用法*** 水煎服2次，每日1劑。

***說明*** 本方主治產婦無乳及少乳，有很好的催乳功效。治療82例產後缺乳患者，治癒75例，治癒率達91.4%。王××，女，22歲。產後乳汁不下，服本方2劑，乳汁逐漸增多，滿足嬰兒哺乳。

***來源*** 獻方人：河南省柘城縣人民醫院張立亭。

【針灸】

***取穴1*** 湧泉。

***用法*** 取臥位，針雙側湧泉穴，進針要迅速，得氣後強刺激（雀啄法）3分鐘，留針10分鐘。

***說明*** 湧泉穴為足少陰腎經之井穴，針刺湧泉可使乳竅通，乳汁即滴出。其通乳的機制尚有待於今後進一步探討。

***來源*** 《中醫雜誌》，2：43，1987；推薦人：安徽省歙縣中醫院黃孝周。

***取穴2*** 膻中、乳根（雙）、脾俞（雙）、內關（雙）。

***用法*** 取20毫升注射器抽取50%葡萄糖注射液16毫升。選準穴位，常規消毒皮膚。膻中穴向下直刺1公分，然後提插，穴位「得氣」有酸脹感應後，回抽無血，注入藥物1毫升，同上施術刺乳根（雙）穴，每穴注入藥物2毫升。脾俞（雙）穴，每穴注入藥物2毫升。內關（雙）穴注入藥物2毫升。隔日1次。

**說明**　乳汁為氣血所化，如脾胃虛弱，化源不足或臨產失血過多，氣血損耗，均能影響乳汁的生成。產後情志不調，肝失調達，氣機不暢，經脈壅滯，氣血不能化為乳汁，或化而不能運行等，均能引起缺乳。脾俞可健運脾胃，益氣補血，乳房為陽明經所循經，取乳根可疏通陽明經氣而催乳；膻中調氣，以助催乳之效，內關屬厥陰經，有疏肝解鬱，寬胸理氣的作用。諸穴合用可收理氣通乳之功。

**來源**　獻方人：河南省柘城縣人民醫院張立亭。

【心理治療】

**施術**　根據病情予以言語開導，提高其認識，消除其疑慮，改善其心境，儘量使患者保持心情舒暢。

**說明**　凡因情志抑鬱，肝氣鬱結，肝氣犯胃，肝胃不和，納食減少而引起的缺乳證，均須配合言語開導法。一產婦分娩後 4 天，惡露量多，色鮮紅，乳汁分泌不足。患者整日沉默寡言，暗自落淚，食慾不佳，脈細弱無力，用補氣攝影血，養血通乳之 劑無效。經瞭解，因所生為女孩，愛人嫌棄，娩後先生從未來醫院探視，故情緒憂鬱，悶悶不樂。明瞭病因後，便對其關懷備至，耐心開導，並向其家屬講述生男生女一樣的道理，先生轉變了態度，對其精心照料。產婦由於心情舒暢，故飲食大增，乳汁流暢如泉湧。

**來源**　《中醫心理學》；推薦人：湖南中醫這院曠惠桃。

## 女子夢交

【方藥】

**配方**　①桂枝 15 克，炙甘草 10 克，白芍、龍骨、牡蠣各 20 克，大棗 5 枚；②當歸、枸杞、山茱萸、淮山藥、熟



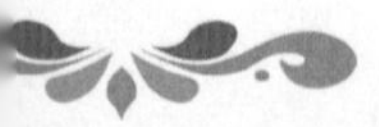

地、杜仲、冬青子各 20 克，黨參、甘草各 10 克。

***用法*** 先煎服方①，1 日 1 劑，連服 3～5 劑後，再服方②，1 日 1 劑，連服 5～7 劑。

***說明*** 此方適用於陰陽失調、心腎不交所致的女子夢交症以及性交陰道乾澀、疼痛難忍之症。本方以桂枝湯調和陰陽，加龍、牡潛鎮固納，陽能固、陰亦調和，心腎交泰則無夢交矣。

***來源*** 獻方人：湖南省桑植縣中醫院王鴻海。

# 第三章　兒科治療絕技

## 小兒急性支氣管炎

【方藥】

***配方 1***　炙麻黃 5 克、杏仁 8 克、法半夏 6 克、茯苓 10 克、陳皮 5 克、桔梗 10 克、甘草 5 克。

***用法***　水煎服。沸後 10 分鐘即可，麻黃後下，每日 1 劑。水煎服 2 次，分 2 次服。

***說明***　本方適用於小兒因感受風寒所致的咳嗽氣促，喉間痰鳴，或咳聲不爽，痰涎難出，吐白色痰或泡沫痰，不發熱，口不渴或微渴喜熱飲，舌苔薄白，脈浮滑等症，本方為 5～8 歲兒童劑量。藥量隨年齡在小而酌情加減。

***來源***　獻方人：湖南中醫學院附二院劉貴雲。

***配方 2***　麻黃 2 克、杏仁 6 克、細辛 1 克、紫菀 6 克、炙冬花 6 克、法半夏 6 克、僵蠶 6 克、萊服子 6 克、陳皮 6 克、白芥子 2 克、桑白皮 6 克、甘草 3 克。

***用法***　用水 200 毫升，武火煎至 100 毫升，分 2 至 3 次溫服，1 日 1 劑。

***說明***　本方適用於小兒咳喘。上方為 3 歲小兒 1 日量。症見咳嗽，喘促不安，喉中痰鳴，嘔吐痰涎，納呆，煩躁，舌苔白，指紋青等。注意避受風寒，服藥期間忌食油膩和腥物，患兒在一般情況下服用 4～5 劑後諸症消失。

***來源***　獻方人：江西省撫州市第二人民醫唐學游。

## 小兒慢性支氣管炎

【針灸】

***取穴*** ①天突、曲池（雙）、內關（雙）、豐隆（雙）。②肺俞（雙）、尺澤（雙）、太白（雙）、太衝（雙）。

***施術*** 常規穴位局部消毒後，用毫針刺肺俞穴 3 分深；太白、太衝 2 分深；天突穴先直刺 2 分深，然後將針尖轉向下方，緊靠胸骨後方刺 0.8～1.2 寸，不提插及猛刺、倒針。其他各穴可刺 0.5～1.0 寸，中等刺激。病久、體弱者，可用弱刺激或針後加灸。每日針 1 次，10 次為 1 療程。

***說明*** 本法治療小兒久治不癒的慢性咳嗽，因兒童脾常不足、肝常有餘，故可補足太陰脾經的原穴太白，瀉足厥陰肝經的原穴太衝，一般 2～3 個療程方能治癒。

***來源*** 獻方人：湖南省中醫藥學校陳美仁。

## 小兒支氣管哮喘

【方藥】

***配方 1*** 生雞蛋 1 個、活蟾蜍 1 隻。

***用法*** 抓活蟾蜍 1 隻，張開其嘴，把生雞蛋從口中塞入肚中，然後用黃泥包好蟾蜍，置入文火中煨熟，剖開肚皮，取出雞蛋剝殼服下。每日 1 次，每次 1 隻，7 日為 1 療程。

***說明*** 此方為治療小兒哮喘之秘方。各種類型的小兒哮喘均可服用。如王××，女，5 歲。1 歲時始發哮喘。每到春秋季 天氣變化時即發作，每次發作均住院治療，服用此方半月後，症狀基本控制。

***來源*** 獻方人：杭州市葛嶺路 5 號支文嬌；推薦人：杭

州市中醫院詹強。

**配方 2** 白芥子 3 克、細辛 0.6 克、胡椒 1 克、白附子 1 克、生薑汁適量。

**用法** 共研細末，用生薑汁調後敷於肺俞穴上，每於夜間睡前敷上，次晨取下。敷藥後局部起泡、發紅，屬正常現象，注意不要把泡弄破，任其自行吸收。2 日換藥 1 次，7 次為 1 療程。

**說明** 此法用於小兒支氣管哮喘的緩解期，每於夏季三伏 天用藥 1～2 個療程，可保持哮喘不發作，但亦要注意平時的保暖。

**來源** 《張氏醫通》；推薦人：湖南省中醫藥學校陳美仁。

**配方 3** 天南星 15 克、白芥子 15 克、薑汁適量。

**用法** 將前 2 味藥研為末，過篩，取薑汁和藥末調勻如糊狀，分別塗布兩足底心湧泉穴。乾後另換，1 日 2 次。

**說明** 本方適用於小兒哮喘的發作期，取腎經之湧泉為治療點可「補腎納氣」；選用天南星、白芥子，意在「祛痰」。腎能納氣，痰涎被祛，則喘可平。

**來源** 獻方人：王夏池等，《家庭實用便方》；推薦人：湖南省中醫藥學校王萍。

**配方 4** 麻黃 15 克、細辛 4 克、蒼耳子 4 克、延胡索（醋炒）4 克、公丁香 3 克、吳茱萸 3 克、白芥子 3 克、肉桂 3 克。

**用法** 諸藥共研細末，瓶貯密封備用。取藥末適量，用脫脂藥棉薄裹如小球，塞入患者臍孔內，以手壓緊使其陷牢，外以膠布貼緊。2 天換 1 次，10 天為 1 療程。

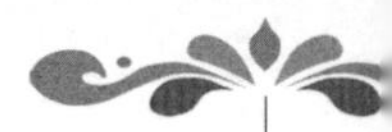

**說明** 本法適用於寒性哮喘。一般貼藥 1～2 個療程可使病癒。若貼藥後 24 小時內，臍孔灼熱發癢，應即揭下貼藥，待過 1～2 天後，臍孔不癢時再換藥貼之

**來源** 獻方人：譚支紹等，《中醫藥物貼臍療法》；推薦人：湖南省中醫藥學校邵湘寧。

## 小兒肺炎

【方藥】

**配方 1** 生麻黃 1.5 克、生石膏 15 克、玄參 6 克、葶藶子 6 克 、天竺黃 6 克、瓜蔞皮 6 克、銀花 9 克、連翹 9 克、杏仁 9 克、生甘草 3 克。

**用法** 水煎服。2 歲以下及病輕者每日 1 劑，2 周歲以上及病重者每日 2 劑。煎 80～100 毫升，每隔 4 小時服 20～25 毫升。

**說明** 本方適用於小兒肺炎，發熱，咳嗽，氣急喉鳴，痰黃稠不易出，面赤唇紅，咽紅而痛，煩躁不寧，尿黃便乾，舌質紅、苔黃膩，指紋色紫或脈滑數。若痰偏重，可在上方中加服猴棗散 1.5 克；熱偏重，可在上方中加萬氏牛黃清心丸 2 粒研吞。

**來源** 獻方人：浙江中醫學院名老中醫馬蓮湘；推薦人：浙江省溫嶺中醫院陶鴻潮。

**配方 2** 虎杖、魚腥草各 10 克，桃仁、杏仁、蘇子、葶藶子、大黃各 9 克，甘草 3 克。

**用法** 水煎 2 次，大黃後下，分 3～4 次頻服、冷服。以上為 6 個月以上的小兒用量，每日 1 劑，必要時 1 日 2 劑。

**說明** 本方適用於不兒肺炎。症見高熱，氣急，鼻煽，

痰鳴，臉色青紫，唇發紺，大便燥結，舌質紅、苔黃，脈數或滑數。此方以清熱化痰、瀉肺通腑為治法。臨床治療 30 例，有效率達 96. 6%，服藥時大多數患兒大便 次數增多，日行 3～4 次，便稀糊含有黏痰，停藥後即好轉。

***來源*** 獻方人：褚惜勤等，《上海中醫藥雜誌》，6：8，1984；推薦人：江西省撫州市第二人民醫院唐學游。

***配方 3*** 生石膏 25 克、黃連 5 克、黃芩、梔子、金銀花、連翹、生地、丹皮、玄參、蘇子、地龍、前胡、貝母各 10 克。

***用法*** 水煎 2 次，藥液混合分 3～4 次服。以上為 2 歲半以內的小兒 1 日量，每日 1 劑。

***說明*** 本方為清瘟敗毒飲加味，可用於小兒腺病毒性肺炎的治療。此病相當於傳統醫學溫熱病範疇中的風溫犯肺、肺熱咳喘等症。症見起病急驟，高熱神昏，喘咳痰鳴，面唇青紫，精神不振，嗜睡或與煩躁交替出現。上方以大劑量清熱解毒、滌痰開肺、涼血消瘀之藥品而奏效，它明顯優於西藥的治療。

***來源*** 獻方人：李貴滿，《上海中醫藥雜誌》，6：6，1988；推薦人：江西省撫州市第二人民醫院唐學游。

【針灸】

***取穴*** 少商。

***施術*** 局部常規消毒後，用小三棱針或 28 號毫針，針尖略斜向上方，刺入 1 分深 ；對有高熱、驚厥、呼吸急促者，快刺快出針，以出血為宜，若未出血者，醫者可用拇指沿魚際向少商穴推壓，使之出血。對病程較長，出現呼吸困難，嘴唇及指甲發鉗，或出現不省人事者，用強刺激（強捻轉），



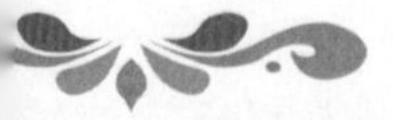

久留針，一般留針 20～50 分鐘，甚至長達 2 小時以上。留針期間，開始每 5～10 分鐘行針 1 次，等蘇醒後，每 15～20 分鐘行針 1 次，每天針 1 次。

***說明*** 本法治療小兒支氣管肺炎，適應於高熱，驚厥，呼吸急促或呼吸困難，嘴唇及指甲發紺，不省人事等症。一般治療 1 次後，症狀即可緩解，4～10 次可治癒。

***來源*** 《中國針灸》，2：53，1989；推薦人：湖南省常德市第一人民醫院劉智壺。

【推拿按摩】

***操作部位*** 肺經、脾經、肝經、心經 、天河水、膻中、肺俞。

***施術*** 酒精作介質。①醫者用拇指螺紋面分別由患兒拇、食、中、無名指螺紋面向指根方向直推稱為清脾經、肝經、心經、肺經。肺經約推 300 次，脾約經推 250 次，肝、心 2 經分別約推 150 次。②由總筋直推至曲澤 20 次，並結合以口吹氣（以不超過 18 口氣為限），稱大推 天河水；以食、中 2 指沾涼水，由總筋交替拍打至曲澤 20 次，亦結合以口吹氣，稱打馬過 天河。兩法均用。③以中指揉按膻中 30 次，繼之兩拇指左右分推 30 次，再用食、中指由上往下推 30 次，最後食、中 2 指分別按壓胸部各肋間 3～5 遍。④以中指揉兩側肺俞穴各 30 次，自肩胛骨內緣從內向外，由上往下呈「介」字型直推，繼用鹽粉擦之（以皮膚發紅為度）。

***說明*** 本推法以清熱瀉火、化痰止咳平喘為原則，適用於發熱，咳嗽頻繁，伴氣急，鼻煽，煩躁不安等症。對現代醫學的小兒肺炎有顯著療效。亦可用於治療小兒急性支氣管炎。如王××，女，7 個月。因患急性毛細支氣管肺炎住院治療半月餘，經用大劑量「氨苄青黴素」和「強的松」治療，

均未控制病情，後停藥改用推拿治療，用此推法治療 3 次而獲痊癒。

***來源*** 獻方人：湖南吉首衛校劉開運；推薦人：湖南省中醫藥學校王萍。

## 小兒嘔吐

【方藥】

***配方 1*** 白礬 12 克。

***用法*** 將明礬研細末，用米飯作餅貼於腳心。

***說明*** 本方適用於小兒脾胃虛弱而感受外寒所致的嘔吐。症見吐食反胃，四肢厥冷等。因小兒寒從腳起，所以，外用白礬貼腳心有散寒止嘔的作用。

***來源*** 獻方人：劉少林等，《中國民間小單方》；推薦人：湖南省中醫藥學校邵湘寧。

***配方 2*** 丁香 4 粒、生薑 1 片、竹茹 8 克。

***用法*** 將上藥煎濃汁，每日服 3 次，2 日 1 劑，空腹服用為好。

***說明*** 本方主治胃寒型小兒吐奶，療效顯著。筆者用本方治療小兒吐奶 250 例，總有效率為 95%，無毒副作用。

***來源*** 獻方人：四川省綿陽市 102 信箱職工醫院楊忠英。

【推拿按摩】

***操作部位*** 上肢部、下肢部、背部。

***施術*** 補脾上、腎水、清板門、肺金，揉小天心、一窩蜂，點胃俞、胃倉、足三里、承山，每日 1 次。

***說明*** 本法由扶助正氣，加強脾胃功能來治療嘔吐，療

效顯著。如治陳斌，女，3 個月。出生 1 個月開始嘔吐，原因不明，每晝夜嘔吐 16～17，每次餵奶啼哭不休，稍食則大量嘔吐，有時飲水民嘔吐，經武漢市中西醫專家診治無效。經用本法推拿 1 次，夜間嘔吐明顯減少；第 2 次推拿後，僅次日清晨嘔吐 1 次，連續治療 12 次，嘔吐停止，飲食恢復正常，而且療效鞏固。

***來源*** 獻方人：湖北省武漢市按摩醫院蔣素珍；推薦人：湖北省武漢市按摩醫院王腊英。

## 小兒便秘

【方藥】

***配方 1*** 膨大海 3 枚。

***用法*** 放入茶杯，沸水約 150 毫升，沖泡 15 分鐘，待其發大後，少量分次頻頻飲用。

***說明*** 本方為治療小兒便秘的簡易方，臨床治療大便不能按時排出，質地堅硬乾燥或艱澀難排的小兒，每收良效。

***來源*** 獻方人：黃民傑，《百病巧治》；推薦人：湖南中醫藥學校王萍。

***配方 2*** 萊菔子 20 克、華芨 7 克、蜜糖 150 克。

***用法*** 將製過的萊服子、華芨研成粉末備用。用時加蜜糖（無蜜糖可加適量溫開水），攪拌勻後灌腸，每日 2～3 次。

***說明*** 本法用於小兒中毒性腸麻痹治療，經用西藥治療和肛門插管排氣無效者，本法療效滿意。多數病例用萊華蜜合劑灌腸後 30 分鐘至 2 小時見效，出現腸蠕動，有大便排出或放屁。最少灌腸 2 次，用藥 2 天。最多 7 次，用藥 4 天。

***來源*** 獻方人：廣東省深圳市平湖鎮醫院黃其新；推薦

人：湖南省中醫藥學校郭翔。

【推拿按摩】

***取穴 1*** 耳穴：脾、胃、結腸、交感、口、直腸下段。

***施術*** 用王不留行子於兩側耳穴輪換壓丸，3 天 1 輪換。每日按壓穴位 3 次，每次 20～30 下，刺激可稍重。

***說明*** 此方用於兒童食積內熱型的便秘，患兒多有飲食不節，餵養不當之病史。臨床可見排便困難，脘腹脹滿，脈數、苔黃等症狀。曾治陳某，女，4 歲。平素飲食不節，嗜食肥甘。近日大便困難，數日 1 次，脘腹脹滿，脈滑且數，舌質紅、苔黃厚。用上法治療，壓丸 2 次後好轉，5 次而痊癒。

***來源*** 獻方人：北京首都兒科研究所吳慶昌；推薦人：湖南省中醫藥學校陳美仁。

***取穴 2*** 腹、七節骨、龜尾。

***施術*** ①用拇、食、中指指面在腹部作順時針方向的摩動 5 分鐘，繼之由上向下直推 50 次。②用拇、食、中指指面由腰骶部向第 7 腰椎直推 50～100 次（推上 7 節）。③用中指在腰骶部（龜尾）揉按 100 次。

***說明*** 本法適用於各種因素所致的便秘，一般施術後 30 分鐘至 1 小時，患兒即排出大便。本法為 1～3 歲患兒的操作次數。每日施術 1 次。

***來源*** 獻方人：湖南省中醫藥學校邵湘寧。

## 小兒腹瀉

【方藥】

***配方 1*** 白朮 9 克、淮山藥 9 克、薏苡仁 9 克、車前子



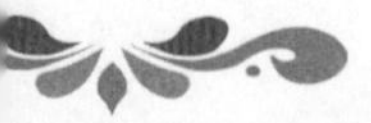

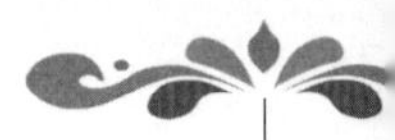

9克。

**用法**　水煎服，每日1劑，煎服2次。

**說明**　本方治療小兒腹瀉初起，或日久不癒，大便如泡沫或蛋花狀，小便短少等症。如大便為凍狀，化驗大便有膿細胞者，可加黃連3克。臨床中使用此方治療小兒腹瀉屢效，一服藥1～3劑，即可止瀉。

**來源**　獻方人：湖南省常德市第三人民醫院老中醫劉天健；推薦人：湖南省中醫藥學校劉步醫。

**配方2**　米炒白朮9克、土茯苓9克、升麻2克、檳榔9克、炮薑3克、黃柏3克、草豆蔻5克、陳皮6克、甘草5克。

**用法**　水煎，沸後10分鐘即可。每日1劑，煎服2次。

**說明**　在長期使用抗生素治療小兒感染性疾病的過程中，常出現黴菌性腸炎併發症，此症屬中醫泄瀉範疇。本方適用於腸道黴菌生長所致的腹瀉腹痛，納呆，苔膩，脈沉滑等症。臨床運用多收到良好的效果。

**來源**　獻方人：湖南省中醫藥學校陳善鏗。

**配方3**　黨參、白朮、禹餘糧各10克，木通5克，雞內金8克，面煨肉豆蔻、砂仁各6克，薑炭、炙甘草各3克。

**用法**　將上藥加涼水泡10分鐘後，煎沸，再煎15分鐘後內服，煎服3次，飯前半小時空服。每日1劑。

**說明**　本方治療小兒脾虛久瀉有效。上藥為3～歲小兒量，3歲以下酌減，5歲以上酌增。李××，男，5歲。患者兩月來，腹脹腹瀉反覆發作，嚴重時每日瀉4～5次，大便稀溏，時嘔吐，不思飲食，精神較差，四肢欠溫，舌淡紅、苔薄白。經用消炎止瀉藥治療無效，改服上方3劑後，嘔吐止，腹脹，腹瀉減輕，食慾好轉。上方加山藥、麥芽各15



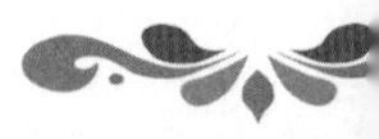

克，服5劑後病痊癒。治療期間患兒應忌生、冷、硬、辛、辣食物。

**來源** 獻方人：四川省綿陽市102信箱職工醫院楊忠英。

**配方4** 藿香7克、蘇葉梗5克、陳皮7克、蒼朮8克、厚朴6克、建麴10克、扁豆10克、穀麥芽10克、焦山楂6克、薏苡仁10克。

**用法** 用水200毫升煎至100毫升左右，分3～4次服用。每日1劑。

**說明** 本方適用於小兒夏秋季節的腹瀉病症。症見腹瀉，質稀如蛋花狀，腸鳴，納呆嘔吐，精神萎靡，或發熱惡寒，啼哭不安，尿少色黃，舌苔白潤，指紋淡紅等。小兒腹瀉主要是由於感受寒濕之邪和飲食不慎所造成。上方藥液不宜過多，頻服為妥。忌生冷、硬及刺激性食物。

**來源** 獻方人：江西省撫州市第二人民醫院唐學游。

**配方5** 胡椒1克、綠豆2克。

**用法** 共研為細粉末，臨用時煮生薑水調為糊狀，敷神闕穴，外貼暖臍膏1張。

**說明** 本方治療小兒腹瀉。適應於大便 次數增多，稀溏或不消化狀，腹部疼痛等，對裏急後重，下痢赤白、膿血症也可使用。用此法治療一般2～3日可癒。

**來源** 獻方人：內蒙古紮蘭屯市中蒙醫院劉金。

【針灸】

**取穴** 足三里（雙）、內關（雙）、天樞、腎俞。

**施術** 取消毒5毫升注射器1個，抽入0.05%阿托品1毫升，1%普魯卡因2毫升，配成混合注射液3毫升。定好穴

位，皮膚消毒後，用 5 號針頭，刺入深度約 5 分，根據年齡注入 0.3～1.0 毫升混合液，拔出針頭，酒精棉球封閉穴位皮膚。1 日 1 次，5 次為 1 療程。

***說明***　小兒消化不良是 3 歲以下嬰幼兒夏秋季的常見病。主要症狀是每日大便 10 次左右，稀水便含有少量黏液及奶瓣，但無膿血。患兒常出現脫水，酸中毒症狀。凡吐、瀉者取單側足三里、內關，1 次用 1 個穴位，1 日 1 次，左右效替封閉。以瀉為主者，取雙側足三里 、天樞，1 次用 2 個穴位，1 日 1 次。腹瀉時間較長者，可選用足三里與腎俞、足三里與 天樞，1 次 1 組，1 日 1 次，交替單側封閉。脫水及酸中毒嚴重者，要配合輸液治療。張××，女，1 歲。嘔吐、腹瀉 7 天，日瀉 7～10 次，呈稀水樣便，內含奶瓣，無膿血。患兒輕度煩躁，皮膚稍乾燥，經多種抗生素治療無效。用本法治療，取單側足三里、內關，左右交替封閉，首次封閉後嘔吐停止，便 次減少，3 次後症狀消失，封閉 5 次而痊癒。患者應用普魯卡因前應先作皮試。

***來源***　獻方人：河南省商丘地區人民醫院許秀榮。

【推拿按摩】

***操作部位***　脾經、腎經、臍、龜尾、七節脊。

***施術***　用酒精作介質。①醫者用其拇指螺紋面在患兒拇、小 2 指螺紋面上作旋轉推移，稱為補脾、腎經，各推 300 次左右。②在肝臍處作逆時針方向揉動 3～5 分鐘。③用中指在尾椎骨端旋揉 50～100 次，稱揉龜尾。④用食、中 2 指由尾椎骨端直推至第 4 腰椎，推 50～100 次，稱推上七節。⑤用兩手拇指面與食、中 2 指面相對用力提捏起患兒脊柱兩旁的膀胱經，由腎俞捻轉推移至肺俞，稱捏脊法。一般 3～5 遍。

***說明*** 本推法重排脾、腎2經，以使脾復健運，腎能固攝而達治本之目的。配揉臍、捏脊加強健脾之功，配推七節，揉龜尾以增止瀉之效，全方配伍用於治療脾腎虛弱之慢性腹瀉，療效頗佳。如治吳××，男，8個月。腹瀉反覆發作2月餘，少則每日5～6次，多則10餘次，瀉物多為未消化之物和奶塊泡沫，不思飲食，形漸消瘦，頸軟無力，曾服用中、西藥治療未效。改用本推法治療，推治3次後腹瀉即止。去龜尾、七節兩次，繼續推治1週，食慾正常，精神好轉，面色漸紅潤。隨訪未復發。

***來源*** 獻方人：湖南省吉首衛校劉開運；推薦人：湖南省中醫藥學校王萍。

## 厭 食

【方藥】

***配方1*** 太子參30克、白朮30克、豆捲（黃豆或綠豆芽）30克、雞內金20克、檳榔20克、使君子20克、山楂25克、神麴25克、麥芽25克、胡黃連15克、砂仁12克、滑石40克、甘草10克。

***用法*** 將上藥焙乾，共研細末，過篩，以蜂蜜為丸，每丸6克，每日服2次，每次服1丸。

***說明*** 本方具有益氣健脾，消食開胃，清熱殺蟲等功效，對小兒各種原因引起的厭食的有效，久服可強身益脾。忌生、硬、辛、燥食物。上藥為3～5歲兒童量，臨床應用時應視患兒年齡大小的情增減。

***來源*** 獻方人：四川省綿陽市102信箱職工醫院楊忠英。

***配方2*** 黨參10克、白朮20克、陳皮10克、茯苓10

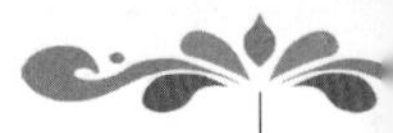

克、扁豆15克、淮山20克、苡米20克、砂仁5克、蓮肉10克、大棗10克、甘草3克、石斛10克、雞內金10克。

***用法*** 加水煎500毫升，武火煎沸，再用文火煎30分鐘，取煎液服用，後再加水如法煎一次服用。每日2次，每日1劑。

***說明*** 本方為筆者之驗方，用於治療小兒厭食症，見有不思飲食，口乾不欲飲，面色萎黃，肌肉瘦削者，此方有健脾益氣，養胃之功效，故治療本病，收效甚捷。

***來源*** 獻方人：湖南常德市第一人民醫院劉智壺。

## 疳 積

【方藥】

***配方1*** 明黨參10克、茯苓6克、焦白朮6克、焦山楂5克、焦麥芽5克、神麴5克、雞內金3克、胡黃連1.5克、烏梅3克、木瓜3克、山藥10克、紅棗2枚、甘草1.5克。

***用法*** 水煎2次，每日1劑，頻頻餵服。

***說明*** 脾胃為後天之本，氣血生化之源，小兒臟腑嬌嫩，若乳食不節，冷熱不適，易於引起食積，乳積而損傷脾胃，出現腹部膨滿，不思食物或喜食酸辣香味之物，口渴，便溏，糞臭異常，性情乖張，煩躁等症。治宜健脾開胃，消食清熱。服用上方，頗為適宜，本方性平和，無副作用，筆者臨床數十年，以上方加減治癒小兒消化不良，不思食物者甚多。如我族侄孫，男性，3歲，身瘦如柴，腹滿不食，心煩易怒，便瀉如米泔，臭氣異常，用上方加黃連服之而癒。上方為3～5歲小兒量，臨床可視年齡大小進行劑量加減。

***來源*** 獻方人：湖南中醫學院第二院屬醫院曾紹裘。

***配方 2***　雞矢藤 15 克、雞內金 6 克。

***用法***　水煎服 2 次，每日 1 劑，10 天為 1 療程。

***說明***　本方適用於治療小兒疳積。症見腹部脹大，納呆乏味，面黃肌瘦，精神較差等。上方有消食導滯、理氣除脹的作用，治療小兒疳積有明顯療效。筆者運用此方於臨床，屢收捷效。

***來源***　獻方人：廣西梧州市衛生局黎鑒清。

***配方 3***　乾蟾皮 160 克、五穀蟲 160 克、炒神麯 160 克、茯苓 160 克、炙雞內金 160 克、胡黃連 15 克、人工牛黃 10 克、陳皮 60 克。

***用法***　上藥共研細末，每次服 2 克，開水調下，每日 2 次。

***說明***　本方為江蘇省泰縣中醫院王玉玲老中醫之經驗方。方中乾蟾皮退虛熱、殺蟲為君；五穀蟲、胡黃連瀉熱消疳為臣；茯苓、陳皮健脾理氣。神麴、雞內金能消食積；牛黃清熱解毒，全方共奏清熱，消疳，殺蟲，健脾，和胃之效。用本方治療 200 多例，療效顯著。

***來源***　獻方人：王玉玲，《江蘇醫藥》，4：23，1979；推薦人：安徽省馬鞍山鋼鐵公司醫院黃兆強。

【針灸】

***取穴 1***　魚際。

***施術***　選準穴位，用龍膽紫標記，常規消毒和局部麻醉後，術者以左手拇指緊壓割治部位下方，以右手用術刀縱行切開皮膚 0.5 公分，用血管鉗（或蚊式鉗）分離切口，暴露皮下脂肪組織，然後用剪刀除去脂肪 0.5 克，用血管鉗深入切口，輕夾皮下組織或附近神經末梢數次，使病兒有酸、

麻、脹感。覆蓋無菌敷料，膠布固定。

***說明*** 此主主治小兒體形乾枯羸瘦，精神疲憊，氣血不榮，頭髮稀疏，飲食異常等。常××，男，4 歲。近 2 月患兒不思飲食，體瘦，頭髮焦枯無華，大便溏泄，每天 2～3 次，夜間煩躁不安，倦怠面黃，愛吃生冷食物，腹脹如鼓，診為疳積症。治用上法割治，術後病兒吃雞肝 5 在。1 週後飲食漸進，安眠。2 週後飲食明顯增加，大便成形，每日 1 次。半年後隨訪，體健身壯、活潑可愛。

***來源*** 獻方人：河南省柘城縣人民醫院張立亭。

***取穴 2*** 2、3、4 指第 2 橫紋中細筋。

***施術*** 局部用酒精棉球消毒後，用三棱針直刺細筋 1 分左右，推擠出黃水或血液少許。隔日 1 次。

***說明*** 本法治療小兒疳積，適應於面黃肌瘦，喜食異物，不欲納食，腹大，大便不消化狀等，此法與刺四縫穴基本相同，唯不取等 5 指（小指）的穴位，也不限於橫紋的中點，但取橫紋中細筋為準。

***來源*** 《中國簡明針灸治療學》；推薦人：湖南省常德市第一人民醫院劉智壺。

## 小兒急性腎小球腎炎

【方藥】

***配方 1*** 魚腥草 15 克、旱蓮草 15 克、益母草 15 克、車前子 10 克、燈芯草 1.5 克、半支蓮 15 克。

***用法*** 水煎服。每日 1 劑，1 日 2 次。

***說明*** 本方適用於兒童急性腎小球腎炎。症見發熱，咽部充血，血尿，蛋白尿，高血壓，浮腫，舌苔黃膩或白膩，

脈浮數或滑數。本方針對此病的臨床表現，以清熱解毒，涼血止血，活血化瘀。利水消腫之法組成，經臨床驗證有較好的療效。若血尿顯著，加大小薊各 10 克，茜草 10 克，側柏葉 10 克，仙鶴草 10 克，茅根 30 克。顏面浮腫嚴重者，以越婢加朮湯或麻黃連翹紅豆湯合方加減；咽痛紅腫者，加玄參 10 克，板藍根 15 克，牛蒡子 10 克，蚤休 10 克，射干 10 克；蛋白尿顯著者，加倒扣草 30 克。

***來源*** 獻方人：任奉文，《中醫雜誌》，3：20，1991；推薦人：江西省撫州市第二人民醫院唐學游。

***配方 2*** 茵陳 15 克、梔子 8 克、黃芩 10 克、生地 10 克、澤瀉 10 克、車前子 15 克、茯苓皮 15 克、冬瓜皮 15 克、桑白皮 10 克、桔梗 8 克、金錢草 20 克。

***用法*** 水煎，沸後入茵陳再煎 15 分鐘即可服用。每日 1 劑，煎 2 次服用。

***說明*** 小兒急性腎炎屬濕熱者多見。本方主治急性腎炎之濕熱型患者，症見發熱，口乾口苦，全身水腫，頭面眼瞼腫甚，頭昏肢倦，便溏腹脹，小便短赤或血尿，舌苔黃厚或膩，脈滑數等。若血尿明顯或尿中紅細胞在 ++ 以上，則加琥珀 3 克（沖服），鮮茅根 30 克，小薊 10 克。

***來源*** 獻方人：湖南省中醫藥學校陳善監。

***配方 3*** 五味子 15 克、金櫻子 25 克、杭白芍 15 克、炙黃芪 10 克、太子參 25 克、焦白朮 10 克、黃芩 7 克。

***用法*** 將上藥納罐中，用冷水適量泡 30 分鐘，每劑煎 2 次，每日 1 劑，分 3～4 次服用。

***說明*** 本方適應於小兒急性腎炎恢復期仍有蛋白尿者。若見血尿者，加小薊炭 15 克；白茅根炭 25 克；小腫者，加

雲茯苓 10 克，建澤瀉 7 克；貧血者，加全當歸 10 克，熟地黃 7 克；納減者，加雞內金 7 克，焦三仙（麥芽、神麴、山楂共炒焦）各 10 克；陰虛明顯者，加地骨皮 25 克或粉丹皮 7 克；便秘者加火麻仁 10 克。

***來源*** 獻方人：彭兆麟，《中醫雜誌》，3：197，1988；推薦人：湖南省中醫藥學校陳美仁。

## 小兒慢性腎小球腎炎

【方藥】

***配方*** 玉米鬚 60 克。

***用法*** 上藥洗淨，煎湯代茶，作 1 天量，渴即飲之，不拘 次數，勿飲其他飲料。次日再煎新湯飲之。

***說明*** 本方適用於患慢性腎炎的兒童，有肯定的臨床療效。要逐日堅持，切勿間斷，間斷則效果差，飲到 3 個月時，作檢查，觀察病情的趨向，若已見效果，再繼續服 3 個月，則可痊癒。但本方用於成年人，則效果不顯著。服藥期間須避風寒以防感冒，並注意臥床休息，以求速獲康復。

***來源*** 廣州中醫學院，《老中醫醫案醫話選》；推薦人：浙江省溫嶺中醫院陶鴻潮。

***配方 2*** 熟地 10 克、山茱萸 6 克、雲茯苓 15 克、炒白朮 8 克、山藥 15 克、炒車前子 10 克、薏苡仁 10 克、紅豆 10 克、神麴 10 克、益母草 10 克、附子 6 克、生薑皮 6 克。

***用法*** 水煎，沸後 20 分鐘即可。每日 1 劑，煎服 2 次（早晨 7 時，下午 8 時服）。

***說明*** 小兒慢性腎炎為難治之症，貴在堅持服藥，善後調理。本病脾腎兩虛型為常見，症見全身水腫，腹脹滿，陰

囊腫大，神倦食呆，便溏尿少，面色㿠白，唇淡，脈沉細等。本方適宜於此型患者，若蛋尿在 ++ 以上，則加蟬衣 6 克，黃芪 25 克。

***來源*** 獻方人：湖南省中醫藥學校陳善。

## 小兒遺尿症

【方藥】

***配方 1*** 吉林參 10 克、黃芪 10 克、鎖陽 15 克、益智仁 15 克、菟絲子 15 克、金櫻子 15 克、胡桃仁 15 克、遠志 10 克、雞內金 10 克、桑螵蛸 15 克、五味子 5 克。

***用法*** 加水 2000 毫升，煎至 750 毫升，分 2 次服，再用水 1500 毫升，煎至 300 毫升，1 次服完。每日 1 劑。

***說明*** 本方為家傳驗方，治療因腎氣虧虛，下元虛冷不固而致的小兒遺尿症，療效顯著，一般 6～15 劑即能獲效。陳××，女，12 歲。自幼遺尿，至今未癒。經中西醫治療無效。近月遺尿頻作，每週 3～4 次，甚則每天皆遺尿於床。伴見面色㿠白，身倦怯寒，腰腿酸軟，小便清長，睡不易喚醒，舌淡，脈沉遲無力。服上方 5 劑，遺尿 次數減少，續服 12 劑，並用丁香、肉桂、胡椒各 5 克研末，與米飯適量搗成泥狀作餅，每晚外敷肚臍，而獲痊癒，後未復發。

***來源*** 獻方人：廣州市越秀區洪橋衛生院羅廣明。

***配方 2*** 附片 5 克（先煎）、雲茯苓 10 克、白朮 5 克、白芍 10 克、生薑 3 片、白果 7 枚。

***用法*** 水煎服。每日 1 劑，煎服 2 次。

***說明*** 本方為祝湛予之經驗方。據祝老介紹：此方服後，小兒夜裏有尿即不能安臥，反覆轉側，此時大人將其喚



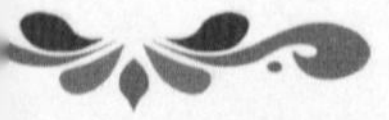

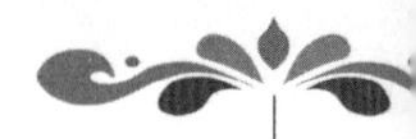

起，可自行小便，養成習慣，遺尿即癒。亦有小兒用此方後，即可整夜無尿，天明再小便，不再遺尿。一般7劑見效。

**來源** 獻方人：宋祖敬等，《當代名醫證治薈萃》；推薦人：浙江省溫嶺中醫院陶鴻潮。

**配方3** 炙麻黃10克、五味子10克、益智仁10克。

**用法** 先用水浸泡上藥30分鐘，再煎30分鐘，每劑煎2次。藥液混合後，分2次溫服，1日1劑。

**說明** 本方適用於小兒遺尿症。方中麻黃辛散，五味子酸斂，一散一斂，則氣機調暢，開闔有度。麻黃入肺宣通，五味子入腎斂補，肺腎氣化正常，則膀胱約束有力，排尿自能控制。全方藥少力專，患兒一般服用本方2週即能見效。

**來源** 獻方人：陳樹森，《中醫雜誌》，5：46，1989；推薦人：江西省撫州市第二人民醫唐學游。

**配方4** 桑螵蛸10克、黃芪15克、牡蠣15克、雞內金8克、益智仁10克、山藥15克。

**用法** 上方益智仁用鹽水炒，水煎3次，每日1劑，日服3次，早飯前30分鐘服，中午和晚上飯後1小時半服。

**說明** 本方治療小兒遺尿症，具有益氣健脾、補腎止遺之功效，臨床治療30例，有效率達96%。無毒副作用。劑量隨年齡大小而酌情增減。

**來源** 獻方人：四川省綿陽市102信箱職工醫院楊忠英。

**配方5** 益智仁50克、桑螵蛸10克。

**用法** 益智仁用鹽炒焦，去鹽，合桑螵蛸同研細末，每次服10克，溫開水送下，每日1次，睡前服。

**說明** 益智仁溫腎縮尿，桑螵蛸固脬止遺，二藥合用，

療效甚佳，對青少年遺尿，劑量不變，15日為1療程，一般1個療程即癒。年齡大，且遺尿時間長，可連服2個療程。

***來源*** 獻方人：湖南省桑植縣衛生局黃宏光。

***配方6*** 桑螵蛸15克、淮山藥10克、酸棗仁10克、黃芪10克、茯苓10克、黨參10克、薏苡仁10克、阿膠10克、豬尿泡3個。

***用法*** 先將桑螵蛸煎水取汁500毫升，再用桑螵蛸汁熬上藥及豬尿泡（洗淨切碎）至粥狀內服，每日1劑，煎服2次，連服8～10天為1療程。

***說明*** 本方適用於小兒遺尿症，伴神疲乏力，面色萎黃，食慾不振，小便清長等症。對於尿黃腥臊，唇赤，舌紅之下焦濕熱證不宜。曾治小兒李某，遺尿1年餘，症見精神萎靡，面色不華，納食不香，服用本方3劑而痊癒，至今2載未復發。

***來源*** 獻方人：湖南省桑植縣人潮溪鄉衛生院陳振岩。

***配方7*** 附子、烏藥、山茱萸、熟地、丹皮、益智仁各10克，肉桂5克，山藥、澤瀉、芡實各30克。

***用法*** 上藥加水800毫升，煎至300毫升，內服，每日1劑，煎2次服用。

***說明*** 本方有溫陽益腎，固攝止遺之功效。主治腎陽虛弱，固攝無權而致小便自遺者。小兒劑量酌減。

***來源*** 獻方人：河南省商丘地區精神病院賀美香。

***配方8*** 豬膀胱1個（去尿）洗淨、補骨脂、熟肉豆蔻、吳茱萸、益智仁各5克，五味子4克。

***用法*** 將上藥裝入豬膀胱內，紮其口，用粗針頭將豬膀胱刺數孔，放入鍋內，加水1500毫升，煮沸後1小時左右，

去渣及湯液，妙取豬膀胱切片食之，每日 1 個，1 次食完。

***說明*** 遺尿乃膀胱之化失約，而膀胱之氣化，有賴於腎陽的溫煦。故取四神丸溫補腎陽，加益智仁增強縮尿之力，取豬膀胱 1 個引藥直達病所，以助其膀胱氣化。作者治療 20 例，服藥 1～4 劑，均獲痊癒。

***來源*** 獻方人：李昌武，《中醫雜誌》，2：14，1982；推薦人：安徽省馬鞍山鋼鐵公司醫院劉家華。

***配方 9*** 生硫磺末 15 克、鮮蔥根 7 個。

***用法*** 先將蔥根搗爛，合硫磺末拌勻。於晚睡前將臍部作常規消毒，然後把藥敷於臍部，外以繃帶輕輕綁紮，防止夜間脫落，次晨取下。第 2 天晚可繼續用 1 次。

***說明*** 經用本法治療小兒遺尿症 13 例，均經敷藥 1～9 次後痊癒。隨訪未再復發。

***來源*** 獻方人：陳鼎祺，《中醫雜誌》，12：23，1964；推薦人：江西省中醫藥研究所楊寧。

【針灸】

***取穴 1*** ①三陰交、關元、神門。②腎俞、中極、百會。

***施術*** 命門、關元、中極 3 穴針 8 分，用補法；三陰交穴針 1 寸，用平補平瀉手法。氣海穴用艾炷灸 7 壯。每日 1 次，10 次為 1 療程。

***說明*** 本法治療遺尿症，效果滿意。一般應堅持治療 2～3 個療程，才能治癒。

***來源*** 獻方人：王雪苔，《針灸學手冊》；推薦人：湖南省常德市第一人民醫院劉智壺。

***取穴 3*** 關元、大郭、腎俞。

***施術*** 關元、腎俞穴用毫針刺3～5分深，用補法；大郭穴針1～2分、用補法；三陰交穴刺0.8～1.0寸，用補法。前3穴針後加用艾炷灸3壯。每日1次，10日為1療程。

***說明*** 腎俞、關元穴益腎氣以固關；大郭、三陰效通調經氣。其中，關元穴為治遺尿及小便不能自禁之要穴。《席弘賦》謂：「小便不禁關元妙」，臨床用之屢驗。

***來源*** 獻方人：湖南省常德市第一人民醫院劉智壺。

***取穴 4*** 箕門。

施術 穴位局部常規消毒後，用毫針直刺入箕門穴1寸左右，中等強度刺激，得氣以後，行輕度刺激，小幅度捻轉。留針30分鐘，每隔5分鐘捻轉1次。每天針刺1次，連續7次為1療程。

***說明*** 本法治療非器質性病變所致的遺尿症，效果甚佳，一般3次至2個療程，即可收效。據《北京中醫雜誌》，6：40，1988；楊氏使用此法治療遺尿症88例，總有效率為97.6%。

***來源*** 《家庭針灸治病妙法》，推薦人：湖南省常德市第一人民醫院劉智壺。

***取穴 5*** 手夜尿點（即小指第2指關節橫紋中點）、足夜尿點（即小趾第2關節橫紋中點）。

***施術*** 針刺上述2穴任意1穴即可。用28或30號1～2寸長的毫針，消毒後直刺入穴位，採用中、強刺激，留針30分針。

***說明*** 此法不適用於夜間尿頻或遺尿者，一般適用於少年患者，因針刺比較痛，故幼兒易接受。一般1次即效，5次可痊癒。筆者曾用此方治療遺尿患者100餘例，有效率達

80%。如王××，男，10 歲。因遺尿影響學習，經針足夜尿點治療 3 次而痊癒。隨訪至今未見復發。

***來源*** 獻方人：浙江省杭州市中醫院董永鑫；推薦人：浙江省杭州市中醫院詹強。

***取穴 6*** 中極、曲骨、三陰交（雙）。

***施術*** 選準穴位，常規消毒皮膚，用 1%利多卡因在穴位上作皮內局麻，剪取 0～1 號羊腸線 1 公分，放在腰椎穿刺針的針管內後接針芯，左手拇、食指繃緊進針部位的皮膚，右手將針直刺入中極穴 3 公分，然後提插「得氣」後，推針芯同時退針管，將羊腸線埋在穴位的皮下組織，針口塗碘酒，敷蓋消毒紗布，同上施術進植曲骨穴、三陰交 3 穴公分。

***說明*** 埋植羊腸線，能延緩經絡穴位治療時間，對穴位產生一種柔和而持久的刺激，以達「疏其血氣，疏其條達」的目的。諸穴合用治療遺尿，療效甚佳。

***來源*** 獻方人：河南省柘城縣人民醫院張立亭。

【推拿按摩】

***操作部位 1*** 腎經、脾經、肺經、湧泉穴、中脘穴、腹、丹田穴、百會穴。

***施術*** 取酒精為介質：①醫者用拇指螺紋面在患兒拇指、無名、小指螺紋面上分別進行旋轉推移，稱補脾、肺、腎經。補腎經 400 次、補脾經 300 次、補肺經 250 次。②用中指或拇指端各揉湧泉穴、百會穴 100 次（揉後加按）。③用食、中、無名指在中脘穴作逆時針方向操作 3 分鐘。④用食、中、無名指在腹部旋轉摩動 200～300 次。⑤用食、中指在丹田穴處揉（50 次）後向上直推至發紅為止。

***說明*** 本推法取腎經及湧泉、百會、丹田諸穴，以溫腎

固攝；配肺經以調節水之上源；取脾經、中脘穴、腹部以後天促先天。全方配伍對於腎陽不足之小兒遺尿症療效顯著。如羅某，女，4 歲。自幼睡中小便自遺，3 歲後仍然如故，曾服用中藥及偏方等，未癒。仍每夜遺尿 1～3 次不等，醒後方覺，按此法推治 6 次而獲痊癒。隨訪 1 年未復發。

***來源*** 獻方人：湖南省吉首衛校劉開運；推薦人：湖南省中醫藥學校王萍。

***操作部位 2*** 脾俞、胃俞、腎俞、命門、次髎、氣海、關元、三陰交、百會。

***施術*** 點、揉、擦、顫法施於以上各穴。

***說明*** 本法適用於 3 歲以上患者的夜尿症。小兒遺尿由腎氣不足、下元虛冷或病後體弱、肺脾氣虛所引起。針對病因，取腎俞、命門補真元之氣；脾胃為後天之本，取脾、胃俞、增強消化能力，強健體魄；百會為百脈之會，取之能調理全身的營衛氣血；取氣海、關元、以補氣培元。曾治姜某，女，4 歲。每晚尿床 1～2 次，有時午睡也尿床，患兒體瘦，容易摔跤。經本法治療 10 次而痊癒。

***來源*** 獻方人：湖北省武漢市按摩醫院胡持；推薦人：湖北省武漢市按摩醫院王腊英。

***操作部位 3*** 百會穴、丹田穴、三陰交穴、陰陵泉穴、腎俞穴。

***施術*** ①按揉百會，逆時針旋轉 30 次。②揉丹田，最大限度壓至近脊柱深度，順時針揉 30～50 次。③按揉三陰交，陰陵泉兩側交替向上按揉 20～30 次。④向上按揉腎俞 20 次。

***說明*** 百會屬督脈，總督一身之陽氣；丹田為任脈之穴；三陰交、陰陵泉屬足太陽脾經，腎俞為足太陽膀胱經穴，使

用揉按法旋之上述穴位，共達溫腎固澀之功能。臨床用於遺尿症之治療，有較理想的效果。丁氏曾用此法治療遺尿症98例，痊癒71例，好轉21例，無效6例。

***來源*** 獻方人：丁麗，《中醫函授通訊》，1：34，1992；推薦人：湖南省中醫藥學校邵湘寧。

## 小兒過敏性紫癜

【方藥】

***配方1*** 桃仁、桂枝、柴胡、白芍、紫草各15克，大黃、黃芩各10克，芒硝5克。

***用法*** 以上藥物水煎2次，其中大黃後下，芒硝沖服，藥液混合，分3次口服。以上為14歲以下兒童1日量，每日1劑。

***說明*** 本方適用於小兒過敏性紫癜。症見四肢皮膚紫癜，鼻衄，嘔血，便血，尿血和四肢痛、腹痛等。本病多屬中醫血瘀證，故以祛瘀為先，方用桃核承氣湯加味，破血下瘀，使濕熱毒邪亦由胃腸而解。共治療100例，痊癒87例，好轉13例。

***來源*** 獻方人：王慶顯等，《中醫雜誌》，8：499，1993；推薦人：江西省撫州市第二人民醫院唐學游。

***配方2*** 紫草10克、蟬衣3克、生地10克、丹皮6克、赤芍8克、茜草6克、荊芥穗6克、防風3克、丹參6克、大青吉10克、白茅根15克。

***用法*** 水煎，沸後10分鐘即可。每日1劑，煎2次藥液沸合，分3次服，第3次煎液溫洗下肢患部。

***說明*** 本方適用於血熱內盛，兼夾表邪所致之紫癜症。



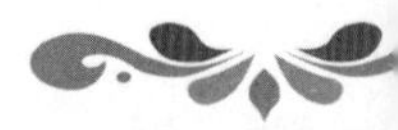

症見紅色或深紅色斑點，高出於皮面，捫之礙手，壓之不褪色，多見於下肢，其他部位散見，或瘙癢，舌質紅、苔薄黃，脈浮數等。忌食魚蝦、酸辣之品。

***來源*** 獻方人：湖南省中醫藥學校陳善。

## 小兒夜啼症

【方藥】

***配方 1*** 蟬衣 2 克、玄參 3 克、甘菊 3 克。

***用法*** 水煎 2 次，少量多次服，每日 1 劑。

***說明*** 本方適宜於肝陽內擾之夜啼症。治以鎮靜安神。清肝養陰。方中蟬衣為鎮靜之品，玄參養陰，甘菊清肝。一般服本方 1～2 劑，夜啼即止。如治李某，男，3 歲，能食善動，不消瘦，脈舌無殊，唯夜間無故啼哭，其母以為有病，在查神經、精神均無異常，給予上方 3 劑，服後，即能安睡。

***來源*** 獻方人：章柏年，《蕉窗話醫》；推薦人：浙江嵊州中醫院樓宇舫。

***配方 2*** 艾葉 10 克。

***用法*** 將艾葉加水煎汁約 20 毫升，加白糖少許，溶解後，置奶瓶中餵飼。每日 3～4 次，每次 5～10 毫升。

***說明*** 此方能溫中散寒、止痛。小兒夜蹄常因感冒或受寒腹痛引起，故用此方甚效。

***來源*** 獻方人：四川省武勝縣勝利鎮醫院陳作；推薦人：四川省南充市藥品監督檢驗所曹陽。

【推拿按摩】

***操作部位*** 心經、脾經、肝經、脊、外傷。



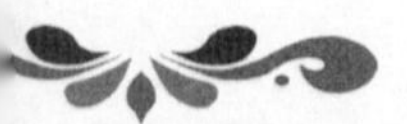

***施術***　取酒精為介質。①醫者用拇指螺蚊面分別由患兒拇、食、中指螺紋面向指根方向直推，稱為清脾、肝、心經。清心經 300 次，清脾經 250 次，清肝經 200 次。②用中指揉外勞 50 次。③用拇、食、中指在脊柱上由往下直推 30～50 次，稱推脊。用兩拇指面和食中指對揑脊柱兩旁的膀胱經，由腎俞捻轉推移至肺俞 3～5 遍，稱揑脊。

***說明***　本推法重清心脾兩經，以瀉心脾伏熱，配合清肝經，而鎮驚除煩；推脊柱清熱瀉火，揑脊而健脾和胃；揉外勞能散寒止痛。全方配伍適用於各種因素（熱、驚、寒、積）所致的小兒夜啼症，臨床應用往往效如桴鼓。一般每日施術 1 次。

***來源***　獻方人：湖南省吉首衛校劉開運；推薦人：湖南省中醫藥學校王萍。

【心理治療】

***施術***　順小兒之性，從小兒之欲，逗其玩耍，轉移其注意力，讓其做自己喜愛的遊戲等。

***說明***　一般認為，兒科難治，尤其是嬰兒。難在不能陳述病情，難言心身之苦，故有「寧治十婦人不治一小兒」之說。小兒驚啼，多因驚嚇或身體不適所致，如無其他器質性疾病，可以「順情以欲」或「移情易性」等心理療法治之。一年僅 9 月的嬰兒，患驚悸啼器，身熱汗出，多方求治不效。明代兒科世醫錢瑛診後，將兒抱坐於地，讓其雙手捧水玩耍，盡情嬉戲。驚啼漸止，汗出熱退。問其故，錢公答曰：「時已將進夏季，該兒厚衣重圍，不離懷抱，其鬱熱在內，不能發散，使之近水則火邪殺，得土氣則臟氣平，故不用藥物，其疾亦癒。」錢公之治不僅順應時令之變，而且順應小兒天性，又能轉移患兒注意力，故可不藥而效。



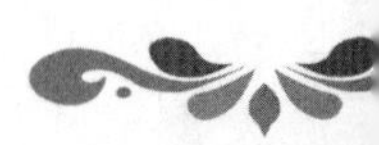

**來源**　《古今醫案按》；推薦人：湖南中醫學院曠惠桃。

## 小兒盜汗

【方藥】

**配方 1**　桂枝 3 克、白芍 6 克、麻黃根 10 克、飛龍骨 15 克、煅牡蠣 15 克（另包先煎）、五味子 3 克、鹽烏梅 5 克、浮小麥 15 克、炒酸棗仁 9 克、雲茯苓 10 克、炙甘草 3 克、南大棗 3 枚。

**用法**　水煎 2 次。每日 1 劑，頻頻服下。

**說明**　汗為心液，營陰所化。小兒體純陽之體，易於營為熱擾，迫液外出而為汗。本方功能調和營衛、斂陰止汗。施治小兒盜汗，療效顯著。

**來源**　獻方人：湖南中醫學院附二醫院曾紹裘。

**配方 2**　泥鰍 100 克。

**用法**　洗淨，剖腹去內臟，油煎黃後加水 750 毫升，煮至 250 毫升，鹽調味，服湯食肉。每日 1 劑，連服 3 日。

**說明**　本方為治療小兒盜汗的簡易方，對於小兒陰虛盜汗症，往往收到較好的效果。

**來源**　獻方人：黃民傑，《百病巧治》；推薦人：湖南省中醫藥學校邵湘寧。

## 夏季熱

【方藥】

**配方 1**　知母10克，生石膏20克，麥冬10克，天花粉、淮山藥、葛根各10克，五味子、雞內金各6克，參鬚 5 克，

粉甘草3克。

***用法*** 每日1劑，水煎2次，分多次服用。方中參鬚獨用開水浸泡或用鍋蒸取參鬚水與藥液沖服。

***說明*** 本方適用於小兒夏季熱的治療。症見發熱，口渴喜飲，尿多色清，少汗或無汗等。上方可根據患兒病情輕重、年齡大小再定藥量的多少。

***來源*** 獻方人：李平生，《新中醫》，8：7，1985；推薦人：江西省撫州市第二人民醫院唐學游。

***配方2*** 百合（鮮）150克、蜂蜜150克。

***用法*** 2藥同入蒸鍋內蒸1小時，趁熱調勻，待冷裝瓶備用。每天3次，每次20克。

***說明*** 本方適用於小兒夏季熱。簡便、實用、療效好。臨床以夏季患兒長時間發熱，口渴多飲，多尿，汗閉或少汗等症為投方依據。

***來源*** 獻方人：王夏池等，《家庭實用便方》；推薦人：湖南省中醫藥學校王萍。

## 小兒高熱

【方藥】

***配方1*** 玄參4克、麥冬4克、川貝母4克、連翹4克、葛根4克、荊芥2克、防風2克、薄荷2克、生地2克。

***用法*** 以上9味藥不浸透，用武火煎取藥汁250～300毫升，分2次溫服。該藥量為10歲以下兒童量。

***說明*** 本方為甘肅名醫（天水市中醫院）王仲青治療高熱不退的效方，具輕清宣解、退熱祛邪之功。臨床適應於高熱不退，咳嗽，舌紅等。本方為王氏自擬方，數十年用於臨

床，效如桴鼓。尤其對小兒無名高燒日久不退，服之每獲良效。全方藥味平和，輕清涼潤，遠苦寒之弊，避辛溫之燥；內滋津液以護肺，外宣皮毛而透邪；量不多劑且小，以治上而不犯中，護肺最為先，以清輕而珠效，極盡輕清宣解之妙用。

***來源*** 《中國中醫藥報》，7：5，1993；推薦人：湖南中醫學院潘遠根。

***配方 2*** 雄雞 1 隻、銀製品 1 件。

***用法*** 先將患兒肚臍常規消毒，將銀製品（戒指、耳環或小銀塊均可）放於肚臍眼上，再將剛開叫的公雞肛門對準患兒肚臍貼緊（需用手把雞抓隱，防止雞抓傷或移位），或將活雞從胸腹部剖開（不去內臟），隨即將剖開面對準患兒肚臍貼緊，20 至 30 分鐘即可。

***說明*** 本法為「急則治其標」，對於任何原因引起的高熱均可應用。但高燒緩解後，需查清病因，配合藥物或其他方法從本治療。

***來源*** 獻方人：湖南省桑植縣人潮溪鄉衛生院陳振岩。

***配方 3*** 天麻、薄荷各 3 克，羚羊角 1 克，鈎藤、僵蠶、黃連、防風各 5 克，天竺黃 2 克。

***用法*** 將上方羚羊角研細末，其餘諸藥水煎，每日 4 次，將羚羊角粉分 6 次，沖藥或溫開水送服。

***說明*** 本方具有清熱解毒、熄風止痙作用，主治小兒急驚風，高燒不退，抽搐等有良效。臨床治療 58 例，總有效率 92%。注意護理，多次緩慢餵藥。若牙關緊閉、不能服藥者應中西醫結合治療。上藥方係小兒一般量。

***來源*** 獻方人：四川省綿陽市 102 信箱職工醫院楊忠英。

## 小兒高熱驚厥

【方藥】

**配方1** 僵蠶10條、炙全蠍6克、飛朱砂5克、輕粉6克、青蒿蟲（青蒿節間小蟲，須在秋分前後剝取）20條。

**用法** 前4味研細末，加入青蒿蟲，搗和為丸，如綠豆大。每次服2～4粒，1日2～3次。待熱退搐止後，停服。

**說明** 本方係朱良春老中醫根據民間驗方整理而成。適用於小兒高熱、驚搐，效甚驗捷。方中青蒿蟲食清熱涼血之青蒿而生長，故其蟲不僅善於清熱，且有定痙之功。輕粉祛除腸胃積滯痰濁，有底抽薪之效。

**來源** 《中醫報》，4：27，1989；推薦人：浙江省溫嶺中醫院陶鴻潮。

**配方2** 熊膽1.5克、麝香0.06克。

**用法** 上藥以少量涼開水調服，每天1劑，以2～3劑為度。

**說明** 本方為名老中醫董廷瑤經驗方。專治小兒熱盛神昏，急驚痰熱之重症。每能於1～2天內扭轉危局，化險為夷。配合湯劑，可作為小兒肺炎「急則治標」的專藥。臨床視病情輕重酌情以增減藥物劑量。

**來源** 獻方人：宋祖敬等，《當代名醫證治薈萃》；推薦人：浙江省溫嶺中醫院陶鴻潮。

**配方3** 銀花7克、連翹7克、菊花10克、鉤藤10克、刺蒺藜7克、羚羊粉1克、僵蠶7克、地龍7克、白芍8克、蟬蛻5克。



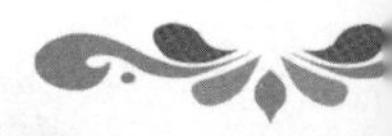

***用法***　上方水煎2次，取液150毫升，分3～4次服下。其中鉤藤後下，羚羊角粉開水沖服。以上為1周歲小兒1日量。

***說明***　本方適用於小兒發熱驚厥症。症見發熱，體溫或高或低，突發驚厥，不省人事，四肢抽搐，兩目上翻，面色蒼白，驚止後多入睡，舌質偏紅、苔黃，脈弦數。本方清熱息風、化痰止痙。服數劑後，絕大多數可避免因發熱而再次出現驚厥。即使出現驚厥，時間也明顯減少，症狀亦較輕微。

***來源***　獻方人：江西省撫州市第二人民醫院唐學游。

【針灸】

***取穴***　人中。

***施術***　將患兒平臥，取人中穴行局部常規消毒，使用1寸 毫針刺入穴中，捻轉進針 3～5 分深 ，用強刺激手法，留針 0.5～1.0 分鐘，最長 2～3 分鐘。

***說明***　本法治療小兒高熱驚厥，俗稱「高燒抽筋」，表現為發熱，神志恍惚不清，面色青紫，牙關緊閉，兩眼上斜，四肢抽動，症狀持續短則幾分鐘，長則可達幾十分鐘不等。一般針刺後即可止住痙攣。可配合使用冷毛巾濕敷前額降溫。或再針刺合谷、曲池 2 穴，以退熱降溫。

***來源***　《家庭針灸治病妙法》；推薦人：湖南省常德市第一人民醫院劉智壺。

【推拿按摩】

***操作部位***　雙側中指指甲根部。

***施術***　醫者以大拇指掐住患兒中指甲根部，用力先輕後重，停留片刻。

***說明***　本法具有定驚開竅、退熱止搐之功效，故對高熱，啼哭無淚，目光呆滯，拇、食指作交叉形，四肢逆冷或昏沉嗜

睡的驚風先兆以及高熱，抽搐不已的急驚風患兒，有立竿見影之效。曾治一齡童，因高熱而抽搐不止，經針刺十宣、四縫、人中、合谷、曲池等穴無效，改以兩手同時掐其雙中指甲根，停留片刻，很快熱退搐止。此法亦可用於成人熱厥抽搐。

***來源*** 獻方人：曾浩然，《新中醫》，5：33，1985；推薦人：江西省中醫藥研究所楊寧。

## 小兒肌性斜頸

【推拿按摩】

***操作部位*** 橋弓穴（胸鎖乳突肌）。

***施術*** 拇、食、中指由上向下直推20～30次，指面對拿捏5遍，輕揉5分鐘；用按摩膏為介質輕擦發紅；一手扶患側肩部，另一手扶住患兒頭頂部，向健側逐漸用力輕扳數次。

***說明*** 本推法適用於各種因素所致的小兒肌性斜頸。此病並非治療數日可癒，故需家長密切配合，即囑家長在患兒睡覺、哺乳、懷抱時，應注意使其頭向健側扭轉、側偏，且經常輕揉橋弓處。

***來源*** 獻方人：湖南省中醫藥學校邵湘寧。

## 小兒腹股溝斜疝

【方藥】

***配方*** 大蜘蛛14克、桂枝15克。

***用法*** 將大蜘蛛去頭足，置瓦上文火焙乾，與桂枝共為細末，用開水沖服3克，每日2次，1劑為1療程，不癒者，間隔10天後繼續服用第2療程。

***說明*** 此方治療小兒腹股溝斜疝，有確切療效。李某，




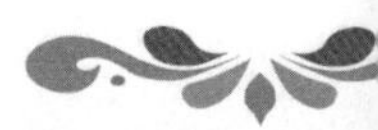

男，1歲。患兒在6個月時患腹股溝斜疝，但可自行回復。1991年再次發作，經手法復位，腸管回納腹腔。予以此方治療，1劑而痊癒，未再復發。此方陰虛有熱者不宜用。

***來源***　《金匱要略》；推薦人：湖南省株洲市北區醫院袁振斌。

## 小兒脫肛

【方藥】

***配方1***　黃芪30克、黨參10克、升麻6克、枳殼15克、益母草15克。

***用法***　上方諸藥倒入砂罐內，加水淹過藥1公分，用武炎煎沸後改文火煎10分鐘，倒出藥汁，如上法煎3次。將3次藥汁混合均勻。每日3次，2日服完，飯前30分鐘溫服。

***說明***　本方治小兒肛門直腸脫垂（氣虛脫肛）有效。此量為10歲以下兒童藥量，10歲以上兒童用量酌加。無毒副作用。用藥期間忌食蘿蔔，忌飲茶。

***來源***　獻方人：四川省綿陽市中醫學校劉健君。

***配方2***　使君子50克。

***用法***　上藥去殼取仁，搗爛後加適量飴糖，製成丸藥，每丸3克。每次1丸，燉瘦豬肉50～100克，服湯藥3天，1次，3次為1療程。

***說明***　本方適用於小兒脫肛。症見排便時或增加腹壓時直腸黏膜脫出肛門外，便後自行還納，或可用手還納。此方療效顯著，具有療程短，藥源豐富，方法簡便等優點，患兒容易接受。部分患兒服藥後有噁心、嘔吐、食慾不振等，2～3日後可恢復常正常。



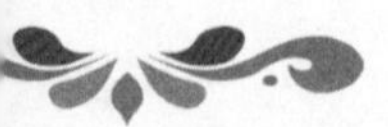

**來源** 《中醫雜誌》，2：34，1985；推薦人：江西省撫州市第二人民醫院唐學游。

【針灸】

**取穴 1** 百會。

**施術** 將百會穴處的頭髮剪去，用艾條點燃，對準穴位施灸，至局部皮膚紅潤為度。每日灸 1 次。

**說明** 此為下病上治之法。百會穴為督脈要穴，督脈為諸陽之會，總督諸陽經，手陽明大腸經為陽經之一，故灸百會穴治療脫肛有效。

**來源** 獻方人：湖南省常德市第三人民醫院老中醫劉天健；推薦人：湖南省中醫藥學校劉步醫。

**取穴 2** 神闕。

**施術** 用艾捲點燃，燃端對準神闕穴施灸，不斷旋動艾捲，至局部及周圍皮膚紅潤為度。每日施灸 1 次，10 日為 1 療程。或用艾炷置臍中施灸（臍內用食鹽填滿，艾炷置鹽上），幾歲即灸幾壯（按歲數計壯數）。

**說明** 神闕穴即肚臍，穴在臍中。本法治療小兒脫肛，一般施治 1 個療程即能奏效。小兒宜使用艾捲灸法。

**來源** 《針灸資生經》；推薦人：湖南省常德市第一人民醫院劉智壺。

## 小兒睾丸鞘膜積液

【方藥】

**配方 1** 萹蓄草、生薏苡仁各 30 克。

**用法** 加水 500 毫升，煎至 200 毫升，煎 2 次。每日 1

劑，早晚各服 1 次。

***說明*** 本方治療睾丸鞘膜積液，可收利水消腫之效。以本方治療 50 例，除 4 例經治療 7 天腫大縮小 2/3，繼續用藥無顯效外，其餘 46 例積液消失，檢查正常，療程為 7～12 天。

***來源*** 楊必成，《浙江中醫雜誌》，8：373，1982；推薦人：南京中醫學院華浩明。

***配方 2*** 柴胡、橘核、荔枝核、黃皮果核、川楝子、川牛膝各6克，青皮、枳殼各5克，丹參、車前子、澤瀉各8克。

***用法*** 水煎 3 次，每日 1 劑，分 3 次服用。

***說明*** 本方適用於鞘膜積液。症見小兒陰囊一側或兩側腫大，光亮如水晶狀，不痛不癢，捫之有光滑的囊性腫物，晨間稍小，活動後有明顯腫脹，透光試驗陽性。 劑量隨年齡大小而酌情增減。

***來源*** 獻方人：閉永新，《廣西中醫藥》，2：42，1993；推薦人：江西省撫州市第二人民醫院唐學游。

***配方 3*** 黨參、白朮、澤瀉、穀麥芽、製半夏各 9 克，陳皮 4.5 克，炙甘草 3 克，牡蠣 30 克，逍遙丸 9 克。

***用法*** 水煎 2 次，其中牡蠣先煎，逍遙丸包煎，取液分 2 次服下。每日 1 劑，每週服 5 劑，每日 20 劑。

***說明*** 本方適用於小兒先 天性睾丸鞘膜積液。症見陰囊如水晶狀，出生後年內不能消退自癒，可用本方治療。立法為健脾化痰，疏肝理氣，積液可完全吸收。上方為小兒一般用量，劑量視年齡大小及病情輕重可酌情增減。

***來源*** 獻方人：任仕裕，《上海中醫藥雜誌》，6：4，1988；推薦人：江西省撫州市第二人民醫院唐學游。



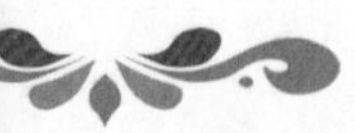

***配方 4***　蘇葉、蟬蛻各 15 克，枯礬、五倍子各 10 克。

***用法***　上藥紗布包後，加水 1500 毫升，煎沸 10 分鐘。把藥液倒入盆內，趁熱先薰後洗，待微溫時將陰囊放入藥液中浸泡，每天 2 次，每次 10～30 分鐘。下 次再用時，需將藥液加熱微溫。每 3 天用藥 1 劑，連用 3 劑為 1 療程。

***說明***　本方為小兒鞘膜積液的外治法。症見陰囊腫脹光亮，質軟無痛，按壓腫物不能納還腹內，觸之有囊性感，透光實驗陽性。上方具有消腫散結之功效，加上熱力的協同作用，能促使局部氣血流暢及鞘膜腔內的液體分泌與吸收，維持平衡。治療 36 例，有效率為 98%。

***來源***　獻方人：張清旺等，《陝西中醫》，1：16，1991；推薦人：江西省撫州市第二人民醫院唐學游。

## 小兒急性潰瘍性口炎

【方藥】

***配方***　吳茱萸 50 克。

***用法***　吳茱萸研為細粉末，以米醋調成稀糊狀，敷在兩腳心處，1 日換 1 次。

***說明***　本方適用於小兒急性潰瘍性口炎，中醫稱為「小兒口瘡」，外敷 2～3 日可癒。

***來源***　獻方人：河北省棗強縣康馬康復醫院張西恒；推薦人：內蒙古紮蘭屯市中蒙醫院劉金。

【推拿按摩】

***操作部位***　脾經、肝經、心經、四橫紋、天河水、內勞、中脘。

***施術***　取酒精為介質。①用拇指螺紋面分別由患兒拇、

食、中指螺紋面向指根方向直推，稱清脾、肝、心經。清脾經300次，清肝、心經各200次。②用拇指與其餘4指對捏四橫紋且揉之。③用食、中2指在中脘穴作順時針方向揉法操作3分鐘，稱揉中脘。④由內勞經總筋直推至曲澤，約20次，稱在推天河水。⑤用中指在滴了涼水的內勞周圍旋運之，並結合以口吹氣（以18口氣為限），稱為水底撈明月。

***說明*** 取脾經、中脘、四橫紋，意在健脾祛濕；清肝、心經及大推天河水、水底撈明月，重在清熱瀉火解毒。本推法適用於熱毒上炎所致之口舌潰爛（口腔炎）。若見患兒啼哭不寧可加清肝經150次。

***來源*** 獻方人：湖南省吉首衛校劉開運；推薦人：湖南省中醫藥學校王萍。

## 小兒舌炎

【方藥】

***配方*** 生地15克、木通6克、竹葉6克。

***用法*** 上藥加水400毫升，煎至100毫升，分2次服。

***說明*** 此方適用於小兒舌炎。生地能抑制真菌，治陰虛發熱，木通治水腫，喉痹咽痛；竹葉治口糜舌瘡，諸藥合用共奏滋陰養血，瀉火行水，清熱除煩，生津利尿之效。治療小兒舌炎，效果顯著。

***來源*** 獻方人：湖南省柘城縣人民醫院張立亭。

## 鵝口瘡

【方藥】

***配方1*** 北沙參5克、蓮子（去芯）10枚、冰糖30克。

**用法** 將沙參、蓮子放小碗內泡發，加冰糖，放蒸鍋內隔水蒸燉1小時，喝湯吃蓮肉。每天1次，連服3～4天。

**說明** 沙參滋陰，蓮子清火，冰糖調和，全方配伍對虛火上炎之鵝口瘡療效甚佳。

**來源** 獻方人：王夏池等，《家庭實用便方》；推薦人：湖南省中醫藥學校王萍。

**配方2** 石菖蒲15克（新鮮加倍劑量）。

**用法** 水煎漱口。

**說明** 鵝口瘡為小兒常見口腔疾患。多由心脾積熱或虛火上炎，或因口腔不潔，或局部感染所引發。石菖蒲芒香化濁、解毒辟穢，用以治療本病頗合病機，其係天南星科多年生草本，與九節菖蒲科屬有別，必須嚴格區分。一般1日1劑，日2劑為限。

**來源** 獻方人：浙江省紹興市中醫院董漢良。

## 小兒流涎症

【方藥】

**配方1** 佩蘭9克。

**用法** 將佩蘭放置茶缸內，加水200毫升，煮至約80～100毫升，冷到與口溫相同時的餵服，每日服1劑。

**說明** 佩蘭能清暑辟穢，化濕調經。用以治療小兒流涎，效果明顯。一般5～7天可痊癒。

**來源** 獻方人：河南省柘城縣人民醫院張立亭。

**配方2** 白朮10克、乾薑5克、沙參10克、附片5克、陳皮10克、半夏10克、甘草5克。

***用法*** 水煎服，每日 1 劑，煎服 2 次，每次約 20 毫升，同時沖服豬膽汁少許。

***說明*** 小兒口流涎水，是小兒臨床常見病症之一，給家人帶來很多麻煩。此方治療小兒口流涎水，據臨床經驗，一般服 2 劑即可見效，3 劑而痊癒，無毒副作用。

***來源*** 獻方人：湖南省桑植縣中醫院王鴻海。

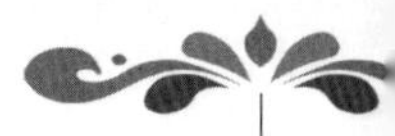

# 第四章　外科治療絕技

## 急性乳腺炎

【方藥】

***配方 1***　①大黃、漏蘆、青皮各 15 克，蒲公英、連翹各 40 克，紫花地丁 25 克，金銀花、天花粉、丹參各 20 克，瓜蔞皮 10 克，升麻 7.5 克，紅豆 50 克。②鹿角霜 50 克，夏枯草 40 克，浙貝母、白芷各 30 克，益母草 25 克，紅藤、天葵子各 20 克，芙蓉葉、桔葉各 15 克，金錢、重樓、僵蠶各 10 克。③芒硝粉 250 克。

***用法***　方①煎 2 次，每日 1 劑，藥液混合分 3 次服。方②共為細末，每服 5 克，每日 3 次，上方湯藥送服。方③冷開水溶後塗抹，或裝入紗布袋中，覆蓋患處並固定，每日 3 次。

***說明***　本方適用於產後所患之急性乳腺炎。症見發熱惡寒，乳房患處皮膚發紅，疼痛，灼熱，口渴喜飲，小便短赤，大便乾結。舌紅、苔黃、脈浮數。上法共治療 432 例，總有效率為 91.66%。服藥後部分患者會出現不同程度的腹瀉，臍周和下腹部輕微疼痛，仍可以繼續治療，無需停藥。

***來源***　《遼寧中醫雜誌》，4：20，1993；推薦人：江西省撫州市第二人民醫院唐學游。

***配方 2***　全瓜蔞 50 克、白芷 20 克、銀花 30 克、當歸 12 克、青皮 10 克、乳香 8 克、穿山甲 8 克、甘草 8 克。

***用法***　上藥中穿山甲火炮；加水泡 15 分鐘後煎服 2 次。

飯前半小時服，每日 1 劑，連服 3 天。

***說明*** 本方重用全瓜蔞、白芷、銀花，取其通絡、清熱、解毒的作用，治療急性乳腺炎有顯效。本方係祖傳驗方，屢用屢效。服藥的同時必須熱敷患乳，將乳汁吸通。忌飲酒和食辛辣食物。

***來源*** 獻方人：四川省綿陽市 102 信箱職工醫院楊忠英。

***配方 3*** 蒲公英30克，青皮、陳皮、穿山甲、川貝母各6克，柴胡、甘草各3克，全瓜蔞12克，香附、橘葉、當歸、漏聲、王不留行各10克。

***用法*** 水煎，沸後 20 分鐘即可。每 劑煎服 2 次，每日 1 劑。藥渣亦可搗爛加少許米醋外敷。

***說明*** 此方係名老中醫許履和的經驗方。具有下乳消癰，清熱解毒之功效。主治急性乳腺炎。症見乳房紅腫熱痛，有釀膿趨熱勢，伴發熱、口渴等症。臨床屢用屢驗。曾治劉某，女，27 歲，工人。初產後右乳汁不暢 1 月，紅腫疼痛 1 週，伴發熱，尿赤便結。右乳房外側紅腫約 7× 8 公分，按痛，灼熱，體溫 38.2° C 給服本方治療 10 天，同時用藥渣外敷，囑患者注意乳房衛生，腫痛漸消而癒。

***來源*** 《中醫雜誌》，5：19，1980；推薦人：湖南省中醫藥學校鄧小琴。

***配方 4*** 蒲公英、紫花地丁、半支蓮、車前草、田邊菊、白茅根各30克。

***用法*** 採取上藥鮮品洗淨搗爛外敷患部。白 天 1 次，晚上換敷 1 次。

***說明*** 中醫學中的乳癰，即急性乳腺炎。本方具有汪熱解毒，消腫止痛，通乳排膿之功效。為適用於乳癰各期的外

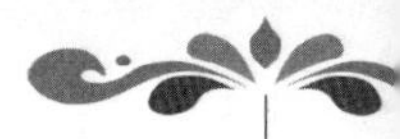

治法。初期及成癰期用前 4 味搗爛外敷，潰膿期用全方。乳癰的中心頂部留 1 小口不敷藥。

***來源*** 獻方人：湖南省中醫藥學校陳善。

【針灸】

***取穴*** 曲池。

***施術*** 取患側的曲池穴，行常規消毒後，用 26 號 2.5 寸毫針刺入穴中，進針 1.5～2.0 寸，快速捻轉提插交替，強刺激約 1 分鐘，針感至患側肩部為好。留針 15 分鐘，出針後以左手托起患側肘關節，右手拇指有規律地按摩曲池穴，以提高針刺療效。每日針 1 次。

***說明*** 本法治療尚未形成膿腫的急性乳腺炎，效果極佳。已形成膿腫的應作切開引流手術治療。一般未成膿者 1～3 次可治癒。據《中國針灸》，6：55，1989；宮氏針刺曲池穴治療急性乳腺炎 79 例，均經施治 1～3 次而獲痊癒。

***來源*** 《家庭針灸治病妙法》；推薦人：湖南省常德市第一人民醫院劉智壺。

【推拿按摩】

***操作部位*** 患乳周圍、背部、肩臂部、乳根、中脘、氣海、厥陰俞、膈俞、肝俞、脾胃、胃俞、極泉、內關、外關、合谷、肩井。

***施術*** ①沿乳房周圍做速摩法，再用拇指平推腫塊向乳頭方向，操作 8 分鐘；按乳根、中脘、氣海。②一指蟬推法施於以上背俞穴。③捻拿腋前筋，點極泉穴、內關穴、外關穴、合谷穴；拍肩臂，向上拔伸手中指，拿肩井穴。

***說明*** 本法適用於乳腺炎未膿潰者。通過手法的直接作用和經絡、穴位的通導作用，實現散結通乳的治療目的。曾

治李某，產後 36 天；左乳脹痛者有 2 處結塊，發病 1 天半；本法治療 2 次即癒。

***來源*** 獻方人：湖北省武漢市按摩醫院袁明晞。

## 乳腺單純增生

【方藥】

***配方 1*** 芒硝 200 克。

***用法*** 裝入寬大而扁的紗布袋內，用時略蘸水使之濕潤，敷腫塊上，再覆以不透水塑膠布，然後加橡皮膠布固定。中冷天，外加熱水袋按壓使溫熱更好。1～2日更換1次，連服 10 天為1療程，根據腫塊大小及消散情況，可間隔幾天後再敷。

***說明*** 芒硝有軟堅散結作用，用於治療乳腺小葉增生，也可與少量生薑或蔥白同搗，但一般與疏肝散結之中藥內服相配合。曾治某婦，因乳腺小葉增生，用西藥治療未效。畏懼動手術，由友人領來求治。其腫塊不很大，囑用上方外敷，並予象貝母、柴胡、橘核等疏肝理氣、消痰散結之方藥 7 劑。後復診 2 次，用藥基本同前，斷續治療 1 月餘，共服藥 20 餘劑，腫塊消失。

***來源*** 獻方人：浙江省上虞市醫藥衛生科技情報站柴中元。

***配方 2*** 當歸、沒藥、半夏、白芥子、地鱉蟲、淫羊藿葉各15克，香附、海藻各20克，浙貝母、肉桂、十大功勞葉各10克，柴胡15克，甘草7克。

***用法*** 水煎服，每日 1 劑，煎服 2 次。

***說明*** 本方有溫通、消痰、散結、解鬱之功效。方中海藻與甘草合用屬十八反，但在臨床實踐中未發生不良反應。治療 300 餘例，總有效率 97.7%。孟某，女，24 歲，未婚。

近 1 月雙側乳房腫塊漸增大如乒乓球，月經前腫塊疼痛加重，影響兩上肢活動。因拒絕手術而用上方治療，服藥 30 餘劑，諸症悉除。

***來源*** 獻方人：吉林省扶余市第二醫院劉玉林。

***配方 3*** 柴胡 6 克、當歸 10 克、鹿角霜 12 克、白芍 30 克、蒲公英 15 克、王不留行 10 克、青皮 10 克、夏枯草 15 克、浙貝母 10 克、木通 6 克、丹參 10 克。

***用法*** 水煎服。每日 1 劑，煎服 2 次。

***說明*** 本病屬中醫乳癖、乳癧範疇，多見於青壯年女性。性情急躁，多思善怒之人易患此疾。多由思慮傷脾，鬱怒傷肝，以致沖任失調，氣滯痰凝而成。本方有疏肝解毒，理氣活血，化痰消堅，調攝沖任之功效。治療腺小葉增生，效如桴鼓。王某，女，46 歲。左乳內黃豆大小腫塊 3 枚，西醫診斷為乳腺小葉增生。服上方 20 劑而癒。

***來源*** 獻方人：湖南省中醫藥學校陳善。

## 乳頭皸裂

【方藥】

***配方 1*** 生鹿角 100 克。

***用法*** 將鹿角燒成灰，研細末，用熟蜂蜜調勻成糊狀。塗於患處，1 日 4 次。授乳前用冷茶水洗淨，授乳後再塗。

***說明*** 本方有護膚、生肌、止痛之功效。無禁忌症，收效迅速。劉某，女，26 歲。乳頭破裂 11 天，左乳頭及乳頸部破裂開，痛如刀割，在授乳時尤甚，時流黏水，甚則出血，以至不敢授乳。曾用蛋黃油等偏方，收效甚微。用本方 1 天痛減輕，黏水減少，治療 3 天而癒。

***來源*** 《跛鱉齋醫草》；推薦人：山東省煙臺市第二建築公司衛生所張景潤。

***配方 2*** 白及（乾品）250 克。

***用法*** 搗爛研細，過 90～100 目篩，裝瓶備用。用時，取白及粉和豬油（用微火化開）各適量調成膏狀，塗於患處，每日 3～4 次。有流血、滲者僅用乾粉撒於患處，待滲出減少後再塗膏。

***說明*** 本方為曹氏家傳秘方。本方應用時，哺乳期間可適當減少哺乳次數。

***來源*** 《當代名醫秘驗方精粹》；推薦人：四川省鹽源縣衛生局辜甲林。

## 乳頭溢液

【方藥】

***配方 1*** 柴胡、白芍、焦白朮、茯苓、丹皮、生山梔各9克，當歸12克，旱蓮草15克。

***用法*** 水煎，沸後30分鐘即可。每日1劑，分2次煎服。

***說明*** 該方為顧伯華教授治療乳頭溢液的經驗方。具有疏肝扶脾，涼血清熱之效，主治乳頭溢液症。經臨床運用多年效佳。乳頭溢液多為血性或漿性，中醫認為與肝脾密切相關，肝鬱化火，血熱妄行；或脾虛失運，統攝失權，均可致乳頭溢液；故擬疏肝扶脾，涼血清熱為基本治則。隨症加減：溢液色鮮紅或色紫者，加龍膽草 6 克，仙鶴草 30 克；色淡黃者，加生苡仁 15 克，澤瀉 9 克。乳腺囊性增生病加菟絲子、仙靈脾、鎖陽各 12 克。大導管乳頭狀瘤加白花蛇舌草 30 克，急性子 9 克，黃藥子（有肝病者禁用）12 克。對伴有

月經不調或婚後不孕者，加用菟絲子、肉蓯蓉等調攝沖任藥物，可提高療效。

***來源*** 《中醫雜誌》，1：14，1982；推薦人：湖南省中醫藥學校鄧小琴。

***配方2*** 炙黃芪15克、肉桂4.5克、西黨參15克、炒白朮12克、雲茯苓12克、全當歸12克、撫川芎4.5克、杭白芍6克、生熟地10克、炙甘草4.5克、陳阿膠（烊化沖）15克、當歸補血膏（沖服）1匙。

***用法*** 水煎服，每日1劑，煎服2次。

***說明*** 乳泣一病，建國後出版的婦科教材殊少提及，沈金鰲《婦科玉尺》：「有未產前乳汁自出者，謂之乳泣，生子多不育，此無藥可服」的記載，武叔卿《濟陰納目》多「此書未嘗論及」一語。此病多因孕婦氣血虛弱，統攝失司，而致乳汁自出。乳汁過多則血虛不足以養胎，故生子多不育。本方係安徽省歙縣婦科著名老中醫黃從周先生治療乳泣的經驗方——「攝乳養胎飲」。係十全大補腸加阿膠，並配合服用當歸補血膏（黃芪150克，當歸身150克、肥玉竹300克、化橘紅100克，上藥入銅鍋熬濃汁去渣，加煉蜜200克收膏）治療。臨床應用得心應手，屢獲良效。

***來源*** 獻方人：安徽省歙縣人民醫院老中醫黃從周；推薦人：安徽省歙縣中醫院黃孝周。

## 乳頭出血

【方藥】

***配方*** 生地24克，當歸、杭白芍各15克，川芎、丹皮、枳實、黃芩、柴胡、焦山梔各10克，牛膝12克，黃連、甘

草各 5 克。

***用法*** 水煎服 3 次，每日早飯前 30 分鐘服，中午、晚上飯後 1 小時服。

***說明*** 本方治療婦人乳頭出血顯效。具有清熱、涼血、止血、疏肝解鬱、引血歸經的功效。本方並對經前乳脹胸悶、發熱、咽乾舌燥、鼻衄、經血妄行等病症亦有良好的治療效果。服藥期間忌酒、辛辣食物。

***來源*** 獻方人：四川省綿陽市 102 信箱職工醫院楊忠英。

## 腱鞘囊腫

【方藥】

***取穴 1*** 阿是穴。

***施術*** 在腱鞘囊腫及四周處用 75%酒精消毒。用毫針在囊腫四方（上下左右）各刺一針，針尖相對橫刺，再在囊腫頂部垂直刺一針，均用強刺激手法，每日針 1 次，10 次為 1 療程。

***說明*** 本法治療腱鞘囊腫療效甚佳，一般 1 個療程即可治癒。癒後應注意腕部不要用力及扭傷，以防復發。

***來源*** 獻方人：湖南省常德市第一人民醫院劉智壺。

***取穴 2*** 阿是穴（囊腫頂部）。

***施術*** 用手指將囊腫部皮膚繃緊並加以固定，以三棱針於囊腫頂部點刺，排盡黏液。多數囊腫立即平復。為防止復發，隔 1～日再用 毫針點刺局部 3～5 針，並針刺鄰近一個穴位，留針 10 分鐘，每日針刺 1 次。根據病情及囊腫大小連續針刺 2～5 次。

***說明*** 腱鞘囊腫為臨床多發病之一，病因尚不明，多認



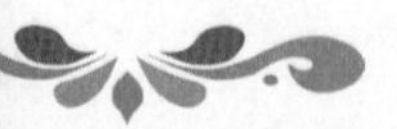

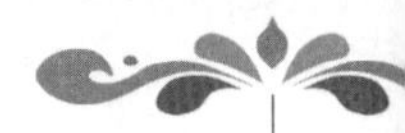

為係局部營養不良而致的退行性病變，扭損傷為其誘因。中國醫學認為由外傷筋膜，氣血運行不暢，阻滯絡道所致。應用本法治療 121 例，痊癒 110 例，進步 5 例。

***來源*** 獻方人：劉更，《中醫雜誌》，(11)：26，1981；推薦人：安徽省馬鞍山鋼鐵公司醫院黃兆強。

## 腹 疝

【方藥】

***配方 1*** 烏藥、木香、高良薑、青皮各9克，炒小茴、檳榔、川楝子、荔枝核各10克，橘葉、橘絡各6克，沉香3克。

***用法*** 水煎服。每日 1 劑，水煎服 2 次。

***說明*** 本方適用於各種類型疝。方中沉香宜開末沖服。收效甚佳。

***來源*** 獻方人：浙江省杭州市中醫院絡祖峰；推薦人：浙江省杭州市中醫院詹強。

***配方 2*** 青皮3克、官桂1.5克、當歸尾3克、檳榔6克、大茴香（微炒）2.1克、黃柏1克、橘核6克、木通6克、紫蘇2.1克、香附3克、赤茯苓6克、柴蘇3克、荔枝核（炒）7枚、生薑1片。

***用法*** 加水 500 毫升，煎至 200 毫升，煎 2 次，空腹熱服，每日 1 劑。

***說明*** 此方為劉一仁之經驗方，治療各種疝氣，以寒疝尤為對症良方。一般服藥 7～14 劑即奏神效，百發百中，無不應驗。

***來源*** 獻方人：錢樂 天等，《醫學傳心錄》；推薦人：湖南省常德市第一人民醫院劉智壺。

【針灸】

**取穴 1**　獨陰、關元、大敦。

**施術**　3 穴均使用艾炷灸。獨陰、大敦穴使用麥粒灸，關元穴用小艾炷灸，每次各灸 7 壯，每日 1 次。

**說明**　本法治療疝氣，對諸疝皆可施用。《得效方》謂：「諸疝上沖氣欲結，灸獨陰神效，」又謂：「諸疝取關元，灸三七壯，大郭大七壯。」

**來源**　獻方人：湖南省常德市第一人民醫院劉智壺。

**取穴 2**　大敦。

**施術**　用 毫針刺 3 分，沿皮下向後再進 3 分，用瀉法。隔日針 1 次。

**說明**　本法治療疝氣。症見疝腫偏墜於一側，少腹或陰囊內有腫物突起而疼痛者，有即刻止痛之效。

**來源**　《扁鵲針灸神應玉龍經》；推薦人：湖南省常德市第一人民醫院劉智壺。

**取穴 3**　照海。

**施術**　取患病對側的穴位，用毫針刺入 5～8 分深 ，強刺激，瀉法。

**說明**　本法治療突然發生的疝氣，症見少腹部有腫塊隆起、疼痛。若少腹左側痛者，刺右足的照海穴，少腹右側痛者，刺左足的照海穴。一般刺後痛可立癒。

**來源**　《針灸甲乙經》；推薦人：湖南省常德市第一人民醫院劉智壺。

**取穴 4**　頭頂髮旋中央點。

**施術**　取頭頂髮旋之中央點，髮旋有幾個即針刺幾個。

按人的胖瘦針 1～3 分深，胖人宜深，瘦人宜淺，針尖向前刺，留針 30 分鐘。

***說明*** 本法治療疝氣。症見睾丸腫脹，陰囊腫大下墜，時時有氣（俗稱氣蛋）者，一般針刺 1～2 次可癒。

***來源*** 獻方人：黃偉達等，《民間靈驗便方·針灸》；推薦人：湖南省常德市第一人民醫院姜淑華。

***取穴 5*** 用短繩量患者兩口角之間的長度，以 3 個這樣的長度折成等邊三角形，再把三角形的一角安置在臍心，另兩底角在臍下兩旁，角盡處是穴。

***施術*** 取準穴位後，用艾炷灸 7 壯。患左則灸右側的穴位；患右則灸左側的穴位。2 穴都施灸亦可。

***說明*** 本法治療疝氣，對少腹有腫物突起，或腫物墜入於陰囊之中而疼痛者，療效甚佳。一般治療 3～5 次可收效。

***來源*** 《針灸大成》；推薦人：湖南省常德市第一人民醫院劉智壺。

## 急性闌尾炎

【方藥】

***配方*** 全瓜蔞 15 克，青皮 6 克、白芍、乳香、沒藥各 9 克，銀花、紅藤、薏苡仁、冬瓜皮、冬瓜子各 30 克，當歸、製大黃、川楝子各 10 克，紫花地丁 12 克，延胡索 18 克，生甘草 6 克。

***用法*** 水煎服。每日 1 劑，煎服 2 次。

***說明*** 本主用於治療急性闌尾炎，不論初起或成膿腫，確有卓效。如治王××，男，36 歲。右下腹劇烈疼痛 2 天，大便不爽。麥氏點有明顯壓痛及反跳痛，西醫診斷為急性闌尾

炎，建議手術治療。患者懼術，要求服中藥治療。給予上方，服藥2劑後腹痛消失，續服5劑而獲痊癒。隨訪未見復發。

***來源*** 獻方人：浙江省杭州市中醫院駱祖峰；推薦人：浙江省杭州市中醫院詹強。

## 腸梗阻

【方藥】

***配方1*** 烏藥10克、桃仁10克、赤芍5克、木香6克、厚朴12克、萊菔子30克、番瀉葉6克、芒硝10克。

***用法*** 加水500毫升，煎至300毫升。每次服10毫升，每隔2～3分鐘服1次，一般8小時內服完1劑（煎2次）。

***說明*** 本方適用於單純性腸梗阻，服上方超過8小時未通氣通便者，再接著服第2例，直至肛門排氣或排便後停止服用。

***來源*** 獻方人：周漢章，《中西醫結合雜誌》，4：679，1984；推薦人：浙江省溫嶺中醫院詹學斌。

***配方2*** 生大黃30克（後下）、枳實15克、芒硝30克、厚朴15克、萊菔子15克、黄芩15克。

***用法*** 加水1000毫升，煎至300毫升，灌腸前將芒硝放入藥液中溶解，置於輸液瓶中經肛管注入，每 分鐘80～100滴，1日1次，連續治療3天，無效應立即改用手術治療。

***說明*** 本方具有瀉熱通便，活血祛瘀，清熱解毒功效，治療腸梗阻有卓效。

***來源*** 獻方人：陳國忠，《中西醫結合雜誌》，9：282，1989；推薦人：浙江省溫嶺中醫院詹學斌。

## 蛔蟲腹痛症

【方藥】

**配方1** 烏梅30克、花椒30克、明礬1.5克、生大黃30克。

**用法** 前2味加水煎沸15分鐘後，加入生大黃再煎5分鐘即可，用藥液沖服明礬粉（研極細），每日1劑，煎服2次。

**說明** 本方治療蛔蟲腹痛症。適用於右上腹或全腹劇烈疼痛，難以忍受，或伴有嘔吐蛔蟲，大便不爽或秘結者。服2～5劑，即可止痛，痛止之後須服驅蟲劑善後。

**來源** 獻方人：湖南省人民醫院老中醫彭敬德；推薦人：湖南省常德市第一人民醫院劉智壺。

**配方2** 烏梅15克、川椒15克、細辛5克、桂枝5克、乾薑5克、黃連6克、黃柏6克、黨參9克、附子3克、當歸9克、木香9克、厚朴9克。

**用法** 水煎，沸後20分鐘即可，每日1劑，水煎服2次。

**說明** 本方為古代經方烏梅丸的化裁方，用於治療膽道蛔蟲症之腹痛，吐蛔，嘔吐等，有顯著療效。筆者臨床治療本病運用此方，屢用屢驗。服藥期間忌進硬食，宜服流汁食物，最好暫時禁食。

**來源** 獻方人：湖南省常德市第一人民醫院劉智壺。

## 腹部手術切口感染

【方藥】

**配方** 大黃、芒硝等量。

***用法*** 大黃研細末與芒硝混合和勻後摻於切口感染或硬結疼痛之處，紗布覆蓋，每日換藥1次。

***說明*** 本方適用於腹部手術切口感染和切口硬結疼痛。大黃粉外用能清熱解毒、活血化瘀，故有殺菌消炎，改善局部血液循環之功。芒硝性味鹹寒，功能軟堅散結，初用時使切口滲液增多，有沖洗創口、促使排菌的作用。我院外科用此方治療切口感染經使用抗菌西藥無效者20餘例，均獲良效。對切口硬結疼痛者，外敷之亦有奇功。

***來源*** 獻方人：江蘇省如臯市中醫院仲潤生。

## 痔瘡

【方藥】

***配方1*** 夏枯草240克、生甘草120克、連翹120克、銀花500克。

***用法*** 前3味研末，用銀花煎濃湯泛為丸。每日早晨用淡鹽湯送服10克。

***說明*** 本方治療痔瘡未潰或已潰者，有消痔，去腐生肌的功效，一般服用1料即可痊癒。久年痔漏者，連服2～3料，也可治癒。

***來源*** 《中國簡明針灸治療學》；推薦人：湖南省常德市第一人民醫院劉智壺。

***配方2*** 木耳3克、通大海5個（泡去皮子）、紅砂糖15克。

***用法*** 將上藥水泡與紅糖調拌，蒸飯上，空腹服，每日早晨服1劑，連服10日。

***說明*** 本方治療一切新久痔瘡及潰破不癒者，有良好的



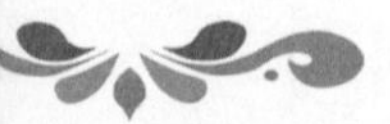

效果。如大便秘或乾燥不爽，可加白蜜 10 克。

***來源*** 民間流傳方；推薦人：湖南省常德市第一人民醫院劉智壺。

***配方 3*** 生地 30 克、丹皮 10 克、黃柏 10 克、地榆炭 15 克、荊芥炭 15 克、白茅根 10 克、枳殼 10 克。

***用法*** 水煎服 2 次，每日 1 劑。

***說明*** 本方主治痔瘡引起的大便出血，療效可靠。血虛者加當歸、熟地、阿膠；便結者加火麻仁、鬱李仁、伴脫肛者加柴胡、升麻、黃芪。筆者臨床治療 500 餘例，效果良好。袁某，男，30 歲。患痔瘡已 10 餘年，近 1 月來，大便時帶血，每次大便時出血約 50 毫升左右，用此方治療 3 天而血止。

***來源*** 獻方人：湖南省株洲市北區醫院袁振斌。

***配方 4*** 當歸 15 克、桃仁 10 克、紅豆 20 克、白芷 10 克、澤瀉 10 克、木通 10 克、黃柏 10 克、牛膝 10 克。

***用法*** 水煎，沸後 15 分鐘即可，取溫湯服用，每日 1 劑，水煎服 2 次。

***說明*** 本方適用於肛門類性外痔、血栓性外痔、嵌頓性內痔及痔瘡手術術後肛門傷口紅腫疼痛等實熱證。功能清熱解毒，利濕排膿，活血化瘀。臨床上屢用屢驗。曾治唐某，男，30 歲。因大便乾燥，臨廁努掙發生肛門腫物隆起，如板栗大，疼痛難忍，診為血栓性外痔。服本方 4 劑而癒。大便乾燥者，加火麻、大黃；便血者，加生地、地榆；劇痛者，加乳香、沒藥、赤芍；年老體弱者，加黃芪。

***來源*** 獻方人：湖南省益陽市中醫院瞿行寬；推薦人：湖南中醫學院附二院米仁賢。

**配方 5** 明礬 100 克、朱砂 3 克、砒霜 3 克、輕粉 2 克。

**用法** 用容器 1 個，先將明礬置容器內煅熔後，加入砒霜攪勻，至礬枯為度，取出與朱砂、輕粉共研為極細末，密閉貯存。使用時每次取少許藥末，以唾液調稀塗於瘡面上，反覆使用 3～5 次，痔瘡即枯萎脫落而癒。

**說明** 砒霜、輕粉均係劇毒之品，切忌入口。塗藥面亦不宜過大，只宜塗於瘡面，以免損害健康皮膚。

**來源** 獻方人：湖南省桑植縣人潮溪鄉紅旗村衛生室李宜成。

**配方 6** 白鵝膽 3 枚、熊膽 0.6 克、片腦 0.15 克。

**用法** 以上 3 味藥研勻，放入罐器密封，不可洩氣，使用時用手蘸藥塗於患處。

**說明** 此方為鄭卓人老中醫從湖南民間搜集之驗方。適用於痔核脫出，腫痛難忍者。藥後能迅速使腫消痛止，頗為靈驗。

**來源** 獻方人：高允旺，《偏方治大病》；推薦人：浙江省溫嶺中醫院陶鴻潮。

**配方 7** 瓦松 20 克、魚腥草 20 克、五倍子 15 克、烏梅肉 15 克、海皮蛸 60 克。

**用法** 將上藥放入鍋內加清水 1500 毫升，濃煎成 500 毫升，連渣帶汁放入痰盂罐內約 2/3，候熱坐薰之，至不熱為止，然後用乾毛巾揩乾睡覺即可。每日 1 次，臨睡前用。

**說明** 本方為上海市第五人民醫院邵康吉老中醫的祖傳秘方，適用於無論何種原因引起的痔瘡，不論外痔、內痔、混合痔，均可用本方外治。據作者 60 餘年的臨床實踐，效果確實非常明顯。注意本方只能坐薰，不能直接洗患部，否則

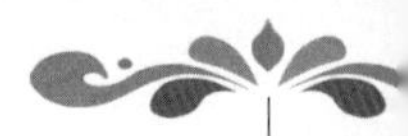

失效。

***來源*** 獻方人：高允旺，《當代名醫證治薈萃》；推薦人：浙江省溫嶺中醫院陶鴻潮。

【推拿按摩】

***操作部位*** 長強穴。

***施術*** 患者俯臥，術者用一手拇指自尾骨尖端的前方向上點按，點按的同時，囑患者提肛、收肛、反覆操作 5 分鐘。

***說明*** 本法在痔瘡發作時可 1 次即減輕疼痛，對內外痔均有效。

***來源*** 獻方人：湖北省武漢市按摩醫院胡迅。

## 肛　裂

【方藥】

***配方 1*** 輕粉、冰片各 30 克，乳香、沒藥各 20 克。

***用法*** 乳香，沒藥去油。上藥共研細末，過 120 目篩。患者取右側臥位，肛門皮膚用新潔爾滅棉球消毒，用自製竹籤（長 12 公分，直徑 2 毫米，一端鈍尖，一端扁鏟形），高壓滅菌後，用竹扁端攝藥粉為 0.5 克左右，塗在裂口上，外敷少許無菌棉花，用竹籤尖端送至肛門內壓迫藥粉，再敷上無菌紗布 2 塊，用膠布固定。每次大便後用淡鹽水洗潔肛門，換藥。一般經 5～7 次即可治癒。

***說明*** 本方有祛腐生肌，活血止痛之功效。曾治 104 例，總有效率為 98.03%。如王某，女，27 歲。產後 2 個月，因便秘，排便時肛門的灼痛，便後滴血來診。查：肛緣 6 點外有一梭形裂口，邊緣整齊，2 天後痛減，便血止，7 天後裂口癒合，自覺症狀消失。

***來源*** 獻方人：李祖威，《吉林中醫藥》，(6)，1988；推薦人：湖南中醫學院劉建新。

***配方 2*** 雞蛋黃油。

***用法*** 取 2～3 個雞蛋黃，放入清潔的小鐵鍋內，炒至蛋黃枯焦發黑而出油，待冷後，即可外搽肛裂。每日大便後用溫水或 10%過錳酸鉀溶液清洗肛門，然後用小棉籤蘸上蛋黃油少許，搽在肛裂處，1～2 次。

***說明*** 本法治療 12 例肛裂，用藥後全部位即止痛，3～8 天後全部癒合。

***來源*** 獻方人：祝恒順，《江蘇醫藥》，3：30，1979；推薦人：安徽省馬鞍山鋼鐵公司醫院黃兆強。

***配方 3*** 白芍 30 克、甘草 20 克、地龍 10 克、柴胡 6 克、葛根 12 克、槐花 10 克、地榆 12 克。

***用法*** 水煎，沸後 15 分鐘即可。每日 1 劑，煎服 2 次。

***說明*** 本方適用於各類肛裂所致的肛門疼痛，其止痛作用顯著。方中芍藥、甘草斂陰生津，緩解平滑肌痙攣；地龍通經止痛；葛根加強緩解肌痙攣的作用；柴胡解鬱；槐花、地榆清腸止血。諸藥合用，共奏緩急止痛之功。

***來源*** 獻方人：廣西民族醫院黃宇芳；推薦人：湖南中醫學院附二院米仁賢。

## 直腸息肉

【方藥】

***配方 1*** 烏梅 1500 克（用烏梅肥大肉多者）、僵蠶 500 克、人指甲 15 克、象牙悄 30 克。

***用法*** 將烏梅用酒醋浸泡1宿，以浸透烏梅為度，去核，焙焦存性。僵蠶用米拌，炒至微黃。人指甲先用鹼水或肥皂水洗淨，曬乾，再和滑石粉入鍋內同炒至指甲黃色鼓起為度，取出篩去滑石粉，每丸重9克，裝入瓷壇或玻璃瓶內，放乾燥通風處備用。

常用量為1日3次，每次1丸，溫開水送下，兒童酌減。服完1料藥為1療程，連服2～3料。

***說明*** 本方由濟生烏梅丸加味而成，是名老中醫龔志賢治療各種息肉的經驗方，療效滿意。除直腸息肉外，聲帶息肉、宮頸息肉亦均適用。服藥期間，飲食宜清淡，忌煎炒辛辣，成人忌菸酒。

本方製成丸藥貯存時，應防受潮黴變。若黴變者，不可服用。方中人指甲若缺貨，可用炮穿山甲30克代替。小兒服食丸藥不便，亦可用烏梅、僵蠶各15～20克煎湯，每日1劑，水煎2次，分3次服。

***來源*** 《新中醫》，（11），1983；推薦人：浙江省溫嶺中醫院陶鴻潮。

***配方2*** 雞內金、白芷、建麴各12克，烏梅、雞血藤各30克，豬脛骨炭10克，蒼朮9克，山楂、麥芽、穀芽各15克。

***用法*** 諸藥共研細末，每次服9克，飯後30分鐘用溫開水吞服，每日3次。

***說明*** 本方為四川綿竹縣民間百歲老中醫羅明山治療直腸息肉的秘方，治療效果十分顯著，無毒副作用。服藥服間忌食辛辣、燥性食物。

***來源*** 獻方人：四川省綿竹縣民間老中醫羅明山；推薦人：四川省綿陽中醫學校劉健君。



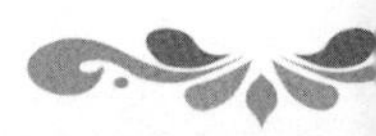

## 慢性肛周膿腫

【方藥】

***配方*** 黃芪、熟地各 30 克，鹿角膠 20 克，白芥子 10 克，麻黃、甘草各 5 克，肉桂、炮薑炭各 3 克。

***用法*** 水煎服。每日 1 劑，水煎服 2 次。

***說明*** 肛周膿腫為肛管周圍的一種化膿性疾病，以青壯年為多，多數膿腫潰破後反覆發作、蔓延，容易形成肛瘺。本方係陽和湯加減而成，有開腠理，解凝滯，使沉伏之毒透達於外，或內消，或移深居淺之功效。

***來源*** 獻方人：眭勳華等，《吉林中醫藥》，2：24，1993；推薦人：薦人：江西省撫州市第二人民醫院唐學游。

## 急性睾丸炎

【方藥】

***配方 1*** 柴胡 10 克、青木香 6 克、川楝子 10 克、小茴香 10 克、百部 20 克、丹皮 10 克、橘核 10 克、延胡索 12 克、生地 15 克、夏枯草 12 克、當歸尾 12 克、赤芍 12 克、甘草 3 克。

***用法*** 水煎服，每日 1 劑，煎服 2 次。

***說明*** 本方適用於急性睾丸炎，具有疏肝通絡，軟堅活血，理氣止痛之功效。慢性睾丸炎患者亦可使用。曾治彭××，男，44 歲。睾丸腫痛已月餘，不能活動，觸之則痛甚，經多方醫治無效。給予上方，服藥 7 劑後睾丸腫痛消失，其病霍然而癒。

***來源*** 獻方人：湖南中醫學院第二附屬醫院劉松青。



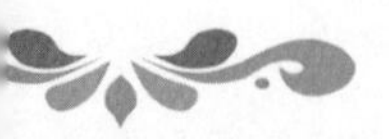

***配方 2*** 桔梗 10 克、甘草 5 克、丹皮 10 克、當歸 10 克、玉竹 15 克、製首烏 15 克。

***用法*** 1 日 1 劑，水煎服 2 次。

***說明*** 據《蕉窗話醫》載：一人患痄腮，高熱頤腫。以普濟消毒飲加減治之，兩劑腫消熱退。不料兩天後突然睪丸腫痛，經西醫診治，經用抗生素加熱敷，病益重。乃專程請俞經邦往診，診畢謂：「該病癒後，續發睪丸炎，非普濟消毒飲所能治，亦非平常治疝藥所能效；當用甘草、桔梗、丹皮、當歸、玉竹、首烏。此方由杭州一老醫傳授，用之百發百中。」服藥 3 日後，病症如言而癒。此屬病邪循經相傳，乃本虛標實之證，故當扶正祛邪，方為正治。

***來源*** 獻方人：章柏年，《蕉窗話醫》；推薦人：浙江省嵊州中醫院樓宇舫。

## 龜頭炎

【方藥】

***配方 1*** 蛇床子 30 克、黃連 20 克、黃芩 30 克、魚腥草 50 克、金銀花 30 克、苦參 30 克、紫草 20 克、大黃 10 克、川芎 10 克、香附 20 克、甘草 15 克、冰片 4 克、芒硝 20 克。

***用法*** 上述藥加水 1600 毫升，煎 30 分鐘後，濾出藥液再將冰片、芒硝兌入溶化，稍待後薰洗患處 20 分鐘。每次洗完後，藥液可留下，與原渣再煎 10 分鐘，前可加少量水，每劑用 3 日，每日洗 4～6 次。

***說明*** 本方用於治療龜頭炎。症見龜頭紅腫糜爛，甚至流黃水，局部觸痛，舌質紅、苔黃膩，脈弦數。一般情況下連用 3 劑即可痊癒。外洗安全可靠，無任何不良反應。

***來源*** 獻方人：林才生，《上海中醫藥雜誌》，（3）：

27，1990；推薦人：江西省撫州市第二人民醫院唐學游。

***配方 2*** 荊芥 9 克、防風 9 克、蟬衣 9 克、晚蠶砂 15 克、龍膽草 9 克、川牛膝 9 克。

***用法*** 水煎服，每日 1 劑，煎服 2 次。

***說明*** 龜頭炎及龜頭潰瘍，屬中醫「溫陰瘡」的範疇。臨床表現為局部紅、腫、癢痛，搔之流水，易於潰爛。治療重在祛風勝濕、清熱消腫、利濕泄毒。本方係浙江醫科大學附一院余家琦治療龜頭及潰瘍的基礎方。凡有潰瘍者，加生黃芪；局部瘙癢甚者，加生地、當歸、地膚子、蒼耳子；局部紅腫甚者，加天花粉、連翹、銀花；局部滲水或膿性分泌物多者，加粉萆薢、車前子。治療本病 20 例，除 1 例白塞氏綜合徵患者療效不顯著外，均於短期治癒。

***來源*** 獻方人：余家琦等，《中等雜誌》，（2）：42，1982；推薦人：安徽省馬鞍山鋼鐵公司醫院黃兆強。

## 精索靜脈曲張

【氣功】

***功法*** 太湖樁。

***練功要點*** 選用太湖樁第 9 式保健功、第 10 式水上氣功。練保健功時以仰臥位較好。把陰囊提在腿上，默念「鬆」、「靜」二字，意念安詳平穩，每天早上起床前及晚上在床各作 1 次，每次 10～15 分鐘；練水氣功，每週 1～3 次，每次不少於 30 分鐘。水溫以攝氏 20～30 度為宜，水冷則收效大而快。姿熱以仰泳效果較好，蛙泳為輔，冬冷、夏熱時每週可減至 1～2 次。

***說明*** 太湖樁水上氣功有利於解除精索靜脈曲張。其機

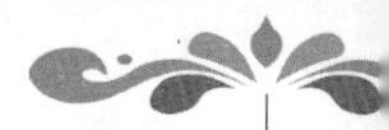

理為游泳時，姿勢為平臥在水面上的，特別有利於血液回流，減低靜脈壓力，這時精索靜脈不會充血曲張；在冷水的刺激下皮膚血管先呈強烈的收縮，以後又舒張，這樣一張一縮，血管受到鍛鍊，人們稱之為「血管體操」；游泳能增加肌肉的收縮，擠壓精索靜脈血向心流動，這時靜脈不充血，壓力降低，生理上把這種現象稱為「肌肉的唧筒作用」。

***來源*** 獻方人：湖南省中醫藥學校譚同來。

## 前列腺炎

【方藥】

***配方 1*** 生地、穿山甲各 20 克，青皮、玄參、生大黃、生山梔各 10 克，滑石、紅豆各 30 克，黃柏、牙皂、蘇葉各 12 克，紅藤 40 克。

***用法*** 水煎 2 次，每日 1 劑，分早晚 2 次服用。大黃後下。

***說明*** 本方是筆者十幾年來臨床治療的效方。治療前列腺炎效果顯著。經 50 餘例臨床治療觀察，治癒率 65%，顯效率 95%；無毒副作用。如姜××，男，38 歲，幹部。症見頭昏伴腰膝酸軟，會陰部睾丸墜脹明顯；尿檢驗見紅、白細胞。舌質紫暗、苔白膩，脈弦細。服上方 14 劑，諸證大減。再予上方去大黃、黃柏，加桑枝、生黃芪、生白芍各 30 克，繼服 10 劑而癒。

***來源*** 獻方人：浙江省杭州市中醫院付才祥；推薦人：浙江省杭州市中醫院詹強。

***配方 2*** 白頭翁、生地各 15 克，秦皮、丹皮、澤瀉、知母各 10 克，黃連 6 克，黃柏 6 克。





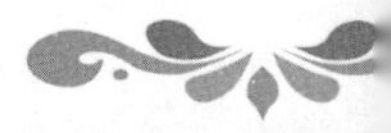

**用法**　水煎藥2次，分2次服下。每日1劑。

**說明**　本方為白頭翁湯加味而成，適用於老年前列腺炎，前列腺增生。症見排尿困難，尿色黃，甚至點滴不通，心煩口渴，五心灼熱如焚。舌質紅、苔薄黃，脈細弦。此方能收立竿見影之效。

**來源**　江西省衛生廳，《杏林醫選》；推薦人：江西省撫州市第二人民醫院唐學游。

**配方3**　白花蛇舌草30克，生黃芪、蒲公英、土茯苓、赤芍、延胡索各20克，虎杖15克，川楝子、烏藥、熟大黃各10克。

**用法**　本方適用於慢性前列腺炎屬濕熱兼瘀血證患者。症見會陰、睾丸、陰莖、肛門、下腹、腰骶、腹投溝區疼痛明顯；尿道滴白量少，前列腺腺體硬韌、有結節，舌質紫暗，或舌有瘀點、瘀斑。若尿道灼熱刺痛，加石韋、木通各10克；睾丸、陰莖等處疼痛較重者，加炮穿山甲、製乳香、沒藥各10克；前列腺液中膿細胞較多，加銀花、連翹各20克。藥渣加水煎煮，濾出藥汁坐浴。

**來源**　獻方人：周安方，《中醫雜誌》，3：165，1993；推薦人：江西省撫州市第二人民醫院唐學游。

**配方4**　蒼朮、黃柏、丹參、白及、槐花各12克，牛膝、薏苡仁、茯苓各20克，甘草6克。

**用法**　水煎服，沸後20分鐘即可。每日1劑，每日3次。

**說明**　本方適用於前列腺炎。症狀可見小便熱赤渾濁或尿澀不爽，尿後流白色液體，舌苔黃膩、脈濡數。本方根據清熱利濕、益氣澀精的原則組方，在臨方中運用具有顯著療效。

**來源**　獻方人：雲南省昆明市婦女保健所袁曼宇。

【針灸】

***取穴 1*** 中脘、關元、腎俞、三陰交、天樞、秩邊、水道。

***施術*** 患者以側臥位，上腿屈曲，下腿伸直。秩邊透水道，從秩邊穴進針，針尖稍向水道，針 4 寸至 4.5 寸，施撚轉之瀉法，以患者小腹和尿道有脹的感覺為度。三陰交針 1 寸，施瀉法。天樞針 2 寸，施以瀉法，使針感由腹部兩側直達小腹。諸穴合用以達清利下焦濕熱之功。1 日 1 次，不留針。

***說明*** 本法治療前列腺炎 37 例。年齡最小 18 歲，最大 45 歲。一般 5 次見效。30 天左右可使症狀消失。如孫××，男，27 歲。會陰部酸脹，有夢遺史數載，近日伴全身乏力，經前列腺液化驗，卵磷脂小體（+），白細胞少許，膿細胞（++）。間斷針灸治療 45 次，療效頗為滿意。隨訪 3 年未見復發。

***來源*** 獻方人：浙江省杭州市中醫院付才祥；推薦人：浙江省杭州市中醫院詹強。

***取穴 2*** ①三陰交、關元或中極。②八髎、太谿。

***施術*** 穴位常規消毒後，用毫針針刺，關元、中極、八髎（上髎、次髎、中髎、下髎）針 5～8 分深，2 組穴位交替使用。急性患者用強刺激手法；慢性患者使用中等強度刺激手法。每日針 1 次，10 次為 1 療程。

***說明*** 八髎穴即上、次、中、下四髎穴，左右共 8 穴，使用時可選用 2 個穴位（左右共 4 穴）交替針刺。本方對急、慢性前列腺炎所致的尿頻、小便餘瀝不盡或尿閉等症，均有較好的療效。一般手法治療效不顯著時，可使用運氣行針手法。

***來源*** 獻方人：湖南省常德市第三人民醫院老中醫劉天健；推薦人：湖南省中醫藥學校劉步醫。

【推拿按摩】

***操作部位***　腰骶部、腹部、下肢部。

***施術***　用手掌搓患者腰骶部100次，重點揉按腎俞、次髎；用手掌揉按小腹部30次，並揉按氣海、關元、中極各1分鐘，再搓擦整頓個下腹部至發熱；拿揉陽陵泉、陰陵泉、三陰交各1分鐘。

***說明***　該推法適用於急、慢性前列腺炎，但急性前列腺炎應注意配合藥物治療。早晚各施術1次，可醫者操作，也可患者自我操作。注意衛生保健，治療期間節制房事，並禁忌刺激性食物。

***來源***　獻方人：淡運良等，《實用家庭按摩》；推薦人：湖南省中醫藥學校邵湘寧。

## 前列腺增生症

【方藥】

***配方1***　豬苓9克、茯苓9克、生黃芪15克、槐花9克、大棗2枚、甘草6克、車前子6克。

***用法***　上藥加水1200毫升，煎至400～500毫升，每日1劑，分早晚2次服。

***說明***　前列腺肥大，壓迫尿道致排尿困難，引起尿瀦留，服本方有良效。

***來源***　獻方人：河南省柘城縣人民醫院張立亭。

***配方2***　沉香片2克、肉桂1.5克、黃柏9克、知母9克、石韋9克、車前仁12克、當歸9克、王不留行12克、赤白芍12克、菟絲子12克、馬戟天12克、皂角刺9克、生甘草3克。

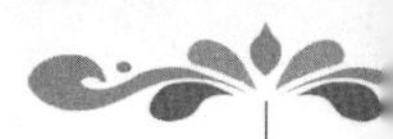

***用法*** 除沉香、肉桂後下外，其他藥物先用水浸泡 30 分鐘，再煎煮 30 分鐘，然後加入沉香、肉桂，稍沸即可。每劑藥煎 2 次，將 2 次煎藥液沸合，分 2 次服，每日 1 劑。

***說明*** 本方適用於前列腺增生症。症見排尿困難，甚至點滴不通，有頻欲尿急感，溲細而無力。此方由《金匱翼》之沉香散和《蘭室秘藏》之滋腎通關丸化裁而成。取降氣開結、破瘀，與益腎瀉熱、利濕降濁、活血化瘀諸藥相配。治療期間，忌酒及辛辣食物。

***來源*** 獻方人：張壽永，《中醫雜誌》，7：27，1989；推薦人：江西省撫州市第二人民醫院唐學游。

【氣功】

***功法*** 馬山氣功。

***練功要點*** 選用馬山氣功內氣運行、意氣、吐納等節練功，輔以前列腺處按摩，每天練功 1 小時，1 個月為 1 療程。持續 6 個月。

***說明*** 經 3~5 個月練功後，肥大前列腺會變軟、變小，在氣功醫師的指導下作前列腺液檢驗，再確定練功頻率，以鞏固療效。

***來源*** 獻方人：李志如，《氣功醫療經驗錄》；推薦人：湖南省中醫藥學校張詠梅。

## 陽 痿

***配方 1*** 熟地 60 克、枸杞 48 克、首烏 60 克、山萸肉 30 克、淮山藥 30 克、菟絲子 30 克、楮實子 30 克、炒杜仲 30 克、夜交藤 15 克、合歡花 15 克、淫羊藿 30 克、肉蓯蓉 30 克、巴戟天 30 克、懷牛膝 24 克、五味子 15 克、遠志 18 克、

破故紙 15 克、覆盆子 15 克、蓮子 30 克、川續斷 15 克、丹皮 30 克。

***用法*** 上方共研細末，煉蜜為丸，每丸重 15 克。每次服 1 丸，開水送服，每日 3 次。1 個月為 1 療程。1 個月不癒者，繼服第 2 療程。服藥期間忌房事，忌食辛辣肥厚之品。

***說明*** 本方主治陽痿。楊××，男，32 歲。患者因思欲不遂，思慮勞神，夜夢遺精，繼而發展到白晝不自主滑泄，有時日達 2～3 次，陽痿，症已 3 年餘。曾服中西藥治療罔效。現症為陰莖痿軟頭不舉，舉而不強，隨舉隨痿，無法進行性生活。伴有遺精，滑精，頭暈耳鳴，失眠健忘，腰酸乏力，手足心熱，舌質淡，苔白，脈弦細。服上藥半個月，滑精、遺精消失，陰莖頻頻舉起，餘症均減。繼服半個月後陰莖舉起堅而強，有無法解脫之感，以後夫妻性生活正常，餘症均除。隨訪 3 年未復發。

***來源*** 獻方人：河南省柘城縣人民醫院張立亭。

***配方 2*** 黃狗腎 1 條、北枸杞 100 克、淫羊藿 20 克。

***用法*** 將黃狗腎用酒酥黃，切成薄片與枸杞，淫羊藿共研為細末內服。1 日服 2 次，1 次 5 克，10 日為 1 療程。

***說明*** 黃狗腎即黃狗的陰莖及睾丸。本方適用於腎陽不足所引起的陽痿兼見肢冷畏寒，小便清長之症。老年性功能減退亦可服用。

***來源*** 獻方人：湖南省桑植縣不潮溪鄉衛生院陳振岩。

***配方 3*** 蛤蚧 1 對，蔥籽、韭菜籽各 60 克。

***用法*** 將上藥焙脆，研細末，分成 12 包。夫妻同床前 2 小時服 2 包，用黃酒 50 克送服，每次房事前必須服用。

***說明*** 本方適用於陽痿症。性交時陰莖不舉或舉而不

堅，無法行房室之事者，均可服用。

***來源*** 獻方人：房文彬，《新中醫》，12：3，1987；推薦人：江西省撫州市第二人民醫院唐學游。

***配方4*** 蜈蚣18克、當歸60克、白芍60克、甘草60克。

***用法*** 先將當歸、白芍、甘草曬乾研細，過 90～120 目篩，然後將蜈蚣研細，再將兩種藥粉混合均勻，分為 40 包。每次服 0.5～1 包，早晚各 1 次，空腹用白酒或黃酒送服。15 天為 1 療程。

***說明*** 本方為外交部通信總台衛生所陳玉梅醫師之經驗方。應用本方治療陽痿 737 例，近期治癒 655 例，好轉並繼續治療者 77 例，無效 5 例。一般服藥當天或第 2 天見效。宜忌生冷，戒氣惱。

***來源*** 獻方人：陳玉梅，《中醫雜誌》，4：36，1981；推薦人：安徽省馬鞍山鋼鐵公司醫院黃兆強。

【針灸】

***取穴1*** 關元、中極、太谿、會陰、太衝、大陵。

***施術*** 前 3 穴進針後，均施平補平瀉手法，得氣後留針，並溫針灸 3～5 壯。會陰穴用艾條溫和灸和雀啄灸交替使用。如陰莖勃起不堅或遺精者，減去會陰穴，配刺太衝；如夜寐多夢，配刺大陵。隔日針療 1 次。

***說明*** 中國醫學認為，陽痿多由命門火衰所致，命門之火既藏於腎，而又利於沖、任、督三脈，故取關元、太谿益腎固本；會陰係沖、任、督三脈所起始處，艾灸可以壯命門之火，命門火壯，其病自癒。中極直達病所、標本兼治。應用本法治療 41 例，治療 次數為 4～39 次，一般施治 6～9 次，全部治癒。

***來源*** 獻方人：陶正新，《中醫雜誌》，12：36，1981；推薦人：安徽省馬鞍山鋼鐵公司醫院黃兆強。

***取穴2*** 神闕。

***施術*** 將白胡椒10克研為極細末，伴入艾絨100克再共研，用細紙將絨捲成香菸粗細的艾絨條備用。施用時將艾絨條點燃、對準神闕穴，保持一定距離炙烤，以有熱感能忍受為度，時間每次灸5～10分鐘，灸後用手指在神闕穴上按揉5分鐘，1日1次，7天為1療程，可連續施用。

***說明*** 陽痿屬於腎陽虛弱證者居多，但心理障礙，濕熱下注者亦有之。本方適用於陽痿兼見面白神疲、小便清長的腎陽不足，命門火衰之證。對於陽痿兼見小便短赤，口渴，舌苔黃之濕熱下注者不適宜。

***來源*** 獻方人：湖南省桑植縣人潮溪鄉衛生院陳振岩。

【推拿按摩】

***操作部位*** 下腹部、腰骶部。

***施術*** 醫者用右手掌按揉患者關元、氣海穴各約3分鐘；用雙手手掌小魚際部分別在兩側小腹部自上而下進行摩擦，擦至局部發熱；雙手握拳，用大拇指指間關節突出處按揉兩側腎俞穴，再用右手大拇指指間突起處按揉命門穴各約100次；用雙手小魚際分別在兩側八髎自上而下進行按摩，以擦熱為度；用雙手大拇指螺紋面分別按揉兩足內踝上之三陰交穴各約50次。

***說明*** 該法既可用於醫者操作，也可進行自我按摩，具有益腎壯陽之功，適宜於陽痿病症的治療。每日施術早晚各1次，若配耳穴按壓子宮、外生殖器、睾丸、內分泌、神門等，療效更佳。

**來源**　獻方人：駱竞洪，《家庭簡易推拿》；推薦人：湖南省中醫藥學校王振平。

## 縮 陰 症

【方藥】

**配方 1**　製附片、酒白芍、炒乾薑各 30 克，吳茱萸、炙甘草各 15 克，桂枝、細辛、小茴香、當歸各 10 克。

**用法**　病輕者每日 1 劑，水煎 2 次，分早晚服下；晚上再煎取第 3 次之藥液薰洗外陰；病重者日進 2 劑，薰洗 2 次，以求速效。附片先煎 30 分鐘。

**說明**　本方治療縮陰症，患者主要表現為外陰及睾丸、乳房、舌內縮。本方有溫陽解攣之效。嚴重者亦可配合針刺關元、三陰交穴。用本方治療 22 例，其中治癒 20 例，占 90.9%，顯效 2 例，占 9.1%，所治療例全部有效。

**來源**　劉貴仁，《黑龍江中醫藥》，2：15，1987；推薦人：南京中醫學院華浩明。

**配方 2**　當歸、枸杞子各 5 克，茯苓、肉桂、烏藥各 4.5 克、炒小茴香 1.8 克，吳茱萸 4.5 克（開水泡），生薑 2.1 克。

**用法**　上藥水煎 2 次去渣，趁熱頓服。每日 1 劑。

**說明**　本方有溫肝散寒舒筋之效，治療肝腎陰寒，外陰縮入。

**來源**　《羅氏會約醫鏡》；推薦人：南京中醫學院華浩明。

【針灸】

**配方**　三陰交（雙）、關元、氣海。

**用法**　直接灸雙側三陰效，氣海，關元各 5 壯，再用艾

條懸灸龜頭10分鐘。

***說明*** 縮陽證又名縮陰，證見身寒肢冷，脈伏汗出，小腹劇痛，隨之陰莖內縮，雖用力握陷，亦難控制。此時病勢危篤，用湯藥緩而不能濟急，當速施灸療。一般灸後5～7分鐘，小腹痛減，陰莖漸伸出而癒。癒後宜避風寒，靜養勿躁。

***來源*** 獻方人：湖南省桑植縣中醫院王鴻海。

## 陽 強

【方藥】

***配方1*** 玄參27克、肉桂0.9克、麥冬21克。

***用法*** 上藥水煎2次，頓服。每日1劑。

***說明*** 本方有育陰降火的功效，治療虛火上炎，肺金之氣不能下行，以致陽強不倒者。

***來源*** 《石室秘錄》；推薦人：南京中醫學院華浩明。

***配方2*** 生地30克，黃柏、知母、龜板、生龍骨、生牡蠣各20克。

***用法*** 水煎服，每日1劑，煎服2次，連服5天。

***說明*** 本方適應於腎水不足，相火亢盛所致之陰莖勃起不倒，見女色尤甚，精液自出，或伴頭暈心煩、失眠夢多等症，舌質紅赤，脈細而數。臨床治療，一般服4～5劑，即可見效，收效後用原方加五味子、芡實、旱蓮草、枸杞、山藥等再服3～5劑，可獲痊癒。

***來源*** 獻方人：湖南省桑植縣中醫院王鴻海。

## 遺　精

【方藥】

**配方1**　黃柏12克、梔子9克、金櫻子15克、蓮子15克、山藥15克、甘草6克、牛膝9克、牡蠣15克、龍骨15克、知母9克、生地12克。

**用法**　上方水煎服2次，每日1劑。

**說明**　遺精多由於腎陰不足，心火旺盛，脾腎濕熱，擾於精室所致。治療以滋陰瀉火，清熱利濕為法。有夢者加金銀花12克、連翹12克；無夢者加附子10克、黨參10克、肉桂6克、黃芪12克；噁心加半夏10克、神麴12克。王××，男，30歲。患者遺精2年，經服附桂八味丸、養血補腎丸、知柏地黃丸等，其效不著。現夜夢遺精頻作，晝日滑精，每日2～3次，並有早洩，頭暈少寐，心煩腰酸，耳鳴，尿黃，面色晄白，神疲乏力，舌尖紅，苔薄黃，脈弦數。證係陰虛火旺，濕熱下注，擾動精室。服上藥3劑，遺精減輕，日發1～2次，白天不再滑精。繼服10劑，遺精消失，餘症均除。擬知柏地黃丸調服半個月善後，隨訪年未見復發。

**來源**　獻方人：河南省柘城縣人民醫院張立亭。

**配方2**　刺蝟皮1具（100克）。

**用法**　瓦上焙乾，研為細末，分6次，用黃酒沖服。早晚空腹各服1次，3天服完。

**說明**　本方治療遺精病，不論因夢而遺或無夢而遺，皆有良效。曾治療多例，無毒副作用，亦無禁忌症。于×，男，23歲。遺精3個月。開始為夢遺，1～2天1次，其後每

夜必遺，近來無夢而遺，有時每夜達 2 次之多。患者甚為恐懼，以至夜不敢眠，曾多處求醫無效，服本方後病若失。

***來源*** 《醫林改錯》；推薦人：煙臺市第二建築公司衛生所張景潤。

【氣功】

***功法*** 吐納固精法。

***練功要點*** 仰臥，枕略高，兩腿伸直，兩腳間距 30 公分，兩腳間距 30 公分，兩手置於體側，掌心朝上，全身自然舒適；兩目內視（對外界視而不見），閉口，舌抵上腭，肛門提縮，小腹內收後貼。吸氣時，用意將氣由尾閭沿脊椎向上直達腦後玉枕穴，然後經頭頂達兩眉間，同時腳趾向小腳方向彎屈，手指成半握拳狀，成腳扒手鉤狀；呼氣時，用意引氣至口，與口內津液一起經咽喉下入丹田，當氣運到丹田後，手腳恢復原來姿勢。收功：練畢緩起成坐姿，兩掌相搓至發熱，浴面數次，再兩手交替搓擦腳底湧泉穴，以發熱為度。每日操練 2～3 次，每次 30～40 分鐘，以無疲勞感為宜。

***說明*** 遺精作為一個症狀常出現在神經衰弱，前列腺炎、精囊炎等疾病中。習練此功必須注意精神調養，排除雜念，清心寡慾，平時不宜穿緊身褲，禁菸、酒、咖啡及辛辣刺激性食物。

【心理治療】

***施術*** 設法轉移和分散病人的注意力，讓其從事自己喜愛的活動，由移情易性以達治療目的。

***說明*** 凡情志失調，勞神太過，意淫於外，心陽獨亢，腎水漸衰，心腎失交，虛火擾動精室所致之遺精症，均可用此法治之，臨床症狀少寐多夢，夢則遺精，陽事易舉，心煩

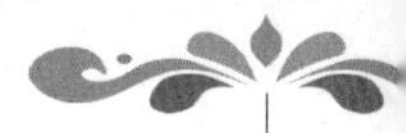

心悸等症。清朝時，一俞姓患者，15 歲時患夢遺精，咯血之疾，24 歲夢遺、滑精 1 月內 10 數次，咳痰咯血，潮熱進作，經治毫無起色，自思必死無疑。醫生勸其讀書養性。俞遵其囑，潛心探究書中義理，身體力行，久之自覺書中別有情趣，懼死諸般雜念逐漸冰釋，淫慾之夢不復再作，心境漸趨寧靜，2 年而諸恙皆瘥。此移情易性之法。

***來源*** 《古今醫案按》；推薦人：湖南中醫學院曠惠桃。

## 性交障礙症

【方藥】

***配方 1*** 桂枝 10 克、白芍 10 克、生薑 10 克、大棗 20 克、生甘草 5 克、生龍骨 30 克、生牡蠣 30 克、炒露蜂房 15 克、急性子 10 克、懷牛膝 15 克。

***用法*** 水煎 2 次，分 2 次，空腹時服下。每日 1 劑，1 個月為 1 療程。

***說明*** 本方為加味桂枝龍牡湯，適用於功能性不射精症。症狀見性交不射精、多有夢遺，每日 1 次或數日 1 次。在服藥的同時進行知識教育。可連續治療數個療程。

***來源*** 獻方人：戚廣崇，《中醫雜誌》，1：19，1987；推薦人：江西省撫州市第二人民醫院唐學游。

***配方 2*** 全當歸 9 克、炒白芍 9 克、柴胡 5 克、薄荷葉 5 克、夏枯草 10 克、白菊花 7 克、蒼耳子（炒）5 克、粉甘草 3 克。

***用法*** 加水 700 毫升，浸泡 1～2 小時，武火煎取汗 150 毫升，再加水 500 毫升煎取汁 150 毫升，2 次藥汁混勻，分 2 次飯前 1 小時溫服。



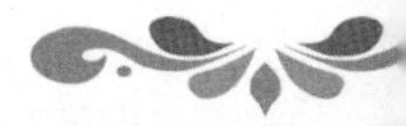

***說明*** 本方治交媾諸患，如交媾口噤，陰部抽搐，或憋脹麻木等症，性交諸症，醫籍少載。肝鬱血虛，復加房事，更竭其陰，剛而不柔，筋失所養，最易誘發此病。本方具疏肝解鬱，養血柔肝，祛風之功，劉氏恪守「肝為剛臟，非柔不 克」之證治要則，多年來以此法治療諸如性交口噤、性交陰抽、性交昏厥、性交手足心奇癢等怪病數 10 例，每收良效。性交肢軟似癱，神志昏糊者，加柏子仁 9 克、焦遠志 8 克、琥珀粉 6 克；性交後手足心奇癢難忍加地膚子 15 克、草紅花 9 克；性交時陰部熱辣、輕微顫抖加女貞子、旱蓮草各 9 克；性交後陰部疼痛加淨山萸肉 12 克、龜鹿二仙膠 10 克（烊化）；性交後心神不寧、坐臥不定加炒梔子 10 克，淡豆豉 6 克。彭某，女，38 歲，述性交伊始，牙關緊閉，肢軟似癱，陰部憋脹，繼而麻木，頭暈目眩，如是 2 年，治之無功，日重一日，面黃股瘦，經少色暗，前後投方 10 劑，病告痊癒。

***來源*** 《中國中醫藥報》1993 年 8 月 6 日；推薦人：湖南中醫學院潘遠根。

## 交媾出血

【方藥】

***配方*** 生地 20 克、丹皮 10 克、小薊 20 克、藕節 10 克、木通 10 克、琥珀 5 克、白茅根 20 克、甘草 5 克。

***用法*** 水煎服，每日 1 劑，煎服 2 次。

***說明*** 本方適用於性交後玉莖脹痛，小便不利，血尿夾塊。此為腎精虧耗，水不濟火，相火妄動，灼傷脈絡所致。臨床治療，一般服 3 劑即可收顯效。

***來源*** 獻方人：湖南省桑植縣中醫院王鴻海。



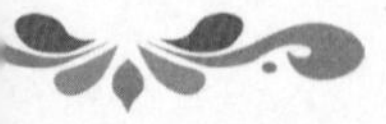

## 脫　髮

【方藥】

***配方 1***　當歸 15 克、熟地 15 克、首烏 15 克、山萸肉 12 克、白芍 15 克、川續斷 12 克、甘草 6 克、阿膠 12 克、黑芝麻 50 克。

***用法***　水煎服 2 次，每日 1 劑。阿膠另烊化沖兌服。

***說明***　本方治療青少年脫髮及塊狀脫髮者（又名鬼剃頭）。斑禿者每天配合用去皮生薑擦脫髮處 3 次，效果更好。

***來源***　獻方人：河南省柘城縣人民醫院張立亭。

***配方 2***　熟地 45 克、紅參 20 克、黃芪 50 克、酒白芍 30 克、白朮 45 克、何首烏 45 克、炙甘草 20 克、肉桂 30 克、大棗 20 枚、蜂蜜 500 克。

***用法***　上方研粉過篩，煉蜜為丸，每丸 10 克，含生藥 3.8 克，每日服 3 次，每次 1 丸。配合外用，生薑片，擦頭髮脫落處，時間不拘；或用鮮桑白皮 50 克，水煎洗頭，每日 1 次，27 日為 1 療程。

***說明***　本病中醫稱油風，俗稱鬼剃頭。本方具有益氣養血，溫通血脈，清熱除風止癢之功。頭暈，失眠、健忘、加五味子、遠志、柏子仁；腰痛腿酸軟加杞子、菟絲子、補骨脂。

***來源***　獻方人：李隨興，《中國醫結合雜誌》，7：177；1987；推薦人：浙江省溫嶺中醫院詹學斌。

***配方 3***　黑芝麻 30 克，女貞子、旱蓮草、製首烏、側柏葉、枸杞各 10 克，生熟地各 15 克，熟黃精 20 克。

***用法***　先加水適量將藥物浸泡 30 分鐘，再用水煎煮 30

分鐘，每劑煎 2 次，藥液混合後分 2 次溫服，每日 1 劑。

***說明*** 本方適用於斑禿。服藥同時，可配合外搽藥，如將鮮側柏葉納入 75%的酒精中浸泡 1 週後，再用棉球蘸液外搽脫髮的頭皮。治療過程中，或治癒後一段時期內，禁食辛辣炙膾食物及蔥、蒜、酒、蝦和羊肉等食物。保持頭皮清潔，避免硬皮帽摩擦刺激。保持情緒穩定，心情舒暢，不要用腦過度，早上飲足量溫開水，注意大便通暢。本方偏於甘涼滋補，故脾虛便溏及胃寒者慎用。

***來源*** 獻方人：董建華，《中醫雜誌》，10：58，1988；推薦人：江西省撫州市第二人民醫院唐學游。

***配方 4*** 生曬參 15 克、黃芪 30 克、補骨脂 15 克、側柏葉 35 克、乾薑 35 克、赤芍 30 克、紅花 15 克、當歸 30 克。

***用法*** 上藥浸泡在 75%酒精 1500 毫升內，裝瓶密封，2 週後傾出藥液，過濾分裝在 100 毫升瓶內。每日在脫髮處擦 3～4 次。

***說明*** 本方治療斑禿，中醫稱斑禿為「油風」，「鬼剃頭」。頭髮突然斑塊狀脫落，患者無任何自覺症狀。治療時用棉籤蘸藥液在脫髮處外擦，晨起第 1 次外擦配合七星針叩刺，叩刺的強度以患者能夠忍受為宜，局部發紅或微微出血為止。一般 5～7 天脫髮處開始長出絨毛樣毳毛，大多在 4 週可治癒。

***來源*** 獻方人：內蒙古紮蘭屯市中蒙醫院劉金。

***配方 5*** 何首烏 20 克、桑葉 12 克、杭菊 10 克、蒺藜 10 克、當歸 15 克、川芎 12 克、熟地 12 克、白芍 12 克、茯苓 15 克、山茱萸 20 克、肉蓯蓉 15 克、淮山 30 克、枸杞 20 克、杜仲 20 克、香附 10 克、丹參 20 克、甘草 3 克。



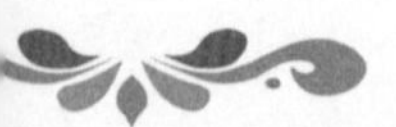

**用法**　水煎服 2 次，每日 1 劑。

**說明**　本方為湖南省名中醫劉智壺治療脫髮之經驗方，適用於中青年男女頭髮，症見頭髮頻頻脫落，晨起枕上頭髮甚多，或洗頭時髮落甚多，或伴見頭癢、髮乾枯不潤、皮膚乾燥、大便乾燥不爽、小便頻多者。曾用此方治癒脫髮 20 餘例，如治凌某，女，25 歲，患脫髮，其症甚劇，夜臥晨起每見枕上落髮滿布，洗頭即盆中落髮甚多，頭髮日漸稀薄，伴見頭微癢、髮乾枯不潤，月經量少；舌苔薄白、脈細，脈症合參，為肝血虛，腎陰虛之證，治以養血生髮，益腎固髮，給予上方治療，服藥 30 劑，脫髮即止，共服 60 餘劑，新髮密佈而癒。

**來源**　獻方人：湖南常德市第一人民醫院劉智壺；推薦人：湖南常德市第一人民醫院劉步醫。

## 白　髮

【方藥】

**配方**　生地黃 30 克、熟地黃 30 克、瘦豬肉 100 克。

**用法**　將瘦豬肉洗淨，剁碎，置於瓷碗中，加入生地黃、熟地黃；再將瓷碗放入鍋中，隔水蒸熟豬肉即可。藥與豬肉及湯 1 次吃完，每日 1 次，連服 2 月。

**說明**　此方為一老中醫所傳，用於治療白髮症初起，由於腎陰虛，腎精不足所致者，有較好的效果。筆者曾用此方治療 3 例，均獲顯著療效。

**來源**　獻方人：佚名老中醫；推薦人：常德市神州中醫診療現代化研究所彭月華。





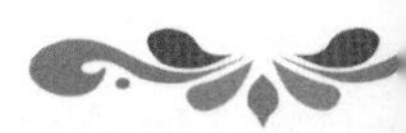

# 癥瘕

【針灸】

**取穴**　阿是穴、手三里。

**施術**　用生大蒜搗爛如泥狀，鋪在腫塊上，用艾炷灸5～7壯；再取雙側手三里穴灸5～7壯，每日灸2次，7日為1療程。

**說明**　本法治療癥瘕療效奇妙，凡腫塊質軟，無紅腫者，都可使用此灸法。楊××，女性，19歲。上腹部長一腫塊，不紅腫，質軟，某醫院診斷為腹壁膿腫，用抗生素治療無效。為用上法施灸，治療1星期後，腫塊完全消失而癒。

**來源**　獻方人：江蘇省武進縣雪堰國藥店楊浦熊。

【心理治療】

**施術**　給予言語開導，並儘量激發病人的喜樂情緒，以取喜勝憂之效。

**說明**　凡憂思和過度，氣機鬱結，氣滯血瘀，結於局部而成癥瘕痞塊者，均可施以本法。張子曾治1例，患者因聞其父為賊人所殺，大悲哭之，哭罷便覺心痛，並日益加重，月餘後心下結塊，狀若覆杯，並大痛不止，針藥無效，張子和一方面開導寬慰，同時又反覆給病人講笑話，時或佐以滑稽的動作，病人大笑不忍，經過一段時間後，心下結塊竟不藥自散。眾人不解，子和解釋說：憂則氣結，喜則百脈舒和，此喜能勝憂之理。

**來源**　《儒門事親》；推薦人：湖南中醫學院曠惠桃。

## 針刺麻醉

【針灸】

**取穴** ①顱腦的手術：顴髎、合谷、陷谷、太衝、崑崙。②眼部手術：合谷、支溝、太衝或耳穴神門、眼、目、交感。③頜面手術：合谷、公孫、豐隆、陽池。④胸部手術：合谷、內關、支溝。⑤下腹部手術：合谷、三陰交、次。⑥上肢手術：上肢取曲池、極泉、合谷；下肢取豐隆、三陰交、大腸俞、耳穴坐骨透交感。

**施術** 進針後先運針30分鐘為誘導，再開始手術。採用電針，刺激強度以病人能耐受為宜。手術結束後出針。

**說明** 以上所取穴位均為全身各部位手術常用穴，依手術部位大小，時間太短，可定時捻轉運針，加電針刺激，以鞏固麻醉療效。

**來源** 獻方人：武漢同濟醫科大學教授艾民康；推薦人：武漢同濟醫大附屬同濟醫院艾人錚。

## 癤

【方藥】

**配方1** 活蜈蚣8條、無水酒精200毫升。

**用法** 將活蜈蚣放入裝有無水酒精的玻璃瓶內，密封浸泡半個月以上，置避光處保存備用。用時以棉籤蘸藥液少許塗擦癤腫處即可，1日3～4次。

**說明** 本方適用於癤腫早期未化膿者。一般用藥後1小時內痛止，12小時內癤腫變軟，12～24小時內紅腫消退。此藥外用無毒作用，不可內服。癤腫已化膿或破潰者不宜使用。

**來源** 獻方人：江西省上高縣人民醫院胡思明；推薦人：江西省中醫藥研究所楊寧。

**配方 2** 巴豆霜 3 克、信石 3 克、明雄黃 3 克。

**用法** 共研細末，收瓶備用。用時以陳醋調敷患處，每日 1 次。約 1 日，瘡頭即自行穿潰。

**說明** 本方名「代針散」。治療一切瘡癤成膿未潰，恐懼用手術切開者，以此散代以穿破挑膿。如遇皮厚之瘡，須用消毒之針刺開少許，再敷此藥。如未成膿之瘡癤，則此藥不可使用。

**來源** 劉天健，《外科十三方大奇詮》；推薦人：湖南省常德市第一人民醫院劉智壺。

**配方 3** 黃柏 10 克、蜈蚣 3 條（焙乾，共研細末）。

**用法** 清洗瘡面，上藥研細末，取適量用豬膽汁調搽患處（如有瘻管，可用細紗條蘸藥汁內敷），1 日 4 次。同時，用三棱針點刺香、少商、少澤、二間、肩髃，曲池等穴，微見血即可。隔 3 日行 1 次。

**說明** 本方治療肩癤。本病又名擔疵瘡，俗叫擔瘡。是夏秋季農村中的常見病。多由暑熱邪毒侵襲肌表，復因肩部肌肉擠壓受損，致使局部氣血阻滯，滯而化熱，熱灼肉腐而成癤。

此方以黃柏、豬膽汁清熱解毒，蜈蚣托膿拔毒。再配合針刺處治，以泄血中熱毒，內外合治，故療效可靠。

**來源** 獻方人：浙江中醫學院蔡鑫培；推薦人：浙江省紹興市中醫院沈元良。

## 疔瘡

【方藥】

***配方 1***　白薇 40 克、蒼朮 40 克。

***用法***　加水 600 毫升，煎成 300 毫升，1 次頓服，藥渣搗碎敷患處，每日 1 劑，連服 2 天。

***說明***　該方主治各種疔瘡，療效可靠，特別對於紅絲疔，其效更佳。

***來源***　民間流傳方；推薦人：湖南省西湖農場醫院孫旭升。

***配方 2***　山慈菇 30 克、千金子 30 克、大戟 30 克、蚊蛤（去蟲）60 克、麝香 0.3 克、川烏 60 克、草烏 60 克。

***用法***　共為細末，以糯米煮糊搗勻，用木模壓製成 3 克重的墨狀條塊，陰乾備用。每次服 1 錠。病重者，可連服 2 錠，用溫酒磨服。每日服 1 次。通下之後，服後溫粥調補。

***說明***　本方名「太歲墨」，用於治療疔瘡腫毒。內服之外，還可用醋磨搽患處，療效極佳。

***來源***　劉天健，《外科十三大奇方詮》；推薦人：湖南省常德市第一人民醫院劉智壺。

***配方 3***　蒼耳蟲 20 條、香油 100 克。

***用法***　將蒼耳蟲全部浸沒於香油（麻油）中。浸泡 1 週後，待蒼耳蟲軟化，取蒼耳蟲敷貼於患處，外用紗布包紮。

***說明***　本方治療一切疔瘡，適用於疔瘡，潰瘍前或潰瘍初起。一般治療後 2～3 天症狀明顯減輕或消失。筆者曾用此方治療各種疔瘡病人 100 餘例，均取得良好效果，有效率在

95%以上。蒼耳蟲寄生在蒼耳樹內，在蒼耳子成熟前1月時為多，呈乳白色。

***來源*** 獻方人：浙江省溫嶺第二人民醫院陳麟祥；推薦人：浙江省杭州市中醫院詹強。

***配方 4*** 田邊菊250克、（新鮮帶花全草）人中黃3克。

***用法*** 將採摘到的鮮草洗淨，搗爛取汁，調入人中黃末，加適量涼開水，1次服完，連服3日，每日服1次。

***說明*** 本方治療疔瘡走黃。症見惡寒發熱，頭面腫大，煩躁譫語，口噤如痙，甚或心神昏聵，四肢厥逆、抽搐，牙關緊閉等。本方有解毒、息風、清熱的作用，因此療效頗捷。曾治一小兒患唇下疔瘡，治療不當，突然發熱加重，面腫甚劇，神昏譫語，口噤不開。急用上方，1劑症減，3劑痊癒。

***來源*** 獻方人：湖南省常德市第三人民醫院老中醫劉天健；推薦人：湖南省中醫藥學校劉步醫。

***配方 5*** 蟾酥、硇砂、輕粉、白丁香各6克，雄黃、朱砂各12克，炙蜈蚣6克，麝香0.6克，白砒3克，製乳香4克，犀黃3克，上藥共研極細末，加蒸熟的糯米粉適量，拌搗製成麥粒大小、呈尖頭釘狀之藥錠或如綠豆大小之藥丸，曬乾後瓷罐密貯備用，勿令受潮、洩氣。

***用法*** 疔瘡初起者，常規消毒後，挑破粟粒樣膿頭，將此丹置放在瘡頂上，貼上千錘膏。隔日揭開。如疔瘡已3～4日，瘡形已成，膿頭增大而不宜者，取丹1粒徐徐插入，若插入有抵抗者，可先刺破膿頭，置放1丸即可，切不可強行插入。然後蓋膏換藥，勿令洩氣。瘡頂有多少個膿頭者，可插入或置放數枚藥丸。如疔瘡紅腫明顯、範圍較大、散漫不聚者，可配箍圍藥，可使毒聚，助拔疔之功。

**說明** 本方係江蘇省南通市中醫院陳鴻賓根據明·陳實功「立馬回疔丹」加犀牛黃製成。臨床應用 50 餘年，療效顯著。

**來源** 仉毓生等，《江蘇中醫雜誌》，5：17，1984；推薦人：安徽省馬鞍山鋼鐵公司醫院黃兆強。

【針灸】

**取穴** 疔瘡發生部位和循經取穴。

**施術** ①決法：施術者用 75%酒精棉球在自己的手指、針具和患者皮膚消毒之後，即以左手捏起應挑部位的局部肌肉，右手持小號三棱針斜角度（約 30°）較緩刺入，即將針尖急速向上挑舉。②破法：適宜於肌肉豐滿的穴位，用針迅速點刺 0.5～1 分深度，立即出，不要過深，以免損傷經絡。然後用手擠擰局部，使血液流出。

**說明** 此法係浙江蕭山市王周氏（獻方人之外祖母），在 80 多年的治療實踐中，施用這一療法，曾搶救了不少病人。術簡而效宏。疔瘡多屬熱證、實證，本法遵「滿則泄之，宛陳則除之」，「血實宜決之」之法則，以「決」、「破」之外治法，決破其血，透泄火毒，疏通經絡，達到消腫止痛，軟堅散結，排毒生肌之目的。使用本法須注意嚴格消毒針具及局部，要求無菌操作，以防毒血症的發生。

**來源** 獻方人：浙江省蕭山市通濟衛生院周明道；推薦人：浙江省紹興市中醫院沈元良。

## 癰　疽

【方藥】

**配方 1** 白砒 9 克、明礬 21 克。

**用法**　2味各研細末，先將明礬末蓋在面上，將鍋在武火（烈火）上燒之，待砒、礬乾結成餅，煙將盡而未盡時，取出研末，用麥糊做成細條（如粗絲線）備用。用時將此藥線插入漏孔（潰爛口）。

**說明**　本方治療癰、疽潰破，腐爛之症，能祛腐生肌。但用藥時疼痛難發，故臨床用蚊蛤1個，焙至焦黃色，再取生巴豆3粒，去皮心，焙乾研細末，加冰片少許，共和勻，調捻為條（以巴豆油質能粘和成條為度，否則須看情況加油加藥），治療本病能化腐不疼，且極穩妥。

**來源**　張覺人，《外科十三方考》；推薦人：湖南省常德市第一人民醫院劉智壺。

**配方2**　川烏20克、草烏120克、生南星60克、野芋頭120克、芙蓉葉20克。

**用法**　共研細末備用，用時屬陽毒者用酒調敷；屬陰毒者用醋調敷；如皮破者以清油調敷。

**說明**　本方治療各種癰、疽病症。根據陽毒、陰毒以及皮膚潰破的不同情況分別調用，隨證施治，有消散癰疽之功效。一般陽毒之證多紅腫熱痛、苔黃，脈洪數；陰毒之證多蔓腫無頭，皮色不變，苔白，脈沉伏遲緩。方中野芋頭如難配到，亦可用水仙花根瓣代替。

**來源**　張覺人，《外科十三方考》；推薦人：湖南省常德市第一人民醫院劉智壺。

**配方3**　銀花9克，羌活、獨活、川烏、草烏、防風、蒼朮、薄荷、蘇葉各6克，桑葉、桃葉、槐葉、樟葉各9克。

**用法**　加水1000毫升同煎，沸後30分鐘取煎汁，將所煎之藥液，趁熱先薰後洗，洗後避風。



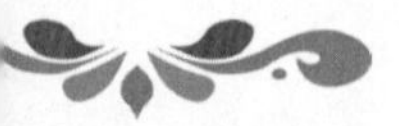

**說明**　本方治療癧、疽潰爛，難以生肌之症。用此湯洗後，可去除腐爛，促使生肌。如欲散結消腫，加入黃柏、大黃、生地，則效果更佳。未成膿潰破者，薰洗之後，將藥渣搗爛敷患處。

**來源**　張覺人，《外科十三方考》；推薦人：湖南省常德市第一人民醫院劉智壺。

**配方4**　輕粉20克、紅粉5克、乳香20克、沒藥20克、兒茶10克、血竭20克、黃丹100克、蜂蠟100克、頭髮10克、蛇蛻10克、香油400克、麝香1克、冰片5克。

**用法**　將前6味各單研為細粉過100目篩。麝香、冰片單研為細粉。將香油放入鍋內熬沸後放入蛇蛻、頭髮2味炸枯過濾去渣。濾油再放入鍋內熬沸，隨即徐徐放入黃丹及蜂蠟，不停攪拌，呈黑色時即停止加熱。藥油離火降溫，加入輕粉等前6味細粉攪拌均勻，再將麝香、冰片細粉加入充分攪勻即成軟膏收貯備用。

**說明**　此軟膏治療癧、疽，潰或未潰，或日久潰爛，久不收口。臨床使用多年，療效甚佳。

**來源**　中醫研究所中藥研究所等，《全國中藥成藥處方集》；推薦人：內蒙古紮蘭屯市中蒙醫院劉金。

## 發　背

【方藥】

**配方**　金頭蜈蚣15條（去頭足微炒）、全蠍20枚（去頭足米泔水洗）、穿山甲20片、（土炒成珠）、僵蠶20條（炒去絲）、朱砂6克、明雄黃6克、川大黃9克。

**用法**　共研細末，黃酒、麥糊為丸，如綠豆大小，朱

砂、雄黃為衣。每次服30～50粒，空腹溫黃酒送服，老年與小兒減量服用。

***說明*** 此方名金蚣丸，治療發背。適應於發生於身體上部，紅腫熱痛高起蔓延之陽證，有祛風破瘀，消腫止痛的功效。身體下部的諸瘡及陰疽不宜用此方。方中以蜈蚣、全蠍、穿山甲、僵蠶等藥之上行，以祛風活絡；雄黃、朱砂、大黃等藥之下行，使毒出有徑，一升一降，毒散結去，氣血得以暢行，則諸發背可癒。

***來源*** 劉天健，《外科十三大奇方詮》；推薦人：湖南省常德市第一人民醫院劉智壺。

## 瘰　癧

【方藥】

***配方1*** 連翹30克、銀花30克、玄參20克、浙貝母15克、牡蠣25克、蒲公英20克、夏枯草20克、甘草3克。

***用法*** 加水500毫升，煎至300毫升，煎2次，一般煎沸後20分鐘即可。每日1劑，早晚各服1次。30日為1療程。

***說明*** 本方治療頸部淋巴結發炎，即中醫學之瘰癧。適應於頸項部瘰癧，不紅，可移動，有輕微壓痛者，一般服用1個療程即可治癒。周某，女，12歲，頸部右側及頷下淋巴結腫大，可移動，有壓痛，症已半載，服上方20劑，腫塊消失而癒。

***來源*** 獻方人：湖南省常德市第一人民醫院劉智壺。

***配方2*** 全蠍6個、七星蜘蛛6個、蛇蛻1克（剪碎）。

***用法*** 全蠍和七星蜘蛛用開水燙死後、陰乾。然後與蛇蛻共搗碎後，調入2只去殼生雞蛋內，用芝麻油（或食用植

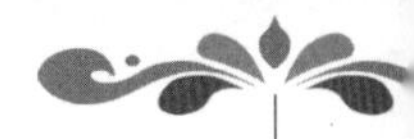

物油）煎成雞蛋餅。每晨空腹食用 1 次。7 天為 1 療程。

***說明*** 七星蜘蛛為黑色蜘蛛背有散在白點者。如無，亦可用黑色蜘蛛代替，同樣有效。應用本法治療 12 例，其中 7 例在 1 週後獲癒（個別病例用過抗痨西藥）；5 例於服藥 2 週後見效。治癒病例隨訪 3～5 年未見復發。

***來源*** 劉強，《中醫雜誌》，5：58，1981；推薦人：安徽省馬山鋼鐵公司醫院黃兆強。

【針灸】

***取穴 1*** 阿是穴。

***施術*** 用獨頭大蒜切片，每片 0.3 公分厚，置於瘰癧上，再用艾炷置蒜片上施灸，每次 9 壯，開始先艾灸後發之瘰癧，最後再艾灸首先出現的瘰癧（母核）。每日 1 次，10 次為 1 療程。

***說明*** 本法治療頸部瘰癧，有使其消散的效果。一般要堅持施治 2～3 個療程。

***來源*** 《中國簡明針灸治療學》推薦人：湖南省常德市第一人民醫院劉智壺。

***取穴 2*** 公孫、太白。

***施術*** 上穴均取健側，患者仰臥或仰坐，上穴分別進針得氣，留針。然後向同一方向再捻轉得氣，同時囑患者按摩患處並屈伸患肢，每隔 5～10 分鐘重複 1 次，直至疼痛消失，腫塊縮小（一般 30 分鐘左右），必要時第 2 天可重複上述治法。

***說明*** 腹股溝淋巴結炎，也屬中醫學「瘰癧」之範疇。本病多因濕熱之邪結聚或氣血阻滯經絡所致，故有腫痛。該部位屬脾經，因此取該經公孫、太白，以清熱利濕、理氣活

血，用繆刺法，並配合按摩患處與屈伸患肢，以助療效。治療52例，1次痊癒46例，2次而癒者6例。

***來源*** 陶正新，《中醫雜誌》，1：48，1982；推薦人：安徽省馬鞍山鋼鐵公司醫院劉家華。

## 唇瘡

【方藥】

***配方*** 生地30克、當歸15克、川芎10克、赤芍20克、蟬衣、僵蠶各10克、全蠍2克。

***用法*** 水煎3次溫服，每日1劑，飯後1小時服。外用冰硼散調香油擦患處。上藥為成人量，小兒酌減。

***說明*** 本方治療口唇生瘡而乾裂，脫皮，疼痛，發癢等久治不癒之症有特效。治療38例，有效率達97%。服藥時忌飲酒及食辛辣食物。

***來源*** 中醫研究院等，《簡明中醫辭典》；推薦人：四川省綿陽市102信箱職工醫院楊忠英。

## 黃水瘡

【方藥】

***配方1*** 鉛粉30克、冰片1克。

***用法*** 將鉛粉於鍋中炒成黑黃色，加入冰片，研末乾摻患處。

***說明*** 本方名為「天然散」，治療瘡膿窩破流黃水，黃水至處，浸淫成瘡等症，用之靈效異常。

***來源*** 劉天健，《外科十三大奇方詮》；推薦人：湖南省常德市第一人民醫院劉智壺。

## 丹毒

【方藥】

***配方1*** 當歸9克、川芎9克、生地9克、牛蒡子9克、天花粉10克、防風9克、柴胡9克、黃芩10克、梔子6克。

***用法*** 水煎服，每日1劑，水煎服2次。

***說明*** 本方治療各種丹毒有特效，使用本方治療丹毒，一般服藥3劑即明顯好轉，5劑可獲痊癒。

***來源*** 獻方人：河南省柘城縣人民醫院張立亭。

***配方2*** 頭髮10克、麻油16克。

***用法*** 先將頭髮燃燒成灰，麻油調和頭髮灰，塗患處，1日3次。

***說明*** 此方為外用治療丹毒，效果顯著，一般治療3～5天可痊癒。

***來源*** 獻方人：河南省柘城縣人民醫院張超偉。

***配方3*** 鮮鴨蹠草葉50片（寬葉）、食醋500克。

***用法*** 將葉片放入食醋內浸泡1小時，用葉片外敷患處（將病灶全部敷蓋），乾後更換，每日換4～6次。至全身症狀減輕，紅腫灼熱、疼痛消失後停用。

***說明*** 經用本法治療丹毒86例，療效滿意。其中1～2天內治癒34例，3～4天內治癒44例，4～5天內治癒8例。一般病灶範圍在8×5公分以內者，用30～40片即可治癒。範圍較大者需多加鴨蹠草葉浸泡。少數有併發症者需配合內服藥。

***來源*** 《赤腳醫生雜誌》，（5），1975；推薦人：江



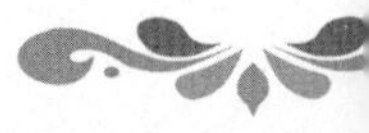

西省中醫藥研究所楊寧。

**配方 4**　全蠍 30 克、炮穿山甲 45 克。

**用法**　上藥共研極細末，每服 4.5 克，每日 1 次。

**說明**　本方適用於下肢丹毒（俗稱「流火」）。據朱氏門人介紹，一般服藥第 1 次後，寒熱可趨清解，隨後局部腫痛及腹股溝部之毒核，亦漸消退，多於 3 日左右緩解，乃至痊癒。此散所以奏效如此迅捷，主要在於功擅解毒消癰的全蠍，又伍以祛風通絡、散血消腫、化毒攻堅的穿山甲，故收效如桴鼓之應。

**來源**　朱步先等，《朱良春用藥經驗》；推薦人：浙江省溫嶺中醫院陶鴻潮。

**配方 5**　鮮冬青葉 300 克 。

**用法**　將上藥洗淨搗爛，加入雞蛋清調成糊狀，敷患處，厚約 0.8 公分，用紗布包紮。乾則易換，以癒為度。

**說明**　本方適用於小腿丹毒急性期。對慢性丹毒無明顯效果。王××，女，22 歲。左小腿下段前側紅腫熱痛 1 天。患處皮膚水腫性紅斑，邊界清楚，表面光滑，並有散在小水泡。用本方 1 天，熱痛明顯減輕。3 天後病癒。

**來源**　《種福堂公選良方》；推薦人：煙臺市第二建築公司衛生所張景潤。

**配方 6**　紅色蚯蚓若干條、紅糖適量。

**用法**　取紅色蚯蚓若干條，水洗淨後，加入適量紅糖，攪拌待化水後即可備用。

**說明**　經用本方治療 11 例丹毒，收到良好效果。一般先用金銀花煎水洗淨患處，再用消毒，棉球蘸上述藥液塗搽患



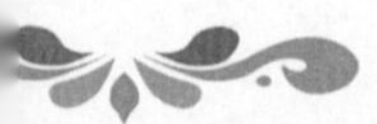

處，每日搽 2～3 次，不需敷料包紮。全部病 例經用藥 3～5 天後即痊癒。

***來源*** 《湖北科技》，(4)，1973；推薦人：江西省中醫藥研究所楊寧。

## 頭 癬

【方藥】

***配方 1*** 川楝子 120 克、蛇蛻 30 克。

***用法*** 將川楝子、蛇蛻焙乾，共研細粉，裝瓶備用。用時取藥粉適量，麻油調和外敷患處。每日 2 次，治癒為止。

***說明*** 本方對以頭癢、脫屑、脫髮為主症的頭癬有良效，對因頭癬所致的斑禿亦有療效。曾治王某，男，18 歲。因頭癬 1 年餘來診。頭頂部有約 4×6 公分。大脫髮區，局部有大量白色鱗屑附著，患處脫髮達 2 / 3。予以本方外敷，每日 2 次。3 日後症狀明顯減輕，7 日後脫屑停止，14 日後脫髮處有大量黑髮生長，臨床治癒。隨訪 3 年未復發，毛髮如常。

***來源*** 獻方人：山東省濰坊市中醫院徐懷安。

***配方 2*** 硫磺 100 克、明礬 25 克、枯礬 25 克、雄黃 50 克。

***用法*** 上藥共研為細粉末，每 20 克藥粉加凡士林 80 克，調成 20%頭癬膏外塗。使用頭癬膏之前先用硫磺皂在患處反覆洗幾 次，擦乾再外塗頭癬膏，上覆蓋油紙，每日換藥 1 次。

***說明*** 頭癬中醫稱「癩頭瘡」、「禿瘡」。臨床分為白癬、黃癬。白癬者頭皮可見散在圓形灰白色鱗屑斑，毛髮易折斷，瘙癢；黃癬者見癬痂呈黃色，局部僅存少數毛髮。

***來源*** 獻方人：內蒙古紮蘭屯市中蒙醫院劉景羽；推薦





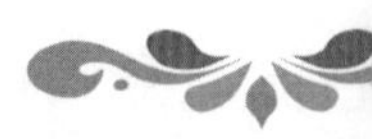

人：內蒙古紮蘭屯市中蒙醫院劉金。

【針灸】

***取穴*** 主穴：曲池（雙側）、然谷（雙側）；配穴：肝俞、腎俞、足三里。

***施術*** 曲池穴，用逆經強刺激捻轉（瀉法）；然谷穴，用順經弱刺激捻轉（補法）。血虛者配肝俞，用補法；消化不良者配足三里，用補法；腰痛者配腎俞，用平補平瀉法。每天1次，7天為1療程，停針3日，再進行第2個療程。

***說明*** 頭癬是一種由真菌引起的皮膚傳染病、臨床可分為黃癬、白癬、黑點癬、膿癬。根據歷代醫家提出曲池與然谷能治濕疹、瘡癤、瘡毒的經驗，本法以針刺曲池宣肺潤膚，針刺然谷補腎益發為主，治療頭癬100例，其中痊癒83例、好轉15例、無效2例。

***來源*** 鐘以聖，《中醫雜誌》，1：57，1984 推薦人：安徽省馬鞍山鋼鐵公司醫院黃兆強。

## 手 足 癬

【方藥】

***配方1*** 苦參10克、白鮮皮15克、藿香10克、蒼朮10克、紅花6克 當歸10克、半邊蓮15克、蛇床子15克、木香6克、白礬6克、芫花6克。

***用法*** 上藥加水1500毫升，先浸泡30～45分鐘，然後用武，火煮沸30分鐘，倒入盆內薰洗患，每次約30分鐘，第2次薰洗將藥液加溫至45℃左右，即可。每日熏2次。每劑薰洗4天，8天為1療程。

***說明*** 手足癬，《外科證治全生集》稱「鵝掌風」。中醫



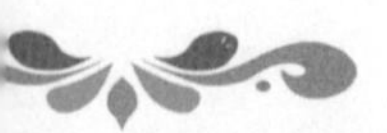

認為是濕熱浸淫所致。乾腳氣者白礬、芫花減半量、加陳醋150毫升；手癬者加蛇蛻10克。本方苦參、白鮮皮、蛇床子、半邊蓮清熱解毒、除濕祛風、殺蟲止癢；藿香、蒼朮、木香化濕辟穢；當歸、紅花養血活血；芫花、明礬瀉水燥濕。共治療175例手足癬，痊癒132例；顯效24例；有效11例；無效8例。

***來源*** 張俊明，《甘肅中醫》，2：18，1992；推薦人：安徽省馬鞍山鋼鐵公司醫院劉家華。

***配方2*** 狼毒9克、芫花9克、川椒9克、蒼朮9克、製川烏9克、黑礬30克、防風9克、白芷9克、草烏9克、荊芥9克、杏仁9克、枯礬30克。

***用法*** 將上藥加水2000毫升，煎至1000毫升，濾出藥液。把手放在藥液上熏，降溫到攝氏70度左右時，用柏枝沾藥液灑患處，待藥液溫度再降到攝氏37～40度時，洗手並浸泡30分鐘，每日1次，7日為1療程。

***說明*** 本方主治手足癬，療效顯著，一般2週可治癒。但對皮膚有較強的刺激作用，注意預防感染。

***來源*** 獻方人：河南省柘城縣人民醫院張超偉。

***配方3*** 蒼耳子30克、土槿皮30克、明礬15克、馬齒莧30克、黃柏20克、百部30克、苦參30克、白蘚皮20克。

***用法*** 上藥加水1500毫升，煎煮20～30分鐘，傾出藥液薰後浸泡30分鐘，每劑煎2次，每日薰洗2次。

***說明*** 本方是治療真菌侵入手足表皮所引起的淺部真菌病。中醫稱為「鵝掌風」、「腳濕氣」。皮損以水瘡，糜爛、脫屑、角化為主；起病慢，易反覆，入夏加劇，冬日皸裂是本病的特徵。用此方薰洗浸泡2～4週可痊癒。

***來源*** 獻方人：內蒙古紮蘭屯市中蒙醫院劉景羽。

***配方 4*** 生大黃30克、黃連15克、黃柏20克、苦參40克。

***用法*** 上藥加水 500 毫升煎 30 分鐘，候溫熱浸泡患足 30 分鐘，同時清除糜爛面及膿液，每 劑浸泡 3 次。復用藥液時應加溫，每日 1 劑。

***說明*** 本方適用於足癬繼發感染，症見足部皮膚乾燥、糜爛、潰瘍、發紅、腫脹、疼痛等，全身可伴有發熱或腹股溝淋巴結腫大。若感染嚴重者，可用蒲公英 50 克，萹蓄 30 克煎湯代茶飲。筆者共治療 256 例，治癒率為 100%。

***來源*** 王道俊等，《浙江中醫雜誌》，6：288，1992；推薦人：江西省撫州市第二人民醫院唐學游。

***配方 5*** 飛滑石、烏賊骨（刮去背面一層灰白色硬殼）製爐甘石各 15 克，蚖粉、赤石脂各 10 克，輕粉 6 克，黃丹 7.5 克，冰片 3 克。

***用法*** 共研細末，過篩和勻，為粉紅色散劑，用瓶貯藏。先將腳洗淨擦乾，將藥粉撒布於趾縫間糜爛作癢處，每日 1～2 次。

***說明*** 此方係化工部荊襄磷礦職工醫院董恩璜醫師治療腳癬的驗方、應用 300 餘例，一般輕症連續治療 4～5 次即獲效，極少復發。嚴重者，可用荊芥、艾葉、蛇床子、地膚子、蒼朮、花椒、明礬等煎水薰洗，再用上藥，亦可收效。

***來源*** 袁有容，《中醫雜誌》，3：22，1966；推薦人：安徽省馬鞍山鋼鐵公司醫院劉家華。

## 體癬和股癬

【方藥】

***配方 1*** 土槿皮 620 克、紫荊皮 310 克、苦參 310 克、

大楓子310克、樟腦310克、苦楝皮150克、生地榆150克、千金子50克、斑蝥18克、蜈蚣28克、75％酒精8000毫升。

**用法** 上藥浸入酒精半個月後，取濾出液85毫升，加入15毫升碘酒、苯甲酸6克、水楊酸6克即成。用毛筆蘸藥液外塗患處，每日3～4次，至癒為度。

**說明** 體癬是指發生在除頭皮、掌、蹠及腳板外光滑皮膚上的淺部真菌病；股癬特指發生在股部的癬。患者瘙癢不堪忍受，不易治癒。作者觀察應用本方治療50例（體癬25倒、股癬21例2者兼有者4例），平均4天全部治癒。療效優予其他常用中西藥物。

**來源** 朱永先，《中醫臨床與保健》，3：17，1989；推薦人：安徽省馬鞍山鋼鐵公司醫院黃兆強。

**配方2** 木槿皮30克、半夏15克、大楓子15克。

**用法** 將上藥加水2000毫升，煎至1000毫升，洗患處，每日1劑，煎洗3次。

**說明** 本方簡便，易行、實用。治療股癬療效顯著。

**來源** 獻方人：河南省柘城縣人民醫院張超偉。

## 白 癜 風

【方藥】

**配方1** 黑故紙50克、黃精50克、75％酒精500毫升。

**用法** 將黑故紙、黃精放入500毫升75％酒精內浸泡48小時後外用，塗搽患處，1日10次以上。

**說明** 本方治療白癜風有特效，用藥10天即好轉，1個月可治癒。癒後繼續用20天鞏固療效。用本方治療30例，痊癒28例，好轉1例，總有效率達90％以上。

**來源**　獻方人：河南省柘城縣人民醫院張超偉。

**配方 2**　川芎 9 克、赤芍 9 克、桃仁泥 12 克、紅花 9 克、老蔥白（切碎）9 克、紅棗（去核）7 枚、黃酒 30 克、麝香（沖服）0.1 克、桔梗 15 克、浮萍 30 克、防風 9 克。

**用法**　水煎服，每日 1 劑，煎服 2 次。

**說明**　白癜風，又稱白駁風，是一種常見的皮膚痼疾。中醫認為多由風邪搏結於皮膚，致氣血不和、血不營膚而成。本方為《醫林改錯》之通竅活血湯加味而成。方以活血通絡為主、佐以宣肺行氣。化瘀活血、滯氣行、毛竅開、膚得潤養而獲效。小兒用量酌減，孕婦忌服。應用本方治療 30 例，痊癒 14 例，顯效 7 例，有效 3 例，無效 6 效。一般服 6～20 劑即可見效。

**來源**　薛希任，《中醫雜誌》，1；9，1984；推薦人：安徽省馬鞍山鋼鐵公司醫院黃兆強。

**配方 3**　鮮桑枝 1500 克、桑椹子 500 克、何首烏 250 克、生地 250 克、白蒺藜 250 克、補骨脂 250 克、益母草 500 克、玄參 250 克。

**用法**　上藥用水煎煮，去渣，濃縮成 1000 毫升，加入蜂蜜 500 毫升，煎成 1200 毫升。每日服 3 次，每次 20～30 毫升。

**說明**　本方適用於白癜風，具有疏風通絡、養血益膚之功。製成煎膏便於服用，利於堅持。服藥後，一般先於白斑處，出現多個小色素點，以後逐漸擴大，連接成片，變成正常膚色。方中桑枝須用鮮品。

**來源**　錢遠銘，《中醫雜誌》，9：55，1988；推薦人：江西省撫州市第二人民醫院唐學游。

**配方4**　①方：硫磺60克、蛇床子60克、密陀僧30克、輕粉15克、雄黃60克（石門產雄黃）。②方：苦參20克、薄荷15克、白芷15克、防風10克、荊芥穗20克、連翹20克、蒼朮15克、生大黃15克、鶴虱草15克、威靈仙15克、白鮮皮25克、五倍子25克、大楓子50克、青黛粉3克（後下）、白蠟600克、香油1000毫升。

**用法**　方①共研為細末，裝瓶備用。方②先將諸藥研碎，放入香油內浸泡1晝夜後，用文火炸黃，過濾去渣，趁熱兌入白蠟，青黛粉後下，攪拌均勻冷卻成膏。用方1藥粉20克加方②藥膏80克調成白癜風膏。

**說明**　本方治療白癜風。亦可用於治療汗斑。治療汗斑用①方藥粉10克加②方藥膏80克調成，外搽5～7天可癒。臨床觀察治療白癜風有效率為60%以上，30%患者可治癒，療程3～6個月。

**來源**　獻方人：內蒙古紮蘭屯市中蒙醫院劉景羽；推薦人：內蒙古紮蘭屯市中蒙醫院劉金。

**配方5**　取烏梅50克。

**用法**　將烏梅加酒精250毫升，浸泡1～2週過濾去渣，再加二甲基亞碸適量，即成烏梅酊。塗擦患處，每日3～4次，每次3～5分鐘。療程短則1～2個月，長至半年到1年，少數超過1年。

**說明**　除用烏梅酊塗擦患處以外，可配合內服中藥：（1）病變在面部者用白蒺藜15克、紫草12克、六月雪12克、廣鬱金12克、石決明12克。（2）合併毛髮變白用何首烏15克、生熟地各15克、當歸15克、桑椹子15克、紅花9克、黑芝麻15克、胡桃肉12克。（3）四肢軀幹病變用胡桃肉9克、丹參12克、赤芍12克、滿天星12克、白蘚皮

12克、遠志12克、地榆12克。均水煎服2次，每日1劑。作者治療245例，其中痊癒63例，顯效85例，好轉69例，無效28例。

***來源*** 金洪慈，《上海中醫藥雜誌》，9：19，1983；推薦人：安徽省馬鞍山鋼鐵公司醫院黃兆強。

***配方6*** ①內服方：黑豆衣150克，羌活9克，獨活、荆芥各12克，靈磁石120克（打碎）加蜂蜜30克、酒少許為引。②外治方：川椒30克、膽礬6克、穿山甲10克、骨碎補60克、補骨脂60克、白附子6克、威靈仙12克、白酒適量。

***用法*** 方①用黑豆衣，靈磁石先煎湯再煎藥，每日1劑，煎服2次。方②白酒浸7日後搽患處，每日3～4次。

***說明*** 本方治白癜風重在養血滋陰祛風。曾治21例，痊癒12例，有效6例，無效3例（年老病程長）。白癜風先見於西肢及頭面者，加杏仁，蟬蛻、蒼耳子、苦參、野菊花白癜風在背或胸腹者，加茜草、水蛭、紫草、紅雞冠花、白及、胡麻；疲勞腰酸者，加鹿銜草、淫羊藿、巴戟天。

曾治劉某，男，18 歲。2 年前發現胸部白色斑塊，胸前白斑為14×11公分；兩肩胛部為4×2公分，15×0.4公分大小。餘無他症。投本方加水蛭15克、元參60克、紫草24克、白及30克、鹿銜草30克，水煎服。日1劑，兼用外塗藥。連服45劑，白癜風消失，隨訪1年未復發。

***來源*** 劉沛然，《吉林中醫藥》，（2），1988；推薦人：湖南中醫學院劉建新。

【針灸】

***取穴*** 阿是穴。

***施術*** 取阿是穴，即白斑病灶處。用艾條 點燃後對準病

灶白斑處，艾條與白斑之距離以患者能忍耐的溫度為宜；對面積小，又在頭面部的白斑，可先用一張紙剪成與白斑大小相等的孔，罩在白斑處進行灸治，否則易使白斑周圍的正常膚色加深變黑。對面積較大的白斑，在灸治時可由外向內一圈一圈地逐漸縮小施灸。對病灶較多又是散在分佈的，可分批進行灸治，先灸治幾塊，癒後再灸治其餘的白斑。凡是被灸的白斑，前 7～8 次，每次都要將白斑灸到高度充血（呈紫紅色），每日灸 1 次。以後每次將白斑灸到深紅色或接近該患者正常膚色。每日可灸 1～2 次。

***說明*** 本法治療白癜風有良好的效果，一般灸 30 次左右，白斑即轉為正常膚色或接近正常膚色。一直灸到與正常膚色相同後停止施灸。為鞏固療效，也可再灸 3～5 次，然後停止治療。

***來源*** 《家庭針灸治病妙法》；推薦人：湖南省常德市第一人民醫院劉智壺。

## 尋常疣

【方藥】

***配方 1*** 桐油適量。

***用法*** 疣及周圍皮膚常規消毒，用 6½ 號注射針頭或柳葉手術刀片，將疣表面輕輕刮破，立即將桐油滴在疣面上。

***說明*** 桐油治療尋常疣，一般 1～2 次可治癒。桐油有毒性，臨床上只能外用，忌內服。

***來源*** 獻方人：河南省柘城縣人民醫院張立亭。

***配方 2*** 經霜茄子 1 條。

***用法*** 取經霜茄子，用刀切去蒂部，切面在火上烘熱使



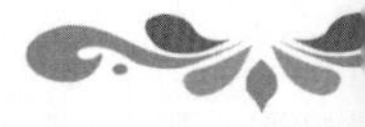

其汁流出即搽疣部，以局部發熱為宜，每日搽 2～3 次，連續使用 7～10 天左右逐漸脫落而癒。治療扁平疣亦有效。

***來源*** 《中醫雜誌》，（9），1986；推薦人：江蘇省連雲港市港務局海港醫院周春意。

***配方 3*** 六神丸數粒。

***用法*** 局部消毒後，用鑷子將花蕊狀乳頭樣小棘拔除數根，拔盡更好；或用手術刀將表面角質層刮破，取六神丸數粒（視疣的大小而定）研碎，敷於患處，用膠布固定。5～7 天敷 1 次。

***說明*** 治療 30 例，5～7 天即可結痂脫落而癒，最長者敷藥 3 次，20 天後脫落痊癒。

***來源*** 盧守貞等，《浙江中醫雜誌》，4：166，1988；推薦人：安徽省馬鞍山鋼鐵公司醫院黃兆強。

***配方 4*** 狼毒 50 克、土槿皮 20 克、藤梨根 30 克、虎杖 30 克、款冬花 10 克。

***用法*** 上藥浸於 70% 酒精溶液 500 毫升中，浸泡 1 週後備用。先用 毫針在疣的中央刺 1 小孔，塗搽藥水（眼、口腔部位少用），每日 2 次，直至痊癒。

***說明*** 本方能消除尋常疣，也可用於治療扁平疣，療效快，癒後無色素斑。一般扁平疣 1 週，尋常疣 2 週即癒。曾治某女，24 歲。面頰、額、手背散在分佈褐色扁平丘疹，蠟樣光澤，經用氟尿嘧啶，聚肌胞及香附、木賊洗劑等藥治療，均未奏效。近日來逐漸增多，即予上藥外搽，1 週後皮疹變平消失，隨訪半年未復發。

***來源*** 獻方人：江蘇省鹽城市中醫院司在和；推薦人：湖南中醫學院劉建新。

***配方 5*** 大青葉12克，珍珠母90克，紅花、穿山甲、僵蠶各10克，生煅牡蠣30克，海蛤殼25克，炒白芷6克。

***用法*** 水煎服2次，每日1劑。

***說明*** 本方為痰瘀共治之方。經用10餘年，對各種疣均有效，尤以指狀疣效佳，但需連續服用10～30天。李某，男，45歲。初發現頭髮際部有2粒指狀疣，自行切除，血流不止，請醫灸治，亦未見效。並在整個髮際逐漸佈滿百餘粒，多方求治終未見效。經服本方30餘劑，自行枯萎脫落而癒。

***來源*** 獻方人：浙江省紹興市中醫院董漢良。

## 扁平疣

【方藥】

***配方 1*** 生青苦瓜。

***用法*** 取生青苦瓜剖開去子，放入水中浸泡1週後取出切碎，在油鍋中爆炒1分鐘，盛入盤中做菜食用。每日3次，每次100克，連續食用半月左右。

***說明*** 本方適用於面部扁平疣，經臨床使用有效。曾治陳××，男，25歲，工人。患扁平疣6年，疣體呈淺褐色，密佈臉部，曾用多種中西藥治療，均未收效，於1983年食用苦瓜20餘 天而獲痊癒。隨訪2年未復發。

***來源*** 《中醫雜誌》，（1），1986；推薦人：江蘇省連雲港港務局海港醫院周春意。

***配方 2*** 薏苡仁30克，板藍根、生地、赤芍、桃仁、香附各15克，柴胡、紅花各9克。

***用法*** 加水煎服2次，每日1劑。10劑為1療程，隔2天後服第2療程。將藥渣加水煮，趁熱擦洗患部，每日2




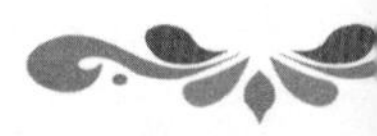

次，每次以皮膚微紅為度。

***說明*** 扁平疣為感染病毒所致，本方內服，清熱涼血、活血行氣調其內而治其本；外洗加速血液循環，促進藥物吸收並疏其表以治其標。

***來源*** 彭政權等，《中西醫結合雜誌》，（5）280，1991；推薦人：浙江省溫嶺中醫院詹學斌。

***配方 3*** 輕粉9克、紅粉9克、琥珀9克、乳香9克、血竭9克、冰片0.9克、煅珍珠0.9克、蜂蠟30克、香油120毫升。

***用法*** 上藥各單研為細粉末，將香油放於鋁鍋內加溫，數沸後離火，然後將前5種藥粉放入油中，混勻後再入蜂蠟使其完全熔化，冷卻時兌入冰片、煅珍珠粉攪勻成膏備用。

***說明*** 本方治療扁平疣。亦可用於治療其他疣。若為傳染性軟疣，尖銳濕疣者，原方內加入白礬9克、雄黃9克。經反覆臨床應用，收效顯著。

***來源*** 獻方人：內蒙古紮蘭屯市中蒙醫院劉金。

***配方 4*** 地膚子150克、白礬50克。

***用法*** 地膚子用水1000毫升，煎至約300毫升後去渣，加入白礬溶化冷卻，裝入瓶內備用。用時以棉球蘸擦劑在患處稍用力塗擦，使局部紅潤，每日擦藥3～6次。

***說明*** 本方為扁平疣的外治法，方法簡便、易行、經濟，無任何痛苦，不留疤痕。治療期禁用化妝品，每劑大約用15天左右。

***來源*** 徐宜曉，《新中醫》，（1）：13，1984；推薦人：江西省撫州市第二人民醫院唐學游。

***配方 5*** 生香附60克、木賊草60克。

***用法*** 上藥水煎，取藥液薰洗患處，每次 30 分鐘，1 日 2 次。疣見於面部者，用藥棉蘸藥液外塗，1 日 2 次。

***說明*** 本方治療扁平疣，療效高，藥源廣，治療不影響外潮癒後無疤痕。曾治於某，女，20 歲。患面、背部扁平疣 3 年，散在分佈，約有 30 餘枚，經多種藥物治療無效。來院求治，用上方 2 劑，水煎外洗患部，4 天後部分脫落，7 天全部脫落，無疤痕，皮色正常。

***來源*** 獻方人：河北省故城縣辛莊醫院王留。

## 疥　瘡

【方藥】

***配方 1*** 狼毒 30 克、鶴虱 20 克、川楝子 20 克、輕粉 5 克、冰片 3 克、石榴皮 15 克、枯礬 10 克、黃柏 15 克。

***用法*** 共研細粉，凡士林適量調成軟膏。先洗澡，並將衣物燙洗，用上軟膏遍擦皮膚，日 2 次，2 日為 1 療程。

***說明*** 本方可殺蟲止癢，並能消除疥瘡結節。曾治王某，男，23 歲。皮膚癢尉，夜間尤甚，有疥，瘡傳染史。指縫，腋下，少腹等皺折處皮膚，散在分佈粟粒至針尖大小丘疹、抓痕、血痂，陰囊有綠豆大小結節。用上軟膏如法治療 1 療程。1 週後復診，丘疹及搔癢痊癒。

***來源*** 獻方人：江蘇省鹽城市中醫院司在和；推薦人：湖南中醫學院劉建新。

***配方 2*** 雄黃、生百部、蛇床子、地膚子、荊芥、白鮮皮、鶴虱各 25 克，苦參 50 克，明礬、川椒各 10 克，輕粉 2.5 克（後下）。

***用法*** 諸藥水煎去渣取汁備用。用藥前室溫需達 20℃，

每晚睡剪用藥1次，用藥汁塗擦周身（頭部除外），連用3天，第4天更換內衣，再塗擦4天，觀察2天後方可停藥。

***說明*** 本方治療疥瘡，一般7劑可癒，最多不超過10劑。有皮膚化膿者，可在用藥後外搽青黛膏（青黛、黃柏各10克、石膏、滑石各20克、冰片1克，共研細末，麻油調和）。

***來源*** 盧光益，《吉林中醫藥》，（1），1989；推薦人：湖南中醫學院劉建新。

***配方3*** 苦參40克、百部40克、黃柏30克、花椒20克、明礬15克、烏梅20克。

***用法*** 加涼水2000毫升，煮沸5分鐘去渣，待藥液溫度降至40℃左右，令其坐浴，將結節全部浸入藥液中，用手輕捏結節，每日1次，每次坐浴15分鐘。每劑藥液可以連用3日，浴前加溫，6天為1療程。

***說明*** 方中苦參、百部殺蟲祛風止癢；黃柏清熱散結；花椒、烏梅殺蟲軟堅；明礬解毒斂瘡、化瘀散結。對結節型疥瘡、有殺蟲止癢、軟堅散結之功效。

***來源*** 劉克耀，《上海中醫藥雜誌》，11：35，1983：推薦人：安徽省馬鞍山鋼鐵公司醫院黃兆強。

***配方4*** ①方：川椒30克，烏梅20克，苦參、百部、白鮮皮、明礬、蛇床子各15克；②方：明礬、雄黃、硫磺各25克。

***用法*** 方①加水1500毫升，煎沸後30分鐘即可，連續煎2次，將2次藥液混合，待溫熱時外洗。先取藥液的½，用毛巾蘸藥液，自上而下反覆均勻地洗搓疥瘡及周圍皮膚；方②諸藥共研為細末，加凡士林調成15%膏劑，將患處薄塗一層，約30分鐘，用另用½藥液洗搓去皮膚上的藥膏，每晚



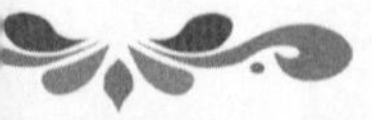

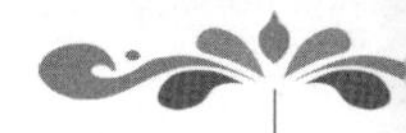

1 次，連用 7 天。

**說明**　本方治療各型疥瘡，洗塗後能迅速止癢，療效快療程短，一般 7 天即可治癒。

**來源**　劉金，《內蒙古中醫藥》，（2），1990：推薦人：內蒙古紮蘭屯市中蒙醫院劉金。

## 接觸性皮炎

【方藥】

**配方 1**　鮮紅辣蓼草 500 克、陳茶葉 30 克。

**用法**　將鮮辣蓼草搗爛取汁，以開水 250 毫升沖泡茶葉，待茶水冷卻後，2 藥汁混合即成，用時將藥液搽抹患處。

**說明**　本方對於接觸生漆引起的過敏性皮炎，有顯著療效。方某，男，25 歲。患者接觸生漆後，全身暴露部位遍生丘疹，顏面浮腫，雙眼瞼腫脹而不能視物，患處如火灼樣疼痛，急用此方治療：藥後疼痛即止，續用原方，3 天而癒。冬季可用乾品代替，白辣蓼草療效差而不能入藥。

**來源**　獻方人：湖南省株洲市北區醫院袁振斌。

**配方 2**　當歸 25 克、紫草 5 克、奶酥油 100 克、香油 200 毫升、黃蠟 25 克。

**用法**　前 2 味藥浸入香油中 48 小時後，慢火煎至藥油呈紫色，當歸黃枯，過濾去渣，再煎沸藥油熔化黃蠟，奶酥油化盡，裝瓶備用。

**說明**　過敏性皮炎，屬中醫「漆瘡」、「馬桶癬」、「膏藥風」等範疇。症見局部發紅腫脹、水泡、發癢或糜爛、流水等。余用此膏冷療過敏性皮炎，5～7 天即見效。

**來源**　《醫宗金鑑》；推薦人：內蒙古紮蘭屯市中蒙醫院

劉景羽。

## 神經性皮炎

【方藥】

**配方** 雄黃3克、巴豆（去外殼）30克。

**用法** 2味藥搗碎拌和即成。用4層紗布將上藥包裹後，擦患處，每天3～4次，每次1～2分鐘，直至癢感消失為止。

**說明** 本方治療神經性皮炎，臨床所治病程最短5個月，最長10年之久，患者經治療皮炎消失，隨訪未見復發，亦無痕跡遺留，效果滿意。曾治程某，男，40歲，右頸及左臂發生癢感，皮損增厚、苔癬化，經某醫院皮膚科診為神經性皮炎，用紫外線治療無效。後用上法治療，2天後，患處起紅腫、水泡，停藥3天後水泡自行吸收，痂皮脫落，再擦2天，第2次脫痂皮後，無癢感、無疤痕遺留。觀察2年未復發。使用時須注意切忌入口，因雄黃、巴豆均有毒性。

**來源** 焦源，《上海中醫藥雜誌》，6：31，1982；推薦人：安徽省馬鞍山鋼鐵公司劉家華。

**配方2** 獨頭蒜（不分瓣的大蒜）10克、豆豉2克、精食鹽0.5克、食醋2毫升。

**用法** 先將獨頭蒜去皮洗淨，再與豆豉、食鹽、食醋充分混合，搗爛如泥狀即成。然後用溫開水洗擦患部，再將配好的獨頭蒜泥塗敷，以完全遮蓋為宜，每次敷20～30分鐘（或直至不能忍受）即可，隔3日敷1次。

**說明** 神經性皮炎是一種常見而頑固的皮膚病，目前尚無可靠的根治辦法。筆者曾患此疾，用多種外敷藥治療無效，歷時2載，後用獨頭蒜泥外敷而治癒，至今已16年未復



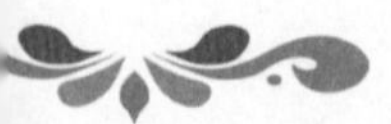

發。經用本方治療神經性皮炎患者16例，痊癒11例，好轉5例。

**來源**　獻方人：江西省南昌市江西醫學院第二附屬醫院徐 克明；推薦人：江西省中醫藥研究所楊寧。

## 濕　疹

【方藥】

**配方1**　丹皮9克、防風9克、荊芥9克、生地12克、當歸12克、甘草3克、牛蒡子9克、木通9克、蒼朮6克、知母6克、胡麻仁6克、苦參6克、蟬蛻6克、生石膏12克。

**用法**　上方加水1200毫升，煎至400毫升，每日1劑，煎服2次。

**說明**　本方主治皮膚濕疹，瘙癢。一般服藥7～10劑即可痊癒。

**來源**　獻方人：河南省柘城縣人民醫院張超偉。

**配方2**　明礬10克、雄黃5克、蒲公英20克、野菊花15克、苦參30克、大黃10克、黃芩15克、黃柏15克。

**用法**　上藥裝入紗布袋中紮緊口，放於鋁鍋中，加水2000毫升，煎至1000毫升。取藥液先薰後洗，或濕敷於患處，每日2次，每次20分鐘。

**說明**　本方治療各種不同部位的濕疹。對於可以薰洗的部位，可先薰後洗；對不適應薰洗的部位，將藥液濃縮後，用棉籤蘸藥液外擦或濕敷。

**來源**　獻方人：內蒙古紮蘭屯市中蒙醫院劉金。

**配方3**　苦參50克、明礬10克、地膚子30克、雄黃5

克、白鮮皮20克、黃柏15克。

**用法** 每劑加水1500毫升，煎煮20分鐘，傾出藥液，進行局部薰洗。1日2次，每次20分鐘，7日為1療程。

**說明** 本方治療陰部濕疹，包括陰囊濕疹、女陰濕疹、肛門周圍濕疹。一般用此方薰洗20分鐘可以止癢，1～2週即可痊癒。忌食辛辣、雞、鴨、牛、羊肉等食物。

**來源** 獻方人：內蒙古紮蘭屯市中蒙醫院劉金。

**配方4** 明雄黃15克、防風15克、青黛粉10克、煅石膏15克、月石10克、黃柏10克、黃連5克、爐甘石10克、冰片1克。

**用法** 上藥共研為細粉末，過120目篩，裝瓶備用。用香油調成糊狀，為1號濕疹膏；藥粉20克加凡士林80克調成20%的軟膏，為2號濕疹膏。

**說明** 本方外用治療局部或周身炎症性濕疹。中醫稱此病為「濕瘡」或「浸淫瘡」。皮損表現為紅斑、丘疹、水疱、膿疱、滲出、糜爛、結痂、瘙癢，反覆難癒。嬰幼兒頭面部濕疹使用1號濕疹膏；周身呈斑片狀或大片狀糜爛的亞急性、慢性濕疹使用2號濕疹膏，連續外塗，一般5～7天可收到明顯效果。

**來源** 獻方人：內蒙古紮蘭屯市中蒙醫院劉景羽；推薦人：內蒙古紮蘭屯市中蒙醫院劉金。

**配方5** 黃荊樹油。

**用法** 先用濃茶汁將患處洗，淨取黃荊樹油塗擦患處。1日2次，5天為1療程。

**說明** 黃荊樹油提取方法為：將黃荊樹乾或枝切成長約25公分左右，斜置於火爐上，用中等火力燒烤，將低端流出



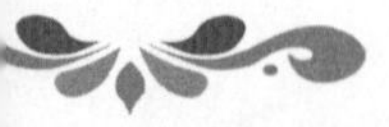

的油滴於器皿之中即得。

***來源*** 獻方人：湖南省桑植縣人潮溪鄉衛生院陳振岩。

***配方 6*** 輕粉 15 克、寒水石 30 克、黄柏 30 克。

***用法*** 上藥共研成細粉末，過 100 目篩，裝瓷瓶收貯。用時洗淨患處，將藥粉撒於患面，1 日 2 次，至癒為止。

***說明*** 本方治療陰囊濕疹，有清熱、收斂、止癢之功效。療效甚佳。對汞過敏者慎用或禁用。

***來源*** 獻方人：內蒙古紮蘭屯市中蒙醫院劉金。

## 牛 皮 癬

【方藥】

***配方 1*** 白芍 20 克、白鮮皮 20 克、斑蝥 6 克。

***用法*** 上藥共研為細末，用油混勻，再加蒸餾水調成糊狀塗患處。每日塗藥 2 次。

***說明*** 本方具有去腐生肌之功效，適用於頸部牛皮癬，「如牛項之皮頑硬且堅，抓之如朽木者」，效果顯著，一般 2 個月可痊癒。

***來源*** 獻方人：河南省柘城縣人民醫院張立亭。

***配方 2*** 苦參 40 克，白鮮皮 30 克，蜈蚣 2 條，地膚子、蛇床子、僵蠶各 15 克，荊芥 10 克，全蠍 2 克。

***用法*** 水煎服，每日 1 劑，煎服 2 次。煎剩藥渣加水 1000 克，煎沸降溫後外洗患處。

***說明*** 銀屑病俗稱牛皮癬，病情好轉，纏綿難癒。本方曾治此病 143 例，療效滿意。如果病程發展快，皮損明顯增多者，加丹參、防風、當歸；病情穩定者，去荊芥加龍骨，

牡蠣，珍珠母；病好轉，皮損逐漸消退者，原方對症減量，並加生黃芪、天花粉。

***來源*** 李淑芬，《吉林中醫藥》，（4），1988；推薦人：湖南中醫學院劉建新。

***配方 3*** 硫磺、附子、炮穿山甲珠各15克。

***用法*** 上藥研為極細末，混合均勻備用。用80克凡士林膏加熱熔化，離火後趁熱加上藥末反覆攪勻，放在淨皿中冷卻後備用。用時先將患部洗淨，晾乾片刻，再塗藥於患處，每晚1次。

***說明*** 本方多用於頸部牛皮癬，亦可用於全身各部硬脂癜較厚，且日久不癒者。上藥有軟化、濡潤患處皮膚作用，由活血通絡，可加快促進局部皮膚的新陳代謝，有助於皮膚的再生。

***來源*** 門建章，《中醫藥研究》，2：41，1992；推薦人：江西省撫州市第二人民醫院唐學游。

***配方 4*** 紫草15克、貫衆20克、槐花30克、土茯苓15克、白鮮皮20克、板藍根30克、北山豆根10克、金線重樓15克、大青葉20克、蒲公英30克。

***用法*** 加水1200毫升，煮沸後再煎煮20～30分鐘，取煎液150～200毫升，一般煎2次，分2次早、晚飯後服，每日1劑。

***說明*** 銀屑病又名牛皮癬，本方擬名為消銀湯1號，治療尋常型銀屑病，中醫辨證屬血熱證者。臨床治療一般服此方10～20劑後，鱗屑開始自然脫落，有如刀削掉一般，療效顯著。

***來源*** 獻方人：內蒙古紮蘭屯市中蒙醫院劉金。

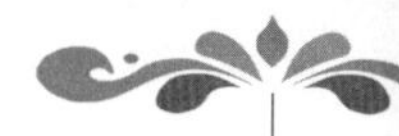

***配方5*** 當歸15克、生地30克、丹參15克、白鮮皮20克、草河車15克、雞血藤15克、忍冬藤30克、天花粉15克、土茯苓30克、黃精15克、天冬15克、麥冬15克。

***用法*** 加水1000毫升，煎煮20～30分鐘，藥液煎至150～200毫升，每劑煎煮2次，分2次早、晚飯後服，每日1劑。

***說明*** 本方擬名消銀湯2號，治療尋常型銀屑病，中醫辨證屬血燥證者。臨床表現為病程較久，皮損久不清退，散佈於軀幹四肢等處，多為混合狀，斑塊狀或環狀，乾燥易裂的皮損，色暗淡或紫暗，輕微瘙癢或癢不明顯，口乾咽燥，舌質紅少津、苔少，脈緩或沉細。此期患者需連服20～30劑，方能見效。

***來源*** 獻方人：內蒙古紮蘭屯市中蒙醫院劉金。

***配方6*** 雞血藤15克、丹參15克、莪朮15克、三棱15克、赤芍15克、當歸尾20克、桃仁15克、紅花15克、土茯苓30克、白鮮皮20克、生地30克、川芎10克、烏梢蛇10克。

***用法*** 每劑加水1200毫升，藥液煎至150–200毫升，1劑煎煮2次，分2次早、晚飯後服，1日1劑

***說明*** 本方擬名消銀湯3號，治療尋常型銀屑病，中醫辨證屬血瘀證者，臨床表現為病程較長，皮損硬厚多為錢幣狀，小斑塊狀，色紫暗或暗紅，覆有較厚乾燥銀白色鱗屑，不易脫落，舌質紫暗，苔薄自或薄黃，脈澀或沉緩。本方以活血化瘀為主，患者須堅持服藥1～2個月，以增強免疫功能，使病漸癒。

***來源*** 獻方人：內蒙古紮蘭屯市中蒙醫院劉金。

***配方7*** 防風30克、獨活15克、木瓜15克、烏梢蛇15



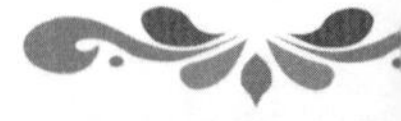

克、秦艽15克、白蒺藜20克、白鮮皮20克、牛膝15克、土茯苓15克、雞血藤15克、赤芍15克、板藍根30克。

***用法*** 每劑加水1200毫升，藥液煎至150～180毫升，每劑煎煮2次，早、晚飯後服，1日1劑。

***說明*** 本方擬名消銀湯4號，治療尋常型銀屑病，中醫辨證屬風濕證者。患者伴關節疼痛，有風濕或類風濕病史，病程較長，反覆發作。此方以祛風止癢、舒筋活絡為主。服藥治療待患者關節疼痛好轉後，仍按銀屑病的中醫辨證分型治療。

***來源*** 獻方人：內蒙古紮蘭屯市中蒙醫院劉金。

***配方8*** 白鮮皮60克、土茯苓90克、金線重樓60克、北山豆根45克、黃藥子60克、三棱15克、莪朮15克、丹參45克、赤芍30克、白花蛇2條、馬齒莧90克、王不留行60克、全蠍30克。

***用法*** 上藥共研為細粉末，煉蜜為丸，每丸重6克，1次服2丸，1日3次。忌食辛辣、海味、羊肉。

***說明*** 本方擬名消銀丸5號，治療尋常型銀屑病靜止期，患者原屬血熱證、血燥證，經過或未經過治療，病情緩解，但仍可見頭皮脫白色鱗屑，軀幹、四肢也仍有蠶豆或錢幣狀皮損，上覆鱗屑不易剝脫或脫後再生，經年不癒。此方能解毒搜風、活血化瘀，提高機體免疫功能，使病漸癒。

余曾用此方治癒靜止期銀屑病70餘例，患者堅持服藥2～3個月後，皮損完全脫盡，再服藥1個月，以鞏固療效，治癒率達86.3%。

***來源*** 獻方人：內蒙古紮蘭屯市中蒙醫院劉金。

## 帶狀疱疹

【方藥】

**配方1** 銀花、玄參各45克，當歸20克，牡丹皮、赤芍藥、白芷、生甘草、延胡索各10克，生大黃6克，藏紅花9克。

**用法** 武火水煎服。1日1劑，煎服2次，5～7天為1療程。

**說明** 本方根據《驗方新編》的四妙勇安湯加味化裁而成，臨床用於帶狀疱疹中後期的治療。具有清解熱毒、活血和營止痛之功效。經臨床運用20餘年，療效較佳。服藥期間，忌辛辣刺激性飲食。

**來源** 獻方人：江西省撫州市中醫醫院王海龍。

**配方2** 大青葉12克、延胡索6克、板藍根15克、黃芩12克、防己6克、白芷9克、紫草6克、金銀花12克、黨參12克、白鮮皮9克、甘草6克。

**用法** 每日1劑，水煎2次，早晚各服1次。

**說明** 帶狀疱疹，中醫稱纏腰火蛇（丹），俗稱「蜘蛛丹」，本方有清熱解毒，抗病毒，活血行氣，祛風止痛，提高網狀內皮系統噬功能。服此方80%的病人在6日內即治癒。

**來源** 漆頻安，《中西醫結合雜誌》，9：542，1980；推薦人：浙江省溫嶺中醫院詹學斌。

**配方3** 白礬50克、兒茶15克、雄黃75克、硫磺25克。

**用法** 上藥共研為細末，過120目篩，用藥粉20克，凡士林80克調成。用時將藥膏塗布在4～6層無菌紗布上，約1

毫米厚，敷在疱疹群上，用膠布或繃帶固定，每日換藥1次。

***說明*** 本病好發於肋間及腰部，故中醫稱為「蛇串瘡」或「纏腰火丹」。本方治療帶狀或片狀疱疹為主的急性疱疹性皮炎，敷藥5分鐘疼痛即減輕，5～7天可癒，有效率100%。

***來源*** 獻方人：內蒙古紮蘭屯市中蒙醫院劉景羽；推薦人：內蒙古紮蘭屯市中蒙醫院劉金。

***配方 4*** 水黃連、虎耳草、小金線草、石蒜各16克，茶油適量。

***用法*** 前4藥烘乾研細末，以茶油適量調敷患處。每日2次。

***說明*** 本方對帶狀疱疹初起，效果尤佳。用藥時忌辛熱油膩之物。胡××，男，18歲。患帶狀疱疹5天，臍下紮褲帶處及其兩側多個白色疱疹，局部紅腫痛癢難忍，伴發燒，心煩，納呆，便秘，尿黃，舌紅，苔黃，脈浮數，以上方配製調敷患處，用藥4次後疱疹減輕，痛癢遂止，再如法調治1週而癒。

***來源*** 獻方人：江西省蓮花縣中醫院胡子元；推薦人：江西省中醫藥研究所楊寧。

***配方 5*** 紅升丹。

***用法*** 將上藥研成細末，用棕色瓶裝備用。凡帶狀疱疹皮損見水疱者，用消毒過的鑷子快速將其夾破，再用於棉籤沾少許紅升丹粉末均勻薄撒在創面即可。

***說明*** 紅升丹即市售之大升丹，一般藥店有售。本方用於治療帶狀疱疹，療效快，一般1～2次即可治癒。筆者臨床用本方治療160例患者，治癒率達95%。除個別患者有藥敏皮膚反應外，均未見其他副作用。

***來源*** 獻方人：湖南中醫學院附二院王明忠。

【針灸】

**取穴 1**　阿是穴。

**說明**　用艾條懸灸疱疹處，沿疱疹分佈部位懸灸，每處約灸 5 分鐘。至患處灼熱感，調整距離，每日 1～2 次，5 天為 1 療程。

**說明**　此方法適用於帶狀疱疹。懸灸時，以病人感覺到熱的距離為宜，感覺灼痛時可提高距離，防止燙傷。一般 1 個療程即癒，較重病人 2 個療程痊癒。

**來源**　獻方人：武漢同濟醫大附屬同濟醫院艾人錚；推薦人：河南省柘城縣人民醫院張立亭。

**取穴 2**　耳穴之心、肝、膽、肺穴。

**施術**　用艾條薰上述 4 穴，以能忍受為度。薰兩耳，每耳 10 分鐘。

**說明**　本法適應於各部位之帶狀疱疹，對早期病症有特效。耳穴薰時，可加入相應部位配合治療。筆者角此法治療帶狀疱疹 10 餘例，有效率 95%。如董××，男，51 歲。發病 3 天，因誤診為腰痛，推拿數 次無效，經耳穴薰治，3 次即癒。

**來源**　獻方人：浙江省杭州市中醫院董永鑫；推薦人：浙江省杭州市中醫院詹強。

**取穴 3**　阿是穴（即局部）。

**施術**　艾絨製成麥粒大小艾炷，確定最先發生的疱疹（即俗稱蛇頭）和疱疹密集處（俗稱蛇眼）。用 2 粒艾炷分別放在 2 處，點燃後，用口微微吹風，當病人呼灼痛時，用力吹去未燃盡的艾炷；接著，用同樣方法在延伸的最遠端的 1～2 處上（俗稱蛇尾）各 點 1 壯：灸後患者自覺刺痛大減，局部發癢更甚，水疱略有增大，然後，逐漸結痂，3～5 天全癒。

**說明**　用麥粒艾炷灸治療帶狀疱疹是流傳於民間的一種簡便效驗方法，本法為浙江省嵊州鐘灸醫師俞震渠收集之民間方法，加以昇華而自成之療法，經治數百例，皆能術到病除。

**來源**　獻方人：浙江省嵊州長樂醫院俞震渠；推薦人：浙江省嵊州衛生局樓定惠。

**取穴 4**　大椎。

**施術**　用毫針直刺 5 分，強刺激，提插撚轉 3 分鐘，留針 1 小時，每日針 1 次。

**說明**　帶狀疱疹，俗稱「纏腰蛇」，多發於胸背部或腰部，局部皮膚起白色小泡，或疼或癢，甚則心煩。用此法治療，1 次即能止痛，3 次可以治癒。

**來源**　獻方人：貴州省仁懷縣政協王榮輝。

## 酒渣鼻

【方藥】

**配方 1**　百部 50 克。

**用法**　將百部用水洗淨，泡於 95%酒精中，比例為 1 克百部用 2 毫升酒精，泡 5～7 天。外搽患處，每日 2～3 次，1 個月為 1 療程。

**說明**　近人報導，酒渣鼻患者中查見毛囊蟲 95%左右。據《新編藥物學》記載：「百部，可殺滅人體各種寄生蟲。」應用本法治療酒渣鼻 13 例，其中痊癒 5 例，顯效 7 例，好轉 1 例。治療後鏡檢毛囊蟲均轉為陰性。

**來源**　丁瑞川，《中醫雜誌》，4：33，1981；推薦人：安徽省馬鞍山鋼鐵公司醫院劉家華。

***配方 2***　枇杷葉 12 克、黃芩 10 克、赤芍 10 克、當歸 10 克、川芎 8 克、白芷 10 克、紅花 10 克、甘草 10 克。

***用法***　水煎服 2 次，每日 1 劑。10 日為 1 療程。

***說明***　酒渣鼻尚無特殊治療方法，此病由飲食不節、肺胃積熱上蒸，外感風邪、血瘀凝結而成，本方具有清熱涼血，活血化瘀之功效。併發皮損，膿瘡，毛囊炎加用銀花 30 克，紫河車 30 克；病情重者加枇杷葉、當歸用量至各 15 克

***來源***　晁錦笑，《中西醫結合雜誌》，7：43 9，1989；推薦人：浙江省溫嶺中醫院詹學斌。

***配方 3***　斑蝥 50 克、雄黃 25 克、蛇床子 15 克、松香 20 克、土荊皮 150 克、百部 25 克、冰片 15 克、硫磺 50 克、煙膏 30 克、白蘚皮 50 克、大風子 50 克、地膚子 50 克、蟾酥 50 克、鎮江醋 2500 毫升、蜈蚣 20 條、95％酒精 3000 毫升。

***用法***　外搽患處，每日 3～4 次。

***說明***　製作方法是先將 14 味中藥放入 2500 毫升鎮江醋中浸泡 1 月，然後再將 95％酒精 3000 毫升加入浸泡 1 月，去渣，密封備用。筆者用此方治療酒渣鼻 7 例，均獲良效。

***來源***　《科學畫報》，（1），1979；推薦人：湖南省新化水泥廠醫院楊甫生。

## 痤　瘡

【方藥】

***配方 1***　連翹 25 克、銀花 25 克、蒼朮 12 克、薏苡仁 5 克、竹葉 10 克、生地 10 克、苦參 12 克、赤芍 10 克、甘草 3 克、梔子 10 克、紫草 25 克、野菊花 25 克、紫花地丁 20 克。

***用法***　水煎服，每日 1 劑，水煎服 2 次。

**說明**　本方治療痤瘡。適應於青少年面部或胸、背部丘疹，擠壓時可擠出乳黃色脂狀物，或丘疹發紅、膿疱等。服本方治療，一般15～20劑可治癒，服藥時忌用肥皂及化妝品，禁食油膩、辛辣等食物。

**來源**　獻方人：湖南省常德市第一人民醫院劉智壺。

**配方2**　生地15克、玄參12克、石斛12克、生石膏30克、寒水石12克、白花蛇舌草30克、桑白皮12克、黃芩9克、山楂15克、虎杖15克、生甘草3克。

**用法**　上藥用水浸泡30分鐘，再煎煮30分鐘，每劑煎2次，藥液混合分2次服，1日1劑，2週為1療程。

**說明**　本方適用於痤瘡。亦可用於治療脂溢性皮炎。對皮疹糜爛並伴油膩性脫屑，皮損呈結節囊腫等症狀。有良好的療效。服用上方時，忌食辛辣、少食油膩和甜食；多食蔬菜和水果，保持大便通暢。

**來源**　顧伯華，《中醫雜誌》，8：55，1988；推薦人：江西省撫州市第二人民醫院唐學游。

【針灸】

**取穴1**　大椎。

**施術**　針具與穴位的局部皮膚常規消毒後，取三棱針點刺或用梅花針叩刺大椎穴數下，立即在該穴位上加拔火罐，以出血為度，留10～15分鐘後起罐，用棉球擦去血液，每3～5日治療1次，10次為1療程，休息5天，再進行第2療程。

**說明**　痤瘡多由過食炙煿辛辣、膏粱厚味，脾胃積熱上蘊皮膚所致。大椎為督脈的腧穴，又是督脈與手足三陽之會，在該穴上針刺和拔罐可起到清熱消炎、活血化瘀的作

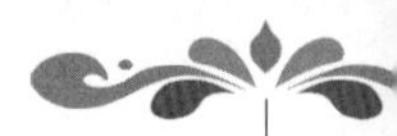

用。應用本法治療痤瘡 50 例，其中治癒 27 例（皮疹消失，未見復發）；好轉 21 例（皮疹基本消失，但仍有 2～3 粒小丘疹出現）；無效 2 例。孕婦及易出血患者不宜本法。

***來源*** 丁良能，《中醫雜誌》，4：22，1984；推薦人：安徽省馬鞍山鋼鐵公司醫院黃兆強。

***取穴 2*** 大椎、椎旁、曲池。

***施術*** ①先取大椎穴，選長粗針以 15 度角，從上往下刺入 2～3 寸，以得氣為度，留針 1 小時。②針椎旁穴，該穴在大椎穴旁 5 分處，為筆者經驗穴，用圓利針以 15 度角從上往下刺入 1 寸。③針刺曲池穴，用 26～28 號 毫針，刺入 2～3 寸，留針 30～60 分鐘。間隔 2～3 天針刺 1 次，3～4 週為 1 療程。

***說明*** 本針刺法以大椎為主穴，配椎旁穴、曲池穴治療痤瘡。中醫稱痤瘡為「肺風粉刺」患者面鼻部丘疹呈黑頭粉刺樣，周圍紅暈，可擠出碎末樣粉汁或頂部發生小膿瘡。為肺熱薰蒸，血熱蘊阻肌膚所致。針刺大椎穴可阻斷火毒隨督脈上升於頭面，配椎旁穴可輔助疏導督脈經氣，配曲池穴可瀉肺經實熱，防止邪熱薰蒸。筆者曾用此組配穴針刺治療青年患者 200 餘例，療效滿意，均在 3～4 週治癒。

***來源*** 《中醫雜誌》，（3），1992；推薦人：內蒙古紮蘭屯市中蒙醫院劉金。

***取穴 3*** 合谷、曲池。

***施術*** 均取雙側穴位，先行常規酒精消毒，然後用 1.5 寸 毫針刺入合谷、曲池穴，深 1 寸左右，捻轉提插；中等強度刺激，獲得酸麻脹感後，留針 30 分鐘。留針期間，行針捻轉提插 3～4 次，以催氣再達。每日 1 次，10 次為 1 療程。

***說明*** 本法治療痤瘡有良好的效果，一般 3 個療程左右可基本治癒。《中國針灸》，4：39，1983；李氏治療本病 30 例，收效頗佳。

***來源*** 《家庭針灸治病妙法》，推薦人：湖南省常德市第一人民醫院劉智壺。

***取穴 4*** 耳後血管。

***施術*** 在耳殼後血管處用 75%酒精消毒，然後用三棱針淺刺出血，每日 1 次。

***說明*** 本法治療面部生疙瘩（又稱痤瘡）。取雙側耳後血管針刺，使出血 1～2 滴。一般 3 次即可治癒。

***來源*** 黃偉達等，《民間靈驗便方· 針灸》；推薦人：湖南省常德市第一人民醫院姜淑華。

## 多形紅斑

【方藥】

***配方 1*** 當歸 12 克、赤芍 12 克、紅花 10 克、路路通 15 克、桃仁 10 克、桂枝 12 克、茯苓 15 克、黨參 15 克、生黃芪 15 克、大黃 3 克、黃芩 15 克、板藍根 15 克、蒲公英 15 克、生甘草 10 克。

***用法*** 水煎服，每日 1 劑，分 2 次服，7 天為 1 療程。無效再服 1 個療程。

***說明*** 多形紅斑是一種急性皮疹炎症性疾病。紅斑形態不一，多數為斑丘疹，少數伴有疱疹或出血性皮疹。發病部位以面、頸、前臂、小腿、手足背為多見。部分病例同時侵犯口腔、外陰等部位的黏膜。本方具有調理氣血、固表祛邪、清熱解毒之功效。治療 51 例，其中痊癒 45 例，好轉 4

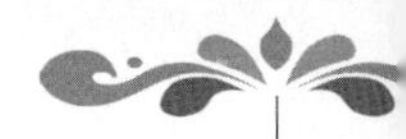

例，無效 2 例如偏於風寒型者，重用桂枝；風熱型者，重用板藍根、蒲公英，桂枝用量減半；氣虛型者，重用黨參、黃芪，並加菟絲子。

***來源*** 蔡鐵勇等，《上海中醫藥雜誌》，2：29，1983；推薦人：安徽省馬鞍山鋼鐵公司醫院黃兆強。

***配方 2*** 地膚子 30 克、槐花 12 克、白菊花 9 克、款冬花 9 克、夜交藤 9 克。

***用法*** 水煎服 2 次，每日 1 劑。

***說明*** 本方功能清利濕熱、解毒。主治多形紅斑。治療 46 例多形紅斑患者，總有效率為 95.6%，其中痊癒 39 例（84.7%）；顯效 2 例（4.34%）；有效 3 例（6.53%），無效 2 例（4.34%）。治癒病例服藥 2～17 劑。

***來源*** 獻方人：江蘇省南通醫學院附屬醫院張平；推薦人：新疆烏魯木齊市新疆西域紅斑狼瘡研究所丁叢禮。

***配方 3*** 當歸 12 克、川芎 9 克、炒赤芍 12 克、桂枝 6 克、製川烏 5 克、羌活 9 克、防己 12 克、生薑皮 5 克、甘草 6 克、蔥管 2 根、紅棗 10 克。

***用法*** 水煎服 2 次，每日 1 劑。

***說明*** 本方功能調和營衛，溫經散寒，主治寒冷性多形紅斑。治療 70 例寒冷性多形紅斑患者，總有效率為 88.5%。其中痊癒 15 例（21.43%）；顯效 22 例（31.4%）；有效 25 例（35.71%）；無效 8 例（11.43%），有效病例平均服藥 10 劑。

***來源*** 獻方人：江蘇省常州市第一人民醫院蔣誠；推薦人：新疆烏魯木齊市新疆西域紅斑狼瘡研究所丁叢禮。

***配方 4*** 黃芪 12 克、金雀根 30 克、茜草 30 克、生地 30 克。



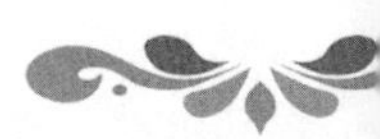

**用法**　研粉、混勻，製成糖衣片。每劑製成 30 片，分 3 次口服。每日 3 次。

**說明**　本方功能益氣，活血，祛風。主治寒冷性多形紅斑。治療 78 例寒冷性多形紅斑患者，總有效率為 88.46%，其中痊癒 58 例（74.36%）；顯效 11 例（14.1%）；無效 9 例（11.54%），多數在 1～2 週見效，3～4 週痊癒。

**來源**　獻方人：上海華山醫院方麗；推薦人：新疆烏魯木齊市新疆西域紅斑狼瘡研究所丁叢禮。

**配方 5**　當歸 9 克、赤芍 9 克、丹參 9 克、桂枝 9 克、黨參 9 克、黃芪 15 克、附子 6 克、陳皮 6 克。

**用法**　水煎服 2 次，每日 1 劑。

**說明**　本方功能益氣活血，溫陽祛風。主治寒冷性多形紅斑。寒冷顯著加乾薑 6 克，炙甘草 6 克；血瘀症顯著者加桃仁 9 克、紅花 9 克。治療 34 例寒冷性多形紅斑患者，總有效率為 97.06%。其中痊癒 19 例（55.85）；顯效 5 例（14.71%），有效 9 例（26.47%）；無效 1 例（2.94%）。

**來源**　獻方人：上海市瑞金醫院卞宗沛；推薦人：新疆烏魯木齊市新疆西域紅斑狼瘡研究所丁從禮。

**配方 6**　附子 9 克、黨參 9 克、乾薑 4.5 克、蒼朮 9 克、白朮 9 克、肉桂 3 克（或桂枝 9 克）、川芎 9 克、當歸 9 克、炙甘草 9 克。

**用法**　水煎服 2 次，每日 1 劑。

**說明**　本方溫經、散寒、通絡。主治寒冷性多形紅斑。治療 23 例風寒型紅斑患者，總有效率為 95.64%。其中痊癒 17 例（73.91%）；顯效 2 例（8.69%）；有效 3 例（13.04%）；無效 1 例（4.35%）。多在服藥 5～6 劑見，11～12 劑劑治癒。



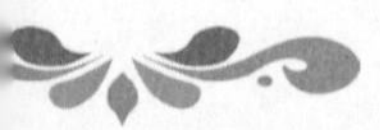

**來源**　獻方人：上海市第一人民醫院朱光斗；推薦人：新疆烏魯木齊市新疆西域紅斑狼瘡研究所丁叢禮。

## 眶周褐青色母斑和黧黑斑

【方藥】

**配方**　當歸12克、生地18克、川芎10克、赤芍10克、桃仁8克、紅花8克、血竭3克、白蒺藜15克、白僵蠶15克、白附子10克、白芷10克、鹿角膠6克、阿膠6克、龜板膠6克。

**用法**　水煎服，每日1劑，煎服2次。藥渣加水煎成2000～3000毫升，擦洗局部，每天2～3次，每次不超過30分鐘，擦洗後即用溫水洗滌局部，以免刺激皮膚。

**說明**　眶周褐青色母斑和黧黑斑為常見的面部色素沉著性皮膚病，相當於中醫學的「青記」和「臉如墨」，目前仍缺少有效的治療方法。本方的西安醫學院第二附屬醫院皮膚病教研究的臨床經驗方。以具有活血化瘀作用的桃紅四物湯加味而成。臨床若見氣虛證者，加生芪30克；血虛者重用當歸；陰虛加麥冬10克、石斛15克；腎陽虛加仙靈脾15克；腎陰虛加地骨皮、覆盆子各10克。治療33例患者，其中顯效21例，有效12例。

**來源**　徐漢卿等，《中醫雜誌》，3：30，1982；推薦人：安徽省馬鞍山鋼鐵公司醫院劉家華。

## 褥　瘡

【方藥】

**配方1**　①方：紅升丹60克，煅石膏15克，輕粉、乳



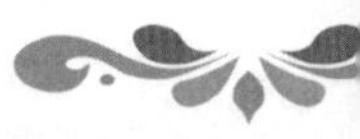

香、沒藥、血竭各9克，兒茶6克，冰片2克。②方：紅升丹60克，乳香、沒藥各45克，煅龍骨、煅石膏、珍珠母各30克，血竭15克，輕粉、兒茶各9克，冰片3克。③方：紅升丹30克，乳香、沒藥各30克，象貝母18克，煅龍骨、海螵蛸各45克，血竭、兒茶 煅石膏各30克，珍珠母15克，輕粉9克，冰片2克。

***用法*** 方①、②、③各研極細末，分別用瓷瓶裝，密封備用。臨用時每天換藥1～4次。

***說明*** 潰瘍瘡面膿性滲出物多時用①方；瘡面膿液消失，但仍有滲出物時改用②方；乾燥瘡面，且長出新鮮肉芽組織時改用③方。上述3方對難治性褥瘡效果顯著尚適用於皮膚外傷化膿及各種潰瘍。因③方毒性較大，對口腔潰瘍禁用，面部潰瘍慎用，不可內服。

***來源*** 獻方人：江西省上高縣人民醫院胡思明；推薦人：江西省中醫藥研究所楊寧。

***配方2*** 煅石膏30克、紅升丹3克、輕粉0.5克、冰片1.5克、珍珠粉1克。

***用法*** 諸藥共研為極細末，塗撒患處，1日3次。

***說明*** 本方治療褥瘡效果顯著，用藥3天後分泌物可明顯減少，5天即結痂，10天而痊癒。

***來源*** 獻方人：河南省柘城縣人民醫院張超偉。

## 皮膚潰瘍

【方藥】

***配方1*** 龍骨、黃芩、寒水石各10克，大黃7克，沒藥、血竭各5克，冰片1克。



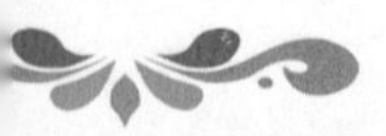

**用法**　將上藥共研為粉末，或用生豆油調成糊狀備用。

**說明**　該方治療各種皮膚潰瘍。對滲出物多者，可直接將藥粉散佈在創面上，待滲出物減少時再用油膏，用藥 3～4 天即可見效。

**來源**　獻方人：吉林省扶余市第二醫院杜振江；推薦人：吉林省扶余市第二醫院劉玉林。

**配方 2**　爐甘石 4.5 克，乳香、沒藥各 3 克，麻油 100 毫升，黃蠟 13 克。

**用法**　乳香、沒藥研細末。將麻油加熱至沸，入爐甘石煎熬攪拌 30 分鐘後起鍋，加乳香、沒藥粉末入油內攪 30 分鐘，用 4 層細紗布濾過後，加黃蠟（冬季 10 克，夏季 15 克）收膏。用時將藥膏攤於紗布上敷於創面，每 3 天更換 1 次。

**說明**　此方名「三傑膏」。具有祛腐生新止痛之功效，能促進慢性皮膚潰瘍的創面快速生長，主治皮膚潰瘍。經臨床使用，療效滿意。

**來源**　獻方人：貴陽中醫學院時光達；推薦人：湖南省中醫藥學校李玄。

## 臁　瘡

【方藥】

**配方 1**　淨輕粉 25 克、鉛丹 25 克、眞銅綠 15 克、製乳香 15 克、製沒藥 15 克（以上共為細末）、血餘 50 克（淨水洗清後曬乾）、蜂蠟 50 克、香油 100 克。

**用法**　取大勺一把，先將香油 100 克倒入勺內，用炭火熬煎，等沸滾時，將血餘零星投入油中，並取 33 公分長的新柳枝迴旋攪拌，以防起煙著火。待血餘炸至白絲線狀，其血

汁已化，油色也變紅，即撈除餘滓，並將藥鍋離火置地上，趁熱撒下藥末，仍用柳枝極力攪拌，將小塊蜂蠟隨攪隨入油內。等藥油滴水成珠不散，即可於冷水澡凝膏。將患處用溫水或艾葉煎水洗淨污穢，再按患部大小，敷以本藥膏適量。每日 1 次。

***說明*** 本方為遼寧省莊河縣梁靜山老中醫祖傳驗方，功能祛腐生新。應用本法治療臁瘡（下肢慢性潰瘍）39 例，療效滿意，一般 7 天見效。敷藥期間，忌食辛辣刺激食品，並忌房事 2～3 個月。

***來源*** 顏承魁，《中醫雜誌》，8：30，1981；推薦人：安徽省馬鞍山鋼鐵公司醫院黃兆強。

***配方 2*** 田三七 20 克，枯礬、冰片、珍珠各 10 克。

***用法*** 上藥混合研細，過 200 目篩，裝瓶備用。用時先常規酒精消毒潰瘍四周皮膚，以生理鹽水清潔瘡面，再以乾棉球拭淨。將上藥末撒敷傷口之上，一般量為每平方公分 2～4 克，藥粉不宜過厚，以遮蓋為度，忌用敷料包紮。每日 1～2 次。

***說明*** 本方適用於下肢潰瘍，如下肢靜脈曲張或血檢性深靜脈炎所致皮膚潰瘍、非特異性感染之皮膚潰瘍，或淺而小面積褥瘡等。有較深竇道和特異性感染的潰瘍忌用。共治療 50 例，總有效率為 100%，治癒率為 96%。

***來源*** 趙明利等，《中醫雜誌》，（9）：551，1993；推薦人：江西省撫州市第二人民醫院唐學游。

***配方 3*** 白菊花 30 克、粉龍骨 15 克。

***用法*** 將上藥共研細末。用生理鹽水洗淨患處後，藥末撒於潰瘍面，不宜太厚，以看不見潰瘍面為度，用紗布包



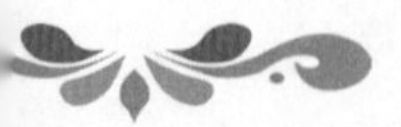

紮，不必換藥，癒合一塊，則脫落一塊，直至痊癒。

***說明*** 本方為安徽省鳳台縣建陶鐵鍋總廠職工醫院曹學溪祖傳驗方。療效顯著，1 次即可治癒。

***來源*** 曹學溪，《中醫臨床與保健》，3：45，1989；推薦人：安徽省馬鞍山鋼鐵公司醫院黃兆強。

## 下肢靜脈曲張

【方藥】

***配方*** 黃芪 40 克、當歸 10 克、赤芍 7.5 克、地龍 5 克、川芎 5 克、桃仁 5 克、紅花 5 克。

***用法*** 水煎服，1 日 2 次。上方為成人量，每日 1 劑。

***說明*** 本方適用於下肢靜脈曲張。症見大、小隱靜脈曲張，伴有下肢潰瘍，反覆感染，患處皮色青紫，滲出清膿血水，或有浮腫等。本方具有補氣活血、袪腐生新的作用，臨床效果較為滿意。形成潰瘍者，加白及 15 克。

***來源*** 李筠等，《上海中醫藥雜誌》，5：31，1988；推薦人：江西省撫州市第二人民醫院唐學游。

## 皮膚皸裂

【方藥】

***配方*** 當歸 10 克、紫草 25 克、黃蠟 60 克、麻油 750 克、黃柏 30 克、忍冬藤 20 克、冰片 5 克。

***用法*** 當歸、紫草、忍冬藤、黃柏浸入麻油中，24 小時後同煎，藥枯後過濾，濾出的油再熬煎，入黃蠟化盡，傾入經消毒的瓶內，兌入冰片，蜜封備用。

***說明*** 本方治療手足皸裂。對患者手指、手掌、足跟、

足背、足蹠皮膚發乾發緊，彈性減低，並出現多處淺在裂紋，或裂紋深達真皮及皮下組織，伴有疼痛，出血者。以此藥外塗，有潤澤皮膚，癒合裂口唯物用。

***來源*** 獻方人：內蒙古紮蘭屯市中蒙醫院劉金。

## 雞 眼

【方藥】

***配方 1*** 鴉膽子仁 5 粒。

***用法*** 將患處用溫水浸洗，用刀刮去表面角質層，然後將鴉膽子搗爛貼患處，外用膠布黏住，第 3～5 日換藥 1 次，3 次即癒。

***說明*** 本方適用於雞眼。輕者 1 次，重者 3 次，即癒。注意保護患處周圍健康皮膚。

***來源*** 獻方人：武漢同濟醫大附屬同濟醫院艾人錚；推薦人：河南省柘城縣人民醫院張立亭。

***配方 2*** 烏梅 30 克、食鹽 18 克、醋 15 毫升、溫開水 50 毫升。

***用法*** 先將食鹽溶在溫開水中，放入烏梅浸 24 小時。然後將烏梅核去掉，取烏梅肉加醋搗成泥狀，即可外用。

***說明*** 本方適用於雞眼。塗藥前，患處用溫開水浸泡，用刀刮去表面角質層，每日換藥 1 次，連續 3～4 次。

***來源*** 獻方人：武漢同濟醫大附屬同濟醫院艾仁錚；推薦人：河南省柘城縣人民醫院張立亭。

***配方 3*** 桃仁 50 克、補骨脂 100 克。

***用法*** 上藥研成細末，裝瓶備用。治療前溫開水燙腳



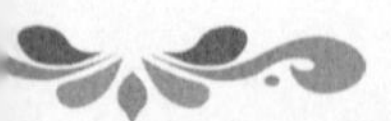

15～20 分鐘，將泡軟的雞眼刮去表面粗糙角質層，以剛出血為度，用 0.05 %新潔爾滅棉球局部消毒，用注射器抽複方丹參液 0.5～1 毫升，在雞眼中心快速進針，將藥液注到雞眼基底部，快速拔出針頭。將桃仁、補骨脂粉末用 75%酒精調成糊狀，敷在雞眼上，外用膠布固定，減少活動，3 天治療 1 次，一般 3～5 次即可治癒。

***說明*** 本方為雞眼的外治法。按上法治療 30 例，29 例痊癒，1 例好轉，治癒率為 96.7%。

***來源*** 馬新生，《陝西中醫》，11：511，1991；推薦人：江西省撫州市第二人民醫院唐學游。

【針灸】

***取穴*** 雞眼的中心點。

***施術*** 用 毫針向裏直刺，緩緩刺入，以穿透基底為度，留針 5～10 分鐘，出針後擠出一 點血，用酒精棉球按壓局部。隔日針 1 次。

***說明*** 本法治療雞眼，一般針刺激 2～3 次後，雞眼即可脫落。

***來源*** 獻方人：貴州省仁懷縣政協王榮輝。

## 燒 傷

【方藥】

***配方 1*** ①方：虎杖 210 克、九里光 60 克、金銀 30 克。②方：龍骨 30 克、象皮 30 克、白蠟 5 克、冰片 2 克，①方提取結晶 30 克、麻油 500 毫升。③方：芙蓉根 9 克、雄黃 6 克、冰片 1.5 克、青黛 9 克、蟾酥 1.5 克、血餘炭 1.5 克、朱砂 6 克、山梔 9 克、血竭 9 克、爐甘石 15 克、當歸 9 克、龍骨 9




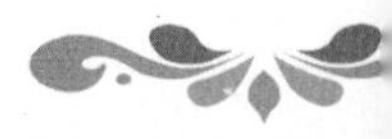

克、寒水石 6 克、沒藥 9 克、煅石膏 15 克、牡丹皮 9 克、琥珀 9 克、麻油 500 毫升。

***用法*** ①方提取方法：將生藥洗淨切碎，加水煎煮 3 次，3 次藥液混合過濾，濃縮成流浸膏，再加 95%乙醇（為流浸膏量的 2～3 倍）攪勻，沉澱 12 小時後吸取上清液，加入氫氧化鈉調 pH 值至 8～9（有大量的棕紅色結晶析出），再沉澱 12 小時，引出上清液，取出沉澱物，乾燥（800 C 以下）；將母液加鹽酸調 pH 值至 6～7，加入原流浸膏沉澱物中攪勻。按上法反覆處理 8 次，將所得結晶粉混合滅菌，分裝成 20 克 1 包或 1 瓶備用。用時加蒸餾水或外用生理鹽水 500 毫升稀釋即可，塗搽燒傷創面，儘量採用暴露療法，待創面乾燥結痂後，每天塗藥 1～2 次，避免藥痂過厚。若藥痂完整，不必繼續塗藥。②方、③方各研細末，用麻油調成稀糊狀外塗燒傷創面，紗布包紮。

***說明*** ①方、②方用於燒傷創面，患者均有清涼的感覺和止痛的效果，有利於防治燒傷休克。①方在創面塗數次後，很快即乾燥，形成一層暗紅色薄藥痂。淺Ⅱ度創面用①方外塗，對水泡能剪者，力爭徹底剪除全部游離泡皮，這樣能充分發揮 1 方收斂、乾燥創面的作用，能有效地防治創面感染。深Ⅱ度創面一般難痂下癒合，在壞死組織溶解過程中常發生創面感染化膿，而加深創面，故對分度較清楚的深Ⅱ度創面採用③方外塗或包紮，促進壞死組織早日溶解脫落乾淨，然後再使用②方油紗布半暴露或包紮，既能避免壞死組織溶解時感染化膿加深創面，又能減少壞死組織對肌體的毒害。Ⅲ度創面除面積較大需要有計劃切痂植皮外，中小面積的Ⅲ度燒傷採用③方外塗或包紮，加速焦痂溶解脫落，脫痂後再用低濃度①方溶液、外用生理鹽水濕敷或濕包紮，待創面條件基本成熟，即行高密度自體皮移植。對感染、肉芽及

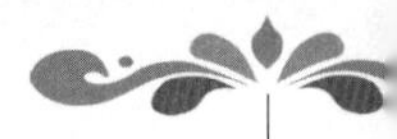

植皮後的創面，用②方半暴露或包紮，與其他藥物和方法實行有機的結合，如壞死組織已溶解，膿性分泌物很多的創面採用浸浴；對嚴重綠膿桿菌感染的創面，適當地用些抗生素溶液濕敷；對全身情況較差、創面壞死存在敗血症嚴重威脅時，根據條件用同種異體皮或異種異體皮、羊膜等覆蓋創面，有時亦獲得單用上述方藥不能達到的效果。

***來源*** 《科學實驗資料》；推薦人：湖南省常德市第一人民醫院劉智壺。

***配方 2*** 地龍15條（以青黑色、白頸為好）、白糖15克。

***用法*** 將活地龍腹內泥土洗淨，加入白糖，置瓶內浸 10 小時左右，浸的時間越長越好。用前按常規消毒後，將地龍浸出液塗於患處，每日 3～4 次，若有水疱，可放去水疱液後再塗藥。

***說明*** 用本法治療水燙及火燒傷，I 度至淺 II 度 50 餘例，療效良好。一般用藥 1～2 天後，創面可結一層薄痂皮，每天消毒後繼續塗藥，約 1 星期左右即可治癒。

***來源*** 張萬根，《赤腳醫生雜誌》，（4）1974；推薦人：江西省中醫藥研究所楊寧。

***配方 3*** 石灰 100 克、麻油 100 克。

***用法*** 將石灰泡水澄清，取上層浮水，調以麻油，即成糊狀，裝入瓶中密封，備用。

***說明*** 經用本法治療燒傷患者，收到滿意效果。一般用時先以冷鹽開水或雙氧水清潔創面，再用藥棉吸乾水分後，用雞毛時刷上藥液，續搽 3～4 次，一般不需要包紮，如有大泡者，可先用消毒針挑破放水後再塗藥，泡小者塗此藥液後能自行消退。




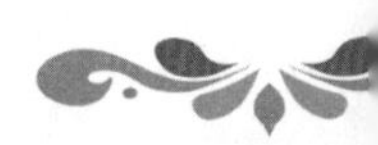

**來源** 獻方人：貴州省仁懷縣政協王榮輝。

**配方 4** ①當歸 200 克、虎杖 400 克、白芷 100 克、紫草 100 克、白斂 150 克、甘草 80 克。②黃連 300 克、地榆炭 150 克、大黃 250 克、兒茶 120 克、血竭 150 克。③青黛 200 克、輕粉 80 克。④黃白蠟各 250 克、麻油 7500 克。

**用法** 先將麻油倒入鍋內，將浸泡 3 日後的方藥倒入，以文火炸至微枯色，撈渣加蠟，再經 10 層紗布與 100 目銅篩濾油去渣，待溫度至攝氏 70 度，分別將藥研成細末過 140 目篩的方藥徐徐摻入，攪拌至溫度攝氏 30 度時，分別將單研過 140 目篩的 2 方藥兌入，即成膏，呈醬褐色，質軟細膩油潤。治療時將油膏均勻塗於單層紗布上，層層折疊放入盤內，高壓滅菌（使用期間每隔 1～2 週重複消毒 1 次）按創面大小裁剪紗布，並放置無菌外用鹽水中浸泡，隨用時敷貼，視燒傷部位及季節可包紮或半暴露。

**說明** 創面用藥前要清創，用藥後勤觀察，如有滲出、溢膿、異味，需及時清換，大面積的深度創面或植皮術前不宜用此法。

**來源** 李東山，《中西醫結合雜誌》，7：370，1987；推薦人：浙江省溫嶺中醫院詹學斌。

**配方 5** 肉老鼠 3 隻、菜油 60 克、地榆 10 克。

**用法** 將活肉老鼠浸入菜油內 3 個月，待皮肉溶化、菜油發出臭味時，小火熬菜油，沸後 10 分鐘，用 3 層紗布過濾去渣，地榆研極細末，用時調入油內，以毛刷蘸之塗患處，每日 1 次。

**說明** 肉老鼠為初生幼鼠未生毛者。本方源於民間驗方，經改進而成。對Ⅰ度、Ⅱ度燙傷有良好的止痛消炎，促進癒

合之功效，且癒合後疤痕較平滑。楊某，男，5 歲。開水燙傷右下肢，為深Ⅱ° 燙傷，面積 10×18 平方公分，經用上方塗搽後，2 小時疼痛減輕，12 小時後滲液減少，3 天後結痂，半月後痂脫，創面平滑光整。

***來源*** 獻方人：江蘇省如皋市中醫院仲潤生。

***配方 6*** 黃瓜種（老黃瓜）1 條。

***用法*** 將黃瓜切開，掏出瓜子及瓤，並用紗布包上擠壓，過濾，取原汁水裝瓶備用。用時蘸取外塗患處。

***說明*** 用本法治療 20 餘例燙傷患者，其療效滿意。如曾治一女童，3 歲。右腳背被開水燙傷，起乒乓球樣大水泡，疼痛哭鬧不止，經連續塗抹上藥 4 次，患兒哭鬧很快停止，4 小時後水泡逐漸消退，創面乾燥，2 日後即告痊癒。

***來源*** 劉桂芳，《赤腳醫生雜誌》，（3），1975 ；推薦人：江西省中醫藥研究所楊寧。

***配方 7*** 大黃 9 克、生地榆 6 克、生石膏 15 克、黃連 10 克、滑石 10 克。

***用法*** 上藥共研為極細末，過篩備用。用時將藥末直接撒在燙傷處，不需包紮。

***說明*** 本方主治燙傷。藥末撒上後暴露燙傷部位，讓其自然乾涸結痂。待新組織生成後，自行脫落而痊癒。

***來源*** 獻方人：河南省柘城縣人民醫院張立亭。

## 凍瘡

【方藥】

***配方 1*** 芫花、生甘草各 30 克。



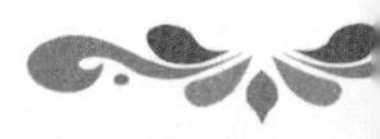

**用法**　加水 1000 毫升，煎至 500 毫升，待溫熱後洗患處。每日早晚各洗 1 次，每次 15 分鐘。

**說明**　在「十八反歌」中有「藻戟芫遂俱戰草」之說，說明芫花與甘草相反，不可同用內服。此方取其合用以外治凍瘡，有顯著療效，無毒副反應。使用時可視凍瘡面積大小而酌定藥量。如為雙手多處凍瘡，可用芫花、甘草各 15 克，煎水趁熱外洗。本方對凍瘡未潰而腫、痛、癢者，有消腫、止痛、止癢之效；已潰者則有清潔瘡口，斂瘡生肌之功，絕無皮膚吸收中毒之弊。

**來源**　獻方人：浙江省紹興市醫學科技情報所魯菜根；推薦人：浙江省紹興市中醫院董漢良。

**配方 2**　青礬 100 克。

**用法**　將上藥 1 次溶化在 1500 毫升開水內，先將受凍部位置面盆上薰，待水溫後，再用藥液頻洗或浸泡患處。第 2 次將此藥液煮開，仍按上法治療。連用 2～3 天。

**說明**　本法適用於手、腳、耳廓未破潰的凍瘡。已潰爛者忌用。經用此法治療 41 例凍瘡未潰患者，效果滿意。一般治療 2～3 天痊癒。無副作用。

**來源**　《新醫藥學雜誌》，（1），1973；推薦人：江西省中醫藥研究所楊寧。

## 美　容

【方藥】

**配方 1**　密陀僧 30 克，人乳汁適量、白蜂蜜適量。

**用法**　將密陀僧研為極細粉末，用人乳汁、白蜂蜜各等分，加密陀僧粉調成糊狀，密閉備用。每晚睡前用適量擦

面，次晨洗去。連續用藥1個月為1療程。

**說明** 密陀僧含氧化鉛有祛斑作用，人乳、蜂蜜有營養皮膚作用；長時間應用，可使「面如玉鏡生光」。據說本方係楊貴妃常用的「美容劑」。

**來源** 劉正才等，《健康長壽妙方》；推薦人：湖南省桑植縣人潮溪鄉衛生院陳振岩。

**配方2** 冬瓜子150克、桃花60克、白楊樹內細皮60克。

**用法** 將上藥焙乾，共研為細末，飯後白開水沖服，每次10克，1日3次，連續服用1月為1療程。

**說明** 冬瓜子、白楊皮都含有鎂和鋅；桃花含有鐵。所以有使面部皮膚白而紅潤的作用。若欲面色潔白，加重冬瓜子的用量，若欲面色紅潤，加重桃花用量。

**來源** 劉正才等，《健康長壽妙方》；推薦人：湖南省桑植縣人潮溪鄉衛生院陳振岩。

## 毒蛇咬傷

【方藥】

**配方1** 方①：鮮三角形矮冷水花30克、斑葉蘭12克、三葉青12克、陰地厥15克、桃仁10克、紅花6克、當歸12克、枳殼6克、茯苓12克、苡仁30克、丹皮10克、生大黃10克。方②：鮮三角形矮冷水花300克。

**用法** 方①每日1劑，水煎服，分2次服。方②搗爛成糊狀敷患處。

**說明** 本方適用於火毒型五步蛇，龜殼花蛇，竹葉青等毒蛇咬傷。對於初咬傷者，亦可單用鮮三角形矮冷水花60克，或乾燥三角形矮冷水花30克，加水500毫升，待煮沸後





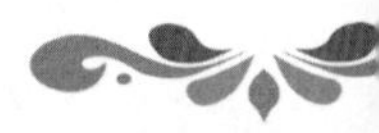

加黃酒50毫升，涼後服用。重症者予以方1，大便不通者加川厚朴10克、玄明粉12克，也可配合血清等治療。在治療51例五步蛇，14例龜殼花蛇，9例竹葉青毒蛇咬傷時，採用上述方法全部治癒。

***來源*** 獻方人：浙江省椒江市中醫院潘以端；推薦人：南京市83126部隊衛生隊潘海宇。

***配方2*** 方①：生菸葉100克。方②：生半夏50克、鐵掃帚50克。方③：威靈仙12克、半邊蓮30克。

***用法*** 方①煎水清洗傷口；方②搗爛敷患處，傷口外露；方③水煎服，每日1劑，煎服2次。

***說明*** 治療期間，禁食魚腥及辛熱之品，外敷藥使用時，謹防敷住傷口。李某，女。55歲。被腹蛇咬傷右外踝上6.6公分處，傷處見2個蛇齒印，出血疼痛，逐漸見右下肢浮腫，急以生菸葉切碎煎水洗患處，自上而下擠壓使毒液從傷口流出，繼以鐵掃帚，生半夏搗爛敷患處，留置傷口，不久見黃色血水流出，以藥棉汲乾，同時煎服威靈仙及半邊蓮，2天痛止腫消，2週而痊癒。

***來源*** 獻方人：江西省蓮花縣中醫院胡子元；推薦人：江西省中醫藥研究所楊寧。

***配方3*** 青木香15克、白芷10克、一枝香15克、半邊蓮40克、肺筋草20克、東風菜20克、車前子10克、野菊花20克、射干10克。

***用法*** 水煎服，每日1劑，水煎服2次。

***說明*** 風毒（金環蛇、銀環蛇）加蟬衣10克，全蠍6克。火毒（竹葉青、烙鐵頭、五步蛇）加白茅根30克，旱蓮草30克，粉丹皮15克。風火兼毒（蝮蛇、眼鏡蛇、眼鏡王

蛇）加蜈蚣 2 條，僵蠶 10 克，夏枯草 20 克。危重症加牛黃 0.3 克、鮮竹瀝 2 支（10 毫升）吞服，或安宮牛黃丸 1 粒內服。本人用本方治療各種毒蛇咬傷 154 例，全部治癒，治癒率達 100%。

***來源*** 獻方人：浙江省臨安縣於潛鎮方元衛生院虞相成。

***配方 4*** 方①：紅土牛膝 20 克、三葉青 15 克、三葉鬼針草 15 克、蜈蚣 2 條、全蠍 5 克、金針細辛 5 克、八角金盤 10 克、僵蠶 10 克、川貝 10 克、白芷 10 克、當歸 12 克。方②：木芙蓉 葡伏堇、三葉鬼針草各 100 克。

***用法*** 方①水煎 2 次，每日 1 劑，分 2 次服。方②搗爛成糊狀外敷傷口。

***說明*** 蛇咬傷後 5 小時未解大便者，加枳殼 10 克，川厚朴 10 克，生大黃 12 克，玄明粉 12 克。本方適用於風毒型的銀環蛇、海蛇咬傷。先處理好傷口，在蛇齒處作〇〇形淺切，用雙氧水反覆擠壓沖洗後再敷藥。此方對毒蛇咬傷早期療效顯著，若在傷後 2 小時以上者，一定要配合蛇毒血清等治療。筆者在治療 74 例銀環蛇與 2 例海蛇咬傷時，除 3 例銀環蛇咬傷者在傷後 6～17 小時來院求治時因出現腦症而死亡外，其餘全部治癒。

***來源*** 獻方人：浙江省椒江市中醫院潘以端；推薦人：南京市 83126 部隊衛生隊潘海宇。

***配方 5*** 方①白菊花 10 克、蜈蚣 2 條、全蠍 5 克、七葉一枝花 12 克、三葉青 15 克、川黃連 6 克、茯苓 12 克、苡仁 20 克、車前子 15 克、枳殼 10 克、川厚朴 10 克、生大黃 12 克、玄明粉 12 克。方②半邊蓮、半支蓮、木芙蓉各 100 克。

***用法*** 方①水煎服，每日 1 劑，分 2 次煎服。方②搗爛

成糊狀，外敷傷口。

***說明*** 本方適用於混合毒型的眼鏡蛇，腹蛇咬傷。將傷口齒痕處作廿形切開排毒，沖洗傷口，用方2外敷。服方1 1劑，待大便通後，去白菊花、生大黃、玄明粉、川厚朴，加黃芩10克、黃柏10克、生石膏30克、銀花15克。此方對初、中期咬傷者有效，對中毒嚴重者要配合血清等治療。曾治療317例眼鏡蛇與282例蝮蛇咬傷患者，除5例眼鏡蛇與4例蝮蛇咬傷者在傷後8～40小時來院求治，因出現嚴重呼吸衰竭及急性腎功能衰竭（MSOF）而死亡，其餘均治癒。

***來源*** 獻方人：浙江省椒江市中醫院潘以端；推薦人：南京市83126部隊衛生隊潘海宇。

***配方6*** 雄黃、五靈脂各100克。

***用法*** 上藥研末取適量，加食醋調成糊狀，均勻外搽於毒蛇咬傷的腫脹疼痛處，每日外搽 次數不限，以保持藥糊濕潤為佳。

***說明*** 搽藥時需注意2點：①不可搽抹於蛇傷傷口及引流排毒傷口處，以免影響引流排毒。②多次搽抹後，應清洗先搽部分再重新搽藥糊，以免影響療效。

我院新醫科用上法治療各種類型毒蛇咬傷所致的腫痛120例，總有效率達100%，特別是止痛效果顯著，但對毒蛇咬傷的其他中毒症狀；則需配合其他治療方法。

***來源*** 獻方人：湖北省荊門市第一人民醫院王志華。

***配方7*** 方①：象貝母60克、鴨婆腳30克、徐長卿30克、白甘菊30克、對葉消30克、七葉蓮10克、羞天花8克、雙龍麻消7克。方②：落得咬30克、三葉青30克、八角烏45克、瓜子金60克、川黃連15克、川貝母60克、蜈

蚣 20 條、北全蠍 30 克、麝香 1.5 克。方③：將上面 2 方藥末各等量混合即得。

***用法*** 將方①方②各共研細末，備用。火毒型蛇咬傷，以開水送服方①，每日3～6次，每次6克。風毒型蛇咬傷，以開水送服方②，每日3～6次，每次3克。風火兼毒型蛇咬傷，以開水送服方③，每天3～6次，每次3克。

***說明*** 江西省永豐縣人民醫院中醫科用以上 3 方治療各種毒蛇咬傷患者 1304 例，經治療痊癒的有 1259 例，治療好轉或中斷治療的 38 例，死亡 7 例。1304 例患者中：五步蛇咬傷的 126 例，死亡 3 例；蝮蛇咬傷 513 例；竹葉青蛇咬傷 293 例；眼鏡蛇咬傷 237 例，烙鐵頭蛇咬傷 70 例；銀環蛇咬傷 33 例，死亡 4 例；不明蛇種咬傷 32 例。

***來源*** 獻方人：江西省永豐縣人民醫院萬順如。

***配方 8*** 楊梅樹根二重皮 10 克、石胡荽 15 克、甘松 5 克、豬牙皂 5 克、漏蘆 3 克、麝香 1.5 克。

***用法*** 共研細末，密封備用。以藥末吹入兩鼻孔內取嚏，次數不拘。

***說明*** 凡蛇傷病情危重，嗜睡，神志不清，胸悶氣促，呼吸困難者，吹之有效。

***來源*** 獻方人：江西省永豐縣人民醫院萬順如。

***配方 9*** 鮮蓍草 120 克（乾品 60 克）。

***用法*** 上藥洗淨，搗爛外敷及取汁外搽。

***說明*** 蓍草別名千條蜈蚣、花牡丹、飛天蜈蚣、一支蒿。性味苦，酸平，有毒。外用治毒蛇咬傷，孕婦忌用。病人應立即擴創排毒，傷口周圍皮膚用酒精消毒後，以牙痕為




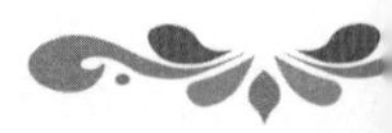

中心縱形切開，一條長約 0.3 公分，拔火罐吸毒，然後用 1‰ 的高錳酸鉀溶液反覆沖洗，從四周向傷口方向擠壓排毒，清洗時間應達到 15 分鐘，取適量鮮蓍草搗爛敷於傷口周圍，每日換藥 2 次，同時以藥汁搽傷口周圍腫脹處，每日 4 次。應用本法治療蝮蛇咬傷 10 6 例，均獲痊癒，平均治癒 天數 5～4 天。

***來源*** 陳武，《新中醫》，3：40，1975；推薦人：安徽省馬鞍山鋼鐵公司醫院黃兆強。

***配方 10*** 小葉三點金草 50 克、半邊蓮 30 克、紅背絲綢 20 克。

***用法*** 水煎服 3 次，每日 1 劑。

***說明*** 風毒蛇（金環蛇、銀環蛇、海蛇）咬傷加香白芷 10 克、蜈蚣 2 條；大毒蛇（竹葉青蛇、烙鐵頭蛇、蝰蛇、五步蛇）咬傷加東風菜 20 克、飛龍掌血 15 克；混合毒（蝮蛇、眼鏡蛇、眼鏡王蛇）咬傷加石柑子 20 克、當歸 10 克。危重症加麝香 1 克或安宮牛黃丸 1 枚內服。廣西梧州市蛇傷研究所用本方治療各種蛇傷 1147 例（金環蛇 83 例，銀環蛇 153 例，海蛇 2 例，竹葉青蛇 274 例，烙鐵頭蛇 158 例，蝰蛇 6 例，五步蛇 15 例，蝮蛇 2 例，眼鏡蛇 327 例，眼鏡王蛇 13 例，其他蛇傷 114 例），治癒 1145 例，治癒率為 99.83％。

***來源*** 獻方人：廣西梧州市蛇傷研究所余培南；推薦人：廣西梧州市廣西蛇傷救治中心羅威。

***配方 11*** 半邊蓮（鮮）90 克、七葉一枝花（鮮）30 克。

***用法*** 加水適量，濃煎至 300 毫升，1 日分 3 次服用。

***說明*** 2 味如用乾品，則半邊蓮用 30 克，七葉一枝花用 15 克，每日 1 劑，煎服 2 次。半邊蓮，桔梗科，山梗葉屬。為多年生草本，莖纖弱，就地蔓延，隨節生根；葉互生，線



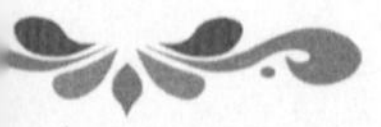

形或狹披針形，先端尖，兩邊近於全緣，或疏生微齒，近於無柄。夏秋之間，自葉腋抽花梗。頂端生單一淡紅色或淡紫色小花，花瓣分裂成5片，偏於半邊，如蓮花狀，故名。半邊蓮為治蛇傷之要藥，民間諺云：「有人識得半邊蓮，半夜可與蛇共眠。」七葉一枝花又名蚤休、金線重樓。屬百合種，多年生草本。一莖獨上，高尺餘，葉為長卵形，成層輪生，綠色。夏日莖端開赤黃色花，1花7瓣，有金絲蕊下垂。秋結紅子，根如蒼朮狀，外紫中白。本品為解毒之要藥，對治療毒蛇咬傷及癰疽等有特效。俗云：「七葉一枝花，深山是我家，蛇癰如遇我，如似手拈拿」。

***來源*** 獻方人：湖南省常德市第一人民醫院劉智壺。

***配方12*** 飛龍掌血、六棱菊、雞骨香、風沙藤、陳皮風各100克。

***用法*** 先按常規在蛇咬傷牙痕處作「十」字形切開，深入皮下，離心方向擠出毒血，並反覆沖洗傷口，然後用本方水煎浸洗傷肢及腫脹處。

***說明*** 本方為治療蛇傷的外洗法，局部紅熱者加芒硝100克。廣西蛇傷救治中心用本方配合治療竹葉青蛇傷326例、烙鐵頭蛇傷214例、眼鏡蛇咬傷541例，全部有效。

***來源*** 獻方人：廣西梧州市廣西蛇傷救治中心施慧靈。

***配方13*** 蜈蚣1條、全蠍1隻、半支蓮30克、七葉一枝花（根）15克、金銀花藤30克、射干9克、夏枯草30克、白菊花15克。

***用法*** 水煎服，每日1劑，水煎服2次。

***說明*** 本方治療眼鏡蛇咬傷，為杭州市俞氏之經驗方。適用於傷口腫脹劇痛，麻木發硬，全身發冷發熱，頭額出汗

甚劇，胸痛，眼花，甚時全身浮腫，咽喉腫痛並感阻塞，聲音嘶啞，呼吸迫促，口吐白沫，四肢乏力或抽搐，心跳，眼花，大小便失禁，或無全身症狀，1～2 天內傷口成片腐爛，肌肉黑如木炭，膿血淋漓者。同時咬傷後應立即用消毒針挑破傷口，再用清水沖洗，傷口顏色發黑，必須洗至傷口不黑為止。洗時要把毒血擠出，並立即用水沖洗掉。並用上方之藥研細末，溫開水調敷。

***來源*** 胡步青等，《毒蛇與毒蛇咬傷的急救》；推薦人：湖南省中醫藥學校劉靜濤。

***配方 14*** 忍冬藤60克、野菊花15克、半邊蓮30克、生大黃9克。

***用法*** 水煎服，每日 1 劑，水煎服 2 次。

***說明*** 本方治療腹蛇咬傷，為杭州市俞氏之經驗良方。適應於傷口局部腫脹，刺痛感。出血不多複視感覺（即視 1 物有 2 個影像）等症。如頭暈眼花，則用蜈蚣 1 條、全蠍 1 隻、半支蓮 30 克、七葉一枝花（根）15 克、忍冬藤 30 克、射干 9 克。水煎服，每日 1 劑，煎服 2 次。外經用三棱針針刺傷口周圍，擠血排毒或用口吮吸毒液後，再用九頭獅子草、半邊蓮、半支蓮各適量，放鹽少許搗爛外敷。如疼痛者可加西黃少許或加 天南星，同搗外敷傷口。

***來源*** 胡步青等，《毒蛇與毒蛇咬傷的急救》；推薦人：湖南省中醫藥學校劉靜濤。

***配方 15*** 生薏苡仁6克、車前子6克、射干6克、生大黃6克、茯苓9克、牛膝9克、連翹6克、貝母9克、川黃連1.8克、木香1.8克、粉甘草3克。

***用法*** 加水 500 毫升，煎至 300 毫升。每日 1 劑，水煎

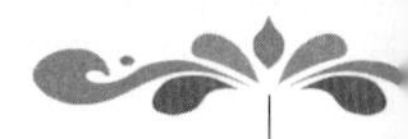

服2次。

***說明*** 本方治療竹葉青蛇咬傷，為浙江開化徐氏之經驗方。適應於腫脹明顯，頭昏，頭痛，噁心嘔吐，發冷發熱，口渴，全身疼痛，心悸，甚或昏迷，神志不清等症。同時要進行傷口的局部沖洗及擴創、排毒。

***來源*** 胡步青等，《毒蛇與毒蛇咬傷的急救》；推薦人：湖南省中醫藥學校劉靜濤。

***配方16*** 淮山藥6克、浙貝母6克、當歸尾6克、木香3克、川黃連1.8克茯苓6克、檳榔15克、金銀花15克、枳殼3克、牛膝6克、丹皮6克、甘草1.8克。

***用法*** 加水500毫升，煎煮沸30分鐘，取煎液內服，每日1劑，煎服2次。

***說明*** 本方治療銀環蛇咬傷，為浙江開化徐氏之驗方。適應於傷口麻痹，周身不適，不能步履，頭暈眼花，咽喉乾痛，吞嚥困難，心煩氣促，呼吸困難，呵欠等，或嚴重者症見手足顫抖，口流白沫，肢體無力，言語低微不清，牙關緊閉，昏睡或昏迷不省人事。咬傷後，應迅速內服上方，同時立即處理傷口。傷口處理，應先行局部擴創，即用消毒的三棱針或手術刀在傷口正中挑破或切開，並用手自傷口周圍擠向創口，持續20～30分鐘，使毒血排出。然後用天芥菜、鵝不食草各60克，搗爛敷於傷口，用清潔布帶包紮固定，每天早晚各換藥1次。

***來源*** 胡步青等，《毒蛇與毒蛇咬傷的急救》；推薦人：湖南省中醫藥學校劉靜濤。

***配方17*** 生大黃9克、梔子15克、花檳榔6克、川黃柏6克、車前子6克、川黃連3克、生甘草3克、連翹6克、丹

皮6克、赤芍6克、大生地6克。

***用法*** 水煎服，每日1劑，煎服2次。

***說明*** 本方治療蘄蛇咬傷，為浙江開化徐氏的經驗良方。適用於全身腫脹，口內吐血，大小便不通，疼痛等症。全身未腫者上藥各用半量；大便通後去大黃，加枳殼9克。

***來源*** 胡步青等，《毒蛇與毒蛇咬傷的急救》；推薦人：湖南省中醫藥學校劉靜濤。

***配方18*** 雄黃9克、吳茱萸12克、貝母12克、威靈仙12克、五靈脂12克、白芷9克、細辛2.4克。

***用法*** 上藥共研成細末，每次服9克，1日3服，用1/2的水與1/2的酒送下亦可，灑每次以30～60克為度，至病情改善為止。另用15克藥末調酒搽患處周圍，但不可使藥液滴進傷口，以免受到刺激。

***說明*** 本方治療各種毒蛇咬傷，如果患者體溫升高至攝氏38度以上者，宜加川黃連6克、羌活4.5克、柴胡9克、荊芥3克，煎湯與上方藥散同服，酒量宜酌減。

***來源*** 胡步青等，《毒蛇與毒蛇咬傷的急救》；推薦人：湖南省常德市第一人民醫院曾昭華。

***配方19*** 白頸蚯蚓7條（成體）、白糖90克。

***用法*** 將蚯蚓由土中取出後，將蚯蚓體用臼軋，再將其放於白糖中，用白開水300～400毫升，煮沸20分鐘，全部服下，然後出汗。

***說明*** 本方治療各種毒蛇咬傷。如咬傷後在24小時以內者，1次可癒；在24小時以後者，服藥2～3次即痊癒。如一時難於找到蚯蚓，可用於蚯蚓，可用乾蚯蚓洪乾（成白黃色）研成粉末，貯瓶備用。用時以白糖水每次送服5克，每

6 小時服 1 次，共服 8 次，一般均可痊癒。

**來源**　胡步青等，《毒蛇與毒蛇咬傷的急救》；推薦人：湖南省常德市第一人民醫院曾昭華。

**配方 20**　蛇不過、半支蓮、鳳仙花、七葉一枝花各 150（曬乾），雄黃 60 克，蜈蚣 30 克，白芷 90 克。

**用法**　上藥共研極細粉末，作為散劑，貯瓶備用。每次內服 5 克，開水送服，每日服 2～3 次。外用清茶水調敷傷口及其周圍。每日換藥 1 次。

**說明**　本方治療各種毒蛇咬傷，既可內服又可外敷，有解毒、排毒之功效。外敷時，須先擴創（用三棱針刺傷口周圍，加拔火罐）使毒液排出後，再用清水洗淨，再調敷本方散劑。方中半支蓮又名佛甲草，為景天科多年生小草；蛇不過又名找板歸、梨頭刺，為蓼科多年生草本；鳳仙花又名指甲花，為鳳仙科一年生草本。

**來源**　獻方人：湖南省常德市第一人民醫院劉智壺。

**配方 21**　半邊蓮（鮮草）不拘多少、雄黃 30 克、臭蟲（乾粉）3 克。

**用法**　3 味合於一處共搗爛如泥狀，外敷傷口周圍（留出傷口），每日換 1 次。

**說明**　本方治療各種毒蛇咬傷，療效卓著。臭蟲乾粉，需平時捕捉（現已很少有此物）焙乾研粉末備用。如無此味，不用亦可。此為外敷解毒、排毒之方，仍須內服解毒蛇藥（丸散或煎劑均可），時應外合，雙管齊下，方可收到可靠的效果。

**來源**　獻方人：湖南省常德市第一人民醫院劉智壺。

**配方 22**　兩面針根、犁頭半夏全草各 15 克，無患子根 60 克。

**用法**　水煎服 2 次，每次沖米醋 60 克內服，每日 1 劑。

**說明**　廣西鹿寨縣人民醫院用本方治療金環蛇傷 5 例，均獲痊癒。本方療效甚捷，一般服藥 2～5 劑即癒。

**來源**　《廣西本草選編》；推薦人：廣西梧州市廣西蛇傷救治中心鐘潔。

**配方 23**　七葉一枝花、金果欖、八角蓮各 50 克。

**用法**　上藥用普通白酒浸泡，浸泡 1 週後攪拌 1 次，2 週後即可使用。外塗患處，每日 3～4 次；亦可小劑量內服（每次 5 毫升，1 日 2 次）。

**說明**　本方治療毒蛇咬傷，外塗內服，能清熱解毒，散結消腫，活血止痛。此方系廣州一老中醫傳授給筆者，臨床用之屢見奇效。

**來源**　獻方人：湖南中醫學院附二院劉松青。

**配方 24**　寮刁竹 300 克、香茶菜 1000 克。

**用法**　上藥全草陰乾研粉壓片，每片含生藥 0.5 克。首次服 10～15 片，以後每天服 3～4 次，每次 4～8 片，連服 2～4 天。亦可將上藥切碎，用米酒 5000 克浸 21 天後備用，首次服 150～200 毫升，以後每天 3～4 次，每次 50～150 毫升，連服 3～4 天。片劑、酒劑可單用，也可交替使用。

**說明**　廣西醫學院附屬醫院用本方治療眼鏡蛇、竹葉青、蝰蛇、銀環蛇、烙鐵頭蛇、金環蛇等毒蛇咬傷 114 例，均有效。其中 1 例竹葉青蛇咬傷治癒後患肢殘廢。梁××，男，20 歲。被圜斑蝰蛇咬傷右手，當時感到頭暈，右手麻木，全身不適，右上肢紅腫疼痛，並不斷向上發展，出現咽

痛，吞嚥困難，曾服用草藥治療無好轉而入院。即給本方藥酒 120 毫升內服，並行傷口擴創 3 分鐘自覺心跳緩和，胸悶減輕。繼服本方藥片 4 天，症狀基本消失，7 天痊癒出院。

***來源*** 《廣西本草選編》；推薦人：廣西梧州市中醫醫院黃桂容。

***配方 25*** 蛇利草、假花生。

***用法*** 上藥等量，曬乾研粉，加少量澱粉壓片，每片含生藥 0.3 克。內服：每次 15～20 片，每天 3 次，溫開水送服。外敷囟門：將患者囟門部位剃去直徑約 2 公分大小的一塊頭髮，局部消毒後，用針於皮膚劃一「十」字，使微出血，然後取藥 15～20 片壓碎，用溫開水調成糊狀敷上，外加紗布包所固定，並保持溫潤，每天換藥 1～2 次。

***說明*** 如有發熱、噁心、嘔吐，用獨活 10 克煎服。局部傷口腫痛或潰爛者，可用假葡萄藤、羊耳菊、鋪地稔等鮮藥各 250 克，水煎洗患處。廣西醫藥研究所用本方治療毒蛇咬傷 56 例（其中眼鏡蛇咬傷 12 例，竹葉青蛇咬傷 34 例，烙鐵頭蛇咬傷 3 例，海蛇咬傷 1 全，蝰蛇咬傷 1 例，其他毒蛇咬傷 5 例。）均治癒。陶××，男，31 歲。在捉眼鏡蛇時被咬傷右手食指第 2 節外側處，20 分鐘後出現局部紅腫熱痛。傷後 5 小時出現發冷發熱，出冷汗，胸悶，口渴，嘔吐，四肢無力，吞嚥困難等症狀，即給服本方藥 15 片，每天 2 次，連服 6 天；局部用上述草藥外洗 6 天，即獲痊癒。

***來源*** 《廣西本草選編》；推薦人：廣西蛇傷救治中心關愛華。

***配方 26*** 山扁豆全草、瓜子金全草、紫背金牛全草、卵葉娃兒藤根、無患子樹皮、白烏桕根皮、六棱菊全草各 30 克。

***用法*** 將各藥洗淨曬乾切碎，用米酒 500 克浸 1 個月，去渣備用。每次服 30～50 毫升，重症加倍。金、銀環蛇咬傷每 30 分鐘服 1 次，症狀好轉後每隔 2～3 小時服 1 次。眼鏡蛇、竹葉青蛇咬傷，每隔 2～3 小時服 1 次（重症每 30 分鐘服 1 次），並用藥酒自上而下搽傷口周圍，每天搽 4～5 次。不能飲酒者可用開水沖藥酒服，或將藥酒放水浴鍋上，稍加蒸發後服。

***說明*** 廣西貴縣人民醫院用本方治療毒害蛇咬傷 80 例，其中銀環蛇咬傷 25 例，金環蛇咬傷 22 例，眼鏡蛇咬傷 31 例，竹葉青蛇咬傷 2 例，均治癒。陳××，男，29 歲。被銀環蛇咬傷右足內踝，當時將蛇打死。步行回家時畏寒，繼則出現傷口麻木，胸悶，噁心、流涎，昏迷。用本方藥灌服 3 次後，神志清醒，共服 5 次治癒。

***來源*** 《廣西本草選編》，推薦人：廣西蛇傷救治中心張昭。

***配方 27*** 鮮六月青全草 200 克。

***用法*** 將藥搗爛取汁 30～50 毫升，加溫熱好白酒 50～100 毫升沖服，1 次服完，輕者隔 3～4 小時服 1 次，重者第隔 2 小時服 1 次。另用鮮葉搗爛與加溫的好白酒適量拌勻，敷頭頂前囟門處（先將該處頭髮剃光），每天換藥 1～2 次。

***說明*** 患部潰爛可用羊耳菊、金銀花葉、鋪地蜈蚣，水煎外洗，每天 3～4 次。廣西鹿寨縣中渡鄉潘圩村蛇傷醫療所用本方治療眼鏡蛇、竹葉青蛇、蝰蛇、金環蛇、銀環蛇咬傷 42 例，輕者 1 天癒，重者 2～4 天痊癒。劉××，男，57 歲，被蝰蛇咬傷右足背，行走 2.5 公里即昏倒在地，曾服草藥無效，2 小時後送入鄉衛生院。當時神志不不清，口、鼻滲血，心跳微弱，局部腫脹，全身疼痛，呻吟不止。經治療無



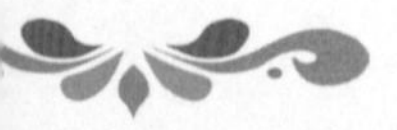

效，病情繼續惡化。次日出現高熱、畏寒、煩躁不安，血壓下降，生命垂危。改用本方治療，20 分鐘後症狀開始緩解，治療 1 天痊癒。

***來源*** 《廣西本草選編》；推薦人：廣西梧州市中醫院梁玉芳。

***配方 28*** 竹葉蜈蚣50克、小田基黃50克、細辛15克、狗腳跡50克、一枝黃花150克、小遠志150克、半邊蓮50克。

***用法*** 水煎服 2 次，每日 1 劑，或浸酒內服、外搽。

***說明*** 嚴重者針刺合谷、三陰交、湧泉、人中穴，並加服麝香 1.5 克。如腫脹，加旱蓮草、卜芥外敷，潰爛者用四季青葉、石榕柴嫩芽搗爛外敷。用本方治療竹葉青蛇傷 18 例、眼鏡蛇傷 15 例、烙鐵頭蛇傷 9 例，均痊癒。

***來源*** 獻方人：廣西平樂縣張家中醫院療振清。

***配方 29*** 三葉半夏 20 粒。

***用法*** 第 1 次吞服 3 粒（勿咬爛），以後視病情每 1. 4 小時吞服 1 粒，溫開水送服，用米酒送服用米酒送服療效更佳。

***說明*** 局部腫脹者用鮮半邊蓮、鮮田基黃、鮮旱蓮草各適量搗爛外敷。用本方治療烙鐵頭蛇咬傷 12 例、眼鏡蛇咬傷 22 例、竹葉青蛇咬傷 19 例、眼鏡王蛇咬傷 1 例（加服麝香 3 克，每日 3 次），其他毒蛇咬傷 7 例。全部治癒，但有 2 例眼鏡蛇咬傷留下功能障礙的後遺症。

***來源*** 獻方人：廣西平樂縣老鴉蛇傷雜病醫院療定飛。

***配方 30*** 瓜子金、紫背金牛、半邊蓮、山扁豆、虎耳草各 30 克。

***用法*** 上藥切碎，用 50 度米酒浸過藥面。15 天後可



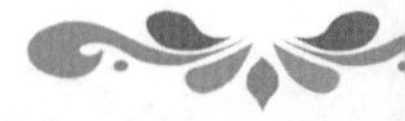

用。每次服 20～30 毫升，2～3 小時服 1 次。並用藥酒從上至下搽患處。

***說明*** 廣西百色地區外貿局用本方治療各種蛇傷 100 多例，均癒，百色地區人民醫院用本方治療烙鐵頭蛇、蝰蛇等毒蛇咬傷 13 例，全部治癒。伍××，女，40 歲。被眼鏡王蛇咬傷左拇指，不久眼花、複視、神志模糊、走路不穩。傷後 90 分鐘服本方 20 毫升，30 分鐘再服，並外搽。此後每隔 2～3 小時內服、外搽 1 次，共用藥酒 500 毫升，5 天痊癒，無後遺症。

***來源*** 《廣西本草選編》；推薦人：廣西南寧市第一人民醫院余永豔。

***配方 31*** 鮮小田基黃 100 克、鮮小半邊蓮 50 克。

***用法*** 本方搗爛取汁，沖米酒服，每日 2 次；渣敷患處。

***說明*** 局部紅熱者加芒硝 50 克搗敷。用本方治療銀環蛇咬傷 12 例、金環蛇咬傷 3 例、竹葉青蛇咬傷 11 例、烙鐵頭蛇咬傷 6 例、眼鏡蛇咬傷 10 例，均治癒。

***來源*** 獻方人：廣西平樂縣榕津衛生所療玉娟。

***配方 32*** 鮮犁頭尖（山茨菇）葉或根 15 克。

***用法*** 搗爛沖溫開水，去渣 1 次內服，每天 1 劑。另取犁頭尖、刺楡（均用鮮葉）各 30 克，共搗爛敷患處。

***說明*** 廣西陽朔縣人民醫院用本方治療眼鏡蛇、青竹蛇、金環蛇、百步蛇等毒蛇咬傷 24 例，治癒 23 例，死亡 1 例。療程最長 20 天，最短 3 天，一般 7 天治癒。如治張××，男，44 歲。被眼鏡蛇咬傷右足中趾。傷後不久即腫至小腿。局部皮膚呈紫黑色，惡寒發熱，體溫 39℃，呼吸困難。用本方內服外搽，3 小時後病情好轉，3 天痊癒。

**來源**　《廣西本草選編》；推薦人：廣西南寧市第一人民醫院盧惠萍。

**配方33**　吳茱萸、威靈仙、五靈脂、大黃、川芎、白芷、細辛、甘草、浙貝母、川黃連、連翹、雄黃各10克，蜈蚣3條（去頭足）。

**用法**　水煎後沖酒或醋50～100毫升內服，藥渣復煎洗患處。每日1劑，煎服2次。

**說明**　本方民間普遍使用，對各種毒蛇咬傷均有一定療效。金、銀環蛇咬傷宜用醋沖服，其他蛇傷用酒沖服較好。

**來源**　《廣西本草選編》；推薦人：廣西梧州市中醫醫院彭豔。

**配方34**　鮮餓螞蟥葉或便利草50克。

**用法**　搗爛（或曬乾研粉末15克）白酒10毫升內服，每天1劑，藥渣敷傷口周圍。

**說明**　如傷口潰爛，用假花生、鋪地稔，水煎外洗。廣西東興各族自治縣防城醫院用本方治療竹葉青蛇咬傷12例，眼鏡蛇咬傷1例，均用藥1次治癒。梁××，女，18歲。被眼鏡蛇咬傷左足背，傷後3小時入院。患肢腫脹至踝關節，局部青紫。經用本方，第2天痊癒。

**來源**　《廣西本草選編》；推薦人：廣西蛇傷救治呂心張秋嬋。

**配方35**　大力王、鋪地稔、假葡萄、半邊蓮、七葉一枝花、大黃、八角楓各30克。

**用法**　上藥鮮、乾均可。水煎外洗患肢及傷口，每天2～3次。

**說明**　廣西中醫學院二附院應用本方治療各種蛇傷潰爛傷口 300 餘例，治癒率為 90%。

**來源**　獻方人：廣西中醫學院二附院荀建寧。

**配方 36**　辣椒葉、地桃花葉、坡油麻葉或山芝麻葉、水瓜葉或絲瓜葉、烏臼葉、青凡木葉、路邊菊葉各 100 克，生菸葉 1 張。

**用法**　將上藥切碎搗爛後，以第 2 次洗糯米水適量攪勻，取汁內服，每次服 50～100 毫升，每天服 1～3 次。必要時可 30 分鐘後可重複使用，直至症狀好轉。藥渣外敷傷口周圍，每天 4～5 次（藥渣乾後即換）。

**說明**　有毒牙要取出，如傷口已閉合，要用針刺破，或稍擴大傷口。如傷口紅腫疼痛，可用烏臼葉 200 克、銀花 100 克、吳茱萸 50 克，水煎外洗。廣西崇左縣人民醫院、羅白鄉衛生院等單位用本方共治毒蛇咬傷 62 例，其中百步蛇咬傷 9 例，金環蛇咬傷 2 例，眼鏡蛇咬傷 12 例，竹葉青蛇咬傷 4 例，其他 35 例均治癒。劉××，男，30 歲。被金環蛇咬傷左足背，當即將蛇打死 20 分鐘後自覺左腳麻脹，心悸，腹痛。3 小時後嘔吐，神志昏迷，當即送羅白衛生院治療，用本方內服衣外敷，20 分鐘後病人即清醒坐起，再內服 1 次，外敷 2 次，病人即可步行回家。繼續用藥 3 天而痊癒。

**來源**　《廣西本草選編》；推薦人：廣西梧州市中醫院謝丹妮。

**配方 37**　鮮狗肢跡嫩葉 50～200 克、鮮巴竹嫩葉 50 克。

**用法**　將本方藥共搗爛，沖開水分 3 次服，每天 1 劑，連服 6 天。病情嚴重者可加大劑量至 100 克，每天均用藥渣敷傷口周圍。

***說明*** 廣西上思縣人民醫院用本方治療金環蛇咬傷 3 例，眼鏡蛇咬傷 1 例，百步蛇咬傷 3 例，竹葉青蛇咬傷 2 例，其他毒蛇咬傷 3 例，均治癒。一般 1～3 天可痊癒。

***來源*** 《廣西本草選編》；推薦人：廣西蛇傷救治中心謝維。

***配方 38*** 獨肢烏臼根 200 克。

***用法*** 本藥切碎，用米酒 500 毫升，浸泡藥面 7 天後可用。每次服 10～20 毫升，每天 3 次。並用藥酒自上往下搽，每天搽 3～4 次。

***說明*** 廣西河池縣人民醫院用本方治療眼鏡蛇、青竹蛇咬傷 10 例，均癒。譚××，男，39 歲。被眼鏡蛇咬傷右手合谷穴處，傷後 12 小時入院。局部疼痛，腫至肘關節。當即用本方治療，4 天後腫痛消失，痊癒出院。

***來源*** 《廣西本草選編》；推薦人：廣西梧州市蛇傷研究所。

***配方 39*** 卜芥 500 克。

***用法*** 每 30 分鐘服 1 次，每次 1.2～2.4 克，連服 4 小時後改 1 小時服 1 次，每次用量不變，以後視病情逐漸延長服藥時間，2～4 小時 1 次，直至症狀完全消失，小兒 劑量酌減。

***說明*** 本方係民間秘方，廣西桂林市中醫院用本方治療各種毒蛇咬傷 164 例（五步蛇 25 例、竹葉青蛇 2 例、龜殼花蛇 8 例、小眼鏡蛇 34 例、銀環蛇 1 例、其他蛇 94 例），治癒率為 98.78%。對全身中毒症狀嚴重又有併發症的重型患者或嚴重型患者，必須採取綜合療法進行搶救治療。局部處理，用新鮮筋骨草、木芙蓉葉、小葉三點金草各 30 克搗爛或用粉劑冷開水調成糊狀敷傷口周圍及腫脹處，傷口不敷，每

天3～4次。卜芥炮製方法為，先刮淨卜芥根的皮毛，切成均勻的絲條，每500克加入砂鹽120～150克拉炒至熟色（灰青色），再炒至水氣乾為度（折斷絲條，中間無白心時即可）。然後烘或曬乾變脆，將鹽顆粒選去不用，加工成粉末，壓製成糖衣片或裝膠囊密封備用。（每片0.3克）。

***來源*** 獻方人：江蘇常州中醫院陸尚彬。

***配方40*** 半邊蓮、找板歸、截葉鐵掃帚、塊芙木、六耳棱各100克（均用葉，用生藥），米醋200毫升。

***用法*** 將各藥共搗爛，加米醋拌勻，榨取藥汁，分3、4次內服，藥渣外敷傷口周圍，每日1劑，重症者24小時內可用2劑。

***說明*** 筆者曾先後於廣西那城縣人民醫院、廣西百色地區民族醫藥研究所和廣西百色地區醫藥衛生專家門診部用本方治療各種蛇傷132例，其中竹葉青蛇42例、眼鏡蛇21例，金環蛇6例，蝰蛇6例，蛇科不詳者57例，全部治癒。

***來源*** 獻方人：廣西百色地區衛生局李振光。

***配方41*** 琴葉榕、大青根葉冬青枝葉各100克，九里光50克。

***用法*** 將本方煎水浸洗患肢，每次30分鐘，每天1～2次。

***說明*** 本院自1968年開始治療各種毒蛇咬傷至今有500餘例，全部有效。傷口感染潰爛者宜淋洗。局部皮膚瘙癢加小槐花60克、同煎外洗。

***來源*** 獻方人：江西省澤鄉礦務局職工總醫院陳庚生。

***配方42*** 野苧麻莖、紫薇葉、黃柏、黃芩、大黃、生地榆、白芷各50克。

**用法**　上藥曬乾共研細末，乾燥貯藏備用，視傷勢大小，取藥粉適量，加雄黃 3 克，用冷開水調成泥狀，外敷傷處，每日 1～2 次。或調成糍糊狀外塗患肢。

**說明**　本院用此方治療蝮蛇、五步蛇、眼鏡蛇、竹葉表、烙鐵頭、銀環蛇咬傷共 500 餘例，治癒率為 98.34%。

**來源**　獻方人：江西省澤鄉礦務局職工總醫院陳庚生。

**配方 43**　密陀僧。

**用法**　將上藥研細末，過 100 目篩，清洗傷口後，將藥粉撒於潰爛創面。

**說明**　筆者用此方治療蛇傷潰瘍 100 餘例，無名腫毒傷口潰爛 150 餘例，均收到痊癒的效果。本方藥有祛腐、防腐、除穢臭之功，是治療蛇傷潰瘍之要藥。

**來源**　獻方人：江西省澤鄉礦務局職工總醫院孫庚生。

**配方 44**　杠板歸 30 克、石菖蒲根 5 克、算盤子根 20 克。

**用法**　風毒蛇（金環蛇、銀環蛇）加重石菖蒲至 10 克；火毒蛇（烙鐵頭蛇、五步蛇、竹葉青蛇）加重算盤子根至 40 克；混合毒（蝮蛇）按原方量服。每日 1 劑，煎服 2 次。

**說明**　筆者用本方治療各種蛇傷 919 例（金環蛇 25 例、銀環蛇 25 例、蝮蛇 293 例、竹葉青蛇 86 例、五步蛇 28 例、烙鐵頭蛇 231 例）無 1 例惡化及死亡。

**來源**　獻方人：湖北省鄂州市燕磯鎮青山村衛生室汪甫秋。

**配方 45**　野菸葉 40 克、杠板歸 20 克。

**用法**　先將蛇傷牙痕處作一字形切開，深達皮下，用 39℃左右的溫開水沖洗，放血 5～10 毫升，然後用本方加白

酒搗爛敷在傷口上，藥上加蓋塑膠薄膜防止藥汁乾燥影響擴創引流，每日換藥 1 劑。

***說明*** 筆者用此方搶救各種蛇傷 919 例（金環蛇 256 例、銀環蛇 25 例、蝮蛇 293 例、竹葉青蛇 86 例、五步蛇 28 例、烙鐵頭 231 例），無 1 例惡化，全部治癒。

***來源*** 獻方人：湖北省鄂州市燕磯鎮青山村衛生室汪甫秋。

***配方 46*** 杠板歸 100 克、石菖蒲 100 克、算盤子根 100 克、蕎麥皮 100 克。

***用法*** 用本方煎水薰洗擴創後的傷口，每天 2～3 次。

***說明*** 筆者用上方配合治療各種蛇傷 919 例（金環蛇 256 例、銀環蛇 25 例、蝮蛇 293 例、竹葉青蛇 86 例、五步蛇 28 例、烙鐵頭蛇 231 例）全部治癒。另治療蛇傷後潰瘍久治不癒 21 例。胡××，男，24 歲。因 1 個月前被毒蛇咬傷，經多次治療，全身症狀好轉，唯患肢從膝關節以下皮膚全部呈現紫黑色，咬傷的傷口有一較大的潰瘍面不能癒合。經用本方法薰洗，潰瘍面用常規無菌包紮，熏洗時將包紮敷料取下，薰洗後再包上。10 天後患肢皮膚轉成紅色，治療 15 天傷口癒合，而痊癒。

***來源*** 獻方人：湖北省鄂州市燕磐鎮青山村衛生室汪甫秋。

***配方 47*** 生地 20 克、生黃芪 20 克、當歸 10 克、赤芍 10 克、丹皮 10 克、黃芩 10 克、梔子 10 克、大黃 10 克、紫花地丁 10 克、白芷 15 克、車前子 10 克、七葉一枝花 10 克、半邊蓮 30 克、半枝蓮 30 克、甘草 10 克。

***用法*** 水煎服 2 次，每天 1 劑。

***說明*** 湖南省沅陵縣人民醫院用本主治療火毒蛇咬傷

545 例（五步蛇 252 例、烙鐵頭蛇 293 例）治癒 541 例，治癒率為 99.26%。

***來源*** 獻方人：湖南省沅陵縣人民醫院陳龍海。

***配方 48*** 柳葉蓼50克、竹葉菜10克、木芙蓉花葉20克、鳳仙葉20克。

***用法*** 先按常規對傷肢進行處理之後，再用以上草藥共搗爛，外敷傷肢腫脹部位，不封切口。每日換藥 1～2 次。

***說明*** 本方為收集民間單方加減化裁而成。湖南省沅陵縣人民醫院用本方外敷治療火毒蛇咬傷 500 例，全部有效。此方有清熱解毒、消腫止痛、促進毒液排出的功效。敷上鮮藥後傷肢感覺清涼舒適。

***來源*** 獻方人：湖南省沅陵縣人民醫院陳龍海。

***配方 49*** 半邊蓮50克，白芷20克，木芙蓉葉、花各20克。

***用法*** 水煎服 2 次，每天 1 劑，早晚各 1 次。也可研細末裝膠囊，每粒約 2 克。每次 6～8 粒，每天 4 次。

***說明*** 安徽省祁門縣蛇傷研究所用本方治療各種毒蛇咬傷 272 例（蝮蛇 159 例、竹葉青蛇 54 例、五步蛇 42 例、眼鏡蛇 12 例、銀環蛇 3 例、烙鐵頭蛇 2 例），全部有效。

***來源*** 獻方人：安徽省祁門縣蛇傷研究所汪國和。

***配方 50*** 苦參15克、白及12克、黃連10克、大黃1克、甘草5克。

***用法*** 用白酒 100 毫升，白糖 50 克，冷開水 400 毫升，浸泡上藥 72 小時後過濾，浸紗布外敷。每天 1 次。

***說明*** 用本方治療毒蛇咬傷而致傷口及傷肢潰瘍者 34 例（五步蛇 15 例、竹葉青蛇 10 例、蝮蛇 5 例、眼鏡蛇 4 例）



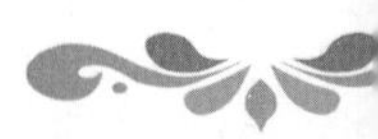

均獲癒。

**來源** 獻方人：安徽省祁門縣蛇傷研究所汪國和。

**配方 51** 升麻10克、過山龍10克、大葉見腫消30克、雞眼草6克、紫花地丁根10克、白茅根20克、雄黃10克、南星6克、冰片3克。

**用法** 將上藥共為細末，加豬油或凡士林調成軟膏備用。外敷患處，每日3～4次。

**說明** 經用本方外敷治療12例蝮蛇咬傷，均痊癒，無後遺症。

**來源** 獻方人：河南省遂平縣嵖岈山鄉紅石岩衛生所孫大印。

**配方 52** 七葉一枝花15克、野菊花30克、半支蓮30克、半邊蓮30克、鵝不食草10克、犁頭草10克、小時三點金草50克。

**用法** 每日1劑，水煎服2次。

**說明** 用本方治療蝮蛇咬傷100例，均痊癒。一般服藥2～3天即癒。

**來源** 獻方人：河南省遂平縣嵖岈山鄉紅石岩衛生所孫大印。

**配方 53** 知母10克、貝母10克、乳香10克、沒藥10克、血竭6克、兒茶3克、冰片3克。

**用法** 上藥共研為細末，瓶裝密封備用。

**說明** 本方專治蛇傷性潰瘍，局部清理乾淨後，撒上藥粉，每日1次，一般3～5次即可痊癒。

**來源** 獻方人：河南省遂平縣嵖岈縣鄉紅石岩衛生所孫

大印。

***配方 54***　雄黃10克、五靈脂10克、豬油少許。

***用法***　上藥共為細末，布包，溫開水浸泡，輕輕擦潰爛之創面。

***說明***　冬天蛇傷性潰瘍較難治癒，經用本方，每天擦2次，每次10分鐘，一般3～7次可癒合。

***來源***　獻方人：河南省遂平縣嵖岈山鄉紅石岩衛生所孫大印。

***配方 55***　薏苡仁6克、車前子6克、射干6克、生大黃6克、茯苓9克、牛膝9克、連翹6克、貝母9克、黃連2克、甘草3克、木香25克。

***用法***　水煎服2次，每日1劑。

***說明***　竹葉青蛇咬傷使用本方治療，療效甚佳。

***來源***　《新編中醫學》推薦人：山東省煙臺市芝罘區直屬機關衛生所于美華。

***配方 56***　生大黃24克（後下）、玄明粉12克（沖）、羊乳（四葉參）15克、粉草薢24克、黃柏6克、粉防已15克、甘草9克。

***用法***　水煎服2次，每日1劑。

***說明***　本方治療各種毒蛇咬傷。大便通後去大黃、玄明粉，加麥冬9克、五味子9克、白糖30克；若大便大通，用甘油、液體石蠟或肥皂水灌腸。

***來源***　《新編中醫學概要》；推薦人：山東省煙臺市芝罘區直屬機關衛生所于美華。

**配方 57**　娃兒藤30克、虎杖21克、百葉藤15克、廣東萬年青9克。

**用法**　水煎服2次，每日1劑。

**說明**　本方主治金環蛇、銀環蛇、海蛇、眼鏡蛇咬傷，療效滿意。

**來源**　《新編中醫學概要》；推薦人：山東省煙臺市芝罘區直屬機關衛生所于美華。

**配方 58**　鮮松木樹嫩尖、鮮油桐樹尖各50克、冰片10克、硼紗10克。

**用法**　上藥前3味曬乾研末過篩，用麻油煎沸，加入冰片、硼砂調勻裝瓶備用。將傷口常規消毒後，用本方塗搽傷口潰瘍創面，每日3～6次。

**說明**　潰瘍發臭加山蒼子樹皮粉；長蛆加雷公樹葉粉；蛆蚊加雄黃；創口見骨加巴岩香；斷筋加地龍。湖南永順蛇傷救治中心用本方治療各種毒蛇咬傷及潰瘍患者1000餘例，有效率100%。

**來源**　獻方人：永順民間老蛇醫向旭升；推薦人：湖南永順河西蛇傷診所向澤初。

**配方 59**　三葉青20克、鐵凌角30克、蚤休15克、土大黃30克、半邊蓮30克、滴水珠4粒。

**用法**　滴水珠分2次口服，餘藥水煎服2次，每日1劑。

**說明**　另用倒千斤拔草、光風梅、虎耳草、半邊蓮鮮全草各30克搗爛敷，每日1換。用本方治療各種蛇傷67例，全部治癒。

**來源**　獻方人：浙江省富陽縣大沅鎮蔣家醫療站蔣本燦。

**配方 60**　生大黃9克、山梔子15克、檳榔6克、黃柏6克、車前子6克、黃連3克、生甘草3克、丹皮6克、赤芍6克、生地黃6克、連翹6克。

**用法**　水煎服2次，每日1劑。

**說明**　若全身無腫者用½劑量：大便通後，去大黃加枳殼6克。本方治療五步蛇咬傷效佳。

**來源**　《新編中醫學概要》；推薦人：山東省煙臺市芝罘區家林局姜文德。

**配方 61**　裂葉秋海棠鮮根50克、天葵20克、半邊蓮50克、敗醬全草（鮮）50克、竹葉椒根50克。

**用法**　水煎服2次，每日1劑。

**說明**　本方適用於火毒蛇咬傷。沅陵縣人民醫院中醫科從1990年以來採用本方治療五步蛇咬傷112例，烙鐵頭蛇咬傷45例，眼鏡蛇咬傷27例，蝮蛇咬傷10例，白頭蝰蛇咬傷9例。痊癒180例，治癒率為83.2%。

**來源**　獻方人：湖南省沅陵縣人民醫院張榮英。

**配方 62**　大黃500克、梔子250克、生石膏250克、冰片100克、甘草50克。

**用法**　大黃用水煮，搗爛成糊狀，餘4種藥研細末加入攪拌和勻，敷腫脹部位，每日換藥1次。

**說明**　切口及八邪、八風穴針孔保持引流通暢。沅陵縣人民醫院中基科用本方治療五步蛇傷85例，烙鐵頭蛇傷50例，眼鏡蛇傷30例，全部有效。

**來源**　獻方人：湖南省沅陵縣人民醫院申勇建。

**配方 63**　八角楓葉30克、硫磺粉0.3克。





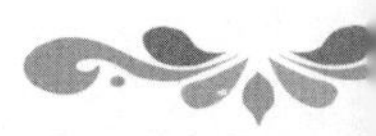

*用法*　將八角楓葉與硫磺粉末搗爛和勻，加入200毫升沸開水擠出藥汁內服，每天2次，餘下藥渣外敷傷口吸腫脹部位，每天1次。

*說明*　廣西南寧市第一人民醫院用此方治療各種毒蛇咬傷128例，其中眼鏡蛇傷79例，銀環蛇傷12例，竹葉青蛇傷26例，蝰蛇咬傷8例，金環蛇傷3例，全部治癒無死亡。危重及呼吸停止病人，應採取中西醫結合治療。

*來源*　獻方人：廣西南寧市第一人民醫院李協堃。

*配方64*　大葉金不換、小葉金不換、趕狗木半邊蓮、七葉一枝花、一支箭各60克。

*用法*　上藥浸三花酒1500～2000克，1個月以後備用。內服藥酒每次10～15毫升，每4～6小時1次，連服2天。

*說明*　本方用於治療各種毒蛇咬傷，療效甚佳。

*來源*　獻方人：廣西南寧市第一人民醫院李協堃。

*配方65*　雄黃30克、生五靈脂30克。

*用法*　上藥共為細末，分成10色，每包6克。每2小時口服1包，每天4～8次，用開水送服。

*說明*　另取雄黃60克研成細末，用香油30克調勻塗於患處。每天更換2～3次。用本方治療13例毒蛇咬傷，一般用藥4～8小時後，患者由煩躁轉為安靜，或由昏迷轉為清醒，疼痛減輕；24小時後，局部腫脹減輕；2～4天即治癒。不能口服者可以從胃管注入。

*來源*　《山東醫刊》，4：23，1963；推薦人：山東省煙臺市區直屬機關衛生所。

*配方66*　半邊蓮15克、車前草15克、野菊花15克、

槐花 15 克、白芷 15 克、玄參 15 克、一枝黃花 15 克、徐長卿 15 克、白葉藤 15 克、入地金牛 15 克。

**用法** 水煎服 2 次，每日 1 劑。

**說明** 若出血明顯，加紫珠草、大薊；若抽搐時。加地龍、蟬蛻、僵蠶。一般輕症可用綠豆、生甘划煎水飲。本方治療各種毒蛇咬傷。

**來源** 《新編中醫學》；山東省煙臺市芝暑區直屬機關衛生所林秀峰。

**配方 67** 半邊蓮、生地、蚤休、白茅根、白背三七銀花、赤芍、山梔子、水牛角、白葉藤各 15 克。

**用法** 水煎服 2 次，每日 1 劑。

**說明** 若血尿，加大薊、琥珀、旱蓮草；若尿少、尿閉，加車前草、澤瀉。本方治療以血循毒為主的尖吻蛇、蝰蛇、烙鐵頭蛇、竹葉青蛇咬傷。

**來源** 《新編中醫學》；山東省煙臺市芝暑區直屬機關衛生所林秀峰。

**配方 68** 徐長卿 12 克。

**用法** 水煎服 2 次，每日 1 劑。同時煎湯外洗。

**說明** 本方適用於各種毒蛇咬傷。

**來源** 《煙臺中草藥手冊》；山東省煙臺市芝暑區直屬機關衛生所林秀峰。

**配方 69** 鮮半邊蓮 30 克。

**用法** 搗汁衝開水服，每日 2 次。

**說明** 本方適用於血循毒和混合毒，即五步蛇、蝰蛇、龜殼花蛇、竹葉青蛇、蝌蛇、眼鏡蛇咬傷。

**來源**　《新編中醫學概要》；山東省煙臺市芝罘區直屬機關衛生所林秀峰。

**配方 70**　鮮蓍草250克（或乾品100克）。

**用法**　鮮蓍草洗淨、搗汁沖服；渣外敷每日1劑，分2次服。藥渣敷於傷口周圍，每日換藥1～2次；如用乾品，煎服2次，每日1劑，重症者每日2劑。變可將藥液塗搽傷肢腫脹處，每日搽3～4次。

**說明**　江西宜春地區蛇傷救治中心用本方治療蝮蛇傷289例、竹葉青蛇傷57例、烙鐵頭蛇傷34例、眼鏡蛇傷6例，共386例，均治癒。

**來源**　獻方人：江西省宜春地區醫學科學研究所陳武。

**配方 71**　蓍草1000克、旱蓮草400克、雪見草300克、萬年青400克、七葉一枝花400克、龍膽草200克、肺型草300克、青木香300克、虎杖300克、鵝不食草300克。

**用法**　將以上各藥洗淨，曬乾，粉碎，煎煮，過濾，濃縮製成藥片。亦可按製劑（針劑）標準製成蓍草注射液，每支2毫升每 毫升含生藥4克。內服片劑每次10～15克，病危重者首 次加倍，用溫開水送服。第1天第6小時服1次，病情好轉改為每天2次。病情危重者加肌注蓍草注射液，每次2～4毫升，每天4次。一般1療程為4～7天。

**說明**　本方為687蛇藥配方。江西省蛇傷防治協作組用本方8治療毒蛇咬傷475例（五步蛇傷153例，眼鏡蛇傷82例，蝮蛇傷190例，烙鐵頭蛇傷39例，銀環蛇傷11例），治癒471例，治癒率99.16%。

**來源**　獻方人：江西省宜春地區醫學科學研究所陳武。

***配方 72*** ①方：黃鶴菜 2500 克、犁頭尖 150 克。②方：黃連 450 克、白芷 750 克、黃芩 450 克、黃柏 450 克、山慈菇 750 克。

***用法*** ①方加工製成沖劑；②方加工製成片劑。治療時沖劑片劑同時應用。沖劑每次服 1 包，每日 3～4 次（重病例首次劑量 2 包）；片 劑每次 8～10 片，每日 3～4 次。口服或用溫開水溶解後鼻飼，亦可用 20℃生理鹽水溶解後作結腸點滴，每分鐘 50～60 滴速度。

***說明*** 本方為泉州蛇藥。先後治療各種毒蛇咬傷近 3000 例，1977～1984 年經 5 個醫療單位治療各種毒蛇咬傷 259 例，其中圓斑蝰蛇 117 例，竹葉青 67 例，眼鏡蛇 49 例，銀環蛇 29 例，海蛇 5 例，金環蛇 1 例，龜殼花蛇 4 例，不明蛇種毒蛇 87 例。治癒 355 例，治癒率 98.8%蝰蛇咬傷治癒率為 99.14%。

動物實驗證明，泉州蛇藥主要成分黃鶴菜等對金環蛇、海蛇，眼鏡蛇、銀環蛇毒中毒動物，均可降低死亡率（P＜0.01），具有顯著的保護作用，泉州蛇藥的沖劑、片劑經臨床應用及動物實驗證明無明顯的毒性作用。

***來源*** 獻方人：福建省泉州市中醫院郝金長。

***配方 73*** 白葉藤（全草）30 克、半邊蓮（全草）15 克、鴉膽子（根皮）0.25 克。

***用法*** 每天 1 劑，水煎服 2 次；重症加倍。

***說明*** 本方主治各種毒蛇咬傷。廣州軍區蛇傷防治研究小組，用本方治療觀察 540 例各種毒蛇咬傷（蝮蛇 224 例、五步蛇 41 例、龜殼花蛇 30 例，竹葉青蛇 42 例、眼鏡蛇 125 例、銀環蛇 26 例、金環蛇 18 例、蝰蛇 11 例、其他毒蛇 29 例），其治癒率達 99.1%。

***來源*** 獻方人：廣州市 天河區衛生局曹武君。

***配方 74*** 雙目靈（蛇王藤，全草）48 克、塑蓮（尿丘，全草）24 克、大葉蛇總管（虎杖根）36 克。

***用法*** 首次 1 劑，水煎服；以後每天 1 劑，水煎 3 次服；重症每天煎 2 劑口服。再用 50%煎 劑作傷口沖洗和濕敷；或用鮮品搗爛外敷傷口周圍，有消腫、止痛的作用。

***說明*** 本方主台眼鏡蛇、金環蛇、銀環蛇和竹葉青蛇等咬傷。海南省民間用本方治療上述各種毒蛇咬傷 250 例，治癒率達 98%。

***來源*** 獻方人：廣州市 天河區衛生局曹武君。

***配方 75*** 半邊蓮（鮮）50 克、白花蛇舌草（鮮）50 克、生地 20 克、連翹 15 克、玄參 20 克、生大黃 15 克、丹皮 10 克、黃連 10 克、梔子 15 克、水牛角 30 克、生石膏 30 克、車前草（鮮）50 克。

***用法*** 將上藥共煎，取汁待涼內服，1 日 1 劑，如昏迷譫語，蛇毒攻心之重症，宜加服安宮牛黃丸，1 次 1 粒，1 日 2 次。

***說明*** 本方具有清熱解毒，涼血散瘀之功效。適用於血循毒（火毒）蛇咬傷之證。毒蛇咬傷是一種危急重症，外治亦很重要，必要時必須內外兼治，中西醫並治。

***來源*** 獻方人：湖南省桑植縣人潮溪鄉衛生院陳振岩。

***配方 76*** 半邊蓮 30 克、木芙蓉 30 克、蒲公英 20 克、香白芷 101 克、絞股藍 10 克。

***用法*** 煎服 2 次，1 日 1 劑。

***說明*** 上方亦可將半邊蓮，木芙蓉、蒲公英煎濃縮為膏；香白芷、絞股藍研細末過 100 目篩製成顆粒，壓成片或裝入膠囊為丸。每片（膠囊）0.25 克。每次 4～6 片（丸），

1 日 3～4 次。本方原用於治療療瘡腫毒，1990 年開始用於蛇傷治療，先後在使用相應的抗蛇毒血清以後，服該劑的五步蛇咬傷、蝮蛇咬傷、眼鏡蛇咬傷患者 500 餘例，對解毒消炎有顯效。該方 劑已為臨床研究和使用的製劑。

***來源*** 獻方人：安徽省祁門縣蛇傷研究所黃坤成。

***配方 77*** 三葉青塊根 20 克、萬年青根 10 克、青葉膽（全草）15 克、半邊蓮 30 克。

***用法*** 上藥均鮮品，共搗成泥狀，兌米泔水絞汁頓服，6 小時後可再服。

***說明*** 另取黃連研粗粉 20 克開水沖泡，代茶涼飲。症狀緩解處理（初忌擴創），取「四磨液」（即三葉青塊根、白藥子、地蜂子、生馬錢子，用米泔水磨成漿液）蘸紗布濕敷。待出血控制，即刻用消毒三棱針刺及皮下，火（水）罐拔毒，藥物薰洗，外敷「四磨液」，每日 1～2 次，至腫脹消退為止。本方治療五步蛇傷 5 例，均獲痊癒，平均 療程，平均 療程 10.7 天。

***來源*** 獻方人：湖南省黔陽縣衛生局曹剛。

***配方 78*** 當藥 20 克。

***用法*** 取鮮品全草搗汁，兌米泔水頓服。如已不能自飲，則用鼻飼或保留灌腸，一般 1 服即解，極少再服。

***說明*** 此方經用數十年，除銀環蛇外，凡風毒蛇傷均可應用，若體弱者後期可以扶正固本調理，1～2 天即告痊癒。為利排毒，尚可加入烏臼嫩尖 2～30 枚、鮮半邊蓮 30 克與上藥搗汁。個別危篤者，服上方後，可繼服「祛風止痙解毒湯」：射干 10 克、萬年青 6 克、防風 10 克、白芷 12 克、川貝 10 克、白附子 8 克、全蠍 8 克、青木香 10 克、蜈蚣 3

條、半邊蓮30克、徐長卿10克、忍冬藤20克，煎湯，每日1劑，口服或鼻飼或何留灌腸。

***來源*** 獻方人：湖南省黔陽縣中草藥研究所賀大才；推薦人：湖南省黔陽縣衛生局曹剛。

***配方79*** 方①：蒼朮50克、白芷50克、蜈蚣2條、蚤休30克、金銀花30克、連翹20克、防風20克 、天花粉20克、元參20克、甘草15克；方②：蒲公英50克、紫花地丁50克、川椒30克、荊芥20克、防風25克、黃柏30克、蒼朮50克、白芷50克、半邊蓮30克。

***用法*** 傷口常規消毒，作「十」字形切口，深達皮下，排出毒血，然後用濃茶水調雄黃末外敷傷口，再用方②水煎浸洗傷肢及腫脹處，同時用方①水煎服，每日1劑，連服3～5天。

***說明*** 遼寧省新賓滿族自治縣第二人民醫院用本方治療蝮蛇、烙鐵頭蛇、五步蛇等毒蛇咬傷371例，除1例73歲老人因治療不及時而死亡外，餘均治癒。尤其對火毒型蛇傷所致傷口劇痛、灼熱、紅腫黑紫、潰爛壞死、創面長期不癒合，效果更佳。

***來源*** 獻方人：遼寧省新賓滿族自治縣第二人民醫院朱興振。

***配方80*** 草藥三對節200克。

***用法*** 上藥切碎，放入50%～70%酒精300毫升中浸泡，備用。先按常規在蛇傷的牙痕作「十」安形切開，離心方向排毒，然後用本方溫敷，每天3～4次。

***說明*** 本方治療眼鏡蛇傷7例、銀環蛇傷1例、竹葉青蛇傷2例，全部治癒。具有止痛消腫快的特點。



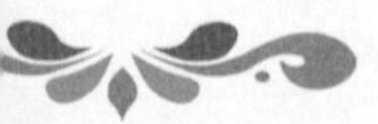

**來源**　獻方人：廣西大化縣計生服務站韋德龍。

**配方 81**　七葉一枝花 15 克、蜈蚣 3～5 條、急解索 15 克、金果欖 15 克、生大黃 20 克、白芷 12 克、白茅根 15 克、青木香 15 克、黃連 12 克、黃芩 12 克、虎杖 15 克、木通 10 克。

**用法**　每日 1 劑，水煎服 2 次。

**說明**　本方治療各種毒蛇咬傷。湖南雙牌中醫院用本方治療五步蛇咬傷 20 例、蝮蛇咬傷 14 例、眼鏡蛇咬傷 1 例，全部治癒。

**來源**　獻方人：湖南省雙牌縣中醫院吳榮德。

**配方 82**　半邊蓮 30 克、蚤休 30 克、扛板歸 30 克、生異葉天南星 30 克、生半夏 30 克、生川烏 30 克、生草烏 30 克、生大黃 25 克、蜈蚣 5 條、冰片 10 克、虎杖 20 克、雄黃 10 克、紫草 15 克、丹參 20 克。

**用法**　先按常規以蛇傷牙痕為中心作「艸」形或「十」形切開排毒，再在八邪或八風穴切開吸毒（吸毒哭或拔罐），然後用本方水煎液浸洗腫脹處、切口、穴位。

**說明**　湖南雙牌中醫院用本法治療五步蛇傷 8 例，蝮蛇傷 5 例，眼鏡蛇傷 1 例，全部有效。

**來源**　獻方人：湖南省雙牌縣中醫院吳榮德。

**配方 83**　鮮母草 250 克。

**用法**　將上藥洗淨；搗爛取汁內服，每日 2 次；渣敷傷口周圍，2 小時更換 1 次，直至腫痛消除。

**說明**　用本方治療青竹蛇咬傷 46 例，眼鏡蛇傷 96 例，眼鏡王蛇傷 3 例，全部有效。

**來源**　獻方人：廣西北海市合浦衛生學校黎仲文。

**配方 84**　金邊藍根 60 克、細辛 3 克、雄黃 10 克。

**用法**　將上藥搗爛，加米醋 100 毫升調勻，口服藥液½，剩下的½外塗傷口周圍，每隔 30 分鐘 1 次，直至腫痛消失為止。

**說明**　本方可治療各種毒蛇咬傷。曾治療眼鏡蛇傷 46 例、銀環蛇傷 3 例，全部有效。

**來源**　獻方人：廣西北海市合浦衛生學校黎促文。

**配方 85**　海蛇膽 1 隻、五靈脂 15 克。

**用法**　將海蛇膽刺破取膽汁合入五靈脂粉中，加米醋 100 毫升調勻，口服 30～50 毫升，餘下者塗傷口周圍。每 15 分鐘塗 1 次至癒。

**說明**　此方可治療海蛇咬傷。曾治療 42 例，全部有效。

**來源**　獻方人：廣西北海市合浦衛生學校黎仲文。

**配方 86**　黃芩 30 克、黃連 30 克、穿心蓮 15 克、十大功勞 20 克、大葉蛇總管 20 克。

**用法**　水煎服 2 次，每日 1 劑。

**說明** 傷肢腫脹者，可用本方煎水外洗或搗爛外敷。廣西北流縣人民醫院用本方治療金環蛇、銀環蛇、眼鏡蛇、竹葉青蛇、烙鐵頭蛇傷 60 餘例，除就診過遲死亡、殘廢各 1 例外，其餘全部治癒。

**來源**　獻方人：廣西北流縣小民醫院林學儀。

**配方 87**　蛇見愁（根）30 克、火燒蛇（全草）20 克。

**用法**　將上藥研末，以高粱酒調塗腫脹處及傷口周圍。

**說明**　本方主治各種毒蛇咬傷。

**來源**　獻方人：福建省武平縣中山鎮西山崗診所危友長。

**配方 88**　鮮血見愁（假薄荷）50 克。

**用法**　搗爛沖米酒 50 克取液內服，每日 1 次。藥渣外敷局部。

**說明**　本方主治眼鏡蛇咬傷。廣西賓陽縣黎明鄉衛生院用本方治療眼鏡蛇咬傷 5 例，均獲痊癒。具有止痛消腫快，無局部壞死併發症等特點。

**來源**　獻方人：廣西賓陽縣黎明鄉衛生院韋喜華。

**配方 89**　蜈蚣七 100 克、一點血 15 克、威靈仙 6 克、隔山消 18 克、青木香 15 克、八角蓮 50 克、一塊瓦 10 克、護心膽 15 克、了刁竹 10 克、鵝掌金星 15 克。

**用法**　共研細末，每次服 1 克，每 30 分鐘服 1 次，連服 8 次。以後視病情逐步延長服藥時間，至癒為止。

**說明**　本方主治各種毒蛇咬傷。此方為本院老醫師祖傳秘方，數十年來，屢治屢效。

**來源**　獻方人：廣西桂林市正陽中醫院楊盛翔。

**配方 90**　仇人不見面。

*用法*　取本品塊莖 3～5 克調酒內服，另用本方磨米醋外塗。

**說明**　本人用此方治癰各種毒蛇咬傷 10 餘例，全部治癒。

**來源**　獻方人：廣西桂林市藥品檢驗所蘇權綱。

**配方 91**　雄黃 10 克、白礬 10 克、白芷 10 克。

**用法**　共研細末，每次內服 3 克（小孩用量減半），日





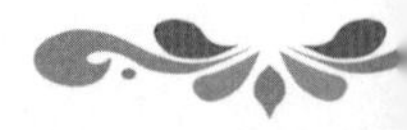

服2次，溫開水送服，並以本方水調敷傷口。

***說明*** 本方主治各種毒蛇咬傷。

***來源*** 《常見病醫療手冊》；推薦人：廣西治金地質學校桂林職工醫院李維萍。

***配方92*** 山梗菜30克、鬼針草30克。

***用法*** 水煎服2次；每日1劑。

***說明*** 本方主治各種毒蛇咬傷。

***來源*** 《草藥驗方集》；推薦人：廣西桂林市華山醫院鄒菊華。

***配方93*** 鮮半邊蓮100克。

***用法*** 取本品加水900毫升，煎成300毫升，日服3次，每次100毫升。1日1劑。另取本品與雄黃少許共搗爛敷患處。

***說明*** 本方主治各種毒蛇咬傷。

***來源*** 《中醫學教材》；推薦人：廣西桂林市肛腸醫院黃克薇。

***配方94*** 吳茱萸12克、細辛6克、五靈脂10克、白芷10克、威靈仙10克、母草6克、雄黃3克。

***用法*** 每天1劑，水煎服2次，雄黃分2次沖入藥液中服用。連服2～3天。

***來源*** 《中醫學教材》；廣西桂林市工人醫院易厭旭。

***配方95*** 青木香10克、枳殼6克、尖檳榔10克、茯苓10克、浙貝母10克、銀花15克、川黃連10克、丹皮10克、淮山藥20克、當歸尾10克、甘草3克。



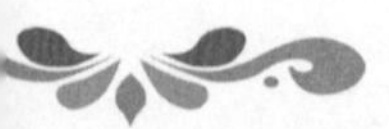

***用法***　水煎服2次，每天1劑。

***說明***　本方專治金環蛇、銀環蛇咬傷有特效。一般1～3天痊癒。本人用此方治療金環蛇咬傷23例、銀環蛇咬傷11例，均治癒。

***來源***　獻方人：廣西梧州蛇倉衛生所莫鳳嬌。

***配方96***　川芎10克、白芷10克、半夏10克、細辛5克、青木香10克、龍膽草10克、川黃連10克、銀花30克、甘草6克、生大黃10克。

***用法***　每日1劑，水煎服2次，生大黃後入煎。

***說明***　本方治療各種毒蛇咬傷，一般2～5天可痊癒。另用蝦蚶草、木芙蓉、鳳仙花、烏臼葉各20克搗爛外敷。本人用此方治療眼鏡蛇咬傷39例、竹葉青蛇咬傷20例、其他火毒蛇、風火毒蛇咬傷47例，全部治癒。

***來源***　獻方人：廣西梧州蛇倉衛生所莫鳳嬌。

***配方97***　山扁豆500克、瓜子金150克、一枝箭100克、臭花椒150克、米雙酒2500毫升。

***用法***　上藥共浸入酒中，7天後即可服用。首次內服以微醉為度，以後每3小時服15～20毫升。

***說明***　本人用此方在廣西河池地區、柳州地區治療各種毒蛇咬傷238例，均癒。

***來源***　獻方人：廣西柳州市中醫院鄧辛貴。

***配方98***　九斤兜、搖竹消、白頭翁各1.5克，八角蓮、散血丹、一點血、血蜈蚣各1克，山烏龜0.5克。

***用法***　上藥於夏季採集，曬乾，研細末。成人每次服15克（婦女、兒童酌減）。冬初春末，每7～10天服1次。服




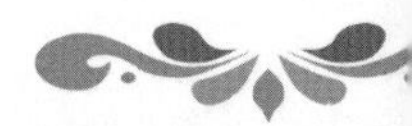

時另取雞冠血 3 滴、青布灰（3×10 公分）為引子，用白酒或開水送服。

***說明*** 本方用於預防毒蛇咬傷中毒。1 年服 3 次，用於 200 多人觀察，在 3 年內有防蛇毒中毒作用。

***來源*** 《全國中草藥新醫療法展覽會資料選編》；推薦人：廣西梧州市中醫院彭錦芳。

***配方 99*** 石蒜、九龍膽、黑烏梢、降龍草、大血藤、一枝箭、鼻血雷、虎牙草、開口箭、欄蛇風、麻布七、龍纏柱、威靈仙、淮木通、磨架子草各 10 克，八瓜龍根、白芷、甘草各 6 克，細辛、紅花各 3 克，好白酒 1500 毫升。

***用法*** 上藥共酒中浸 7 天後可用，成人每次服 60～120 毫升。

***說明*** 本方預防毒蛇咬傷中毒之用。如作治療，除服藥酒外，以藥渣外敷咬傷處。如湖北省竹溪縣某村 115 人集體服此酒，後 15 人被毒蛇咬傷，均未出現中毒現象。服 1 次可預防 2 年。

***來源*** 《全國中草藥新醫療法展覽會資料選編》；推薦人：廣西梧州市蛇傷研究所譚愛群。

***配方 100*** 當歸 15 克，白朮、生地、川芎、桑寄生、茯苓、桂枝、白芍、白花蛇各 12 克，海馬、碎蛇、血竭、細辛各 9 克 ，天麻 3 克。

***用法*** 在炒藥鍋內墊一層厚紙，除血竭外，上藥置鍋內微火烤焦共研末。每人每次 1.5 克，用酒沖服，以醉為度。

***說明*** 本方用於預防毒蛇咬傷中毒。服藥 1 次在 1 年內被毒蛇咬傷可不出現中毒症狀。

***來源*** 《全國中醫藥新醫療法展覽會資料選編》；推薦

人：廣西蛇傷救治中心梁平。

**配方 101** 雄黃、川芎、防風各 18 克，製川烏、製草烏、甘草各 6 克，紅花、細辛各 15 克，五靈脂 3 克，龍鬚草、卜地莪、野慈菇、蛇牙草各 9 克、一枝箭 6 克。

**用法** 用糧食酒浸泡上藥，以酒高出藥面為度。7 天後可用。每次服 10～20 毫升，1 日 2～3 次。同時用藥液塗搽在肢體顯露部位。

**說明** 本方有預防蛇傷中毒之作用。內服外塗 1 次，在 3 天內如果被毒蛇咬傷，可不出現中毒症狀。

**來源** 《全國中草藥新醫療法展覽會資料選編》；推薦人：廣西梧州市中醫院鄧燕玲。

**配方 102** 尖尾大青葉、白背葉、倒吊筆葉、黑蛇柴、藤仔葉各 45 克，米酒 250～500 毫升。

**用法** 加水少許與上藥及米酒同煎 2 次，每日服 1 次，重症每日服 3 次。

**說明** 廣東省澄邁縣人民醫院用本方治療各種毒蛇咬傷 1000 餘例，效果良好。

**來源** 《全國中草藥新醫療法展覽會資料選編》；推薦人：廣西梧州市蛇傷研究所羅威。

**配方 103** 續隨子（鮮）。

**用法** 先將毒蛇咬傷處用 1‰過錳酸鉀液或生理鹽水沖洗，然後作「+」字形切開，折斷續隨子，將流出之白汁滴入傷口，每 5～10 分鐘 1 次。

**說明** 上汁滴傷口外，還可用搗爛的續隨子敷傷口及紅腫處。治療各種毒蛇咬傷 366 例，效果良好。




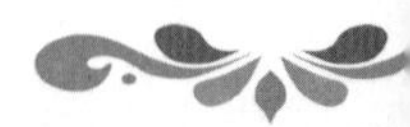

**來源**　《全國中草藥新醫療法展覽會資料選編》；推薦人：廣西蛇傷救治中心施慧靈。

**配方 104**　蛇不見、前胡、青木香、粉防己、紫金皮、七葉、一枝花各 3 克。

**用法**　上藥研粉，開水送服，每次 15 克，每日 3 次。

**說明**　腫脹加三白草根；眼鏡蛇咬傷加三葉青根 1 株；銀環蛇咬傷加杜衡 3～4 株；皮膚發紫取七葉一枝花、虎杖、紫金皮等研粉，用醋或開水調敷傷口周圍。用本方治療各種毒蛇咬傷 215 例，治癒 214 例。

**來源**　《全國中草藥新醫療法展覽會資料選編》；推薦人：廣西蛇傷救治中心鐘潔。

**配方 105**　臭蟲 200 隻、辣椒 20 枝、蚤休 100 克、金果欖 50 克、半邊蓮 100 克、白花蛇舌草 100 克。

**用法**　先將成熟的雞心型辣椒 40 枝，用小刀輕剖開小隙，再用鑷子將臭蟲納入辣椒內，每個辣椒內納入 5 個臭蟲，烘乾，研末，玻璃瓶裝密封備用。成人每次 5～10 克，每日 4 次，溫開水調服。

**說明**　小兒用量酌減，病情危重者，每小時 1 次，症狀好轉後改 4 小時 1 次。昏迷病人可鼻飼。治療各種毒蛇咬傷數百例，曾救治眼鏡王蛇咬傷、金環蛇咬傷、竹葉青蛇咬傷危重病人各 3 例，均癒。

**來源**　獻方人：廣西防城縣中醫院劉文英。

**配方 106**小　葉三點金草 50 克、雪蓮 10 克、石柑子 30 克、半邊蓮 30 克。

**用法**　水煎服 2 次，每日 1 劑。亦可水煎外洗及濕敷。

***說明*** 本方主治各種毒蛇咬傷。馬××，男，53歲。被竹葉青蛇咬傷後1小時急診入院。右手明顯腫脹，面色蒼白，痛苦病容，頭暈，傷口刺痛，局部灼熱，眼結膜充血。經用本方治療2天痊癒。

***來源*** 獻方人：雲南省景東縣文井中心衛生院阿雲新。

***配方107*** 二葉荇、田基黃、麥穗癀、紅田烏、白花定經草、旱蓮草、白田烏各30克。

***用法*** 上鮮藥搗爛取汁，加等量米酒內服，每日1～5次。藥渣外敷傷口及腫脹處。

***說明*** 本方治療各種毒蛇咬傷200餘例，效果良好。

***來源*** 《全國中草藥新醫療法展覽會資料選編》推薦人：廣東省湛江市洲漁業公司醫療所蔡育。

***配方108*** 小槐花根30克、三脈葉馬蘭根15克。

***用法*** 水煎服2次，每日1劑。渣敷患處。

***說明*** 用此方治療各種毒蛇咬傷100餘例，效果良好。陳××，女，28歲。上山砍柴時被竹葉青蛇咬傷足背，疼痛不止，面色蒼白，傷肢腫至小腿，次日腫至大腿，服本方後即止，服2劑治癒。

***來源*** 《全國中草藥新醫療法展覽會資料選編》；推薦人：廣西梧州市中醫院李小梅。

***配方109*** 半邊蓮、滿天星、邊錢草各30克。

***用法*** 本方全用鮮品，洗淨搗爛絞汁內服，每日1次。並用藥渣外敷傷處。

***說明*** 湖北省枝江縣用該方治療各種毒蛇咬傷100餘例，一般6～7天內痊癒或見效。

**來源** 《全國中草藥新醫療展覽會資料選編》；推薦人：廣西梧州市中醫院李小梅。

**配方 110** 半支蓮、全枝蓮、墨旱蓮各 30 克，蛇莓草、馬蘭頭各 15 克，項開口 10 克，南爪頭三個。

**用法** 本方主治蝮蛇咬傷。將方中鮮草洗淨搗爛取汁內服，渣敷傷口。

**說明** 共治療蝮蛇咬傷64例，均有效。一般療程4～7天。

**來源** 《全國中草藥新醫療法展覽會資料選編》；推薦人：廣西梧州市中醫院李小梅。

**配方 111** 豪豬刺、豬爪甲（燒灰存性）各 30 克，冰片 3 克，輕粉 2 克，麝香 1 克，地牯牛（乾品）10 克，珍珠末 10 克。

**用法** 將上藥共研為細末，外敷患處。

**說明** 廣西蛇傷救治中心用本方治療眼鏡蛇咬傷潰瘍 114 例，全部治癒。

**來源** 獻方人：廣西梧州市廣西蛇傷救治中心余培南；推薦人：廣西梧州市廣西蛇傷救治中心鐘潔。

**配方 112** 苦木葉（乾品）30克、冰片5克、輕粉3克。

**用法** 將上藥共研細末，調凡士林外敷患處。每日 2 次。

**說明** 用本藥治療眼鏡蛇咬傷潰瘍 315 例，全部治癒。

**來源** 獻方人：廣西梧州市廣西蛇傷救治中心余培南；推薦人：廣西梧州市廣西蛇傷救治中心鐘潔。

**配方 113** 雪膽（乾品）42 克、冰片 5 克、輕粉 3 克。

**用法** 將上藥共研細末，調眼鏡蛇油 50 克外敷患處。

**說明**　用本方治療眼鏡蛇咬傷潰瘍 114 例，全部治癒。

**來源**　獻方人：廣西梧州市廣西蛇傷救治中心余培南；推薦人：廣西梧州市廣西蛇傷救治中心鐘潔。

**配方 114**　瓜子金（鮮全草）30 克。

**用法**　搗爛加水少量調成糊狀，敷咬傷處，每日 1 次。

**說明**　危重者內服藥：瓜子金、半邊蓮、犁頭草各 100 克，曬乾研末，水泛成丸，每日 3 次，每次 15 克（鮮草煎服也可），治療蘄蛇、蝮蛇、銀環蛇咬傷 17 例，均有療效，平均 療程 5.3 天。

**來源**　獻方人：《全國中草藥新醫療法展覽會資料選編》；推薦人：廣西梧州市廣西蛇傷救治中心鐘潔。

**配方 115**　白菊花 25 克、金銀花 25 克、甘草 10 克。

**用法**　水煎服 2 次，每日 1 劑。

**說明**　治療眼鏡蛇咬傷。

**來源**　《中醫外科學》；推薦人：廣西梧州市廣西蛇傷救治中心鐘潔。

**配方 116**　水辣蓼 100 克、悔柏葉蕊 50 克。

**用法**　搗汁沖水服。

**說明**　治各類蛇咬傷。

**來源**　《中醫外科學》；推薦人：廣西梧州市廣西蛇傷救治中心鐘潔。

**配方 117**　水木通葉（鮮）。

**用法**　搗爛，取汁開水稀釋當茶飲。另以藥渣蘸藥汁外敷，並從傷口外周向傷口中心揉搽，以排除毒液；常以藥汁





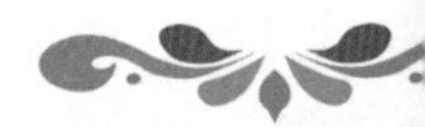

滴於外敷藥渣上。

***說明*** 本方主治各種毒蛇咬傷。曾治療7例，均有效。

***來源*** 《全國中草藥新醫療法展覽會資料選編》；推薦人：廣西梧州市萬秀醫療所廖建娟。

***配方118*** 犁頭草葉、金錢草葉、野菊花葉各60克。

***用法*** 將鮮草搗爛取汁內服；隔10分鐘，用渣汁外敷傷口。

***說明*** 上海省川沙縣用此法治療蝮蛇咬傷30例，均有效。一般療程4～6天。

***來源*** 《全國中草藥新醫療法展覽會資料選編》；推薦人：廣西桂林市中醫醫院俞畹靜。

***配方119*** 腺花香茶菜15克。

***用法*** 水煎加草果皮或草果籽為引，內服並洗滌傷處，1日各3次。

***說明*** 本方治療一切毒蛇咬傷。羅××，男，58歲。勞動中被綠蛇咬傷右足踝關節處，5分鐘後即覺全身無力，咬傷處腫至膝關節，用本方治療，3天而癒。

***來源*** 《全國中草藥新醫療法展覽會資料選編》；推薦人：廣西桂林市中醫醫院陽曉春。

***配方120*** 小遠志30克、六棱菊30克、紫背金牛30克、小葉三點金100克、紅背絲綢30克。

***用法*** 用米酒將上藥浸泡，以酒超過藥面為度，1月後備用。每次服10～15毫升，每日服4～6次。另用藥酒濕敷局部及腫脹處。

***說明*** 本人在平廣西平禾縣中草藥研究所及本院治療各



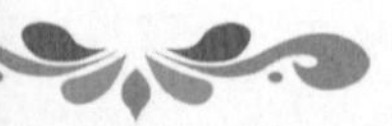

種毒蛇咬傷200餘例，均效。

***來源*** 獻方人：廣西平禾縣二壙衛生院馮長勝。

***配方121*** 半邊蓮30克，大黃、車前子、白芷、夏枯草、野菊花各9克，蒲公英30克，七葉一枝花根6克，大薊15克，白茅根30克，全蠍5克，蜈蚣3條，僵蠶12克，廣地龍6克，川黃柏、黃芩各9克。

***用法*** 水煎服2次，每日1劑。

***說明*** 主治蝮蛇咬傷。根據症狀，隨症加減。本人用此法治療蝮蛇咬傷2162例，治癒2155例。

***來源*** 獻方人：浙江省海甯市人民醫院岳善永。

***配方122*** 半邊蓮30克，蒲公英、銀花、紫花地丁各30克，白芷、夏枯草、生甘草、明礬各10克，生大黃、玄明粉各12克。

***用法*** 水煎服2次，每日1劑。生大黃後入煎，玄明粉沖服。

***說明*** 本方適用於各種毒蛇咬傷的早期。

***來源*** 《中國的毒蛇及蛇傷防治》；推薦人：廣西梧州市中醫院鄧燕玲。

***配方123*** 半邊蓮30克，車前草、白芷、夏枯草、野菊花、蒲公英各10克，大薊、白茅根各15克，蜈蚣、全蠍各5克。

***用法*** 水煎服2次，每日1劑。

***說明*** 本方用於眼鏡蛇、蝮蛇等蛇咬傷。臨床有解毒、清熱息風涼血的功效。

***來源*** 《中國的毒蛇及蛇傷防治》；推薦人：廣西梧州市中醫院鄧燕玲。

# 第五章　骨科治療絕技

## 頸椎病

【方藥】

***配方 1***　熟地 15 克、桂枝 10 克、乾薑 5 克、鹿角膠 10 克、麻黃 10 克、白芥子 10 克、甘草 10 克、當歸 12 克、薑黃 12 克、僵蠶 12 克、細辛 5 克、全蠍 5 克。

***用法***　上方加水 500 毫升，煎至 200 毫升左右熱服，1 日 2 次。方中鹿角膠烊化，兌入藥液服用，全蠍研末，開水沖服。

***說明***　本方適用於頸椎病屬陽虛證患者。重症為上肢麻木疫痛，抬舉不便，指端發涼，天氣變冷為甚，頭暈目眩，口淡乏味，小便清長，舌淡、苔白，脈沉細無力。陽虛之體，寒凝痰生，氣滯瘀阻，導致經絡氣血運行不暢而產生諸症。本方溫陽散寒，祛痰通絡，活血化瘀，可收寒散、痰消、瘀除之效，故用治療本病效果甚佳。

***來源***　獻方人：江西省撫州市第二人民醫院唐學游。

***配方 2***　葛根 30 克，全蠍 2 克，蜈蚣 2 條，烏梢蛇、赤芍、川芎、自然銅、穿山龍、木瓜各 15 克，鹿銜草 30 克，黑木耳 12 克，甘草 6 克。

***用法***　水煎 2 次，溫服。每日 1 劑。

***說明***　本方適用於頸椎病。症見頸部僵直，活動受限，上肢有刀割樣疼痛或觸電樣竄麻，或頭部轉動則眩暈、噁心

嘔吐、耳鳴、視物不清、甚至倒仆。服至症狀基本消失以後，改服丸 劑或膠囊 1 月左右，以鞏固療效。

***來源*** 蔣森，《中醫雜誌》，1：46，1985；推薦人：江西省撫州市第二人民醫院唐學游。

***配方 3*** 當歸 30 克、川芎 30 克、熟地 30 克、赤芍 30 克、葛根 30 克、知母 30 克、山楂 30 克、狗脊 30 克、枳殼 15 克、甘草 12 克。

***用法*** 上方諸藥入砂罐內，加水淹過藥渣 1 公分，武火煎沸後，改文火煎 10 分鐘，倒出藥汁，如法共煎 3 次，將 3 次藥汁混勻，分 6 次 2 日服完，每日 3 次，飯前半小時服。

***說明*** 本方治療頸椎骨質增生，適應於頭暈，肩頸及肩臂疼痛等症。療效佳，無毒副作用。服藥時加服 天麻蜜環片，每日 3 次，每次 6 片，效果更好。

***來源*** 獻方人：四川省綿陽中醫學校劉健君。

***配方 4*** 生黃芪 15 克、葛根 30 克、當歸 12 克、生地 15 克、乳香 6 克、肉蓯蓉 15 克、雞血藤 12 克、僵蠶 6 克、威靈仙 12 克、桂枝 6 克、牛膝 12 克。

***用法*** 水煎服，每日 1 劑，每 劑煎服 2 次。

***說明*** 此方具有益氣化瘀、和營解肌、息風通絡等功效，適用於各型頸椎病所致的多種症狀。方中黃芪益氣，行周身之血；葛根升散解肌，擅治項強，為主藥。配合當歸、乳香、雞血藤等活血通絡；肉蓯蓉益腎壯骨；威靈仙祛風濕、消骨刺；僵蠶息風解痙；桂枝溫陽和營。臨床應用 500 餘例，配合手法和練功治療，對各型頸椎病顯效率在 85%以上。

***來源*** 獻方人：上海市衛生局施杞；推薦人：湖南省中醫藥學校李玄。

***配方 5*** 熟地黃 300 克，肉蓯蓉、鹿銜草、骨碎補、淫羊藿、雞血藤各 200 克，萊菔子 100 克。

***用法*** 先將前 2 味藥乾燥研細末備用；餘藥水煎煮後，濾液濃縮成流浸膏，加適量蜂蜜（煉），再加入地黃、肉蓯蓉細末調勻做成藥丸，每丸重 2.5 克。每次服 2 丸，1 日 3 次。

***說明*** 此方縣有補腎生髓壯骨，活血舒筋止痛，理氣和中等功效。用於治療頸椎病。方中熟地補腎陰為主藥；淫羊藿補腎陽，合肉蓯蓉入腎充髓；骨碎補、鹿銜草補骨鎮痛；雞血藤行氣活血；佐以萊菔子健脾理氣，以防補而滋膩之弊。

***來源*** 獻方人：長春中醫學院劉柏齡；推薦人：湖南省中醫藥學校李玄。

【推拿按摩】

***操作部位 1*** 頸部、頸肩部、頸背部、肩胛區。

***施術*** ①舒筋活絡鎮痛法：掌推頸背部、頸肩部，揉頸部、掌根揉頸肩部、肩胛區，拇指按壓頸椎棘突間及其兩側（過敏點反覆按壓），揉拿頸肩部。②仰臥式頸部牽引旋轉法：患者仰臥，術者立於床頭，術者一手托住患者枕部下緣，一手托住下頜，進行頸部中立位、屈位（20°）、伸位（20°）地牽弖 1。在持續牽引的條件下，根據先健側後患側的原則，進行向左或向右的頸部旋轉，當旋轉到最大限度時（感覺有阻力），術者兩手向相反方向同時用力，常可聽到一連串的「咯噠」響聲，效果最佳。此法要求醫者與患者配合默契，患者要充分放鬆；術者兩手靈活自如，用力得當，切記粗暴。③結束手法：在頸部、背、肩部施拳拍、搓揉等法。④對症治療：神經根型加 點按 天頂、肩井、曲池，揉拿上肢，梳五指，椎動脈；交感神經型加 點按風池、身柱、肝俞、脾俞、腎俞、湧泉、太衝，加做頭部手法；椎脊型加下

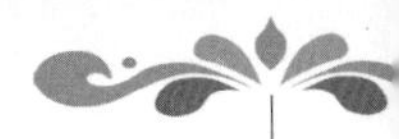

肢拍法、拔法、拿法，並對症取穴。

***說明*** 本法適用於各型頸椎病。其中的臥式牽引旋轉法是筆者的創新手法，也是治療頸椎病的特效重點手法。其特點是：於臥位安全操作，在牽引下旋轉復位，作用力落在多個椎體上，可糾正多節頸椎的異位，整體效應較好。故臨床療效優於坐式旋轉復位法。曾治竇某，男，42 歲，幹部。頸痛伴右肩、上肢疼痛，食、中、無名指麻木，夜晚需服止痛片才能睡覺。經檢查，頸椎中下段向右側彎，4～7 頸椎右側有按壓異常放射痛，臂叢牽拉試驗陽性。診斷為神經根型頸椎病。經本法治療 10 次，疼痛明顯減輕，無須再服止痛片睡覺；治療 20 次後痊癒。隨訪以今未發。

***來源*** 獻方人：湖北省武漢市按摩醫院黃鳳仙。

***操作部位 2*** 頸椎。

***施術*** 以下述 6 種手法進行施治：①分筋，撥絡，理彈法。②托頂撥筋法。③頭頸旋轉法。④手牽擠按法。⑤旋轉復位法。⑥穴位刺激法。

治療時根據病情適當選用手法。頸後，頸側，肩胛區痛點較重者，可選用分筋，撥絡，理彈手法，每 2 日施法 1 次，每次 10 分鐘。觸摸頸椎棘突有偏歪者，選用旋轉復位法，1 次復位不理想，4 天可再重複 1 次，直至使偏歪棘突撥正為止。對於頸椎生理性僵直或後凸後，可用手牽擠按法，術者一手牽頭引顱，一手拇指擠按後凸棘突使之向前；頸部肌肉痙攣，生理曲度失常者，選用托項撥筋法，術者雙手托住頷枕向上，一手托頷，一手托項或枕，使頭徐徐向一側旋轉，然後迅速向患側加大旋轉幅度，可聽小關節彈響，接著向對側旋轉。頭部眩暈，疼痛，頸及上肢麻木者，可加穴位刺激法，即用拇指在曲池，肩髃，大椎，風府，風池，百





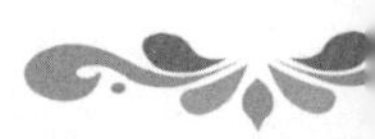

會，太陽等穴位處點揉，每穴 2～3 分鐘。

***說明*** 頸椎病最多見於中老年患者，使用上述手法可消除肌肉痙攣，糾正紊亂，使頸椎靈活，並有舒通經絡之功效。

***來源*** 獻方人：青海醫學院郭景周；推薦人：河北保定電力修造廠職工醫院趙偉。

***操作部位 3*** 胸痛同側的胸鎖乳突肌前緣與頸椎體前，以及氣管旁處的疼痛敏感點。

***施術*** 術者立於患者背後，患者端坐位，雙上肢自然下垂，頭後仰，枕部緊靠術者胸部，下頷儘量上抬前伸。術者用食指或中指指腹在胸痛側的胸鎖乳突肌前緣、頸椎體前及氣管旁處由上至下按壓，找出最明顯的壓痛點。然後術者用與患者胸痛側相反的手按住其前額，將其頭部固定，用另一手的食指或和中指指腹按壓該痛點 1～2 分鐘。

***說明*** 本法適用於頸椎病所致之胸痛症。按壓時患者有酸、麻、脹感向患處放射，胸痛亦隨之緩解、消失。22 例確診為頸椎病，有明顯胸痛者，經用本法治療，結果顯效 10 例，有效 6 例，全部獲效。因該處有頸部壓力感受器，故術者定位時當注意避開，施術時力度適中。

***來源*** 袁邦雄，《新中醫》；10：30，1990；推薦人：江西省中醫藥研究所楊寧。

***操作部位 4*** 背部督脈分佈區及頸肩部、頭部、腹部；腎俞、脾俞、胃俞、膈俞、風池、風府、百會、印堂、中脘、梁門、關元、足三里、內關、肩井等穴。

***施術*** 俯臥位：①從督脈之上的命門穴開始，循經脈（脊上）和經脈旁（夾脊），用手掌大魚際側部位做上行直推，至風府穴為止，連續 10 次以上，上推時遇有壓痛處稍加

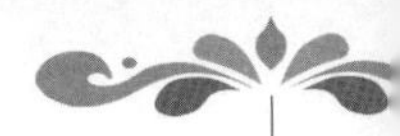

力，多推幾次。②揉按腎俞、脾俞、胃俞和膈俞。③捺頸肩部，拿捏後頸部，彈撥項韌帶，輕揉胸鎖乳突肌。④輕按風池、風府，有得氣感即止。仰臥位：①平臥拔頸：術者右手墊於患者枕骨下，左手扶住下頜下邊，兩手同時用力，緩緩向頭頂方向拔伸頸部。②按百會穴1～2分鐘。③揉印堂，分推前額，揉撫顳部，轉摩後頭角（頂、顳、枕三骨相連處）。④輕輕向斜上方牽引兩上肢，並微微抖動，以疏導經氣，以手點內關穴。⑤開中三門（期門、章門、京門），運三脘（上脘、中脘、下脘），按中脘、梁門、關元，然後按足三里。⑥坐起，提拿肩井。

***說明*** 本法適用於由頸椎病引起的眩暈，辨證虛寒者。兼有實熱證及高血壓性眩暈者禁用。治療頸性眩暈50餘例，均獲痊癒或顯效。如治張某，女，47歲。發病1月，眩暈不能站立，全靠他人攙扶，目難睜，食難入，頭不敢轉側，面白微腫，脈細弱。用本法治療1週後，即能獨自來診，治療近2月後而獲痊癒。隨訪至今未發。

***來源*** 獻方人：湖北省武漢市按摩醫院袁明晞。

## 肱二頭肌長腱粘連

【推拿按摩】

***操作部位*** 患側肩部。

***施術*** 術者與患者相對而坐，以左肩為例，術者右手握住患者左上肢前臂，使其屈曲90°功能位，術時左手拇指嵌於患肩二頭肌腱內緣反覆向上方拿捏，使二頭肌腱位，每次叩捏10多下。一般經10～20次後症狀即可消失，患肢恢復功能活動，個別患者叩捏1～2次即可。

***說明*** 本法適應於肱二頭肌長腱粘連。此症在臨床上非





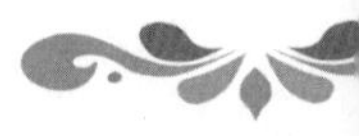

常多見，患者很痛苦。以往多採用理療、薰洗、外敷膏藥等治法，多能止痛或緩解症狀，但要鬆解其粘連有一定困難。手法彈撥治療肱二頭肌長腱粘連，可使粘連鬆解，患肢恢復功能，且無副作用。通過近 10 年的臨床觀察，病歷齊全者約 300 餘例，絕大多數效果滿意。

***來源*** 獻方人：陝西中醫學院朱長庚；推薦人：湖南省中醫藥學校李玄。

## 肱橈滑囊血腫

【推拿按摩】

***操作部位*** 患側肘部及患肢。

***施術*** 一般分 2 步進行：①拔伸牽引，患者坐位或臥位，術者一手托住患肢的肘部，另一手握住患肢的橈骨莖突處，作前臂旋後位拔伸牽引，將肘關節拔直達 180° 即可。②屈曲擠壓，當患肘拔直後迅速再作屈曲擠壓，一般當被動屈曲至 60° 左右時，術者托住患肘的手可有明顯的血腫被擠散的感覺。此時應繼續將患肘屈曲達 25° 左右，即手指能碰到同側肩頭。

***說明*** 本法適用於肘後血腫。此症中醫稱為「筋出窩」。其診斷依據為急性損傷史，患肘劇痛，呈半屈曲狀，伸屈活動障礙，肘後肱橈關節區棱形腫脹，壓痛；X 片多數顯示脂肪墊移位。在實際操作時，以上 2 步是一個迅速而連貫的動作，一般在 1 分鐘內完成，如此可減少病人的痛苦。手法後疼痛立即緩解，同時即可作小幅度的伸屈活動，外敷消腫藥，頸腕吊帶固定 24～48 小時，鼓勵患肢活動，以加速積血的吸收與減少粘連的可能。臨床應用，效如桴鼓。

***來源*** 獻方人：上海市傷骨科研究所李國衡；推薦人：

湖南省中醫藥學校李玄。

## 胸椎小關節異位

【推拿按摩】

***操作部位*** 胸椎。

***施術*** 患者背向醫生，坐於30公分高的治療凳上，雙肩放鬆，兩手自然下垂，醫生面向患背坐於45公分高的凳上。醫生左手扶患者左肩，右手中指按在患者脊柱中線，食指、無名指置於中指兩側（約與椎體橫突等寬處），3指同時用力由上而下按壓，找出有壓痛的棘突或橫突；患者後仰，醫生腳踩治療凳上用單膝頂住壓痛之棘突或橫突，囑患者反手交叉抱頸，收腳挺胸收腹（使脊柱充分伸展），醫生雙手分別搭或穿過腋下反搭在患者兩肩，趁其不備，突然用力向後扳，同時用膝頂推壓痛點，可聽到「咔噠」響聲，病證即除。最後在局部以滾法，使肌肉放鬆。結束治療。

***說明*** 本法適應於胸椎小關節異位及其引起的綜合症。此方法主要是由醫生的雙手撥扳拉和單膝頂推仰靠坐位患者的異位棘突，使脊柱成過伸位，身體重心移向頭足兩端，達到牽引的頂椎重定的目的。

***來源*** 獻方人：河北省保定電力修造廠職工醫院趙偉。

## 肋軟骨炎

【方藥】

***配方1*** 柴胡、當歸、延胡索各12克，穿山甲、桃仁、紅花各9克，丹參30克，桂枝6克，銀花、鬱金各15克。

***用法*** 每日1劑，水煎服2次。藥渣用紗布包後局部熱





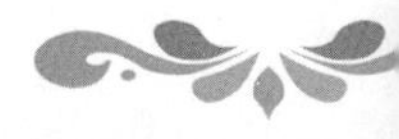

敷。

***說明*** 本方適用於非化膿性肋軟骨炎。症見胸、肋軟骨局部隆起，隱痛或鈍痛。個別伴有低熱、憋氣、胸悶、失眠、心煩等症狀。若便秘者，首劑加大黃 30 克；氣虛加黃芪 15 克、太子參 30 克；咽痛加板藍根 30 克；腹脹加厚朴、枳殼各 9 克；失眠加遠志、酸棗仁各 12 克。

***來源*** 王文遠等，《新中醫》，2：31，1987；推薦人：江西省撫州市第二人民醫院唐學游。

***配方 2*** 生黃芪30克、桑寄生25克、丹參15克、川紅花12克、三棱9克、莪朮9克、製乳香9克、製沒藥9克、蒲公英30克（或紫花地丁30克）。

***用法*** 水煎服，每日 1 劑，煎服 2 次。

***說明*** 本病發病特徵是僅侵犯肋軟骨，疼痛，腫脹而不紅，有壓痛；疼痛纏綿，有時可劇痛，其發病原因不明，西藥治療效果不甚滿意。本方有養血活血之丹參，活血化瘀之紅花，破血散結之三棱，莪朮，化瘀止痛之乳香、沒藥，再加上補氣之黃芪，補肝腎強筋骨之桑寄生，由活血化瘀，改善患處的微循環而取效。如痛甚，可加元胡索；血虛加雞血藤。應用本方治療非化膿性肋軟骨炎 158 例，痊癒 128 例，顯效 22 例，有效 8 例。

***來源*** 趙棣華等，《新中醫》，2：35，1975；推薦人：安徽省馬鞍山鋼鐵公司醫院黃兆強。

## 骨質增生症

【方藥】

***配方 1*** 製川烏、製草烏各 150 克，細辛、防風各 120



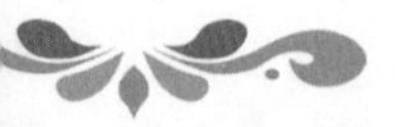

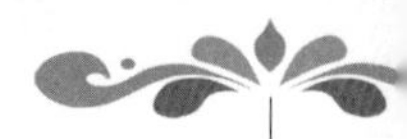

克，透骨草、伸筋草、雞血藤各100克，紅花、威靈仙、木瓜、地龍各80克，蜈蚣8條，生鐵屑30000克，米醋3000毫升。

**用法** 上藥除生鐵屑（打鐵落下的鐵砂粉末）外，將上10味藥碎斷，置於鍋內，用米醋加適量水，熬煮2次，每次約2小時，取出煎液，去滓。將2次煎出液合併過濾，濃縮成1000毫升，待用。將生鐵屑篩選均勻，置鍋內用武火燒煆，以紅透為度，趁熱傾入藥汁，用鐵鏟不停攪拌，至藥液吸盡為度，待其自然冷卻後，即得呈紫黑色粗鐵屑，裝入袋中，50克重1袋。每用1袋，置大：碗內，用米醋50毫升，迅速攪拌裝入布袋內，候藥物發熱後，慰敷患處，避風。每日1包，每包可重複使用1次。

**說明** 本方應用於頸椎、腰椎等四肢關切骨質增生引起的頸痛，雙上肢、肩部疼痛、痲木，腰腿疼痛等症。本方具有祛風散寒，活血除濕、舒筋通絡，利關節止痛之功效。一般用藥1週症狀即明顯減輕，3週症狀可基本控制。本方法亦可用於風濕性關節炎，類風濕性關節炎，風寒濕性關節痛，強直等病症。

**來源** 獻方人：河南省柘城縣人民醫院鄭春雷。

**配方2** 藤黃15克、麝香3克、朱砂6克、冰片6克。

**用法** 以上4味藥物共研為細末，用香油調勻，敷於最明顯的壓痛點，外覆蓋玻璃紙，再用膠布密封固定，7天後取下，若貼1次未癒，休息1週後，照前方再敷1次。

**說明** 本方治療腰椎骨質增生100例，總有效率97%。患者張某，男，62歲。患第3～4腰椎骨質增生，腰疼劇烈。屢次治療無效，經用上方治療3次隨訪未見復發。配製時必須戴口罩以免中毒，收藏必須安全，嚴禁入口。

**來源** 獻方人：河南省柘城縣人民醫院盧正相。

***配方3*** 生地10克、淮山20克、茯苓10克、山茱萸10克、枸杞20克、杜仲20克、續斷15克、菟絲子15克、當歸15克、乳香10克、沒藥10克、丹參20克、白朮20克、苡米25克、木香10克、甘草3克、骨碎補15克。

***用法*** 加水煎500毫升，武火煎沸，再用文火煎30分鐘，取煎液服用，後再加水如法煎一次服用。每日2次，每日1劑。

***說明*** 本方為湖南省名中醫劉智壺治療腰椎骨質增生症之驗方，臨床用於治療腰椎骨質增生所致的腰痛，或伴有下肢疼痛，神疲乏力，夜尿頻者，療效頗佳。腰及肢冷感者，可加桂枝10克，淫羊藿30克，則更為合拍。

***來源*** 獻方人：湖南常德市第一人民醫院劉智壺；推薦人：湖南常德市第一人民醫院劉步醫。

## 退行性脊柱炎

【推拿按摩】

***操作部位*** 腰、背、臀及下肢；命門、陽關、夾脊、腰俞、腎俞、氣海俞、關元俞、環跳、委中、承山、陰谷、陰陵泉。

***施術*** ①分推腰部，揉腰、背、臀，掌按命門、陽關、腰俞和夾脊；指按揉腎俞、氣海俞和關元俞，溫擦腰背。②拿揉下肢，點按環跳、委中、承山，輕按陰谷、陰陵泉，推擦小腿內側。

***說明*** 本法適用於中年以後腰腿僵痛，活動受限，不能久坐者。《內經》云：「腰者腎之府，轉搖不能，腎將憊矣。」因此治療以補腎壯腰為原則。據筆者經驗，患者經連續3個月的推拿治療，會有出奇的療效，而且癒後不易復發。

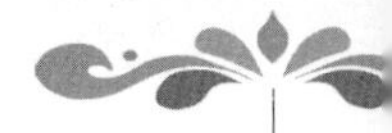

***來源*** 獻方人：湖北省武漢市按摩醫院袁明晞。

## 骨髓炎

【方藥】

***配方1*** 製馬錢子4克、皂角刺9克、蒲公英12克、紫花丁12克、淨連翹10克、金銀花10克、生地黃10克、炙全蠍3克、穿山甲10克、京赤芍9克、粉甘草3克。

***用法*** 上藥加水500毫升，濃煎成150毫升，早晚2次煎服。每日1劑，7天為1療程。

***說明*** 此方具有涼血解毒，托裏排膿之功效。專治化膿性及非化膿性骨髓炎。經多年臨床應用有良效。化膿性早、晚期體虛者，加黃芪20克，當歸尾6克；非化膿性者，去皂角刺、穿山甲。小兒用馬錢子酌減 劑量。若加當歸、黃芪，則托裏排膿之力更大，且有收斂瘡口的作用。中醫學認為，骨髓炎病的病因有多種，但以風邪及寒濕之毒深入筋骨所致者多見，且病程長，病久則正氣多虛，而邪毒羈留；若專事清裏托毒之法，則氣血更虛，瘡口難癒。故治宜以攻為主，以補為佐。人或恐馬錢子性苦寒大毒，有傷正氣貽誤病機之弊，然馬錢子卻有散熱消腫之良效，專治癰疽、腫毒。馬錢子製法為，先去其絨毛，與米同炒至老黃色。孕婦忌服。

***來源*** 獻方人：福建省中醫學院許書亮；推薦人：湖南省中醫藥學校李玄。

***配方2*** 連翹、金銀花各30克，蒲公英20克，黃柏20克，蜈蚣3條。

***用法*** 以上5味加水煎煮3次，合併煎煮液過濾，加乙醇（酒）使含醇量達70%，靜置24小時，過濾，減壓回收



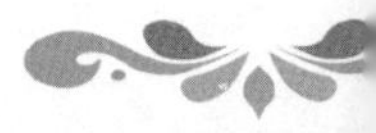

乙醇，加水調整藥液總量，靜置，冷藏 24 小時，濾過 24 小時，過濾，灌裝，滅菌即得。以該液沖洗傷口，浸泡紗條填入竇道或外敷。

***說明*** 本方為治療傷口潰爛化膿的外用良藥。使用本品，治療慢性骨髓炎 3000 餘例，有效率 99%，治癒率 96.3%，無 1 例截肢。連翹、銀花、蒲公英清熱解毒，黃柏清熱燥濕，佐以蜈蚣活血化瘀，解毒消腫，故本方具有祛腐生肌，化痰排膿，解毒消腫，祛瘀止痛，燥濕斂瘡的功能。本方藥源廣泛，價格低廉，有極高的開發價值。

***來源*** 獻方人：河北省新樂骨髓炎醫院謝景龍；推薦人：湖南中醫學院附二院王明忠。

***配方 3*** 蜈蚣 7 條、透骨消 350 克。

***用法*** 將蜈蚣焙乾研細末，每取 1.5 克，體弱者用 0.5～1 克，溫開水送服，每日服 1 次，每次取透骨消 30～40 克，煎汁當茶飲；體弱者 1 日 2～3 次，可配合補氣血藥服。上方蜈蚣為 1 個療程的量。

***說明*** 本方主治骨髓炎，療效可靠，是當地民間流傳的良方。不作手術或手術後服 1～2 個療程，有消炎，收斂，促進肉芽生長的作用。

***來源*** 民間流傳方；推薦人：四川省綿陽市 102 信箱楊忠英。

***配方 4*** 田三七 9 克、牛膝 50 克、代赭石 50 克、玄參 30 克、滑石 20 克、甘草 20 克。

***用法*** 水煎服，每日 1 劑，煎服 2 次。

***說明*** 「骨槽風」屬現代醫學之下頜骨骨髓炎；《外科正宗》又名「穿腮毒」。初起腮頰部漫腫疼痛，牙關拘緊，



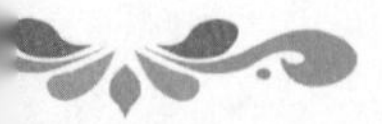

不能咀嚼，面部腫脹明顯；甚則腮頰部外潰，流膿臭穢，久不收口，內生死骨，牙齒脫落。本病從火或風毒而治，收效甚微。根據該病多因陰虛火旺，夾有氣血凝滯於經絡的病機，以滋陰降火，行瘀消腫為法則，療效較佳。

***來源*** 獻方人：吉林省榆樹縣中醫院柴國釗；推薦人：湖南中醫學院劉建新。

***配方 5*** 穿山甲珠15克、蝸牛15克、樟丹15克、官粉15克、蛤粉15克、輕粉15克、天花粉15克、銅綠15克、冰片15克、乳香15克、沒藥15克、血竭15克、麝香2克、煅珍珠2克、松香50克。

***用法*** 上藥穿山甲、蝸牛、天花粉、乳香、沒藥、血竭、煅珍珠、松香共研為極細粉末，餘藥各研為細末，過100目篩，裝瓶密封備用。

***說明*** 本方是治療骨髓炎的外貼藥，適應於破潰或未破潰者。治療時用酒浸濕軟紙，將藥粉撒在浸濕後的軟紙上約0.05公分厚，敷在瘡面上；已破潰者，將藥敷在周圍，不要堵住創口。每日或隔日換藥1次，直至痊癒。

此方為黑龍江省、內蒙古紮蘭屯地區流傳的民間驗方。用此方治療獲癒者甚多。筆者曾用此方治療骨結核、骨髓炎多人，療效滿意。

***來源*** 民間流傳方；推薦人：內蒙古紮蘭屯市中蒙醫院劉金。

## 骨髓增生異常綜合徵

【方藥】

***配方*** 炙黃芪、黨參各30克，女貞子、旱蓮草、生地、




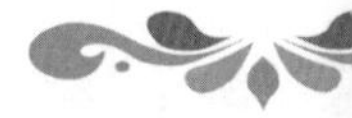

熟地各15克，菟絲子、雞血藤、丹參各30克，當歸、赤芍、白芍各10克。

***用法*** 水煎2次，加水800毫升，煎至400毫升，早晚分服。

***說明*** 本方適用於骨髓增生異常綜合徵。常見症狀為面色萎黃或蒼白，心悸氣短，倦怠自汗，頭目眩暈，午後低熱或五心煩熱，口乾不欲飲水，身有瘀斑、瘀點、舌淡紅、苔薄，脈細弱或沉細數。本病屬中醫「虛勞」、「血證」、「瘀證」、「內傷發熱」等範疇。其病機是氣陰兩虛，瘀血內阻。治以益氣養陰活血之法，能明顯改善其臨床症狀，並有一定止血效果，對升高血紅蛋白及血小板亦有一定的作用。若畏寒肢冷者，加仙茅、仙靈脾各10克；有出血傾向者，加茜草10克，小薊、側柏葉各15克；外感發熱者，加銀花、連翹各15克；邪毒內盛者，加半支蓮、虎杖、白花蛇舌草各30克；骨蒸勞熱者加銀柴胡、青蒿、鱉甲各10克。

***來源*** 陳信義，《中醫雜誌》，4：28，1991；推薦人：江西省撫州市第二人民醫院唐學游。

## 骨化性肌炎

【方藥】

***配方*** 穿山甲6克、三棱10克、莪朮10克、水蛭6克、土鱉6克、丹參12克、雞血藤15克、透骨草12克、甘草6克。

***用法*** 水煎服，每日1劑，煎服2次。

***說明*** 本方由破血、散結、軟堅藥物組成，血虛體弱者禁用。本病多見於肘部骨折、脫位之後，關節僵硬者。此方適用於本病早期，後期需手術治療。

***來源*** 獻方人：湖南中醫學院第二附屬醫院孫達武。

## 骨關節結核

【方藥】

***配方*** 木鱉子、黃連、澤漆、蜈蚣、生牡蠣。

***用法*** 水煎取汁，濃縮，乾燥壓片。日服 3 次，每次 6 片（每片含生藥 0.5 克）。3 個月為 1 療程，可連服 2～4 個療程。

***說明*** 此方具有解毒散結抗癆之功效。主治骨、關節結核。據臨床觀察，本方與抗結核西藥合用，比單用西藥療效提高 1 倍以上。長期服用無毒副作用。多數患者服藥 1 個療程後體重增加，食慾增進。

***來源*** 獻方人：安徽中醫學院附屬醫院丁鍔；推薦人：湖南省中醫藥學校李玄。

## 盆骨傾斜症

【推拿按摩】

***操作部位*** 髖關節、膝關節。

***施術*** 推拿法，患者仰臥於床上，醫者一手持患肢儘量向上屈曲，使其靠近於前胸部。再以手法按摩髖關節局部，使其肌肉鬆緩。然後用手持患肢膝關節稍向外旋外展。如法操作 2～3 次，當雙腿對比同等時，表示手法成功。

***說明*** 此症多見於 4 歲以下兒童，據臨床觀察多為跑跳扭挫所致。初期症見行路不便、跛行、雙腿相比，往往患側長 0.3 公分左右。X 光平片示無脫臼，只有骨盆傾斜現象。可配合使用薰洗法，用海桐皮湯水煎把藥液放在大澡盆中，





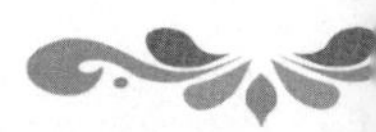

加入大顆粒食鹽 100 克開水沖之，待水溫適宜後，患者坐水盆中薰洗，20 分鐘即可。

海桐皮湯配方為：海桐皮 20 克，沒藥、川芎、當歸、紅花各 15 克、乳香 10 克、川椒、威靈仙、白芷、甘草、防風各 20 克。王某，女，3.5 歲，左下肢長約 3 公分。用上法治療 3 次痊癒。

***來源*** 獻方人：河北保定市陳氏正骨診所陳新亮；推薦人：河北省保定電力修造廠職工醫院趙偉。

## 梨狀肌損傷綜合徵

【推拿按摩】

***操作部位*** 患側臀部及下肢；八髎、居髎、環跳、承扶、委中、陽陵泉。

***施術*** ①掌根揉臀部，再沿骶骨邊緣及髂棘下溝陷做指揉法，反覆操作，以放鬆臀肌。②沿梨狀肌肌腹做推理按順手法，從坐骨大孔 點向外下斜至股骨大轉子，反覆推理按順。③有慢性黏連者，加用拇指撥絡法，順梨狀肌纖維走向來回彈撥。④點穴緩痛法施於八髎、居髎、環跳、承扶、委中、陽陵泉諸穴。⑤搖髖：患者仰臥屈膝，向內搖髖。急性者幅度宜小，慢性者幅度宜大，特別當搖至內收內旋位時，術者扶膝手的前臂用勁壓在大腿外側，以加大內收內旋幅度，使梨狀肌受到牽拉。

***說明*** 筆者應用本法治療梨狀肌損傷綜合徵，一般經 15 天左右推拿即可痊癒。急性者 療程更短，慢性者 療程稍長。

***來源*** 《推拿療法與醫療練功》；推薦人：湖北省武漢市按摩醫院袁明晞。



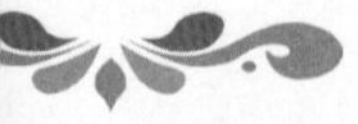

## 髕上滑囊血腫

【推拿按摩】

***操作部位*** 患側膝部及患肢。

***施術*** 患者仰臥於床上，醫者一手按住膝關節上方，另一手握住患肢踝關節，先將膝關節過伸，繼而立即使膝關節充分屈曲，最後再伸直膝關節，手法即告完成。

***說明*** 本手法適用於治療髕上滑囊血腫。本病主要診斷依據為急性損傷史，髕骨上方呈半月形腫脹，膝關節劇痛，伸屈活動明顯受限；X 光排除骨折。在施術過程中，醫者手下可有明顯的滑囊血腫破裂消散感覺。運用本手法時間越早越好，有利於瘀血迅速吸收；無副作用。術前須向病人說明操作過程中可有短暫劇痛，以求患者合作。

有人曾用 35%碘批拉舍作髕上滑囊造影檢查，證明該手法使其血腫頃刻消失。手法後若配合外敷或內服活血化瘀、理氣止痛的藥物，則療效更佳。

***來源*** 獻方人：浙江省溫州醫學院狄任農；推薦人：湖南省中醫藥學校李玄。

## 跟骨骨刺

【方藥】

***配方 1*** 防風15克、防己15克、川椒30克、透骨草30克、鉤藤30克、蘇木15克、蒲公英30克、伸筋草30克、紫花地丁30克。

***用法*** 將以上 9 味藥物加水 2500 毫升，水煎 20 分鐘後加食醋 50 克，薰洗患足，每日早晚各 1 次，用後加熱可再

用，1 劑可用 5～7 日，3 劑為 1 療程。

***說明*** 本方治療 200 餘例均收到良好效果，一般 1～2 療程疼痛消失。李某，男，50 歲。患足跟部疼痛 1 午餘，經 X 片診斷為跟骨骨刺。用上方 2 劑，疼痛消失。經 50 餘例隨訪均未復發疼痛。

***來源*** 獻方人：河南省柘城縣人民醫院盧正相。

***配方 2*** 白芍 10 克、桂枝 10 克、當歸 10 克、細辛 5 克、吳茱萸 5 克、木通 5 克、炙甘草 5 克、生薑 5 克、大棗 5 枚。

***用法*** 水煎服，每日 1 劑，連服 5 劑即可見效。同時服用六味地黃丸，每日 2 次，每次 20 克。

***說明*** 本方適應於肝腎虛損，血虛感寒所致之足跟痛。症見足跟冷痛，頭暈神倦，或四肢逆冷，面色不華；女子白帶多，月經先期量多，脈沉細澀。據臨床觀察，足跟痛患者不太多見，但凡遇此症，治療頗感棘手。據筆者個人經驗，此方治療足跟痛一般只要服 3～5 劑即可見效；病程長者，服藥時間亦隨之稍長。

***來源*** 獻方人：湖南省桑植縣中醫院王鴻海。

【針灸】

***取穴*** 合谷。

***施術*** 取痛側穴位，直刺快插，進針約 1 寸左右，得氣後留針 10～15 分鐘，留針時不撚針。

***說明*** 合谷穴治療腳跟痛療效頗捷。進針直刺到底，約 1 寸許，不要撚動提插。留針時令患者踏腳跟，如已減輕，提針 5 分許，不撚針。留針 5 分鐘時，突然將針提出，不能撚轉，猛提出針是訣竅所在。合谷穴有上行於頭，下行於足之特殊功能。快針直抵於下，以得氣，再提針時引氣上升，



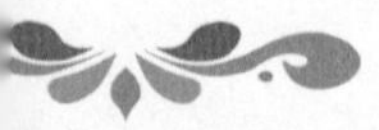

則氣滯於足下所致的疼痛，隨之消失。此是提針止痛之法。曾治周××，男，41 歲，經商。從高處跌落以致左腳跟疼痛，不能活動，服西藥止痛 劑不能止痛，翌日痛劇不能著地。按上法針左側合谷穴，1 次疼痛即止，活動如常。

***來源*** 獻方人：江蘇省武進縣漕橋中心醫院承邦彥。

【推拿按摩】

***操作部位 1*** 承山穴（雙）、三陰交穴（雙）、太谿穴（雙）、照海穴（雙）。

***施術*** ①用手掌根揉小腿外側及足根部 10～15 遍。②用拇指依 次按揉承山、三陰交、太谿、照海各穴 5～10 遍，使產生酸麻脹感。③自己活動踝關節，左右轉動各 20 遍。④用一小錘敲擊足跟痛 點，由輕漸重，敲擊 30～50 下即可。⑤以拇指上下摩擦雙腳心 30～50 遍，產生發熱感為度。

***說明*** 本法治療足跟疼痛有較好的效果。按摩腳心及上述穴位，能疏通經絡，從而調節五臟六腑的功能，達到治癒足跟痛的目的。

***來源*** 獻方人：河南省臨潁縣公療醫院郭雙彬。

***操作部位法 2*** 跟骨骨刺位置。

***施術*** 令患者俯臥位，患足抬舉，腳掌心向上。術者站於患側，一手固定患肢踝關節及前腳掌端，另一手拇指先點揉疼 點約 2～3 分鐘左右。然後用木錘或鐵錘叩擊骨刺位置，力量適中，以病人能忍耐為度。每次叩擊 3～5 下。隔 1 天做 1 次，術後可服消炎藥物。一般不超過 7 次即可痊癒。

***說明*** 中國醫學稱本病為「足跟痛」。多因腎氣虧損，受寒邪影響所致。1980 年～1989 年間，我們採用本法治療 189 例患者，治癒 172 例，好轉 17 例，治癒率為 94.5%，有

效率100%，本法優越之處是把骨刺的頂端叩平，以減少軟組織與地面接觸，造成炎性反應，而收到治療效果。王某，女，52歲。患足跟痛2餘年。X光檢查診為跟骨骨刺。行走困難，用此法治療3次，症狀明顯減輕，又治3次而癒。隨訪5年未復發。

***來源*** 獻方人：河北省保定電力修造廠職工醫院趙偉。

***操作部位3*** 足跟部。

***施術*** 先用拇指指腹部在患側足跟部縱向推揉10餘次，使足跟部組織鬆弛，再用拇指指甲緊壓足跟痛處後緣，向前推鏟數10次即可。每日1～2次，7日為1療程，如局部皮膚乾燥可用紅花油等為潤滑劑。

***說明*** 該法適應於足跟骨刺或跟骨下滑囊炎。經臨床驗證，療效可靠。趙××，女，67歲。雙足跟痛3年，多方治療無效，使用本法治療1個療程後，疼痛明顯緩解，2個療程病即痊癒。至今7載未發。使用時應注意，局部皮膚破損或有其他皮膚疾病時禁用。

***來源*** 獻方人：湖南省中醫藥學校金曉東。

## 外傷性截癱

【方藥】

***配方*** 乾蟹殼24克、地龍9克、炙黃芪15克、補骨脂9克、當歸尾12克、黨參9克、白朮9克、巴戟9克、淮山藥15克、全蠍6克、川續斷9克、川草12克、甘草6克。

***用法*** 加水1000毫升，煎至500毫升。第2煎加水800毫升煎至500毫升，分2次服用。每日1劑。

***說明*** 本方為筆者家傳方，適用於脊椎壓縮性骨折而至



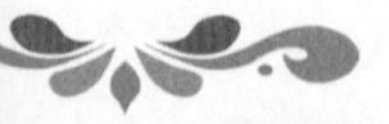

下肢癱瘓。並可治療小兒痲痹症引起的肌肉萎縮等疾病。中醫學認為，腎主骨，藏精生髓。本病為腎氣受損，法當壯陽補腎為主。本方為補益肝腎之劑，有調補脾腎，養髓健骨，健脾益氣，搜風祛邪之功效。

***來源*** 獻方人：河南省臨潁縣公療醫院郭雙彬。

【推拿按摩】

***操作部位*** 分3組部位輪流施行：①華佗夾脊穴（沿脊柱旁開1寸），兩側各取對稱穴位10個。②足三陽經腧穴對稱穴位。③取氣海、關元、中極、陰陵泉、三陰交等穴。

***施術*** 以推拿按摩和針灸輪流施行。推拿按摩採用楊天鵬老師氣功點穴手法。其法為雙手的食指和中指併攏成劍指，以意導氣，以氣聚力，力貫指尖，在上述部位處，作點、揉、按等手法。用重手法，透達深部組織，反覆作5～6遍，順勢捋筋撥絡5～6遍，致施術穴位皮膚呈潮紅色。繼用八字分拍法，以兩手空心掌叩擊患者腰部、臀部及下肢，反覆5～6遍。針灸每日輪流施行1次，留針20分鐘，捻轉採用強刺激補法。

***說明*** 此法用於外傷性截癱，即胸腰椎骨折所致脊髓神經損傷。《靈樞・寒熱篇》謂「若有所墮墜，四肢懈惰不好，名來體惰。」此症患者，在得到良好的復位或內固定後，再運用中國醫學的理、法、方藥進行整體觀念的康復治療，能疏通經絡，疏導氣血運行，能促進和調整受損神經的反射性和自律性機制的形成。多年來筆者用此法治療25例，據統計，完全康復或接近康復者11例，占44%；極大好轉者8例，占32%；差者6例，占24%；取得了良好的療效。患者鄭某，男性，19歲。不慎從5層樓高架跌下，即由某醫院X光診斷為第1腰椎壓縮性粉碎性骨折，右足跟骨骨折，

行脊柱內固定術，3 月後好轉入我院。查：第 1 腰椎平面下完全性截癱麻痹，且已伴有雙下肢肌肉明顯萎縮，約經 120 天此法治療後，麻痹平面已基本消退，二便如常，能完全棄拐行走而出院。半年後隨訪已恢復工作。

***來源*** 獻方人：四川省都江堰市中醫骨傷專科醫院周興開。

## 下頜關節脫位

【推拿按摩】

***操作部位 1*** 下頜部。

***施術*** 患者坐於矮凳上，儘量張口。術者對面站立，雙手拇指包纏消毒紗布（以防咬傷）伸入口內，置於臼齒上，餘指在口外下頜部與拇指對握。然後拇指下壓臼齒並用力向後推，即可聽到骨滑音，則為復位成功。

***說明*** 復位同時，拇指要迅速從臼齒部向外滑開，以免咬傷。雙側脫位用雙拇指，單側脫位用單拇指。

***來源*** 獻方人：四川省都江堰市中醫骨傷專科醫院周興開。

***操作部位 2*** 下頜骨髁狀突及其周圍。

***施術*** ①體位準備：患者正坐，頭稍後仰；醫者與患者面對，坐立均可。②按揉解痙：醫者按揉脫位之下頜骨髁狀突周圍 1～3 分鐘，手法以中、強度（患者局部有酸、脹、麻感）為宜。③壓突復位：醫者雙手拇指分別置於口腔內兩側髁狀突前上方，餘手指置於頜部後下方以穩定頭部；繼而拇指用力向下後方按壓脫位之髁狀突（單側脫位壓單側，雙側脫位雙側壓），至有入臼彈響或滑動感時復位完成（復位後

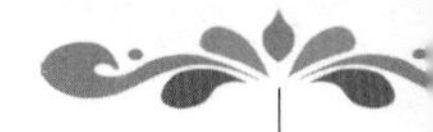

常規 4 頭帶固定 3～5 天）。

***說明*** 本法由局部按揉，消除或減輕疼痛，緩解肌肉痙攣，繼而在拇指按壓下，髁狀突向下後方滑移，越過錯位結節後，在咬、顳肌牽拉下彈回關節窩而復位；因而可避免普通手法在咀嚼肌緊張狀態下間接、大力重定易致的繼發性損傷或咬傷，使復位手法更加安全、簡便。臨床治療 24 例，均 1 次復位成功。本法適用於各種類型的下頜關節脫位。

***來源*** 獻方人：山東省濰坊市中醫院徐懷安。

## 頸椎脫位

【推拿按摩】

***操作部位 1*** 頸部及頭部。

***施術*** ①先囑患者搖晃頭頸若干次，醫者在頭頸部兩側施行揉、滾手法，以鬆弛頸肌。②令患者半蹲位，醫者立其後，一手掌扶按患者額部，使其頭枕部緊貼腹壁，一手掌（或屈肘用前臂）托其下頦，緩緩用力向上提牽 2～3 分鐘，同是令患者下蹲。③視頸椎關節錯縫方向（可以棘突偏歪情況判定），將其頭部向左或向右旋轉。此時常可聽到「咯嗒」響聲，多數是重定信號。④囑患者再搖晃頭頸，如運轉自如即可；否則，可按上法再行提牽旋轉。

***說明*** 此法適用於整復寰樞椎半脫位，頸椎後關節錯縫、壓縮等。臨床運用，屢有效驗。施行手法前須排除骨、關節破壞性病變；細閱 X 片，判明錯位情況。如有鉤椎關節增生，旋轉手法一定要輕柔，避免驟然大幅度旋轉。

***來源*** 獻方人：安徽中醫學院附屬醫院丁鍔；推薦人：湖南省中醫藥學校李玄。

***操作部位 2*** 頸部及頭部。

***施術*** 以頸1橫突偏左為例，患者取低端坐位，頸部前屈30度，右側偏30度，左側旋轉45度，醫者站於患者後側，右手拇指觸及偏移橫突固定之，餘4指置於顳部，左手扶持右面部，在一瞬間左手向左旋轉的同時，右手拇指迅速將橫突輕推向右側，多聽到「咯」一聲，拇指下有輕微移動感，觸之平復或改善，手法告畢。

***說明*** 本法適用於頸椎損傷性疾病有輕度移位者。有下列情況者慎用：①年老體弱及妊娠期。②有嚴重心、肝、腎、肺等器質性疾病者。③伴有傳染病急性期，惡性腫瘤及骨關節結核者。④局部有感染病灶或皮膚病者。

***來源*** 獻方人：廣西中醫學院韋貴康；推薦人：湖南省中醫藥學校李玄。

## 頸椎間盤突出症

【推拿按摩】

***操作部位*** 頸部。

***施術*** 患者取坐位，醫者左肘將患者頸部楔狀位托住，起到固定頸部作用，另一手在頸部胸鎖乳突肌、前斜角肌、斜方肌上以拇指和其他4指指腹連續震顫，對觸及的條索狀物施以輕內震顫法，以求達到鬆懈神經根受壓症狀。本法的要點為用力和緩，速度均勻。每日1次，1次約20分鐘，10次為1療程。

***說明*** 本法治療頸椎間盤突出症。筆者在臨床治療本病30餘例，有效率達96%。如李某，女，45歲。頸項疼痛向肩及上肢放射，伴麻木感已2年，經CT檢查為頸5、頸6椎間盤突出，經上法治療2個療程，症狀消失。

***來源*** 獻方人：浙江省杭州市中醫院毛毅剛；推薦人：浙江省杭州市中醫院詹強。

## 胸鎖關節錯位

【推拿按摩】

***操作部位*** 胸鎖關節。

***施術*** 患者仰臥，患側靠近床邊，患側肩胛骨下墊以高約 3 寸的枕頭，臂下垂床外。助手按健肩用力下壓，術者握下垂患側臂向下牽引，約 3 分鐘，然後扶患肩後方上下按捺。如果是後錯位，這時鎖骨內端即行突起正位；如果是前錯位，一隻手按患肩向後，另一隻手向後推按鎖骨內端，即可正復。

***說明*** 施用此法應注意對老弱病員和有胸部氣血內傷病員，用力要適宜，手法要準確，方可奏效，並避免造成其他併發症。

***來源*** 獻方人：四川省都江堰市中醫骨傷專科醫院周興隆。

## 月骨脫位

【推拿按摩】

***操作部位*** 腕關節。

***施術*** ①牽引擠壓法：患者坐位，掌心向上，術者左手握住患手及 4 指，右手拉住腕關節向內擠推，並拔伸牽引 3～5 分鐘，然後用右手拇指將月骨擠壓向後方逐漸使腕關節屈曲，此時可聽到「咯噔」響聲，即手法成功。

②牽引抖動法：患肢手掌向上，前臂伸直，術者雙手握

住其腕及手指拔伸牽引 3～5 分鐘。然後雙拇指緊壓住月骨，邊牽引邊抖動並逐漸彎曲，此時手部感到有回納的響聲，即手法成功。

***說明*** 月骨是個錐體形，掌側寬，呈四方形，背側較尖，受到暴力的擠壓易向掌側脫位。此手法運用生物力學原理使之回納，簡便易行，療效滿意，但整復後一定用小夾板將腕關節固定掌屈 30 度 1～2 週。

***來源*** 獻方人：河北省保定電力修造廠職工醫院趙偉。

## 橈骨頭半脫位

【推拿按摩】

***操作部位*** 肘部。

***施術*** 醫者與病人相對（以右側為例），右手拿住患者右腕，左手在肘關節後部，拇指放橈骨小頭上部，其他 4 指放肘內側。兩手略對抗牽引，同時右手把患者前臂旋前（患手掌心面對醫者），並屈曲肘關節，左手拇指向前推橈骨小頭，屈肘至最大限度，橈骨小頭處發出彈響或指下有回復感，標誌重定成功。

***說明*** 此法用於小兒、成人橈骨頭半脫位。此病又稱「牽拉肘」、「橈尺近關節半脫位」、「肘錯環」。多用前臂旋後屈肘法治療。余根據臨床經驗，前臂旋前屈肘法治療，每能手到病除。杜某，4 歲。2 天前被牽拉右上肢後，肘外側疼，抬舉障礙，強迫體位。經診治，未見好轉而來診，施用上法後即癒。本法用於小兒 1 次司治癒；成人復位後應外敷經驗消瘀膏於患處，腫痛減後加強肘部活動練習即可治癒。此病需確診，對症治療方可治癒。

***來源*** 獻方人：中國石油 天然氣總公司物探局總醫院金



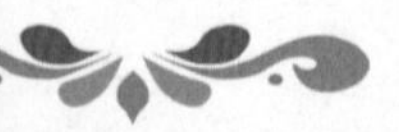

海林；推薦人：河北省保定電力修造廠職工醫院趙偉。

## 肘關節脫位

【推拿按摩】

***操作部位*** 肘關節。

***施術*** 患者正坐（以右側為例），一助手立於患者右外側，兩手握住患者上臂下端，協同術者固定和牽引患肢。術者站於病者正面，以右手握住患者腕部，左手掌心置於患肢後側，魚際肌部頂於髖骨外踝，餘4指握於內側。手法姿勢安排好後，便可與助手對抗牽引，並使患肘過伸，以便冠狀突由鷹嘴窩解脫。牽引時注意患肢長度，並糾正其側向移位，使攜帶角恢復正常。醫者右手握住肱骨下段向後牽引，右手執患者腕部牽引，並逐漸屈肘成銳角，當聽到「咯噔」響聲時，復位成功。

***說明*** 肘關節脫位居全身關節脫位的首位，多因間接暴力所致，可分前脫後脫2類。整復時一定注意牽引的強度及角度，以免拉傷韌帶，或造成血腫。李某，男，9歲。玩雙槓時不慎跌落。查：肘關節腫脹：畸形、彈性固定，功能喪失。鷹嘴向後上突出，肘後三角關係破壞。X片診斷為肘關節脫位。即採用上述復位法，當即成功。前臂中列位旋吊胸前1週痊癒。

***來源*** 獻方人：河北省保定中醫院時森林；河北省保定電力修造廠職工醫院趙偉。

## 肩關節脫位

【推拿按摩】

***操作部位1*** 肩關節及上肢。

***施術*** 患者直立，術者位於患者傷側，背對患者。術者右手握住患肢肘部，左手握住腕部，將患肢外展至 90 度。術者屈膝成馬步位，右肩頂入患者患側腋窩內，囑患肢儘量向外展，術者在兩手用力向前方牽引時慢慢起立，右肩用力向後上方拔頂，此時即可聽見肱骨頭滑移的入臼聲。檢查如方肩畸形消失、確定已復位後，行理筋按摩片刻即屈肘 90 度懸吊。

***說明*** 此法巧妙地運用了患者自身重力，結合拔臂肩頂動作，有力地增加了拔伸與托頂的力量，故對體格健壯或經常規手法復位失敗而肩部肌肉高度緊張者尤為適合。1981 年～1990 年，應用本法治療 37 例常規手法復位失敗者，均 1 次復位成功。本法操作時，注意體現先牽後抬，力求做到穩、準、緩、巧，剛柔相濟，切忌粗暴亂頂。

***來源*** 應有榮，《中國骨傷》，（1），1992；推薦人：山東省濰坊市中醫院徐懷安。

***操作部位 2*** 肩關節。

***施術*** 患者平臥，術者位於患側，單足蹬抵於患者腋窩脫位之肱骨頭上，足掌用力向前向外推送，雙手同時牽拉患側上肢，與足掌同時發力作對抗牽引力。此時即可聽很響亮的骨滑音，說明復位成功。

***說明*** 此法適用於肩關節前後脫位均可。筆者用此法多年，無 1 例失敗。

***來源*** 獻方人：四川省都江堰市中醫骨傷專科醫院周興開。

***操作部位 3*** 肩關節。

***施術*** 坐位或仰臥位，助手於健側抱住病人胸部，醫生持握患側肢體，使肩約呈 120 度超外展，將腕夾於腋下，雙

手握肱骨近端，對抗牽引，幾分鐘後，兩手將肱骨外旋並使扭轉的關節囊重新扭回變為通道，雙手向關節盂方向往上一托即復。

***說明*** 該法適應於肩關節前脫位。臨床屢試屢驗，歐××，男，23 歲。因外傷右肩關節而出現疼痛，腫脹，活動障礙。查：右肩呈方肩畸形，搭肩試驗陽性，X 片診斷為肩關節為脫位，經本法治療復位成功。三角巾固定，10 天後痊癒，該法僅適應於肩關節前脫位。

***來源*** 中國中醫研究院骨傷科研究所陳正光；推薦人：湖南省中醫藥學校金曉東。

***操作部位 4*** 肩關節及上肢。

***施術*** 患者仰臥於床上，術者立於患側，兩手握住患肢腕部，並用靠患者之足掌（即右側脫位用右足，左側脫位用左足）抵於腋窩內，持續對抗牽引下外展外旋，此時多數即可復位（有彈響或彈動感）；對無彈響或彈動感者，在持續外展位牽引下，反覆將患肢進行外旋→←內旋活動，至有入臼彈響或彈動感時，復位即告成功。令患者坐起，繼將肩關節向各個方向活動數 次後，常規胸臂繃帶固定或披肩石膏固定 2～3 週。

***說明*** 應用本法整復各種類型的肩關節脫位 100 餘例，均獲成功。而一般拔伸足蹬法整復失敗者不少，且部分患者因強行重定而被作為整復槓杆支 點的足部致傷肱骨外科頸或胸壁。本法復位，外展牽引充分，旋轉擺動有利於擺脫肱二頭肌長頭腱或關節囊裂口邊緣的阻擋而順利復位，因而整復成功率高，且無繼發損傷之弊。復位後的旋轉活動，意在使伴隨肱骨頭復位時內翻捲曲的關節囊裂口邊緣充分旋出，使裂口對合嚴密，以利良好癒合而防止日後脫位復發。同時，

這也是檢查復位成功與否的必要手段。

***來源*** 獻方人：山東省濰坊市中醫院李萬秋。

## 胸腰椎後脫症

【推拿按摩】

***操作部位*** 胸腰椎。

***施術*** ①採用長圓形布帶1根，規格：長5公分，寬3公分，厚3公分內裝沙或米均可。患者先側臥於硬板床，將墊子準確地置於脊柱凸起處，讓患者緩慢轉體成仰臥位，囑患者機體放鬆靜臥半小時或1小時。②繼用中醫傳統手法在背部從上自下進行撫、揉、推、彈筋撥絡手法以解除局部軟組織黏連。③劍指點穴法，食中指成伸直狀，拇指微彎曲，4、5指彎曲至掌心，力貫在食中指指尖，點背部膀胱經，選穴為大杼、風門、心俞、督俞、三焦俞、氣海、關元、八髎諸穴，力度達到深、沉、重、緩，直達病所。④再採用拍擊法，用掌根拍擊突起處。

***說明*** 本治法由全國骨傷顧問楊天鵬老師傳授。《素問・痿論》謂：「宗筋主束骨而利機關也。」它包含了生物力學概念，即骨與骨關節部位靠關節囊和關節液而利滑；正常的功能要靠宗筋的維繫。

這裏的宗筋是指人體肌肉、肌腱、關節囊、韌帶的功能。現代醫學的觀點認為，骨的過度疲勞可造成骨小梁斷裂。宗筋的過度疲勞也會形成不能束骨而產生椎體後脫或脊柱側彎變形。在治療脊柱嚴重後脫時，用手法結合墊頂法，使突出的椎體逐步回納復位。

***來源*** 獻方人：四川省都江堰市中醫骨傷專科醫院周興隆。

## 尾椎脫位合併骨折

【推拿按摩】

***操作部位*** 尾椎。

***施術*** 囑患者腹部頂於特製的高木凳上，手足離地懸空，腰部隆起，病人閉住氣，醫者用右手食指帶上薄膠指套，塗上油脂（如凡士林，由肛門進入直腸直達尾椎部，與拇指配合，用力採取推送、按壓等手法，參考X片所示病變部位進行復位，手術過程約2分鐘。

***說明*** 此法適用手尾椎脫位及骨折。注意囑病人側臥位（平位時，肌肉放鬆，復位後尾椎易滑脫）；癒後患者短期內不要騎車，不久坐立，以鞏固療效。此法療效良好，所治無1例失敗。

***來源*** 獻方人：四川省都江堰市中醫骨傷專科醫院周宏珍。

## 腰椎凹陷症

【推拿按摩】

***操作部位*** 腰椎。

***施術*** 患者俯臥於特製高木凳上，顯露其腰部病變部位，雙手及雙腳懸空，上下身自然形成牽引力，令患者作深吸氣，以增加體內負壓，術者用雙手空心掌在病變部位旁上下左右分拍5～6遍。

***說明*** 所謂分拍、即雙掌往不同方向指拍擊，力度要剛柔相濟，此法為楊天鵬老師所授，適用於慢性勞傷所引起的腰椎凹陷（亦稱腰椎前脫）。本法的特點在於利用身體懸空

的自然牽引力和患者體內的內張力，再加術者手法的振動力，以使變形的椎體逐步復位。經多年的臨床實踐證明療效顯著。

***來源*** 獻方人：四川省都江堰市中醫骨傷專科醫院周興隆。

## 腰椎間盤突出症

【推拿按摩】

***操作部位 1*** 腰部。

***施術*** 患者俯臥硬板床上，取 1 條小床單縱摺成寬 10 公分的布帶，橫兜在患者上背部，兩端繞過腋下並在胸前左右交叉，分別由 2 名助手握住布帶兩端；另 2 名助手握住患者兩踝部；醫者立於床邊，先用按、揉、推、摩手法使其腰背部筋肉鬆緩，找準壓痛點，2 拇指重疊按於點上。示意助手徐徐用力對抗牽引，同時，醫者用衝擊性壓力下按，使患者腰部產生顫動，連續衝按 20～30 次。然後按住局部勿動，囑助手徐徐放鬆牽引。詢問患者感覺，如腰腿痛不減輕，可重複上法 2～3 次。最後，在助手對抗牽引下，醫者抱持患者腰部翻身為仰臥位，施術結束。術後嚴格去枕平臥 3 日。

***說明*** 本法適用於腰椎間盤突出症。據部分病例統計，近期痊癒率 71.2%，顯效率 20.4%，總有效率 96.9%，優於其他療法，可作為治療本病症的首選療法。該法拉力穩妥，人為損傷小，病人痛苦少，不需特殊設備，簡便易行，療效較好，尤宜於基層醫院。牽拉力一般掌握在 70000～100000 克左右。術後嚴格臥床 2 週方可坐起活動，勿使腰部扭動。對較嚴重的高血壓病、心臟病、體質極虛者慎用。

***來源*** 獻方人：山東省杏林醫學院王廣智；推薦人：湖



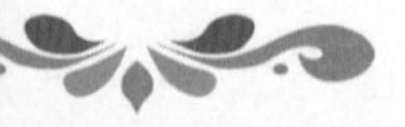

南省中醫藥學校李玄。

***操作部位 2*** 腰骶部。

***施術*** 患者端坐於小方凳上，雙腳分開與肩寬，雙手扶膝，全身放鬆。助手坐在患者面前，雙手固定患者骨盆。令患者雙手上舉，10 指交叉抱於頭後側。術者立於患者背後，雙手從患者腋下伸過，上勾於兩肩部，用力上提牽引 2～3 分鐘，然後以膝頂腰痛點，並以此為軸，在上提牽引的同時，向右旋轉腰部 60～90 度，範圍由小到大，反覆 6～8 次。接著在膝頂痛 點棘突水平線上，兩手搬患者雙肩後仰 3 次，此時多可聽到重定音響或有重定感，說明突出之髓核還納，復位成功，腰痛立可緩解。再在腰骶部作適當穴位按摩。令患者平臥 2～4 小時，即可下床活動。

***說明*** 椎間盤是由軟骨板、纖維環、髓核 3 部分組成。椎間盤隨著年齡的老化而褪變，逐漸失去彈性，在軀體受到超負荷運動時，或受到外力擠壓、牽拉和扭轉作用，則易在腰 4～5 及骶部造成椎間盤突出，致使神經根受壓，產生坐骨神經疼痛，甚至產生麻痹，大小便功能障礙等嚴重症狀。腰椎間盤突出症的中、西醫療法頗多，但效果不盡理想。

筆者總結多年經驗，整理出這套「膝頂旋轉法」使其復位，收到滿意療效。此法具有操作簡便易行，療效良好，無痛苦，患者樂於接受等優點。

***來源*** 獻方人：四川省都江堰市中醫骨傷專科醫院周興開。

***操作部位 3*** 腰部及頸肩部。

***施術*** 具體採用雙連椅單人旋轉復位法。患者端坐在椅上，醫者正坐患者之後的椅上，首先查清突出最明顯的棘突



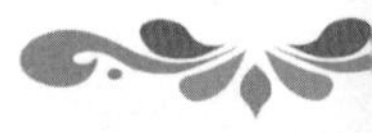

（或肌痙攣、壓痛最明顯的棘突旁），用 1 拇指固定；另一隻手自患者腋下伸向前，掌部壓於頸肩部扶持，然後醫者使患者前屈 60～90 度，側偏（同側）45 度，在拇指推擠棘突向健側外上方的同時，另一隻手向後上方旋轉。常聽到「咯」的一聲，觸之平復或好轉。手法完畢。必要時，在相鄰的上或下 1 棘突定位，同樣步驟作旋轉重定法。

***說明*** 本法適用於腰椎損傷性疾病有輕度移位者。有下列情況者慎用該手法。①年老體弱及婦女妊娠期、月經期。②有嚴重心、肝、腎、肺等器質性疾病者。③伴有傳染病急性期，惡性腫瘤及骨關節結核者。④局部有感染病灶或皮膚病者。

***來源*** 獻方人：廣西中醫學院韋貴康；推薦人：湖南省中醫藥學校李玄。

## 骶髂關節半脫位

【推拿按摩】

***操作部位 1*** 骶髂關節。

***施術*** ①骶髂關節前半脫位整復法：患者仰臥，雙手扶住床兩側；術者站於床旁，右手握住踝部，左手握住膕部，做牽拉動作約 1 分鐘，乘其不備，過屈髖膝關節，然後外旋至伸直位。②骶髂關節後半脫位整復法：第一法，患者俯臥，術者立於床旁，右手握住膝上部，左手放於髂後上棘，然後右手緩緩旋轉髖關節，乘其不備，右手上抬，左手下按，兩手同時向相反方向用力；第二法，患者側臥（患側朝上），術者立於床旁，右手握住患者踝部，左手放於髂後上棘，兩手迅速同時向相反方向用力，右手牽拉後伸患肢，左手向前推按髂後上棘。

***說明*** 整復手法前後，需做柔和放鬆的手法，如在腰骶



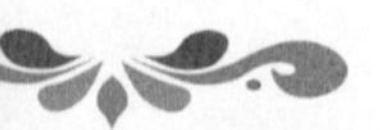

部做揉、搓、擦等手法，取大腸俞、環跳、委中等穴。骶髂關節是脊柱與下肢之間重力傳遞的樞紐，由於其關節面較垂直，而且骶骨呈斜形，因而易發生半脫位，它常是許多腰椎病的併發症。筆者運用整復手法治療獲得較好的療效。整復手法每 3 日 1 次，直至症狀消除為止。曾治張某，男，48 歲。1 週前彎腰拿物突然腰痛，坐、立、行或臥床翻身均感困難，經檢查右髂後上棘上移並凹陷，右骶髂部明顯壓痛和叩擊痛，「4 字試驗」陽性，診斷為右骶髂關節前半脫位，經第 1 法整復，2 次痊癒。

***來源*** 獻方人：湖北省武漢市按摩醫院黃鳳仙。

***操作部位 2*** 骶髂關節。

***施術*** 患者俯臥位，醫生立於其側，兩手重迭按在髂後脊上，作上下推的準備；助手立於健側，兩手重疊按在健側的坐骨結節上，作向上推的準備，然後 2 人相對同時用力推擠。輕者 1 次可癒，重者 3 次即可，然後醫生改用兩手交叉分別放在兩側髂後上棘處，用力向外向下推按 3 次，以穩定錯縫關節，即手法完畢。

***說明*** 骶髂關節錯縫症，是樊春洲老先生自 1962 年提出並定名的，採用上述手法，具有病人痛苦小，療效高等特點。此法為臨床醫師對本病的首選方法之一。吳某，男，29 歲。打籃球時，摔倒，當即送骨科門診，X 光片檢查無骨折及異常現象。查體：局部壓痛，屈髖痛，4 字試驗陽性。採用此手法當即見效，第 2 天重作 1 次，症狀完全消失。至今骶髂關節活動自如。施術完手法後，最好給一些舒筋活血藥，以便使局部充血早日吸收。

***來源*** 獻方人：黑龍江中醫學院樊春洲；推薦人：河北省保定電力修造廠職工醫院趙偉。



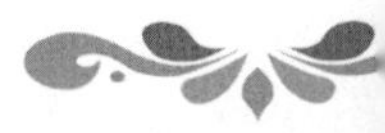

## 髖關節脫位

【推拿按摩】

***操作部位 1*** 髖部及骨盆、兩腋、雙踝部。

***施術*** 患者俯臥硬板床上。1 助手兩手置患者兩腋下向上牽引，另 1 助手握住患者雙踝部向下牽引，第 3 助手固定骨盆。術者一隻手按住患者腰骶部，以此為支 點，另一隻手捫準後上移位的股骨頭向下推按。俟股骨頭向下移及髖臼時，在牽引下將患者翻身為仰臥位，仍在牽引下屈患髖即可復位。

***說明*** 本法適用於髖關節後脫位。髖關節後脫位臨床常見，以往多採用仰臥屈髖屈膝牽引復位，但難以把握移位的股骨頭。本法的特 點是術者能清楚地捫準移位的股骨頭。易於有效地施力，使整復較為容易。即使是陳舊性脫位（30 天以內），也能在不作其他準備的條件下 1 次復位成功。由於著力點正在移位的股骨頭上，相對說手法較溫和，損傷小，病人痛苦少，預後出現股骨頭缺血壞死的可能性極少。復位時注意，助手要很好配合，並妥善掌握翻身時機。

***來源*** 獻方人：上海中醫學院附屬岳陽醫院；推薦人：湖南省中醫藥學校李玄。

***操作部位 2*** 髖關節。

***施術*** ①後脫位正復法患者仰臥。助手雙手固定骨盆，術者雙腿分開蹲於床上，一隻手的肘彎托起患腿上部，另一隻手握住患肢踝關節，雙手將患腿屈曲，往上內旋內收，使患膝緊貼患者胸部，待肌肉拉開後，再作外旋，同時站起將患肢用力向上提牽抖動，即可聽到明顯骨滑音，則說明復位成功。將患肢放平，在患側髖關節處輕輕按摩 3～5 分鐘。



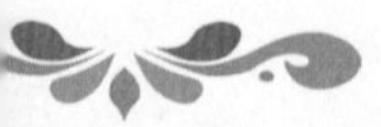

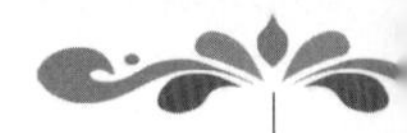

②前脫位正復法患者仰臥。一助手雙手固定骨盆。術者立於患側，一隻手握住患肢踝關節，另一隻手環握膝關節前下方，在患肢外旋的位置，向上推髖、膝關節儘量屈曲，使患膝直達腋下，待肌肉拉開後，雙手同時用力，推患肢貼胸部內旋內收，再慢慢拉直，有「咯」的聲音，即是復位。

***說明*** 應用此法要熟練、準確、有力。

***來源*** 獻方人：四川省都江堰市中醫骨傷專科醫院周興開。

***操作部位 3*** 髖關節。

***施術*** 囑患者平臥，放鬆，比較足內踝尖是否一致，如長短不一致，則說明髖關節半脫位，醫者站於患者的患側，手掌按壓患者半脫位髖關節，另一隻手肘部緊靠醫者腰部作支撐點，屈曲患肢往上送，反覆數次後就可復位。

***說明*** 此法適用於小兒及成人髖關節半脫位。本病往往誤診為腰腿病，而久治不癒。確診後，應採取上述方法治療，其治癒率很高，腰腿痛感可很快消失。

***來源*** 獻方人：四川省成都市骨科醫院楊天鵬；推薦人：四川省都江堰市中醫骨傷專科醫院周宏珍。

## 科雷氏骨折

【推拿按摩】

***操作部位*** 橈骨下端。

***施術*** 患者坐位，助手握住患肢肘上兩髁部位，術者握住腕下大小魚際處徐徐牽引，邊拔牽邊搖擺（有利於嵌插的解脫）當聽到明顯的骨摩擦音時，術者一手拇指上移至骨折端尺側，另一手拇指移向遠端橈側，並兩指對向推擠，矯正橈

側移位，然後雙手拇指移向骨折遠端背側，用力向掌側按壓，其餘 4 指上移至骨折近端掌側，以食指為力 點向背端提，同時稍許屈腕和尺偏，即可復位。最後用小夾板超關節固定屈肘 90° 前臂中立位，頸臂帶懸吊胸前。

***說明*** 科雷氏骨折，多見於間接暴力損傷，來自掌側緣的衝擊力集中在橈骨遠端鬆堅質骨的交界部位（即近橈腕關節面 2～3 公分處）發生骨折。骨折多為橫斷或斜面（由掌側遠端斜向背上）。本手法既不強調掌屈尺偏，也不過分要求速度，而是要求方法合理，力 點準確。蕭某，女，53 歲。早晨雪 天散步時不慎摔倒，手觸地時聽到咯嚓一聲，來院就診。X 光片顯示橈骨遠端粉碎性骨折，有嵌插現象。當即採用上述方法整復。整復後給服舒筋活血片、接骨片等。27 天後拆除夾板而癒。1 年後隨訪，腕部功能良好。

***來源*** 獻方人：河北省保定市中醫院時森林；推薦人：河北省保定電力修造廠職工醫院趙偉。

【推拿按摩】

***操作部位*** 橈骨遠端骨折處。

***施術*** 前臂掌側向下放置桌上，骨折處置桌沿，固定前臂及肘部並順勢牽引肢端，術者站橈側，用左手大魚際處緊貼骨折近端橈側，餘 4 指置尺側，握緊並緩慢向遠端滑動，右手握推板，翹面向上，沾桐油後，置骨折近端，與左手配合，向遠端推擠，在推過骨折處時，左手內收使腕稍尺偏，同時稍上提腕部：囑握肢端的助手迅速向下（屈腕）並尺偏牽引，當推板緩慢推過骨折處時，有鬆動感，骨折即復位。

***說明*** 本手法適應於科雷氏骨折，骨折遠端並發生嵌插，經一般手法復位不成功者。張××，男，16 歲，摔傷左腕關節，局部腫痛呈「銀叉」樣畸形。照片提示科雷氏骨

折，經用一般手法治療後，畸形未糾正，改用本法復位治療，術後畸形消失，照片復查示解剖復位。施術中應注意雙手配合，用力應穩，勿使暴力，以免加重局部損傷。

***來源*** 獻方人：湖南省中醫藥學校金曉東。

## 尺橈骨雙骨折

【操作部位】

***操作部位*** 尺橈骨骨幹。

***施術*** 分以下5個步驟：

①拔伸牽引：傷患仰臥肩外展70～90度屈肘90度，1/3及下1/3骨折前臂置中立位，上1/3骨折前臂稍旋後位，一助手握肘部，另一助手握手部大、小魚際，沿前臂縱軸逐漸牽引，一般3～5分鐘後，重疊移位和成角移位可得以矯正。

②擠捏分骨：術者用兩手的拇指和食、中環3指，由骨折部的掌，背側緊貼皮膚對向擠捏骨間隙，隨著牽引逐漸加大分骨力，使骨間膜重新懸張，骨脊對應，旋轉移位即可矯正。

③成角折頂：橫形骨折重疊移位嚴重，單靠牽引矯正者可用折頂法，術者兩手拇指由背側推按突出的骨折斷端，其他4指端提向掌側下陷的另一斷端，逐漸向原來的成角移位的方向加大成角，待成角達到一定程度，感到兩端的皮質相對時，然後搬成直角。

④推擠提按：橈尺側移位向中心推擠突向橈尺側移位的骨折斷端，掌背側移位，上提下陷，按壓突出的骨折斷端。

⑤搖擺觸碰：術者和助於分別握住近端和遠端做上下及左右搖擺，使之緊密接觸。以上步驟完畢後按常規固定。時間為4～8週。

***說明*** 尺橈雙骨骨折約占全身骨折8.2%，分3型。此手





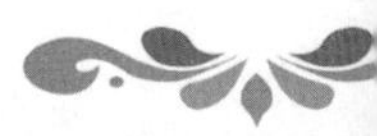

法對 3 種類型骨折都可使用。

***來源*** 獻方人：河北省保定電力修造廠職工醫院趙偉。

## 肱骨幹骨折

【推拿按摩】

***操作部位*** 肱骨幹。

***施術*** 在針麻或局麻下，傷患取坐位，一助手用布帶繞過傷肢腋部向上牽引；另一助手雙手握住傷肢肘部，在前臂中立位向下作對抗牽引，待重疊位矯正後，按以下手法復位。

①上 1/3 骨折：術者兩手拇指抵住骨折遠端外側，其他 4 指環抱近端向外提拉，使與遠端相觸成角，繼之拇指由外側推遠端向內即可復位。

②中 1/3 骨折：兩拇指抵住骨折遠端外側用力向內推頂，其他 4 指環抱骨折遠端內側向外提拉即可復位。

③下 1/3 骨折：多為斜形或螺旋形，不用牽引，只用兩手對扣捏合骨折部使端面扣緊即可。固定：根據移位情況，選用 2 點或 3 點擠壓法，各壓墊放妥後，以膠布固定，再放置夾板以布帶捆綁固定。上 1/3 超關節固定，下 1/3 超肘關節固定。然後屈曲肘關節 90 度。固定時間，成人 8～10 週，兒童 4～6 週。

***說明*** 肱骨乾骨折較為常見，占全身骨折的 4%。患者丁某，男，11 歲。玩雙槓時不慎跌下。查：局部腫脹疼痛，皮下瘀血，上臂縮短成角畸形，功能喪失，異常活動和骨擦音；X 光片顯示肱骨上 1/3 骨折。即採用上述手法復位，固定 4 週而痊癒。隨訪 1 年，功能良好。

***來源*** 獻方人：河北省保定電力修造廠職工醫院趙偉。

## 肱骨外科頸骨折

【推拿按摩】

***操作部位***　肱骨外科頸。

***施術***　①病人仰臥位，順骨折畸形對抗牽引並逐漸外展。②行推擠手法，矯正內外側方或成角移位。③牽引下採用過頂復位法矯正骨折端前成角或向前移位，將上肢上舉。④行上下石膏夾固定於上舉位。⑤2～3 週後除石膏夾換超肩關節小夾板固定並回落在中立位。行合理的功能鍛鍊。

***說明***　本法優越之處是利用上肢上舉時產生的槓杆力來糾正骨折遠端的前成角及遠端的前移位，穩定骨折對位後的位置不再移位，並發揮了軟組織「內負」作用，避免了以往的不穩定性固定，利於肩關節上舉功能的恢復。此手法曾對 47 例患者臨床驗證，外展型 21 例，優 20 例，良 1 例。內收型 26 例，優 22 例，良 4 例，優良率達 100 %。

***來源***　獻方人：陝西省西安市紅十字醫院劉百科；推薦人：河北省保定電力修造廠職工醫院趙偉。

## 肱骨外髁骨折

【推拿按摩】

***操作部位***　肱骨外髁。

***施術***　小兒仰臥位或坐於親人懷中，臂叢或血腫內麻醉。術者先按摩局部驅散瘀血，摸清骨折塊。以左側肱骨髁骨折為例：一助手握住上臂中下段，術者以左手握住前臂下段，屈肘 135 度，前臂旋後位，右手先摸清骨片位置及折面邊緣，如單純沿橫軸錯位，則以拇指食指捏住向外上方旋轉錯位骨折塊的

內側部分，中指抵住向下旋轉移位骨折塊的外側緣，拇食指用力按壓，中指隨之向上翻轉，以使骨折塊下移及折面上轉。同時，左手內收前臂，加大肘關節外側間隙，即可復位。如骨片同時有前後移位或沿縱軸旋轉者，則先以相反方向按壓擠轉動，矯正前後及沿縱軸的旋轉移位。重定後拍X光片觀察，對位元情況滿意後方可進行固定，時間一般3週左右。

***說明*** 此種骨折多見於3～8歲兒童，臨床可分為3種類型：①無移位骨折。②輕度移位骨折。③翻轉移位骨折。應用上述手法都可達到重定目的。但1週內勿體前臂旋轉、握拳及腕關節伸屈活動，一般2～3月肘關節即恢復正常。故在此期間，切不可為追求功能迅速恢復而採用粗暴的被動牽拉活動。

***來源*** 獻方人：河北省保定電力修造廠職工醫院趙偉。

## 肱骨髁上骨折

【推拿按摩】

***操作部位*** 肱骨髁。

***施術*** 伸直型：傷患仰臥，一助手兩手握住傷肢上臂，另一助手握住傷肢前臂，使肘關節略屈，前臂旋後位，對抗牽引，待重疊移位和旋轉移位矯正後，術者一手握骨折近端，一手握骨折遠端，用推拉法矯正側方移位，再將兩手4指置於肘窩前方扣住骨折近端向後拉，兩拇指頂住鷹咀部，用力向前推頂。同時令遠端助手將肘屈曲70度即可復位。屈曲型：矯正重疊移位時，肘關節應在屈曲位（120—90度）牽引；矯正側方移位時，手法同伸直型；矯正向前移位，術者可用兩手拇指由前方抵住骨折遠端向後推頂，兩手4指由後側托住骨折近端向前提拉，即可矯正。粉碎型：在助手徐

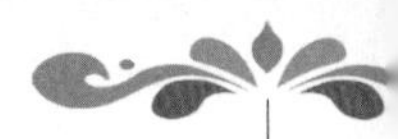

徐牽引矯正重疊移位後，術者用兩手掌抱住內外髁部，用力對扣捏合，即可使分離的骨片合攏。然後，術者一手握住骨折近段向後按壓，一手由後側握住粉碎的遠段向前推送，即可復位。最後，小夾板固定，時間為兒童 2 週，成人 3 週。

***說明*** 肱骨髁上骨折臨床常見，占全身骨折的 6.2%。根據骨折移位情況可分 4 型。在此只介紹 3 種（臨床常見）。上述方法只限於無外傷性患者，對於局部高度腫脹，水泡形成或粉碎性骨片分離較大者不適合應用。

***來源*** 獻方人：河北省保定電力修造廠職工醫院趙偉。

## 肱骨內上髁骨折

【推拿按摩】

***操作部位*** 肱骨內上髁。

***施術*** 患者取仰臥位，一助手固定上臂，術者一手握傷肢前臂中、下段，屈肘 135 度，另一手拇指腹在內上髁周圍輕輕按摩以驅散瘀腫，摸清骨片後用力向外上方按壓，同時將前臂旋前，並逐漸屈肘至 90 度即可復位。然後局部用 4 層紗布襯墊環包肘部，內上髁部放少量棉花，外上髁上方放塔形墊，內上髁部放雙峰墊用膠布固定。先放內外側板，後放前後側板。3 條布帶固定肘上，1 條布帶封肘。肘後放鐵絲托肘屈 90 度，前臂旋前固定。時間 3 週。

***說明*** 肱骨內上髁骨折一般分 4 度，上述方法只適用於 1 度和 2 度骨折。王某，女，50 歲，騎車時不慎摔倒來我院就診。查：局部腫脹，壓痛，肘部內側觸及骨片並有異常活動。X 光片顯示：肱骨內髁 2 度骨折。即採用上述手法復位，固定 4 週，拆除夾板痊癒。後隨訪 1 年，肘關節功能活動良好。

***來源*** 獻方人：河北省保定電力修造廠職工醫院趙偉。




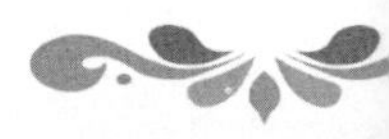

## 肱骨大結節骨折

【推拿按摩】

***操作部位***　肱骨大結處。

***施術***　一般無需麻醉，傷患取坐位，助手固定傷側肩、胸部，術者一手逐漸外展外旋傷臂，另一手拇指向下向內推壓移位的大結節即可復位。如果復位準確，鬆手後骨片不再浮動。對有肩關節脫位合併肱骨大結節骨折者，先整復肩脫位，移位的肱骨大結節即可隨之而復位。外展架固定；腋下墊棉墊，將外展架置於腋下，固定傷臂外展 90 度位。時間 4—6 週。

***說明***　傷後 1 週即可練習肩關節活動，對移位骨折 1 週內主要練習腕，肘部功能，1 週後開始練習肩外展活動。3 週後練習肩關節各個方面活動，對大結節骨裂，無移位骨折，無需特殊處理，可只給三角巾懸吊傷肢 2～3 週即可。

***來源***　獻方人：河北省保定電力修造廠職工醫院趙偉。

## 鎖骨骨折

【推拿按摩】

***操作部位***　鎖骨。

***施術***　患者坐位，醫者站在患肢外側，醫生一手拇指按壓在肩峰，餘指插在腋下向後上提托，此時令患者向前挺胸；另一手拇指按壓在骨折端前方，餘指在背後推擠，使凸突部復平，矯正重疊移位，最後換一手提托腋下，另一手拇指、食指對捏骨折近段遠端，以矯正側方移位，手法完畢。

夾縛固定：①醫者用膝部托住患肢腋下，使保持在抬肩挺



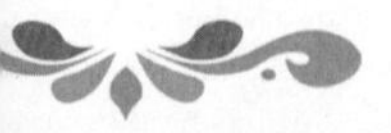

胸位置，然後在骨折處放置厚「坡形墊」1個，用膠布固定。②繼在患側腋下放置1個棉花墊，最後用繃帶從患肩向健側腋下施行單肩「8」字形包紮固定，用紗布胸前懸吊屈肘70度。

***說明*** 鎖骨骨折為上肢常見骨折，占全身骨折5%，多因跌仆時手掌或肩外側著地所產生的間接暴力所致。應用本手法，痛苦小，操作簡便，易於接受。整復固定後1週內要復查2次，以後每週1次。另外，在固定時間內，必須維持挺胸伸肩姿勢。臥床時，宜平臥，成人固定3～4週，兒童固定2週。

***來源*** 獻方人：河北省保定電力修造廠職工醫院趙偉。

## 肩胛骨骨折

【推拿按摩】

***操作部位*** 肩胛骨。

***施術*** 傷患取半坐，一助手用寬布帶由傷側腋下向健側牽拉；另一助手握傷肢腕部及前臂，外旋外展持續牽引5～10分鐘，待斷端嵌插消除，術者立於傷側，一手由腋下向上推遠段肩胛頸及肱骨頭，另一手由肩部向下壓肩峰和肩胛崗，如有骨響，說明復位。此時可叩擊肱骨大結節使斷端嵌插。內收傷肢，將上臂用胸臂繃帶固定胸前。傷側腋下放棉墊，前臂中立位，置於胸前。用寬膠布由肩經肘環繞固定，另用1條寬膠布將上臂圍胸固定1週，最後前臂用三角巾懸吊。

***說明*** 肩胛骨骨折大多由直接暴力打擊所致，骨折可發生在肩胛骨體部，肩胛崗部及關節盂部，曾治吳某，男性，35歲，司機。因車禍前來就診。查：局部腫脹，疼痛，壓痛，皮下瘀血，傷肩活動受限，上肢不能外展，可觸到骨擦音；X光片定為肩胛骨骨折。當即採用上述手法復位。5週後痊癒。隨訪1年，功能活動正常。





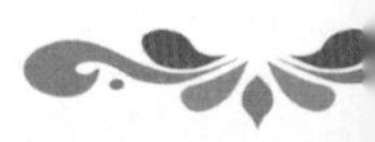

**來源**　獻方人：河北省保定電力修造廠職工醫院趙偉。

## 肋骨骨折

【推拿按摩】

**操作部位**　肋弓。

**施術**　患者斜臥，骨折側向上，雙手舉高抱頭。醫者站於外側，一手拇、食指捏住肋骨骨折處，另一手協助推擠，矯正側移位。夾縛固定：取仰臥位，雙臂上舉，醫者取 10 公分寬膠布 1 條。當呼氣之末，即胸圍最小時，先在後側超過脊柱中線 5 公分處，緊貼膠布，由後繞向前方跨越前胸中線 5 公分，這樣可以減輕骨折端摩擦及疼痛。固定時間 2～3 週。

**說明**　此方法只限於閉合性骨折。操作簡便，效果滿意。是臨床上常用的方法之一。

**來源**　獻方人：河北省保定電力修造廠職工醫院趙偉。

## 尾椎骨折

【推拿按摩】

**操作部位**　尾骶底部。

**施術**　患者俯臥或側臥，醫者一隻手中指帶上指套，塗潤滑劑插入肛門內。另一隻手在尾骶部表面和肛門內手指同時觸摸檢查骨折，然後兩手一內一外將骨折按到位，再來回擠捺復位。

**說明**　本病脈象多為沉弦而緊，如脈洪大急疾或細促無力，應注意有無腦部及其他內臟損傷。復位後 3 天內患者不可坐起或直立，以採用硬板床平臥最適宜。曾治張某，女，32 歲。3 年前摔倒，第 3 尾椎骨折，按上法復位治療 1 月餘



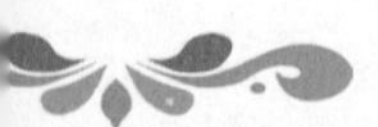

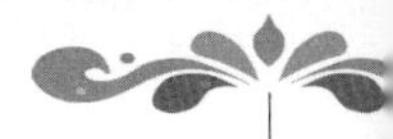

而痊癒，隨訪無任何後遺症。

***來源*** 獻方人：四川省都江堰市老中醫張斌；推薦人：四川省都江堰市中醫骨傷專科醫院李中林。

## 股骨骨折

【推拿按摩】

***操作部位*** 股骨。

***施術*** ①洗淨創口，嚴格消毒。②測量準確斷骨缺損長度及圓徑。③預先取新鮮與骨等同大小長度的柳枝（去皮），用生理鹽水沖洗乾淨，再浸泡於青黴素液中 2 小時。④手術擴開創口，將製備的＋型柳枝從青黴素液中取出，並抽取患者新鮮血液將柳枝浸透後，即植入創口內斷骨之間並固穩，用骨膜細心包裹柳枝，然後用 2 片薄柳片夾於斷部，再用腸線纏繞固定，縫合創口即可。

***說明*** 本法稱柳枝接骨法，適應於股骨及其他長管骨骨折。一般 2 月後即可扶拐行走，1 年可鈣化成骨。注意術後要連續使用抗生素，並內服維生素 A、D 丸、鈣片等。本法不宜用於關節部之骨折。楊××，男，41 歲，受傷造成股骨中段、股骨下段粉碎性骨折。由上述柳枝接骨法治療而獲痊癒。

***來源*** 獻方人：四川省都江堰市名老醫師林乙照；推薦人：四川省都江堰市中醫骨傷專科醫院周興隆。

## 髖骨骨折

【推拿按摩】

***操作部位*** 髖骨。

***施術*** 患者仰臥，患肢伸直位。醫者站在患側外，一手





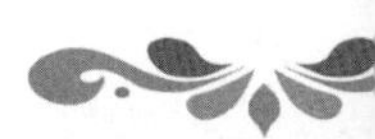

虎口固定於髕骨上緣，另一手拇、食指將髕骨下緣向上推擠。然後雙拇指和食指將近、遠端骨片對向推擠，使骨折斷端靠近。最後，醫者用拇指、食指圍住髕骨，另一手拇指沿髕骨邊緣按壓，檢查傷骨是否平整。手法完畢後，夾縛固定：腫脹期先用環形紙條，在髕骨止方圍繞 2～3 圈，然後用綳帶捆紮，壓迫髕骨近端向下推擠。待腫脹消退後可用抓髕器或空心墊圈住髕骨，用圈上的 4 條紮帶，分別結紮固定於托板上，兩側放置沙袋以維持體位。

***說明*** 髕骨骨折臨床常見，多因直接暴力和間接暴力所致。曾治張某，男，20 歲，學生。開運動會時跳高不慎跌落。查：膝部腫脹，瘀血，局部壓痛明顯，功能喪失。X 光片示髕骨下 1/3 橫斷性骨折。當即採用上述手法復位。4 週內解除固定，6 週後痊癒。隨訪 1 年功能良好。

***來源*** 獻方人：河北省保定電力修造廠職工醫院趙偉。

【推拿按摩】

***操作部位*** 膝部。

***施術*** 患者平臥，助手固定患肢，醫者雙手按於髕骨兩端，用力捏合，復位後，用抱膝器固定。抱膝器四周繫有 4 根紮帶；膝後墊軟硬適度，長夾板 1 塊（30 公分長，10 公分寬），膝髕兩側再用棉墊或紙殼保護皮肉，然後將 4 根紮帶紮緊，再細摸髕骨，必須使髕骨箍在圈內，大小適合，使斷骨合縫。每次換藥先將斷端推攏。再用抱膝器，切不可大意，腫勢逐漸消退，抱膝器也隨之換小，包紮也逐漸加緊，待腫全退後，可不再換藥，約 4 週後，細摸傷處，如斷端不裂開，經 X 片查明已有大量骨痂生長，可去除抱膝器與夾板，再配合適當的功能鍛鍊。

***說明*** 施手法時，囑患者儘量放鬆腿部肌肉，否則斷骨

不易合攏。如有嚴重血腫，當時無法合攏，則先敷消腫散瘀藥，使腫略消後，再施手法。曾治楊某，女，50 歲。因不慎滑倒，局部腫脹突起，劇烈疼痛，不能站立，壓痛明顯，來院治療，經照片示髕骨粉碎型骨折，分離約 2 公分。治療 3 月餘，現已基本痊癒。

***來源*** 四川省都江堰市中醫骨傷專科醫院周興開；推薦人：四川都江堰市中醫骨傷專科醫院李中林。

## 脛腓骨骨折

【推拿按摩】

***操作部位*** 小腿脛腓骨開放性部位。

***施術*** 清創後，直視下復位，取骨圓針長 20 公分，直徑 0.2 公分（天津產），在原創口近端脛前皮膚另作長約 1～2 公分縱切口，鑽骨孔，骨針尖端彎成 15°～30°，分別插入髓腔，通過骨折斷端，直達遠端骨鬆質內固定骨折，針尾端埋於皮下。插針數量一般 3～4 根。骨折固定後，以油紗填塞創口，術後每 1～2 天更換敷料 1 次，充分引流，根據情況選用小夾板外固定。攝片復查骨折處有大量骨痂生長時拔出固定針，繼續以小夾板固定 1～2 月。

***說明*** 此法適應於脛腓骨中下段開放性骨折。手術簡便，並內服中藥，輔以功能鍛鍊。療效可靠。筆者曾合作治療 7 例，全部治癒，隨訪 1 年，無副作用。

***來源*** 獻方人：四川省都江堰市人民醫院周澤雲；四川省都江堰市中醫骨傷專科醫院周興開。

# 第六章　傷科治療絕技

## 腦震盪

【推拿按摩】

***操作部位***　頭部。

***施術***　①按摩頭頸部，點按風池、太陽、百會、內關、合谷等穴位。②頸椎手法牽引及旋扳：患者取低坐位，使術者易於操作，術者站於患者背後，囑患者放鬆頸部肌肉，術者兩手徐徐用力，將患者頭部向頭頂部方向儘量上提，然後使頭部向患側晝夜旋轉，當旋轉至接近限度時，術者用適當力量使頭部繼續向該側旋轉5～10°，此時多數可聽到小關節彈響聲，如無不良反應，可再向對側旋轉。

***說明***　本推法適宜於腦震盪治療，一般2日治療1次，6次為1療程。在作頸椎旋扳法時要注意患者頸部肌肉必須放鬆，旋轉動作不宜太快，旋轉5～10°時要手中有數，不能旋轉過多，並同時要保持將患者頭部向頭頂部方向作上提力量，則比較安全。

***來源***　陳大典等，《按摩與導引》，1：22，1992；推薦人：湖南省中醫藥學校邵湘寧。

## 硬腦膜外血腫

【方藥】

***配方***　生黃芪30克，當歸尾、川芎、赤芍、丹參各12

克，桃仁、紅花各9克。

*用法* 水煎服，每日1劑。每劑藥煎3次，分為上午、下午、晚上各服1次。一般1個月為1療程。

*說明* 此方名「益氣化瘀湯」。具有益氣活血化瘀之功效。適用於頭部內傷，經CT檢查證實有硬腦膜外血腫形成的患者。臨床症見頭昏、視物模糊、頭痛、噁心、嘔吐；嚴重者出現突然神昏，或嗜睡。眼底檢查見有視神經乳頭水腫。顱腦超聲檢查揭示有占位性病變。用本方治療慢性硬腦膜下血腫已100餘例，治癒和顯效率在95%以上，絕大多數病例1～2個療程可治癒。

*來源* 獻方人：上海市衛生局施杞；推薦人：湖南省中醫藥學校李玄。

## 頭腦跌打傷

【方藥】

*配方1* 生黃芪60克、當歸24克、龍眼肉24克、山萸肉15克、胡桃肉15克、䗪蟲3枚、地龍（去淨土）9克、生乳香9克、生沒藥9克、鹿角膠18克、製馬錢子末0.9克。

*用法* 上藥11味，用前9味煎湯500毫升，去滓，將鹿角膠入湯內融化，分2次送服製馬錢子末0.45克。

*說明* 本方有活血補腦，益氣振痿的功效，治療腦外傷後，肢體痿廢偏枯，脈象極微細無力，服藥久不癒者。

*來源* 《醫學衷中參西錄》；推薦人：南京中醫學院華浩明。

*配方2* 蓽茇、良薑、細辛各3克。

*用法* 上藥用水600毫升，煎至200毫升，漱口。每日

2～3 次。

***說明*** 本方有消腫止痛的功效，治療兩顴骨打傷，青腫堅硬疼痛，牙床緊閉，嚼物艱難，鼻也出血，兩唇掀翻。

***來源*** 《醫宗金》；推薦人：南京中醫學院華浩明。

***配方 3*** 羌活 10 克、菊花 10 克、鉤藤 12 克、石決明 20 克、紅花 10 克、合歡皮 15 克、鹿銜草 20 克、石菖蒲 6 克、法半夏 10 克、川芎 6 克、竹茹 12 克。

***用法*** 水煎服，每日 1 劑，水煎服 2 次。

***說明*** 本方能祛風醒腦，鎮痙安神、活血通絡。方用之妙在於紅花重用，輕勸上浮，善破腦中瘀血。凡頭顱傷者及早治療，可避免腦外傷後遺症。

***來源*** 獻方人：湖南中醫學院第二附屬醫院劉松青。

## 內臟跌打傷

【方藥】

***配方 1*** 大黃、桃仁（打碎）各 15 克，穿山甲（炒，研）、當歸尾、威靈仙、紅花、蘇木、生地、五加皮各 6 克，乳香（去油）、天花粉、沒藥（去油）各 9 克，川芎各 1.5 克，血竭 0.6 克，甘草 1 克。

***用法*** 上藥以水、酒各 300 毫升，煎至 300 毫升，入童便 100 毫升混合而服。

***說明*** 本方有破血下瘀，療傷定痛的功效，治療損傷瘀血，腹脹內壅，紅腫暗青瘀痛，昏悶欲死者。以瀉下瘀血為效。

***來源*** 《瘍醫大全》；推薦人：南京中醫學院華浩明。



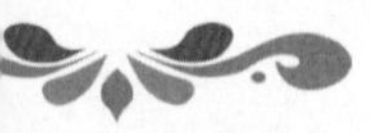

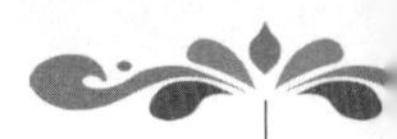

***配方 2*** 巴豆霜 3 克（去油）、黑丑 3 克、大黃 3 克、血竭 1.5 克、朱砂 3 克、麝香 0.6 克。

***用法*** 上藥共研為末，酒漿為丸，如綠豆大，金箔為衣。壯實者服 1.5 克，虛弱者服 0.9 克，小兒 0.6 克，俱用黃酒送下。

***說明*** 本方有活血下瘀，通府醒神的功效，治療跌打損傷，瘀血內蓄，腹脹便秘，昏悶不語。

***來源*** 《傷科補要》；推薦人：南京中醫醫院浩明。

***配方 3*** 生地 30 克（酒炒）、大黃 9 克、赤芍 9 克、丹皮 3 克、當歸尾 15 克、枳殼 15、龜板 9 克（醋炙）、桃仁 10 粒（泡，炒，研）。

***用法*** 上藥水煎服，1 日 2 次，每日 1 劑。

***說明*** 本方有逐瘀止血的功效，治療婦人從高墜落，或閃挫受傷，以致惡血下流，有如血崩之狀者。

***來源*** 《傅青主女科》；推薦人：南京中醫院華浩明。

***配方 4*** 生川烏、生草烏、羌活、獨活、紅花、桃仁各 10克，三棱、莪朮、澤蘭、當歸尾、烏藥、梔子、肉桂、紫荊皮各15克，川花椒5克，薄荷腦3克，樟腦油30克，70%酒精1000毫升。

***用法*** 上藥密封浸泡 1 個月後，去渣備用。用時將藥水塗擦患處。可用醫者手掌魚際處，頭髮束、棉球蘸藥水搓擦，胸部順肋骨方向來回擦洗，背部順脊柱方向上下擦洗，用力要均勻，動作要靈活，擦洗至局部出現瘀斑或散在性小瘀點為止。

***說明*** 此方名「洗傷水」。具有活血通經，化瘀療傷等功用。主治胸腹及腰部內傷。藥水塗擦或搓洗，可舒張肌膚

血管，溫通脈絡，促進血液循環，對閉合性損傷獨具良好療效。臨床擦洗時注意勿過度用力損傷皮膚；皮膚過敏、皮膚破損及孕婦忌用。

**來源** 獻方人：福建中醫學院王和鳴；推薦人：湖南省中醫藥學校李玄。

**配方5** 鬧羊花30克（酒浸炒3次）、田三七15克、乳香9克、沒藥9克、眞血竭9克、麝香0.3克。

**用法** 煎5味共研細末，入麝香研勻，貯瓶備用。每次服0.9克，溫開水送服。1日服2次。

**說明** 本方治療陳舊性內臟跌打傷（老傷），有透傷，活血，止痛的功效。方中鬧羊花又名搜山虎、八里麻。辛溫有大毒。民間云：「打在地上爬，只要八里麻，」可見其治療跌打內臟損傷有良效。

**來源** 獻方人：湖南省常德市第三人民醫院老中醫劉 天健；推薦人：湖南省中醫藥學校劉步醫。

**配方6** 接骨仙桃草250克。

**用法** 全草焙乾研細末，用甜酒沖服，每次15克，每日服2次。

**說明** 本方之藥又名奪命丹、活命丹、蟠桃草、蚊母草。為玄參科1年生草本，生長於四野濕地。莖高3～5寸，直立分枝，葉線形披針形，有葉柄，邊緣有疏鋸齒。生於莖下部的葉對生，上部的葉互生。初夏葉腋出短梗，著生細花，花冠4裂，白色帶微紅。其子房往往生蟲癭，內含小甲蟲。採集時期在小滿及芒種前後，蟲從穴而出時採集。當即焙乾，令內之蟲死。乾燥保存。本方可治療新久跌打損傷，有活血、止血的功效。性質純和，祛瘀而不損傷氣血，堪稱療傷

之佳品。

***來源*** 獻方人：湖南省常德市第三人民醫院老中醫劉天健；推薦人：湖南省中醫藥學校劉步醫。

***配方 7*** 大黃 12 克，芒硝、甘草、陳皮、紅花、當歸、蘇木、木通各 60 克、枳殼 12 克、厚朴 6 克。

***用法*** 上藥水煎，去滓頓服。藥後大便未通，4 小時後再服，以通利為度。

***說明*** 本方有活血逐瘀，通腑利尿之功效。治療跌打損傷甚重，瘀血不散，內蓄臟腑，腹部膨脹，大小便不通，上攻心腹，悶亂欲絕者。

***來源*** 《仙授理傷續斷秘方》；推薦人：南京中醫學院華浩明。

***配方 8*** 水蛭 15 克、大黃 30 克、黑牽牛 60 克。

***用法*** 上藥水蛭用石灰慢火炒至焦黃，與另 2 味共研為細末。每服 9 克，熱酒調下。半小時後，再用熱酒調服牽牛末 6 克。服後當下瘀血，成片成塊，惡血盡即癒。

***說明*** 本方有破血下瘀的功效，治療金瘡打仆，瘀血內積，心腹瘀痛，大小便不通，氣絕欲死者。

***來源*** 《嚴氏濟生方》；推薦人：南京中醫學院華浩明。

***配方 9*** 廣木香 45 克，醋製莪朮 60 克，麩炒枳實、公丁香、黑鬱金各 30 克，香附 45 克，檀香 30 克，白豆蔻 60 克，廣皮、藿香、甘草、甘松各 45 克，砂仁 60 克。

***用法*** 上藥共為細粉，涼開水泛小丸。每服 9 克，白開水送下，1 日 2～3 次。

***說明*** 本方有活血順氣，開胃理傷的功效。治療跌打閃

腰貧氣，膨悶脹飽，胃痛氣悶，消化不良。

***來源*** 《全國中藥成藥處方集》；推薦人：南京中醫學院華浩明。

## 穴位傷

【方藥】

***配方 1*** 地鱉蟲、硼砂、血竭、自然銅各24克，烏藥、土狗、延胡索（醋炒）、當歸（酒炒）、桃仁、威靈仙（酒炒）、川牛膝各15克，麝香、香附（製）、木香各12克，川續斷（鹽水炒）、五加皮（炒）、猴骨（製）、蘇木貝母、廣皮（炒）、澤蘭、五靈脂（醋炒）各9克，菟絲子（不見火）6克。

***用法*** 以上各按法炮製後，研為細末。傷重者每次服9克，輕者每次服4.5克，用酒送服，每日2次。

***說明*** 本方名「地鱉紫金丹」，為治療跌打損傷的極佳方藥，用以與十三味總方加味治療各穴位受傷，可收良效。

***來源*** 《救傷秘旨》；推薦人：湖南省常德市第一人民醫院劉智壺。

***配方 2*** 硼砂、地鱉蟲、自然銅（醋炙七次）、血竭各24克，木香18克，當歸、桃仁、蓬莪朮、五加皮（酒炒）、猴骨（製）各15克，延胡索（醋炒）、三棱（醋炒）、蘇木各12克，五靈脂（醋炒）、赤芍（酒炒）、韭子（炒）、蒲黃（生熟各半）、破故紙（鹽水炒）、廣皮（炒）、川貝、枳殼、硃砂、葛根（炒）、桑寄生（炒）各9克，肉桂（去粗皮，不見火）、烏藥、羌活、麝香、杜仲（鹽水炒）、秦艽（炒）、前胡（炒）、去兒（不見火）、青皮（醋炒）各

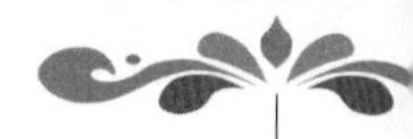

6 克。

**用法**　以上各按法炮製，共研為細末，傷重者每次服 9 克，輕者每次 4.5 克，老酒沖服。每日 2 次。

**說明**　本方名「飛龍奪命丹」，為治療跌打損傷的有效良方。與十三味總方加味治療各穴位受傷，每收捷效。

**來源**　《救傷秘旨》；推薦人：湖南省常德市第一人民醫院劉智壺。

**配方 3**　地鱉蟲（去頭足）、血竭、硼砂各 24 克，蓬莪朮（醋炒）、五加皮（酒炒）、菟絲子、木香、五靈脂（醋炒）、廣皮各 15 克，生大黃、土狗各 18 克，硇砂、猴骨各 12 克，巴豆霜、三棱、青皮、肉桂（去粗皮，不見火）各 9 克，赤芍（酒炒）、烏藥（炒）、枳殼、當歸（酒炒）、蒲黃（生熟各半）各 6 克，麝香 4.5 克。

**用法**　以上各按法炮製，共研細末，輕傷者每次服 0.21 克（七厘），重傷者每次服 0.42 克，最重傷者每次服 0.63 克，陳酒沖服。每日 2 次。

**說明**　此方名「七百散」，為治療跌打損傷的絕妙方藥。用此方與十三味總方加味治療各穴位受傷，療效卓著。

**來源**　《救傷秘旨》；推薦人：湖南省常德市第一人民醫院劉智壺。

**配方 4**　三棱 15 克，赤芍、骨碎補各 4.5 克，當歸、莪朮、延胡索、木香、烏藥、青皮、桃仁、蘇木各 3 克，砂仁 9 克，生大黃 6 克。

**用法**　用陳酒 250 毫升煎服，每日服 1 劑，煎服 2 次。

**說明**　本方為治療穴位受傷的總方，傷上中部用全當歸，傷下部用當歸尾，傷重大便不通者加入生大黃，非重傷大便

有通者不用生大黃。治療時還須根據不同的穴位加藥，並配合服用七厘散、飛龍奪命丹、地鱉紫金丹等方藥。具體施治如下：

①頭額前加羌活、川芎、防風各 3 克，再用奪命丹 3～4 服。

②眉心穴（兩眉中間）加川芎、羌活、防風、荊芥各 4.5 克。

③太陽穴（頭額兩邊）加川芎、羌活各 3 克，沖服七百散 0.6 克，再用奪命丹 2 服。外敷桃花散：大黃、黃柏、黃芩各 150 克、石灰 250 克，同炒，至石灰如桃花色，退火收貯候用。

④枕骨（頭腦後）加當歸、川芎各 3 克，沖服七厘散 0.9 克，再服奪命丹 3～5 服。

⑤藏血穴、厥陰穴（腦後枕骨兩旁，近耳後，右為藏血穴，左為厥陰穴）加生地、川芎、當歸各 6 克，仍沖服七厘散 1 克，再用奪命丹 3 服。

⑥華蓋穴（心口上）加枳殼 9 克、良薑 3 克，加服七厘散 0.75 克，又用奪命丹 2 服。

⑦黑虎偷心穴（心口中）加肉桂 3 克、丁香 1.5 克，再用七厘散 1 克沖服，又用奪命丹 3 服，再用紫金丹 3～5 服。又方：金竹葉 6 克，紫蘇 4.5 克，鉤藤 3 克，當歸、陳皮、山楂肉、苡仁、麥冬各 1.5 克，沉香、炙甘草、荊芥、防風各 1 克，青柿蒂 3 枚，酒水各半煎，又加膽星 1.5 克調服。

⑧巨闕穴（心口下 1.5 寸），人事不省者，身右邊肺底穴下半分，劈拳一梆，即醒。用十三味總方加桔梗 2.4 克、川貝 3 克，再用奪命丹 5～6 服，又用紫金丹 2～3 服。

⑨水分穴（臍上）加桃仁、延胡索各 3 克，沖服七百散 1 克，再用奪命丹 3 服。

⑩氣海穴（臍下 1.5 寸）加木通 3 克、三棱 4.5 克，沖服七厘散 0.45 克，又用加減十四味方 2 服：菟絲子、肉桂、劉寄奴、蒲黃、杜仲、延胡索、青皮、枳殼、香附、五靈脂、當歸尾、縮砂仁各 3 克、五加皮 4.5 克、廣皮 6 克、酒水各半煎服。

⑪關元穴（臍下 3 寸）加青皮、車前子各 4.5 克，沖服七厘散 1 克，再用奪命丹 3 服。

⑫中極穴（臍下 4 寸）加三棱、莪朮、生大黃各 3 克，沖服七厘散 0.45 克，再用紫金丹 2 服。

⑬左膺窗（左乳上 1.6 寸）加青皮、乳香各 3 克，沖服七厘散 1 克，再用奪命丹 3 次，每服 9 克，仍沖於 13 味方內服用。

⑭右膺窗（右乳上 1.6 寸）加木香 4.5 克，沖服七厘散 0.6 克，再用奪命丹 3 服。

⑮左乳根（左乳下 1.6 寸）加鬱金、劉寄奴各 4.5 克，沖服七厘散 0.75 克，再用奪命丹 1 服。

⑯右乳根（右乳下 1.6 寸）加百部、桑白皮各 3 克，沖服七厘散 0.5 克，再用紫金丹 3 服。

⑰一計害三賢（左右乳下一同受傷）加木香、枳殼各 3 克，沖服七厘散 1 克，再用奪命丹 3 服。

⑱期門穴（左乳下 1.6 寸旁開 1 寸）加木香、廣皮各 4.5 克，沖服七厘散 0.75 克，再用奪命丹 3 服。

⑲期門穴（右乳下 1.6 寸旁開 1 寸）加五靈脂 4.5 克、蒲黃 3 克，沖服七厘散 0.75 克，再用奪命丹 3 服。

⑳左、右幽門穴（心下巨闕穴兩旁各旁開五分，左屬肝，右屬肺）加白豆蔻 3 克、木香 3 克，沖服七厘散 1 克，再用奪命丹 3 服。又方，加減十四味方服 2 劑，沖紫金丹 3 服。外用吊藥敷上：白芥子、黃梔子、王不留行子各等分，

共研細末，酒調或蛋清調，隔皮紙敷於傷處。

㉑左商曲穴（左肋近臍處，為血門）加羌活、五加皮各4.5克，沖服七厘散0.75克，再用奪命丹2～3服。

㉒右商曲穴（右肋近臍處，為氣門）加柴胡、當歸各3克，沖服七厘散0.75克，再用奪命丹3服。損傷後小便不通者，加車前子、木通，若仍不通，用蔥頭白搗碎，酒炒貼臍上，即癒。

㉓左章門穴（左肋梢骨盡處軟肉邊，為血囊）加當歸尾、蘇木各3克，沖服七厘散0.75克，再用紫金丹3～5服。

㉔右章門穴（右肋梢骨盡處軟肉邊，為氣囊）用加減14味方，酒水各半煎服。

㉕左腹結穴（左肋梢骨下1分處，為血囊）加蒲黃6克、生韭子4.5克。

㉖右腹結穴（右肋梢骨下1分處，為氣囊）加丹皮、紅花各3克，再用奪命丹3服。

㉗命門穴（背心從上數下，第14椎突下縫間）加桃仁3克，再用奪命丹3服。

㉘腎俞穴（第14椎突下兩旁各開1.5寸軟肉處）加補骨脂、杜仲各4.5克，再用奪命丹3服。

㉙志室穴（第14椎突下兩旁各開3寸處）加桃仁、菟絲子各3克，再用奪命丹3～5服，又用藥酒服之。

㉚氣海俞（腎俞穴下兩旁，即15椎突下兩旁處）加補骨脂4.5克、烏藥6克，再用紫金丹2服。

㉛鸛口穴（尾閭骨下兩腿骨盡處中間，即長強穴）加牛膝、苡仁各3克，再用紫金丹3服。

㉜海底穴（肛門前，陰囊後，即前後陰之間，即會陰穴）加生大黃、朴硝各3克，再用奪命丹3服、紫金丹3服。

㉝湧泉穴（兩腳底心）加木瓜、牛膝各3克。

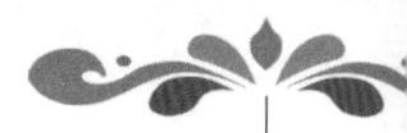

以上為人體 36 大穴受傷的治療方藥。中國傳統醫學治療穴傷。具有獨到的經驗與療效。家父曾於臨床治療無意中所致的穴位受傷 10 餘例，按此 13 味總方加味治療，有的配合針刺施治，皆獲痊癒。

***來源*** 《救傷秘旨》；推薦人：湖南省常德市第一人民醫院劉智壺。

## 肢體跌打外傷

【方藥】

***配方 1*** 川芎、製乳香、製沒藥、桃仁、紅花、地鱉蟲、公丁香各180克，當歸、肉桂、血竭、廣木香各240克，製川烏、製草烏各300克。

***用法*** 上藥共研細末，水糊為丸，如梧桐子大。成人每次服 3 克，15 歲以下者每次服 1～1.5 克，每日 2 次。

***說明*** 本方是治療跌打損傷，瘀腫作痛的內服丸藥，有祛瘀理傷，通絡止痛之功效。但內臟破裂出血，或伴有發熱等急性內科疾患以及孕婦均忌用；高年氣血兩虛，或有慢性肝炎及肝硬化病史者慎用。

***來源*** 周榮江《浙江中醫雜誌》，1：37，1982；推薦人：南京中醫學院華浩明。

***配方 2*** 紅花 6 克、蒲公英 6 克。

***用法*** 研細末，加入 3%樟腦酒 15 毫升，松節油 15 毫升，凡士林少許。根據局部組織損傷範圍大小外敷，厚度約 0.2 公分，每日換藥 1 次。

***說明*** 本方對擠壓傷、關節扭傷都有效，但皮膚破損者勿敷。一般敷 2～3 次即癒。

***來源*** 獻方人：湖南省大庸結核病防治所侯啟年。

***配方3*** ①號：東丹9克、冰片1克、煅石膏30克、硼砂30克、象皮粉12克、密陀僧6克、麻油或凡士林236克。②號：生地120克、大黃90克、當歸90克、甘草60克、番木鱉30克、紫草30克、地骨皮60克、輕粉9克、象皮粉72克、黃白蠟各60克、麻油1500克（或凡士林1350克）。

***用法*** ①號：先將前6味藥研細末混勻，然後用麻油或凡士林配製成膏。②號：先將前7味藥浸入麻油內3天，再行煎熬，除去藥渣，待降溫後加象皮粉、輕粉、黃白蠟配製成膏。如用凡士林，可將前9味藥研成細粉，不用黃白蠟，直接加入凡士林成膏。

使用時，將新傷口清洗、止血，除去異物後，直接外敷長皮膏，先用②號，再用①號；2～3日換藥1次。陳舊創傷，先敷九一丹，再用②號長皮膏；有細菌感染時，先在創面上蓋一層抗生素藥水（0.25%氯黴素或1：1000慶大黴素）紗布，再加敷長皮膏。火創面，可行點狀植皮後加敷1號長皮膏。縫合過的手指，一發現皮色不好（即壞死），立即拆線減壓，再外敷長皮膏。末節手指斷裂傷，經手術縫合後，遠端部分可蓋0.25%氯黴素溶液紗布，近端部分可敷1號長皮膏。

***說明*** 此方名「長皮膏」，分①號、②號兩種，此係上海手外傷專家毛文賢教授的經驗方。黃色的①號長皮，黑色的2號長肉，均有軟化疤痕的作用。②號長皮膏有祛腐生肌之功效。主要用治手部外傷、手指壞死、末節手指斷裂傷及創面癒合等。臨用時傷口敞開，引流通暢，並採取新的換藥方法：①不用酒精消毒；②不用鹽水棉球反覆揩拭創面；③改用石蠟油或花椒油揩拭創面；④允許創面上有分泌物；⑤

在單層藥水紗布外加敷長皮膏；⑥不用膠布固定，改用小紗布條固定。手指壞死者嚴禁吸菸。經臨床多年觀察，使用長皮膏能長好新皮，雖略有疤痕，但不會出現疤痕攣縮，無副作用。指尖組織若被切去，其長度不超 1 公分的，外敷長皮膏後，能使該段缺損部分重新生長齊，但所需時間較長。

***來源*** 獻方人：上海第二醫科大學附屬第九人民醫院毛文賢；推薦人：湖南省中醫藥學校李玄。

***配方 4*** 馬錢子 1000 克，天仙子、生草烏、生南星、生乳香、生沒藥各 300 克，細辛 200 克，薄荷冰 20 克，冰片 40 克，冬青油 200 克。

***用法*** 取前 7 味藥粉碎成粗末，置容器中加入 75%酒精適量，浸潤 24 小時，裝入滲濾桶內，以 3～5 毫升／分的流速滲濾。收集滲濾液，加入冬青油、冰片、薄荷冰攪勻，靜置 24 小時，過濾，配製成 600 毫升，分裝密封備用。使用時以適量的藥液搽塗患處，每日 3～4 次，1 週為 1 療程；嚴重者可連用 3～4 個療程。

***說明*** 此方名「消傷痛搽劑」。功具活血化瘀、舒筋通絡、消腫定痛。適用於急性軟組織損傷。《醫宗金鑑・正骨心法要旨》曰：「損傷之症，腫痛者，乃瘀血凝結作痛也。」療新傷腫痛，應乘其瘀血未凝之時，速宜局部用活血化瘀之藥消腫止痛去瘀。本方以散血熱、消腫痛的馬錢子為主藥，佐以乳香、沒藥，南星等化瘀通絡之品，相得益彰。動物實驗表明，消傷痛搽劑有明顯的鎮痛、消炎、解除肌痙攣等作用。臨床應用多年，療效滿意。對酒精過敏者禁用；有創口者勿將藥液塗入傷口內；嚴禁口服。

***來源*** 獻方人：河南中醫學院婁多峰；推薦人：湖南省中醫藥學校李玄。

*配方 5*　牛皮凍（根）30 克。

*用法*　加水適量，煎服 2 次，每日服 2 次。

*說明*　牛皮凍又名牛皮消、隔山消、一腫三消。屬蘿摩科，多年生蔓生草本。生長於山野灌木林中。根肥厚，紡錘形，斷面白色。莖綠色或稍帶紫色。幼嫩時披微毛，後漸脫落至無毛。葉對生，心形或卵狀心形，長 4～15 公分，寬 3～10 公分，先端銳尖，或短尾尖，基部心形，邊緣微波狀，或全緣，掌狀脈明顯，葉柄較長。秋季開花，腋生，散狀花序，總花柄長 2～9 公分，花柄長約 2 公分，花萼 5 枚，深裂，裂片卵形，花冠 5 裂，向外反捲，白色。果實狹長。6.5～12 公分，成熟後縱裂，有種子飛出。藥用部分為根，有良好的止痛效果。民間有云：「打得一身痛，只要牛皮凍。」臨床用於治療跌打損傷肢體疼痛，療效頗佳。

*來源*　獻方人：湖南省常德市第三人民醫院老中醫劉 天健；推薦人：湖南省中醫藥學校劉步醫。

*配方 6*　老鴉酸 250 克。

*用法*　用全草曬乾研細末，每次用酒水各半沖服 15 克。每日 2 次，連服 3 日。

*說明*　老鴉酸又名酢醬草、三葉酸。屬酢醬草科，為多年生草本。生長於原野、荒地、路旁、澤畔、田埂等陰濕肥沃之地。全株披細毛，莖柔長，匍匐地上，長 10～30 公分，葉互生，綠色，倒心臟形，長 0.8～1.3 公分，寬 0.6～11 公分，先端鈍圓，淺裂，基部尖，春季葉腋抽長花梗，頂端開黃色小花，散形花序，花萼 5 枚，花瓣 5 枚；雄蕊 10 枚。蒴果圓柱形，具棱角，長約 2 公分，被絀毛茸，成熟後自行裂開，彈出多數種子，種子細小，棕褐色，有光澤。本方治療肢體跌打新傷，可內服，並可用布包蒸熱，擦受傷之局部，

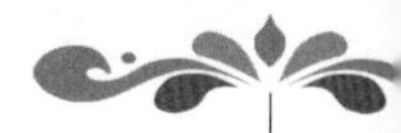

能療傷：止痛。

***來源*** 獻方人：湖南常德市第三人民醫院已故老中醫劉天健；推薦人：湖南省中醫藥學校劉步醫。

***配方 7*** 金腰帶。

***用法*** 剪取 3～6 公分，酒水各半煎服。每日服 2 次，連服 3 日。

***說明*** 金腰帶即用中藥芫花根製作而成。其製法為：採取鮮芫花之根，浸泡於童便中，49 日後取出，去心吹乾，編織成帶，即成為金腰帶。平時可繫於腰間，遇受傷時即剪取服用。本方為民間習武之人常用之療傷秘法。臨床用之治療陳日性肢體跌打外傷（老傷），頗有卓效。但其性劇烈，使用時宜注意用量，並觀察反應，即時停藥。

***來源*** 獻方人：湖南省常德市第三人民醫院老中醫劉天健；推薦人：湖南省中醫藥學校劉步醫。

***配方 8*** 水楊柳 250 克。

***用法*** 全草焙乾研末，用開水兌酒（酒量隨病人所宜）口服 10 克。使微醉，蓋被蒙頭出微汗。連服 3 日，每日 1 次。

***說明*** 本方之藥又名柳葉白前，楊和根、斯氏牛皮消。為多年生草本，生長於山谷中陰濕處或水邊。高 30～60 公分，根莖細長，結節生多數鬚根，細長彎曲，節間長 1.4 公分或稍長；莖細長，圓柱形直立中空，綠色，下部木質化；葉對生，線狀披針形，長 5～10 公分，寬 0.6～0.8 公分，先端漸尖，基部楔形，全緣，邊緣反捲，中脈明顯，葉柄長 0.3 公分；春末腋生聚散或散形花序，花綠褐色（6 月開白花）長角形果實。根為主要藥用部分，全草亦可入藥用。木楊柳性味和平，為治新久跌打損傷之上品。余祖父嘗用之療傷，

收效甚佳。

***來源*** 獻方人：湖南省常德市第三人民醫院老中醫劉天健；推薦人：湖南省中醫藥學校劉步醫。

***配方 9*** 生地 10 克，白芥子、白及、續斷、製乳香、製沒藥、大黃各 6 克，五加皮、骨碎補各 4.5 克，黃柏 3 克，肉桂 2 克，牡丹皮 1.5 克。

***用法*** 上藥共為細末。白酒或醋調敷傷處。

***說明*** 本方有活血散瘀，消腫止痛的功效，治療脫位及一切新傷筋疾患，瘀腫疼痛。

***來源*** 《劉壽山正骨經驗》；推薦人：南京中醫學院華浩明。

***配方 10*** 乳香、沒藥、生血竭各 15 克，貝母、羌活、木香各 6 克，厚朴 9 克，製川烏、製草烏各 3 克，生白芷 24 克，麝香 1.5 克，生紫荊皮 24 克，生香附 15 克，炒小茴 9 克，穿山甲珠、煅自然銅、獨活、川續斷、虎骨、川芎、木瓜、上安桂（去皮）各 9 克，當歸（酒洗）24 克。

***用法*** 上藥共研細末。開水調成糊狀，外敷患處。一般扭、挫傷用 6～15 克，可視傷處大小酌量用。

***說明*** 本方有活血和傷的功效，治療跌打損傷，瘀腫疼痛，或久傷不癒。若上焦有熱，口乾舌燥者忌用。方中虎骨可用貓骨或猴骨代。

***來源*** 《中醫正骨經驗概述》；推薦人：南京中醫學院華浩明。

***配方 11*** 懷牛膝 30 克、參三七 9 克、當歸 30 克、落得打 30 克、杜仲 30 克、骨碎補 30 克、山羊血 6 克、白及 15

克、自然銅6克、兒茶3克、甜瓜60克、紅花15克、厚朴9克、乳香9克、木瓜15克、川續斷60克、肉桂6克、朱砂9克、麝香2.4克。

***用法*** 上藥研為細末，稀粥為丸，朱砂為衣，如彈子大。每服1丸，陳酒送下。

***說明*** 本方有活血祛瘀，療傷止痛的功效。治療各種跌打損傷，局部瘀腫作痛。

***來源*** 《外科傳薪集》；推薦人：南京中醫學院華浩明。

***配方 12*** 自然銅（煅）、乳香（去油）、沒藥（去油）各10克，桂枝5克，紅花、蘇木、當歸、續斷、川芎、雄黃、川牛膝各10克。

***用法*** 水煎服，每日1劑，煎服3次。

***說明*** 本方有活血消腫、散瘀止痛之功效，治療跌打損傷，瘀腫疼痛。

***來源*** 獻方人：貴州省仁懷縣政協王榮輝。

***配方 13*** 血竭、乳香、沒藥各9克，地龍10條，自然銅30克，無名異15克，木鱉子5個。

***用法*** 上藥研末，煉蜜為丸如彈子大（約5克）。每次用好酒化服1丸，1日2次。

***說明*** 本方有活血療傷，消腫止痛的功效，治療跌打損傷，瘀腫疼痛。

***來源*** 《串雅內編》；推薦人：南京中醫學院華浩明。

***配方 14*** 鬧羊花子30克（火酒浸炒3次，童便浸2次，焙乾），乳香、沒藥（不去油）、血竭各9克，麝香0.3克。

***用法*** 上藥前4味研為末，研勻，再加麝香0.3克同

研，瓷瓶收貯，封固。每次服 0.9 克，體壯者服 1.5～1.8 克，夜臥前酒送下。服後避風，有微汗出為要。弱者間 5 日 1 服，壯者間 3 日 1 服。

***說明*** 本方為活血療傷之劑，治療跌打損傷，深入骨髓，或隱隱作痛，或天陰則痛，或跌打年遠日久，四肢無力等症。服藥期間，忌房事及酸、冷、茶、醋等物。

***來源*** 《本草綱目拾遺》；推薦人：南京中醫學院華浩明。

***配方 15*** 人參 9 克、丁香 30 克、五加皮 60 克、甘草 24 克、茯苓 6 克、當歸（酒洗）30 克、血竭 30 克、骨碎補 30 克、五味子 30 克、沒藥（去油）60 克。

***用法*** 上藥共為細末，煉蜜為丸，如梧桐子大。每次服 9 克，早晚用淡黃酒或童便化服。

***說明*** 本方有補氣健脾、活血舒筋之效，治療素體氣虛體弱而跌打閃撞者。

***來源*** 《醫宗金鑑》；推薦人：南京中醫學院華浩明。

***配方 16*** 當歸 9 克、赤芍 15 克、川芎 9 克、紅花 6 克、乳香 9 克、沒藥 9 克、地鱉蟲 12 克、落得打 15 克、橘葉 9 克、橘核 9 克、小茴香 3 克、荔枝核 12 克、青皮 6 克、陳皮 6 克、台烏藥 9 克。

***用法*** 水煎服，每日 1 劑，分 2 次煎內服後，藥渣再加適量水煎沸，薰洗患處，每日 1～2 次。

***說明*** 陰部挫傷係指男子睾丸部或婦人下陰部的損傷，多由撞、擊、捏、踢等外傷所致。本方係在《傷科大成》中的活血止痛湯基礎上加減而成。治療陰部挫傷 40 例均獲痊癒。服藥後，至局部疼痛腫脹消失、瘀斑消退，最短者 7

天，最長者 28 天。其他併發症如小便困難，陰部墜垂感亦隨之消失。

***來源*** 朱文海《上海中醫藥雜誌》，12：21，1983；推薦人：安徽省馬鞍山鋼鐵公司醫院黃兆強。

***配方 17*** 丁香、木香、血竭、兒茶、熟大黃、紅花各30克，當歸頭、蓮肉、白茯苓、白芍各60克，丹皮15克，甘草9克。

***用法*** 共為細末，煉蜜為丸，如梧桐子大。每服 9 克，童便或黃酒調服，1 日 2～3 次。

***說明*** 本方有活血行氣，和傷止痛的功能，治療跌打損傷，並一切疼痛，瘀血凝聚。

***來源*** 《醫宗金鑑》；推薦人：南京中醫學院華浩明。

***配方 18*** 馬錢子（去皮、毛，炒黃）120克、麻黃（去節）120克、乳香（去油）120克、沒藥（去油）120克。

***用法*** 上藥按法炮製各研細末，再合研極細，瓷瓶收貯，勿令洩氣。每服 2.7 克，黃酒調服。外傷青腫者，用燒酒調塗；已破者，用細末乾撒。方中馬錢子有毒，須與米同炒至焦黃，用時慎勿過量，孕婦忌服。

***說明*** 本方有活血祛瘀、和傷止痛的功效，治療跌打損傷，墜車落馬，筋骨受損，紅腫疼痛。

***來源*** 《急救應驗良方》；推薦人：南京中醫學院華浩明。

***配方 19*** 馬錢子（去皮）500 克、枳殼 500 克。

***用法*** 上藥浸在尿缸內 49 日，取出焙乾研末。如傷未破皮，以酒調敷患處；若破口出血，將藥末摻上。傷重及內損

者，除敷、摻外，再加藥引。俱煎濃汁和無灰黃酒約150毫升，送服藥末3克；傷輕、體弱及童稚，沖服1.8～2.1克。

**說明**　本方有散瘀消腫，止血定痛的功效，治療跌打損傷。在頭胸，用川芎6克；在四肢，用桂枝6克；在腰腹，用杜仲6克；在腿股，用牛膝6克，為藥引。

**來源**　《急救應驗良方》；推薦人：南京中醫學院華浩明。

**配方20**　冰片0.36克、麝香0.36克、朱砂3.6克、乳香（去油）3.6克、紅花12克、血竭4.8克、雄黃12克、兒茶0.72克、當歸尾30克、沒藥4.2克。

**用法**　上藥共為細末，瓷瓶收貯，黃蠟封口，勿令走氣。治跌打瘀腫，用陳醋調敷；治外傷出血，乾摻傷口；治跌打昏迷，用1克陳醋沖服。

**說明**　本方功能活血止血，理傷開竅。治療跌打損傷、皮肉青腫，或昏迷不醒，以及刀刃損傷，皮破出血等。

**來源**　《種福堂公選良方》；推薦人：南京中醫學院華浩明。

**配方21**　地鱉蟲（焙）5個，蘇木、乳香、沒藥各6克，木耳、穿山甲、丹皮枳殼、蒲黃、當歸尾、木通、甘草各3克。

**用法**　上藥水煎去渣，入白酒30毫升（不會飲酒者可減量或不用）混合，每日1劑，日服2次。

**說明**　本方有活血化瘀，消腫止痛的功效，治療各種外傷腫痛。

**來源**　《外科大成》；推薦人：南京中醫學院華浩明。

***配方 22*** 沒藥、乳香、川芎、川椒、赤芍、當歸、紅花、桃仁、血竭各 30 克，自然銅 12 克（火煅 7 次）。

***用法*** 上藥為末，用黃蠟 120 克熔化，入藥末，速攪勻，丸如彈子大（約 5 克重）。每服 1 丸，酒化服。

***說明*** 本方具祛瘀療傷的功效，治療跌打損傷，筋骨疼痛；或血暈，或瘀血內停，肚腹作痛。胸膈脹悶。

***來源*** 《正體類要》；推薦人：南京中醫學院華浩明。

***配方 23*** 澤蘭 60 克、赤芍 30 克、當歸 30 克（銼、微炒）、白芷 30 克、蒲黃 60 克、川芎 30 克、細辛 30 克、延胡索 30 克、牛膝 30 克（去苗）、川烏 30 克（炮裂，去皮、臍）、桃仁 30 克（湯浸，去皮，尖，麩炒微黃）、桂心 30 克、川大黃 15 克（銼碎，微炒）、生乾地黃 30 克、續斷 30 克、皂莢 30 克（去皮、塗酥炙令焦黃，去子、另搗細為末）。

***用法*** 上藥共研為末，用酒、醋各 60 毫升先將皂莢末煎成膏，入前藥末為丸，如梧桐子大。每次 6 克，用溫酒送服，1 日 2～3 次。

***說明*** 本方有散瘀止痛的功效，治療跌打傷損，筋骨疼痛。

***來源*** 《太平聖惠方》；推薦人：南京中醫學院華浩明。

***配方 24*** 黃柏 3 克、草烏頭 5 克、紅豆 35 克。

***用法*** 上藥研為細末，以生薑汁調勻，敷傷處，頻換，腫退疼止為度。

***說明*** 本方有活血消腫止痛的功效，治療肢體傷骨疼痛。

***來源*** 《普濟方》；推薦人：南京中醫學院華浩明。

***配方 25*** 肉桂、地龍各 1.2 克，黃柏、甘草各 3 克，羌活 6 克，蘇木 1.8 克，麻黃 1.5 克，桃仁 6 枚，當歸梢 0.3 克，




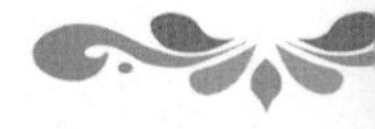

獨活3克。

**用法** 上藥研為粗末。每用15克，用水250毫升，煎至125毫升，去滓溫服。1日2次。

**說明** 本方有活血通絡，祛風除濕之功，治療跌打損傷，瘀血停滯，腰脊腿脛肩臂疼痛。

**來源** 《蘭室秘藏》；推薦人：南京中醫學院華浩明。

**配方26** 生地黃（研如膏）、木香（為末）。

**用法** 視傷處大小，將生地黃膏攤紙上，再將木香粉撒布在地黃膏上，然後再攤一層地黃膏。敷傷損處。

**說明** 本方有活血涼血，行氣消腫的功效，治療跌打損傷，臂臼脫出，局部腫痛。

**來源** 《世醫得效方》；推薦人：南京中醫學院華浩明。

**配方27** 生草烏（去皮、尖）、乳香（火熨）、沒藥（火熨）、五靈脂各90克，生麝香0.3克。

**用法** 上藥為末，酒糊丸，如指頭大，（約3克），朱砂15克，研末為衣。每服1丸，薄荷、生薑研汁磨口服。

**說明** 本方有活血散瘀，行氣止痛的功效，治療跌打損傷，痛不可忍者。

**來源** 《世醫得效方》；推薦人：南京中醫學院華浩明。

**配方28** 大黃、紅花各1.5克，當歸、柴胡各6克，天花粉、穿山甲各3克，桃仁12克，甘草24克。

**用法** 上藥水、酒各半煎煮，空腹時熱服。

**說明** 本方有活血理傷，疏肝通絡的功效，治療跌打損傷，瘀阻胸脇疼痛。

**來源** 《跌損妙方》；推薦人：南京中醫學院華浩明。

**配方29**　生川烏30克、生草烏30克、生半夏30克、醉仙桃15克、腫節風15克、內紅消30克、山慈菇10克、製乳香15克、製沒藥15克。

**用法**　以上藥物共研為細末過篩，加飴糖100克、黃酒50毫升，白開水適量，共調成糊狀，裝入軟膏罐內備用。使用時，一般藥膏應超出病灶範圍敷貼，每隔1～2日換藥1次。

**說明**　此方名「如意萬應膏」，係江西涂氏家傳驗方。具有溫經通絡，軟堅散結，消腫止痛之功效。擅治骨與關節、筋膜痹痛症及老傷、勞損以及筋膜綜合徵。本病多見於老年體虛，氣血虧損及過於肥胖退化患者，多與氣候突變及過度勞累有關，以致氣滯血凝，滲液瘀結，滯而不通，不通則痛；且血本喜溫而惡寒，故運用溫經通絡、消腫散結藥物溫通血脈，改善局部血運，促進炎性、瘀腫等滲液吸收，鬆解瘀結粘連。急性紅腫熱痛及皮膚破損者慎用。

**來源**　獻方人：江西中醫學院塗文輝；推薦人：湖南省中醫藥學校李玄。

**配方30**　土鱉蟲30克、兒茶30克、血竭15克。

**用法**　上藥共研細末裝瓶密封備用。使用時每次服6克，1日2次，黃酒或白開水送服。

**說明**　此方具有活血化瘀，消腫止痛之功效。用於跌打損傷，腫痛並見，皮下青紫或瘀斑。自得此方，遇外傷用之，得心應手，是治外傷腫痛的奇效方。每遇外傷腫痛者，投此藥粉2～5日腫消痛減。

**來源**　獻方人：河北中醫學院鄭順山；推薦人：湖南省中醫藥學校李玄。

**配方31**　杜鵑花、鳳仙花、鬧洋花各30克。

**用法**　將上藥共入醋內浸泡備用。使用時將浸泡液塗擦傷處，1日6次。

**說明**　本方有止痛止血作用，對於因外傷所致的軟組織損傷，有明顯療效。對骨折整骨復位時，塗擦本藥液亦有止痛之效。本品有毒，不能內服。

**來源**　獻方人：湖南省桑植縣衛生職工學校彭延輝；推薦人：湖南省桑植縣人潮溪鄉衛生院陳振岩。

**配方32**　當歸、生地、赤芍、澤蘭各9克，白芍藥、木香、紅花、桃仁、川芎、蘇木、乳香、沒藥、甘草、大黃各6克，續斷12克。

**用法**　水煎服，沸後20分鐘即可。每日1劑，水煎服2次。

**說明**　此方為祖傳驗方。功能活血化瘀，行氣止痛，消炎鎮痛。是治療急性軟組織損傷及骨折脫位早期的通用方。本方配伍法度嚴謹，散收相兼，祛邪不傷正，扶正不留邪，應用於臨床150餘年，治療數以10萬計的骨傷科病人，療效卓著。1987年經理論及臨床與同類藥作雙盲法對比觀察，證明其具有良好的祛瘀、鎮痛、活血、消炎等作用，並無毒副作用。

**來源**　獻方人：湖北省中醫研究院李同生；推薦人：湖南省中醫藥學校李玄。

**配方33**　柴胡10克、枳殼10克、生地15克、赤芍12克、當歸尾15克、川芎6克、丹參12克、延胡索12克、鬱金10克、香附10克、蘇木10克、乳香10克、沒藥10克、滇三七3克、甘草6克。

**用法**　水煎服。每日1劑，煎服2次。

**說明**　本方由四逆散合四物湯加行氣、活血、止痛藥物組合而成。適用於胸脅部損傷之後，氣滯血瘀，呼吸不利，為腫為痛者。

**來源**　獻方人：湖南中醫學院第二附屬醫院孫達武。

**配方 34**　柴胡12克、天花粉12克、當歸12克、穿山甲12克、桃仁12克、酒製大黃12克、紅花6克、乳香12克、沒藥12克、鬱金12克、青皮10克、佛手12克、枳殼10克、甘草6克。

**用法**　水煎服。每日1劑，水煎服2次。

**說明**　本方治療腹部跌仆、拳擊、扭挫損傷，瘀血內阻，腫脹疼痛難忍，大便秘結色黑等危重症候。服本方能行氣活血、通便止痛。屢用屢效。

**來源**　獻方人：湖南中醫學院第二附屬醫院劉松青。

**配方 35**　芙蓉葉5000克、紅豆1800克、麥硝粉530克（即洗麵筋所沉澱小粉）。

**用法**　上藥共研細末，用冷開水加飴糖（或蜂蜜）調成厚糊狀，攤在紙（或紗布）上，敷貼患處，每日或隔日更換1次。

**說明**　此方係上海骨傷世家魏氏經驗方。具有活血消腫，清熱止痛功效。用於跌打損傷，傷在筋肉，腫脹疼痛，或紅腫灼熱疼痛。據《本草綱目》所載，芙蓉葉清肺涼血，散熱解毒，主治癰腫惡瘡並能止痛；與紅豆合用則能相輔。麥硝粉亦消腫。凌勵功等曾用上方對家兔正常關節滑膜的影響進行研究，發現其作用主要是引起充血和白血球浸潤，可動員生理性防禦，證明本方對局部腫脹、疼痛有迅速消退的療效。

**來源**　獻方人：上海市傷骨科研究老中醫魏指薪；推薦

人：湖南省中醫藥學校李玄。

**配方 36**　芙蓉葉、生地黃各 50 克。

**用法**　上藥鮮者搗爛敷患處；乾者研細末以蛋清調敷患處，每日換藥 1～2 次。

**說明**　本方治療跌打損傷，有活血散瘀消腫的功能；臨床治療 55 例，有效率達 95%。用藥後皮膚生水泡者，停止用藥，若起風疹者，可隔 天敷 1～2 次。

**來源**　中醫研究院等，《簡明中醫辭典》；推薦人：四川省綿陽市 102 信箱職工醫院楊忠英。

**配方 37**　生大黃 100 克、丹參 60 克、紅花 60 克、延胡索 40 克、冰片 10 克。

**用法**　共為細末，取藥末適量（視傷處範圍而定），用蜂蜜與 75%酒精各半將藥粉調為糊狀，均勻地敷於患處，再以繃帶包紮固定。每日換藥 1 次。

**說明**　本方治療跌打損傷，局部瘀腫疼痛，有活血消瘀，消腫止痛的作用。用本方治療 550 例，結果全部腫脹，疼痛消失，功能活動正常而獲痊癒。

**來源**　關鍵等《湖北中醫雜誌》，（2），1985；推薦人：南京中醫學院華浩明。

**配方 38**　大黃 12 克、澤瀉 15 克、當歸 15 克、生地 15 克、白芷 10 克、陳皮 6 克、白芥子 10 克、紅花 10 克。

**用法**　水煎，每日 1 劑，煎服 3 次。

**說明**　扭傷是由於閃挫或強力舉重，致血脈凝澀，經絡壅滯，不通則痛。筆者用此方治療腰、腕、踝關節扭傷腫痛，一般 3～5 劑即效，歷試不爽。

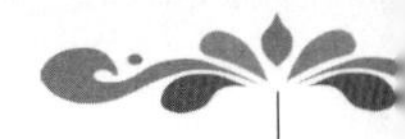

***來源*** 獻方人：湖南省新化水泥廠醫院楊甫生。

【針灸】

***取穴*** 局部痛點。

***施術*** 在脇肋部找到痛區中點，局部常規消毒，用毫針刺入 1 分許，不留針，快速取出，迅速刺入第 2 針，連刺數次即可。

***說明*** 本法用於閃挫胸脇岔氣。痛點較為明顯，疼痛範圍越小，效果越佳，1～2 次即可奏效。

***來源*** 獻方人：湖北省武漢市按摩醫院胡迅。

【推拿按摩】

***操作部位*** 胸脇部，上背部；膻中穴，背部膀胱經俞穴、內關、外關穴。

***施術*** ①推、揉、按背部膀胱經俞穴，使吸氣平穩。②順摩膻中穴，推揉胸脇，在患處順肋間或胸肌纖維走向做推揉法，使肌肉放鬆。③囑患者深吸氣至最大限度，稍屏氣，令患者呼氣同時在患處做由下而上的揉顫法，施術時用力由輕而重，邊揉邊顫，緩緩向上移動，此為「散氣法」。反覆行 3 次，然後輕拍胸脅部，至氣血平和。④向上拔伸上肢，搖轉肩臂，對捏內關、外關穴，拿肩井穴。

***說明*** 本法適用於治療胸脇閃挫傷，痛甚不敢呼吸咳嗽者。胸脇閃挫傷引起氣機壅滯而出現疼痛，故以行氣散氣為主要治則。施散氣手法後，一般即可解除痛苦；如稍有不適感，經休息一夜，即呼吸順暢，動作自如。

***來源*** 獻方人：湖北省武漢市按摩醫院袁明晞。

【氣功】

***功法*** 氣功振顫法。

***施功要點*** 醫者站立，含胸拔背，沉肩墜肘。先作吐納法，舌尖抵住上腭，用鼻深吸氣 1 口，呼氣時以意領先。內氣以胸走手，發出振顫，作用於患處，每分鐘振顫頻率可達 100～600 次。掌振用於胸腹腰背，拳振用於臂部，指顫用於四肢或穴位。

***說明*** 適用於各種肢體筋肉外傷。張某，男，34 歲，1990 年 12 月中旬洗澡時滑倒，胸部挫傷，初起無明顯症狀，2 天後胸部逐漸疼痛，第 3 天疼痛加重方來就診。即採用此法治療 3 次，症狀大減，又治 3 次疼痛消失痊癒。

***來源*** 獻方人：福建中醫學院王和鳴；推薦人：河北省保定電力修造廠職工醫院趙偉。

## 跌打昏迷不醒

【方藥】

***配方 1*** 雄性活地鱉蟲 15 克，自然銅 9 克，製乳香、陳血竭、飛朱砂、巴豆各 6 克，麝香 0.7 克。

***用法*** 先將地鱉蟲洗淨，去足，放瓦上小火焙黃。自然銅置瓦上，以木炭火燒紅，入好醋淬，片刻取出，再燒再淬，連製 9 次。乳香用燈芯 1.5 克同炒枯，吹去燈芯。陳血竭水飛。巴豆去殼研，用紙包壓數次，去油，用淨末。然後將以上各藥研極細末，貯入小口瓷瓶，密封備用。成人每用 0.5 克，小兒 0.25 克，黃酒沖服。牙關不開者，鼻飼之。嚴重者可連服 2 次。

***說明*** 本方為民間驗方，有活血化瘀、療傷定痛、通竅回蘇之功，擅治跌傷、壓傷、打傷、刀傷、槍傷而昏迷者。

如服後見大便下紫血狀者，則效更著。若蘇醒後轉心腹痛者，此瘀血未淨，急取白糖60克，熱黃酒或開水化服，自癒。注意復蘇後宜避風調養。此方自清代流傳至今，活人甚多。當代名醫朱良春氏實踐證明，本方廣泛用於外傷性急救，效果甚好。

***來源*** 朱步先等《朱良春用藥經驗》；推薦人：浙江省溫嶺中醫院陶鴻潮。

***配方2*** 乳香末3克、沒藥末3克、蘇葉9克、荊芥9克、當歸15克、丹皮9克、大黃3克、桃仁14克、羊躑躅1.5克、山羊血末1.5克、白芍15克。

***用法*** 水煎服，每日1劑，煎服2次。

***說明*** 本方具有活血祛瘀，通竅醒神的作用，治療從高處墜下，昏死不蘇。羊躑躅即鬧羊花，有大毒。

***來源*** 《辨證錄》；推薦人：南京中醫學院華浩明。

***配方3*** 白頸蚯蚓不拘多少。

***用法*** 將蚯蚓去土，洗淨，焙乾，研末。每次服6克，用蔥白、生薑煎湯送服。衣被蓋暖，汗出即癒。

***說明*** 本方有活血救傷之效，治療跌打損傷，昏悶欲死。亦治痛風。

***來源*** 《傷科匯纂》；推薦人：南京中醫學院華浩明。

## 創傷出血

【方藥】

***配方1*** 地榆50克、頭髮50克。

***用法*** 將地榆炒炭；頭髮除去雜物放入約2%的碳酸氫





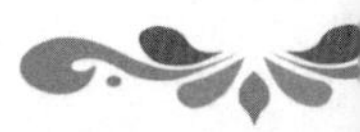

鈉溶液中煮沸，清水洗淨，烘乾，放鐵桶內密蓋，文火煅燒，以開始冒黃煙至轉青煙為度。取出與地榆炭共研細末，瓶裝備用。用時將藥末撒於傷口，稍加壓包紮即可。

***說明*** 本方對創傷出血，外用紗布壓迫，一般 1 分鐘即可止血。

***來源*** 《中草藥新醫療法展覽資料選編》；推薦人：湖南省常德市第一人民醫院劉智壺。

***配方 2*** 仙鶴草 500 克、生薑 200 克。

***用法*** 將上藥切碎，炒炭存性，研成細末，瓶裝備用。用時將藥末撒於傷口包紮。

***說明*** 此方為祖傳秘方，止血療效顯著。臨床以此方治療一般外傷出血 300 餘例，敷藥即能止血。

***來源*** 《中草藥新醫療法展覽資料選編》；推薦人：湖南省常德市第一人民醫院劉智壺。

***配方 3*** 活螃蟹 10 隻。

***用法*** 將螃蟹置於炭火上焙成焦枯狀，研為細末，瓶裝備用。用時撒於傷口加壓。

***說明*** 本方為民間經驗方，一般對創傷出血，有立即止血的效果。

***來源*** 民間流傳方；推薦人：湖南省常德市第一人民醫院劉智壺。

***配方 4*** 生半夏、生大黃、白礬各等分。

***用法*** 以上諸藥共研極細末貯備。用時，視創傷面大小深淺直接撒上後，蓋以無菌紗布包紮。1 次即可。

***說明*** 此方為筆者家傳外傷止血方。撒藥後忌沾生水。

**來源**　獻方人：四川省鹽源縣衛生局辜甲林。

**配方 5**　鮮生薑 10 克、鮮生地 10 克。

**用法**　將傷口常規消毒，上 2 味共搗爛敷貼於傷口上，加壓包紮即可，24 小時換藥。

**說明**　如傷口較大，在敷藥時應將傷口向中心擠壓，使傷口創面基本閉合，再敷藥加壓包紮。本方為古方（《古今醫鑒》）新用。

**來源**　獻方人：湖南省桑植縣人潮溪鄉衛生院陳振岩。

## 跌打骨折筋斷

【方藥】

**配方 1**　澤蘭、當歸各 15 克，赤芍、白芷、川芎、肉桂各 7.5 克，川續斷 15 克，川烏、川椒（去目）各 4.5 克，桔梗、甘草各 6 克，白楊皮、細辛、牛膝各 7.5 克。

**用法**　上藥水煎，去滓入熱酒 30 毫升（不會飲酒者可用）混和，頓服，每日 1 劑，水煎服 2 次。

**說明**　本方有活血療傷的功效，治療跌打損傷，皮肉破碎，筋骨斷損及氣血瘀滯，壅結成腫。

**來源**　《仙授理傷續斷秘方》；推薦人：南京中醫學院華浩明。

**配方 2**　自然銅（火煆，醋煆）、生川烏頭（生皮、臍）、骨碎補、白芍、沒藥、乳香、當歸（洗，焙）各 30 克，乾地黃、川芎各 45 克。

**用法**　上藥研為細末，乳香、沒藥另研，以生薑自然法與蜜等分煉熟和丸，每 30 克作 4 丸。每服 1 丸，捶碎，加



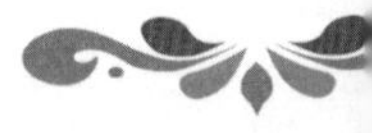

水、酒各 75 毫升，入蘇木 3 克，同煎至 120 毫升，去蘇木，空腹時熱服。

***說明*** 本方有活血止痛，溫經和傷的功效。可治療打撲閃挫，筋斷骨折，攣急疼痛，不能屈利等症。

***來源*** 《和劑局方》；推薦人：南京中醫學院華浩明。

***配方 3*** 穿山甲（塗醋炙）90 克、肉桂（去粗皮）、當歸（切、焙）各 30 克、麵 10 克、生附子（生皮、臍）30 克、生薑汁、生地黃汁各適量。

***用法*** 上藥除藥汁外，研為細末，每次用 15 克，將生薑、地黃汁加溫調勻，攤於紗布上，趁熱敷於傷處。

***說明*** 本方有活血消腫，接骨療傷的功效，治療跌打損傷，盤斷骨折，瘀腫作痛。

***來源*** 《聖濟總錄》；推薦人：南京中醫學院華浩明。

***配方 4*** 珊瑚 10 克，石決明 30 克，降香、乳香、代赭石、爐甘石、沒藥、寒水石、杜仲、黃瓜子、自然銅、生石膏各 20 克，西紅花 5 克，銀珠 10 克，田三七 16 克，麝香 1 克。

***用法*** 上藥除麝香另研，其餘粉碎成細粉，過篩，混勻；再兌八麝香細粉，混勻，製成黃豆大小丸。銀珠掛衣，晾乾，裝瓶備用。1 次 9～13 丸，每日 2 次，自開水送服。

***說明*** 此方名「珊瑚接骨丹」。係祖傳驗方，當地老百姓稱為「萬能丹」。具有活血祛瘀，接骨續損，通經活絡等功效。主治各種類型的新舊骨折、脫位，骨痂不易形成，廢用性脫鈣，肌肉、筋膜、韌帶損傷，半月板損傷等。經 2000 多名骨傷病人的臨床觀察，該驗方對骨折、脫位、傷筋的療效顯著，有使骨痂形成快，損傷恢復好等作用。曾治崔某，男，37 歲。因摩托車撞擊致左側內、外踝粉碎性骨折合併踝



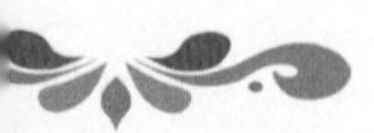

關節脫位。經手法復位，小夾板外固定後，服用珊瑚接骨丹，3 週扶雙拐下地，4 週後不用拐棍已能行走。

***來源*** 獻方人：內蒙古哲盟旗醫正骨醫院包金山；推薦人：湖南省中醫藥學校李玄。

***配方 5*** 防風、海桐皮、苦參、透骨草、艾葉、川椒各 20 克。

***用法*** 上藥煎薰洗患部。每日 1 劑，薰洗 2～3 次。

***說明*** 此方名「薰洗藥」。有舒筋通絡，消腫止痛功效。用於骨折、扭挫傷等。方用防風、海桐皮、苦參消腫祛瘀，透骨草舒筋通絡，艾葉、川椒活血止痛。無副作用。

***來源*** 獻方人：遼寧中醫學院骨學科王文斌；推薦人：湖南省中醫藥學校李玄。

***配方 6*** 製馬錢子 12 克，麻黃 15 克，香瓜子、土鱉蟲、生薑、自然銅、川續斷、乳香、沒藥各 30 克，麝香 3 克。

***用法*** 上藥共研細末，煉蜜為丸，每丸 1.5 克。日服 1 次，每次 1 丸，白開水送服

***說明*** 此方名，「接骨丹Ⅱ號」。具有通絡活血，散瘀止痛，接骨續筋等功用。適用於骨折中期，治跌打損傷，筋傷骨斷等症。骨折中期瘀腫漸趨消散，斷端初步連接未堅，筋骨軟弱，時有作痛，此為瘀血未盡，經脈尚未通暢，氣血尚未旺盛，自當活和兼施，散瘀生新，通絡止痛，續筋接骨。方中乳香、沒藥活血行氣止痛；馬錢子散結通絡止痛；川續斷、香瓜子補肝益精，接骨續筋；加之土鱉蟲、自然銅以增強活血散瘀，接骨續損之功效；麝香走竄通絡，麻黃散寒邪。諸藥合用利於骨折癒合。

***來源*** 獻方人： 天津中醫學院劉洪濤；推薦人：湖南省

中醫藥學校李玄。

**配方 7**　眞絳香 10 克，白及 10 克，土鱉蟲、當歸尾、田三七、甜瓜子、血竭、大黃各 12 克，補骨脂 6 克，乳香 15 克，沒藥 18 克。

**用法**　上藥共為細末，煉蜜為丸，每丸 3 克。1 日服 1～2 次，每次 1 丸，白開水或黃酒送服下。

**說明**　此方名「接骨丹 I 號」。具有活血止痛，消腫散瘀，長骨之功效。適用於骨折吊期，脫臼等症。骨折初期經脈受損，氣滯血瘀，阻遏經脈，腫脹疼痛。故活血化瘀，攻散之治法為要。方中乳香、沒藥活血消腫止痛；血竭、當歸尾活血祛瘀生新；絳香、田三七活血散瘀；白及、甜瓜子、補骨脂補腎助陽，接骨續筋；大黃攻積導滯，實為骨折早期通用方。經期及孕婦忌服。

**來源**　獻方人：天津中醫學院劉洪濤；推薦人：湖南省中醫藥學校李玄。

**配方 8**　紫荊皮（炒黑）、黃金子（去衣，炒黑）各 240 克，全當歸、赤芍、丹參、牛膝、片薑黃、五加皮、木瓜、羌活、獨活、白芷、威靈仙、防風、防己 、天花粉、番木鱉各 60 克，川芎、秦艽各 30 克，連翹 24 克，甘草 18 克。

**用法**　上藥研細末，和勻，用飴糖或蜂蜜調和如厚糊狀，置缸內備用。用時將藥膏攤於韌性紙張或紗布上，約 0.3～0.4 公分厚，上蓋桑皮紙 1 層，敷患處。隔 3～5 日更換。

**說明**　此方名「三色敷藥」，係上海骨傷世家石氏祖傳經驗方。具有活血祛瘀，消腫止痛，續筋骨，利關節等功效。主治一切傷筋骨折，青紫腫脹，疼痛難忍。損傷後的外用敷藥多偏於涼性，而三色敷藥偏溫。血本喜溫而惡寒，溫

能運化散瘀，所以本方可用於損傷後各個時期。損傷初起積瘀易於化熱，則方中有紫荊皮 、天花粉、連翹能涼血清熱。紫荊皮又可治癰腫，自能預防瘀血化熱成毒。

***來源*** 獻方人：上海中醫學院附屬岳陽醫院石筱山；推薦人：湖南省中醫藥學校李玄。

***配方 9*** 當歸、羌活、紅花、白芷、防風、製乳香、製沒藥、骨碎補、續斷、宣木瓜、透骨草、川椒各 30 克。

***用法*** 上藥共為粗末。每用藥末 120 克，加大青鹽、白酒各 30 克拌勻，裝入白布口袋內縫妥備用。洗用：煎水，薰洗傷處，1 日 2 次，翌日仍用原湯煎洗，可用 5～6 天。敷用：用藥袋 2 個，放入蒸籠內，蒸熱後輪換敷在傷處。每日敷 1～2 次，每次 1 小時。用畢將藥袋懸掛在陰涼處，翌日用時，再在藥袋上灑少許白酒。夏季 2 藥袋可用 4～5 天，冬季可用 6～7 天。

***說明*** 本方有溫經通絡、活血散瘀、消腫止痛、舒筋接骨的功效。治療骨折，脫位，與一切傷筋疾患，以及陳舊性損傷而兼痹證者。皮肉有破傷、或新鮮損傷而紅、腫、熱、痛嚴重者忌用。洗、敷後慎避風寒。

***來源*** 《劉壽山正骨經驗》；推薦人：南京中醫學院華浩明。

***配方 10*** 乳香 12 克、沒藥 12 克、牛膝 12 克、羌活 10 克、威靈仙 12 克、香附 10 克、當歸尾 12 克、桃仁 12 克、紅花 6 克、丹皮 12 克、台烏 10 克、赤芍 12 克、木通 10 克、甘草 3 克。

***用法*** 水煎服，每日 1 劑，水煎服 2 次。

***說明*** 本方適應手下肢諸骨受傷或骨折脫位。先行手法



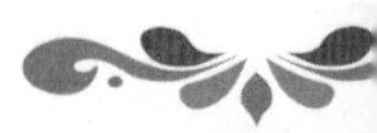

接骨復位後，內服此方；也可研諸藥為末，酒調外敷，療效極佳。

***來源*** 獻方人：湖南中醫學院第二附屬醫院劉松青。

***配方 11*** 桂枝 6 克、桔梗 10 克、川芎 6 克、川續斷 12 克、羌活 10 克、獨活 10 克、秦艽 12 克、當歸尾 12 克、桃仁 10 克、乳香 12 克、沒藥 12 克、木通 10 克。

***用法*** 水煎服，每日 1 劑，水煎服 2 次。

***說明*** 本方能活血祛瘀，續筋止痛接骨。對於上肢諸骨軟組織損傷及骨折、脫位，在骨折、脫位，接骨復位術後，內服本方效佳。無破皮傷口者，亦可將上藥焙乾研末用麵粉溫開水調敷腫痛處。

***來源*** 獻方人：湖南中醫學院第二附屬醫院劉松青。

***配方 12*** 人參 5 克、白朮 10 克、雲茯苓 10 克、甘草 10 克、川芎 15 克、當歸 15 克、熟地 15 克、白芍 10 克、鹿角膠（烊化）15 克、骨碎補 20 克、龜板 25 克、北枸杞 20 克、川續斷 20 克、猴骨 20 克。

***用法*** 水煎服2次，宜久煎，每日1劑，連服20～30天。

***說明*** 本方適用於骨折遲緩癒合症。在 X 光片上觀察，可見骨折斷端硬化，變鈍，髓腔閉鎖，缺鈣、骨折線清晰變寬，有導致假關節形成之可能。中國醫學認為「氣為血帥，血為氣母」，所以，我們治以補氣養血、滋補肝腎、強化筋骨、充益精髓之法，以促進其骨痂的生長，使骨折斷端早日癒合。曾治骨折遲緩癒合患者 9 例，骨折時間均在 3 個月以上。經上方治療，均取得滿意效果。患者楊某，男，38 歲，職工。因車禍致右肱骨中段粉碎型開放性骨折。在某醫院摘除 3 塊骨碎片後，行鋼板內固定，4 個月後，X 光中所見無



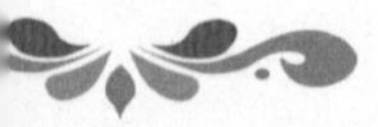

骨痂生長，且骨折斷端明顯加寬、髓腔閉鎖，形成假關節。經 2 月中藥治療，並配合理療和患肢肩、肘部穴位按摩。X 光復查見有中量骨痂生長。續治 2 月，骨痂大量生長，行鋼板拆除術，再治約 2 月，右臂功能已恢復。

***來源*** 獻方人：四川省成都骨科醫院楊 天鵬；推薦人：四川省都江堰市中醫骨傷專科醫院周興開。

***配方 13*** 當歸 15 克、川芎 10 克、紅花 12 克、乳香 10 克、沒藥 10 克、血竭 10 克、川續斷 15 克、自然銅 30 克、土鱉蟲 10 克、延胡索 12 克、蘇木 12 克。

***用法*** 水煎服 2 次，每日 1 劑，空腹服。

***說明*** 本方具有活血祛瘀，消腫止痛，接骨續筋的作用。治療新舊骨折均有效。如傷在上部，加桂枝 10 克；傷在中部，加杜仲 15 克；傷在下部，加川牛膝 15 克。臨床治療 58 例，總有效率達 93%。如果加童便效果更佳。但必須將斷骨整好復位，包紮。忌辛、辣食物。

***來源*** 獻方人：四川省綿陽市 102 信箱職工醫院楊忠英。

***配方 14*** 桑白皮、薑皮、香油各 50 克。

***用法*** 將上藥共搗為泥狀，先把骨折復位，再把藥膏敷於患處。外加敷料，夾板，繃帶固定。休息 7～17 天，至功能恢復。

***說明*** 本方有舒筋活血，消腫止痛，接骨續筋之功效。主治各種骨折。

***來源*** 獻方人：河南省柘城縣人民醫院張立亭。

***配方 15*** 黃芪 40 克，製川草烏 12 克，紅花、白芷、升麻、杜仲、當歸、炮穿山甲、田三七各 15 克，白花蛇 1

條，童便、煅自然銅25克。

**用法**　浸泡於白酒2500毫升中，1週後即可內服，1日服2次，每次服10～15毫升；也可用於外擦患處。

**說明**　本方主治骨折。功能益氣活血，續筋接骨，消腫。促進骨質生長有特效。

**來源**　獻方人：四川省綿陽市102信箱職工醫院楊忠英。

**配方16**　當歸、赤芍各30克，桃仁、鬱金、田三七、丹參、枳殼各15克，紅花、青皮各6克，香附、白芷各12克，童便、製自然銅20克。

**用法**　水煎服3次，於早上和中午飯前服，晚上飯後1小時服。

**說明**　主治跌打損傷，各類閉合性骨折。有活血祛瘀，接骨續筋的作用。用於新傷療效顯著。

**來源**　獻方人：四川省綿陽市102信箱職工醫院楊忠英。

**配方17**　乳香、沒藥、血竭、白及、地龍、紅花各20克、松香25克、兒茶25克。

**用法**　上藥共研為細末，黃酒或白酒調成糊狀，外敷用。

**說明**　本方治療跌打損傷、骨折，療效甚為滿意。本方有舒筋活血，消腫止痛，接骨續筋等功效。治療跌打損傷用黃酒調成糊狀外敷；紗布包紮 ，3日換藥1次，一般2～3次可癒。骨折用白酒調成糊狀，以骨折中心延伸外敷3公分。

**來源**　獻方人：內蒙古紮蘭屯市中蒙醫院劉景羽；推薦人：內蒙古紮蘭屯市中蒙醫院劉金。

**配方18**　血竭10克、乳香15克、沒藥10克、自然銅20克、土鱉蟲25克、西紅花20克、三七25克、川續斷15克、

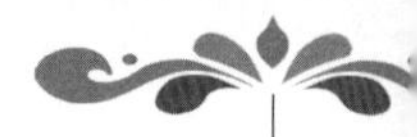

朱砂5克、梅片5克、虎骨20克、麝香2.5克、川牛膝15克、地龍10克、琥珀10克、兒茶10克、珍珠1克。

***用法*** 自然銅醋煅7次；珍珠、虎骨鋸為細末，餘藥共研為細末，過100目篩，和入梅片，再與此3味混合，裝瓶密封。成人每次服6～9克，小兒酌減，1日3次。

***說明*** 本方為筆者家中祖傳秘方，可治療頭顱、軀幹、四肢各期骨折，能迅速止痛消腫，使骨痂形成。臨床使用本方治療骨折，每收良效。

***來源*** 獻方人：內蒙古紮蘭屯市中蒙醫院劉金。

***配方19*** 土鱉蟲15克、自然銅15克、血竭15克、地龍15克、紅花15克、雞蛋殼20克、黃公雞腿1對、黃瓜子25克、甜瓜子25克。

***用法*** 自然銅醋煅7次；公雞腿焙乾；黃瓜子、甜瓜子微炒，共研為細末，裝瓶密封。成人每次服10克，小兒酌減，1日3次。

***說明*** 本方治療骨折。骨折經整復對位，用小夾板固定後，即可服藥。此方具有止痛消腫，接骨續筋，促進骨痂生長，加速骨折癒合的功效。本方為筆者的祖傳秘方。

***來源*** 獻方人：內蒙古紮蘭屯市中蒙醫院劉金。

# 第七章　眼科治療絕技

## 結 膜 炎

【方藥】

***配方 1***　鮮桑葉50克、鮮桉葉50克、鮮金銀花葉50克、鮮野菊葉50克、鮮薄荷葉50克。

***用法***　將前4味藥煎汁，倒入茶杯內，即刻投下鮮薄荷葉，用毛巾嚴密罩住，這時將患眼挨著毛巾，讓熱氣薰蒸，如薰久了受不住，就休息一會兒，當薰到氣體散盡，藥水溫熱時，就用藥水頻頻洗眼，每日薰洗1～3次。

***說明***　煎藥勿用鐵器皿，勿煎熬過久。一般薰洗2～3次，即可痊癒。

***來源***　獻方人：四川省忠縣天塹鄉桐柏村鄉村醫生周康傑；推薦人：湖南省大庸結核病防治所侯啟年。

***配方 2***　皮硝15克、鮮鼠牙半枝蓮100克。

***用法***　將鼠牙半支蓮鮮草洗淨，去雜質後，放潔淨器內研搗，再以消毒紗布包絞取汁（如草少取汁不多，絞後可再略加冷開水搗絞1次），以此汁溶化皮硝，再過濾靜置後，取上清液，裝入滴眼瓶，瓶子滴口朝上，去掉橡皮套，共放入高壓消毒鍋內蒸15分鐘，待涼取出，蓋上橡皮套，即成土製消炎眼藥水。滴法每日5～6次，1支眼藥水最多用4天。

***說明***　家父柴光躍為眼科泰斗吳震的再傳弟子。壽明齋眼科外治外障重視，所傳眼藥秘方達40餘種。筆者發覺，這

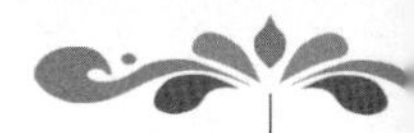

些眼藥秘方中，凡是用於治療有紅、腫、熱、痛症狀的眼藥方中，大都有一味馬牙硝。馬牙硝是皮硝的精製品，筆者由是而推想皮硝清汁滴眼，亦當有清火退赤之良好作用，經先用皮硝化水取清液略沸後，或滴眼，或放入洗眼杯中作眼浴（溫眼為宜），或以紗布浸濕後敷眼瞼，均有良好作用，對天行赤眼，椒瘡目赤以及眼丹胞腫等局部實熱之症，均可使用。

***來源*** 獻方人：浙江省上虞市醫藥衛生科技情報站柴中元。

【針灸】

***取穴*** 至陰、足竅陰、厲兌。

***施術*** 局部常規消毒，交叉取穴，用三棱針放血3～5滴。

***說明*** 本組取穴法治療急性結膜炎，左眼病針右側穴位，右眼病針左側穴位。一般針1～2次可癒。

***來源*** 獻方人：河北省棗強縣康馬康復醫院張西恒；推薦人：內蒙古紮蘭屯市中蒙醫院劉金。

## 麥粒腫

【針灸】

***取穴*** 曲池。

***施術*** 取患眼對側的曲池穴；令患者曲肘拱手位，行常規消毒後，醫者右手持三棱針，左手固定病人肢體，點刺曲池穴。然後用手輕輕擠壓，使其流出小滴血液即可。每天1次，一般1次即癒。如不癒者，第2天如上法再刺血1次。

***說明*** 麥粒腫多為實熱證。實者瀉之，故用刺血法治療收效。曲池穴為手陽明大腸經的合穴，有疏風解表的作用，

能治頭面部諸疾，以達到邪去正復。應用本法治療 33 例，其中痊癒 32 例。

***來源*** 楊運鈞，《中醫雜誌》，2：19，1984；推薦人：安徽省馬鞍山鋼鐵公司醫院黃兆強。

## 角膜炎

【方藥】

***配方 1*** 精鹽。

***用法*** 將市售極細極小的精鹽顆粒（經高溫消毒），用通草點蘸於患處角膜。

***說明*** 此法治療病毒性角膜炎，細菌性角膜炎等疾患，適應於眼珠疼痛，頭額劇痛，羞明流淚，眼瞼難開，鞏膜紅赤，黑睛中出現白色點狀混濁等症。本法無毒副作用，角膜穿孔者忌用。筆者用此法治療 20 例，均治癒。

***來源*** 獻方人：湖南省新化水泥廠醫院楊甫生。

***配方 2*** 生爐甘石 30 克、梅片 6 克、艾葉 500 克。

***用法*** 用艾葉煆爐甘石，後加梅片 6 克，共為極細藥麵，抹角膜患處。1 日 2 次。

***說明*** 本方對角膜潰瘍，風火爛眼，療效極好。

***來源*** 獻方人：河南省柘城縣人民醫院張素梅。

***配方 3*** 柴胡 10 克、夏枯草 15 克、鉤藤（後下）30 克、板藍根 30 克、大青葉 15 克、黃芩 15 克、薄荷（後下）10 克、蟬蛻 10 克、赤芍 15 克、蒲公英 15 克、菊花 15 克、甘草 6 克。

***用法*** 水煎服，每日 1 劑，煎服 2 次。

***說明*** 單純皰疹病毒性角膜炎是臨床上比較常見的一種

眼病，西醫尚無理想的治療措施。本病屬於中國醫學「聚星障」和「花翳白陷」的範疇。本方所用柴胡、蒲公英、薄荷等藥，有抑制單純疱疹病毒的作用，故對炎症期的病毒性角膜炎有較好的療效，且能使角膜遺留之翳較少、較薄。應用本方治療 30 例，全部治癒。

***來源*** 石守禮《中醫雜誌》，1：49，1984；推薦人：安徽省馬鞍山鋼鐵公司醫院劉家華。

## 虹膜睫狀體炎

【方藥】

***配方*** 羚羊角3克、生地15克、白芍10克、丹皮10克、梔子10克、黃芩10克、龍膽草10克、桑白皮10克、金銀花20克、蒲公英30克、茺蔚子10克、蔓荊子10克、甘草5克。

***用法*** 用水先煎羚羊角 30 分鐘左右，後納入諸藥，煎取 250 毫升。再加水煎取 200 毫升。將 2 次藥液混合，分 2 次溫服，每日 1 劑。

***說明*** 虹膜睫狀體炎，相當於中國醫學之瞳神緊小症。症見睫狀體充血，瞳孔縮小，口苦咽乾，舌紅、苔黃，脈弦數等。治療期間和治癒後的相當時間內，應禁食蔥、蒜、酒等辛辣之品和魚、蝦、雞、羊肉等食物，以防復發。上方苦寒偏重，胃寒及體虛者慎用。

服中藥的同時，應儘早局部使用阿托品等散瞳劑，防止虹膜後粘連而引起併發症。

***來源*** 李熊飛，《中醫雜誌》，1：55，1988；推薦人：江西省撫州市第二人民醫院唐學游。

## 中心性視網膜炎

【方藥】

***配方 1*** 北枸杞 30 克、山藥 30 克、熟地 24 克、石決明 20 克、茯苓 15 克、龜板 15 克、鱉甲 15 克、丹皮 12 克、山茱萸 12 克、菊花 12 克、澤瀉 12 克。

***用法*** 水煎服。每日 1 劑，煎服 2 次。

***說明*** 本方具有滋陰、補肝、益腎、明目之功能。治療中心性視網膜炎有特效。上藥劑量係成人量，小兒酌減。臨床治療 55 例，顯效 45 例，好轉 8 例，無效 2 例，有效率達 95%。忌惱怒、避烈日曬，禁酒及辛辣食物。

***來源*** 獻方人：四川省綿陽市 102 倍箱職工醫院楊忠英。

## 電光性眼炎

【方藥】

***配方*** 連翹 10 克、牛蒡子 10 克、羌活 10 克、薄荷 6 克、生大黃 6 克、赤芍 15 克、防風 6 克、當歸尾 10 克、甘草 6 克、山梔仁 10 克、川芎 6 克。

***用法*** 水煎服。每日 1 劑，煎 2 次取藥液分 5～6 次服。

***說明*** 此方原出自《審視瑤函》。臨床用於治療電光性眼炎，療效特佳。

***來源*** 《審視瑤函》；推薦人：湖南省大庸市結核病防治所侯啟年。

【針灸】

***取穴*** 少商、少衝、耳穴：眼。

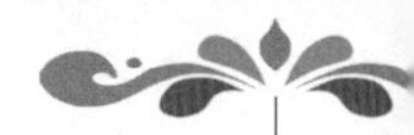

**施術**　常規消毒，用三棱針點刺上述穴位，各擠出鮮血少許（1～2 滴）。

**說明**　電光灼傷眼睛，症見疼痛、羞明、流淚、灼熱和異物感等，中醫學認為此症多屬心肺二經熱盛，治宜針刺二經井穴，施瀉法以降火。臨床驗證，療效甚佳。

**來源**　獻方人：湖南省大庸市官黎坪醫院侯德順；推薦人：湖南中醫學院侯啟柱。

## 雪光性眼炎

【方藥】

**配方**　訶子 10 克、熊膽 5 克。

**用法**　將訶子研細，與熊膽一起用 8 歲男孩童便 200 毫升，浸泡 24 小時，煮沸，濾過。用於點眼，每日 3～4 次。

**說明**　本方係藏族方，藏名譯音依次是阿茹越、冬遲。適用於因雪光刺激引起的眼病，症見疼痛、紅腫、羞明等。亦可用於因煙薰而致流淚，乾澀疼痛。

**來源**　《藏醫藥選編》；推薦人：四川省南充市藥品監督檢驗所曹陽。

## 斜　視

【針灸】

**取穴**　外斜：①睛明、風池；②內睛明。內斜：①球後、合谷、外睛明；②睛明。

**施術**　用毫針捻轉進針，刺 3～5 分深 ，中、強刺激。留針 10～15 分鐘，每日刺 1 次。2 組穴位交替使用，10 次為 1 療程，休息 3～5 天，再行第 2 個療程。

***說明*** 本方用於眼斜視有特效，一般針刺1～2療程見效；2～3個療程可癒。施針時患者要閉上眼睛，儘量放鬆。

***來源*** 獻方人：四川省綿陽市102信箱職工醫院楊忠英。

## 白內障

【方藥】

***配方1*** 草決明9克、石決明9克、木賊9克、蟬蛻6克、穀精草6克、青葙子6克、青皮3克、升麻3克。

***用法*** 水煎服，每日1劑，煎服2次。

***說明*** 本方治療白內障（又稱雲翳），對新久雲翳均有較好的療效。初起者，服藥10餘劑即可消散。

***來源*** 《中國簡明針灸治療學》；推薦人：湖南省常德市第一人民醫院劉智壺。

***配方2*** 甘菊、蟬衣、密蒙花、決明子、當歸、川芎、赤芍、枸杞子、茺蔚子各10克，蛇蛻、甘草各5克。

***用法*** 水煎2次，取汁，混合，每日1劑，分3次服。

***說明*** 風輪即角膜。風輪翳障為聚星障、花翳白陷等風輪疾患之總稱，包括角膜潰瘍、角膜炎、角膜翳等多種角膜疾病。根據「雖翳自熱生，然治法先退翳，後退熱，謂熱極生翳，若先去赤熱，則血為之冰而翳不能去矣。」（《銀海精微》）之論述及隨父臨證之經驗，自擬撥雲退翳湯，方以蟬衣、蛇蛻、穀精草退翳明目以甘菊、密蒙花、決明子清肝明日，亦能除障。以枸杞子、當歸、甘草養肝明目。如潰瘍久不癒，宜加蜂蜜（可內服亦可外用）。又因角膜晶瑩透明，血脈缺如，藥物不易到達，故用川芎、赤芍、茺蔚子等活血藥較多，冀疏局部血脈之壅滯以促使諸藥達病所（活血

藥能幫助藥物透過血液一房水屏障）。上方在炎症趨向消退，翳障開始潔淨的後期（退行期），用之尤宜。

***來源*** 獻方人：浙江省上虞市醫藥衛生科技情報站柴中元。

***配方3*** 紅豆62.5克，蕤仁霜30克，人龍（即從口吐出之蛔蟲）2條，斑螯5對，青娘子、紅娘子各1對，腰黃0.3克。

***用法*** 紅豆研極細粉。蕤仁霜去油淨。斑螯同糯米炒，炒至糯米發黃，去糯米。諸藥各研極細過篩和勻，即成燥眼藥粉，亦可與煉蜜調成水眼藥用，點眼用量要小，否則刺激太大，病人無法忍受，於眼亦不利。

***說明*** 冰翳、死翳，單靠內服祛翳明目之藥，很難收效。上方為壽明齋眼科師徒授受之秘方。筆者曾在1981年12月號《浙江中醫雜誌》上作過介紹。本方又名玄武丹，滾障眼藥，其磨激之力很大，新翳及目稍紅者俱在禁列。因點後有明顯之異物感，應先向病人說清，宜叫病人忍耐，點後包眼2～3天，待異物感消失後除去。若風輪上原呈瓷白色之老翳成毛玻璃樣，視力會暫時因此而更模糊，是為有效徵象，可繼以至寶丹（此為另一磨障眼藥秘方，非「三寶」之至寶丹）。至寶丹為治新翳要方，此方激發之力不及玄武丹，但無刺激性，且能消炎退翳。待目紅全退，翳色又成瓷白後，可再點玄武丹以滾障，如是反覆數次，有時能將久治不效，甚至多年的陳舊性雲翳除去或磨薄。但如果白翳太厚或成白斑者亦不能取效，可不必試用，以免徒增痛苦。青娘子、紅娘子、斑螯3藥均含斑螯素，對皮膚、黏膜有刺激發泡作用，但癒後不留瘢痕。玄武丹以此藥為主，配合具有清熱抗炎作用的紅豆等藥物預防感染，對熱去翳沉，時日已

久，內服退翳藥不能再起作用的死翳，點之可使啟動浮起，然後再按新翳治療，如此反覆，以治冰翳、死翳，療效顯著，其科學機理，尚待進一步研討闡明。

**來源**　獻方人：壽明齋眼科醫局傳人柴光耀；推薦人：浙江省上虞市醫藥衛生科技情報站柴中元。

【心理治療】

**施術**　有意識地暗示和誘導，將病人的注意力轉移到其他部位，由意念的自我調攝以產生治療效應。

**說明**　本法適用於因情志不遂，肝鬱化火，上注於目，日久而成內障之疾。明代江西名醫楊賁亨曾治一顯貴，該人目患內障之疾，性情暴躁，憂甚，整日持鏡自照。遍請名醫診治無效。楊診後，稱其病計日可癒，惟服藥過多，藥毒已下注於左股，「旦夕間當暴發，竊為公憂之」。此人轉而擔憂其毒將發，不斷凝視其股並勤加撫摩，嗣後目疾漸癒而股毒並未發作。問其故，楊告曰：「醫者意也，公性躁欲速，每持鏡自照，心之所屬，無時不在於目，則火上炎，目何由癒？故詭言，令公凝神於足，則火自降，目自癒矣。」此由心理誘導方式將病人的注意力從目轉移至足，顯示了意念的自我調節可以產生治「形」之效應。

**來源**　《續名醫類案》；推薦人：湖南中醫學院曠惠桃。

## 青光眼

【方藥】

**配方 1**　硼砂 5 克、雞蛋 1 個。

**用法**　硼砂研成細粉，將雞蛋開 1 小口納入藥粉，用泥封住，燒熟食之。1 日 1 個。15 天為 1 療程。



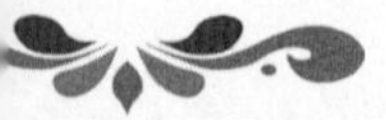

**說明**　經臨床應用本方治療青光眼確實有效。對雙目昏花，視物不清者，可使雙目明亮。

**來源**　獻方人：河南省柘城縣人民醫院張素梅。

**配方2**　五倍子6克、白芍12克、羌活6克、獨活6克。

**用法**　水煎服2次，每日1劑。

**說明**　經治療62例青光眼病人，有效率80.5%。服藥期間，忌食辛辣食物。

**來源**　獻方人：河南省柘城縣人民醫院張素梅。

## 夜盲症

【方藥】

**配方**　白胡椒20克、山羊肝500克。

**用法**　將白胡椒微砸碎，置鍋中煎熬30分鐘，再加入山羊肝同煮，待山羊肝熟後，吃肝喝湯（可加少許食鹽）。每週2次，3個月為1個療程。

**說明**　此方係藏族方，藏名譯音依次是納勒象、繞青巴。具有溫補肝腎之功效，適用於夜盲症外無任何其他症狀，其症每至下午5～6點鐘便視物模糊，甚者完全看不見，致使生活無法自理者。

**來源**　《藏醫藥選編》；推薦人：四川省南充市藥品監督檢驗所曹陽。

## 色盲

【針灸】

**取穴**　翳明、風池、攢竹、太陽（均取雙側）。

***施術*** 以上4穴每次均捻轉進針，進針後採取平補平瀉手法。要求每次針感最好到達眼部（也有僅達額部），留針30分鐘，每5～10分鐘捻轉1次。每日或隔日針刺1次，10次為1個療程，休息7～10天，進行第2個療程，一般需1～3個療程獲效。

***說明*** 一般所指「色盲」，係指先 天性色覺障礙。色盲的治療，現今世界各國尚無任何有效方法。中國醫學認為，本病由於脈絡阻鬱。玄腑不通，陰精不能上滋。選擇膽經風池穴、膀胱經攢竹穴及近眼區的翳明和太陽穴進針，能直接疏導眼部經絡之氣而開鬱滯，並有增強錐體細胞作用，從而分辨原來不能分辨的顏色。應用本法治療色盲16例，其中13例痊癒 ，3例進步。

***來源*** 陝西中醫學院附屬醫院眼科等，《新中醫》，6：42，1975 ；推薦人：安徽省馬鞍山鋼鐵公司醫院黃兆強。

## 近 視 眼

【方藥】

***配方*** 黨參90克、白朮90克、上肉桂60克、黃芪240克、當歸90克、熟地180克、北枸杞120克、山萸肉120克、磁石（須能吸鐵者）300克、朱砂45克、神麴60克、甘草30克。

***用法*** 上藥磁石忌火煆，研細末；朱砂用水飛，餘藥共研細末，與磁石末和勻，煉蜜為丸，梧桐子大，朱砂為衣，每次服9克，1日3次。腎氣素虛（伴氣急，小便頻數）者加生龍骨、生牡蠣各90克；神疲，形寒怕冷，面色㿠白，四肢不溫，記憶力減退者加生鹿茸15克；四肢厥冷，尺脈微弱者加附片30克。本方為家傳秘方，治療假性近視或真性近視

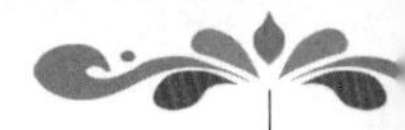

初起，視力減退者，有較佳的療效。

***來源*** 獻方人：湖南省常德市老中醫劉石渠；推薦人：湖南省中醫藥學校劉靜濤。

## 眼底出血暴盲

【方藥】

***配方*** 大黃 10 克，參三七 10 克，乳香、沒藥、桃仁、紅花各 5 克，生地 15 克，牛膝 5 克。

***用法*** 大黃後入煎；參三七為末，分 3 次吞服；餘藥水煎，取 2 次煎液混合，每日 1 劑，分 3 次服。

***說明*** 暴盲經眼底檢查證實由眼底出血引起者，不論其因如何，就局部病機而論，均屬壅實有餘之症。上部壅實有餘，用大黃急通地道，符合誘導原理。三七為止血祛瘀要藥，配合生地涼血止血；牛膝導血下行，有寧絡止血之作用。乳香、沒藥、桃仁、紅花俱為活血祛瘀之品，新出血者本不宜驟用，但「藥有常性而無定性」，此 4 味略小其量並與大黃、三七等合用，能揚長抑短，活血而不擾絡，祛瘀而不動血，對促使離經敗血的早日吸收以復明，有較好的作用。上方部分人服後會出現腹部微痛並腹瀉，是藥之作用，不必疑慮。在服藥而得大便通利 1～2 日後，大黃可同煎，不必再後入煎，亦可酌情減量。

曾有友人何某之侄女，因一目暴盲不見物，在縣人民醫院診治，經查內眼出血頗多，眼底不能窺見。用安絡血、維生素 K，C 等西藥治療 2 天後，視力未見好轉。家屬焦急，而醫者告以視力很難恢復，遂由友人介紹來我處就診。詢知額側曾為物撞擊，外雖未見青腫，而玻璃體積血之患實由此而起，立法止血祛瘀，導血下行，給予上方 3 劑，安絡血、

維生素K等繼續用。3日後家屬來告，說目已能見物，詢知大便已通及服藥後腹有隱痛，於原方減大黃、三七、生地各5克，並口服雲南白藥每次0.1克，1日2次。共服藥半月餘，視力恢復至1.5。《目經大成》論暴盲，曾有急服人參救急之主張，但筆者經驗，不如上方適用之機會多，如固氣脫暴盲，氣不攝血而有眼底出血者，亦可用上方配人參為宜。

***來源*** 獻方人：浙江省上虞市醫藥衛生科技情報站柴中元。

## 白睛溢血

【方藥】

***配方*** 活螞蟥1條、蜂蜜20克。

***用法*** 將活螞蟥用清水洗淨，放置於蜂蜜內浸泡，3天後取其蜂蜜點眼，1次3滴，1日3次。

***說明*** 螞蟥即水蛭。需用活螞蟥為好，藥店購買的乾品療效不住。本方有活血祛瘀的功效，適用於非炎症性的白睛出血症。連續使用2～3天即可痊癒。

***來源*** 獻方人：湖南省桑植縣人潮溪鄉紅旗村衛生室李宣成。

# 第八章　耳鼻咽喉科治療絕技

## 急性卡他性中耳炎

【方藥】

*配方 1*　石榴花瓣 30 克、冰片（梅片）5 克。

*用法*　將石榴花瓣炒或者曬乾研細末，過篩，加冰片研勻，裝瓶內備用。用雙氧水洗淨耳內膿液，用消毒棉球擦乾，把上藥粉取$\frac{1}{10}$吹入耳內，每日 1～2 次。上藥為 1 療程量。

*說明*　本方主治中耳炎，具有清熱解毒、消腫、止痛、收斂作用，對中耳炎腫痛流膿有特效。臨床治療 50 例，有效率達 96%。本方為民間流傳驗方。用藥期間忌游泳。

*來源*　獻方人：四川省綿陽市 102 信箱職工醫院楊忠英。

*配方 2*　鮮仙人掌（去皮）、鮮蒲公英各 200 克。

*用法*　上藥清水洗淨後，搗爛取汁，裝瓶備用。首用 3% 雙氧水棉球反覆擦淨耳內分泌物後，滴入藥液，每日 2～3 次，每次 2～4 滴。

*說明*　本方適用於急性卡他性中耳炎。症見耳道有黏稠分泌物或膿液流出，鼓膜鬆弛部有穿孔，周圍充血。上藥有清熱解毒、消腫除膿之功能。其優 點是藥物易找，製作簡單，療效較好，無副作用。

*來源*　袁桂芳《吉林中醫藥》，2：28，1993；推薦人：江西省撫州市第二人民醫院唐學游。





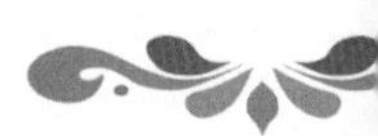

## 急性化膿性中耳炎

【方藥】

**配方** 白礬（枯）10克、黃柏（去粗皮）10克、麝香0.1克。

**用法** 以上諸藥共研極細末貯備。先以3%雙氧水洗淨患耳，再將藥末少許吹入耳中，1日1～2次，10日為1個療程。

**說明** 本方具有清熱解毒，止癢定痛，斂膿生肌之功效。一般治1～3個療程可獲癒。

**來源** 獻方人：四川省鹽源縣衛生局辜甲林。

## 慢性化膿性中耳炎

【方藥】

**配方1** 已出蛾蠶繭10個、冰片0.15克。

**用法** 將繭殼剪碎，置瓦上煅存性，加入冰片，共研極細末。取少許吹入耳中，1日2次。

**說明** 用藥前，先以棉籤蘸2%黃柏水或3%雙氧水清洗耳道，然後再均勻地吹藥。另外要注意勿用手指掏挖耳孔，預防感冒。忌食魚、蝦、酒類、辣椒、蔥、蒜、薑等刺激食物。

**來源** 許履和，《中醫雜誌》，2：59，1988；推薦人：江西省撫州市第二人民醫院唐學游。

**配方2** 蒲公英300克、一枝蒿300克、烏蘞莓300克、川杜鵑210克、牛膝210克、熟大黃210克、紅鎖梅210克、虎耳草120克。

**用法** 將上藥水煎2小時後倒入容器內，放置24小時，

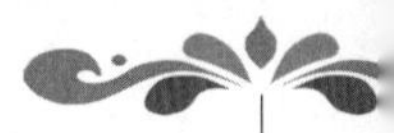

澄清過濾，分裝於耐高溫瓶內密封，經熱壓處理冷卻後成水溶性液劑，收藏備用。用藥前先用 3%雙氧水清洗耳道，用乾藥棉拭擦耳內膿液，每次滴藥液 2～3 滴，每日 3 次，連用 3 天為 1 療程。

***說明*** 單純性慢性化膿性中耳炎為耳科常見病，難於根治。本外用滴耳液是華北油田南大站醫院李國良醫師的經驗方。藥理試驗證明，對慢性膿耳的主要致病菌（金黃色葡萄球菌等）均有較強的抑菌作用。應用本方治療 169 例，分別治療 1～4 個療程，全部治癒。

***來源*** 李國良，《甘肅中醫》，4：30，1992；推薦人：安徽省馬鞍山鋼鐵公司醫院黃兆強。

## 耳聾與聾啞症

【方藥】

***配方 1*** 葛根 45 克、黃芪 30 克、川芎 15 克、女貞子 15 克、枸杞子 15 克、黃精 15 克、五味子 15 克、丹參 10 克、菊花 10 克、澤瀉 10 克、山萸肉 10 克。

***用法*** 水煎服 2 次，1 日 1 劑，10 天為 1 療程。

***說明*** 本方治療突發性耳聾，伴咳嗽加杏仁 10 克，鼻塞涕多加蒼耳子 15 克、辛夷 10 克；頭痛加白芷 10 克；便秘加生大黃 10 克，後入煎。

***來源*** 馬玉起《國醫論壇》，（4），1993；推薦人：湖南省大庸市結核病防治所侯啟年。

***配方 2*** 柴胡 30 克、香附 30 克、川芎 15 克、黃柏 6 克。

***用法*** 以上 4 味藥物加水 800 毫升，煎至 400 毫升，煎服 2 次，每日 1 劑。連服 7～15 天。

***說明*** 此方主治後 天性及老年性耳聾。王××，男，72歲，農民。5 年來聽力減退，已實聾 1 年。經用上方服 7 劑，聽力逐漸好轉，服 15 劑聽力完全恢復。

***來源*** 獻方人：河南省柘城縣人民醫院張素梅。

***配方 3*** 葛根18克，黄精、黄芪各15克，菊花12克，川芎、丹參、女貞子、枸杞、澤瀉各10克。

***用法*** 水煎藥 2 次，分 2 次服。以上為成人 1 日量，1 日 1 次。

***說明*** 本方適用於突發性耳聾。症見突發耳聾，伴耳鳴，不同程度的非復發性眩暈、噁心或嘔吐等。上方有升清陽，調氣血，祛外邪，補腎精的作用，為標本兼顧。本方能改善內耳微循環，增加內耳血供及血氧含量，恢復聽覺細胞功能，提高聽力。

***來源*** 張治愈等《中國醫藥學報》，2：32，1993；推薦人：江西省撫州市第二人民醫院唐學游。

***配方 4*** 柴胡10克、香附10克、川芎10克、石菖蒲10克、骨碎補8克、廣鬱金10克。

***用法*** 水煎服 2 次，每日 1 劑。

***說明*** 耳聾多屬腎虛，臨床所見，氣閉失聰者，亦常有之，此方為清・王清任所創通氣散加味方。適用於氣閉失聰之耳聾。一汽車修理工，患兩耳蟬鳴已 3 月，更醫數人均以補腎為法，未能收效。西醫用咽鼓管通氣法治療，尚可減輕一時。診時患者耳聾塞悶，脇下疼痛，氣候轉變則病勢尤重，脈弦，苔薄白，舌質淡紅。證屬肝膽鬱滯，氣閉耳聾，治以通氣為法，服用上方 3 劑，耳聾豁然，後未復發。

***來源*** 章柏年《蕉窗話醫》；推薦人：浙江省嵊州中醫

院樓宇舫。

【針灸】

**取穴 1**　①通里、啞門、百會。②太谿、廉泉、啞穴。

**施術**　常規穴位局部消毒後，用 毫針刺百會穴 2～3 分深 ；啞門、啞穴進針 5～8 分深 ，針尖朝著喉結方向刺。均用輕刺激手法，或使用運氣行針手法。每日 1 次，10 次為 1 療程。2 組穴位交替使用。

**說明**　本法以治啞為主。聾啞症宜先治聾，待聽力恢復後，再用此穴位配方治療。啞穴在風池穴上 4 分處。治療過程中宜配合語言訓練。

**來源**　獻方人：湖南省常德市第三人民醫院老中醫劉 天健；推薦人：湖南省中醫藥學校劉步醫。

**取穴 2**　①外關、聽宮、上翳風。②中渚、聾穴。

**施術**　常規穴位消毒後，用毫針刺聽宮、上翳風、聾穴，3 穴針 5～8 分深 ，用中等強度刺激或強刺激手法，或使用運氣行針手法，2 組穴位交替作用，留針 15～30 分鐘，每隔 5 分鐘捻轉 1 次。每日針 1 次，10 次為 1 療程。

**說明**　上翳風穴在翳風穴上方 5 分處；聾穴在聽宮穴與耳門穴之間的中 點處。本法治療耳聾為主，待聽力恢復後，再用治啞的穴位配方。

**來源**　獻方人：湖南省常德市第三人民醫院老中醫劉 天健；推薦人：湖南省中醫藥學校劉步醫。

**取穴**　四瀆。

**施術**　用毫針刺四瀆穴，進針 1 寸，施強刺激，瀉法。每日 1 次。

**說明**　本法對突然發生的因氣閉而聾，不聞聲者，有良好的療效。

**來源**　《針灸甲乙經》；推薦人：湖南省常德市第一人民醫院劉智壺。

【推拿按摩】

**操作部位**　耳周。

**施術**　繞耳周用拇指做按揉法，經耳前、耳上、耳後及耳下反覆操作3～5遍；然後用兩手食指插入兩側外耳道，用力按壓抖動，同時其餘手指輕輕叩擊枕後部，患者可感到較強的震盪聲，此法稱「鳴天鼓」。最後向上提拿耳尖。

**說明**　本法為恩師徐良喜所傳授。適用於耳聾失聽諸症，是開耳竅的主要手法。另外，臨床上還應針對病因進行治療。

**來源**　獻方人：湖北省武漢市盲校附屬推拿門診部徐良喜；推薦人：湖北省武漢市按摩醫院袁明晞。

## 耳　鳴

【方藥】

**配方**　黃芪50克、桃仁10克、赤芍10克、當歸尾6克、川芎6克、地龍6克、紅花5克。

**用法**　每日1劑，早晚煎服。5劑為1療程。連服3～4療程。

**說明**　該病的病因，現代醫學認為，血管病變，小腦和腦乾梗塞為耳鳴的常見原因。中醫學認為，本症多由氣虛血瘀所致，臨床用補陽還五湯治療有效。

**來源**　《醫林改錯》，推薦人：湖南省大庸市結核病防治所侯啟年。



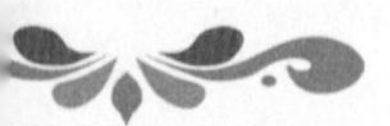

【針灸】

***取穴*** 聽會、腎俞、關元、足三里、湧泉。

***施術*** 用毫針刺聽會穴5～8分深，平補平瀉；腎俞、關元、湧泉穴針5～8分深，輕刺激，施補法；足三里穴針1寸，用補法。每日針1次，10次為1療程。

***說明*** 本法治療腎虛所致的耳鳴。適應於耳中如蟬鳴不休，耳聞不敏，腰膝酸痛，小便夜頻等症。聽會穴為治耳鳴之主穴，《百症賦》謂：「耳中蟬噪有聲，聽會堪攻」；腎俞、關元穴有補益腎精之功；足三里穴健脾以益腎精；湧泉穴調暢腎經之經氣，為上病下治之法。

***來源*** 獻方人：湖南省常德市第一人民醫院劉智壺。

## 慢性鼻炎

【方藥】

***配方1*** 蒼耳子30克、一枝黃花30克、辛夷15克、石菖蒲10克、茜草10克、連翹12克、白芷6克。

***用法*** 以上諸藥，加水煎至200毫升，分2次服完，每日1劑。

***說明*** 用本法治療慢性鼻炎患者70例，結果治癒40例，有效9例，無效21例，總有效率為70%。服用本方一般數日後即可見效。

***來源*** 《科技簡報》，（5），1972；推薦人：江西省中醫藥研究所楊寧。

***配方2*** 杜鵑葉浸膏500克、菖蒲20克、麝香5克。

***用法*** 將後2味分別研為細粉，過篩，混勻。加入杜鵑葉浸膏中，調勻，煉丸至豌豆大（重約1克）。每日服1～2





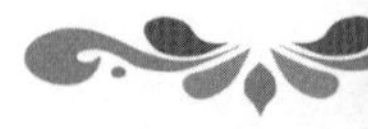

次，每次 2～3 丸。

***說明*** 本方係藏族方，藏名譯音依次是達瑪堪紮、西斗嘎保、拉仔。具有清熱解毒、消炎散腫的功效。適用於梅毒性鼻炎，或破潰。

***來源*** 《中國民族藥志》；推薦人：四川省南充市藥品監督檢驗所曹陽。

## 過敏性鼻炎

【方藥】

***配方 1*** 黃芪20克、靈芝20克、肉桂3克、細辛6克、辛夷15克、蒼耳子9克、鵝不食草9克、露蜂房15克、麥冬12克、炙甘草6克。

***用法*** 每日 1 劑，先用水浸泡 30 分鐘，煎煮 2 次，藥液混合，早晚各分服 1 次。10 天為 1 療程，2 個療程之間，停藥 2～3 天。

***說明*** 本方治療過敏性鼻炎，關鍵是實衛通竅。一般服用 3 個療程。症狀消失後，將此方研為細粉，煉蜜為丸，每丸 9 克，每次 1 丸，日服 3 次。堅持服用 2 個月以鞏固療效。

***來源*** 苗子慶《上海中醫藥雜誌》，11：34，1990；推薦人：江西省撫州市第二人民醫院唐學游。

***配方 2*** 麻黃5克、細辛3克、五味子3克、乾薑3克、白芍10克、茯苓10克、桂枝10克、半夏10克、甘草3克。

***用法*** 水煎，沸後 20 分鐘即可。每日 1 劑，煎服 2 次。

***說明*** 本方治療過敏性鼻炎，療效極佳。適用於天寒冷即鼻流清涕不斷，鼻塞，鼻癢，噴嚏，或伴頭額疼痛，惡寒，舌苔白滑，脈浮等症。一般服藥 5 劑，即可收效。收效

後宜繼續服用5～10劑，以鞏固療效。徐××，男性，33歲。雙鼻流清水甚劇，患病已半年左右，天寒冷其症尤甚，鼻癢，喜熱飲食，二便調，舌苔白滑，脈浮緊。服用本方3劑後，症狀大減，續服5劑而痊癒。

***來源*** 獻方人：湖南省常德市第一人民醫院劉智壺。

## 萎縮性鼻炎

【針灸】

***取穴*** 迎香。

***施術*** 用毫針直刺1分，沿皮下向後上進針，刺3分深，平補平瀉，瀉多補少。

***說明*** 本法治療萎縮性鼻炎所致的不聞香臭症。一般治療5～10次，可以見效。

***來源*** 《扁鵲神應針灸玉龍經》；推薦人：湖南省常德市第一人民醫院劉智壺。

## 慢性鼻竇炎

【方藥】

***配方1*** 穀精草18克，蔓荊子15克，白芷5克，防風、辛夷各3克，草決明、甘菊花、青葙子、密蒙花、夜明砂各10克，蟬蛻、鉤藤、木賊各6克。

***用法*** 以上諸藥，加水煎至200毫升，分2次服完，每日1劑。7～10天為1療程。

***說明*** 本法適用於頭痛、頭昏，鼻塞不通，嗅覺消失，鼻涕多，張口呼吸者。經用本法治療慢性副鼻竇炎患者450例，獲得了較好的療效。一般治療時間為15～75天。

***來源*** 韓天估《新中醫》，（1），1974；推薦人：江西省中醫藥研究所楊寧。

***配方 2*** 魚腦石 10 克、白芷 10 克、蒼耳子 10 克、辛夷 6 克、細辛 3 克、鵝不食草 15 克、冰片 1 克。

***用法*** 上藥除冰片外，分別置陳瓦上煅灰存性，共研極細末，最後加入冰片調和研勻，密封勿令洩氣，用時以少許吹鼻內，每日 3～4 次。

***說明*** 本方用後，頓覺頭目清爽，頭疼症狀很快減輕，鼻塞、流臭膿涕症狀亦隨之減輕。此係家藏秘方，臨證屢試不爽。堅持用之，發作次數減少，症狀減輕，不少病人乃至絕根。

***來源*** 獻方人：江蘇省如皋市中醫院仲潤生。

***配方 3*** 牛黃、麝香各 0.5 克，菊花、心雄黃各 1.5 克，鵝不食草 15 克，冰片 2 克。

***用法*** 將鵝不食草、菊花心軋成極細末，然後用乳缽將諸藥，研細調勻，裝入瓷瓶封嚴備用。用時蘸藥少許，吹鼻，每日 3～4 次。

***說明*** 本方適用於鼻竇炎患者，對症見頭痛、鼻塞、鼻流黃綠色膿涕等，療效甚佳。

***來源*** 田乃庚《中醫雜誌》，2：59，1988；推薦人：江西省撫州市第二人民醫院唐學游。

***配方 4*** 新鮮玉蜀黍鬚 120 克、當歸尾 30 克。

***用法*** 將新鮮玉蜀黍鬚曬乾，切成約 3 公分長；再取當歸尾置鍋中微焙後，切成細絲狀，一起混合，貯於乾燥處。用時，以新旱菸管，將上藥裝入菸斗內，如一般吸菸方法吸取其菸，每日 5～7 次，每次吸 1～2 菸斗，吸至症狀消退為

止。或將上藥研細末吹鼻，1 日 3 次。

***說明*** 本法為江蘇阜甯縣單健民老中醫收集的民間驗方。曾治療病程 1～5 年的慢性副鼻竇炎患者 9 例，分別用藥 20～60 天後，7 例症狀完全消失，1 例好轉，1 例無效。痊癒的 7 例，追蹤觀察 3～5 個月，未見復發。

***來源*** 單健民，《浙江中醫雜誌》，2：27，1963；推薦人：安徽省馬鞍山鋼鐵公司醫院黃兆強。

***配方 5*** 柴胡3克、當歸9克、焦山梔9克、辛夷3克、浙貝母9克、玄參30克。

***用法*** 水煎 2 次，共濾汁 700 毫升，2 次分服，早晚飯後各服 1 次。每日 1 劑。

***說明*** 本方具有清肺熱，舒膽鬱，暢氣機之功。適用於鼻流濁涕，色黃腥臭，嗅覺減退，鼻塞兼前額痛等症。因其藥性平和，無毒副作用，故不論鼻淵之新久虛闢皆可應用。服藥期間應忌食辛辣葷腥之物。許××，男，29 歲。鼻流濁涕，色黃腥臭，嗅覺失靈，前額脹痛，時有鼻塞 3 年，曾多方治療少效，服本方 3 劑後效果明顯，續服 6 劑而病癒。

***來源*** 《臨診一得靈》；推薦人：煙臺市第二建築公司衛生所張景潤。

【針灸】

***取穴*** 上星。

***施術*** 以患者手掌後橫紋按鼻尖，中指向頭上，指頭端盡外是穴。用毫針直刺 1 分，然後針尖轉向下再刺 3 分，用瀉法；灸 7 壯，每日施治 1 次。

***說明*** 本法治療鼻流膿濁涕，連綿不斷，或伴頭額昏脹、疼痛等症，一般治療 5～10 次可癒。





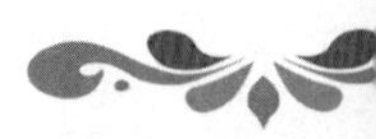

***來源*** 《扁鵲神應針灸玉龍經》；推薦人：湖南省德市第一人民醫院劉智壺。

## 鼻衄

【方藥】

***配方 1*** 生地10克、側柏葉炭10克、荷葉10克、白茅根30克、黃芩10克、藕節炭10克、仙鶴草10克、丹皮10克、沙參10克、甘草3克。

***用法*** 水煎服，每日1劑，煎服2次。

***說明*** 鼻衄多因火熱上炎，灼傷血絡，近血妄行所致。本方以四生丸加味，重用白茅根涼血止血，導熱下行；用側柏炭、仙鶴草、藕節炭以助涼血止血；伍以黃芩清熱瀉火，使火降血止；荷葉、丹皮涼血、止血、消瘀，使血止無留瘀之虞；生地、沙參涼血滋陰。應用本方加減治療鼻衄40例，痊癒38例，無效2例。

***來源*** 闞淑華等，《甘肅中醫》，4：24，1992；推薦人：安徽省馬鞍山鋼鐵公司醫院黃兆強。

***配方 2*** 紅花10克、朱砂10克、木棉花10克、熊膽5克、山羊膽20克、豬膽40克。

***用法*** 將紅花、朱砂、木棉花共研為細粉，過篩。再加入熊膽、山羊膽、豬膽，調和均勻，使成膏狀。每日1～2次，每次2～3克，加入等量白糖，內服。

***說明*** 本方係藏族方，藏名譯音依次是各貢、察拉、給撒、冬遲、繞遲、帕遲。具有清熱瀉火、涼血止血的功效。適用於鼻衄有熱象，常見口苦、咽乾、眼乾澀、小便黃赤、大便乾結等症者。



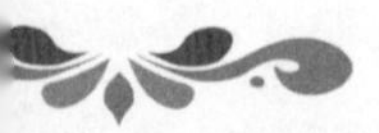

***來源*** 《藏醫藥選編》；推薦人：四川省南充市藥品臨督檢驗所曹陽。

***配方 3*** 小檗皮 50 克、大籽蒿 50 克。

***用法*** 以上 2 味搗碎成粗粉，過篩，混勻，用水煎服。1 次 3~5 克，1 日 2 次。

***說明*** 本方適用於實熱引起的鼻衄。藏醫多用丸、散、膏、酒劑和獨具特色的湯散劑，其特點是粗粉的表面積大，易溶出有效成分，故多用於急症。

***來源*** 獻方人：四川省甘孜州藏醫院澤任多吉；推薦人：四川省甘孜州藥檢所札西攀超。

***配方 4*** 粉丹皮 9 克、生白芍 9 克、黃芩 9 克、白茅花 12 克、蠶豆花 12 克、仙鶴草 12 克、旱蓮草 12 克。

***用法*** 水煎服，煮沸後再用文火煎 30 分鐘即可，每劑藥煎服 2 次，每日 1 劑。

***說明*** 本方是上海中醫學院張贊臣教授經驗方。適用於肝經鬱熱型鼻衄。如肝火旺者，酌加山羊角粉、焦山梔等；胃火旺者，酌加知母、蘆根等；大量出血不止者，酌加藕節炭、側柏葉炭、鮮生地等；大便秘結者，可加生大黃 6 克，後入煎。曾治趙某，女，75 歲。先患感冒，繼發鼻衄 5 天，經急救處理出血暫止。舌苔乾焦無液，肪左細弦而勁，形似雀啄。證屬外感引致肝鬱，肝熱鬱遏犯肺，追血上行，出血過多，津氣已傷，須防出血復作之變。投丹芍茅花湯加鮮生地 40 克、焦山梔 9 克，側柏葉炭 9 克，藕節炭 12 克。當天夜間果然鼻衄又作，服 4 劑而癒，後未再發。

***來源*** 張贊臣《江蘇中醫雜誌》，1：12，1984；推薦人：安徽省馬鞍山鋼鐵公司醫院黃兆強。





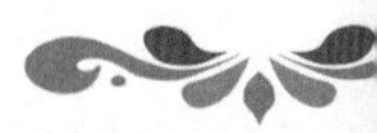

***配方5*** 生地黃10克、淮山藥15克、丹皮10克、山茱萸10克、澤瀉10克、茯苓10克、黃芩12克、知母12克、玄參25克、麥冬15克、茜草20克、白茅根30克、懷牛膝15克、側柏葉炭12克。

***用法*** 水煎，沸後20分鐘即可。每日1劑，煎服2次。

***說明*** 本方治療陰虛肺熱所致之鼻衄，症見單側或雙側鼻出血，多發於夏季，每於陽光下活動易發，伴有咽乾，口渴，大便乾或秘結，舌質紅，苔黃，脈弦或細弦。如服藥後鼻衄仍不止者，可加代赭石30克，布包共煎。趙××，女性，46歲，會計。患鼻衄10餘年，反覆發作，天熱或過久低頭即發生鼻出血，咽乾，大便乾，舌苔微黃，脈細弦。擬上方加代赭石，服藥10劑衄血即止，後再未發生。

***來源*** 獻方人：湖南省常德市第一人民醫院劉智壺。

***配方6*** 地骨皮30克、地錦草30克、甘蔗皮100克。

***用法*** 水煎服，沸後20分鐘即可。每日1劑，煎服2次，連服7天。

***說明*** 本方適用於鼻衄反覆發作，久久不癒之症。鼻衄之病因病機，因火熱者居多。地骨皮、地錦草均有清熱涼血的作用，能清血中伏火；甘蔗皮甘涼清熱生津，此治本清涼之法。此方由余叔父口傳，余叔父幼時患鼻衄，屢治不效，後遇一藥農授此方，鼻衄從此絕根。驗之臨床已40餘人，皆有效。

***來源*** 獻方人：江蘇省如皋市中醫院仲潤生。

【針灸】

***取穴*** 內關。

***施術*** 穴位局部常規消毒後，用1.5寸的毫針直刺入穴



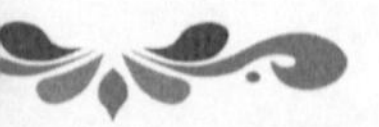

中，約 0.8～1.0 寸深。慢捻進針，慢捻出針，中等強度刺激，留針 20～40 分鐘。

***說明*** 本法治療鼻出血（黎氏區充血或血管擴張所致），男刺左側穴位，女刺右側穴位，一般治療 1 次即可治癒。

***來源*** 《家庭針灸治病妙法》；推薦人：湖南省常德市第一人民醫院劉智壺。

【推拿按摩】

***操作部位 1*** 取神庭和上星穴之間（即入前髮際正中線 1～2 寸處）。

***施術*** 患者坐或蹲均可，術者站在患者對面，對拇指或食指在穴位點上加壓，以滑動或旋轉方式進行按摩。

***說明*** 用本法治療鼻衄患者 20 餘例，結果均獲滿意療效。一般施術數分鐘內，即可收到止血效果。

***來源*** 王萬成，《新醫藥學雜誌》，（2），1974；推薦人：江西省中醫藥研究所楊寧。

***操作部位 2*** 取雙側耳屏穴。

***施術*** 患者坐位，術者站於患者對面，用雙手中指指腹同時按壓其雙側耳屏，讓耳屏緊貼外耳道口，使耳道閉塞，指壓強度以患者能夠耐受為度。每次按壓持續 2～3 分鐘。

***說明*** 本法簡便易行，取效迅捷。經治療多種原因引起的鼻衄 32 例，均在 1～3 分鐘內止血。

***來源*** 成繼東，《浙江中醫雜誌》，83：2，，1982；推薦人：江西省中醫藥研究所楊寧。

***操作部位 3*** 取「耳根穴」。位於風池穴斜上，天柱穴直上，大筋外廉處，緊靠後枕骨邊緣凹陷中，按壓耳根穴有

明顯的酸重脹感達鼻腔。

***施術*** 患者坐、立或側臥均可。術者一隻手扶持患者前額，另一隻手的大拇指、食指按壓患者兩側耳根穴，力度由輕至重，以其能耐受為度，約持續 1～3 分鐘。

***說明*** 採用本法，一般約 1 分鐘左右即鼻衄停止。曾治療各種原因所致的鼻衄 568 例，結果 1 次手法即止血者 502 例，2 次止血者 32 例，無效者 34 例，總有效率達 94%。

***來源*** 陳宏友，《按摩與導引》，2，36，1988；推薦人：江西省中醫藥研究所楊寧。

## 急性咽炎

【方藥】

***配方 1*** 酢漿草 10 克（鮮草 30 克）。

***用法*** 上藥加水煎至 200 毫升，少量多次頻飲代茶，小兒可加白糖或蜂蜜，每日 1 劑。

***說明*** 酢漿草又名三葉酸，酢漿草科酢漿草屬，味酸，有清熱消炎、活血止痛、解渴利尿之功能。用本法治療急性咽喉炎患者 40 例，結果全部病 例均於 2 天內好轉。32 例於 3 天內基本痊癒；5 例於 4 天內基本痊癒，3 例於 5 天痊癒。

***來源*** 何旭輝，《赤腳醫生雜誌》，（3），1975；推薦人：江西省中醫藥研究所楊寧。

***配方 2*** 丹皮、淡豆豉、竹葉、萊菔子、山梔、射干、鬱金各 10 克，前胡、連翹各 15 克，赤茯苓 12 克，生甘草 6 克。

***用法*** 水煎服。每日 1 劑，煎服 2 次。

***說明*** 本方是中醫研究院耿鑒庭研究員祖傳 6 代的喉痹驗方。具有清熱利咽，降火化痰，解毒散結的功效。對於因

風火熱毒壅滯，氣血瘀阻，痰氣互結所致之急性喉痹，見有惡寒發熱，咽喉腫痛，吞嚥困難，流痰涎等症狀者，療效卓著。此外對於風火相煽所致的發熱，咽喉腫痛，咽痛咽癢引發咳嗽，痰少黏或咳吐不爽者，服之變效。曾治徐某，男，52歲。惡寒發熱，咽喉腫痛，吞嚥困難，痰涎膠黏，咯出不爽。診為急性咽炎。服本方5劑，諸症悉平。

***來源*** 施再東，《吉林中醫藥》，2；2，1988；推薦人：源南中醫學院劉建新。

## 慢性咽炎

【方藥】

***配方1*** 黃花菜（金針菜）30克、石斛30克、麥冬30克。

***用法*** 將藥物置茶缸內，沸水泡10分鐘後代茶頻飲。每日1劑。

***說明*** 本方主治慢性咽炎，對癌瘤化療後出現之口乾咽燥、胃腸道不適諸症效果尤佳。無任何毒副作用，方便價廉。服藥期間忌食椒、薑等刺激性食品。

***來源*** 獻方人：四川省綿陽市中醫學校劉健君。

***配方2*** 熟地20克、當歸10克、法半夏12克、茯苓15克、桔梗15克、牛蒡子10克、陳皮10克、皂角刺12克、瓜蔞15克、生甘草10克。

***用法*** 水煎服，沸後15分鐘即可。每日1劑，煎服3次，溫服。

***說明*** 本方具有滋養肺陰，益腎清熱利咽之功效。適用於肺腎陰虛，虛熱上擾之喉痹，症見咽中不適，疼痛乾癢，

灼熱梗阻等，具有顯著療效。本方對脾胃陽虛者無效，孕婦忌用。

***來源*** 獻方人：雲南省昆明市中醫院吳洪波；推薦人：雲南省昆明市婦女保健所袁曼宇。

***配方 3*** 當歸10克、白芍6克、柴胡10克、茯苓10克、白朮10克、薄荷5克、太子參10克、海藻10克、昆布10克、鬱金10克。

***用法*** 水煎服3次，每日1劑。薄荷後入煎。

***說明*** 本方對以咽部異物感為主症的慢性咽炎，用之效佳。亦可用於治療慢性喉炎。

***來源*** 獻方人：湖南省大庸官黎坪醫院侯德順；推薦人：湖南中醫學院侯啟柱。

***配方 4*** 大白芍9克、川百合10克、南北沙參各10克、天花粉9克、白桔梗4.5克、生甘草2.5克、嫩射干4.5克。

***用法*** 水煎服，每日1劑，煎服2次。

***說明*** 本方為上海醫學院張贊臣教授的經驗方。治療慢性咽喉炎有獨到的療效。如喉頭無痰而音啞者，加玉蝴蝶、鳳凰衣、藏青果；痰黏喉頭，加川貝粉，地枯蘿、廣橘白；咽部暗紅者加粉丹皮、赤芍，並配合珠黃青吹口散吹喉；咽底壁色淡而肥厚者，加生薏苡仁、茯苓、澤瀉。

***來源*** 鄭昌雄等，《上海中醫藥雜誌》，5：18，1982；推薦人：安徽省馬鞍山鋼鐵公司醫院黃兆強。

***配方 5*** 烏梅6克、薄荷3克、綠茶3克、甘草3克。

***用法*** 上藥泡開水頻服，每日1劑。15天為1個療程。

***說明*** 本方治療慢性咽炎有良效，上藥為1日劑量。按



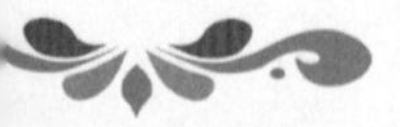

病程不同可分別服 1～3 個療程。

***來源*** 獻方人：江西中醫學院鄧琤琤；推薦人：湖南中醫學院侯啟柱。

【推拿按摩】

***操作部位*** 項後、背脊、前胸等部及太陽穴。

***施術*** 擰或喬項後、背脊、前胸及太陽穴，左痛刮右，右痛刮左。拍膕窩、肘窩。

***說明*** 本法治療咽喉痛，一般當即奏效。

***來源*** 趙正山，《簡易推拿療法》；推薦人：湖北省武漢市按摩醫院袁明晞。

【心理治療】

***施術*** 耐心解釋病因病機，並由言語和藥物雙重暗示，轉移患者的注意力。

***說明*** 本病多因七情鬱結，氣滯痰凝，上逆於咽喉之間而成。症見咽喉部梗阻有異物感，吞之不下，咯之不出，但飲食無礙。用上述心理療法效果顯著。李某，男，38 歲。自覺喉中有物阻塞已年餘，吞之不下，咯之不出，服藥不效。懷疑患喉癌，整日憂心忡忡，愁眉不展。雖喉中物阻，但進食無礙。喉鏡檢查無異常發現。遂告知所患為梅核氣。分析其病因與情緒有關，告知生悶氣時症狀尤著。於是耐心開導，列舉喉癌症狀從而刪除之，並暗示該病不難治療。給予開結化痰，行氣降逆之半夏厚朴湯加大黃、枳實，暗示說服藥後如腹痛、腹瀉，病可告癒。病人將注意力轉移到腹瀉與否，病果然隨腹瀉而癒。

***來源*** 獻方人：湖南中醫學院曠惠桃。

## 急性喉炎

【方藥】

**配方1** 板藍根60克、白礬5克、薄荷10克。

**用法** 水煎汁，當茶頻頻飲之，每日1劑。

**說明** 本方具有清熱解毒，利咽降火功能，對急性喉炎療效較好。臨床治療120多例，有效率達97%。忌菸、酒、辛、辣。

**來源** 獻方人：四川省綿陽市102信箱職工醫院楊忠英。

**配方2** 蘇子6克、荆芥6克、牛蒡子5克、桔梗9克、金銀花10克、連翹5克、川貝母5克、玄參5克、薄荷4克、赤芍9克、甘草3克。

**用法** 上方加水1500毫升，浸泡1小時後煎煮。煎2次藥液混合，分早晚2次服，每日1劑。

**說明** 本方對於急性喉炎、喉頭水腫，吸氣性呼吸困難，聲嘶乃至失音有奇效，一般服藥3劑即癒。

**來源** 獻方人：河南省柘城縣人民醫院張素梅。

**配方3** 柴胡15克、黃芩15克、桑葉15克、菊花15克、木蝴蝶15克、牛蒡子20克、板藍根20克、膨大海20克、生地20克、玄參20克、丹參20克、桔梗6克。

**用法** 水煎服，每日1劑，水煎服2次。

**說明** 急性喉炎屬中醫學之「暗證」範疇。暗證多因風熱邪毒侵犯或風寒入裏化熱，而成肺熱之證，亦有因久病肺陰虧耗，虛火上炎所致者。症見聲音嘶啞或失音，多數患者兼有咽喉疼痛、聲帶充血、水腫等。本方用柴胡、黃芩、桑

葉、菊花、板藍根、牛蒡子疏風散熱、宣肺利咽；生地、玄參、膨大海滋養肺陰；木蝴蝶利喉開音；丹參活血利咽；桔梗宣發肺氣、載藥上行，共奏疏風清熱、宣肺利咽、養陰開音之功。以本方隨症加減治療本證42例，其中治癒32例，有效6例，無效4例。

***來源*** 逮建存，《甘肅中醫》，3：15，1992；推薦人：安徽省馬鞍山鋼鐵公司醫院黃兆強。

***配方4*** 炒牛蒡子10克、荊芥5克、防風5克、黃芩10克、梔子10克、淡竹葉10克、銀花15克、連翹10克、玄參10克、生大黃10克、元明粉10克、山豆根10克、射干10克、薄荷5克、黃連5克、桔梗5克、甘草5克。

***用法*** 水煎服2次，每日1劑。生大黃、薄荷後入煎；元明粉沖服。

***說明*** 此方為浙江嵊州喉科世家王杏林之家傳秘方。凡實火喉證用此方治療，奏效如立竿見影。

***來源*** 獻方人：浙江省嵊州王杏林喉科診所王杏林；推薦人：浙江嵊州衛生局樓定惠。

【針灸】

***取穴*** 膕窩處的紅點（左側7枚，右側8枚）。

***施術*** 局療用75%酒精消毒後，用三棱針把膕窩處的紅點，逐個刺破即可。

***說明*** 本法治療突然不能說話，但意識尚清楚，或發音低微，音啞不響亮。一般刺破紅 點即癒。

***來源*** 黃偉達等，《民間靈驗便方·針灸》；推薦人：湖南省常德市第一億醫院曹士虎。

## 慢性喉炎

【方藥】

***配方1*** 桔梗10克（生、炒各5克）、訶子10克（生、煨各5克）、甘草40克（生、炙各20克）、地黃20克（生、熟各10克）。

***用法*** 水煎服，沸後20分鐘即可。每日1劑，煎服3次。

***說明*** 本方治療慢性喉炎所見之聲事小結。屬於肺腎陰虛者，療效顯著。若聲帶邊緣增厚，充血瘀紫，小結較硬，加赤芍、當歸、丹皮、澤蘭、鬱金、丹參、川貝母各10克，牡蠣15克，陳皮6克，以行氣活血化瘀；若喉中燥癢，氣促，神疲，手足心熱，頭暈耳鳴，目眩，腰膝酸軟，加北沙參、玄參、麥冬各12克，知母、黃柏、破故紙各10克，蟬衣6克，通大海5枚，以補益肺腎之氣；若病程久耗傷肺氣、少氣懶言、動則氣喘、聲帶鬆弛無力、閉合不良者，加太子參、黃芪、枸杞各15克，白朮、石斛各10克，淮山藥、麥冬各12克，升麻6克，以益氣養陰。外感風邪者慎用此藥，待外邪已除後方可使可。

***來源*** 獻方人：雲南省昆明市中醫院田春；推薦人：雲南省昆明市婦女保健所袁曼宇。

***配方2*** 丁香3克、訶子20克、石灰華15克、藏菖蒲6克、甘草7克、安息香3克、白花龍膽10克、木香3克、草烏（製）3克、麝香0.5克。

***用法*** 以上10味中除麝香外，研成細粉，過篩加麝香混勻，用水泛丸（每10丸約重3克）。1次服4丸，1日服2次。

***說明*** 本方適用於慢性喉炎，症見咽乾痛，音啞，咳嗽

痰稠等。具有較強的清熱消炎作用。曾治土登降措，田某，30歲。患音啞數月不癒，服本方3天後症見好轉，7天後發音恢復，餘症悉除。隨訪多年未復發。

***來源*** 獻方人：四川省甘孜州藏醫院澤任多吉；推薦人：四川省甘孜州藥檢所札西攀超。

## 急性喉梗塞

【方藥】

***配方1*** 砂仁30克、草果仁8克、威靈仙10克、甘草5克、厚朴12克。

***用法*** 水煎服2次，砂仁後入煎，取藥液加醋10毫升徐徐咽下。日服1劑。

***說明*** 本方適應於各種動物骨刺梗喉不下之症。如治曹××，男，8歲。因吃瘦豬肉，不慎將1塊骨頭卡在喉間，吞嚥困難，痛苦異常。服上方40分鐘後即將骨頭吞下。

***來源*** 《杏林醫選》；推薦人：江西省撫州市第二人民醫院唐學游。

***配方2*** 狗痰（狗涎）25毫升。

***用法*** 將小狗倒吊於門上，撒飯於地，其涎自出，將瓷碗盛住，兌燒酒少許（約5毫升）以避狗痰之腥味，徐徐咽服。

***說明*** 以狗痰治骨梗於喉，見於明《薛已醫案》，然用之者甚少。余柴松曾治一患者，宴飲之間，卡雞骨於咽喉，頸腫喉閉，飲食不入，氣息難通，危在頃刻，諸醫束手無策。余氏取狗痰1蠱，令患者緩緩咽服，雞骨得狗痰而鬆軟自下，隨即喉通氣順，食進而神爽。

***來源*** 江西省衛生廳，《杏林醫選》；推薦人：江西省

中醫藥研究所楊寧。

*配方 3*　威靈仙 30 克。

*用法*　水煎取藥液徐徐咽下。

*說明*　本方治療魚骨刺卡咽喉者有效。一般服藥後 3～6 小時見效，1 天後消失。臨床運用治療 15 例患者，有效率達 96%。

*來源*　《山東省中醫驗方彙編》；推薦人：四川省綿陽市 102 信箱職工醫院楊忠英。

【推拿按摩】

*操作部位*　胸骨上窩天突穴處。

*施術*　患者取坐位、站位，仰臥或側臥位等均可，但以半臥位最好。醫者立於患者右側，左手扶住患者頸項部，右手掌聲心朝下，拇指指腹橫行按壓於其胸骨上窩略上，即相當於天突穴上 1～2 公分處，垂直下壓後，進行曲伸回縮（輕揉），左右幅度約 0.3～0.5 公分。

*說明*　施用本法時，患者便立即產生不可抑制的刺激性連續咳嗽 3～4 聲，而將咽喉中的醒塞物或氣管內的痰溢等咯出。以本法刺激咳嗽排痰，經治療 352 例，結果 1 次手法成功者 300 例，2 次手法成功者 50 例，3 次成功者 2 例。

*來源*　李明智，《上海針灸雜誌》，42：2，1983；推薦人：江西省中醫藥研究所楊寧。

## 聲帶息肉

【方藥】

*配方*　夏枯草 25 克、玄參 15 克、天冬 20 克、麥冬 20



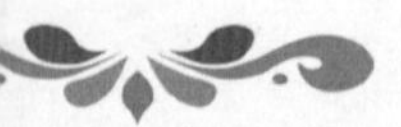

克、紅花10克、天花粉10克、炙僵蠶10克、桔梗15克、生薏苡仁25克、蟬衣10克、牛蒡子10克、薄荷20克。

***用法*** 共研細末，以熱水沖服，每次10克，每日2次。

***說明*** 在治療期間，忌冷飲及辛辣刺激食物。本方治療聲帶息肉，須堅持服用2～3月，方能奏效。

***來源*** 獻方人：湖南省大庸市結核病防治所侯啟年。

# 第九章　口腔科治療絕技

## 復發性口腔潰瘍

【方藥】

***配方1***　生地10克、熟地10克、天冬10克、麥冬10克、石斛10克、茵陳10克、枇杷葉10克、枳殼10克、甘草6克、黃芩10克。

***用法***　水煎服，每日1劑，水煎服2次。

***說明***　慢性復發性口腔潰瘍是一種常見的口腔疾病，臨床特點為口腔黏膜反覆潰爛，此癒彼發，不易痊癒。中國醫學認為本病多由腸胃濕熱久蒸，損傷胃陰所致。此方功能清熱利濕，益胃養陰。以本方加減治療復發性口腔潰瘍128例，痊癒88例，顯效35例，無效5例。病人應禁食辛辣，鹹瓜子，菸酒等，保持大便通暢，避免五志過極。

***來源***　賴瑞祥，《甘肅中醫》，4：29，1992；推薦人：安徽省馬鞍山鋼鐵公司醫院黃兆強。

***配方2***　防風12克、藿香10克、生石膏20克、山梔8克、甘草5克、僵蠶10克、青黛6克、玄參10克。

***用法***　水煎服，每日1劑，煎服2次。

***說明***　本病是以口腔黏膜反覆發作的疼痛性小潰瘍為特點的慢性炎症。其灼熱疼痛，常影響進食與睡眠。由於病因尚不明，目前無特效藥物治療。本方用瀉黃散加僵蠶、青黛、玄參組方。取防風疏散脾中伏火；藿香悅脾；僵蠶疏風

祛邪；青黛、山梔、生石膏清熱瀉火；甘草調和諸藥。以本方加減治療復發性口腔潰瘍 38 例，治癒 13 例，顯效 22 例，無效 3 例。

**來源** 賴瑞祥，《甘肅中醫》，2：19，1992；推薦人：安徽省馬鞍山鋼鐵公司醫院劉家華。

**配方 3** 吳茱萸10克、黃連10克、黃柏10克、蘇打片6克。

用法 共研細末，每次用 10 克，溫開水化開，漱口，每日 6 次。

**說明** 本方對急性口腔炎，反覆發作性口腔炎均有顯效。只需漱口，不必服下。

**來源** 獻方人：湖南省桑植縣衛生局黃宏光。

**配方 4** 白礬30克、蜘蛛（大而活者）3個、冰片3克。

**用法** 先將白礬放入銅勺內，用文火加熱至白礬溶化沸騰時放入蜘蛛，待蜘蛛液盡出後（蜘蛛體圓球部成扁平樣），棄去蜘蛛，然後移去火使白礬冷卻結晶，再加入冰片共研極細末，貯瓶備用。用時取消毒乾棉籤蘸藥末敷於瘡面上，每日 2～3 次。

**說明** 臨床驗證，本方適應於各種口腔潰瘍。一般 2 次見效，3～6 次可痊癒。未發現有副作用。

**來源** 獻方人：河南省南陽市腫瘤醫院趙玲；推薦人：湖南中醫學院侯啟柱。

**配方 5** 茄子100克、地龍25克、豬頭骨30克、側柏葉20克、燈心草15克、冰片10克。

**用法** 採收經霜後的茄子（個小為佳品）切片晾乾研細末。把地龍、側柏葉去掉雜質，洗淨烤焙，待焙黃後研細

末。將豬頭骨放爐灶內煅透，燈心草直接用火燒成炭，共研細末。取冰片用乳缽研細，再加入以上藥粉混攪均勻，過篩後裝瓶，密封備用。用時直接將藥粉撒敷患處，或用食油，或蜂蜜調搽患處，每天塗藥 2～3 次即可。

***說明*** 本方適用於口腔潰瘍，有消炎止痛的作用，臨床療效滿意，且使用方便，創面癒合快，無副作用。一般經塗藥 5～6 天可癒。

***來源*** 李春傑等，《新中醫》，4：32，1987；推薦人：江西省撫州市第二人民醫院唐學游。

***配方 6*** 五倍子 6 克、青黛 3 克、冰片 1.5 克，

***用法*** 先將五倍子用火焙黃，加入冰片，青黛共研為細末。塗口腔患處，1 日 3 次。

***說明*** 本方治療口腔炎，口腔潰瘍有奇效，觀察治療 200 例，治癒率 93.4 %。用藥 2～4 天即癒。

***來源*** 獻方人：河南省柘城縣人民醫院張素梅。

***配方 7*** 青黛 30 克、冰片 1.5 克、白礬 3 克、魚腥草 50 克。

***用法*** 將前 3 味藥共研細末，混勻，用蜂蜜調搽患處，每日 3 次。將魚腥草煎水當茶飲。

***說明*** 本方具有清熱解毒、祛瘀除膿、抗炎消腫的功能，專治口腔炎，口腔潰爛。曾用本方治療 300 多例患者，治癒率達 98%。忌菸、辛、燥食物。

***來源*** 獻方人：四川省綿陽市 102 信箱職工醫院楊忠英。

***配方 8*** 銀花 25 克、連翹 25 克、竹葉 10 克、生地黃 12 克、木通 10 克、石斛 12 克、梔子 10 克、玄參 30 克、丹皮 10 克、甘草 3 克。

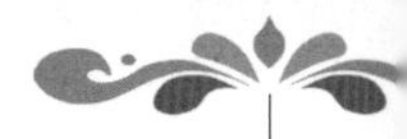

**用法**　水煎，沸後20分鐘即可。每日1劑，煎服2次。

**說明**　本方治療慢性口腔潰瘍反覆發作，症見唇內或舌邊、舌下潰瘍，疼痛，或伴口渴，心煩，大便乾或秘結等。服藥收效不明顯者，加黃連5克。治癒之後，續服六味地黃丸鞏固療效，防止復發。戴××，男性，55歲，教師。患口腔潰瘍反覆發作已10餘年。此次發作甚劇，唇內及舌下潰瘍數處，口渴，心煩，舌苔微黃膩，脈細弦。服上方5例，疼痛即止，再服5劑，諸症痊癒。

**來源**　獻方人：湖南省常德市第一人民醫院劉智壺。

**配方9**　黨參12克、西砂仁3克、炒白朮10克、炮乾薑3克、益智仁6克、炒黃柏10克、麥冬10克、北連翹10克、生射干6克、生甘草5克。

**用法**　水煎服。每日1劑，1日服3次。

**說明**　本方適用於復發性口腔潰瘍。其症見口舌起白疱，周圍紅赤，糜爛，疼痛，咀嚼進食困難，反覆發作，纏綿不癒。證屬脾胃兩虛，土不攝火，虛火上炎而致，治療不宜偏於寒涼，當溫中瀉火。尤在涇日「胸中積聚之殘火，腹內積久之沉寒也，當溫補中氣，俾土厚則火自斂。」余定是方而治是證，往往獲效。如付某，女性，58歲。患口腔潰瘍年餘，口舌起疱，潰爛疼痛，進食困難，時發時止。此次舊病復發，歷時旬日，口乾不欲飲，食慾不振，二便正常，脈象沉細，舌質裂紋，色正無苔。施用前方連服5劑，潰瘍癒合。

**來源**　獻方人：湖南中醫學院曾紹裘；推薦人：湖南中醫學院附二院曾松吟。

**配方10**　生地、熟地、鮮石斛、茯苓各12克，天冬、麥冬、炙枇杷葉、茵陳、玄參各10克，甘草6克。



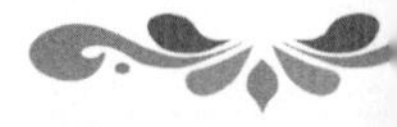

**用法**　水煎服。每日1劑，煎服2次。

**說明**　本方為杭州市中醫院名老中醫盛循卿治療頑固性口糜的經驗方。適用於由肺胃鬱火引起之口腔、口角及口唇黏膜紅腫生糜潰爛，且疼痛反覆發作，久治不癒，舌質紅，脈數者。對初發者可加焦山梔、連翹、銀花各10克；胃納不佳者加生、熟穀芽各10克。

**來源**　浙江《中醫報》，1987年11月7日第2版；推薦人：浙江省溫嶺中醫院陶鴻潮。

【針灸】

**取穴**　神闕（即肚臍正中處）。

**施術**　用艾絨或加入藥物（如丁香、吳茱萸、附子、細辛等）做成的艾條，點燃後對準臍部旋動薰烤，直到病人覺溫熱舒適，局部皮膚發紅為度。每日1次，重者可加灸1次。

**說明**　本法治療慢性口腔潰瘍，反覆發作，日久不癒。依法施灸，可使口腔潰瘍迅速癒合。《四川中醫》，12：44，1988；周氏使用本法治療口腔潰瘍104例，經1～2次治療而癒者有52例，3次以上施灸而癒者有36例。

**來源**　《家庭針灸治病妙法》據推薦人：湖南省常德市第一人民醫院劉智壺。

## 口唇皸裂

【方藥】

**配方**　新鮮小魚臘樹葉數張。

**用法**　將鮮小魚臘樹葉用清水洗淨，放口內嚼細，邊嚼邊用舌尖將藥汁往外敷患處，如此反覆多次，半小時即可見效。

**說明**　口唇皸裂痛苦難言，即不便言笑，又嚴重影響進



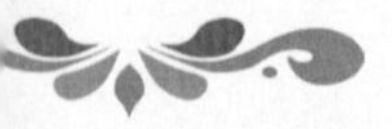

食，嚴重者局部出血，疼痛難忍。此方係我家祖傳 3 代秘方，余自行醫 20 多年來，以此方治療此症甚多，一般半小時內顯神效。有的患者因口唇乾裂，水食難進，上門求診，授與此方，均在半小時內見效，當即能進飲食，滿意而歸。

***來源*** 獻方人：湖南省桑植縣中醫院王鴻海。

## 牙周病

【方藥】

***配方*** 生石膏 60 克、鮮生地 30 克、熟地 15 克、知母 18 克、丹皮 18 克、玄參 30 克、黃連 9 克、黃柏 15 克。

***用法*** 加水 1000 毫升，煎至 300 毫升，分 2 次服完。再加水 750 毫升，煎至 150 毫升，1 次服完，每日 1 劑。

***說明*** 本方治療牙周病，適應於牙齦紅腫、潰爛、出血、疼痛，舌苔黃，脈細弦數等症。曾治張××，男，31 歲。牙痛間斷發作 2 月餘，伴心煩、易怒、口渴、難以入睡，舌紅苔黃厚，脈洪數。服上方 1 劑，牙痛緩解，次日又服 2 劑，牙痛消失而癒，隨訪 2 年未見復發。

***來源*** 獻方人：廣州市越秀區洪橋衛生院羅廣明。

## 牙痛

【方藥】

***配方 1*** 細辛 6 克、川椒 10 克、檳榔片 15 克、公丁香 4 克。

***用法*** 水煎取濃汁，含於口內 15 分鐘後吐出。每日 1 劑。

***說明*** 本方能殺蟲止痛，適用於齲齒牙痛，止痛立效。如見牙齦紅腫、口臭等熱象者，不宜此方。牙痛癒即停用。

***來源*** 獻方人：湖南省新化水泥廠醫院楊甫生。

**配方 2**　熟地 20 克、毛薑 15 克。

**用法**　水煎服 2 次，每日 1 劑。

**說明**　本方能補腎固齒，適用於腎虛牙痛。中醫認為，腎主骨，齒為骨之餘，腎精虧損，牙失所養，故牙痛。其痛悠悠，綿綿不休，外觀無齲洞，牙齦不紅腫。筆者用此方治療腎虛牙痛，一般 2～3 劑即獲效。

**來源**　獻方人：湖南省新化水泥廠醫院楊甫生。

**配方 3**　生地黃 12 克、玄參 30 克、麥冬 12 克、知母 10 克、生石膏 30 克、牛膝 12 克。

**用法**　水煎，沸後 20 分鐘即可，每日 1 劑，煎服 2 次。

**說明**　本方治療胃火牙痛。適應於牙齦腫痛甚劇（或齦不腫），不能咬物，或伴有口渴，大便乾或秘結等症。一般服 2～5 劑，即能收止痛之效。如服 5 劑不見效者，可加代赭石 25 克。臨床治療 48 例，有效率達 98%。

**來源**　獻方人：湖南省常德市第一人民醫院劉智壺。

**配方 4**　白礬 6 克、花椒 6 克、食鹽 1 克。

**用法**　將上藥共研為細末，牙痛時抹患處。

**說明**　本方有抗菌作用，對齲齒引起的牙痛效果很好。

**來源**　獻方人：河南省柘城縣人民醫院張立亭。

**配方 5**　公丁香 5 克，蓽撥、細辛各 3 克，茶油 50 克。

**用法**　上諸藥烘乾研細末浸入茶油中 10 天，用時以乾淨藥棉沾油液塞痛處或齲洞內，每日 3 次。

**說明**　本方僅用於寒性牙痛，對熱性牙痛無效。顏××，女，40 歲。因受涼感冒後而發右側下牙疼痛，右下頜處見輕度腫脹，局部壓痛明顯，伴有輕惡寒，納呆，尿清長。急以

上藥液擦患處，並用藥棉沾藥液適量塞入右側痛牙側，約 10 分鐘後取出，用 4 次後痛減，共用 9 次，牙痛即止。

***來源*** 獻方人：江西省蓮花縣中醫院胡子元；推薦人：江西省中醫藥研究所楊寧。

***配方 6*** 冰片 5 克、細辛 10 克。

***用法*** 將細辛焙乾研細末，用 120 目篩子過篩，取 10 克與冰片 5 克混合，研細即成。裝入小口瓶內密封。用時用左手食指壓住健側鼻腔，右手將約 0.1 克放置患側鼻孔前，囑病人用力吸氣，藥粉隨吸氣進入鼻腔即可。

***說明*** 本方緣由河南省開封市商業醫院于國楨所獻，方名「哭來笑去散」。該方除治療牙痛外，還可治療多種疼痛症，如偏頭痛、坐骨神經痛、三叉神經痛等。此藥是救急止痛的治標藥，痛止後還要治本，以求徹底治癒。因藥性芳香走竄，孕婦忌用。

***來源*** 于國禎，《中級醫刊》，（11），1983；推薦人：湖南省大庸市結核病防治所侯啟年。

***配方 7*** 黃芪 30 克、黨參 30 克、北枸杞 15 克、白朮 15 克、當歸 15 克、玄參 15 克、陳皮 6 克、升麻 6 克、柴胡 6 克、白芷 10 克、細辛 4 克、甘草 6 克。

***用法*** 水煎服 3 次，每日 1 劑，分 3 次口服。

***說明*** 本方適應於中氣不足的老年牙痛患者。臨床上除牙痛外，尚有少氣懶言，四肢乏力，飲食無味，舌淡苔白，脈虛軟無力。

***來源*** 獻方人：河南省鎮平縣晁陂鎮衛生院張學文；推薦人：湖南省大庸市結核病防治所侯啟年。

**配方 8** 蒼耳子 6 克、雞蛋 1 個。

**用法** 將蒼耳子焙黃去殼，把蒼耳子研細與雞蛋 1 個和勻，不放油鹽，炒熟食之。每日 1 次，連服 3 劑。

**說明** 經用本法治療齲齒、牙髓炎、牙周炎、急性牙周膿腫等引起的牙痛患者 50 例，結果僅 5 例無效外，其餘 45 例均 1 次止痛，3 劑痊癒，長期隨訪觀察，未見復發。

**來源** 獻方人：江西省中醫藥研究所楊寧。

**配方 9** 沒食子 10 枚。

**用法** 將沒食子劈開為 2，以斷面貼在患牙處含著，約 5 分鐘後，感口內酸、麻、澀，待牙痛減輕，將沒食子取出，用溫開水 1 將表面帶白色的附著物洗掉，又再含在口腔患牙處，每半枚沒食子可含 4 次再換。每 2 小時含 1 次，每次 10～15 分鐘。

**說明** 經用本法治療齲齒合併感染，牙根周圍炎症及部分牙本質過敏等引起的牙痛患者 58 例，結果顯效 21 例，有效 33 例，無效 4 例，總有效率為 93%。

**來源** 獻方人：江西省中醫藥研究所楊寧。

**配方 10** 黃連 10 克、生地 20 克、生大黃 15 克、北細辛 3 克、白芷 20 克、升麻 10 克、白芍 30 克、羌活 10 克。

**用法** 將上藥水煎取汁，先將藥液含口內 5～10 分鐘後再吞服，1 日做 5～6 次，連用 3 天。

**說明** 本方適用風火牙痛；齲齒疼痛，亦有很好的止痛效果。

**來源** 獻方人：湖南省桑植縣人潮溪鄉衛生院陳振岩。

【針灸】

***取穴 1*** ①合谷、頰車。②內庭、下關。

***施術*** 常規穴位局部消毒後，用 毫針先刺合谷、內庭，用強刺激手法，留針 10～20 分鐘，留針時每隔 5 分鐘撚轉 1 次。然後再針頰車、下關穴，針 2～3 分深 ，用強刺激手法，不留針。每日針 1 次。

***說明*** 本法第 1 組穴位治療下牙疼痛，第 2 組穴位治療上牙疼痛，施治時宜分辨清楚，一般治療 1 次即可止痛。

***來源*** 獻方人：湖南省常德市第三人民醫院老中醫劉天健；推薦人：湖南省中醫藥學校劉步醫。

***取穴 2*** ①牙痛穴、合谷。②豐收穴、內庭。

***施術*** 用 毫針刺牙痛穴，進針 3～4 分深 ，合谷進針 0.7～1.5 寸，豐收穴（耳垂向前折屈所達之處）進針 2～3 分深 ，均用中強刺激，平補平瀉手法。留針 5～10 分鐘，每日 1 次，2 組穴交替使用，一般 2～3 次可癒。

***說明*** 針刺上穴位對牙痛有效，刺合谷可透後谿，豐收穴進針 2～3 分，針尖向後向下刺。2 組穴交替使用，有的 1 次可癒，為鞏固療效，須針 2～3 次。

***來源*** 獻方人：四川省綿陽市 102 信箱職工醫院楊忠英。

【推拿按摩】

***操作部位*** 取大椎穴與肩峰連線中 點之肩井穴。

***施術*** 患者端坐位，術者站在患者牙痛同側的背後，按壓其肩井穴，力度以病人能耐受為適宜，按壓約 30 秒鐘，即放鬆壓力，再壓，再放鬆，直至牙痛緩解和消失。

***說明*** 按本法操作，一般 1～3 分鐘獲效，上下側牙痛均可用此法。經治療多種原因所致的牙痛 80 例，均 1 次手法後




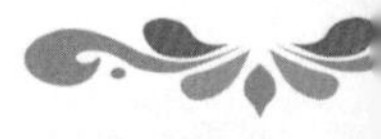

牙痛明顯減輕或消失。

***來源***　何有水，《按摩與導引》，4：46，1990；推薦人：江西省中醫藥研究所楊寧。

## 縮　舌

【方藥】

***配方***　浮小麥30克、當歸20克、白芍20克、柴胡10克、鉤藤15克、麥冬10克、玄參10克、白芷10克。

***用法***　水煎服。每日服1劑，煎服2次。連服3劑。

***說明***　本方適應於肝鬱氣滯，素體陰虛，以致筋脈失於濡養，症見舌捲內縮，臉色蒼白，眼閉不開，脈象弦細等症。一般連服3劑，舌頭驟出，目開神復。

***來源***　獻方人：湖南省桑植縣中醫院王鴻海。

## 口　臭

【方藥】

***配方1***　鮮蘆根60克、生石膏60克、山藥粉60克。

***用法***　將前2味藥用水煎取汁100毫升，用此藥液沖服山藥粉，每日2次，飯前服。

***說明***　該方法在臨床上用於胃火熾盛，脾陰不足產生的口臭、口舌生瘡，屢用屢效。

***來源***　獻方人：貴州仁懷縣政協王榮輝。

***配方2***　茶葉10克。

***用法***　將茶葉放入口中嚼3分鐘，然後用清水漱口，每日3次。



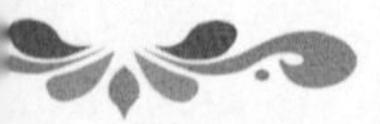

***說明*** 該方法對於牙齦炎引起的口臭有較好的療效。

***來源*** 獻方人：山西省太原市交通局職工醫院王玉仙。

【針灸】

***取穴*** 中脘、內關、少府、內庭、行間、大都、然谷。

***施術*** 用毫針刺中皖穴5分深，用補法；內關、少府、內庭、行間、大都、然谷穴針3～8分深，施瀉法。每日針1次。

***說明*** 中脘、內關穴能補中開胸膈以瀉熱；少府、內庭、行間，大都、然谷穴可瀉心、肝、脾（胃）、腎諸經之熱，故可以使口臭消除。

***來源*** 趙爾康，《中華針灸學》；推薦人：湖南省常德市第一人民醫院劉智壺。

# 下編
# 概論部分




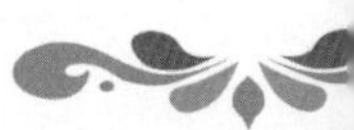

# 第十章　方藥治療概論

運用一種或多種藥物組成一個方劑，作用於機體以達到奇特、絕妙的療效，這種方法稱為方藥絕技。它是既同而又有別於一般傳統方劑的治療方法，具有真正的簡、便、廉、驗、絕等特點。

## 一、基本技法

方技基本技法內容很廣，如治療法則、組方原則、劑型、分類、治療途徑、煎服法、具體治法等。但是對於方藥治療來說，組方原則（主、輔、佐、使），治療方法，方劑分類中的「七方」、「十劑」才是它的精髓所在。

### （一）組方原則

方藥絕技除單方專藥外，一般來說，它的方劑與普通藥方一樣，同樣是由主、輔、佐、使 4 個組方原則組成。本書方藥絕技組方嚴謹，功效奇特，既體現了傳統醫藥方劑組方的原則性，更表現了臨床各科治療的靈活性和實用性。

1. 主藥

針對病因或病情，治療主證，解決主要矛盾，藥力發揮最充足的藥物。

2. 輔藥

輔助或監製主藥，使主藥更好地發揮治療作用的藥物。

3. 佐藥

治療兼證或為了使主藥、輔藥更好地發揮藥力而予以創



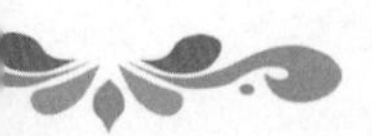

造有利條件，給主藥、輔藥增強效力的藥物。

4. 使藥

引導藥力直達病所，或引藥上升、下降、達表、入裏，或協調諸藥，或矯味、賦形的藥物。

每個方劑主藥是必不可少的。而在簡單的方劑中，輔、佐、使藥則不一定俱存，特別是本書的方劑更是如此。如書中白酒浸壁虎治療食道癌；大劑量的葶藶子、枳實、大棗治療充血性心力衰竭等。有些方劑的主藥或輔藥本身就兼有佐藥或使藥的作用。也有一些方劑組成比較龐雜，按藥物的不同作用，或以主、次要部分來區別，而不分主輔佐使。如果遇有病情複雜或嚴重的，也可用 2～3 味主藥，2～4 味輔藥，3～5 味佐使藥，甚至 6～7 味佐使藥等。

本書的方劑或由常用方劑加減化裁而來，或根據功能配伍變化組成的新方劑，或由現代藥理研究結果組成的具有獨特療效的方劑，或為古方新用，等等。

例如書中白虎湯加紅參治療嚴重饑餓症，就是針對其主要病機胃熱氣虛而用；由炙麻黃、五味子、益智仁組成的方劑治療小兒遺尿症，是根據麻黃辛散，五味子酸斂，使機體氣機調暢，開闔有度；加以暖腎澀精，固氣的益智仁補益腎氣、溫煦命門，約束膀胱，則排尿自然控制。黃芪、丹參、陳皮、烏賊骨、黃連、甘草組方治療消化性潰瘍，藥理研究表明前 3 味藥物可以增強胃黏膜的防衛機能，後 3 味藥可抑制胃黏膜受攻擊而被破壞的因素，這樣防與治兩方面的配合，明顯可以使消化性潰瘍癒合。

### （二）治療方法

方藥絕技的治療方法同傳統醫學的治法一樣，是以治則為依據，針對較高層次的病機擬定的治法。它也要在中醫基

本理論指導下，根據辨證的結果而確定。但它往往又不泥於傳統的辨證施治，表現了絕技的特異性。

1. 發汗法

凡具有發汗解肌，疏透腠理，達邪外出作用，以治療表證的方法稱為發汗法。它是針對肺衛病機擬定的治法。《素問‧陰陽應象大論》云：「其在皮者，汗而發之。」

（1）辛溫解表法：治療風寒表證。主證為惡寒重而發熱輕，周身疼痛，咳嗽氣喘，咽癢不適，舌苔薄白，脈浮緊或浮緩。

（2）辛涼解表法：治療風熱表證。主證為發熱重，微惡風寒，口乾而渴，咽喉紅腫，咳嗽痰黃，舌紅苔薄黃，脈浮數等。

（3）益氣解表法：治療氣虛表證。主證為惡寒發熱，頭痛鼻塞，周身酸楚，倦怠無力，少氣懶言，舌淡苔薄白，脈浮無力。

（4）補血解表法：治療血虛表證。主證為惡寒發熱，頭痛無汗，面色無華，頭暈心悸，舌淡苔薄，脈細或浮無力。

（5）滋陰解表法：治療陰虛表證。主證為發熱頭痛，咽痛不適，咳嗽少痰，口渴欲飲，五心煩熱，舌紅苔少乾燥，脈細數。

（6）溫陽解表法：治療陽虛表證。主證為惡寒重，發熱輕，頭身疼痛，面色㿠白，語聲低怯，四肢不溫，舌淡苔白，脈沉無力。

發汗法主要用於治療病邪外侵屬於表證者之外，對麻疹初起、疹點隱隱不透；水腫病腰以上腫甚；瘡瘍初起有寒熱之症等，欲其透邪外達，均可應用發汗法。

2. 湧吐法

凡具有逐除實邪，使痰涎、宿食、毒物從口中排出的方

法稱為湧吐法。它是針對治療痰飲、食積、誤食毒物擬定的治法。《素問‧陰陽應象大論》云：「其高者，因而越之。」

（1）湧吐痰涎法：痰涎是一種病理產物。用強制手段促使痰涎從口吐出，目的是在於直接消除病邪，它是急則治標法則的體現。痰滯胸膈主證為頭目眩暈，胸悶不舒，痰多口黏，舌苔膩，脈滑。風痰內閉清竅主證為卒仆不醒，握拳口噤，喉中痰鳴，四肢厥冷，舌苔白膩，脈沉滑。或發為癲狂，症見哭笑無常，棄衣而奔，登高而歌等。皆可使用湧吐痰涎法。

（2）湧吐宿食法：用於宿食停留，積而不消，滯而不運，堵塞中焦，氣機不暢。主證為脘腹脹滿，疼痛拒按噯腐吞酸，舌苔厚膩，脈弦滑。

（3）湧吐毒物法：誤食毒物、毒藥，時間不長尚滯留在胃內者，應急採用催吐法。

3. 瀉下法

凡具有通導大便，排除胃腸積滯，蕩滌實熱、冷積等，有使裏證實邪從下外出的方法稱為瀉下法。《素問‧陰陽應象大論》云：「其下者，引而竭之，中滿者，瀉之於內。」

（1）瀉熱通便法：治療陽明府實證。適應於大便不通，腹部堅滿，疼痛拒按，或高熱不退，或日晡潮熱，或譫語汗出，舌質紅、苔黃燥起芒刺或焦黑燥裂，脈實有力。熱結旁流證見下利清水，瀉而不暢，腹部疼痛，按之堅硬等，也可使用本法。

（2）瀉熱逐水法：治療邪熱與水飲互結於胸的結胸證。適應於心脘憋脹腹硬滿疼痛，大便秘結或日晡潮熱，舌質紅苔黃燥，脈沉緊有力等。

（3）溫下法：治療裏寒實證。適應於大便不通，腹部脹痛，四肢不溫，氣急口噤，舌淡紅苔白，脈沉等。

(4) 潤下法：治療燥熱津枯證。適應於大便秘結，口乾口苦，舌苔黃少津，脈細等。

(5) 攻補兼施法：治療正虛邪實的大便秘結證。氣虛主證為排便困難，如廁努掙乏力，短氣汗出，面色㿠白，精神疲憊，舌質淡苔白，脈虛等。血虛主證為大便秘結，面色無華，頭暈目眩，心慌心悸，舌淡苔白，脈細弱等。陰虛主證為大便燥結不行，腹部脹滿，口乾不飲，舌絳苔黃，脈細數等。陽虛主證為大便艱澀難行，小便清長，腹部冷痛，四肢不溫，腰膝酸軟，舌淡苔白，脈沉遲等。它們的具體治法是在通便的基礎上配合補氣、養血、滋陰、溫陽之法。

4. 和解法

凡具有和解少陽，調和營衛，調理臟腑功能的方法稱為和解法。它是針對表裏、營衛、臟腑不和等病機擬定。《傷寒明理論》云：「半表半裏，既非發汗之所宜，又非吐下之所對，是當和解則可矣」。

(1) 和解少陽法：治療邪犯少陽的病證。適應於寒熱往來，胸脇苦滿，默默不欲食，心煩喜嘔，口苦咽乾，舌苔薄白，脈弦。

(2) 調和肝脾法：治療肝脾功能失調證。適應於兩脇疼痛，納呆腹脹，大便不調，四肢厥冷，舌質偏紅、苔薄，脈弦。或兩脇脹痛，月經不調，乳房脹痛，頭痛目眩，口燥咽乾，腹脹不適，舌苔白，脈弦。或腸鳴腹痛，大便泄瀉，瀉後腹痛不減，舌苔薄白，脈弦。

(3) 調和腸胃法：治療腸胃不和、寒熱錯雜、虛實並見證。適應於心下痞滿，乾嘔或嘔吐，腸鳴下利，舌苔黃膩，脈弦數。

(4) 調和營衛法：治療營衛不和證。適應於汗出惡風，周身酸痛或微發熱，頭痛不止，舌苔薄白，脈浮緩。

5.溫裏法：凡具有溫陽散寒，振奮陽氣，治療陰寒裏證的方法稱為溫裏法。它是針對裏寒證的病機擬定。《素問·至真要大論》云：「寒者熱之」、「治寒以熱」。

（1）溫中散寒法：治療中焦虛寒證。適應於自利不渴，嘔吐腹痛，納呆不食，面色蒼白，舌淡、苔白，脈沉遲。以及食穀欲嘔，胸膈滿悶，胃脘疼痛，吞酸嘈雜等。

（2）回陽救逆法：治療陽氣虛弱，內外俱寒，甚或陰盛格陽證。適應於四肢厥逆，惡寒蹯臥，嘔吐不渴，腹痛下利，舌苔白滑，脈微細。甚至氣息微弱，面色蒼白，汗出如油，脈微欲絕。

（3）溫經散寒法：治療陽氣不足，陰血虧虛，復有外寒傷於經絡，血脈不利等證。適應於四肢厥冷，腰腿疼痛，活動不利。或肌膚麻木不仁，脈微澀而緊。

6. 清熱法

凡具有清熱、瀉火、涼血、解毒等作用，用以治療裏熱證的治療法稱為清熱法。它是根據熱證病機擬定的大法。《素問·至真要大論》云：「熱者寒之」、「治熱以寒」。

（1）清氣分熱法：治療熱在氣分、熱盛津傷、或氣陰兩傷之證。陽明氣分證的主證為大熱、大渴、大汗，舌紅，脈洪大。氣陰兩傷證的主證為身熱多汗，心胸煩悶，口乾喜飲，舌紅少苔，脈虛數。前者宜清熱生津，後者宜清熱生津，益氣和胃。

（2）清營涼血法：治療邪熱傳營，熱入血分諸證。適應於身熱夜甚，口渴或不渴，時有譫語，心煩不眠，或斑疹隱隱，舌絳而乾，脈細數以及溫熱之邪燔於血分，證見吐衄，便血，尿血，斑疹，昏譫煩亂，舌絳起刺，脈細數。

（3）氣血兩清法：治療疫毒或熱毒充斥內外，氣分血分同時受邪之證。適應於大熱煩躁、渴飲乾嘔，頭痛如劈，昏

狂譫語，或發狂吐衄，舌絳唇焦，脈沉細數或浮大而數。

（4）清熱解毒法：治療瘟疫、瘟毒及瘡瘍疔毒之證。適應於煩躁狂亂，吐衄發斑，或頭面紅腫，口糜咽痛，舌紅苔黃，脈數有力。如惡寒發熱，頭面紅腫疼痛，咽喉不利，舌燥口渴，舌紅苔白黃相兼，脈浮數有力則為大頭瘟，亦可使用此法。

（5）清臟熱法：治療臟熱偏盛之證。心火特點為口渴面赤，心胸煩熱，渴欲冷飲，口舌生瘡，小便短赤，尿時刺痛。肝火特點為頭痛目赤，耳腫耳聾，脇肋疼痛，淋濁陰腫，舌紅苔黃，脈弦數。肺火特點為咳嗽，氣急，皮膚蒸熱，發熱日哺尤甚。如出現肺癰之疾，主證為咳吐腥臭黃痰膿血，胸中隱痛，舌苔黃膩，脈滑數。脾胃之火特點為牙痛，面頰發熱，牙齒喜冷惡熱，或牙宣出血，牙齦紅腫潰爛，唇舌頰腮腫痛，口氣熱臭。

（6）清虛熱法：治療熱病後期，邪熱未盡，深伏陰分，陰液已傷，或肝腎陰虛所致的虛熱之證。適應於夜熱早涼，熱退無汗，或唇紅顴赤，形瘦盜汗，低熱不退，舌紅少苔，脈細數。

（7）清熱祛暑法：治療夏令傷暑之證。如屬暑熱傷肺之證，則見身熱口渴不甚，頭目不清，昏眩微脹。夏令外感於寒，內傷於濕之證，則為惡寒發熱，頭重頭痛，無汗，胸悶，四肢倦怠，腹痛吐瀉，舌苔白膩，脈浮。感受暑熱，氣津兩傷之證，則見身熱汗多，心煩口渴，小便短赤，體倦少氣，精神不振，脈虛數。

7. 消積法

凡具有消食導滯，消痞化積，消石排石作用，用來消除食積、痰濕、積聚、結石等的方法稱消積法。它是針對積滯、痞塊、結石而擬定。《素問・至真要大論》云：「堅者



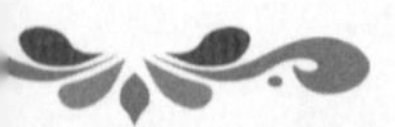

削之」、「結者散之」。

（1）消食導滯法：治療食積之證。適應於胸脘痞滿，腹脹時痛，噯腐吞酸，厭食嘔惡，大便泄瀉，舌苔濁，脈滑。或脘腹脹痛，下痢泄瀉，大便秘結，小便短赤，舌苔黃膩，脈沉有力。

（2）消痞化積法：治療痞滿積聚之證。適應於心下痞滿，不欲飲食，體弱倦怠。或胸腹痞滿，攻撐作痛，食少不化，大便不暢，肌肉消瘦。

（3）消石排石法：治療濕熱蘊結，以成結石之證。尿路結石為尿中時挾砂石，小便艱澀色紅，腰腹絞痛。膽道結石為右脇暴痛，拒按，發熱黃疸，口苦嘔吐黃水，舌紅苔黃，脈弦數。

8. 補益法

凡具有滋養、補益氣血陰陽的作用，以治療各種虛證的治療方法稱補益法。它是針對正氣虛損擬定的治療大法。《素問·三部九候論》云：「虛則補之。」《素問·至真要大論》云：「損者益之」。

（1）補氣法：治療氣虛證。適應於倦怠無力，少氣懶言，語言輕微，食少便溏，動則氣短汗出，舌淡苔白，脈虛弱。肺氣虛特 點為短氣自汗，時寒時熱，反覆感冒。脾氣虛特點為飲食不化，或吐或瀉，胸脘痞塞，面色萎黃。肝氣虛特點為頭暈眼花，視物不明，筋攣肢麻。腎氣虛特點為短氣喘逆，動則尤甚，咳逆汗出，小便失禁，大便溏泄。心氣虛特點為心悸心慌，氣短氣急，動則尤甚。

（2）補血法：治療血虛證。適應於頭暈眼花，面色萎黃，唇爪色淡，心悸怔忡，月經不調，舌淡，脈細。肝血虛特點為驚惕頭暈，目眩耳鳴，唇爪無華。心血虛特點為心悸怔忡，健忘，失眠多夢，面色無華，脈結代。

(3) 補陰法：治療陰虛證。適應於形體消瘦，頭暈耳鳴唇赤顴紅，虛煩失眠，潮熱盜汗，喘咳咯血，遺精，舌紅少苔，脈細數。肺陰虛特點為咽喉燥痛，咳嗽氣喘，痰中帶血，顴紅。心陰虛特點為虛煩心悸，睡眠不安，夢遺健忘，口舌生瘡。脾陰虛特點為口乾唇燥，不思飲食，大便乾燥，乾嘔，呃逆。肝陰虛特點為目乾畏光，肢體麻木，筋惕肉瞤。腎陰虛特點為腰酸遺泄，髮脫齒搖，兩足萎弱，耳鳴。

(4) 補陽法：治療陽虛證。適應於面色蒼白，四肢不溫，神疲乏力，少腹拘急，舌淡苔白，脈沉細或微弱。心陽虛特 點為心悸自汗，形寒肢冷，胸悶疼痛，面色蒼白，舌質紫暗，脈細或結代。脾陽虛特點為自利不渴，嘔吐腹痛，腹滿不食，甚則完穀不化。肺陽虛特點為咳嗽痰稀，喜唾，胸滿嘔逆。肝陽虛特點為頭痛麻木，目不能視遠，四肢厥逆。腎陽虛特點為腹痛腰酸，肢冷，陽痿滑精，多尿或不禁。

(5) 氣血雙補法：治療氣血虧虛證。適應於面色無華，頭暈目眩，心悸氣短。舌淡，脈虛細無力。

## (三) 方劑分類

方劑的分類有以病分類，有以證分類，有以病因分類，有以臟腑分類，有以各科分類，有以治法分類。這些分類方法，各有長短。對方藥絕技來說，七方、十 劑分類法尤為重要，分述於下。

1. 七方分類法

此法將方劑歸納為大、小、緩、急、奇、偶、複七類。

(1) 大方：一般說來，藥味多，藥量大，是適用於重病證的方劑的大方。對方藥絕技來說，許多疑難怪病，無法按常規辨證，同樣需要藥味多或藥量大的方藥治療。如書中治療美尼爾氏綜合徵的發作期，法半夏、生赭石、生薑各 50



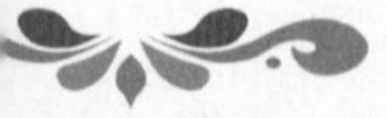

克，澤瀉、車前子各 30 克。

（2）小方：一般說藥味少，藥量小，適用輕病證的方劑為小方。但是有許多疑難怪病或重病往往亦是用量小，藥味少的方劑治療，或者說單方治療。如用松香、水蛭、全蠍各 1 克為末內服治療血栓閉塞性脈管炎。

（3）急方：發揮作用比較快的方劑稱為急方。用於病勢危急，需要迅速治療，急於取效的病證。如用大劑量的代赭石、半夏、大黃、芒硝、甘遂治療精神分裂症。

（4）緩方：發揮作用比較慢的方劑稱為緩方。用於長期虛弱的患者，以藥性緩和的方劑長期服用，使病體逐漸康復。如用玉米鬚熱水浸泡代茶服用，治療腎炎蛋白尿。

（5）奇方：奇，代表單數。奇方是指單味藥物的方劑，或方中藥物合於陽數（單數）的方劑。藥味的單數與雙數對療效的指導意義不大，臨床不必拘泥。事實上奇方是指單一作用的中草藥方，這種解釋對臨床治療是較為合理的。

（6）偶方：偶，代表雙數。偶方是指由兩味藥組成，或方中藥物合於陰數（雙數）的方劑。事實上偶方是指具有兩種作用的中草藥方。如表裏雙解方、氣血兩補方、攻補兼施方等。

（7）複方：由兩方或數方合用而組成的方劑。常用於寒熱交錯、虛實夾雜的複雜病證。本書絕技各論中有許多方劑是由兩方或兩方以上的方藥有機組合，而成為一個有顯著療效的良方。

2. 十劑分類法

此法將方劑歸納為宣、通、補、泄、輕、重、澀、滑、燥、濕十類。

（1）宣劑：鬱塞之病，不升不降，傳化失常，或鬱久生病，或病久生鬱，出現氣、火、痰、血、食諸鬱之證。臨床

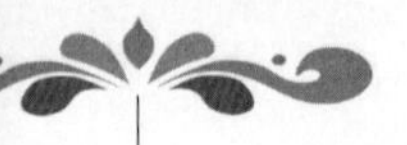

用理氣、散火、化痰、活血、消食的方劑治療，這些方劑稱為宣劑。古代醫家認為「宣可去壅」。

（2）通劑：濕熱之邪留於氣分，為痛、痹、癃、閉諸症，或濕熱之邪留於血分，為痹、痛、腫、注諸症。臨床用淡味之藥助肺氣下降，通其小便，洩氣中之滯，或用苦寒之藥下引，通其前後，泄血中之滯。這些方劑稱為通劑。古代醫家認為「通可去滯」。

（3）補劑：臟腑氣、血、陰、陽虧虛造成機體正氣不足而產生的病症，臨床用補氣、補血、補陰、補陽的方劑治療，這些方劑就是補劑。古代醫家認為「補可扶弱」。

（4）泄劑：實邪充斥於內，以至臟腑功能失常而發病，臨床用封瀉泄之劑進行治療，這些方劑稱為泄劑。古代醫家認為「泄可去閉」。

（5）輕劑：內外病邪侵淫機體，出現表、裏、上、下鬱閉等病變。臨床用輕揚之劑發其汗而解表；用輕揚之劑解肌散火而通裏；用辛涼之劑揚散病邪，或用揚清抑濁之劑治痞散結而通其上閉；用升陽之劑升陽，或用探吐之劑開上閉；以通利小便而開下閉。這些方劑統稱為輕劑。古代醫家認為「輕可去實」。

（6）重劑：情志失常導致心神不安，魂不內守的病變。用重鎮之劑鎮心平肝，安腎墜痰，這些方劑稱為重劑。古代醫家認為「重可去怯」。

（7）滑劑：有形之邪，留著經絡臟腑之間，產生便、尿、濁、帶、痰涎、癰腫等疾。用滑藥引去其留著之物，這些方劑稱為滑劑。古代醫家認為「滑可去著」。

（8）澀劑：氣、血、精、津液虛脫所致之疾病，臨床急用酸澀溫平之方劑斂其耗散，這些方劑稱為澀劑。古代醫家認為「澀可去脫」。

（9）燥劑：外感之濕襲於皮肉筋骨經絡之間或內生之濕損及臟腑產生的病變。用風藥祛濕，燥藥除濕、淡藥滲濕、利尿引濕，通便逐濕，吐痰祛濕，這些方劑通稱為燥劑。古代醫家認為「燥可去濕」。

（10）濕劑：燥熱之邪侵襲機體，出現上渴、下結、筋強、皮揭、肉裂、骨枯、肺痿、腎消等疾。用潤燥之劑以濡潤之，這些方劑稱為濕劑。古代醫家認為「濕可去枯」。實際上濕劑應看成是潤劑，燥者濡之，這樣無論從理論或從臨床的角度都可以給予正確的解釋。

總之，七方分類法主要是以病情輕重、病勢緩急、藥味奇偶等作為分類依據，而十劑分類法則是根據藥效作用來進行分類的，臨床擇方運用要根據具體情況而定。

## 二、適用範圍

方藥治療適用範圍較廣，其中包括內、外、婦、兒、骨傷、皮膚、五官、眼、口腔等各科的疾病，下面從證候分類角度來進一步闡述其內容。

### （一）病因分證

1. 六淫證候

（1）風：主要證候為發熱惡風，頭重而痛，鼻塞聲重，流涕咽癢，咳喘，舌苔白，脈浮。或周身關節游走性疼痛；皮膚風疹，瘙癢難忍；面部肌膚不仁，口眼喎斜，筋肉強直，四肢抽搐，角弓反張等。

（2）寒：主要證候為惡寒發熱，頭痛項強，身體疼痛，無汗，舌苔白潤，脈浮緊。或筋脈收縮，手足拘攣，皮膚發紫，手足厥冷，脈微欲絕。或腹痛、腸鳴、泄瀉、嘔吐，舌

淡苔白，脈沉遲或沉緊。

（3）暑：主要證候為頭重胸悶，身倦汗出，面現垢塵；或壯熱口渴，溲赤艱澀，舌紅苔薄黃，脈象虛。或猝然昏倒，人事不省，呼吸促迫，汗出淋漓。

（4）濕：主要證候為肢體倦怠，身重而痛，關節煩痛，脘悶納少，口淡無味，小便不利，大便反快，舌苔厚白而膩，脈濡。或足腫酸軟，胸悶食減，脘腹脹滿，溏泄不止。或皮膚起疱，流水滋黏，足趾奇癢，皮破流水等。

（5）燥：涼燥主要證候為頭微痛，惡寒無汗，咳嗽喉癢，舌白而乾，脈弦澀。溫燥主要證候為發熱，口渴喜飲，咽喉腫痛，咳逆胸痛，痰中有血，咽乾鼻燥，舌苔黃少津，脈數。

（6）火：主要證候為高熱大汗，口渴欲飲，面目紅赤，溲赤便結，舌紅苔黃燥，或絳而無苔，脈洪數。

2. 七情證候

（1）喜傷：過喜傷心，則神志不清，舉止無常，甚至胡言亂語，打人毀物。

（2）怒傷：過怒傷肝，則胸脇脹痛，噯氣呃逆，頭昏頭痛，甚至神志昏迷，暈厥不醒。

（3）憂傷：過憂傷愁，則意志消沉，脘腹脹滿，納呆食少，四肢乏力。

（4）思傷：過度思慮，則倦怠少食，形體瘦弱，失眠多夢，健忘驚悸。

（5）悲傷：過度悲傷，則面色暗淡，無精打采，神氣不足。

（6）恐傷：過度恐慌，則心悸怔忡，坐臥不安，有惶惶不可終日感。

（7）驚傷：過驚氣亂，則恍惚不定，神志欠清，甚至言

行反常。

3. 飲食勞倦房室所傷

（1）飲食傷害：主證為胸脘悶脹不舒，噯腐吞酸，嘔吐反胃，大便泄瀉。誤服有毒食品則腹部疼痛，嘔吐泄瀉，頭痛肢攣。

（2）勞倦過度：主證為精神困乏，萎靡不振，氣短心慌，納食無味。

（3）房室過度：主證為腰膝酸軟，陽痿早洩，夢遺滑精，頭暈目眩。或骨蒸潮熱，心悸汗出，咳嗽咯血。

4. 跌打蟲獸外傷

主證為局部破損出血，疼痛紅腫，青紫成塊。或傷筋折骨，疼痛難忍。破傷風主證為口噤不開，肢體抽搐，肌肉瞤動，甚至角弓反張。狂犬咬傷主證為畏風、畏光、畏水、畏聲等。

## （二）臟腑辨證

1. 心臟病證

（1）陽氣虧虛：陽虛主證為怔忡不安，形寒肢冷，胸痹絞痛，大汗淋漓，呼吸急促，舌淡或暗，脈細弱或結代或微細欲絕；氣虛主證為心悸自汗，氣短乏力，面色㿠白，容易疲勞，舌淡苔白，脈弱。

（2）陰血虧虛：陰虛主證為驚悸怔忡，盜汗心煩，五心煩熱，舌紅少津，脈細數；血虛主證為驚悸不寧，頭暈目眩，面色萎黃，舌淡胖苔薄白，脈細弱。

（3）心火亢盛：主證為口舌糜爛，口渴喜飲，吐血衄血，溲赤澀，舌紅脈數。

（4）心血瘀阻：主證為胸痹心痛，痛引臂內，煩躁不安有瀕死感。重者四肢厥冷，面、口唇、指甲青紫，舌暗有瘀

斑，脈細澀或結代。

（5）痰擾心神：主證為精神抑鬱，意志消沉，自言自語，如癡如呆。或多疑易驚，患得患失，舌苔自膩，脈弦滑；痰火蒙竅則心煩易驚，失眠多夢。或神志失常，語無倫次，狂躁不安，舌紅苔黃膩，脈弦滑。

2. 肺臟病證

（1）氣虛：主證為咳喘無力，氣短懶言，聲音低微，自汗，面色皖白，舌淡脈弱。

（2）陰虛：主證為乾咳無痰，咽喉乾癢，聲嘶口乾，潮熱盜汗，顴紅面赤，形體瘦弱，舌紅少津，脈細數。

（3）風寒束肺：主證為咳喘痰白，鼻塞流涕，惡寒發熱，頭身疼痛，舌苔白，脈浮緊。

（4）風熱犯肺：主證為咳嗽咽痛，口乾喜飲，發熱有汗，頭身脹痛，舌紅苔黃，脈浮數

（5）燥熱傷肺：主證為乾咳無痰，鼻咽乾燥，痰中帶血，舌尖紅少津，脈細數。

（6）痰濁阻肺：主證為咳嗽痰多，色白而黏，胸悶氣喘，喉中痰鳴，舌苔白膩，脈弦滑。

3. 脾臟病證

（1）脾失健運：主證為納呆少食，脘腹滿脹，體倦無力，氣短少言，大便稀溏，舌淡苔白，脈弱。

（2）中氣下陷：主證為納少，腹墜脹痛，臥則舒適，精神困乏，久瀉脫肛，子宮、胃、腎及其他內臟下垂，舌淡脈弱。

（3）脾不攝血：主證為便血，肌衄，月經量多，崩漏不止，面色無華，精神困倦，舌淡脈芤。

（4）脾陽虧虛：主證為腹部隱痛，喜溫喜按，肢冷不溫，大便溏泄，肢體浮腫，納少腹脹，面色蒼白，舌淡，脈

細弱。

（5）寒濕困脾：主證為納呆腹脹，體倦困重，噁心嘔吐，便溏，小便不利，白帶多，舌苔白膩，脈濡緩。

（6）脾胃濕熱：主證為脘腹痞滿，納差欲嘔，身重體困，大便溏稀黃臭，小便黃，舌苔黃膩，脈濡數。

4. 肝臟病證

（1）肝血不足：主證為頭暈目眩，面色無華，筋惕肉瞤，視物不清，耳鳴目澀，月經量少或閉經，舌淡脈細。

（2）肝氣鬱結：主證為胸脇脹痛，痞悶不舒，喜歎息，月經不調、痛經或閉經，舌苔薄，脈弦。

（3）肝風內動：主證為震顫肢麻，痙攣抽搐、頭暈目眩，行動飄浮，舌紅，脈弦細。

（4）肝火上炎：主證為面紅目赤，頭腦脹痛，耳鳴耳聾，煩躁易怒，吐血衄血，肢麻震顫，舌紅苔黃、少津，脈弦數。

（5）肝膽濕熱：主證為胸盼滿悶脹痛，黃疸，小便短赤，帶下色黃腥臭，睾丸腫脹熱痛，舌紅苔黃膩。脈弦數。

（6）寒滯肝脈：主證為少腹脹痛，牽引睾丸，或睾丸脹大下墜，或陰囊冷縮，舌苔白滑，脈沉弦。

5. 腎臟病證

（1）腎氣不固：主證為滑精早洩，陽痿，遺尿或小便失禁，或尿後餘瀝，腰膝酸軟，舌淡苔白，脈弱。

（2）腎不納氣：主證為氣短喘急，呼多吸少，動則氣喘加劇，腰酸乏力，舌淡，脈浮虛。

（3）腎陽虛衰：主證為形寒踡臥，四肢不溫或厥冷，陽痿腰酸，面色䠷白，舌淡苔白，脈沉遲，兩尺無力。

（4）腎虛水泛：主證為周身浮腫，下肢為甚，按之凹陷沒指，尿少，肢體不溫，心悸短氣，舌淡苔白滑，脈沉。

（5）腎陰虧虛：主證為耳鳴耳聾，頭暈目眩，口燥咽乾，五心煩熱，失眠多夢，盜汗遺精，舌紅少苔，脈細數。

（6）腎精乏竭：主證為小兒發育遲緩，呆小骨弱；成人髮脫齒搖，精少不育，女子經閉。腰膝無力，舌淡，脈弱。

6. 小腸病證

（1）虛寒證：主證為小腹疼痛，大便溏泄，小便頻數，舌淡紅、苔薄白，脈細弱。

（2）實熱證：主證為口乾心煩，小便短赤，臍腹作脹。得矢氣則舒，舌紅、苔黃，脈滑數。

（3）氣滯證：主證為少腹脹痛，連及腰背，控引睾丸，或睾丸下墜脹痛，舌苔白，脈沉弦或弦滑。

7. 大腸病證

（1）虛寒證：主證為小腹冷痛，喜溫喜按，腸鳴泄瀉，形寒怕冷，肢體欠溫，舌淡苔白，脈沉遲。

（2）實熱證：主證為大便秘結，或下利膿血，或便溏穢臭。腹痛拒按，舌紅、苔黃厚，脈滑數或沉實。

8. 胃腑病證

（1）胃寒證：主證為胃脘疼痛，得熱則舒，泛嘔清涎，痛劇則肢體厥冷，舌淡苔白滑，脈沉遲。

（2）胃熱證：主證為口渴喜飲，消穀善肌，口臭，牙齦腫痛或齒衄，舌赤少津，脈滑數。

（3）胃虛證：主證為胃脘痞悶不舒，按之柔軟，納呆不食，或食而不化，舌淡脈弱。如胃陰不足，則口乾舌燥不思飲，納差，脘痞疼痛，舌紅少津，少苔或無苔，脈細數。

（4）胃實證：主證為脘腹脹滿，疼痛拒按，噯腐吞酸，大便不調，舌苔黃厚，脈沉實。

9. 膽腑病證

（1）膽寒證：主證為胸脘痞悶，頭暈目眩，嘔吐痰涎，

舌淡白，苔滑膩，脈弦遲或弦細。

（2）膽熱證：主證為煩躁易怒，胸脘煩悶，口苦咽乾，嘔吐苦水，寒熱往來，頭暈不寐，舌紅苔黃膩，脈弦數。

（3）膽虛證：主證為膽怯易驚，虛煩不寧，頭暈目眩，舌淡少苔，脈細弦。

（4）膽實證：主證為胸脘滿悶，脇下脹痛，拒按，喜歎息，女子乳房脹痛，舌紅苔黃，脈弦實。

10. 膀胱病證

（1）實熱證：主證為小便赤澀，混濁不清，陰莖中疼痛，尿血夾有砂石，舌紅苔黃，脈沉數或沉弦。

（2）虛寒證：主證為小便頻數，量多色白，或小便短少，浮腫不消，或遺尿，小便淋瀝不盡，舌淡苔白，脈沉細，兩尺脈弱。

### （三）六經辨證

1. 太陽病

（1）經證：太陽中風主證為發熱惡風，汗出，頭身疼痛，舌苔薄白，脈浮緩；傷寒主證為惡寒發熱，周身酸痛，無汗，咳喘，舌苔薄白，脈浮緊。

（2）腑證：蓄水證主證為發熱汗出，渴欲飲水，水入即吐，小便不利，舌苔白，脈浮；蓄血症主證為少腹拘急或硬滿，小便自利，精神如狂或發狂，舌質紫暗或有瘀斑，脈沉澀。

2. 陽明病

（1）經證：主證為大熱、大渴、大汗、心煩。舌紅苔黃燥，脈洪大。

（2）腑證：主證為身熱，或日晡潮熱，汗出，大便秘結，腹部疼痛拒按，煩躁譫語，舌紅苔黃燥起芒刺，脈實。

3. 少陽病

主證為往來寒熱，胸脇苦滿，心煩喜嘔，日苦咽乾，目眩，嘿嘿不欲食，舌苔薄黃，脈弦。

4. 太陰病

主證為脘腹脹滿，納差嘔吐，腹瀉腹痛，喜溫喜按，舌淡苔白，脈遲或緩。

5. 少陰病

（1）寒化證：主證為惡寒踡臥，精神萎靡，四肢厥冷，下利清穀，渴喜熱飲，小便清，舌淡苔白，脈微細。

（2）熱化證：主證為心煩不得臥，口燥咽乾，溲黃，舌紅少苔，脈細數。

6. 厥陰病

主證為消渴，氣上撞心，心中疼熱，饑不欲食，嘔吐蛔蟲，四肢厥逆，下利，舌苔黃而乾，脈弦或沉伏。

## （四）衛氣營血辨證

1. 衛分證

主證為發熱，微惡風寒，無汗或少汗，頭痛，咽紅或痛，咳嗽，舌邊尖紅、苔薄白，脈浮數。

2. 氣分證

主證為高熱，口渴喜冷飲，尿少而黃，大便乾結，舌紅、苔黃燥，脈數。

3. 營分證

主證為身熱夜甚，口不甚渴或不渴，心煩不寐，或煩躁譫語，舌質紅絳、少苔，脈細數。

4. 血分證

主證為身熱燥擾，昏狂譫妄，吐血、衄血、便血、尿血、發斑，舌紫絳，脈數或細數。

## （五）三焦辨證

1. 上焦病證

（1）手太陰病證：溫熱病邪主證為發熱微惡風寒，少汗或無汗，頭痛咽痛，咳嗽，舌邊尖紅，苔薄白，脈浮數。甚則身熱汗出，咳嗽喘息，口渴，舌苔黃，脈數；濕熱病邪主證為惡寒發熱，頭重昏蒙，周身重痛，口淡不渴，脘腹痞悶，舌苔白膩，脈濡。

（2）手厥陰病證：溫熱病邪主證為身熱灼手，神昏譫語或昏瞶不語，舌蹇，四肢厥逆，舌體短縮，舌質紅絳、苔黃燥，脈細滑數；濕熱病邪主證為身熱不揚，神志呆癡，時昏時醒，昏則譫語，醒則神呆，舌苔膩，脈濡滑或濡滑數。

2. 中焦病證

（1）足陽明病證：溫熱病邪主證為高熱，大汗，口渴，面赤心煩，舌紅、苔黃燥，脈洪大而數。

（2）手少陽病證：溫熱病邪主證為身熱，日哺潮熱，汗出，便結，腹脹痛拒按，煩躁譫語，舌紅、苔黃燥，脈沉實。

（3）足太陰病證：濕熱病邪主證為身熱不揚，脘腹脹滿，納呆嘔惡，大便溏滯，身重肢倦，舌苔白膩，脈濡。

3. 下焦病證

（1）足少陰病證：溫熱病邪主證為低熱，五心煩熱，口燥咽乾，耳鳴耳聾，舌絳少苔，脈虛大。

（2）足厥陰病證：溫熱病邪主證為低熱，口燥咽乾，手足蠕動，甚則瘈瘲，心中儋儋大動，神昏肢厥，舌絳少苔，脈細數。

（3）足太陽病證：濕熱病邪主證為小便不通，身重酸困，頭昏重，神志昏蒙，嘔惡不食，口乾不欲飲，舌苔白膩，脈濡。



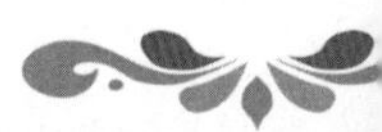

## （六）氣血津液辨證

1. 氣病辨證

（1）氣虛證：主證為倦怠乏力，少氣懶言，動則氣喘，頭暈目眩，面色䏺白，舌淡，脈虛。

（2）氣陷證：主證為頭目眩暈，少氣乏力，腹部墜脹痛，臥則舒適，子宮下垂，脫肛，舌淡、苔白，脈沉細。

（3）氣滯證：主證為胸脅脹痛，氣喘，噯氣，月經不調，舌苔白或薄黃，脈弦。

（4）氣逆證：主證為呃逆，嘔吐，喘咳，腹脹納差，舌淡，脈弦。

2. 血病辨證

（1）血虛證：主證為面色蒼白、萎黃，頭目眩暈，心慌心跳，肢體麻木，月經推後、量少，舌淡，脈暈

（2）氣虛血瘀證：主證為頭目眩暈，少氣無力，局部固定疼痛，拒按，痛如針刺，舌紫暗有瘀斑，脈沉澀。

（3）血虛血瘀證：主證為頭目眩暈，心慌心跳，面色蒼白。局部固定疼痛，刺痛拒按，舌淡有瘀斑，脈細澀。

（4）寒凝血脈證：主證為形寒肢冷，疼痛喜按，得溫則減，舌紫暗，脈沉遲而澀。

（5）血熱證：主證為出血或發斑，煩躁，口乾不喜飲，身熱夜甚，舌紅絳，脈細數。

3. 氣血同病辨證

（1）氣滯血瘀證：主證為胸脇脹滿刺痛，拒按，或有痞塊，痛經，月經色紫暗有塊，舌紫，脈弦或澀。

（2）氣血兩虛證：主證為少氣懶言，神疲乏力，心慌心跳，失眠多夢，面色萎黃，舌淡而胖，脈細弱無力。

（3）氣虛血脫證：主證為氣短喘促，面色蒼白，大量出血，四肢厥冷，大汗淋漓，舌淡，脈芤。



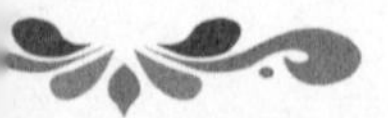

4. 津液病辨證

（1）津虧證：主證為口渴咽乾，皮膚乾燥，小便短赤，大便秘結，舌紅少津，脈細數。

（2）痰證：風痰主證為頭目眩暈，卒然仆地，喉中痰鳴，口眼喎斜，舌強語蹇，肢麻偏癱，舌淡，脈弦滑；熱痰主證為咳痰黃稠，咽喉壅塞，常發癲狂，舌苔黃膩，脈滑數；寒痰主證為咳吐稀白痰，畏寒肢冷，骨痹刺痛，四肢不舉，舌苔白，脈沉遲；濕痰主證為胸脘痞悶，納少嘔惡，痰多易出，身重困倦，舌苔厚膩，脈濡滑；燥痰主證為咯痰黏稠，量少難咯，口鼻乾燥，咽於喉痛，舌乾少津，脈細滑數。

（3）飲證：痰飲主證為胸脇支滿，胃脘有水聲，嘔吐清涎，頭暈心悸，舌白滑，脈弦滑；懸飲主證為脇痛，咳唾更甚，肋間脹滿，氣短息促；溢飲主證為肢體沉重而痛，甚至浮腫，小便不利，咳喘，痰多白沫；支飲主證為咳喘上逆，胸悶短氣，倚息不得臥，眼瞼浮腫。

## 三、注意事項

方藥絕技臨床運用的注意事項基本上與傳統醫學治療學的內容一致，分述如下。

1. 解表方藥大多為輕揚辛散之品，氣味芳香，只宜微煮，不宜久煎，否則藥力耗散，減弱解表作用。煎液後均宜溫服，並要被服助汗，但以遍身微汗為佳，不可使其大汗淋漓。南方或夏令氣候炎熱，機體腠理疏鬆，使用解表方藥不宜選用峻劑，用量亦不宜過重；北方或冬令氣候嚴寒，用藥不嫌其峻，用量亦宜稍重。汗出後及時補充水液，防止傷津損液。解表方藥服後禁食生冷油膩，以免影響藥物吸收和藥效的發揮。





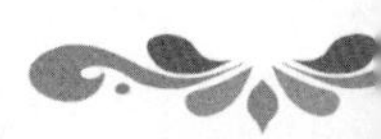

2. 湧吐方藥服法首次用藥宜少服，未效漸加，中病即止。如服藥未達湧吐效果，可用手指或羽毛探喉，或多飲開水助吐。服藥後湧吐不止者，可服薑汁少許，或服冷粥、冷開水等以止嘔。吐後要注意調理胃氣，米粥自養，使逆亂之氣漸得平順，切勿驟進油膩食物，以免重傷胃氣。

3. 瀉下方藥宜審因施用。表證未解，裏未成實，不得妄用瀉下藥。誤下反使邪氣內陷。若表證未解，裏已成實，可採用表裏雙解。因瀉下作用較強，孕婦、產後、經期、年老體弱者，均應慎用，必要時採用攻補兼施法。瀉下藥多有峻烈之性，易敗胃傷正，得效即止，慎勿過劑。服瀉藥後當顧護脾胃，宜米粥調養，勿驟進油膩食物。老年津枯便秘者，不宜長期服用，宜多食蔬菜、瓜果、蜂蜜等。

4. 根據和法方藥作用的特點，加減用藥不宜過用苦寒或溫燥之品，亦不宜過用滋補或峻瀉之藥，否則失去和法的意義。由於它所針對的病機非常特殊，任何一個方面的不和，都可用和法治療，所以不宜過於局限邪在半表半裏或肝脾不和證。另外運用此法更要注重精神頤養，否則靠調和藥物的治療是很不夠的。

5. 溫法方藥的運用首先應辨明寒熱真假，勿被假象所惑。若係真熱假寒，妄用溫法，猶如抱薪救火，適得其反。投熱藥入口即吐者，可稍佐寒涼之品，或熱藥涼服。此即寒因寒用的從治法，亦是反佐的配伍形式。本法用藥辛熱，不可用之太過，以防耗陰動血。夏令運用此類藥物要慎重，中病即止。素體陰虛之人用溫藥則量要輕，用藥時間要短。

6. 清法方藥的運用首先應辨明寒熱真假。真寒假熱，投用清裏之劑，則如水上加霜。邪熱熾盛，服涼藥入口即吐者，當遵甚者從治之法，或採用涼藥熱服，或於寒涼方中稍佐辛溫之薑汁，同氣相求，以免格拒。清熱藥大多為苦寒之

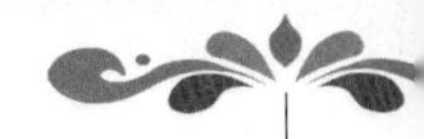

品，易傷胃氣，故不宜久服。冬令季節，氣候寒涼，用寒涼藥分量宜輕，時間宜短。小兒尤要注意清法的運用。

7. 消積方藥臨床應根據不同病情，適當配伍其他方藥，或佐以補脾，或輔之行氣，這樣才可最大效應發揮消積的作用。消積藥物要選擇有適應性的特異藥物，如排膽結石與排腎結石藥物的不同選擇。消積方藥要根據機體正氣的強弱決定用藥時間和用量。亦可採用丸藥緩治的方法，避免損傷正氣。

8. 補益方藥運用首先要注意正邪關係，邪盛用補法有閉門留寇之患。若邪未淨而正氣已傷，宜祛邪與扶正方藥同用，否則有顧此失彼之弊。投用補劑要少佐和胃理氣之品，免滋膩之藥礙胃。過度虛衰患者服用補藥宜少量緩補，否則驟進不受補。補益之法除藥物外，還有其他療法可增強體質，恢復正氣，臨床不容忽視，宜配合進行。另外，補藥煎煮時間宜稍長，以使藥物成分充分發揮出來。

9. 化飲祛痰方藥要注意配伍行氣、健脾的藥物，以絕生痰之根。咳嗽痰多者慎用斂肺之品，以免痰濁壅阻。祛濕方藥多為辛溫苦燥之品，多用有傷陰耗氣之弊，中病即停藥。清熱除濕方藥應用時要顧護陽氣，否則陽傷而濕難除。祛濕藥物臨床要注意與健脾、溫陽藥的聯合使用。另外，要注重整體治療，不能單責一臟，特別是肺、脾、腎三臟的功能失調，不能把它們割裂開來進行治療。

10. 理氣方藥多係辛溫香燥之品，多用有傷陰耗氣之弊，宜中病即止。陰虛患者、孕婦、產後血虛者當慎用。使用本類藥物要根據病情作適當配伍，如與清利濕熱、溫中燥濕、消食導滯、養肝柔肝等藥物伍用。活血化瘀方藥應針對瘀證施用，未見瘀症切勿使用；脾胃功能差的患者，宜慎用。瘀血導致出血，須用活血化瘀之藥，使瘀去絡通，血循常道，




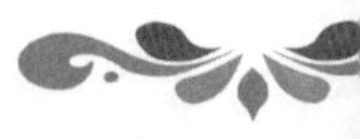

其血可止。婦人月經期、妊娠期應慎用活血祛瘀方藥，否則會使經量增多或出現出血等現象。

11. 方藥絕技雖然是療效奇特、卓絕的方藥，但是它仍然要符合辨證論治之理法。書中有些確實難以用中醫理法解釋，但療效卻非常好的方劑，臨床要不斷認真總結，必要時結合現代科學實驗，以闡明機理。方藥絕技雖然有一個固定的方藥模式，但是同樣要注意藥物的加減變化。病證存在著個體差異，方藥如不能隨之而異，療效肯定是要受到影響的。另外，藥量與年齡大小、體質強弱、病邪盛衰、氣候冷暖都有密切關係，臨床應根據具體情況而定，決不可因為是絕技而一成不變。

（唐學游）

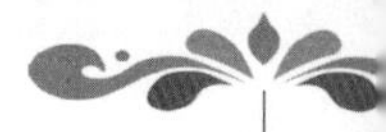

# 第十一章　針灸治療概論

針灸，是以中醫理論為指導，運用針刺和艾灸人體腧穴以防治疾病的傳統醫療方法。它是我國勞動人民及歷代醫學家在長期與疾病作抗爭的實踐中，創造和發展起來的一種醫學學科。針灸療法，具有適應證廣，療效顯著，操作方便，經濟安全等優點，幾千年來，深受廣大勞動人民防病治病的歡迎，經由不斷實踐與完善，成為獨具特色的醫療方法。

## 一、基本技法

針灸的基本技法包括有人體腧穴、定穴法、基本手法、補瀉法、配穴法、按時取穴法、其他針法，以及艾灸的基本方法、艾灸的壯數與時間、其他灸法等。

### （一）人體腧穴

腧穴又稱穴位，是在身體上施行針灸的特定部位。人體上的腧穴，左右兩側通計在一起，共有 1000 多個。其中，有 361 個穴名，670 個穴位分別歸屬於十四經脈，叫做經穴；除此之外，則多為陸續發現增補的，不在十四經脈以內，習慣上叫做經外奇穴。

### （二）定穴法

準確地定出人體腧穴的位置，在針灸臨床施治中非常重要，它對針灸治療的效果，起決定性的作用。定穴法一般有以下 4 種：



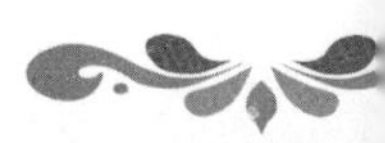

1. 指量定穴法

古代常用「中指同身寸法」，就是讓患者中指彎曲，取其中指橈側兩橫紋頭距離作為 1 寸，以測量該人身上穴位的距離。這種方法比較麻煩，臨床中用的不多。對於中等身材的病人，可用醫者自己的橫指（手指橫徑）來測量個別穴位，如食、中兩指相並約為 1.5 寸，食指至小指四指相並約為 3 寸。橫指量法很方便，便是並不準確，只可在熟悉腧穴位置以後偶爾使用。

2. 折量定穴法

又稱骨度分寸定穴法，即將人體某一部分折為若干等分，每 1 等分作為 1 寸。這種方法，最準確可靠，不論男女、老少、高矮、胖瘦均可按這一標準測量。人體各部的折量，列表 2–1 說明如下：

**表 2–1　常用骨度分寸表**

| | 部位起止點 | 常用骨度 | 度量法 | 說　　明 |
|---|---|---|---|---|
| 頭部 | 前髮際至後髮際 | 12 寸 | 直寸 | 如前後髮際不明，從眉心量至大椎穴作 18 寸，眉心至前髮際 3 寸，大椎穴至後髮際 3 寸。 |
| | 耳後兩完骨（乳突）之間 | 9 寸 | 橫寸 | 用於量頭部的橫寸。 |
| 胸腹部 | 天突至歧骨（網劍聯合） | 9 寸 | 直寸 | 1. 胸部與脇肋部取穴直寸一般根據肋骨計算，每一肋骨折作 1 寸 6 分。<br>2.「天突」指穴名的部位。 |
| | 歧骨至臍中 | 8 寸 | | |
| | 臍中至橫骨上廉（恥骨聯合上緣） | 5 寸 | | |
| | 兩乳頭之間 | 8 寸 | 橫寸 | 胸腹部取穴的橫寸，可根據兩乳頭之間的距離折量。女性可用左右缺盆穴之間的寬度來代替兩乳頭之間的橫寸。 |



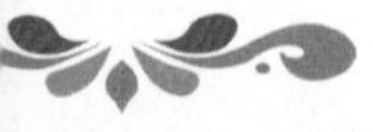

續表

<table>
<tr><th></th><th>部位起止點</th><th>常用骨度</th><th>度量法</th><th>說　　明</th></tr>
<tr><td rowspan="2">背腰部</td><td>大椎以至尾骶</td><td>21 椎</td><td>直寸</td><td rowspan="2">背部腧穴根據脊椎定穴。一般臨床取穴，肩胛骨下角相當第七（胸）椎，髂嵴相當第 16 椎（第 4 腰椎棘突）。</td></tr>
<tr><td>兩肩胛骨脊柱緣之間</td><td>6 寸</td><td>橫寸</td></tr>
<tr><td rowspan="2">上肢部</td><td>腋前紋頭（腋前皺襞）至肘橫紋</td><td>9 寸</td><td>直寸</td><td rowspan="2">用於手三陰、手三陽經的骨度分寸。</td></tr>
<tr><td>肘以下至季脇</td><td>12 寸</td><td></td></tr>
<tr><td>側胸部</td><td>腋以下至季脇</td><td>12 寸</td><td>直寸</td><td>「季脇」指 11 肋端。</td></tr>
<tr><td>側腹部</td><td>季脇以下至髀樞</td><td>12 寸</td><td>直寸</td><td>「髀樞」指股骨大轉子。</td></tr>
<tr><td rowspan="6">下肢部</td><td>橫骨上廉至內鋪骨上廉（股骨內髁上緣）。</td><td>18 寸</td><td>直寸</td><td rowspan="2">用於足三陰經的骨度分寸。</td></tr>
<tr><td>內鋪骨下廉（脛骨內髁下緣）至內髁高點。</td><td>13 寸</td><td></td></tr>
<tr><td>髀樞至膝中</td><td>19 寸</td><td rowspan="4">直寸</td><td rowspan="4">1. 用於足三陽經的骨度分寸。<br>2.「膝中」的水平線：前面相當於犢鼻穴，後面相當於委中穴。</td></tr>
<tr><td>臀橫紋至膝中</td><td>14 寸</td></tr>
<tr><td>膝中至外踝高點</td><td>16 寸</td></tr>
<tr><td>外踝高點至足底</td><td>3 寸</td></tr>
</table>

〔附注〕根據《靈樞・骨度》管記載：髮以下至頤長一尺，兩顴之間相去七寸，結喉以下至缺盆中長四寸，足長一尺二寸等。現代臨床折量，多以自然標誌取穴，或以手指同身寸代之。

臨床常按取穴部位骨度的全長，用手指劃分為若干等分，稱作「指測等分定位法」。如取間使穴，可將腕橫紋至

肘橫紋的 12 寸劃分為兩個等分，再將近腕的一等分又劃分為兩個等分，這樣，腕上 3 寸的間使穴便可迅速而準確地定位。

3. 解剖標誌定穴法

即自然標誌取穴法。這種方法是根據人體自然標誌而定取穴位的方法。人體自然標誌有兩種；一種是不受人體活動影響而固定不移的標誌，如五官、指（趾）甲、乳頭、肚臍等，稱作「固定標誌」；另一種是需要取相應的動作姿勢才會出現的標誌，包括皮膚的皺襞，肌肉部的凹陷，肌腱的顯露，以及某些關節間隙等，稱為「活動標誌」。自然標誌定位法是臨床常用的取穴方法，如兩乳頭連線的中點取膻中穴；握拳在掌後橫紋頭取後谿穴；取腰背穴而計數脊椎數；取胸部穴尋找肋間等等。

4. 其他定穴法

如肘尖所應的季肋部為章門穴，垂手直立中指端所對應的股部（大腿部）為風市穴，等等。

### （三）基本手法

針刺的基本手法有入針法、出針法，以及進行針刺時的進、退、按、提、捻、搖、擺、盤、留等運用毫針的操作技巧，也就是手法。手法的變化雖然很多，但萬變不離其宗，各種複雜的手法都是由這些基本手法的綜合運用所產生出來的。

1. 入針法

入針時，用右手拇指、食指挾持針柄，或用食指頂住針柄末端，以拇指、中指挾持針柄；左手則挾住病人的肢體，或壓按在穴位上協助右手入針。入針法又分：

（1）捻入法：長毫針或者針體細軟易彎者，用這種方法比較適宜。右手挾持著針柄，將針尖輕按在皮膚上，手指一



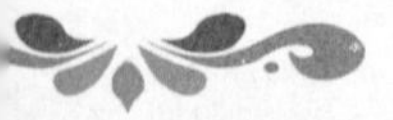

前一後地捻動，讓針回轉起來，邊轉邊入，像鑽頭似地刺入穴內。捻轉的角度不宜過大，以免牽掣病人的皮膚引起疼痛。如果刺痛難忍，則可留一會兒再捻，或者捻而不入，過一會兒再入。捻入法有不用左手協助的，也有用左手協助的，應以便利入針為目的，不必拘泥。

（2）刺入法：適於較短而強勁的毫針。一種是直刺入法，用左手拇指或食指豎按在穴位上，右手持住針柄，使針體貼著左手的爪甲面，像皮下注射那樣把針推進去。另一種是橫刺入法，用左手食指將針尖壓貼在穴位上，右手拇、食、中三指持住針柄，像插別針那樣把針插進去。

（3）刺入捻進法：使用較長的毫針而又要快入針時，可用這種方法。先用右手捏住針體，採取刺入法將針刺入皮下，然後再持著針柄向裏捻進。

另有一種進針法，用細玻璃管套住針體，將針尖對準穴位貼上，用右手食指叩擊針柄頂端而將針打入皮下，再持針捻進穴位。

2. 出針法

有捻出法與抽出法兩種。

（1）捻出法：一邊捻轉針柄，一邊向上提，使針體從穴位中出來。

（2）抽出法：用左手指壓著針孔旁的皮膚，右手指持著針柄，向上把針從穴位中抽出來。

一般出針時應該留針至針刺產生的酸麻、脹感消失等感覺輕鬆時再出針。

3. 行針時的基本手法

（1）進針：從淺到深，捻進或刺進。用於入針或深度不夠，繼續深入，或已有針刺反應，再刺進一些以施補法。

（2）退針：從深到淺，捻退或抽退。用於出針或深度已





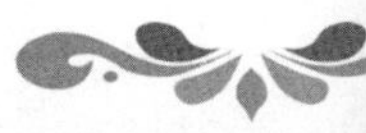

過尚無反應，可將針退回，另行手法，或已有針刺反應，再抽退一些以施瀉法。

(3) 按針：入針以後，連續施以一按一鬆的操作。用於加強針刺反應，或已有反應再按針以施補法。

(4) 提針：入針後連續施以一提一鬆的操作。用於已有針刺反應，再提以施瀉法。

(5) 捻針：手指前後捻動，使針如鑽頭一樣回轉，捻轉快而角度大則反應強，反之則反應弱。用於針細而長的捻轉入針，或捻轉催針產生酸麻痛脹感。

(6) 搖針：搬動針柄，以針尖部位為支點，使針體往復搖動。用於施以瀉法，搖而帶提或邊搖針邊出針是瀉。

(7) 擺針：搬動針柄，以針孔部位為支點，使針尖往復擺動。用於補法，加強針刺反應；擺而帶按是補。

(8) 盤針：將針傾斜，以針孔為圓心，使針作弧形運動。用於加強針刺反應及控制感覺傳播方向。盤而帶按是補；帶提是瀉。

(9) 留針：將手離開針柄，使針在原來的狀態停留不動。用於針下緊滯，留針以緩解，或為提高針刺效應而留針，或留針與行針交替進行。

### (四) 補瀉法

是運用各種針刺的手法產生補與瀉的作用，以達到補虛瀉實，扶正祛邪，從而治癒疾病的目的。古代針灸醫家在長期的醫療實踐過程中，創造和總結出了不少的針刺補瀉手法，其中主要有：

1. 迎隨補瀉

進針時針尖隨著經脈循行去的方向刺入，為補法，針尖迎著經脈循行來的方向刺入，為瀉法。

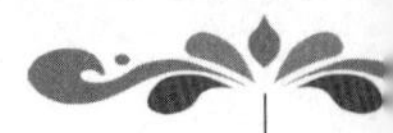

2. 呼吸補瀉

病人呼氣時進針，吸氣時出針為補法；吸氣時進針，呼氣時出針為瀉法。

3. 進退補瀉

補法是 3 進 1 退，進要重，退要輕，即把應該刺入的深度分為淺、中、深 3 層，先將針捻入或刺入淺層，捻轉或搗動產生脹麻反應後，針進到中層，再引起反應，即將針進到深層，使深層也有了反應，就留針，然後輕輕把針起出來。瀉法是 1 進 3 退，進要輕，退要重，操作與補法相反，一般不留針。

4. 疾徐補瀉

進針時徐徐刺入，少捻轉，疾速出針為補法；進針時疾速刺入，多捻轉，徐徐出針為瀉法。

5. 捻轉補瀉

針刺入產生脹麻反應後，捻轉角度小，用力輕，頻率慢，操作時間短者為補法；捻轉角度大，用力重，頻率快，操作時間長者為瀉法。也有以左轉時角度大，用力重者為補；右轉時角度大，用力重者為瀉。

6. 提插補瀉

針刺入產生脹麻反應後，先淺後深，重插輕提，提插幅度小，頻率慢，操作時間短者為補法；先深後淺，輕插重提，提插幅度大，頻率快，操作時間長者為瀉法。

7. 開闔補瀉

出針後迅速揉按針孔為補法；出針時搖大針孔而不立即揉按為瀉法。

8. 平補平瀉

進針產生脹麻反應後，均勻地提插，捻轉後即出針。



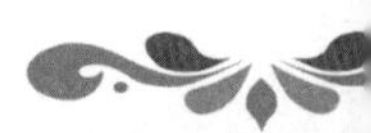

（五）配穴法

即根據辨證施治的需要，採取腧穴互相配合，達到協同治療增強療效的目的。主要的配穴法即配穴原則有：

1. 鄰近取穴法

選用患部附近的腧穴，以治療疾病。又可分為 3 種方法：

（1）局部取穴：直接在患部針灸，如眼病取晴明穴；腰痛取腎俞穴；關節炎直取其關節部位的阿是穴等。

（2）四周取穴：在患部周圍取腧穴針灸，如眼病取陽白、四白、太陽等腧穴；前胸痛取中府穴、巨闕穴；腓腸肌痙攣取委中穴、崑崙穴等。

（3）對應取穴：不是直接針灸患病部位，而在與患部相對應處取穴，如胸痛取肺俞穴；胃脘痛取胃俞穴；鼻塞取風池穴；舌病取風府穴等。

2. 遠道取穴法

這就是《靈樞· 終始篇》所說的「病在上者下取之，病在下者高取之」的方法。一般地說，實證適應於病在上而取穴在下，如急性扁桃體炎取合谷穴；充血性頭痛取歷兌穴等；虛證適應於病在下而取穴在上，如脫肛取百會穴；上下肢癱瘓取背、腰、骶部的俞穴等。遠道取穴也分為三種方法：

（1）本經取穴：患病部位在哪一經，就取哪一經的腧穴。如心臟病取手厥陰經的內關穴。

（2）偶經取穴：在與本經相配偶的那一經取穴。如肺病取手陽明大腸經的合谷穴；胃脘痛取足太陰脾經的公孫穴等。

（3）接經取穴：上下肢的經脈相接，相接經脈的經穴也可以互治。如《黃帝內經太素》所說「以其上下相接，故手太陰、陽明之『上』有病，宜療足太陰、陽明」；「足太陰、陽明之『下』有病，宜療手太陰、陽明。」病在頭頸、軀幹，也可同時取相接兩經的腧穴。如喉炎取手、足陽明經

的合谷穴、內庭穴；側胸部疼痛取手、足少陽經的外關穴、足臨泣穴等。

3. 對側取穴

即取患病部位對側的腧穴。這種取穴方法，《內經》稱為繆刺。如左耳鳴取右手厥陰心包經的中衝穴；左牙痛取右手陽明大腸經的合谷穴；上下肢的病痛或癱瘓，也可以採取這種取穴法，針刺其健側的腧穴。

4. 腧穴相配法

上述的各種取穴法，可以單獨應用，也可以互相配合起來應用。在臨床中，為了盡可能及早解除病人的痛苦，配合應用居多，配合的方法大體有如下 5 種：

（1）左右相配：即在身體的左右兩側，同時取其互相對稱的兩個腧穴（同名穴）。如頭痛取兩側太陽穴；胃病取兩側足三里穴等。

（2）前後相配：即局部穴與對應穴一前一後互相配合。如鼻塞取迎香穴配風池穴；便秘取天樞穴配大腸俞穴等。

（3）陰陽相配：即陰經與陽經互相配合。如取足陽明胃經的足三里穴配足太陰脾經的三陰交穴治療消化不良；手陽明大腸經的合谷穴配手太陰肺經的列缺穴等治療感冒等。這種配合，在互相對偶（互為表裏的臟腑經脈）的兩經為最多。

（4）遠近相配：即鄰近穴與遠道穴互相配合。如天突穴配合谷穴治療喘息；中脘穴配足三里穴治療胃脘痛；關元穴配太衝穴治療痛經等。

（5）上下相配：即上肢的經穴與下肢的經穴互相配合。如內關穴配公孫穴治療胃脘痛；支溝穴配照海穴治療便秘；合谷穴配內庭穴治療牙痛；曲池穴配足三里穴退熱；神門穴配三陰交穴治療失眠；合谷穴配三陰交穴治療滯產等。





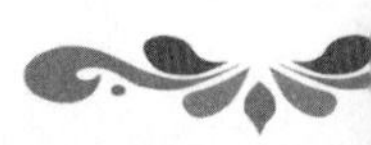

### （六）按時取穴法

按時取穴法有子午流注針法及靈龜八法（又名奇經納卦法）。

1. 子午流注針法

「子午流注針法」是以井、滎、俞、經、合五俞穴配合陰陽五行為基礎，運用干支配合臟腑，干支計年、月、日、時，以推算經氣流注盛衰開合，按時取穴的一種治療方法。

（1）「子午流注針法」的組成子午流注針法，由五輸穴配合陰陽五行，與天干地支配合臟腑時辰兩大部分組成。

①五輸穴配合陰陽五行：《靈樞・本輸》提出了五輸穴的部位，並指出了「陰井木、陽井金」的陰陽五行配合關係。《難經・六十四難》作了全面補充，十二經的五輸穴與五行配合關系列表 2–2 如下：

**表 2–2　五輸穴與臟腑陰陽五行分配表**

| | 五輸穴<br>經別 | 井金 | 滎水 | 輸木 | 原 | 經火 | 合土 |
|---|---|---|---|---|---|---|---|
| 陽經六腧 | 膽（木） | 竅陰 | 俠谿 | 臨泣 | 後墟 | 陽輔 | 陽陵泉 |
| | 小腸（火） | 少澤 | 前谷 | 後谿 | 腕骨 | 陽谷 | 小海 |
| | 胃（土） | 厲兌 | 內庭 | 陷谷 | 衝陽 | 解谿 | 足三里 |
| | 大腸（金） | 商陽 | 二間 | 三間 | 合谷 | 陽谿 | 曲池 |
| | 膀胱（水） | 至陰 | 通谷 | 束骨 | 京骨 | 崑崙 | 委中 |
| | 三焦（相火） | 關衝 | 液門 | 中渚 | 陽池 | 支溝 | 天井 |
| 陰經五腧 | 肝（木） | 大敦 | 行間 | 太衝 | | 中封 | 曲泉 |
| | 心（火） | 少衝 | 少府 | 神門 | | 靈道 | 少海 |
| | 脾（土） | 隱白 | 大都 | 太白 | | 商丘 | 陰陵泉 |
| | 肺（金） | 少商 | 魚際 | 太淵 | | 經渠 | 尺澤 |
| | 腎（水） | 湧泉 | 然谷 | 太谿 | | 復溜 | 陰谷 |
| | 心包（君火） | 中衝 | 勞宮 | 大陵 | | 間使 | 曲澤 |

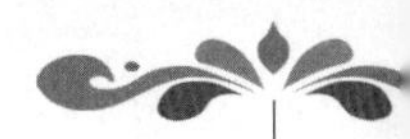

②天干地支：天干起於甲而終於癸，即甲、乙、丙、丁、戊、己、庚、辛、壬、癸十數；地支起於子而終於亥，即子、丑、寅、卯、辰、巳、午、未、申、酉、戌、亥12數。天干第一為甲，地支第一為子，干支配合，便成甲子、乙丑、丙寅、丁卯……。由於天干是10數，地支是12數，於是二者配合，以6輪天干，5輪地支，便成60環周，稱為1個花甲，具有週期循環的意義。干支在「子午流注針法」中，必須掌握以下5個方面的基本知識，為推算運用打下基礎。

干支配合成六十環周，是干支紀年、月、日、時的必用符號。列表2–3如下：

**表2–3　干支配合六十環周表**

| 甲子 | 乙丑 | 丙寅 | 丁卯 | 戊辰 | 己巳 | 庚午 | 辛未 | 壬申 | 癸酉 |
|---|---|---|---|---|---|---|---|---|---|
| 甲戌 | 乙亥 | 丙子 | 丁丑 | 戊寅 | 己卯 | 庚辰 | 辛巳 | 壬午 | 癸未 |
| 甲申 | 乙酉 | 丙戌 | 丁亥 | 戊子 | 己丑 | 庚寅 | 辛卯 | 壬辰 | 癸巳 |
| 甲午 | 乙未 | 丙申 | 丁酉 | 戊戌 | 己亥 | 庚子 | 辛丑 | 壬寅 | 癸卯 |
| 甲辰 | 乙巳 | 丙午 | 丁未 | 戊申 | 己酉 | 庚戌 | 辛亥 | 壬子 | 癸丑 |
| 甲寅 | 乙卯 | 丙辰 | 丁巳 | 戊午 | 己未 | 庚申 | 辛酉 | 壬戌 | 癸亥 |

③干支分陰陽　干支分陰陽，根據運用的地方不同，具有兩方面的含義。在十二經開井穴時，提出陽進陰退規律，那是以天干為陽，地支為陰提出來的。另外就是根據奇數偶數來分陰陽。關於陽進陰退，詳見「納乾法」臨床運用。下面是按奇偶分陰陽：

天干10數，以1、3、5、7、9為陽，2、4、6、8、10為陰；地支12數，以1、3、5、7、9、11為陽，2、4、6、8、10、12為陰，列表2–4以示如下：




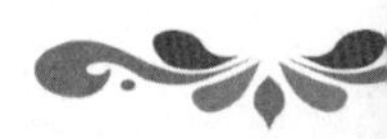

**表 2-4　陰陽干支區別表**

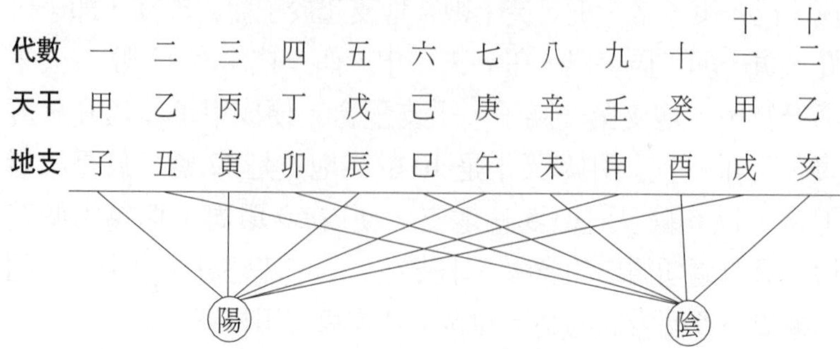

| 代數 | 一 | 二 | 三 | 四 | 五 | 六 | 七 | 八 | 九 | 十 | 十一 | 十二 |
|---|---|---|---|---|---|---|---|---|---|---|---|---|
| 天干 | 甲 | 乙 | 丙 | 丁 | 戊 | 己 | 庚 | 辛 | 壬 | 癸 | 甲 | 乙 |
| 地支 | 子 | 丑 | 寅 | 卯 | 辰 | 巳 | 午 | 未 | 申 | 酉 | 戌 | 亥 |



上圖表的數位與干支的關係是很重要的，因為在計算日干支時，按公式求出的「餘數」就要根據代表數來確定干支，特別是天干更為重要。例如由計算，餘數是 1，便代表甲；2，代表乙；3 代表丙；4，代表丁；5，代表戊；6，代表己；7，代表庚；8，代表辛；9，代表壬；10，代表癸。

④天干合化五行、天干合化五行，是根據剛柔相濟的精神，按五行相生排列，它是納乾法合日互用的依據，圖示如下：

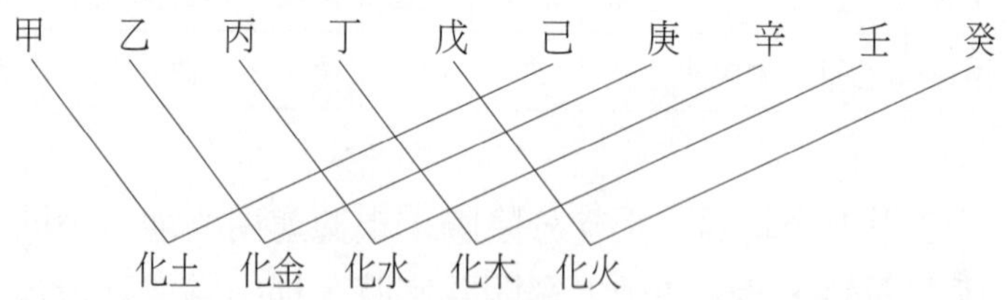


⑤1 天 12 時辰與 24 小時的分配、每天 24 小時，用 12 地支來代表，每 1 個時辰便是 2 小時。子時是夜半，代表 23～1 點鐘，依此順序推，則丑時為 1～3 點鐘，寅時為 3～5 點鐘，卯時為 5～7 點鐘，辰時為 7～9 點鐘，己巳為 9～11 點鐘，午時為 11～13 點鐘，未時為 13～15 點鐘，申時為

15～17 點鐘，酉時為 17～19 點鐘，戌時為 19～21 點鐘，亥時為 21～23 點鐘。

以上時間，是以當地時間為準，因為各個地區相距有差異。1884 年國際會議劃分時區的辦法，規定每隔經度 15° 算 1 個時區，全球分 24 個時區，把通過英國倫敦格林威治天文臺原址那條經線全球定為 0 度經線，作為 0 度中央線，從西經 7.5 度至東經 7.5 度為中時區，向東劃分 12 個時區，向西劃分 12 個時區。

地理經度和時間關係，因地球每 24 小時自轉 1 周（360 度）則每小時自轉 360÷24＝15 度，每經度 1 度時刻差為 60 ÷15＝ 4 分鐘，作為地區時差計算的基礎。

我國北京時間是全國統一的標準時，使全國人民能正常地進行生產、工作、學習和生活，是非常必要的。但作為時空影響人體的自然變化，又應當以北京時間為基礎，按照時區加以運算。便如：北京約位於東經 116 度，哈爾濱是東經 126 度，則兩地時差為（126–116）×4＝ 40 分鐘。成都位於東經 104 度，（116–104）× 4＝ 48 分鐘。

⑥年、月、日、時干支推算法、子午流注針法開穴，首先要將病人來診治的年、月、日、時推算出來，才能按照當開腧穴進行治療，其中特別是「日、時」干支的推算更為重要，分別介紹於下：

年干支推算法比較容易，只要掌握「干支配合六十環周表」（六十甲子），按照順序即可推出。 例如 1983 年為癸亥，則 1984 年為甲子，1985 年為乙丑，餘可類推。

月干支推算法，按照農曆計算，每年正月都是「寅」。五月都是「午」，冬月都是「子」。根據當年的年乾來推算。記住下面的歌訣即可推算。

甲己之年丙作者，乙庚之年戊為頭，

丙辛之年庚寅上，丁壬壬寅順行流，

若言戊癸何方起，甲寅之上去尋求。

這首歌訣是根據五虎遁編的，即是甲年己年的正月都是丙寅，乙年庚年的正月都是戊寅，丙年辛年的正月都是庚寅，丁年壬年的正月都是壬寅，戊年癸年的正月都是甲寅。餘月順次類推。

日干支的推算比較複雜，由於農曆變化比較繁雜，所以用陽曆進行推算。運用時有幾個先決條件：當年元旦干支的代數；每月干支應加減數；閏年自三月起都加一；當天的日數。有了這四 點，便可推算任何一 天的干支。

當年元旦干支代數：除參考前面「干支分陰陽」之外，首先應查曆書列表，找出當年元旦的干支。

各月干支應加應減數：各月干支加減數，是根據日數與「六十環周」關係推算得出的。即一、五雙減一；二、六加零、六；三減二、加十；四減一、加五；七、零、九加二；八上加一、七；十上加二、八；冬三、臘三、九；閏年三月起，餘數均加一（見表 2–5）。

例如：1984 年元旦（查元旦干支表）為甲午，甲的代表數是 1，午的代表數是 7，因為 1984 年是閏年，便可由下列的公式求出本年 12 個月的一日干支。

時干支推算，是運用五門十變的道理，把 天干化生五行，用五虎循推算日上起時。它的歌訣是：甲已起甲子，乙庚起丙子，丙辛起戊子，丁壬起庚子，戊癸起壬子。就是甲日已日的十二時辰，都是從甲子開始；乙日庚日從丙子開始；丙日辛日從戊子開始；丁日壬日從庚子開始；戊日癸日從壬子開始。

⑦天干配臟腑　天干配臟腑是「納乾法」的基礎之一，在逐日開穴時，按照井、滎、輸、原、經、合的流注次序，

**表 2-5　各月干支加減表解**

| 月數／干支加減／年別 | 一月 | | 二月 | | 三月 | | 四月 | | 五月 | | 六月 | | 七月 | | 八月 | | 九月 | | 十月 | | 十一月 | | 十二月 | |
|---|---|---|---|---|---|---|---|---|---|---|---|---|---|---|---|---|---|---|---|---|---|---|---|---|
| | 干 | 支 | 干 | 支 | 干 | 支 | 干 | 支 | 干 | 支 | 干 | 支 | 干 | 支 | 干 | 支 | 干 | 支 | 干 | 支 | 干 | 支 | 干 | 支 |
| 平年 | 減一 | 減一 | 加零 | 加六 | 減二 | 加十 | 減一 | 加五 | 減一 | 減一 | 加零 | 加六 | 加零 | 加零 | 加一 | 加七 | 加二 | 加二 | 加二 | 加八 | 加三 | 加三 | 加三 | 加九 |
| 閏年 | | | | | 餘數加一 | | | | | | | | | | | | | | | | | | | |

〔附〕推算公式

求日干 $\frac{\text{（元日天干）}+\text{（日期）}+\text{（各月天干加減數、潤年三月以後加一）}}{10}$ 商……餘數

求日支 $\frac{\text{（元日地支）}+\text{（日期）}+\text{（各月地支加減數、潤年三月以後加一）}}{12}$ 商……餘數

根據當時的 天干，依次取所屬臟腑俞穴，應記住下列口訣：甲膽乙肝丙小腸，丁心戊胃已脾鄉。庚屬大腸辛屬肺，壬屬膀胱癸腎臟。三焦陽府須歸丙，包絡從陰丁火旁。陽乾宜納陽之府，臟配陰乾理自當。

⑧地支配臟腑　地支配臟腑，是以一 天十二地支與臟腑相配，是「納之法」的基礎之一，以十二時辰代表十二經來取穴。人身氣血運行從中焦開始，上注於肺經，經過大腸、胃、脾、心、小腸、膀胱、腎、心包、三焦、膽、肝、再流注於肺。這一流注，是從寅時開始，所以 12 時辰便從肺寅大卯相配合順次相配，其相配的歌訣為：肺寅大卯胃辰宮，脾已心午小未中，膀申腎酉心包戌，焦亥子膽丑肝通。

（2）子午流注針法臨床運用　子午流注針法的臨床運用，分「納干法」、「納支法」兩大類。

①納干法：「納干法」是運用 天干配臟腑的一種按時開穴的子午流注針法，必須掌握以下方面的基本內容。





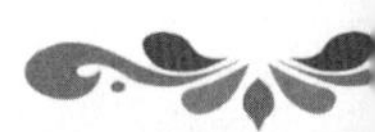

在 天干配臟腑的基礎上，熟悉陽進陰退規律。這裏說的陽是指 天干，陰指地支。就是說 天干按順序推進，而地支剛從戌時起，按酉申未午巳辰卯寅的倒退 次序與 天干配合開各經井穴，列表 2– 如下：

表 2–6　子午流注按時開「井穴」表

| 日　干 | 甲 | 乙 | 丙 | 丁 | 戊 | 己 | 庚 | 辛 | 壬 | 癸 |
|---|---|---|---|---|---|---|---|---|---|---|
| 時　辰 | 甲→戌⇨ | 乙→酉⇨ | 丙→申⇨ | 丁→未⇨ | 戊→午⇨ | 己→巳⇨ | 庚→辰⇨ | 辛→卯⇨ | 壬→寅⇨ | 癸亥 |
| 經　脈 | 膽 | 肝 | 小腸 | 心 | 胃 | 脾 | 大腸 | 肺 | 膀胱 | 腎 |
| 井　穴 | 竅陰 | 大敦 | 少澤 | 少衝 | 厲兑 | 隱白 | 商陽 | 少商 | 至陰 | 湧泉 |

注：→陽進　⇨陰退

陽日開陽府井穴，轉注陰日，按井、滎、輸、經、合次序繼續開陽時。例如，甲日甲戌時開膽經井穴足竅陰，下一時辰乙亥為陰時不開穴，甲日 12 時辰已完，便應轉注到乙日開丙子陽時，繼續開小腸經滎穴前谷。

陰日開陰臟井穴，轉注陽日，按五輸次序繼續開陰時。例如：乙日乙酉時開肺經井穴大敦，下一陰時是丁亥，開心經滎穴少府，乙日 12 時辰已完，便應轉注丙日己丑繼續開脾經輸穴太白。

逢輸過原，就是每逢開輸穴的同時，就要開井穴所屬的原穴。例如，前面提出的丙日己丑時開脾經，太白是脾經的輸穴，因為是從乙日乙酉時開肝經的井穴大敦，所以這時就是開肝經的原穴太衝（陰經以輸為原）。

氣納三焦，開生我穴。三焦主持諸氣，氣為陽，所以凡是陽經開到合穴，下一陽時便應氣納三焦，開生我穴。這裏「我」指「井」穴所屬的經。 例如，甲日戌時開膽經井穴足

竅陰，轉注乙日繼續開陽時，到了壬午開合穴，下一陽時甲申，便要開三焦經屬水的滎穴液門，因為膽屬木，水生木就是生我的關係，餘可類推。

血歸包絡，開我生穴。血歸包絡，血為陰，所以凡是陰經開到合穴，下一陰陽就要血歸包絡，開我生穴。例如，乙日酉時開肝經井穴大敦，下一陰時丁亥開心經滎穴少府，轉注丙日繼續開陰時，到癸巳時，開腎經合穴陰谷後，下一陰己未，便要血歸包絡，開心包經我生穴。肝屬木，木生火，所以開心包經滎穴勞宮，餘可類推。

在以上所述內容的基礎上，結合前面的「子午流注針法的組成」各點，便可進行推算運用。在「納乾法」運用中，有兩種推算方法：

第一法是子午流注逐日按時定穴，其歌訣為：

甲日戌時膽竅陰，丙子時中前谷滎，
戊寅陷谷陽明輸，返本丘墟木在寅。
庚辰經注陽谿穴，壬午膀胱委中尋，
甲申時納三焦水，滎合 天干取液門。
乙日酉時肝大敦，丁亥時滎少府心，
己丑太白太衝穴，辛卯經渠是肺經，
癸巳腎宮陰谷合，乙未勞宮火穴滎。
丙日申時少澤當，戊戌內庭治脹康，
庚了時在三間輸，本原腕骨可祛黃。
壬寅經火崑崙上，甲辰陽陵泉合長，
丙午時受三焦火，中渚之中仔細詳。
丁日未時心少衝，己酉大都脾土逢，
辛亥太淵神門穴，癸丑復溜腎水通，
乙卯肝經曲泉合，丁巳包絡大陵中。
戊日午時厲兌先，庚申滎穴二間迁，

壬戌膀胱尋束骨，衝陽土穴必還原，
甲子膽經陽輔是，丙寅小海穴安然，
戊辰氣納三焦脈，經穴支溝刺必痊。
己日巳時隱白始，辛未時中魚際取，
癸酉太谿太白原，乙亥中封內踝比，
丁丑時合少海心，己卯間使包絡止。
庚日辰時商陽居，壬午膀胱通谷之，
甲申臨泣為輸木，合谷金原返本歸，
丙戌小腸陽谷火，戊子時居三里宜，
庚寅氣納三焦合，天井之中不用疑。
辛日卯時少商本，癸巳然谷何須忖，
乙未太衝原太淵，丁酉心經靈道引，
己亥脾合陰陵泉，辛丑曲澤包絡準。
壬日寅時起至陰，甲辰膽脈俠谿滎，
丙午小腸後谿輸，返本京骨本原尋
三焦寄有陽池穴，返本還原似的親，
戊申時注解谿胃，大腸庚戌曲池眞，
壬子氣納三焦寄，井穴關衝一片金，
關衝屬金壬屬水，子母相生恩義深。
癸日亥時井湧泉，乙丑行間穴必然，
丁卯輸穴神門是，本尋腎水太谿原，
包絡大陵原並過，己巳商丘內踝邊，
辛未肺經合尺澤，癸酉中衝包絡連，
子午截時安定穴，留傳後學莫忘言。

根據以上取穴歌訣，按 10 天干進行推算。

第二法是1、4、2、5、3、0 反克取穴法：

根據六甲週期，陽進陰退開井穴和陽日陽時開陽經，陰日陰時開陰經和地支順時推進等基礎，進行推算，解決癸日

10 時不開的不足，此法係運用反剋規律推算而來，其開穴表 2–7 如下：

**表 2–7**

| 常 規 | | 1 | 4 | 2 | 5 | 3 | 0 |
|---|---|---|---|---|---|---|---|
| 五輸納穴 | | 井 | 經 | 滎 | 合 | 輸 | 納、歸 |
| 六甲 | 干支 | 甲日，甲戌 | 己日，甲子 | 戊日，甲寅 | 丁日，甲辰 | 丙日，甲午 | 乙日，甲申 |
| | 穴名 | 竅陰 | 陽輔 | 俠谿 | 陽陵泉 | 臨泣 | 液門 |
| 六乙 | 干支 | 乙日，乙酉 | 己日，乙亥 | 己日，乙丑 | 戊日，乙卯 | 丁日，乙巳 | 丙日，乙未 |
| | 穴名 | 大敦 | 中封 | 行間 | 曲泉 | 太衝 | 勞宮 |
| 六丙 | 干支 | 丙日，丙申 | 庚日，丙戌 | 庚日，丙子 | 日己，丙寅 | 戊日，丙辰 | 丁日，丙午 |
| | 穴名 | 少澤 | 陽谷 | 前谷 | 小海 | 後谿 | 中渚 |
| 六丁 | 干支 | 丁日，丁未 | 辛日，丁酉 | 庚日，丁亥 | 庚日，丁丑 | 己日，丁卯 | 戊日，丁巳 |
| | 穴名 | 少衝 | 靈道 | 少府 | 少海 | 神門 | 大陵 |
| 六戊 | 干支 | 戊日，戊午 | 壬日，戊申 | 辛日，戊戌 | 辛日，戊子 | 庚日，戊寅 | 己日，戊辰 |
| | 穴名 | 厲兌 | 解谿 | 內庭 | 足三里 | 陷谷 | 支溝 |
| 六己 | 干支 | 己日，己巳 | 癸日，己未 | 壬日，巳酉 | 辛日，己亥 | 辛日，己丑 | 庚日，己卯 |
| | 穴名 | 隱白 | 商丘 | 大都 | 陽陵泉 | 太白 | 間使 |
| 六庚 | 干支 | 庚日，庚辰 | 甲日，庚午 | 庚日，庚申 | 壬日，庚戌 | 壬日，庚子 | 辛日，庚寅 |
| | 穴名 | 商陽 | 陽谿 | 二間 | 曲池 | 三間 | 天井 |
| 六辛 | 干支 | 辛日，辛卯 | 乙日，辛巳 | 甲日，辛未 | 癸日，辛酉 | 壬日，辛亥 | 壬日，辛丑 |
| | 穴名 | 少商 | 經渠 | 魚際 | 尺澤 | 太淵 | 曲澤 |
| 六壬 | 干支 | 壬日，壬寅 | 丙日，壬辰 | 乙日，壬午 | 甲日，壬申 | 癸日，壬戌 | 癸日，壬子 |
| | 穴名 | 至陰 | 崑崙 | 通谷 | 委中 | 束骨 | 關衝 |
| 六癸 | 干支 | 癸日，癸亥 | 戊日，癸丑 | 丁日，癸卯 | 丙日，癸巳 | 乙日，癸未 | 甲日，癸酉 |
| | 穴名 | 湧泉 | 復溜 | 然谷 | 陰谷 | 太谿 | 中衝 |

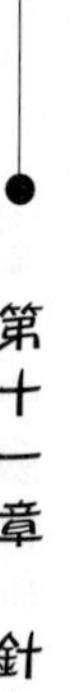

第三法是納支法：「納支法」是以 1 天 12 時辰配合臟腑（見前地支配臟腑）按時開穴，臨床上有兩種運用方法：

補母瀉子取穴　以本經經脈的五行屬性和五輸穴的五行屬性為基礎，以推算母子關係，按照「虛則補其母，實則瀉其子」進行按時取穴。例如，手太陰肺經生病，肺屬金，它的母穴是屬土的太淵穴，子穴是屬水的尺澤穴。如果肺經邪氣實，就在肺氣方盛的寅時，取尺澤穴行瀉法；如果肺的正氣虛，則應當在肺氣方衰的卯時取太淵穴行補法。

若本經開穴時間已過，或不虛不實的病證，可取本經同一屬性的經穴，又稱本穴，或取本經原穴進行治療。例如，肺經本穴為經渠，原穴為太淵。十二經補母瀉子取穴如表 2-8。

**表 2-8 十二經補母瀉子、本穴、原穴表**

| 經別 | 五行 | 流注時間 | 補法 | | 瀉法 | | 本穴 | 原穴 |
|---|---|---|---|---|---|---|---|---|
| | | | 母穴 | 時間 | 子穴 | 時間 | | |
| 肺 | 辛金 | 寅 | 太淵 | 卯 | 尺澤 | 寅 | 經渠 | 太淵 |
| 大腸 | 庚金 | 卯 | 曲池 | 辰 | 二間 | 卯 | 商陽 | 合谷 |
| 胃 | 戊土 | 辰 | 解谿 | 己 | 厲兌 | 辰 | 三里 | 衝陽 |
| 脾 | 己土 | 己 | 大都 | 午 | 商丘 | 巳 | 太白 | 太白 |
| 心 | 丁火 | 午 | 少衝 | 未 | 神門 | 午 | 少府 | 神門 |
| 小腸 | 丙火 | 未 | 後谿 | 申 | 小海 | 未 | 陽谷 | 腕骨 |
| 膀胱 | 壬水 | 申 | 至陰 | 酉 | 束骨 | 申 | 通谷 | 京骨 |
| 腎 | 癸水 | 酉 | 復溜 | 戌 | 湧泉 | 酉 | 陰谷 | 太淵 |
| 包絡 | 丁火 | 戌 | 中衝 | 亥 | 大陵 | 戌 | 勞宮 | 大陵 |
| 三焦 | 丙火 | 亥 | 中渚 | 子 | 天井 | 亥 | 支溝 | 陽池 |
| 膽 | 甲木 | 子 | 俠谿 | 丑 | 陽輔 | 子 | 臨泣 | 丘墟 |
| 肝 | 乙木 | 丑 | 曲泉 | 寅 | 行間 | 丑 | 大敦 | 太衝 |

一日六十六穴法　納支法的運用比較靈活，所以臨床上都很重視。由於虛則補其母，實則瀉其子取穴尚不完善，陰經1天只取20穴，陽經1天只取24穴，還有22穴沒有取用。所以竇漢卿氏在《標幽賦》中提出了「一日取六十六穴之法，方見幽微」。就是說應按12時辰所屬臟腑，陰經開井、滎、輸、經、合6穴，陽經開井、滎、輸、原、經、合6穴。

臨床運用要根據病因、病性、病勢，在相關經絡經氣旺時，靈活取用本經五輸穴，以進行治療。

2. 靈龜八法（附：飛騰八法）

靈龜八法，又名「奇經納卦法」，它是運用古代哲學的「九宮八卦」學說，結合人體「奇經八脈」氣血的會合，取其與奇經相通的8個經穴，按照日時干支的推演數位變化，採用相加、相除的方法，作出按時取穴的一種針刺法。此法和子午流注針法有著相輔相成的意義。

（1）靈龜八法的組成

①**九宮八卦**　八卦是古人取陰陽之象，結合自然界的天、地、水、火、風、雷、山、澤作成的。即：乾為天作☰形，坤為地作☷形，坎為水作☵形，離為火作☲形，巽為風作☴形，震為雷作☳形，艮為山作☶形，兌為澤作☱形。把八卦的名稱和圖像結合四方，即成九宮。由於八卦各有方位，配合九宮，根據「戴九履一，左三右七，二四為肩，八六為足，五十居中」的九宮數字，每宮再配上一條奇經及其配屬的穴位，就成為「坎一聯申脈，照海坤二五，震三屬外關，巽四臨泣數，乾六是公孫，兌七後谿府，艮八係內關，離九列缺主」。此8穴的代表數字，在靈龜八法的推算中，佔有極為重要的地位，所以運用本法必須牢記。

②**八脈交會**　八脈指任、督、沖、帶、陰維、陽維、陰蹻、陽蹻，它具有統帥和調整十二經脈氣血的作用。而十二

經脈本身又有上下循行，交錯相會的特性，所以在四肢部位的十二經上有 8 個經穴與八脈相通。即小腸經的後谿穴通於督脈，肺經的列缺穴通於任脈，脾經的公孫穴通於沖脈，膽經的臨泣穴通於帶脈，腎經的照海穴通於陰蹻，膀胱經的申脈穴通於陽蹻，心包經的內關穴通於陰維，三焦經的外關穴通於陽維。

另外，這 8 個經穴彼此之間又有著密切的聯繫與貫通。如公孫穴與內關穴相通合於心、胸、胃；後谿穴與申脈穴相通合於目內眥、頸項、耳、肩膊、小腸、膀胱；臨泣穴與外關穴相通合於目銳眥、耳後、頸項、肩；列缺穴與照海穴相通合於肺系、咽喉、胸膈等，這樣就使「八脈八穴」分為 4 組，相互結合，有著一致的主治範圍。

③八法逐日干支代數　靈龜八法的組成，除八脈、八穴、八卦外，尚有日時的干支數字作為八法取穴的依據，干支代數字的來由，是根據五行生成數和干支順序的陰陽定出的，它是演算靈龜八法穴位的基本數字，一般宜牢記下面的歌訣（附表 2–9）。

甲己辰戌丑未十，乙庚申酉九為期，
丁壬寅卯八成數，戊癸巳午七相宜，
丙辛亥子亦七數，逐日干支即得知。

**表 2–9　八法逐日干支數字表**

| 代數 | 10 | 9 | 8 | 7 |
|---|---|---|---|---|
| 天干 | 甲己 | 乙庚 | 丁壬 | 戊癸、丙辛 |
| 地支 | 辰丑、戌未 | 申酉 | 寅卯 | 巳午、亥子 |

④八法臨時干支代數每日時辰的干支，亦各有一個代數，這個代數與逐日干支的代數有著同樣的意義，是推演八

法必須掌握的內容，一般宜牢記下列歌訣，以利推算（見表2–10）。

甲己子午九宜用，乙庚丑未八無疑，
丙辛寅申七作數，丁壬卯酉六須知，
戊癸辰戌各有五，巳亥單加四共齊，
陽日除九陰除六，不及零餘穴下推。

**表 2–10　八法臨時干支數字表**

| 代數 | 9 | 8 | 7 | 6 | 5 | 4 |
|---|---|---|---|---|---|---|
| **天干** | 甲己 | 乙庚 | 丙辛 | 丁壬 | 戊癸 | |
| **地支** | 子午 | 丑未 | 寅申 | 卯酉 | 辰戌 | 巳亥 |

（2）靈龜八法的應用

運用靈龜八法，是將日、時的干支數字，共同加起來得出四個數字的和數，然後按照陽日用九除，陰日用六除的公式，去除干支的和數，再將它的餘數，求得八卦所分配的某穴的數字，就是當時應開的腧穴。它的公式是：

（日干 + 日支 + 時干 + 時支）÷ 9（陽）或 6（陰）= 商……（餘數）。

如欲求甲子日的子、丑等時所開穴位，首先要從甲子日上起出時干來；甲子時按五虎建元（日上起時干）推算，則仍起於「甲子」，再按六十花甲子的順序排列，第二個時辰就是「乙丑」。八法逐日干支代數，甲為 10，子為 7；八法臨時干支代數，甲為 9，子亦為 9。 4 數相加的總和為 35，由於 天干的甲屬陽，故用 9 除，所剩的餘數是 8，8 數為內關穴所應，所以甲子日的甲子時為「內關」穴當開。

如果遇到陽日除盡無餘數時，當以 9 數計算，開列缺穴；陰日除盡無餘數時，當以 6 數計算，開公孫穴。 例如，

甲子日戊辰時，按日干支代數，甲為 10，子為 7；時干支代數，戊為 5，辰為 5。四數相加為 27，甲為陽日除以 9，商為 3，無餘數，則開列缺穴。又如，乙丑日辛巳時，日於支代數，乙為 9，丑為 10；時干支代數，辛為 7，已為 4，4 數相加為 30，陰日除 6，商為 5，無餘數，則開公孫穴。

以上是按開穴公式的計算方法。臨床上還可按公孫配內關，外關配是臨泣，列缺配照海，後谿配申脈的「八穴相通合」關係，進行運用，以提高治療效果。

〔附〕飛騰八法

飛騰八法也是以八脈八穴為基礎，按時開穴的一種取穴方法。它的運用和靈龜八法略有不同。本法不論日干支和時干支，均以 天干為主，不用零餘方法。其運用方法應牢記飛騰八法歌（附表 2–11），歌訣為：

壬甲公孫即是乾，丙居艮上內關然，
戊為臨泣生坎水，庚屬外關震相連，
辛上後谿裝巽卦，乙癸申脈到坤傳，
己土列缺南離上，丁居照海兌金全。

**表 2–1l　八穴八卦 天干配合表**

| 壬甲 | 丙 | 戊 | 庚 | 辛 | 乙癸 | 己 | 丁 |
|---|---|---|---|---|---|---|---|
| 公孫 | 內關 | 臨泣 | 外關 | 後谿 | 申脈 | 列缺 | 照海 |
| 乾 | 艮 | 坎 | 震 | 巽 | 坤 | 離 | 兌 |

例如，本日天干是甲或是已，按「五虎建元」法推算，即是「甲己之日起丙寅」，丙寅應取內關穴，因丙配艮卦內關穴（其他如丙申、丙戌、丙子、丙辰、丙午皆同）。其他如戊辰時取臨泣穴，己巳時取列缺穴等，均同此例。

## （七）其他針法

屬於針灸刺法範疇的針法，以及在此基礎上近代發展起來的新針療法，還有三梭針、皮膚針、皮內針，以及電針、水針、頭針、耳針、穴位埋線、針刺麻醉等。這些針法各有其適應病症，臨床可根據不同的病症選擇使用。本節不詳細介紹這些針法，凡涉及到的，在疾病治療各家絕技中闡明。

針灸主要流派的獨特針法、在傳統針灸的流派中，以黃石屏的金針學派及承淡安的承江學派最具有代表性。其金針學派的「通關過節十六法」與劉天健氏（金針學派再傳弟子）的「運氣行針手法」，以及承江學派的「針刺汗、吐、下、和、溫、清、補、消八法」，又獨具特色。

1. 通關過節十六法

（1）青龍擺尾：如扶船舵，不進不退，一左一右，慢慢撥動。或左手拇指緊切穴位，右手持針，隨患者呼氣，進針至天部（應進針深度的上 1 / 3），連飛 3～9 次，催其氣至，再將針刺入人部（應進針深度的中 1 / 3），候到感覺後，令患者鼻吸口呼，醫者隨其呼吸挾住針柄，向左右如鐘擺式連續慢慢撥動，其撥動次數為 9～27 次，使感覺擴散或遍體交流，再退針至天部，持針搖擺而按之，左右各搖 5 息（1 呼 1 吸為 1 息），如龍擺尾之狀。然後退針，急閉針孔。龍屬陽，故此法行氣，兼用按者，按則可行衛氣。

（2）白虎搖頭：將針進入穴內，至地部（應進針深度的下 1 / 3）候到感覺，如欲使感覺向上傳導，則將左側押手按在針穴下方；如欲使感覺向下傳導，則按在針穴上方，右手將針頭搖轉，似乎搖鈴（如搖鈴之狀），左右各施 5 息，押手下方，則向上搖，押手上方，則向下搖，使感覺擴散後，急退其針，慢閉針孔。虎屬陰，故此法行血。如行營氣，則大指進前往後，左右略轉，提針而動之，似虎搖頭之狀。龍

補虎瀉。

(3) 蒼龜探穴：將針進入穴內，候到感覺，但不太強，即將針退至天部，板倒針頭向上方緩緩進入，分 3 次進，找到感覺，退針至原處，又板倒針頭向下方緩緩進入，亦分 3 次進，找到感覺，再退出至原處，如前法向左、向右緩緩進針，似龜入土鑽探，使感覺擴散。

(4) 赤鳳迎源：如鳳凰展翅之儀，入針至地部，復提出至天部候針得氣，待其自搖，再進入地部，針身搖動乃上下左右，四面飛旋，如展翅狀。隨將中指甲從針尾刮至針腰，均行 3～5 次。如病在上，吸氣退針，如病在下，呼氣退針。

以上龍虎龜鳳四法，即所謂通關過節的針法。

(5) 龍虎交戰：將針刺入穴內，先在天部行青龍擺尾手法，將針向左輕搖撚轉 9 次，再將針進入地部，行白虎搖頭手法，針向右搖擺撚轉 6 次，此為首龍尾虎，是陰中引陽，陽中引陰，具陰陽升降之理，係住痛移疼的針法。

(6) 龍虎升騰：此法與上法稍有不同，將針進入 天部，向左盤旋按之一周，右盤旋按之一周，再將針中插一下，如此 9 次，然後將針進入地部，右盤旋提之一周，左盤旋提之又一周，再將針中插一下，如此 6 次，此為飛經走氣之法，治氣血凝滯不行之病症。

(7) 子午搗臼：進針之後，找到感覺，調氣使均勻。將針撚轉提插（輕提重插），先行 9 次，再撚轉提插（輕插重提），後行 6 次。如此 9 入 6 出，撚轉提插不已（一般 10 次）。諺云：周「針轉千遭，其病自消」。此法可除腹滿膨脹之疾。

(8) 燒山火：進針先淺後深，約入 5 分，撚轉 9 次，3 進 3 退，慢提緊按，熱感至緊閉針穴，方可插針，至地部出針，令天氣入，地氣出，則寒可祛除。或 1 退 3 飛，即為

進，如此 3 次，為 3 退 9 進，則成 9 陽。其法為：將針刺入腧穴應刺深度的上 1 / 3（天部），產生反應後，行捻轉補法，再將針刺入中 1 / 3（人部），再產生反應後，行捻轉補法，然後將針刺入下 1 / 3（地部），產生反應後，再行捻轉補法，即慢慢將針提至上 1 / 3，如此反覆操作 3 次，即將針緊按刺至地部留針。在操作過程中，或配合呼吸補瀉法中的補法。

（9）透天涼：先深後淺，進針約 1 寸，捻轉 6 次，3 出 3 入，緊提慢按，寒感至即徐徐退出 5 分，令地氣入，天氣出，熱即可退。或 1 飛 2 退，如此 3 次，為 3 進 6 退，即 6 陰之數。其法：將針刺入腧穴應刺深度的下 1 / 3（地部），產生脹麻反應後，行捻轉瀉法，再將針緊提至中 1 / 3（人部），產生反應後，再行捻轉瀉法，然後將針緊提至上 1 / 3（天部），產生反應後，行捻轉瀉法，再將針緩慢地按刺至下 1 / 3 處（地部），如上行針反覆操作 3 次，將針緊提至上 1 / 3（天部），即可留針。在操作過程中，或配合呼吸補瀉法的瀉法。

（10）陽中隱陰：進針由淺而深，先進入 5 分，連搓 9 次，氣至進入 5 分，結合慢提緊插，如有熱感，再進入 5 分，連續捻轉 6 次，結合輕插重提 6 次，產生涼感。此先祛其寒後除其熱之法，為陽行陰道之理，則先補後瀉。

（11）陰中隱陽：進針由深而淺，先進針 1 寸，連續搓捻 6 次，結合輕插重提 6 次，產生涼感，即退針 5 分，卻行慢提緊插，又使產生熱感。此先除其熱後祛其寒之法，為陰行陽道之理，則先瀉後補。補者，直須熱至；瀉者，直待寒侵。

（12）抽添法：進針後，先行 9 次捻轉，得氣後，隨呼氣按針，使針氣達於病所，復隨吸氣，抽提，使針氣亦達病

所；然後將針直插 1～2 分深 ，使氣複向下納。抽即提拔；添即按插，以此配合呼吸。此法治療癱瘓半身不遂之疾。

（13）調氣法：進針至地部，再出針至人部，如欲使氣上行，將針右撚；欲氣下行，則將針左撚。如欲施補，先呼後吸（呼氣進針，吸氣出針）；欲施瀉，先吸後呼（吸氣進針，呼氣出針）。氣不至者，用手指循攝，用爪甲切掐；將針搖動，進退搓撚，直待氣至，以龍虎升騰之法，按之在前，使氣在後；按之在後，使氣在前。運氣走至病所，再用納氣之法，扶針直插，復向下納，使氣不回。若關節阻滯，氣不過者，以龍、虎、龜、鳳 4 法，通經接氣，驅而運之，然後用循攝爪切，無不應驗。

（14）進氣法：將針刺入天部，撚轉 9 次，氣至（得氣）迅速將針臥倒，候其氣行，令病人吸氣 5～7 口，其針氣上行。此為進氣之法，可治肘臂腰腳及身體疼痛。

（15）納氣法：進針後，行撚轉提插，如得氣（覺針下沉緊）便將針臥倒，候氣前行，催運到達病所，再立起針，直插 2～3 分，使氣不出。或進針之後，如真氣至，針下微微沉緊，如魚吞餌之狀，兩手持針，徐徐按倒，令針尖向病，使氣上行至病所，再將針扶起，直插 2～3，使氣上行不回。

（16）留氣法：用針刺入穴中，先進針 7 分，行撚轉 9 次，得氣再深入 3 分，然後退至原處，撚之得氣，使再深入 3 分，如此幾次。可治痃癖癥瘕之病。

2. 運氣行針手法

「運氣行針手法」是「針灸療法」與「氣功療法」相結合的一種行針手法，它具有兩種療法的作用，可廣泛應用於各種疾病的治療。運氣行針手法，主要是用在行針方面，即將針刺入腧穴內，然後運氣行針（進針也要運氣，才能不痛）。要把醫者體內之氣運在針上，從而產生氣功與針刺的

協同作用。「運氣行針手法」包括練氣方法與運氣行針的手法兩個方面。

（1）練氣方法：醫者練氣的方法是練「太極功」的起式：醫者很自然地站立，兩膝稍屈，腳尖均稍向內。兩手掌心由下向上，同時向前方如捧球樣提起平肩後，再將掌心向內如抱圓球，在胸前（「膻中」穴前）徐徐按下，至小腹「丹田」穴（臍下1 寸3 分）或「氣海」穴（臍下 1 寸5 分）前，抱住固定不動，即以意守「丹田」或「氣海」（守一處即可）。這樣練功 20～30 分鐘，然後兩手放下，即行完畢。每日早晚各行功 1 次，連續不間斷地堅持練習，數月後覺下腹充實，再將兩手上移，抱住在兩乳之間的「膻中」穴（為心包經募穴）前，稍加意守而與丹田連成一氣，最後意守兩掌心之「勞宮」穴（心包經腧穴），堅持練習，至兩手手指發生震動，並覺兩手心均向內吸攏，這是氣機發動現象，但不要用意導引，發生劇烈震動，相反要抑制它的震動。以後改坐式練功，右手持一 毫針，置於胸前，先意守「丹田」，後意守「勞宮」，並配合呼吸，即先吸氣入「丹田」，針停不動；呼氣時意守「勞宮」，將針捻轉。這樣吸停呼捻，一往一來地行針，每次練習 20 分鐘，經過一段較長時間的練習，即可運用於臨床。

以上方法不難，但貴在堅持，才能達到運用丹田之氣，來推動患者體內氣血，祛除病邪的目的。

（2）運氣行針的手法

①催氣：如針進入腧穴，達到一定的深度，而不得氣，即行「運氣刮針手法」，將右手拇指按針柄，中指頻刮針身。

②調氣：進針得氣後，如欲調氣使平，即行「調氣捻轉手法」，將針左右捻轉，角度宜小，刺激宜輕。




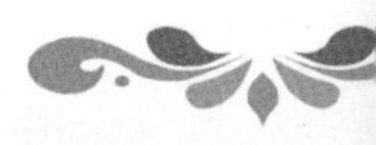

③行氣：進針得氣後，如欲使氣上下流通，即行「運氣行針手法」，將針如搓繩一樣向～邊搓轉，運氣較勁。

④洩氣：進針得氣後，如因氣滿需要洩氣，即行「運氣提針手法」，將針在氣緊張時向上提 2～3 分深 ，並可令患者呼氣 1 口。

⑤補氣：進針得氣後，如因氣乏需要補氣，即行「運氣插針手法」，將針在感覺不大時，下插 2～3 分深 ，並可令患者吸氣 1 口。

⑥誘氣：進針後，虛證如不易得氣，可行「運氣雀啄法」，將針一上一下如雀登枝，刺激宜輕，以誘導氣至。

⑦散氣：進針得氣後，如患者覺局部很脹而不擴散，施術者亦覺針下沉緊，即行「運氣搖針手法」，將拇指壓針旋轉搖動，如鵲雀登枝，使樹枝搖動，其氣可散。此法較洩氣為輕。

⑧破氣：進針得氣後，如屬實證腹脹痛或全身脹痛，即行「運氣搗針手法」，將針上下提插，而以提勁大於插勁，以破其氣。此法較洩氣為重。

⑨轉氣：進針得氣後，如覺氣聚不能轉運，即行「運氣盤針手法」，將針扳倒與皮膚成 45 度角，如推磨樣緩緩地旋轉 1～3 圈，使氣向橫的方向或四周擴散。此法較散氣為重。

⑩聚氣：進針得氣後，如須氣留而不即散，可行「運氣彈針手法」，用中指甲輕彈針身，每彈 3～5 次輕捻針 1 次，最後彈而不捻，使經氣內守聚而充實身體。

以上 10 種手法，必須醫者運氣於指以進行，否則流為一般行針手法。

此外，醫者運氣行針時，還須令患者配合行較深呼吸。如用補法（如補氣、聚氣），則令患者呼出氣 1 口，吸進氣 3 口（當用鼻呼口吸）；如用瀉法（如洩氣、破氣），則令

患者呼氣 3 口，吸氣 1 口。

（3）「運氣行針手法」

應用時要注意以下幾點：

①運氣行針常使患者在扎針的經絡路線上感到一條線的氣流，表示已得氣得機，但不要用強刺激來加強，只選用上述 10 種手法之一來乘機運針，這樣療效更好。如無氣流感，也不要用強刺激來求得形成這種線狀氣流感。

②運氣行針，仍要求取穴準確，但不要求深刺，以使其容易得氣。因為運氣行針常淺刺也能產生氣流，疏通經絡，達到治病目的。

③運氣行氣，不要用「暗示」，如對患者說：「我用氣功行針立刻能產生氣流，通上達下」。這樣產生的只是一種心理性的感覺，最能以假亂真。

④運氣行針只用以上 10 種手法。不行「燒山火」、「透天涼」等綜合手法，不要求一定要產生寒熱的感覺才能收到顯效。

3. 針刺八法

（1）汗法：發熱取合谷、經渠、外關 3 穴，均用重刺激。合谷是手陽明大腸經穴，主衛主表，刺之可清肺退熱，經渠是手太陰肺經經穴，主喘咳寒熱，治傷寒熱病汗不出；外關是手少陽三焦經穴，通於陽維，可疏散在表之邪以解熱。3 穴合用，具有發汗解表的作用。

（2）吐法：取內關穴，針入 2～3 分，行 9 數 6 次，再行 6 數 3 次，再行「子午搗臼」法 3 次，令病人呼氣 9 次，提氣上行而吐之。內關為八脈交會穴，手少陰與手厥陰之脈循行胸膈，刺之可開胸膈之逆氣，故有止嘔作用，同時治心胸痞悶欲嘔，而又能催吐。內關穴有雙相作用。

（3）下法：主要為瀉熱通便與瀉熱化瘀兩方面。取足三



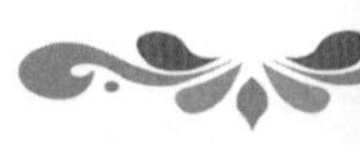

里、支溝、承山、豐隆、內庭穴相配，或取間使、曲池、合谷等穴。足三里穴通降胃腑氣機，清泄腸胃熱滯；支溝穴宣通三焦之氣機；三焦氣順則腑氣通調；承山、豐隆穴為調理腸腑而通便之穴，凡實證皆可使用；內庭為胃經滎穴，能清腸中積熱；曲池、合谷穴可瀉大腸腑氣，以泄其熱；間使穴主治邪熱鬱蒸而心煩。諸穴配伍，使用瀉法，共奏通調腑氣，通便瀉熱之功。另一下法是下焦蓄血證，取中膂俞、次髎或中極穴，直刺下焦部位，使用瀉法，以通瘀滯，或取脾經之血海、三陰交穴以活血化瘀。三陰交穴配中極穴，有利小便之功效，可使瘀熱從下焦而出。

（4）和法：取行間，足臨泣穴疏通肝膽，以治脇肋痞滿；大椎、間使穴通陽祛邪，以治寒熱往來；上脘、足三里穴和胃降逆，以止欲嘔；合谷、曲池、足三里穴清熱；間使、內關、膻中、巨闕穴治心中懊憹不寧，所刺之穴一般均使用平補平瀉手法，或根據辨證靈活使用。

（5）清法：取曲池、合谷、間使、足三里穴配伍，前3穴為陽明經穴，陽明經為陽經之極，熱病多與此有關，此3穴又為原穴及合穴，有良好的清熱作用。清裏之法配間使穴，有清心安神之功效。熱重者可加大椎穴，大椎穴是督脈經穴，督脈為諸陽之會，故大椎穴是解陽邪而清熱的要穴。

（6）温法與補法：針刺之溫法與補法不能截然分開。內傷雜病，有氣虛，有陽虛，從而虛寒內生或陰寒癒甚；有陰虛，有血虛，從而虛熱內起。足三里、通里2穴，使用補之手法，治內臟病能起補虛作用；天樞、氣海、足三里穴，施用灸療，即溫裏之法。足三里穴，對中土有補益。針灸可調理陰陽，後天（脾胃為後 天之本）調和，陽充血旺，周身得榮。陽氣不足，內有虛寒而四肢疼痛、拘急、下痢，或發汗後陽虛惡寒者，可灸神闕、氣海、關元穴，以溫陽，散寒，



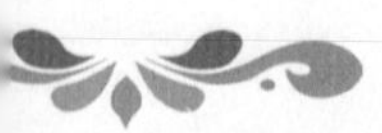

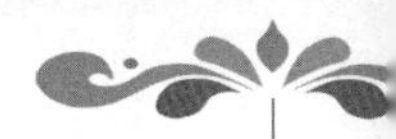

通脈。通裏穴，能調理心經之陰陽，配心俞穴能治心悸、結代脈，宜施用針刺之補法。

（7）消法：取足三里穴，常與中脘、內關穴配伍。在「馬丹陽十二穴」中，足三里穴具有「能通心腹脹」之功效，此即為「消法」，配中脘、內關穴更能寬中消痞，降逆止嘔。

（八）艾灸的基本方法：

使用艾炷或艾條，將其 點燃，對腧穴施灸。艾炷，大小不等，最小者可小如粟粒或麥粒，稱為米粒灸或麥粒灸；最大者可大如蒜頭，但一般以中等的及稍大或稍小的為最常用。艾炷的高度，與它底面的直徑大致相等。

製作艾炷的方法，一般是把艾團放在桌面上，用拇、食、中 3 指一邊捏，一邊旋轉，把艾團捏緊即成。艾炷越結實越好，如果鬆散，則燃燒不均勻。

艾條（又稱艾捲），一種是單純艾捲，比較通用，即用手工捲菸機，像捲紙菸一樣地在艾絨外捲裹一層紙，長約 20 公分，橫徑約 1.2 公分。捲的鬆緊要適中，太緊則不易燃燒，太鬆又容易在施灸時掉火星。另一種是加藥物的艾捲，古代稱為雷火針或太乙針。即在細艾絨中摻入中藥乾末，外面緊緊地捲上 3 層厚紙，再將兩端多餘的紙頭擰個結，以雞蛋清塗封嚴密，長約 15～30 公分，橫徑與單純艾捲差不多，或略粗一些。

1. 艾炷灸法

把艾炷置放於穴上，用線香點燃艾炷的尖端，使它緩緩燃燒，燒到所需要的程度即去掉，另換一個艾炷。每燃用 1 個艾炷，稱為灸 1 壯。

（1）著膚灸：是將艾炷直接放在皮膚上，以施灸的方法。如用大艾炷防其安置不穩時，可在皮膚面塗一 點酒精；





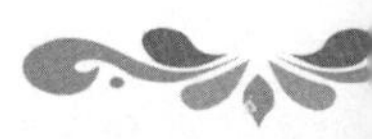

如用小艾炷防其傾倒時，可在皮膚面塗一點蒜汁。

（2）隔物灸：是在艾炷底面墊隔上某種物品，以施灸的方法。常用的有以下幾種：

①隔薑灸：把厚約 0.1 公分的生薑片墊在艾炷底面，可以增強艾炷灸的效能，應用較廣。

②隔蒜灸：將厚約 0.1 公分的蒜片，墊在艾炷底面，適宜於灸療瘡癰。

③隔蔥灸：把蔥白平敷在臍的周圍，上置幾個大艾炷同時施灸，適宜於灸療虛脫、腸脹氣和因受涼引起的腹痛、尿閉等。

④隔鹽灸：把炒鹽填入臍內，上置一個最大艾炷施灸，適用於灸療胃腸類、膨脹等。

2. 艾捲灸法

點燃艾捲的一端，施術者手持艾捲，將燃著的一端接近患者的皮膚，對準所取穴位施灸。具體操作又分為：

（1）懸起灸：使艾火與患者的皮膚保持適當距離，使患者有一種溫熱刺激，而不灼傷皮膚。單純艾捲都使用這種灸法。加藥艾捲（雷火針或太乙針）也可用這種灸法。它有 3 種不同的操作法：

①溫和灸：調節好艾捲燃端與皮膚（穴位）的距離以後，就不再移動艾捲，集中一點，連續地給患者一種舒適的溫和的熱刺激。這種灸法的作用偏於調和，應用範圍較廣泛。

②迴旋灸：調節好距離以後，使艾火沿著皮膚面往返移動，在較大範圍內給患者一種舒適的溫和的熱刺激。適用於風寒濕痹等。

③雀啄灸：用艾火刺激一下皮膚，使患者感到強烈的灼熱，立即就離開，再刺激一下，再離開，以給患者一種繼續的較強的熱刺激。適用於急救昏厥等。



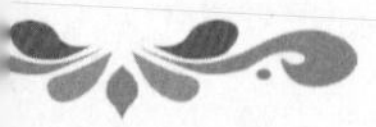

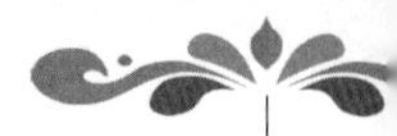

（2）實按灸：是加藥艾捲（雷火針或太乙針）專用的操作方法。在被灸的部位複蓋幾層綿紙或布，將艾火隔著紙或布按到穴位上，略停 1～2 秒鐘即提起，再按別的穴位。艾火滅即重新點燃，每個穴位可按幾次到十幾 次。這種灸法的適應證較廣，效果也較好。

3. 溫熱灸與燒灼灸

不論艾炷灸法或艾捲灸法，按施灸時加給患者的溫度高低，又可分為溫熱灸與燒灼灸兩類。

（1）溫熱灸：加給患者的溫度約在攝氏 47～48 度左右，患者覺得舒適，而不覺灼痛，一般以被灸的皮膚有些發紅、潮潤為適度。若用艾炷，患者稍一覺燙即去掉，另換一壯；用艾捲則要調節艾捲燃端與皮膚的距離。

（2）燒灼灸：將患者皮膚灼傷一小塊，使之發泡，或者使之化膿。

①發泡灸：一般都用艾炷，發燙後再繼續灸 3～5 秒鐘即可。著膚灸可用小或最小艾炷，一瞬間即燒完，患者的皮膚表面稍現黃斑；隔物灸可用中等艾炷，皮膚出現一塊比艾炷大一些的鮮明的紅暈，並且見汗。像這樣灸後 1～2 小時，就會起泡，不必挑破，任其自然吸收。

②化膿灸（瘢痕灸）：一般用稍小的艾炷，一直燒到底，把皮膚燒破一小塊。灸後皮膚呈焦黑色，周圍發紅，可貼一膏藥，保護創面。幾天以後，灸處就逐漸化膿，形成灸瘡。對灸瘡要注意保護，防止續發感染，每天換 1 次膏藥，直至結痂為止。這種灸法，施灸時很痛，尤其灸第一壯最痛，2～3 壯以後疼痛稍好一些。因此，灸四肢時應該用手指掐緊穴位的上方，灸腹背時應該用手在周圍輕輕拍打，有助於減輕疼痛。治療慢性疾病，也可以先施以局部麻醉，然後施灸。

灸瘡是化膿的必要反應，它與療效關係很大，而體質虛

的人卻不易發生灸瘡。為了促發灸瘡，可在局部熱敷，讓患者多吃些蛋白質食物，或者服用養血的中藥（如四物湯之類）。

如灸瘡經久不癒或續發感染，則應按外科方法加以治療。

4. 艾灸的壯數與時間

艾捲灸法，可根據病情需要，直接計算其燃燒時間。艾炷灸法，則是計算所用的壯數。一個中等艾炷約可燒 3 分鐘左右；單純艾捲灸，一般可灸 5～15 分鐘，個別的可達 30 分鐘以上。艾炷灸，一般可灸 3 壯，個別可達十餘壯，或者更多。

5. 其他灸法

其他灸法還有灸器灸法、針柄灸法等。灸器灸法，是以一種專門施灸的工具（清・雷豐稱之為灸盞）施灸。現在使用的灸器形式很多，總的來說，都是在器內燃燒艾絨，使其熱煙由器底的孔洞透出，以薰溫皮膚。針柄灸法，是在針刺激的基礎上，再加上熱刺激的方法。其法預先將厚紙剪成比銅錢大些（直徑 2 公分）的圈片，中穿一孔，待針刺獲得反應（得氣）時，即將紙圈片套到針體上，然後在針柄上套一個大艾炷施灸；或用艾捲燒烤針柄。針的溫度逐漸升高，病人的穴位下就會有一種溫熱的感覺。如果溫度再高，則針孔發燙，也會燒出泡來。不用厚紙片，而用白芷片、生薑片或蒜片套在針體上更好。

除以上多種灸法外。古代還有熨灸（即將艾絨平鋪在穴位上，蓋幾層布，用熨斗在上面熨）、薰灸（在杯子內燃燒艾絨，使其熱煙薰到被灸的部位），民間還有燈草灸、藥捻灸等。

## 二、針灸的適應症

針刺與灸療各有不同的適應病症。一般來說，針刺方法



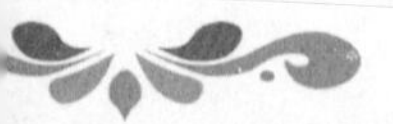

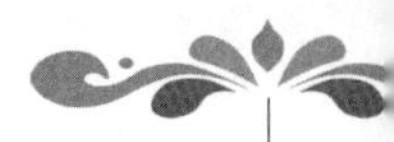

適應於各種急性病及慢性病，其補法適用於虛證；瀉法適用於實證；平補平瀉適用於不虛不實或虛實夾雜證。

灸療方法，一般適應於沒有發熱的慢性疾病。其溫熱灸適用於寒證及無發熱症的幾種疾病；發泡灸適用於虛脫、休克、癔病發作等；化膿灸適用於虛證、寒證。具體適應病症，詳見本書各論篇。

## 三、針灸治療注意事項

有一般注意事項及施治中針刺意外現象的處理。

**（一）針灸治療的一般注意事項**

1. 必須進行診斷，當使用針刺治療則使用針刺治療，當用灸療的，則使用灸療。

2. 患者情緒激動或疲勞時，應安靜休息一下，待其身心安定後再進行針灸。如在大饑、大飽、大渴、大汗、大醉之際，則盡可能緩些時候使用針灸治療，當時不宜使用針灸施治（急救例外）。

3. 應當分辨疾病的寒、熱、虛、實進行針灸治療。實證不應使用補法，虛證不應使用瀉法，熱證不應使用灸療。虛實一時難辨別的，則使用平補平瀉法。

4. 胸腹部位及頭頸部的穴位不要深刺，應嚴格按照規定的針刺深度及方向進行針刺。

5. 孕婦不宜針刺合谷、三陰交、肢端各井穴及腰、腹部位的穴位；行間、太衝、勞宮、肩井等穴，也不針為好，同時也禁燒灼灸。

6. 小兒針刺宜淺宜輕，多不留針，儘量不針刺頭、項部穴位。施灸以溫熱灸為宜。

7. 治療慢性疾病，通常是每日或隔日針灸 1 次。針灸 10





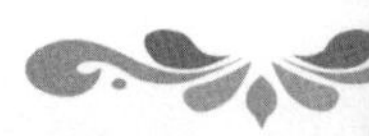

天左右，則應停止治療 3～5 天，讓患者緩解一下。

8. 在整個治療過程中，要注意病情變化，發生意外現象，要及時處理。

### （二）針刺意外現象的處理

1. 暈針

暈針現象為患者突然出現精神疲倦，頭暈目眩，面色蒼白，噁心欲吐，多汗，心慌，四肢發冷，血壓下降，脈象沉細，或神志昏迷，仆倒在地，唇甲青紫，二便失禁。脈微細欲絕。

患者體質虛弱，精神緊張，或疲勞、饑餓、大汗、大瀉、大出血之後，或體位不當，或針刺時手法過重，而致針刺時或留針過程中發生此症。

暈針的處理，應立即停止針刺，將針全部取出。使患者平臥，注意保暖，輕者仰臥片刻，給飲溫開水或糖水後，即可恢復正常。重者在此處理的同時，可刺人中、中衝，灸百會、關元、氣海等穴，即可恢復。

2. 滯針

滯針現象為針在體內捻轉不動，提插、出針均感困難，若勉強捻轉、提插時，則患者痛不可忍。

患者精神緊張，當針刺入腧穴後，局部肌肉強烈收縮；或行針手法不當，向單一方向捻針太過，以致肌肉組織纏繞針體而成滯針。留針時間過長，有時也可出現滯針。

滯針的處理，若因精神緊張，局部肌肉過度收縮時，可稍延長留針時間，或於滯針腧穴附近，進行循按或叩彈針柄，或在附近再刺一針，以宣散氣血，而緩解肌肉緊張。若因行針不當，或單向捻針太過而致者，可向相反方向將針捻回，並用刮柄、彈柄法，使纏繞的肌纖維回釋，即可消除滯針。



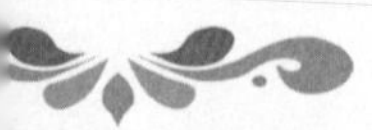

3. 彎針

彎針現象為針柄改變了進針或刺入留針時的方向和角度，提插、捻轉及出針均感困難，而患者感到疼痛。

施術者進針手法不熟練，用力過猛、過速，以致針尖碰到堅硬組織器官，或病人在針刺或留針時移動體位，或因針柄受到某種外力壓迫、碰擊等，均可造成彎針。

彎針的處理，即出現彎針後不得再行提插、捻轉等手法。如針是輕微彎曲，應慢慢將針起出；若彎曲角度大時，應順著彎曲方向將針起出。若由病人移動體位所致，應使患者慢慢恢復原來體位，局位肌肉放鬆後，再將針緩緩起出。切忌強行拔針，以免將針斷於體內。

4. 斷針

斷針現象是行針時或出針後，發現針身折斷，其斷端部分針身尚露於皮膚之外，或全部在皮下肌肉之內。

針具品質欠佳。針身或針根有損傷剝蝕，進針前失於檢查，針刺時將針身全部刺入穴內；行針時強力提插、捻轉，肌肉猛烈收縮；留針時患者隨意變動體位，或彎針、滯針未能進行及時的正確處理等，均可造成斷針。

斷針的處理，施術者必須從容鎮靜，囑咐患者不要更動原有體位，以防斷針向肌肉深部陷入。若殘端部分針身顯露於體外時，可用手指或鑷子將針起出。若斷端與皮膚相平或稍凹陷於體內者，可用左手拇、食兩指垂直向下擠壓針孔兩旁，使斷針暴露於體外，右手持鑷子將針取出。若斷針完全深入皮下或肌肉深層時，應在X光下定位，手術取出。

5. 血腫

血腫現象為出針後，針刺部位腫脹疼痛，繼則皮膚呈現青紫色。

血腫是因針尖彎曲帶鉤，使皮膚肌肉受到損傷，或刺傷





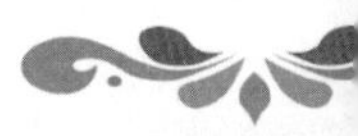

血管所致。

血腫的處理，若微量的皮下出血，而局部小塊青紫時，一般不必處理。可以自行消退。若局部腫脹疼痛較劇，青紫面積大，而且影響到活動功能時，可先作冷敷止血後，再做熱敷或在局部輕輕揉按，以促使局部瘀血消散吸收。

（劉智壺、趙桂英）

# 第十二章　推拿按摩治療概論

推拿，又名「按摩」、「按蹺」、「案杌」等。它是醫者用手或肢體其他部分，運用各種特定的技巧動作，在人體體表穴位上進行不同操作，達到防治疾病之目的的一種方法。屬中國傳統醫學外治法的範疇。

推拿療法具有疏通經絡，滑利關節、促進氣血運行、調整臟腑功能及強身健體等多種效能，廣泛地運用於內、兒、婦、傷、外、五官諸科疾病的治療及醫療保健，因其「無服藥之苦、針刺之痛，既方便易行，又經濟奏效」，而深受人們的歡迎。

推拿療法歷史悠久、源遠流長。由於學術淵源、師承關係、主治物件以及社會、地域、人情等複雜原因，其在漫長而曲折的發展過程中。逐漸形成了許多各具特色的學術流派及分支：以治療物件而言，用於骨科疾病的稱為正骨推拿、用於軟組織損傷的稱為傷科推拿、用於兒科疾病的稱為小兒推拿；以經絡理論為指導的稱為經絡推拿、十四經推拿、經外奇穴推拿、竅穴奇術推拿、子午流注推拿；以臟腑理論為指導的稱為臟腑推拿；以急救為目的的稱為急救推拿、抓扯刮痧推拿；以保健強身為目的的稱為保健推拿；以武術內功為基礎，應用武術的技擊技巧、擒拿格鬥手法、 點穴功法進行推拿的稱為武術推拿、內功推拿、 點穴推拿；以發放外氣為主，輔以推拿手法的稱為氣功推拿；推拿中輔以各種特製藥液的稱為藥物推拿。

推拿的核心是手法。幾千年來，各流派對手法命名的含義不同、標準各異、分類有別，幾經沿革，流派眾多。手法



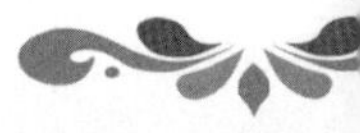

見於文字記載的，至今約有 100 餘種。現將目前臨床常用的 22 種基本手法歸納如下。

## 一、一指禪推法

【基本技法】

醫者手握空拳，拇指自然伸直蓋住拳眼，用拇指指端或螺紋面或偏峰著力於患者一定部位或穴位上，沉肩、垂肘、懸腕，運用腕部的擺動帶動拇指關節的屈伸活動，使所產生的力輕重交替，持續作用於施治部位。手法頻率為 分鐘 120～160 次（圖 1）。

手法操作要求沉肩、垂肘、懸腕、指實、掌握。沉肩、垂肘是指肩部和手臂都要放鬆，不可聳肩抬肘；懸肘是指手

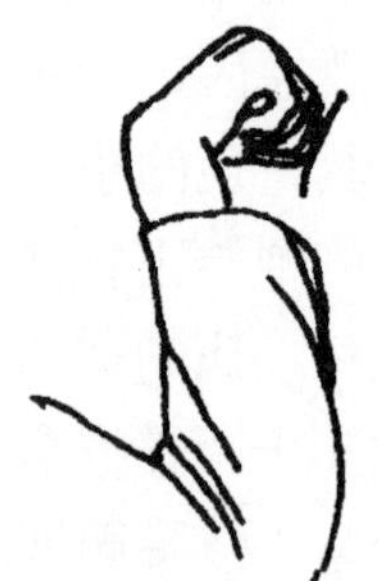

1. 坐勢姿勢

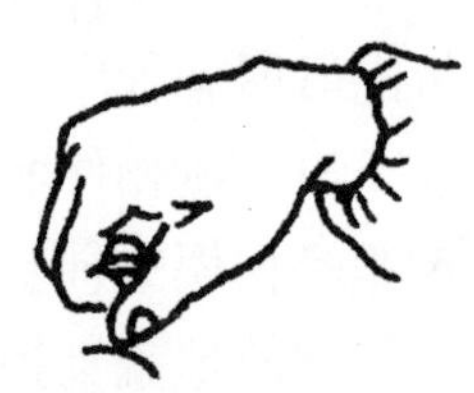

2. 拇指自然著力

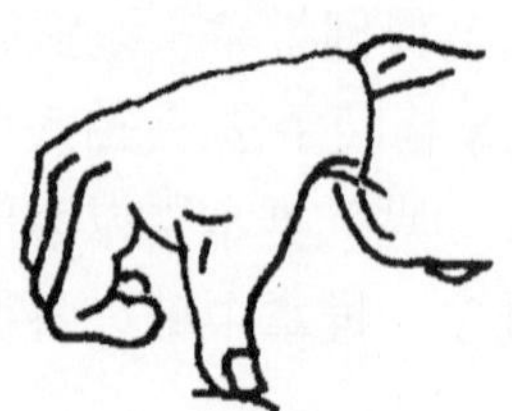

3. 腕部向外擺動

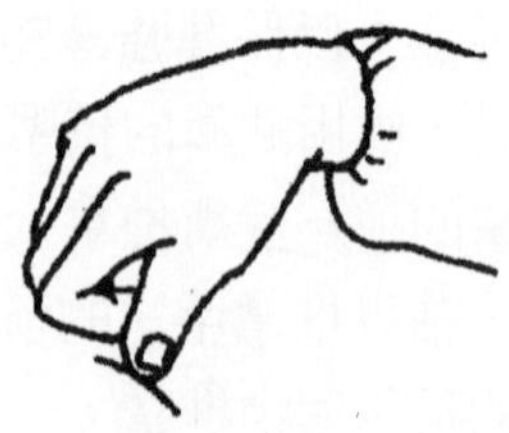

4. 腕部向內擺動

圖 1　一指禪推法



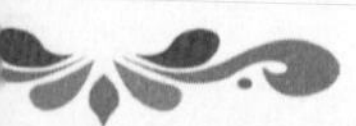

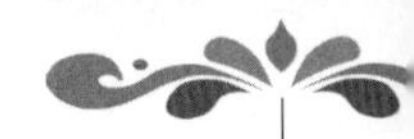

腕要自然屈曲；指實是指拇指端要著實吸定一點，不能離開或來回摩擦；掌虛是指除大拇指外的其餘 4 指及手掌要放鬆，不可挺勁。

【適用範圍】

適用部位：本法常用於頭面、頸項、胸腹、脇肋、肩背、腰骶及四肢部的穴位。

治療範圍：本法接觸面小，作用深透，刺激量中等，屬平補、平瀉或補瀉兼施手法。具有舒筋通絡、行氣和血、調整臟腑功能等作用。臨床適用於內外婦兒傷各科多種病症的治療。如配合滾法治療肩周炎、頸椎病、癱瘓，腰椎間盤突出症，坐骨神經痛等；配合按、揉、摩法治療食積，消化不良，泄瀉，月經不調，痛經，盆腔炎等；配合推法治療踝部傷筋，腕部傷筋，落枕等；配合搖法、扳法治療肢體功能障礙等；配合振法治療神經衰弱，高血壓，腸痲痹，腸脹氣，腸粘連，胃脘痛等。

【注意事項】

一指禪推法是一指禪推拿流派的主治手法。其動作難度大，技巧性強，要熟練地掌握並非易事。因此，必須經過長期刻苦的練習，練習一般分砂袋上練習和人體上練習兩個階段：

砂袋上練習的目的是鍛鍊指力和掌握一指禪推法的基本動作，為人體上練習打好基礎。準備長約 26 公分，寬 20 公分的布 1 只。內裝黃沙，且摻些碎海綿以增加彈性，外套一乾淨布袋，便於更換。初練時不可有意識地用力，以免手法弄「僵」，同時著力面要吸定，不可在砂袋上移動，待拇指端吸定，且腕部擺動靈活後，再練習拇指移動推法。單手或雙手練習均可。

人體練習的目的是使手法能適應人體各個不同部位的操作需要，手法要求達到輕而不浮、重而不滯。練習時要按照




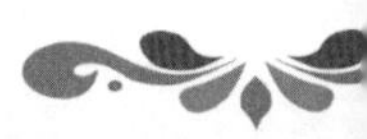

經絡腧穴位，循經推穴道，緊推慢移（頻率快，移動慢）。

## 二、滾　法

【基本技法】

1. 滾法

醫者手握空拳，以食指、中指、無名指、小指第一掌指關節突起部著力，緊貼在患者體表一定部位上，腕部放鬆，作連續均勻的前後往返滾動，滾動的幅度一般控制在 90 度左右，使掌背來回呈滾動狀（圖 2）。往返頻率為每 分鐘 160 次左右。

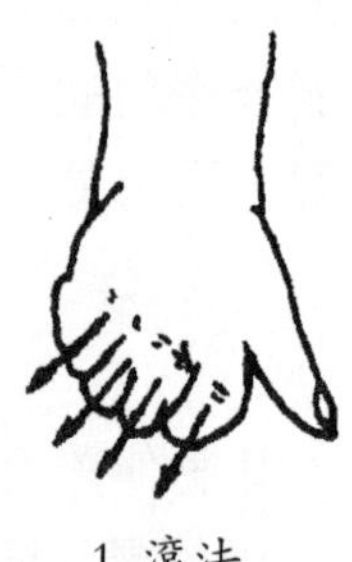

1. 滾法

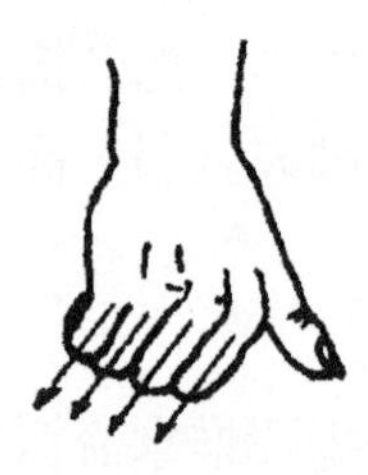

2. 滾法

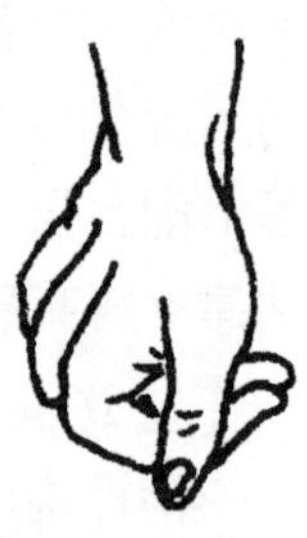

3. 滾法

圖 2　擦法

2. 擦法

醫者肩部放鬆，肘關節屈曲 120 至 140 度，手腔放鬆，用手背近小指側部分或小指、無名指、中指的掌指關節突起部著力，附著於患者一定部位，由腕關節屈伸外旋的連續往返活動，使所產生的力輕重交替，持續不斷地作用於治療部位，手背擺動幅度控制在 120 度左右（圖 3）。往返頻率為每 分鐘 140 次左右。



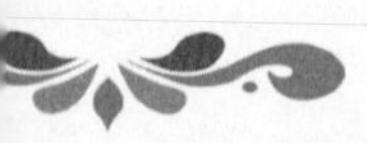

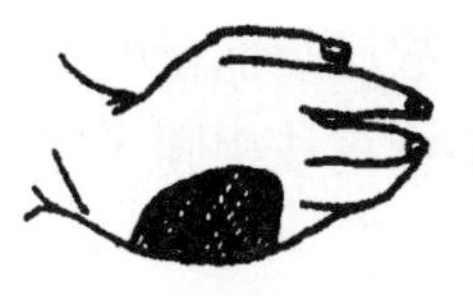

1. 擦法

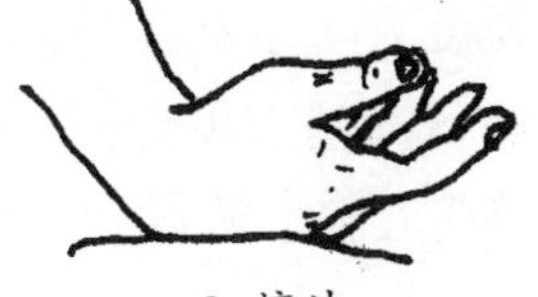

2. 擦法

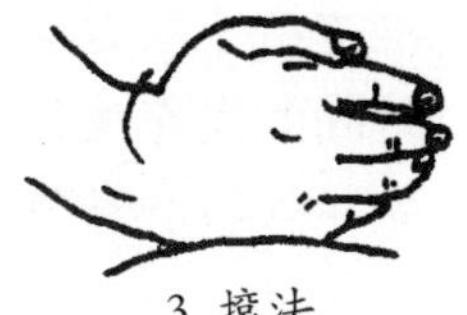

3. 擦法

圖3　擦法

【適用範圍】

1. 滾法

適用部位：常用於頭、頸項、肩背、腰骶部及四肢關節處。

治療範圍：本法著力面較大，刺激量強，屬於瀉法之一。具有舒筋活絡。滑利關節、緩解肌痙攣、祛瘀行氣止痛之功。臨床常用於頭痛、項背痛、偏癱、關節筋骨疼痛，腰椎間盤突出症，坐骨神經痛，肥大性脊椎炎，腰肌勞損，梨狀肌綜合徵，傷筋等疾病的治療。

2. 㨰法

適用部位：多用於頸項、肩背、腰臀部及四肢關節和肌肉豐厚處。

治療範圍：本法接觸面較廣，壓力大，具有舒筋活血、滑利關節、改善氣血運行、緩解痙攣、增強肌肉韌帶張力和活動功能等作用。臨床上對於痹證、痿證、癱瘓、腰背骶及四肢部傷筋，頸椎病、背棘肌損傷，肩周炎、腰椎間盤突出症，坐骨神經痛、肢體關節運動功能障礙，腰肌勞損，梨狀肌綜合徵、強直性脊柱炎、類風濕性關節炎等疾患，常用本法治療。

【注意事項】

㨰法是「一指禪推拿」流派中的一種輔助手法，㨰法則是在前者基礎上改革和發展後形成的「㨰法推拿」流派的主

治手法。兩者均動作難度大，手法技巧高。故必須進行較長時間的操作練習，其練習的基本步驟與一指禪推法相同，即先在砂袋上學習，然後在人體上練習。

## 三、揉　法

【基本技法】

1. 掌揉法

患者坐位或臥位，醫者屈肘懸腕，以大魚際或掌根部著力，以腕關節連同前臂作小幅度的迴旋活動，壓力輕柔，揉動頻率一般為每 分鐘 120 至 160 次（圖 4）。

2. 指揉法

患者坐位或臥位，醫者用拇指面或食、中、無名指指面輕按在施治部位或穴位上，作輕柔小幅度的環旋轉動（圖 5）。

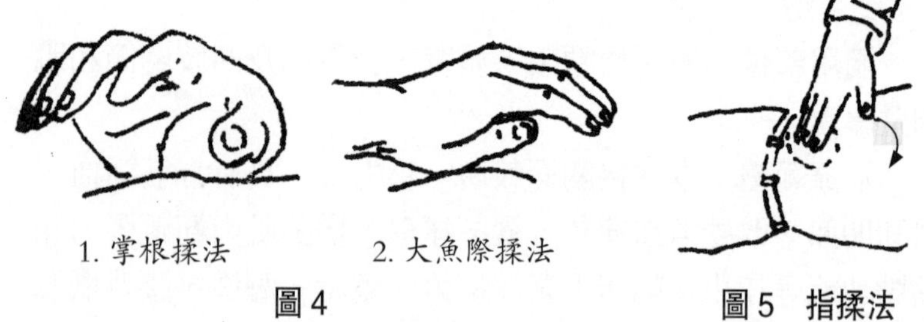

1. 掌根揉法　　2. 大魚際揉法

圖 4

圖 5　指揉法

【適用範圍】

適用部位：多用於胸腹、脇肋、頭面、腰背及四肢部。

治療範圍：本法著力面積較大，刺激量緩和輕柔舒適，老幼皆宜應用。具有寬胸理氣、健脾和胃、活血散瘀、消腫止痛等作用、臨床常用來治療脘腹脹滿，胸悶脇痛、便秘、腹瀉等胃腸道疾患以及因外傷引起的傷筋和軟組織損傷引起



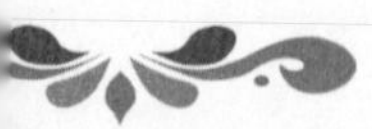

的紅腫疼痛等症。同時常配合按法、一指禪推法、摩法、振法用以治療食欲不振，胃脘痛，陽痿，帶下病，耳聾，耳鳴諸病症。

【注意事項】

揉法在操作時著力部要吸定一處，並帶動皮下組織。

## 四、推　法

【基本技法】

1. 平推法

拇指平推法：醫者用拇指螺紋面緊貼於患者施治部位，按經絡循行或肌纖維平行方向緩慢的推進（圖 6）。同時在治療部位做緩和的按揉動作數 次，一般可連續 5～10 遍。

掌平推法：醫者用手掌著力於患者施治部位，以掌根為重 點向一定方向推進（圖 7）。需要增大壓力時，可用另一手掌腹面重疊按壓推手手背向前推進。反覆 3～5 遍。

拳平推法：醫者握拳，以食、中、環、小 4 指指關節突起處著力於患者施治部位，向一定方向緩慢推進（圖 8），反覆 3～5 遍。

肘平推法：醫者屈肘，用鷹嘴突部著力於患者施治部

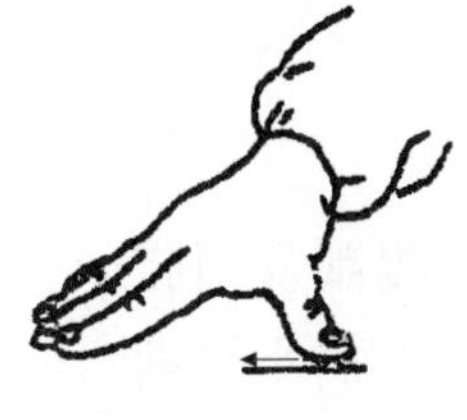

圖 6　拇指平推法

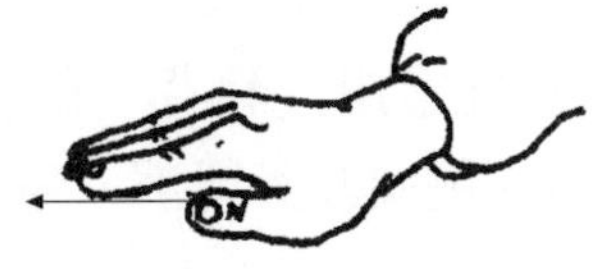

圖 7　掌平推法

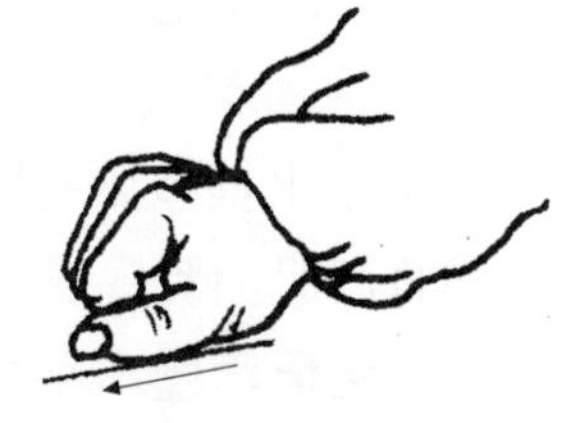

圖 8　拳平推法

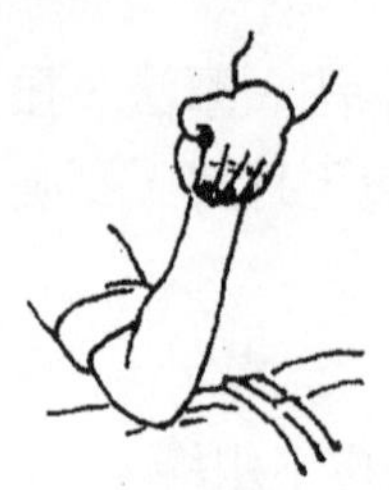

圖 9　肘平推法

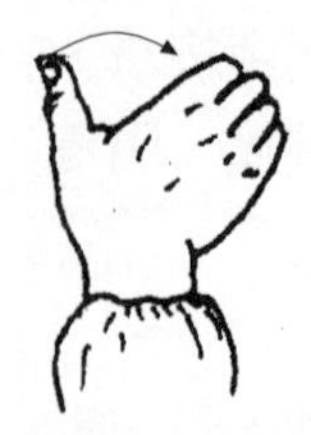

圖 10　直推法

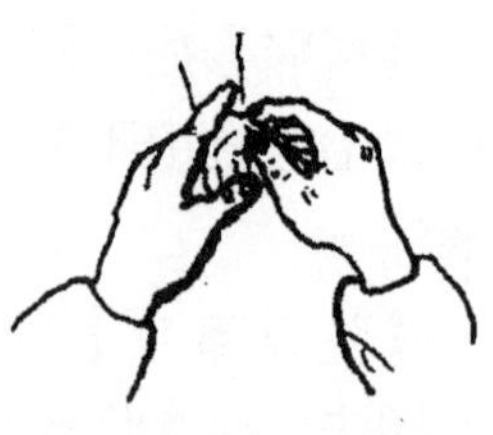

圖 11　旋推法

位，向一定方向緩慢推進（圖 9），反覆 3～5 遍。

2. 直推法

醫者用拇指橈側緣或食、中兩指螺紋面在患者一定部位或穴位上，輕快地連續作直線單方向移動（圖 10），頻率為每分鐘 200 次。

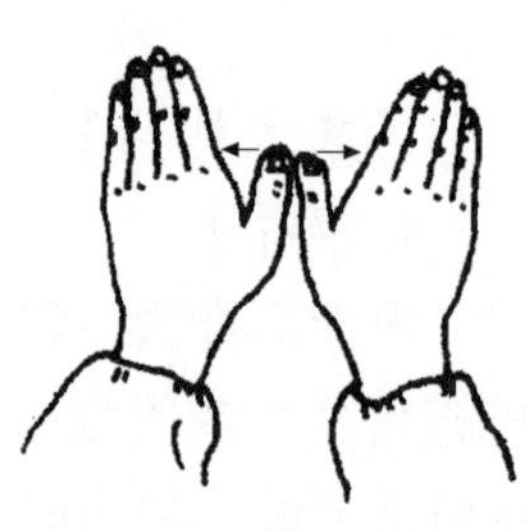

圖 12　分推法

3. 旋推法

醫者用拇指螺紋面在患者一定部位或穴位上，輕快地作順時針或逆時針方向的旋轉推移（圖 11），頻率為每分鐘 160 次。

4. 分推法

醫者用兩手指螺紋面或手掌在患者施治部位，由一點向兩個相反的方向同時推移（圖 12）。

【適用範圍】

1. 平推法

適用部位：拇指平推常用於肩背，胸腹、腰骶及四肢部；掌平推多用於腰背、胸腹及大腿部；拳平推和肘平推則適宜於肌肉豐厚處。

治療範圍：平推法具有疏經通絡、行氣活血、消瘀散結及鬆解肌肉和經脈痙攣等作用。拇指和掌平推刺激較緩和，



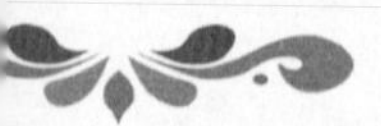

拳和肘平推刺激較強。臨床上常用於風濕痹痛，各種傷筋，各種軟組織損傷，腰肌勞損，慢性腰腿痛，腰背肌筋膜炎等病症的治療。

2. 直推法

適用部位：全身各部位，尤其上肢為多用。

治療部位：本法是小兒推拿常用手法之一。具有祛除病邪、清裏瀉熱等作用。臨床上多用於小兒實證、熱證治療。如直推肝經。心經、肺經、大腸經 、天河水。

3. 旋推法

適用部位：脾經、腎經；太陽、龜尾、足三里等穴處。

治療範圍：本法也是小兒推拿常用手法之一。具有健脾和胃、溫中散寒、止瀉止痛等作用。臨床上常用於虛證、寒證治療。如推脾經、腎經、龜尾等。

4. 分推法

適用部位：多用於頭面、胸、上肢部。

治療範圍：本法輕揉緩和，屬調理手法。具有調和陰陽、鎮驚安神、寬胸理氣、消導積滯等作用。臨床上常與直推、旋推、揉法配合治療小兒感冒，發熱、咳嗽、嘔吐、腹瀉，驚風等病症。常用的穴位有：坎宮、膻中、總筋。

【注意事項】

著力部應緊貼皮膚，但不宜硬用壓力；為避免皮膚受損，宜在治療部位用潤滑劑；小兒推治時，手法要輕柔，速度要快。

## 五、摩　法

【基本技法】

患者坐位或臥位，醫者肘關節微屈，腕部放鬆，用食、





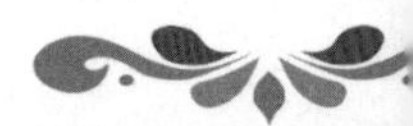

中、無名指指面或手掌面著力，附在體表的一定部位上，以腕部連同前臂，作環形而有節奏的盤旋撫摸活動（圖 13），頻率為每分鐘 120 次。

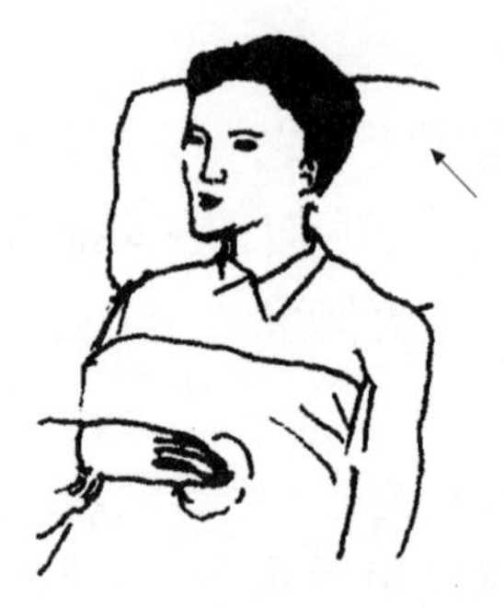

1. 指摩法

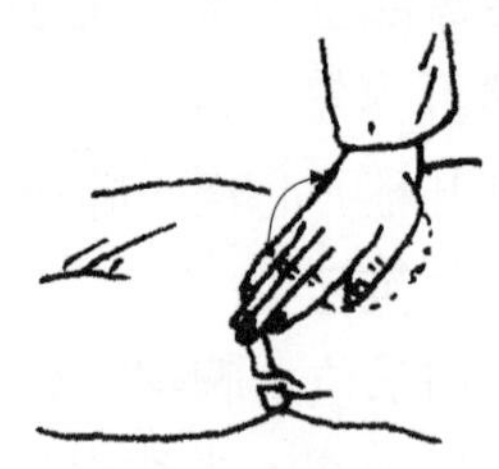

2. 掌摩法

圖 13　摩法

【適用範圍】

適用部位：多用於胸腹，脇肋、面部。

治療範圍：本法刺激輕柔，和緩舒適。具有益氣和中、消積導滯、疏肝理氣、活血祛瘀、消腫止痛等作用。臨床上常配合揉法、推法、按法等治療胸脇脹滿，脘腹疼痛，泄瀉，便秘，消化不良，月經不調，閉經，痛經，分佈腔炎，失眠，遺尿等病症。

【注意事項】

臨床上在使用摩法時多配以蔥薑汁、冬青膏、松節油等具有一定藥性的潤滑劑。在使用藥膏時，裸露治療部位，直接在體表操作約 15 分鐘，以病人局部感到有一股熱氣透入體內為好。

## 六、擦　法

【基本技法】

醫者腕關節伸直，前臂與手接近相平，以肩關節為支點，用手掌面或大魚際或小魚際著力，緊貼患者一定部位，呈上下或左右方向進行較長距離的直線往返摩擦（圖 14）。操作時用力要穩，壓力要均勻適中，不宜使皮膚折疊，動作要連續不斷，頻率以每 分鐘 100～120 次為宜。

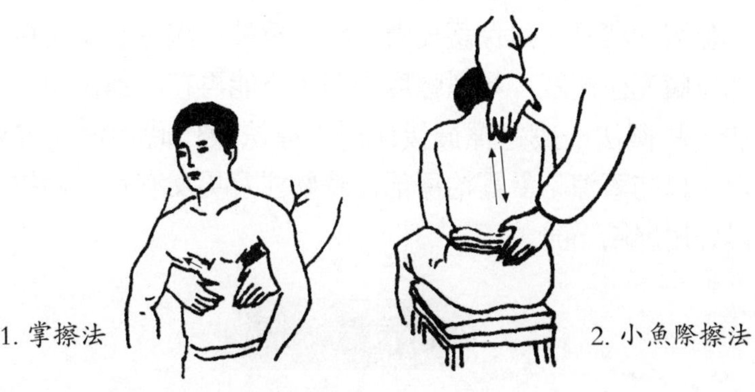

1. 掌擦法　　2. 小魚際擦法

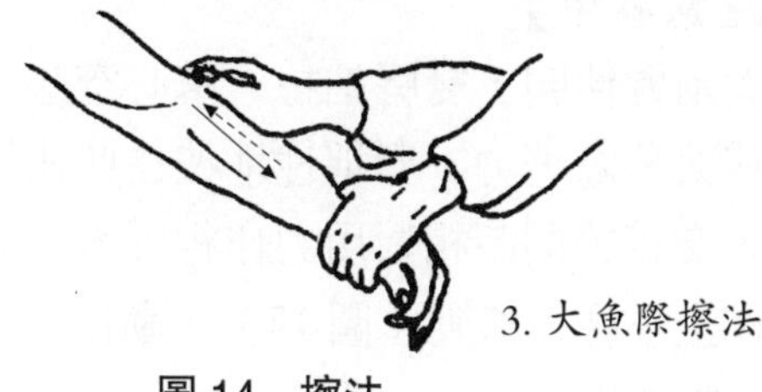

3. 大魚際擦法

圖 14　擦法

【適用範圍】

適用部位：掌擦法多用於胸脇、腹、肩背等面積較大而又平坦的部位；大魚際擦法著力面積面小，多用於四肢、腰

背、胸腹部，尤以上肢部為多用；小魚際擦法接觸面小，多用於腰骶臀部及下肢、肩背部。

治療範圍：擦法具有溫以通絡、行氣活血、消腫止痛、健脾和胃等作用。臨床上掌擦法常用以治療呼吸和消化系統疾病。如咳嗽、哮喘及脾胃虛寒所引起的脘腹疼痛、腹瀉等症；大魚際擦法常用於治療四肢傷筋，軟組織損傷及關節活動不利等症；小魚際擦法常用於腰背風濕痹痛，肢體麻木及傷筋等症治療。

【注意事項】

擦法操作時，患者治療部位應暴露，同時可塗些潤滑劑或配製的藥膏，以保護皮膚，防止擦破；因擦法使用後，局部皮膚充血潮紅，類似輕度燙傷，不能再在該部使用其他手法，故擦法一般選擇最後使用；擦法操作時治療室內要保溫，以防著涼；暴露治療部位時要注意男女有別，治療室內最好用屏風隔開。

## 七、搓　法

【注意事項】

醫者兩臂伸開，雙腿站穩、掌心空虛，上身略前傾，兩手掌面或大魚際著力，對稱性地挾住或托抱住患者肢體的一定部位，交替或同時相對用力作相反方向的來回快速搓揉，並同時作上下往返移動（圖 15），動作要柔和而均勻，搓動要快，移動要慢。

【適用範圍】

適用部位：掌搓法多用於肩背、腰背、脇肋及四肢部；魚際搓法多用於肩、膝關節。

治療範圍：本法是刺激較為溫和的一種手法。具有疏通



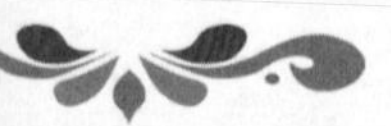

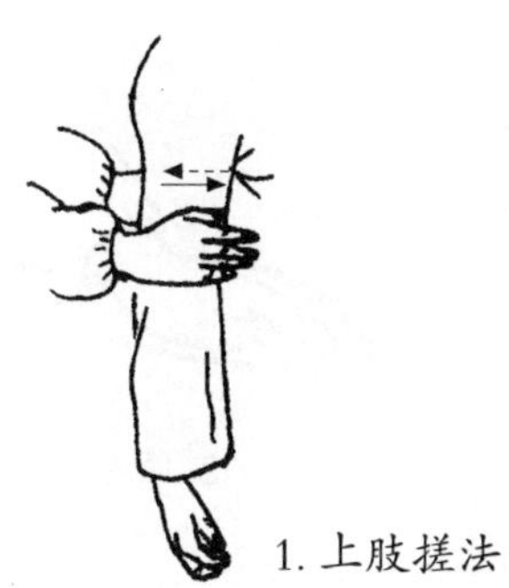

1. 上肢搓法

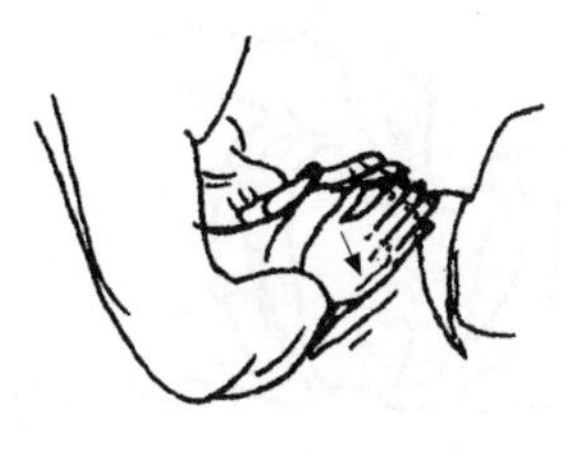

2. 肩部搓法

圖 15　搓法

經絡、調和氣血、鬆肌解痛的作用，臨床上常作為一種輔助手法，用來治療四肢關節傷筋，腰背疼痛，脇肋脹痛等症，也常作為推拿治療的結束手法。

【注意事項】

搓動須連續而不間歇地進行，直至局部產生熱感；搓動速度開始時由慢而逐漸加快，待結束時再由快而逐漸減慢。

## 八、振　法

【基本技法】

醫者用手指或掌或拳按壓在患者身體的某一穴位或部位上，由前臂和手部肌肉強有力的靜止性收縮用力，將功力集中於指端、掌或拳上，作上下或左右的快速強烈的振顫動作，使被治療的部位產生振動感。深部有溫暖舒適感（圖 16），頻率為每 分鐘 600 次左右。

【適用範圍】

適用部位：指振法適用於全身各部穴位，但多用於頭面部；掌振法多用脘腹脇肋部；拳振法主要用於前額。

治療範圍：本法應用範圍較廣，具有鎮靜安神、疏通經

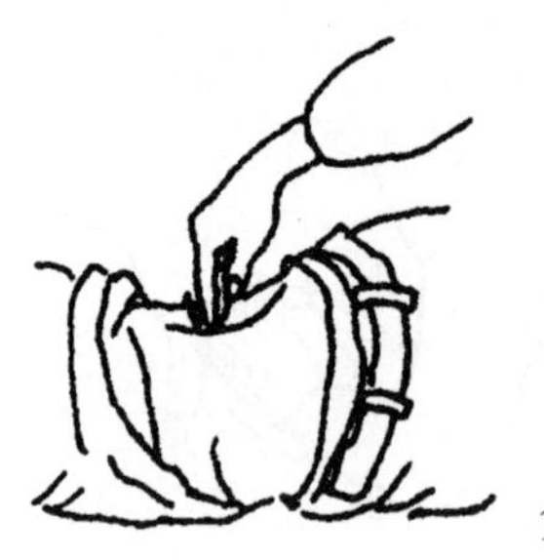

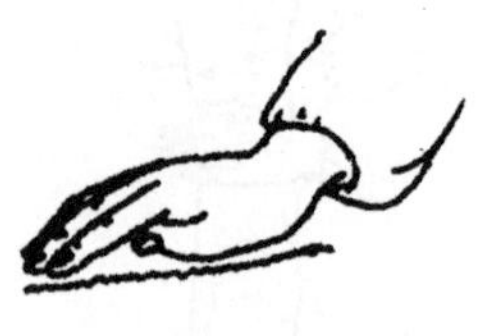

1. 指振法　　　2. 掌振法

**圖 16　振法**

絡、理氣和中、消食導滯等作用。指振法和拳振法常用於治療頭痛，失眠，眼疾及四肢關節疼痛等症；掌振法常用於治療脘腹脹痛，便秘，腹瀉，月經不調等症。

【注意事項】

操作時醫者不可憋氣，不可用蠻勁，不可抖動手臂；指振進根據該穴所在的部位和病情，壓力可大可小。掌振時則手掌對治療部位不可過重施加壓力，僅緊貼皮膚即可；在腹部操作時，醫者的手須隨呼吸而起伏，在呼氣時隨腹肌下陷而振，吸氣時隨腹肌膨起而鬆；每一個部位治療持續時間不少於 2～5 分鐘。

## 九、抖　法

【基本技法】

抖法的操作方法甚多，如點抖、撒抖、拉抖、合抖、提抖、背抖、牽抖等。臨床上以拉抖和牽抖最常用：

1. 拉抖法

醫者雙手握住肢體的遠端，囑患者肢體放鬆，然後呈波浪型連續的小幅度的顫動，由慢到快，由輕到重。抖上肢每分鐘約 200 次，抖下肢每分鐘約 100 次。

2. 牽抖法

患者俯臥，雙手用力抓住床頭，醫者兩手分別握住其兩踝上部，並逐漸用力向後拔伸牽引，醫者身體隨之後仰，持續1～2分鐘後放鬆，左右擺動患者下肢，待病人腰部放鬆後拔伸牽引，醫者身體隨之後仰，持續1～2分鐘後放鬆，左右擺動患者下肢，待病人腰部放鬆後，突然作上下抖顫數次，然後再用力牽拉，如此反覆操作2～3次（圖17）。

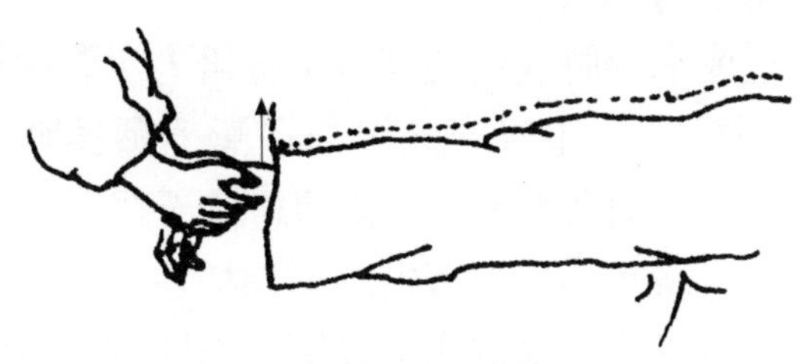

**圖17　抖法**

【適用範圍】

1. 拉抖法

適用部位：本法適用於四肢部，以上肢為常用。

治療範圍：本法具有通經絡、活氣血、鬆膜理、利關節等作用。臨床常用於肩、肘、腕關節疼痛和功能障礙的治療。如漏肩風。同時與搓法配合作為治療結束手法。

2. 牽抖法

適用部位：主要用於腰脊柱、腰骶髖及下肢部。

治療範圍：本法是手法牽引和手法抖動操作緊密結合的複合手法操作方法。具有疏鬆脈絡、放鬆肌肉、解除粘連、理筋整復、行氣止痛等作用。臨床上主要用來治療腰脊柱關節和軟組織病變。如腰椎間盤突出症、急性腰扭傷、椎體移位和滑脫、小關節錯縫等。

【注意事項】

拉抖操作時不要使患者的軀體產生前後或左右晃動；牽抖時醫者與患者之間要保持一定距離。牽抖雙下肢時，兩側用力一樣，避免用力不均造成不良後果。

## 十、按　法

【基本技法】

醫者用指或掌或肘或肢體其他部分著力，緊貼於患者體表一定部位或穴位，垂直方向用力逐漸下壓揉動，穩而持續、按而留之，使刺激力量達到機體組織深部（圖 18）。以拇指或食、中、環 3 指指面著力的稱指按法；以單掌或雙掌掌面著力重疊按壓的稱掌按法；以第一指間關節屈曲突起部分著力的為屈指按法；以鷹嘴部著力的稱屈肘按法。

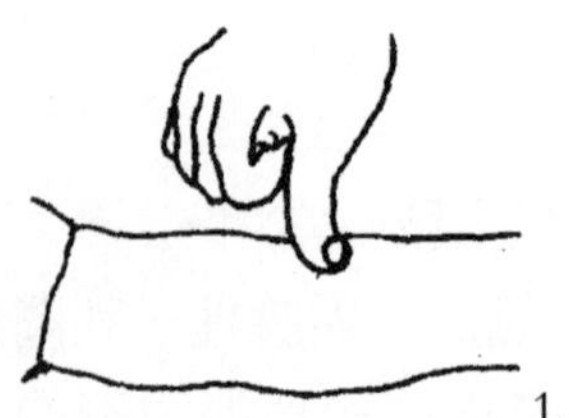

1. 指按法

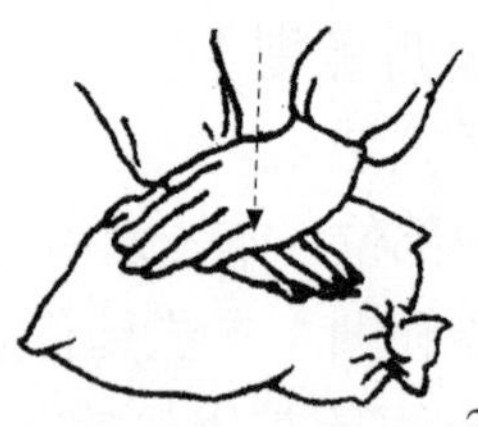

2. 掌按法

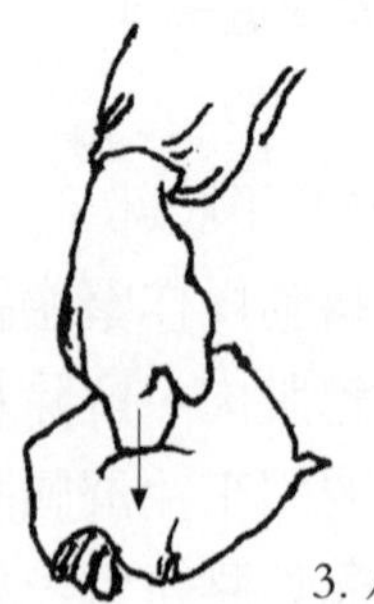

3. 屈指按法

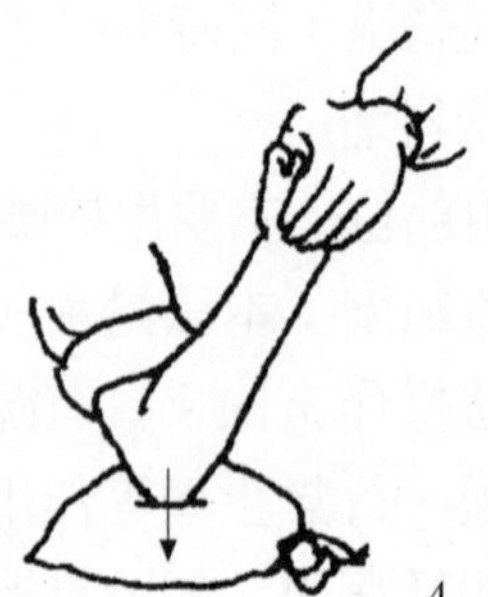

4. 屈肘按法

圖 18　按法

【適用範圍】

適用部位：指按法多用於全身各部經絡穴位；掌按法多用於腰、背、胸、腹等面積較大而平坦的部位；屈指按法多用於四肢、腰背肌肉豐滿部位或肌肉較薄的骨縫處；肘按法多用於肌肉豐滿發達而深在的穴位或部位。

治療範圍：本法具有舒筋活絡、開通閉塞、溫中散寒、活血止痛、滑利關節、矯正脊椎畸形等作用。指按法接觸面積小，刺激量可輕可重，易掌握控制調節，主要用於治療頭痛、胃脘痛、四肢痛等症；掌按法接觸面積較大，刺激較為緩和，多用於治療脘腹疼痛、脹悶、腹瀉，消化不良等病症；屈指按法著力 點較小，按壓的力量較重，多用於穴位的按壓，有較好的止痛效果，如按壓居髎、環跳治腰痛；按壓膝或足背骨縫處穴位治療足膝疼痛。屈肘按壓力最大，刺激最強，僅適用於體質強壯者的肌肉發達豐厚的腰臀等部位，以治療腰脊強痛、急性腰扭傷、腰部滑膜嵌頓等病症。

【注意事項】

切忌用暴力猛壓，以免產生不良後果；按壓胸背或脊柱時，患者應自然呼吸，不可迸氣，且不宜說話；按壓力量的大小和時間的長短，應根據患者體質的強弱、病情的輕重、取穴的主 次和穴位所在部位軟組織的豐滿情況而定。

## 十一、拿　法

【基本技法】

醫者肩臂放鬆，用大拇指和食中 2 指或用拇指和其他 4 指螺紋面著力，作對稱性相對用力，在患者一定穴位或部位上進行一緊一鬆的提捏（圖 19），

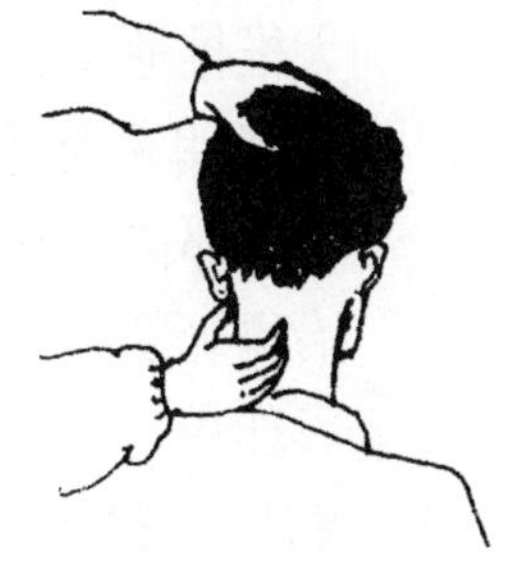

圖 19　拿法

操作動作緩和，而有連貫性，用力由輕到重，再由重到輕。

【適用範圍】

適用部位：主要用於頸項、肩背及四肢部。

治療範圍：拿法刺激較強，具有疏經通絡、解表發汗、鎮靜止痛、開竅提神等作用。臨床常與其他手法配合治療頭痛、項強、四肢關節肌肉□痛等症。

【注意事項】

拿法不宜過長，次數不宜過多，應觀察病人的反應，拿取部位要準；拿後多加揉摩，以緩解刺激引起的不適；用於急救時要突然用力，醒後停止手法。

## 十二、捏　法

【基本技法】

捏法的應用主要為捏脊法，捏脊法的操作有二：

1. 患者（兒）俯臥，背部肌肉放鬆，醫者坐或立於側面，用兩手拇指橈側面頂住其脊柱兩側皮膚，食指和中指前按與拇指相對分別提起皮膚，隨捏隨提，雙手交替捻動，由腎俞向大椎推進（圖 20），反覆 3～5 遍。

2. 患者（兒）俯臥，醫者將兩手食指屈曲，以拇指與食指中節相對分別提起皮膚，隨捏隨提，雙手交替捻動，由腎俞向大椎推進（圖 21），反覆 3～5 遍。

【適用範圍】

適用部位：脊柱、膀胱經、督脈。

治療範圍：捏脊法俗稱「翻皮」。具有健脾和胃、培補元氣等作用。臨床上常用於治療小兒積滯、疳證、腹瀉、嘔吐等病症。對成人消化系統疾病療效也佳；月經不調，痛經，神經衰弱等病症均有效果。

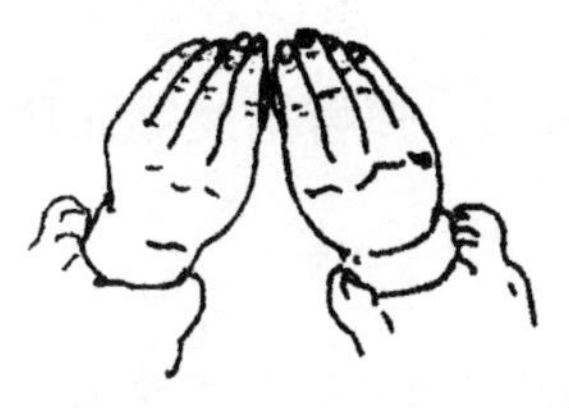

捏法　　捏脊法

圖 20

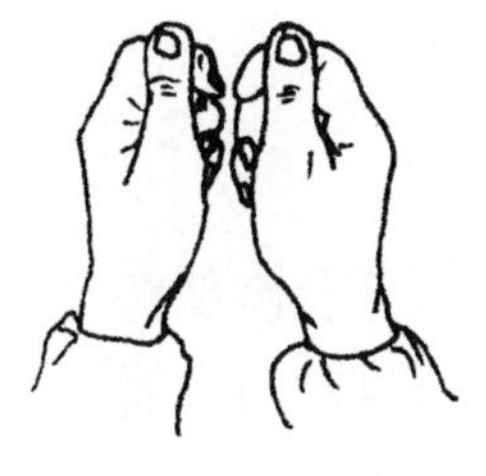

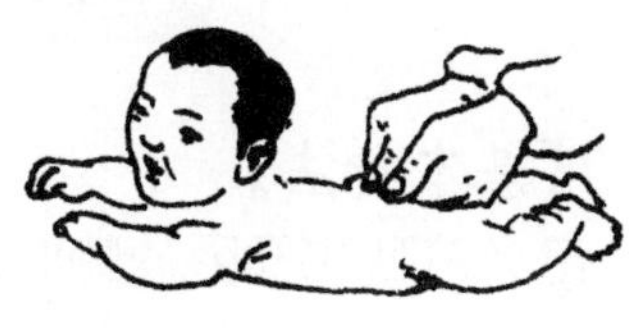

捏法　　捏脊法

圖 21

【注意事項】

捏脊法多兩手同時操作，故動作要協調，用力要均勻柔和，不可擰轉；撚動向前時，不可間斷，應連續不斷地直線推進。

## 十三、撚　法

【基本技法】

醫者肩肘關節放鬆，拇指與食指指腹相對用力捏住患者肢體一定部位，做快速的撚搓動作（圖 22）。

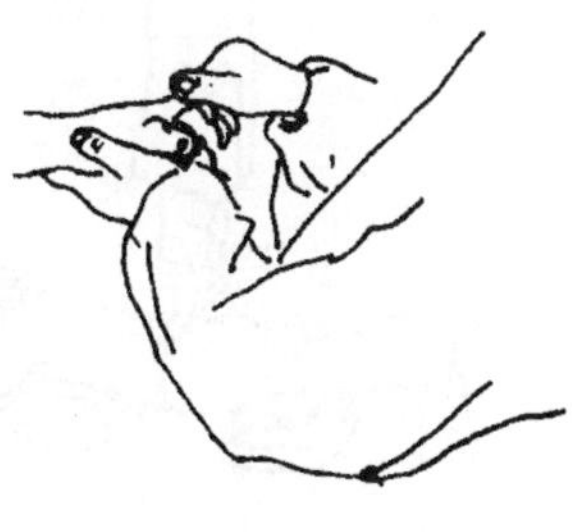

圖 22

【適用範圍】

適用部位：四肢小關節，以上肢指關節為最常用。

治療範圍：本法刺激量較輕，具

有疏通經絡、滑利關節、消腫止痛等作用。臨床常與拔伸法、搖法、配合治療趾間關節扭傷、勞損，彈響指及關節功能障礙等症。

【注意事項】

捻動要靈活輕快，不能呆滯；用力要平穩，捏力要適中。

## 十四、踩蹻法

【基本技法】

患者俯臥或仰臥於特製的踩床上，腿部及胸部墊平，醫者雙臂或腑部架於特製踩床的橫樑上，以控制自身體重和踩踏力量，雙足據患者的不同施治部位，先輕後重地於施治部位進行踩壓操作。踩踏時要做彈跳動作，著力部分要緊貼皮膚不得離開治療部位，彈跳節律要均勻，動作要連貫，並配合病人呼吸，即踏踩下落時呼氣，彈起時吸氣。彈跳頻率每分鐘 100～140 次（圖 23）。

【適用範圍】

適用部位：主要用於腰背脊柱、臂部及四肢肌肉豐厚處。

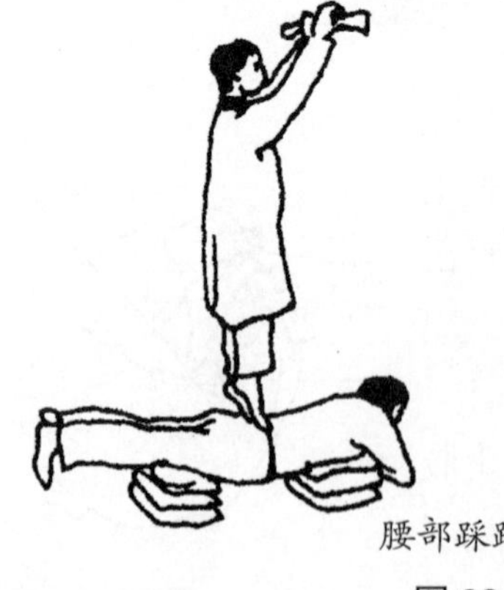

腰部踩蹻法

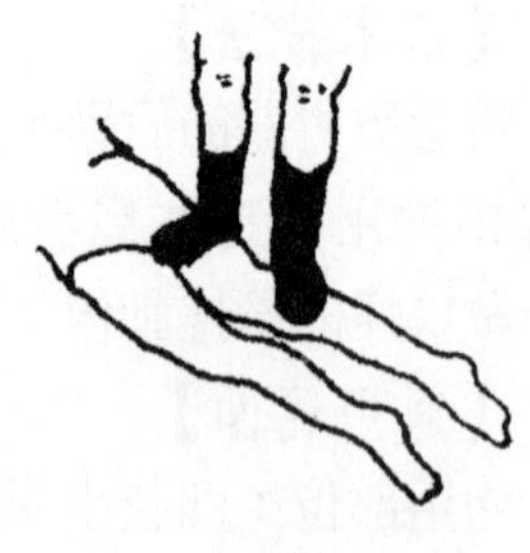

下肢踩蹻法

圖 23　踩蹻法



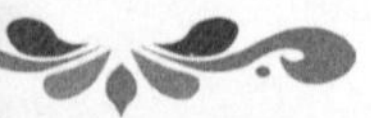

治療範圍：本法刺激量較大，具有疏經通絡、行氣活血、整復牽引、推、背、按、拔等手法，多治療腰椎間盤突出、腰椎小關節紊亂、急性腰扭傷、腰骶關節和骶髂關節錯位等病症；背脊部踩踏配合按、推法治療胸椎小關節紊亂及配合彈撥、肘推等治療背脊肌筋膜炎、崗下肌勞損、肥大性脊椎炎等病症；臀部踩踏配合拍、彈撥、按法治療臀肌筋膜炎、梨狀肌綜合症、臀上皮神經損傷及配合扳、拔伸法治療骶髂關節錯位、髖關節扭傷、髖關節滑囊炎、腰椎間盤突出等病症；四肢部踩踏配合揉、拿、抖、搓法治療四肢疼痛麻木、肌肉萎縮一類病症或用於放鬆運動員比賽過程中的緊張痙攣的肌群。

【注意事項】

操作中應注意觀察病人的反應，治療過程中或治療後，若發現病人主訴胸悶，胸背疼痛及腹脹等，立即停止施術並及時對症處理；病人要全身放鬆，張口自然呼吸，切忌迸氣；治療前要排空大小便，放鬆腰帶年老體弱，高血壓，骨質疏鬆，脊信炎症，椎體骨前滑脫，椎體腫瘤、結核、婦人經期、孕期及饑餓、飽食時均不宜採用此法。

## 十五、拍　法

【基本技法】

1. 指拍法

醫者五指張開或併攏，指間和掌指關節微屈、用指面拍打治療部位（圖 24）。

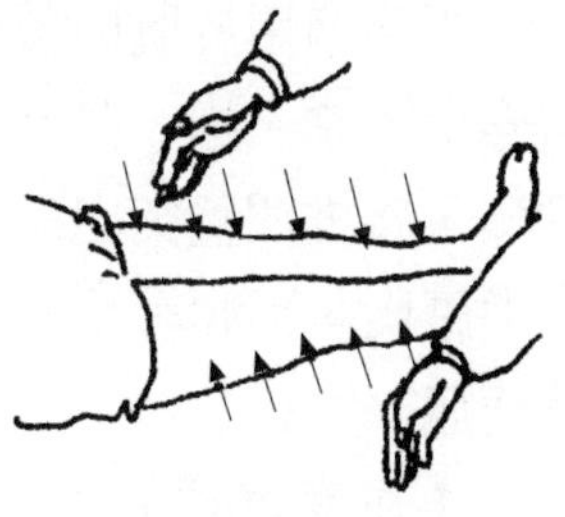

圖 24　指拍法

2. 指背拍法

醫者五指微分開或併攏，指間

及掌指關節微屈，指背著力，拍打一定的治療部位。

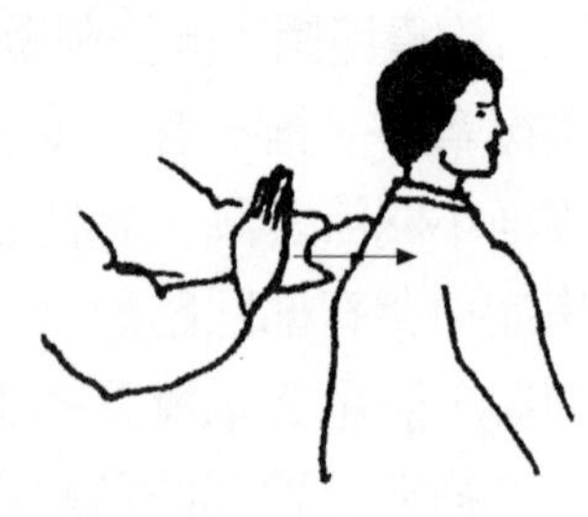

圖 25　掌拍法

3. 掌拍法

五指併攏，拇指伸直，其餘四指的掌指關節屈曲約 30～40 度左右，使掌心形成一個空凹即空心掌（虛掌），以此拍打身體的一定部位（圖 25）。

拍打時醫者肩、肘、腕要放鬆，手腕發力、著力時輕巧而有力，每分鐘 80～160 次。

【適用範圍】

1. 指拍法

主要適用於背、胸部及四肢部。臨床上常配合振、按等法治療疝氣；配合按、推、揉法及運動關節類手法治療肩背疼痛；配合按揉肺俞、膈俞及點中府、雲門，防治支氣管炎、肺氣腫、肺結核等呼吸系統疾病。

2. 指背拍法

主要適用於胸、背部及四肢關節處。臨床常配合推、按、點、運動關節類手法防治各種關節炎、關節外傷疼痛、功能障礙、四肢肌肉萎縮、疼痛、麻木等症。

3. 掌拍法

主要適用於肌肉豐滿的腰背部、臀部及大腿部。臨床常與牽引、拿、推、肘點、熱敷法等配合應用，以防治急慢性腰痛，腰椎間盤突出症，梨狀肌綜合征，下肢麻痹症等。亦常與摩腹、顫腹等手法配合應用，以防治腹痛、腹瀉、痛經等病症。

【注意事項】

本手法臨床屬結束類手法，拍打時用力要穩，由輕到

重，節奏均勻，不可忽快忽慢。

## 十六、擊　法

【基本技法】

1. 拳擊法

醫者手握空拳，腕關節伸直，肘關節作屈伸活動，用拳背擊打患者的治療部位和穴位（圖 26）。

2. 掌根擊法

醫者腕背伸，手指微屈，掌指關節自然放鬆，用掌根部著力，有節律地擊打患者治療部位或穴位（圖 27）。

3. 側擊法

醫者腕略背伸，手指伸直微屈，以指掌尺側部分著力，擊打患者治療部位或穴位（圖 28）。

4. 合掌擊法

醫者雙手合掌，五指儘量自然分開，用小指的尺側面快速而有節奏地擊打患者治療部位，擊打時常發出「啪、啪」的響聲（圖 29）。

5. 指尖擊法

醫者 5 指自然分開，屈曲，以指端為著力點，擊打患者治療部位（圖 30）。

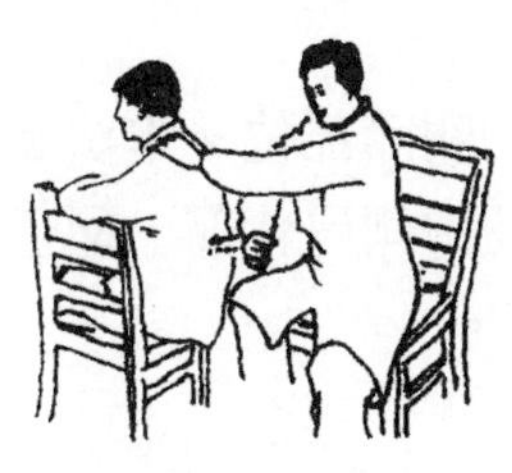

圖 26　拳擊法

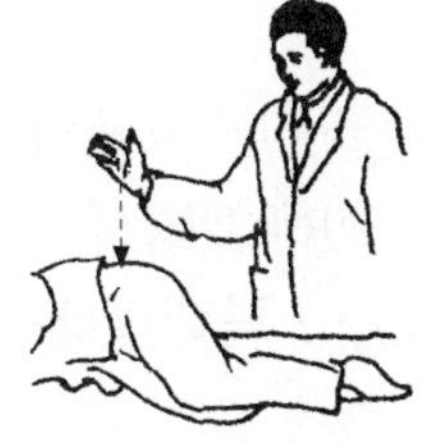

圖 27　掌擊法

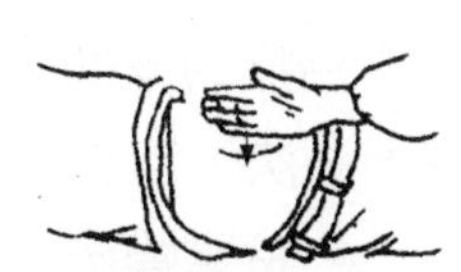

圖 28　側擊法

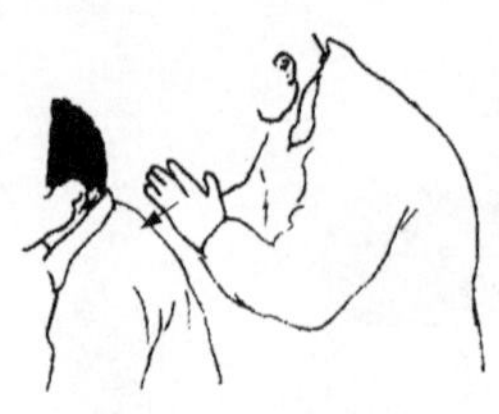

圖 29　合掌擊法

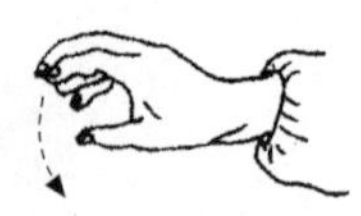

圖 30　指尖擊法

6. 棒擊法

醫者用特製的桑枝棒沿著患者肢體的肌肉平行方向（腰骶部除外），直接擊打施治部位。一般一個部位連續擊打 3～5 次即可（圖 31）。

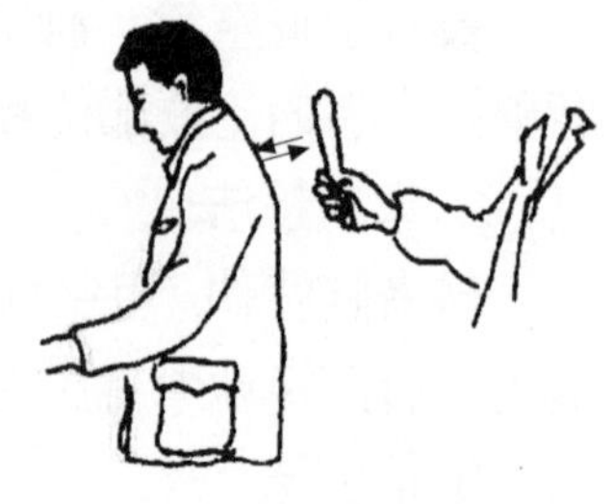

圖 31　棒擊法

【適用範圍】

1. 拳擊法

臨床上常為結束手法。如拳擊大椎穴以振奮精神，調和陰陽；拳擊八髎穴，能振奮陽氣、培補腎氣，以防治腎虛之腰膝酸軟、遺精、陽痿、月經不調等症。

2.掌根擊法

主要適用於四肢及關節部位，具有滑利關節，舒筋活血等作用。如掌根擊膝關節周圍穴位，配合推、按、揉、搖、拔伸法，治療膝關節扭挫傷，髕下脂肪墊勞損，創傷性滑膜炎等。

3.側擊法

主要適用於肌肉豐滿的部位及淺表的關節部位。本法為臨床治療的輔助手法。如側掌擊打大椎及兩側肩背部，配合㨰、拿法，治療頸項強痛，肩背疼痛等症。

4. 合掌擊法

本手法刺激量較緩和，屬於結束手法，主要用於頭頂及

肩背部，有開竅醒神，調和氣血的作用。常與揉百會、拿五經，掃角孫，分印堂等法配合應用，治療頭暈，頭痛，失眠，記憶力減退諸症。

5. 指尖擊法

本法主要適用於頭頂，肩背、腰骶及大腿等面積較大的部位。如指尖擊頭頂，配合掃散角孫、推橋弓、拿風池等，治療肝陽上亢所致的頭痛症。

6. 棒擊法

主要擊打的部位有囟門、大椎、腰骶、背、胸部及膝、髖關節處，它為內功推拿特有的手法。如擊打腰骶部具有強身補腎的作用。配合按、揉、熱敷法治療慢性腹瀉、陽痿、遺精、痛經等病症。

【注意事項】

使用擊法時，動作要有節奏，力量要適中，操作速度要輕快而有連貫性；棒擊時，要先有「信棒」，即擊打時，要先輕擊 3 下，以引起患者注意，不打冷棒。

## 十七、按點法

【基本技法】

醫者拇指伸直，其餘四指屈伸，拇指指端著力或手呈握拳狀，以中指近端指間關節屈曲突起部著力，在患者一定部位或穴位上用力深壓揉動（圖 32），力宜由輕漸重。由淺入深向肢體內滲透，使之有較強的痠脹感。

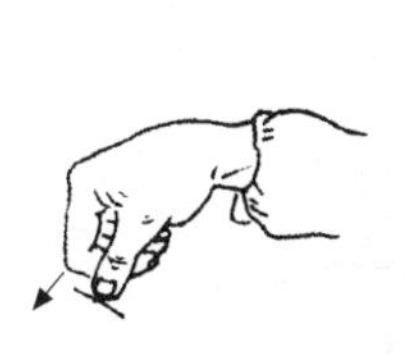

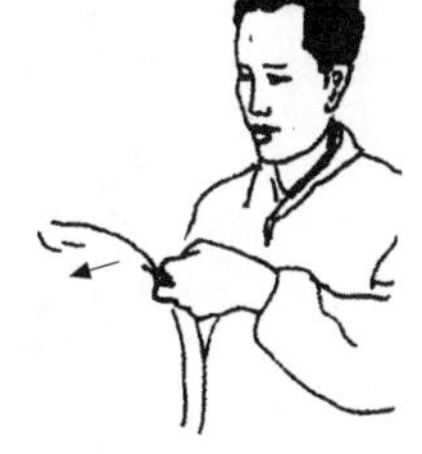

圖 32　按點法

【適用範圍】

適用部位：常用於背臀部腧穴及肌肉較薄的骨縫處。

治療範圍：本法係從按法演化而來，是一種強刺激手法，因其常用於穴位治療，又稱為「點穴療法」。臨床上常與揉法配合治療頭痛，頭暈，失眠；與按、拍法配合治療中風偏癱，肢體萎軟，關節痛，急慢性腰痛，坐骨神經痛等症。

【注意事項】

操作前要修整指甲，以防 點時刺破皮膚；操作時要根據患者病情虛實和病人體質強弱及耐受性酌情施術；點穴時間不宜太長，動作要穩快，術後用拇指指腹按揉局部，以緩解不適之感。

## 十八、擊點法

【基本技法】

1. 中指擊點法

醫者中指微屈，其餘 4 指半屈成虛拳，以腕發力，使中指指尖著力，叩擊治療部位或穴位（圖 33）。

2. 五指（或三指）擊 點法

醫者用 5 指（或拇、食、中 3 指）指端合攏平齊，以此為著力 點，叩擊治療部位或穴位，其形如雞啄米（圖 34）。

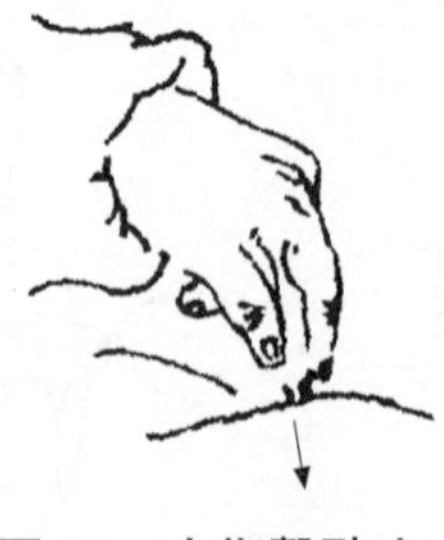

圖 33　中指擊點法

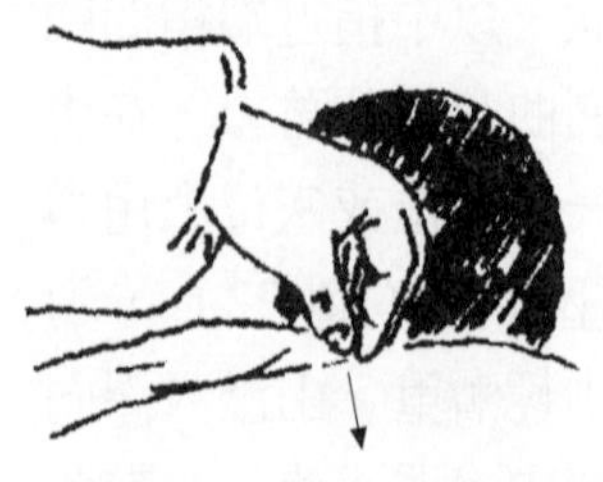

圖 34　五指擊點法



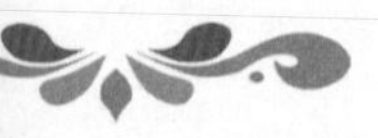

叩擊的力量有輕、中、重之分：輕度叩擊時，以腕關節為中心；中度叩擊時，以肘關節為中心；重型叩擊時，以肩關節為中心；在上述各式叩擊法操作時，手指擊打到治療穴點時，要隨即「彈起」離開施術部位。

【適用範圍】

適用部位：適用於全身各部位，常用於頭、肩、背、胸及四肢。

治療範圍：本法由中國傳統武術中的點穴、拿穴、打穴、踢穴解等擊技性動作演化而來。動作速捷，勁力迅猛，深透性強，刺激量大，其具有振奮精神、開達鬱閉、發散壅阻、激發元陽、通絡止痛等作用。臨床上常用於神經衰弱，外傷性截癱、腦性癱瘓、癔病性癱瘓，小兒麻痹後遺症，末梢神經炎、感染性多發性神經炎，腰椎間盤突出症及關節腫痛等病症的治療。

【注意事項】

醫者指甲要修平，以防戳傷患者皮膚；用力要穩，由輕到重；對兒童、婦女、體弱者或初 次受術者，力宜輕，叩擊後要按揉局部，以緩解不適之感。

## 十九、搖　法

【基本技法】

1. 頭頸部搖法

病人取坐位，醫者立於一側，一手扶按住病人頭頂，另一手托其下頜。雙手相對用力作用一方向的環形運動，使患者頭頸得以環轉搖動（圖 35）。

2. 肩關節搖法

囑病人坐位，醫者位於患側，以一手扶住病人肩部，另

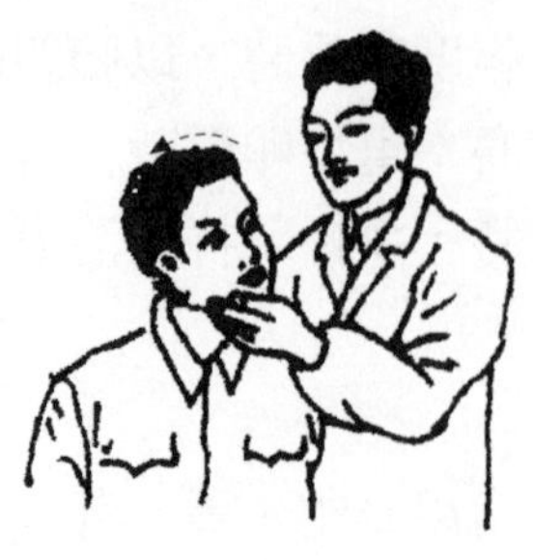

頸部搖法（一）

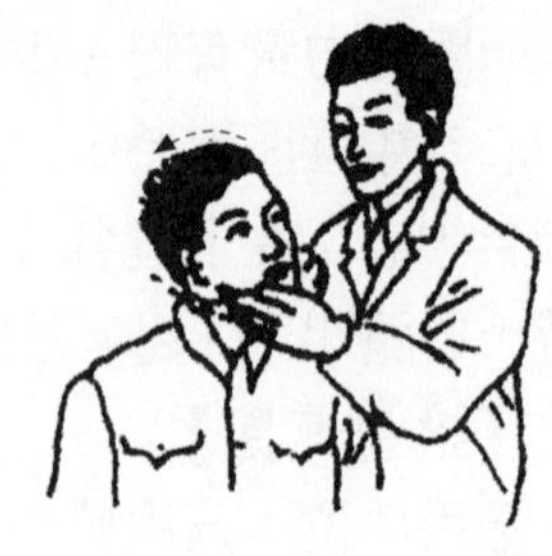

頸部搖法（二）

圖 35

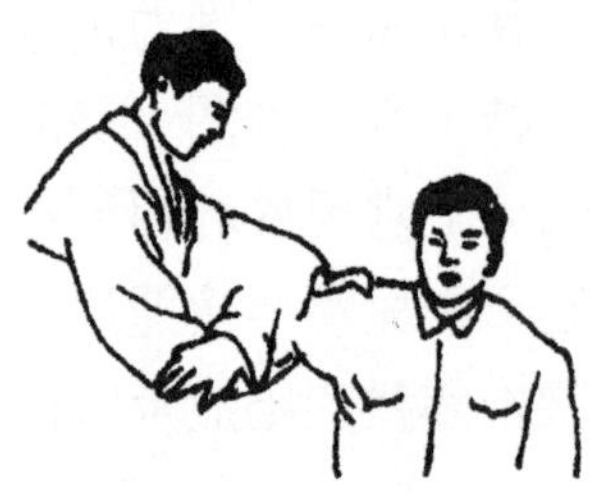

托肘搖肩法

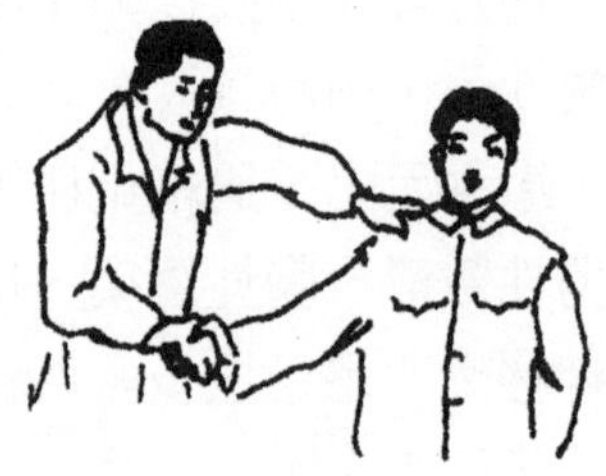

握手搖肩法

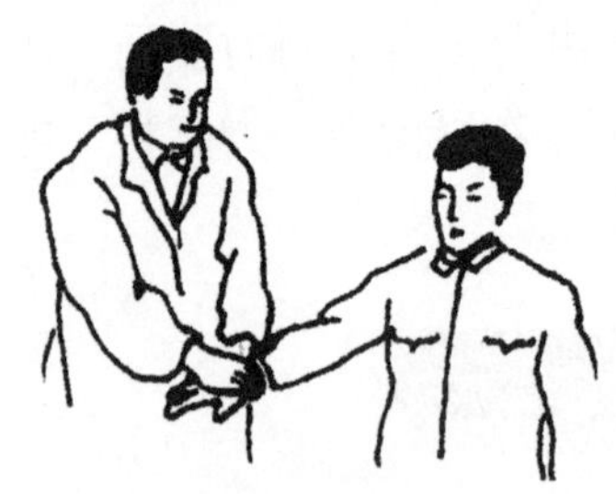

大幅度搖肩法（一）

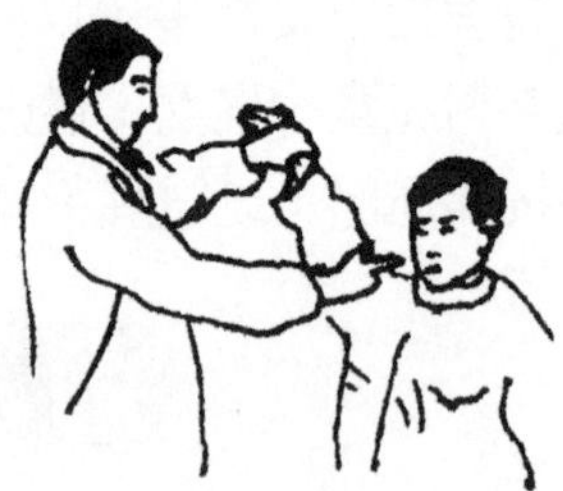

大幅度搖肩法（二）

圖 36

一手托住病人腕部或肘部，使其前臂架在自己的前臂上，然後搖動肩關節，使之作順時針或逆時針的旋轉動動（圖 36）。

3. 髖關節搖法

囑患者仰臥，醫者位於患側，以一手握其踝部，另一手



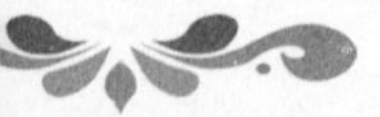

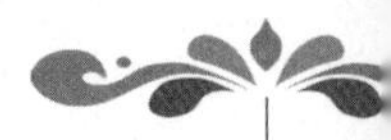

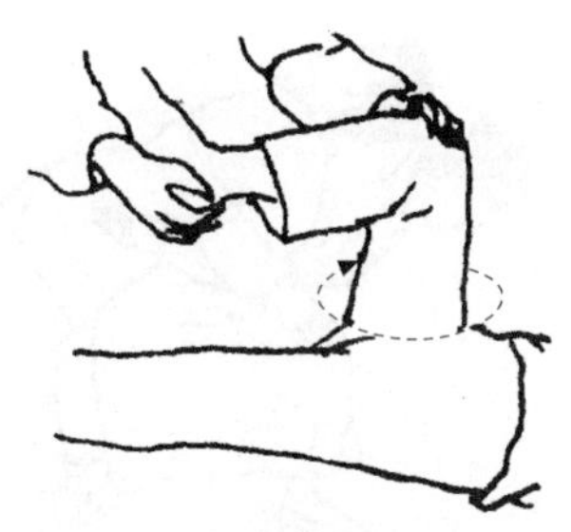
圖 37　髖關節搖法

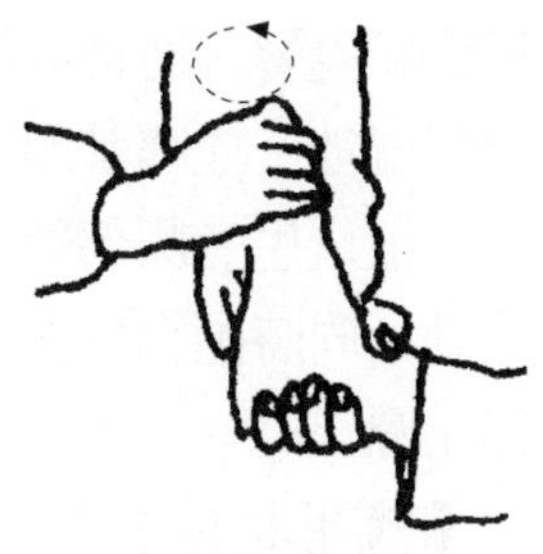
圖 38　踝關節搖法

扶按住其膝部，使病人屈膝屈髖，此時醫者雙手協調動作，使髖關節作環形運動（圖 37）。

4. 踝關節搖法

囑病人仰臥，醫者一手托住患者足跟，另一手握住拇趾側蹠趾關節處，使踝關節作順時針或逆時針的環轉運動。（圖 38）。

【適用範圍】

適用部位：主要適用於四肢關節及頸項、腰部。

治療範圍：本法具有滑利關節、疏通經絡、活血祛瘀、防止和解除粘連、改善關節運動功能等作用。臨床常用於頸椎病、落枕、肩周炎、關節扭挫傷等病證的治療。

【注意事項】

搖轉的方向及幅度應在關節生理運動範圍內；活動的範圍及速度應視病情，由小到大，由慢到快，動作要緩和，用力要穩。

## 二十、背　法

【基本技法】

醫者與患者背靠背站立，醫者用兩肘挽住患者肘彎部，





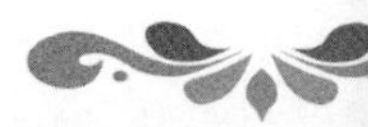

然後彎腰挺臀，將患者反背起，使其雙腿離地，並囑其頭後仰，以臀部著力抵住患者腰部進行顫動或左右搖動，同時配合反覆作伸腰彎腰動作（圖 39）。

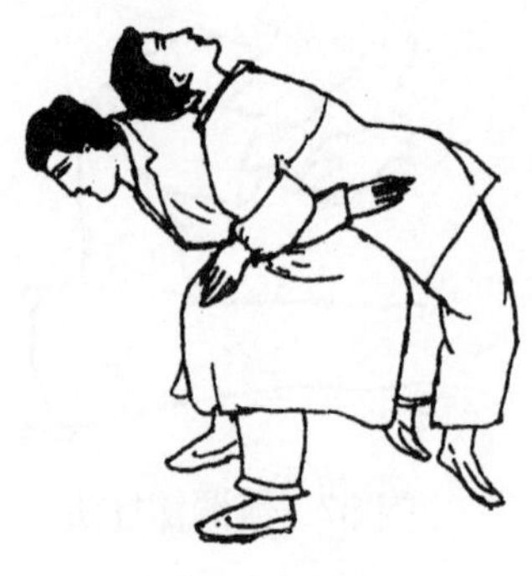

圖 39　背法

【適用範圍】

適用部位：腰背、腰骶、脊椎部。

治療範圍：本法可使腰脊椎及兩側腰肌過伸，增加椎間盤的外壓力，並利用患者下半身的重力牽引腰椎以促使突出的髓核回納，並有利於整複脊柱小關節紊亂與放鬆腰部肌肉。主要用於腰扭傷，腰椎小關節紊亂症，腰椎後凸畸形及腰椎間盤突出症。

【注意事項】

施術中應注意醫、患間的配合，患者腰部肌肉應放鬆，呼吸要自然，切勿憋氣。

## 二十一、扳　法

【基本技法】

扳法分為頸項、胸背、腰、肩、肘、腕、踝扳法，現將臨床常用的幾種扳法介紹如下：

1. 頸項斜反法

患者取坐勢頭部略向前屈，醫者一手抵住患者後枕部，另一手抵住其下頦部，使頭向一側旋轉至最大限度時，兩手同時用力作相反方向的扳動（圖 40）。

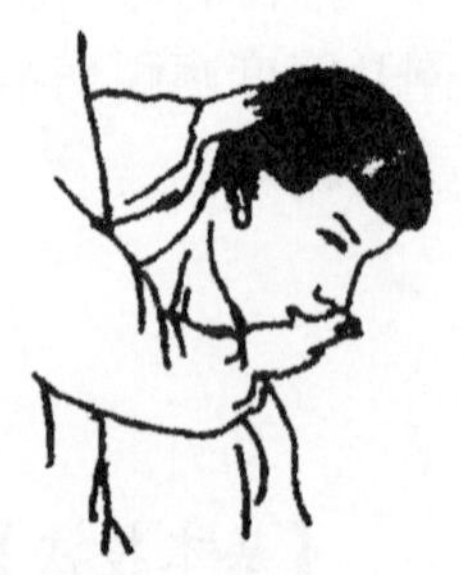

圖 40　頸項斜扳法

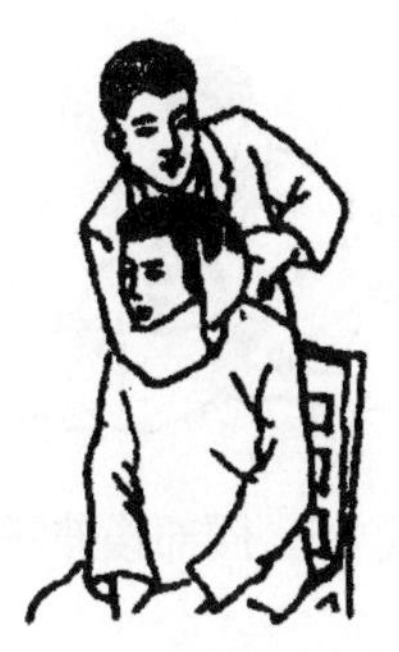

圖 41　頸部旋轉定位扳法

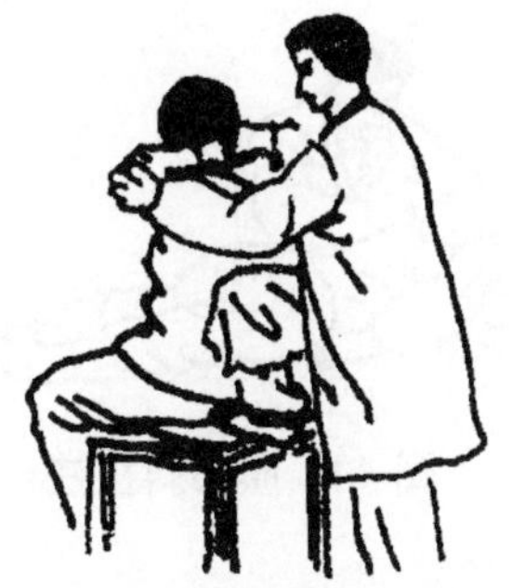

圖 42　擴胸牽引扳法

2. 頸項旋轉定位扳法

囑患者坐勢，頸前屈到某一需要的角度，醫者立於其背後，用一肘部托住其下頦部，手則扶住其枕部（向右扳則用右手，向左扳則用左手），另一手扶住患者肩部。托住其頭部的手用力，先作頸項部向上牽引，同時把患者頭部作被動向患側旋轉至最大限度後，再作扳法（圖 41）。

3. 擴胸牽引扳法

囑患者坐位，其雙手交叉扣住，置於頸後項部。醫者兩手把住患者兩肘部，並用一側膝部頂住患者背部，囑患者自行俯仰動作，配合深呼吸，做擴胸牽引扳法（圖 42）。

4. 胸椎對抗復位扳法

患者取坐位，其雙手交叉扣住，置於頸後項部。醫者在其後面，用兩手從患者腋部伸入其上臂之前，並握住其前臂下段，同時用一側膝部頂住患部脊柱。令患者略向前傾，醫者兩手同時向後上方用力扳動（圖 43）。

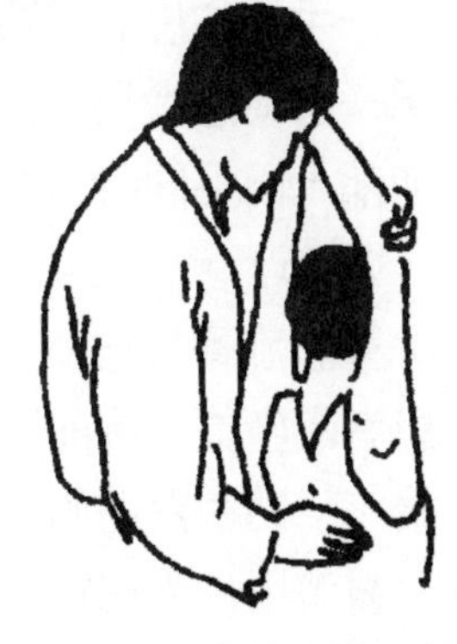

圖 43　胸椎對抗復位扳法

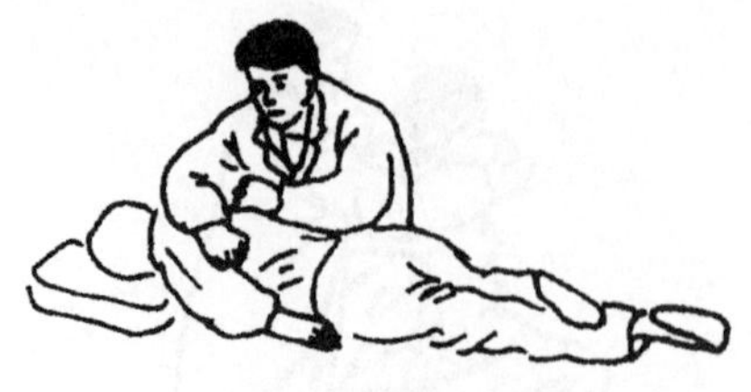

圖 44　腰部斜扳法

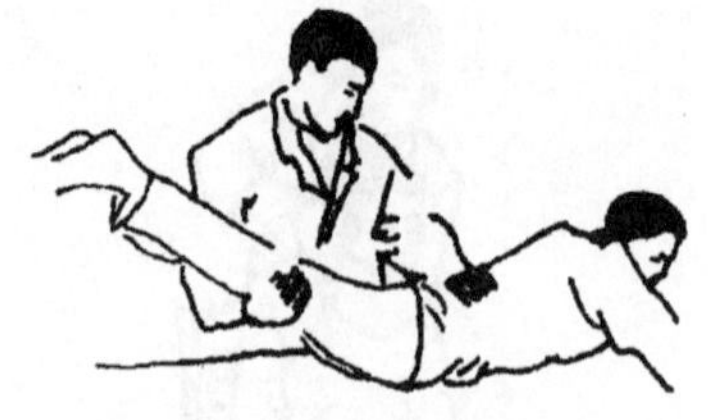

圖 45　腰部後伸扳法

5. 腰部斜扳法

令患者側臥位，患側下肢在上呈屈曲位，健側下肢在下呈伸直位。醫者面對患者，用一手抵住患者肩前部，另一手抵住髂前上棘部，把腰被動旋轉至最大限度後，手同時用力做相反方向扳動。一般先扳患側，後扳健側左右各 1 次（圖 44）。

6. 腰部後伸扳法

囑患者俯臥位，醫者一手托住患者兩膝部，緩緩向上提起，另一手緊壓在腰部患處。當腰後伸到最大限度時，兩手同時用力作相反方向扳動（圖 45）。

7. 直腰旋轉扳法

患者取坐位，醫者用腿挾住患者下肢，一手抵住患者近醫者側的肩後部，另一手從患者另一側腋下伸入抵住肩前部，兩手同時用力作相反方向扳動（圖 46）。

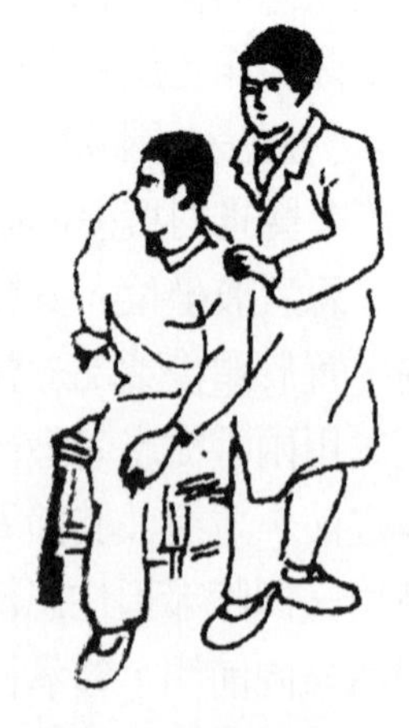

圖 46　直腰旋轉扳法

8. 彎腰旋轉扳法

患者取坐位，腰前屈到某一需要角度後，一助手幫助固定患者下肢及骨盆。醫者用一手拇指按住需扳動的脊椎的棘突（向左旋轉時用左手），

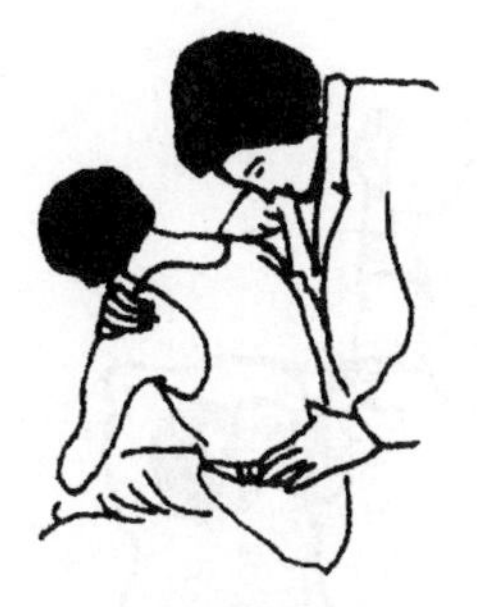

圖 47　彎腰旋轉扳法

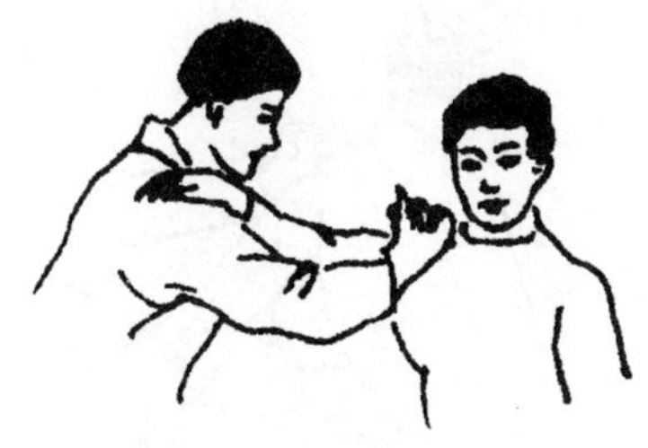

圖 48　肩關節前上舉扳法

使其腰部在前屈位時，再向患側旋轉。旋轉至最大限度時，再使其腰部向健側側彎方向扳動（圖 47）。

9. 肩部前上舉扳法

患者取坐位，醫者站於其患肩側方，用自己與患者同側的上臂托住其肘部，並用手按住其患肩，另一手也一起協助，以患肩為支點，慢慢地用上臂將患者肘部抬起，此即扳動肩關節上舉（圖 48）。

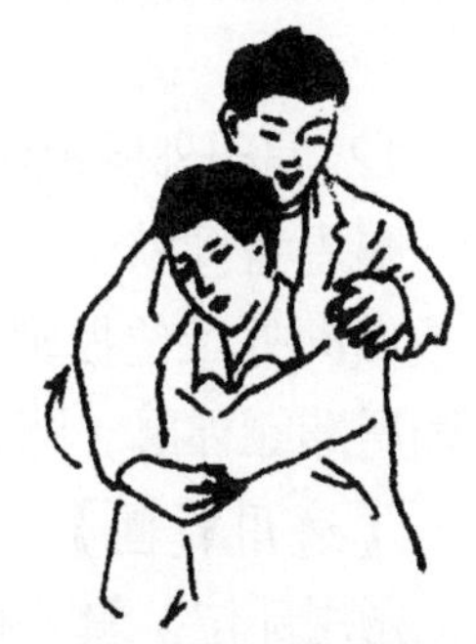

圖 49　肩關節內收扳法

10. 肩部內收扳法

患者取坐位，將患側的手置於胸前，醫者站在患者後面緊靠其背，穩定身體，用一手握住其肘部做內收，另一手在患側肩背施用手法。此即扳動肩關節內收（圖 49）。

11. 肩部後伸扳法

囑患者坐位，將手伸向背後，手掌向後。醫者站在其側方，用一手握住其腕部，將上肢後伸，並使其肘屈，手背貼在背後，再往上拉，另一手在患者肩部施用手法，此即扳動肩關節後伸（圖 50）。

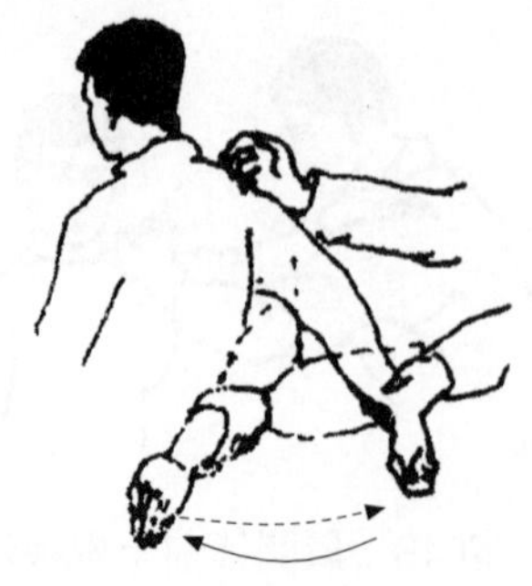

圖 50　肩關節後伸扳法

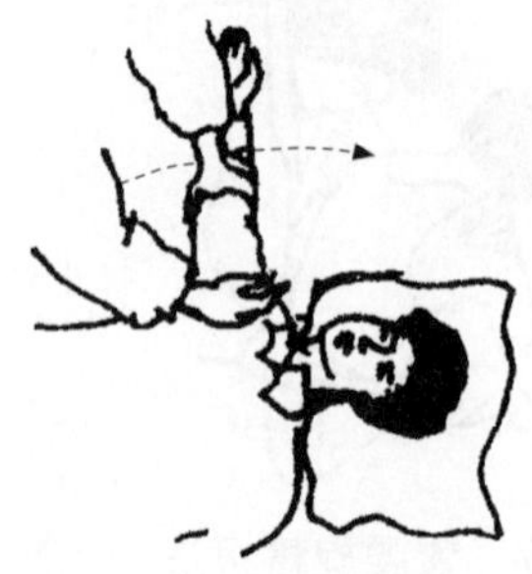

圖 51　肩關節外展扳法

12. 肩部外展扳法

囑患者仰臥位，醫者站於患者的側方，用一手握住其肩部，做向外牽位扳動，另一手在肩關節前面施用手法。此即扳動肩關節外展（圖 51）。

【適用範圍】

適用部位：頸、胸、腰椎、髖關節及四肢各大關節。

治療範圍：本法在臨床上常與其他手法配合使用，主治關節錯位或關節功能障礙，頸椎病，肩周炎，胸腰椎小關節及骶髖關節錯位，腰腿痛等病症。本手法具有舒筋活絡、理筋整復、滑利關節、鬆解粘連等功能，係主要的運動關節類手法之一。

## 二十二、拔伸法

【基本技法】

1. 頸部拔伸法

患者正坐位，醫者站於患者背後，用雙手拇指頂住枕骨下方，掌根托住兩則下頜角的下方，並用兩前臂壓住患者兩肩，兩手用力向上，兩前臂下壓，同時作相反方向用力拔伸



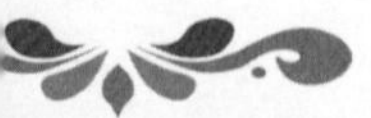

（圖 52）。

2. 肩部拔伸法

患者取坐位，醫者用雙手握住其腕或肘部，逐漸用力牽拉，囑患者身體向另一側傾斜（或有一助手幫助固定患者身體），與牽拉之力對抗（圖 53）。

3. 腕關節拔伸法

醫者一手握住患者前臂下端。另一手握住其手部，兩手同時作相反方向用力，逐漸牽拉（圖 54）。

4. 指間關節拔伸法

醫者用一手捏住被拔伸關節的近端，另一手捏住其遠側端，兩手同時作相反方向用力牽引（圖 55）。

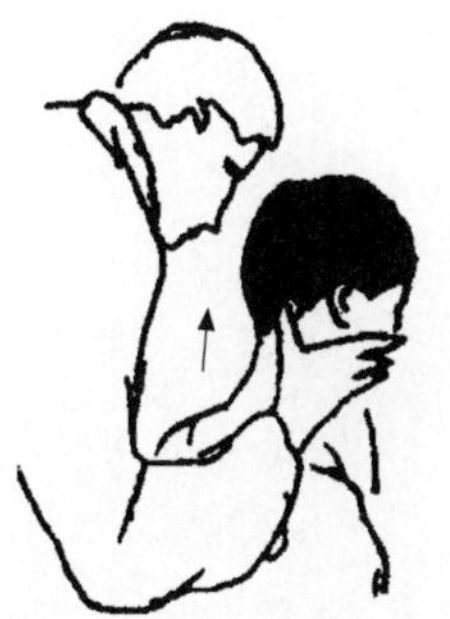

圖 52　頸部拔伸法

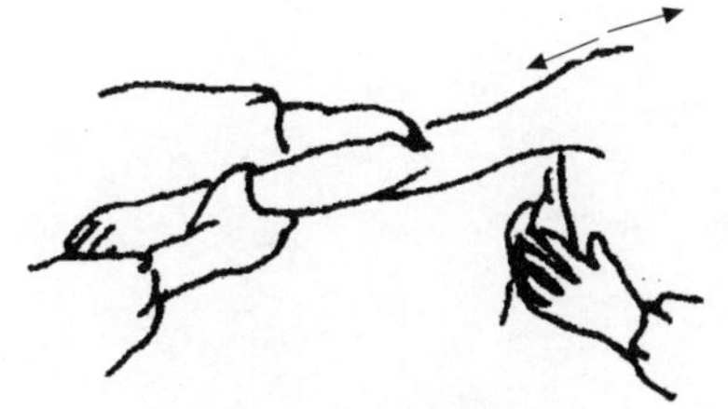

圖 53　肩關節拔伸法

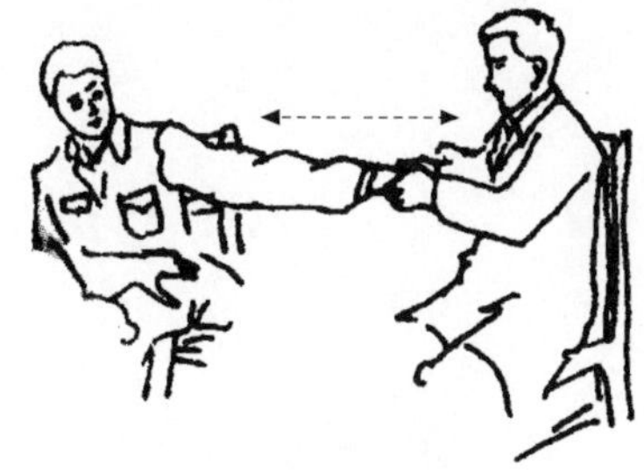

圖 54　腕關節拔伸法

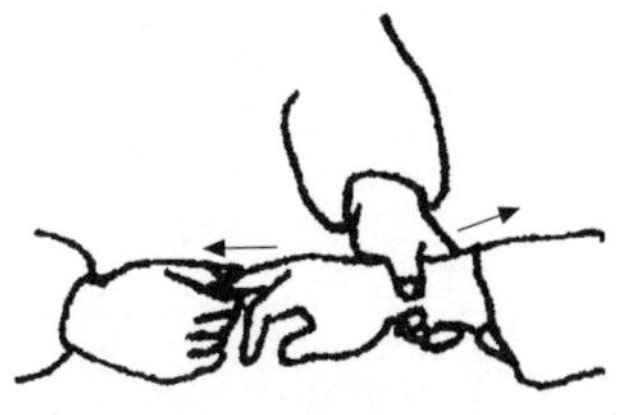
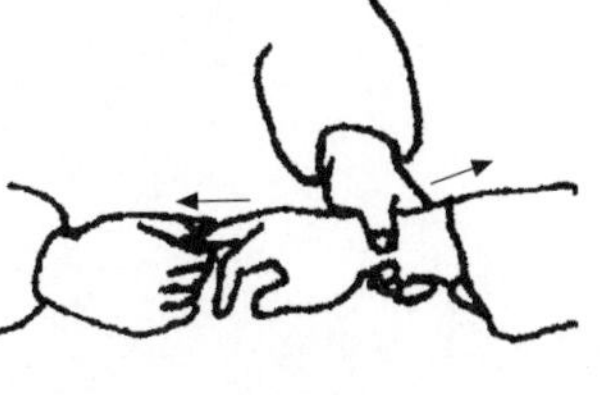

圖 55　指間關節拔伸法

【適用範圍】

適用部位：頸椎、脊柱及四肢關節部。

治療範圍：本法具有舒筋活絡、理筋整復、矯正畸形、鬆解粘連等作用。主治關節錯位、傷筋等，臨床常配合扳法治療頸、腰椎間盤突出症、小關節紊亂症及肩關節功能障礙等。在正骨手法中，此法用以正復關節錯位或骨折移位。

【注意事項】

關節強直畸形、老年骨質疏鬆、關節腫瘤、結核等患者宜慎用。

（王振平審、邵湘寧執筆）

# 第十三章　氣功治療概論

氣功根植於華夏文明，博大精深，源遠流行。它包括導引、吐納、樁功、靜坐、運氣等內容，是中國醫藥學的一個重要組成部分。

氣功療法又稱醫療氣功，是祖國醫學遺產的一部分，它具有開智益慧、祛病強體、健身壯陽、納氣活心、補精防衰、養生增壽等功用，閃爍著中國醫學「治未病」的保健預防和「治已病」的對症治療的思想，按照傳統氣功的特點、鍛鍊的目的和要求不同，可分為：

以鍛鍊呼吸為主的吐納派功法；以靜坐調心養神煉意為主的禪定派功法；以肢體活動為主並結合意念和呼吸的導引派功法；以觀想、想像、存思與閉目內視相結合的存想派功法；以鍛鍊人體內部真氣、內氣為主，最終並使「真氣」在人體內循經絡運轉 週身，以及「氣至病灶」等的內丹功法。

流傳至今載有氣功的經史子集及歷代文獻、筆記、隨錄、宗教秘典等不下二千萬字，內容巨集富、典籍浩瀚，其流派紛繁多彩，功法精湛玄妙。龐雜的流派中，廣集儒家、道家、武家、佛家練功之精華，但語言晦澀，或隱語連篇，或借喻累牘，記載何功法治何病不詳，這給氣功治療蒙上了一層高深莫測的色彩。

這裏擇要介紹幾種氣功與醫療交融一體的功法，供醫療、教學及患者練功自療借鑒。

## 一、氣功醫療的功法

### （一）太湖樁

太湖樁，又名太湖健美樁，相傳盛行於宋代，一直在江、浙一帶山野村民中流傳著，其動作簡單，此功動中有靜，靜中有動，為調息法的放鬆功，不僅是武術愛好者的一項基本功，而且是一種功效卓著的氣功養生法。適應於能行動的病人，中老年人，慢性病患者，以及癌症病人的早期及恢復期。

**功　法**

起（收）功：立位，兩腳分開，與肩同寬，腳尖偏向外側。百會朝 天，頸直，眼半閉，舌舔上腭，口微閉，沉肩，墜肘，虛腋，含胸，拔背，收腹，鬆胯，膝微曲。意氣合一，鬆靜自然，大腦入靜，思想集中，意守「海闊 天空」約2～5 分鐘。

第 1 式——美容術

（1）擦耳面：雙手洗淨，搓熱，摩擦顏面（上下運動）及雙耳（圓形運動，內勞宮穴始終對準耳廓）（圖 1）各 25 次。再用雙手小指 點壓眼眶周圍 25 圈（圖 2）最後用雙手食指按壓耳前聽會穴處（可觸及顳動脈搏動）3 次，按壓時呼氣，放鬆時吸氣。

主治：面癱，三叉神經痛，面痙攣，腦震盪後遺症，神經衰弱，神經性耳鳴，面部皺紋多，贅疣。

（2）旋眼睛：雙眼向 50～100 公尺遠的綠色處靜視約10 秒鐘，用鼻自然呼吸，然後先順時針旋眼球 10 圈，再逆時針旋眼球 10 圈。

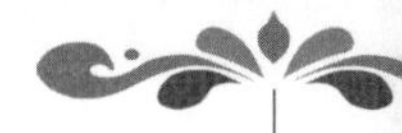

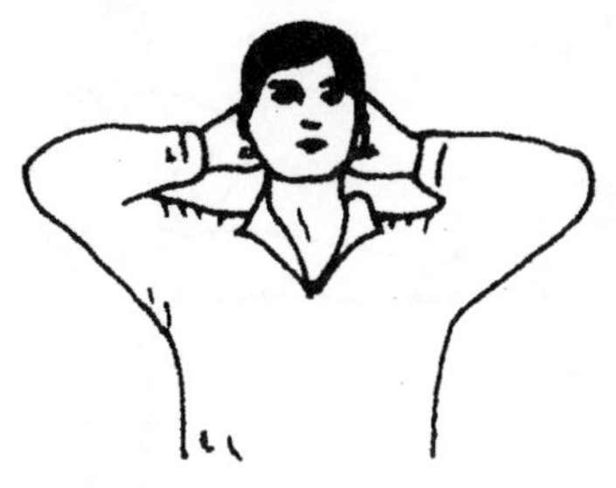

圖 1　摩擦雙耳

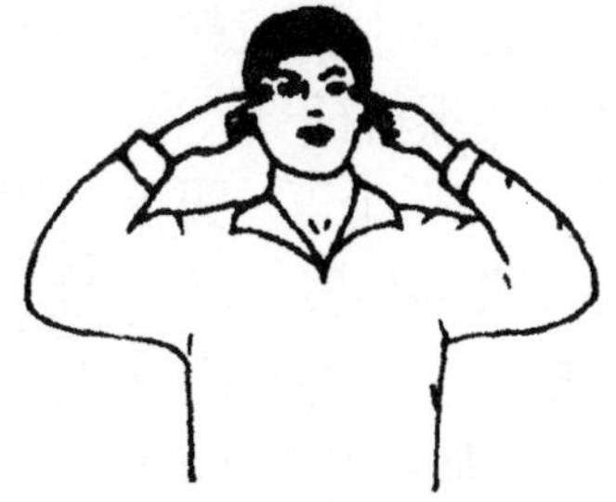

圖 2　點壓眼眶

防治：近視，老花眼，遠視及光線不正常感。

（3）叩齒：叩時上下唇稍離開，聞有咯咯聲，一般叩 25～50 次。口鼻自然呼吸。

主治：口腔疾病。

（4）遠津：閉口，舌在口內用力抵口腔黏膜旋轉 10～15 圈，待口內津滿，配合深呼吸吞嚥，如此照做 25 次。

主治：消化系統疾病（如慢性胃炎、腸炎）。

第 2 式──人間樂

（1）旋風：雙手內外勞宮穴重疊，放於膻中穴，並以此為起止 點，沿雙乳房以橫 8 字形順、逆時針各旋轉 25～50 次，每次呼吸 1 次。

主治：免疫缺陷性疾病，內分泌腺疾病。

（2）天地：兩上肢先垂於腰間，然後掌心向上緩緩上舉到頂，雙手叉指後翻掌。兩腳跟同時提起，眼仰視 天空（圖 3）。同時吸氣。然後身體緩緩下蹲，同時兩手由體側緩緩下降，肘部靠於膝前，兩腳放平同時呼氣。如此照做 10～20 次。

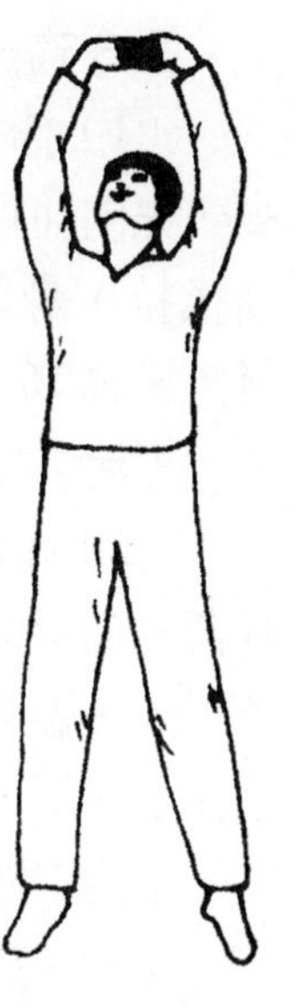

圖 3　天地

主治：胃扭轉，胃下垂，胃擴張，內臟結石。

（3）上下（圖 4）：兩手叉腰。左下肢向外展（以 90 度為好），同時吸氣，然後放下，同時呼氣，連做 8 次。換右下肢照做。

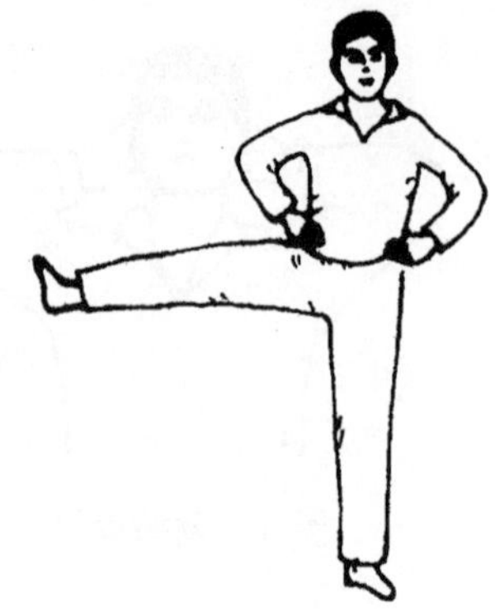

圖 4　上下

主治：股四頭肌勞損，腓腸肌痙攣，跟骨刺。

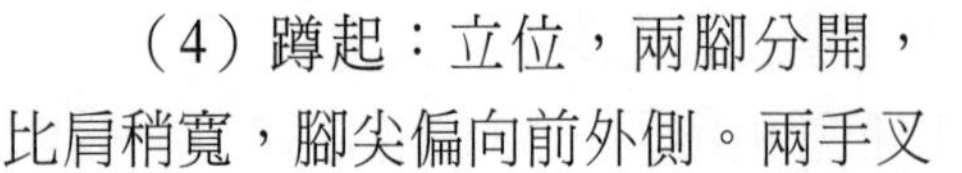

（4）蹲起：立位，兩腳分開，比肩稍寬，腳尖偏向前外側。兩手叉腰。蹲下，同時呼氣，再穩穩地起立，同時收腹，提肛、吸氣。每 1 蹲起 1 息。共做 10～20 次，老年病重者可酌情不蹲。

主治：慢性支氣管炎，支氣管擴張，肺氣腫，輸尿管結石，膀胱結石。

第 3 式——船行忙

（1）搖櫓：立位。右腳向前。雙手如握櫓狀，與下頜同高，先向前推，身體隨著前傾，左腳跟離地，同時呼氣，再向後拉，身體隨著後仰，右腳跟（或腳尖）蹺起，同時呼氣。連做 16 次。換左腳在前照做。

主治：支氣管哮喘，慢性胸膜炎。

（2）撐篙：立位。左腳在前，兩手右上左下如握篙狀。身體先向後仰，左腳尖蹺起，同時吸氣，再向前傾，左腳尖落下，後腳跟抬起，同時呼氣。連做 16 次。換右腳在前，兩手左上右下，照做。

主治：冠心病，動脈硬化，末梢血管疾病。

（3）拉帆：立位，兩腳分開比肩寬。兩手右上左下舉過頭頂，作握帆繩狀，腳跟提起，同時吸氣。兩手上下交換作

向下拉帆繩狀，拉到與臍平。同時身體下蹲，腳跟落下，呼氣，收腹，提肛，呼完氣再起立。反覆做 10～20 次。

主治：慢性膽囊炎，膽結石，肝硬變，精神分裂症（防復發）。

（4）抱球：先右手背放於腰部，左手如抱球狀在胸前畫圓圈，順時針、逆時針各 25 圈，一般每圈 1 息。再放左手背於腰部，右手照做。兩手共畫 100 圈。畫圈時身體隨之旋動。

主治：網球肘，三角肌勞損，肋間神經痛，結核性腹膜炎。

第 4 式——旱地泳

（1）壽龜：站立，兩腳分開比肩寬，身體稍向前傾，雙手十指向前伸，作分水下壓動作，抬頭，伸頸，吸氣（圖 5）。雙手回收低頭，縮頸，呼氣。伸縮頸部，似龜狀。反覆照做 10～20 次。

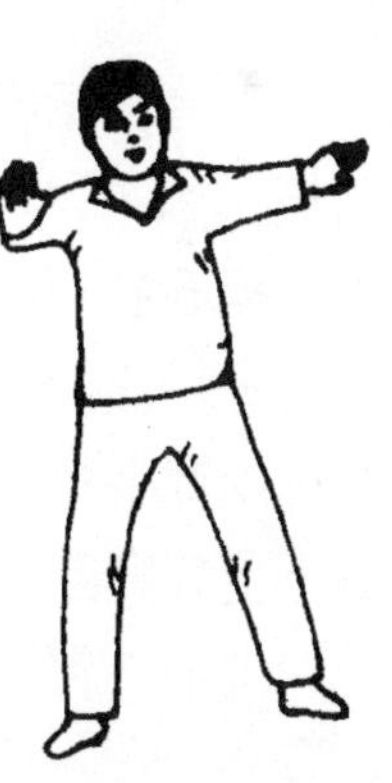

圖 5　壽龜

主治：頸椎綜合徵，肩周炎，肱二頭肌肌腱炎。

（2）海豚：立位，兩腳分開比肩寬。兩手自然下垂。以肩關節為軸心，兩上肢由前向上迅速舉直，手心向前，並帶動身體蹦起，同時吸氣。然後作往下壓水狀，同時呼氣。連做 20 次左右為宜。病重者不可蹦，改為腳跟提起即可。

主治：肩周炎，腎結石，輸尿管結石，肢端發鉗。

（3）騰龍：又名龍騰漩渦。立位，兩腳分開比肩寬。四肢交互上下動作如爬動狀，慢、勻、穩、悠地爬動（圖 6）

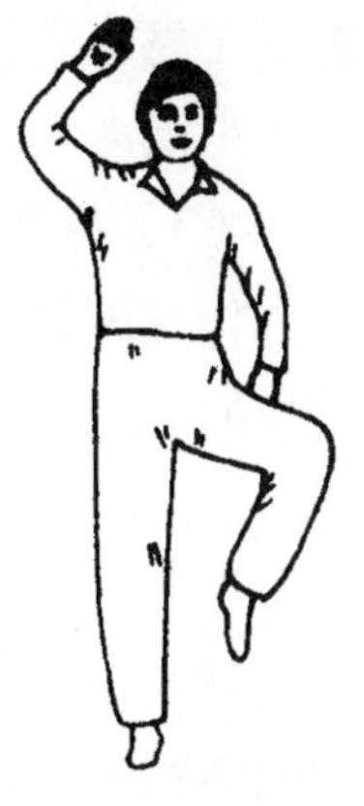

圖 6　騰龍



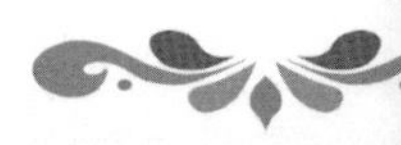

25～50 次，自然呼吸。一般每分鐘 10～15 次左右為宜。

主治：頸背部肌纖維組織炎，腰肌勞損，慢性盆腔炎，原因不明的黃疸。

（4）企鵝：站立，兩腳分開比肩寬。兩肘彎曲提起，使超過肩關節，兩手下垂，手心向外側（圖 7）。兩臂上下交互搖擺，身體隨之左右晃動，一側腳跟也隨之提落，同時配合呼吸。共晃動 25～50 次。一般每 分鐘晃動 15 次左右為宜。

主治：指總伸肌肌腱炎，狹窄性腱鞘炎，慢性肝炎，腸結核。

第 5 式——爭分秒

（1）跳水：立位，兩腳分開比肩寬。髖、膝踝關節稍彎曲，兩臂平舉，肘關節屈曲呈 45 度，手掌相對，吸氣。身體蹲下至髖關節屈曲呈 90 度，同時呼氣。共做 10～20 次。

主治：胃及十二指腸潰瘍，脛腓骨骨膜炎，慢性咽炎，癔病。

（2）潛泳：站立，兩腳分開比肩寬，腳尖偏向前外方，身體前傾，雙手同時如蛙式潛泳樣畫圈。頭一直前傾不動。每圈 1 息。先順時針畫 10 圈，再逆時針畫 10 圈。

主治：風濕性關節炎，慢性胰腺炎，原因不明的貧血。

（3）尋找：原地站立，自然呼吸，四肢前、後、左、右交互作探察狀，睜大眼睛如尋找狀。每探 2 次 1 息。一般探 32～64 次。

主治：類風濕性關節炎，肌肉勞損，小兒麻痹後遺症。

（4）拖帶：兩腳前後站立，雙手如抱球置於一側，身體向後仰，後下肢為支 點，前下肢虛步，同時吸氣（圖 8）。體向前傾，雙手如抱球推至正前方，同時呼氣。連做 16 次。雙手置於另側照做，共交換做 2～4 次。

主治：坐骨神經痛，肺結核，失眠，多夢，腰扭傷。

第 6 式——急救熱

（1）壓胸：立位，兩腳分開比肩寬，膝微曲，兩手置於胸前側，手心向下，吸氣。兩手向下壓，同時身體前傾，髖與膝屈曲呈騎馬式，如做人工呼吸時壓向病人胸部樣，同時呼氣。一般每 分鐘做 10～15 次，共做 2 分鐘左右。

主治：上消化道出血恢復期，心內膜炎，疝氣。

（2）按心：立位，兩腳分開比肩寬，膝微曲。雙手手心向下。內外勞宮穴重疊，平置於正前方，吸氣。兩手向下壓，同時身體前傾，髖與膝屈曲呈騎馬式，如作心外按壓術，同時呼氣，一般每 分鐘做 60 次左右，共做 3～5 分鐘。

主治：咯血恢復期，血小板減少紫癜症，全血細胞減少症，結核性關節炎。

（3）倒水：蹲位，一肢蹲牢，一肢半蹲，同側手在蹲牢的一肢膝部前後左右畫圈，先順時針 10 圈，再逆時針 10 圈，畫圈直徑不超過 8 公分。另側手背於腰後（圖 9）。配合呼吸。交換另側照做。老年病重者可免做。

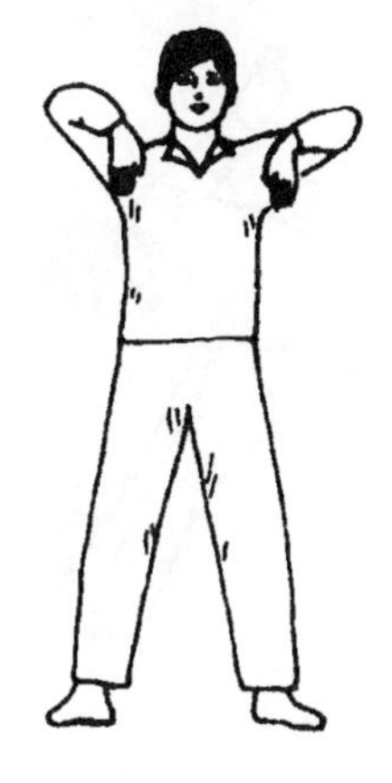

圖 7　企鵝

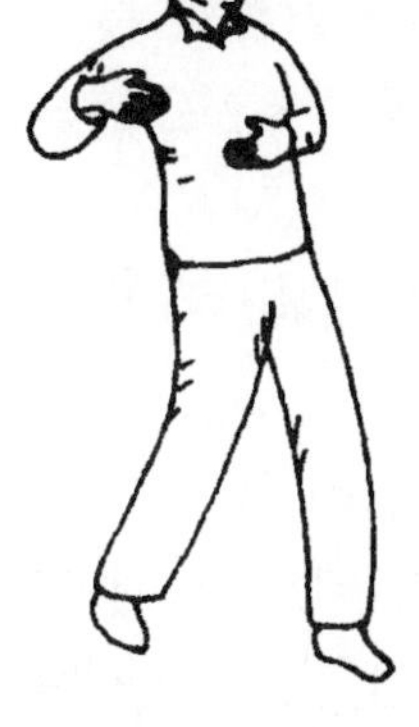

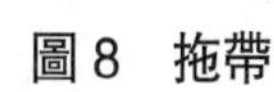

圖 8　拖帶

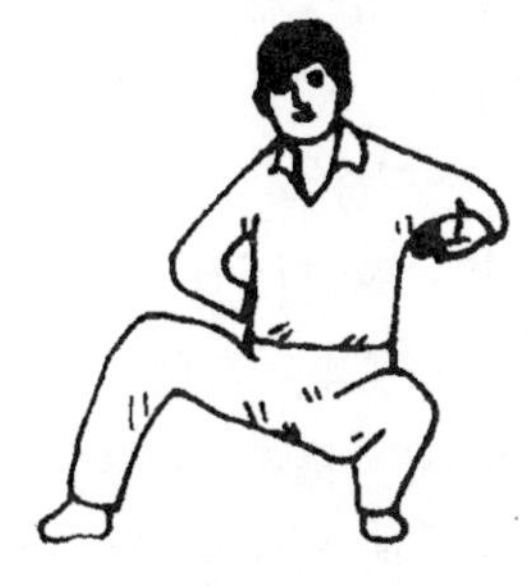

圖 9　倒水

主治：肥大性腰椎關節炎，半月板損傷，慢性腎盂腎炎。

（4）運送：立位，兩腳分開，比肩稍寬。兩手伸掌舉至耳側，掌心向前。原地踏步，身體隨之左右搖擺，擺時一手拇指尖觸到肩部三角肌，如駄行狀。共踏 25 步。

主治：大手術後恢復期，彈響指，咯血恢復期，腦炎後遺症。

第 7 式——自然界

（1）鶴翔：立位，兩腳分開肩寬。兩上肢展平。右手向下觸至對側腳尖，左手向上伸（圖 10）。再換手做。配合呼吸。如此呈飛翔狀，共做 10 次左右。

主治：胃下垂，膽結石，腎結石，前列腺炎。

（2）飛雁：立位，兩腳分開比肩寬。兩上肢展開，兩手手心向下，同時上下擺動，身體同時上下起伏，好似大雁飛行。下擺時呼氣，上擺時吸氣，氣功術語叫「吐如落雁，納如起飛」，共做 15～20 次。

主治：心肌梗塞、心肌炎、肺心腦病、帕金森氏綜合徵。

（3）熊行：立位，兩腳分開，與肩同寬。含胸。兩手半握拳，置於兩耳側。兩腳原地踏步，身體自然地左右晃動，每踏兩步 1 息。每分鐘約 10 息左右。呼吸須深、長、細、勻、穩、悠。一般做 1～2 分鐘為宜。

主治：「血小板減少紫癜症、白血病，藥物反應。

（4）釣魚：兩腳前後站立，左腳在前。兩手放平如握釣竿狀，左手稍前。兩手作舉竿狀，左腳尖蹺起，同時吸氣。兩手放平，左腳尖落地，同時呼

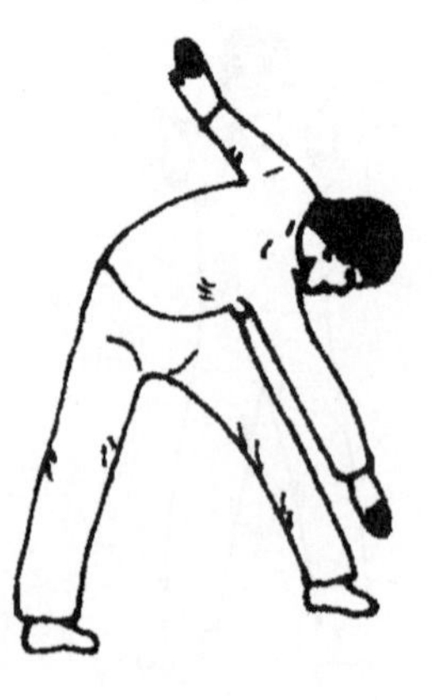

圖 10　鶴翔

氣。以腕關節活動為主。目視假設的釣竿遠端。連做 10 次。交換手腳照做。

主治：腱鞘囊腫，變質性髖關節炎，腸粘連。

第 8 式──漁家樂

（1）頂天：立位，兩腳分開比肩寬。兩手放在乳腺下，手心向上。兩手由胸前向上舉起，手心相對如抱球狀，頭向後仰，目視天空，同時吸氣。兩手下壓至乳胸下時翻掌恢復手心向上，眼看手心，同時呼氣。共做 10～20 次。一般每 分鐘 10 次左右。

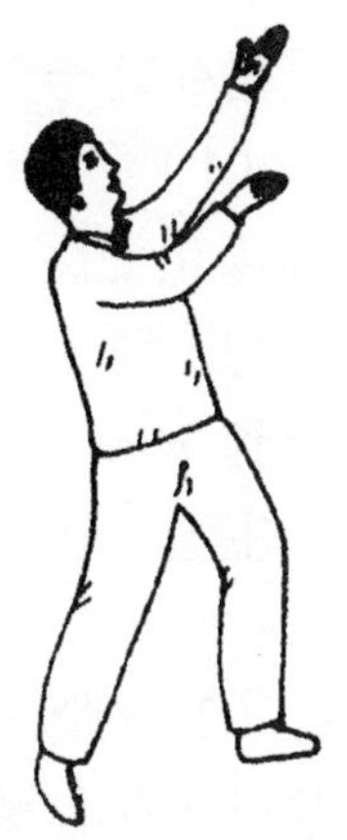

圖 11　撒網

主治：落枕、斑禿、神經性皮炎、白癜風、高血壓。

（2）撒網：兩腳前後站立，兩手向前腳的側上方作撒網動作，後腳跟提起，重點落在前腳，同時吸氣（圖 11）。手收回，後腳跟落地，重心落在後腳，前腳尖蹺起，同時呼氣。連做 10～15 次。交換另一側照做。每分鐘做 10 次以下為宜。

主治：結核性髖關節炎，性神經衰弱，夢遺，手足冰冷感。

（3）拉網：拉位：立位，兩腳前後站立，兩手作拉漁網狀動作。開始時身體前傾，後腳跟抬起。由下往上提拉時吸氣，這時身體伸直，後腳跟落地。繼向側後拉時呼氣，這時身體後仰，前腳跟抬起。連做 10 次，交換另一側照做。

主治：腰椎間盤突出，腸結核，慢性腎炎，髖關節勞損。

（4）點地：立位，兩腳分開，與肩同寬。兩手背於兩側腰部，挺胸。用左腳尖點地 32 次，配合呼吸，使真氣運行後下降至地。換右腳尖再做。

主治：腎變性、肝變性，慢性膽囊炎，更年期綜合徵。

第 9 式——保健功（又名坐臥功）

（1）仰臥功：全身放鬆，兩上肢放於體側或舉至頭側。解除產生受壓感的衣物。自然入靜。以意領氣，深、長、細、勻、穩、悠地呼吸，一般每 分鐘 8～10 次，練功有素者可調到 3～5 次。一般練 30 分鐘。

主治：動脈硬化，脈管炎，冠心病，高血壓性腦病，截癱。

（2）側臥功：一般左側或右側臥均可。但有肝病的宜向左側臥，有心臟病的宜向右側臥。總之，以呼吸暢通有利於真氣運行為度，即所謂「臥如弓」。入靜調身如仰臥功。

主治：肺膿腫，肝炎，胃擴張，腎結核，偏癱。

（3）坐功：為最常用的功式之一，可以端坐或盤坐，所謂「坐如鐘」。入靜調息如仰臥功。

主治：充血性心力衰竭，肺氣腫，肺心病，骨病恢復期。

（4）跪功：古人為祈求的一種動作，如同現代醫學常用的胸膝位，但須用兩手掌接觸地面，支持身體（圖 12）。自然呼吸，同時入靜。這一功式在防治某些疾病有獨到之處，一般至少練 15 分鐘。

主治：胎位不正，子宮後傾，脫肛，痔核，肛瘻，前列腺肥大，不育，胃扭轉。

第 10 式——水上氣功（又稱水上保健法）

（1）寒鴨浮水：古今有狗划式、狗爬式、蛙式等。一般每肢體循環動作 1 次 1 息。頭在水面上吸氣，伸上肢，蹬腿。頭沒在水裏呼氣。呼氣時間大部分在水裏。呼與吸的時間之比約為 6：1 或 9：1。在靜水裏游進 50 公尺，約呼吸 25 次。冷 天水溫

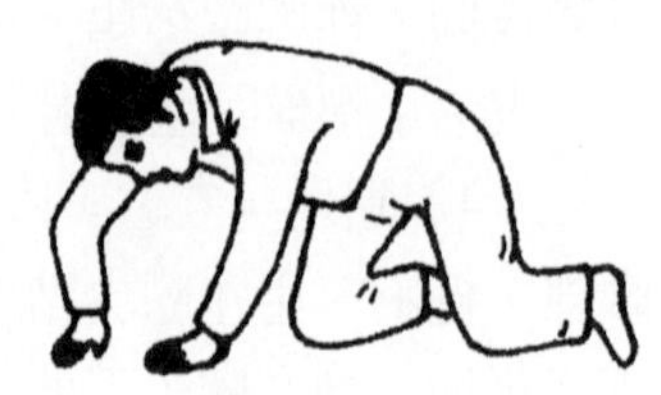

圖 12　跪功

在 3～10 度左右時，頭可露在水面上呼吸，故稱「寒鴨浮水」，為古六禽功之一。也叫「凫浴」或「野鴨浴水功」。

主治：下肢慢性潰瘍，過敏性疾病，肥胖症，硬皮病，前列腺硬化、萎縮。

（2）海熊朝天：鬆靜，平衡，自然呼吸，似乎不動，由浪湧液波振盪，意氣合一地仰浮在水面上休息。

主治：精索靜脈曲張，血栓閉塞性脈管炎，矽肺，精囊炎。

（3）龍騰漩渦：似現在的爬泳或自由泳。但肢體循環動作多而呼吸少。上肢每爬動 6 次，向左右各呼吸 1 次，水裏呼，水上吸。

主治：早期動脈硬化，靜脈曲張，骨質增生，組織粘連、萎縮、變形。

（4）蝶飛豚舞：動作像蝴蝶或飛禽，也像海豚。靠上肢抱水、推水及腰腹呈波浪形的動作。起伏打水前進。一般每個循環動作呼吸 1 次。每游 50 公尺約呼吸 25 次。

主治：慢性支氣管炎，雷諾氏病，血小板減少性紫癜，膀胱炎，肺纖維變性，以及一些所謂「不治之症」。

第 11 式——對症功

（1）展翅：一腳站立，一腳平擱在欄杆或凳上。兩上肢展開，交互用手接觸肢尖（圖 13），配合呼吸為解腳尖時呼，展開時吸。如此做 15～20 次。換另一腳擱起照做。

主治：坐骨神經痛，腰椎病變，膝關節炎（化膿性、結核性、風濕性），腰肌勞損，支氣

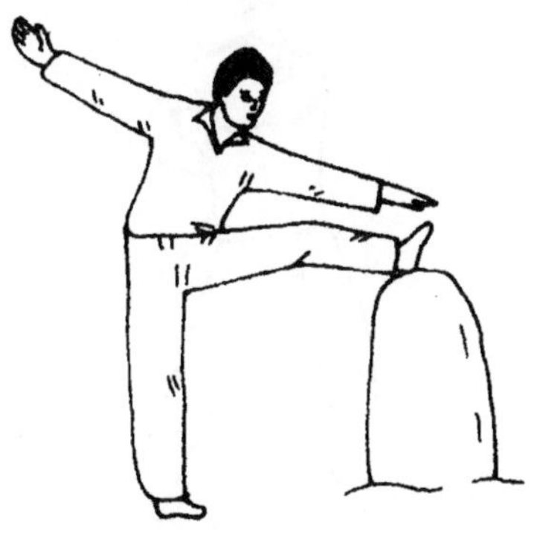

圖 13　展翅

管哮喘。

（2）側撐：即側臥撐。雙手撐在石、木凳上或握住欄杆，身體側臥 10～60 度。單手做俯臥撐的動作，配合呼吸。一般撐 10～20 次，練功有素者可撐 80 個，甚至幾百個。

主治：肱骨外上髁炎，踝關節扭傷，雞胸、凍結肩，指總伸肌肌腱炎。

（3）扭擺：弓箭步，兩手半握拳，身體左右轉動，雙手借慣性各擊胸背 1 次（圖 14），口內隨之輪流發出「哼」「咳」「休」的聲音。一般每 分鐘擊 10～15 次。共擊 15～30 次。

主治：慢性胸膜炎，慢性胃炎，肝內膽管結石，膽結石，肝硬變。

（4）兩腳：即二腳踢。左腳向前踢起，將落下時，右腳飛起在空中與右手掌接觸，並擊響（圖 15）。擊響時吸氣。兩腳落下時呼氣。如此左右擊響，共 5～10 次。

主治：踝關節扭傷後骨質增生，跟骨骨刺扁平腳，慢性盆腔炎。此節動作較難，除治療踝關節扭傷、骨質增生外，其他疾病可做可不做。

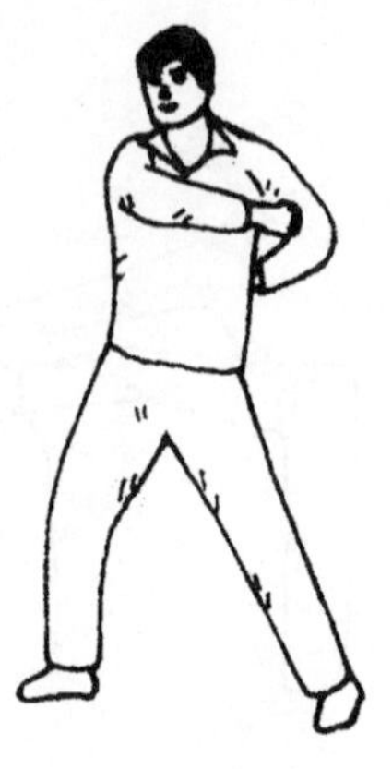

圖 14　扭擺

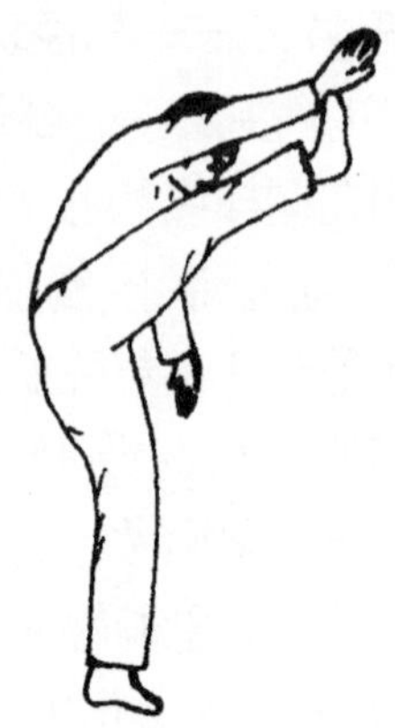

圖 15　兩腳

## （二）太極氣功

太極氣功又名東海功，是「內練一口氣，外練筋骨皮」的一種功法。相傳為鑒真和尚跨海東渡時所遺。多年來在水鄉湖濱流傳。

**功　法**

1. 起功：鬆靜站立，大腦入靜，思想集中，一般意守天地萬物。頭鬆直，眼半閉，舌舔上腭，口微閉，沉肩，墜肘，含胸，收腹，鬆胯，圓檔，膝微曲，兩腳分開，與肩同寬，腳尖偏向前外方。

2. 太極天：

（1）劍影流星：騎馬式，兩手輕握拳，各在腰間。手心向上，兩拳同時向前平伸，伸直時呼氣，轉為拳心向下，收拳同時吸氣，拳復原位。如此伸縮 10～15 次。

主治：網球肘，肩周炎，三角肌勞損。

（2）宇宙乾坤：立位，兩腳分開，與肩同寬。雙手伸至頭上，兩手手指叉攏，反掌，掌心向上。以腰為軸，上身前、右、後、左旋轉。每轉 1 圈呼吸 1 次。前屈位開始呼，後仰位開始吸，一般順時針、逆時針旋轉各 5～10 次。

主治：指總伸肌肌鍵炎，落枕、疝氣。

（3）天邊彩虹：立位，兩手各背於腰間，右手從右方上舉至稍高於頭頂，掌心向上，右腳向前邁半步，身軀隨之上升，左腳跟離地，同時吸氣。右手復原，同時呼氣。換左手、左腳照做。如此反覆 15～20 次。

主治：狹窄性腱鞘炎，腱鞘囊腫，凍結肩。

（4）撥雲瞻日：立位，屈膝，兩腳分開，與肩同寬。兩手背於腰間。兩手同時向前上外下畫圈，掌心同時向前上外下，5 指併攏微屈。眼看 天。手畫圈時吸氣，還原時呼氣。

如此反覆 10～15 次。

主治：腦動脈硬化，高血壓，冠心病。

（5）明月沉江：立位，兩臂下垂。右臂向前上外下畫一圈，並右下肢抬起，腳離地，同時吸氣。手在膝（旁）轉過，同時呼氣。換左側照做。如此反覆 10～15 次。

主治：頸背肌肌纖維組織炎，跟骨骨刺，腰肌勞損。

（6）空間十樁：立位，兩腳分開比肩寬，屈雙膝。手半握拳，上舉至與肩同高，掌心相對。兩臂同時向上高舉，伸指展開，掌心向前。抬頭眼看十指，兩腳跟離地，挺胸收腹，同時吸氣。還原，同時呼氣。如此反覆 10～15 次。

主治：彈響指，風濕性脊柱炎，肩周炎。

3. 太極物

（1）雄鷹展翅：馬步，兩上肢展平，手指併攏，掌心向下，吸氣。右上肢向前下移，使手指觸及對側膝蓋，左肘向頭頂屈曲。手心向上，同時吸氣（圖 16）。兩上肢恢復展平吸氣。換手照做，如此反覆做 10～15 次。

主治：類風濕性關節炎，肥大性關節炎及其他難治之症。

（2）猛虎伸筋：立位，兩腳分開比肩寬。兩上肢展平，手指併攏，掌心向下。兩手緩緩下降至地，掌心向上，同時盡力呼氣。兩肢恢復展平，掌心向下，同時吸氣，如此反覆做 10～15 次。

主治：慢性支氣管炎，肺氣腫，支氣管哮喘，支氣管擴張，全血細胞減少症。

（3）泥燕點水：立位，稍屈膝。兩上肢展開，肘腕關節與腕關節屈曲如燕子的兩翅。頭作旋轉繞圈運動（先順時針，後逆時針），同時呼吸（頭前屈位時開始

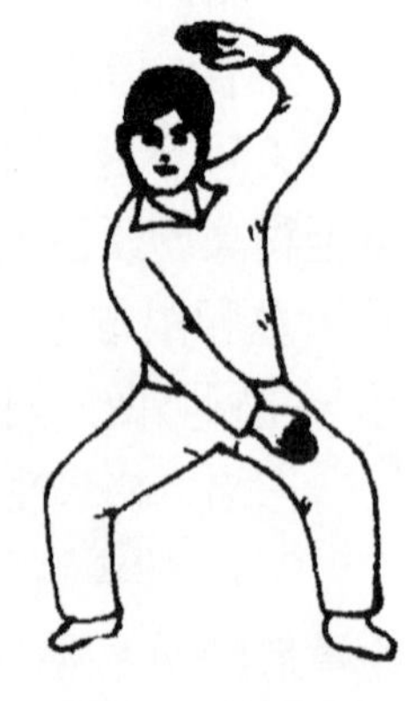

圖 16　雄鷹展翅

呼，後仰位時開始吸），每旋轉 1 圈，呼吸 1 次，兩手同時旋轉繞圈（右手逆時針轉，左手順時針轉）（圖 17）。如此反覆做 10～15 次。

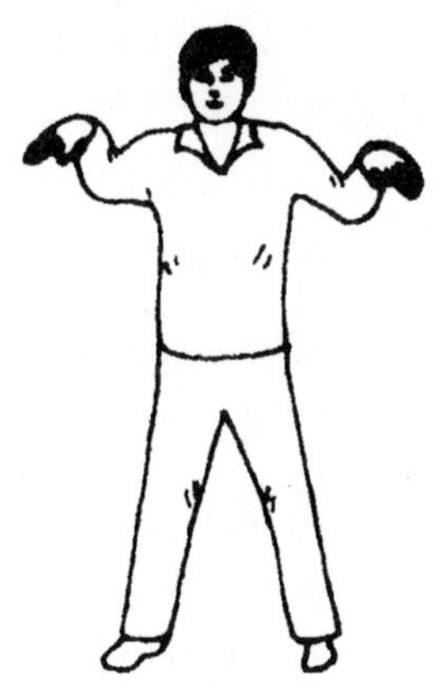

圖 17　泥燕點水

主治：肋間神經痛，頸椎綜合徵，慢性胸膜炎，紫癜。

（4）青龍回首：立位，兩腳分開，與肩同寬，稍屈膝。兩上肢展平，掌心向下。上身向右旋轉，同時呼氣。上身還原，挺胸吸氣。身再向左旋轉，同時呼氣。上身再還原，挺胸吸氣。如此反覆做 10～15 次。

主治：矽肺，職業性肺病及其他呼吸系疾病。

（5）玉女獻寶：立位：兩腳分開，與肩同寬。兩手似托物向上舉至與眼同高，眼同時看手，左腳向前邁半步，身軀隨之上升，右腳跟離地，同時吸氣。還原，同時呼氣。再換右腳做。如此反覆做 10～15 次。

主治：心肌炎，心內膜炎，心律不整，肝硬化，斑禿。

（6）幼貓捕鼠：兩手交叉各捂在對側膝上。右手向外上舉，掌心向下，同時眼看手掌，吸氣。右手放下還原，同時呼氣。換左手照做。如此反覆做 10～15 次。

主治：胃扭轉，胃下垂，胃擴張，膽囊炎，膽結石。

4. 太極地

（1）春風楊柳：立位，兩腳分開比肩寬，稍屈膝。兩臂展平，屈肘，掌心向上。兩手繼而上舉，手指叉攏，反掌，掌心向上，先向右擺，同時呼氣，再豎直，同時吸氣。再向左擺，同時呼氣。再豎直，同時吸氣，如此反覆做 10～15 次。

主治：肝硬變，腎結石，痔瘡，前列腺炎。

（2）湖心浮萍：立位，兩腳分開比肩寬，稍屈膝。兩臂展平，掌心向上，吸氣。右臂向上抬 45 度，同時左臂下降 45 度，變左掌心向下，同時呼氣。兩臂恢復展平，掌心向上，吸氣。再相反做，如蹺蹺板樣。如此反覆做 10～15 次。

主治：肝炎，慢性腎盂腎炎，神經性皮炎，原因不明的腰痛。

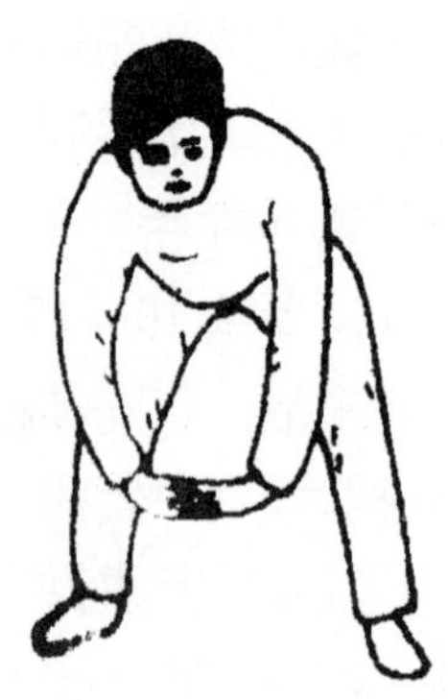

圖 18　雪地尋梅

（3）雪地尋梅：立位，兩腳分開比肩寬，上身向前屈，兩手各指在膝平面下方叉攏，掌心向下（圖 18）。叉攏的兩手向下降，同時呼氣。再提起至與膝平，同時吸氣。再向左降，同時呼氣。復原。如此反覆做 15 次。

主治：結腸炎，精神分裂症，胸膜炎，糖尿病。

（4）神州英傑，立位，兩腳分開比肩寬。兩手握拳，屈肘，掌心向上。呼氣。再向下外扭腕旋臂，掌心向外，5 指併攏伸掌，同時吸氣。如此反覆做 10～20 次。

主治：心內膜炎，心力衰竭，慢性胃炎，神經衰退弱。

（5）冰封萬里：立位，兩手背於腰間。左腳向前一步，重心放在左腳，挺胸吸氣，右腳跟離地。踝、膝、髖微屈，左腳尖蹺起，右腳跟落地，呼氣。還原。換腳照做。如此左右反覆做 10 次左右。

主治：脛腓骨骨膜炎，腓腸肌痙攣，牛皮癬。

（6）高山低頭：立位，兩腳分開，與肩同寬，兩手背於腰後。上身向後仰，眼朝 天看，同時儘量吸氣。再向前變腰，眼看地面，同時盡力呼氣。如此反覆做 10～15 次。

主治：泌尿道與膽道結石，內分泌紊亂。



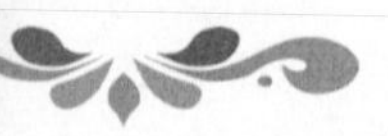

## （三）洗髓金經

洗髓金經是昔日道家不傳之秘典，其實就是呼吸導引之術。著名武術家、氣功師、北京老中醫馬禮堂先生根據恩師普照老人的傳授和悟徹大師贈送的遼寧千山抄本整理編製而成。洗髓金經注重導引，先吸後呼，驅逐局部潛藏之病邪，二者相輔相成，為養氣功的基本功法。

**功　法**

1. 預備式：

兩腳平站與肩同寬，頭正頂直，百會朝 天，頸項豎直如餓虎爭食，兩唇輕合，舌抵上腭，脊正如擎 天玉柱，含胸拔背，背圓胸空，沉肩墜肘虛腋，鬆腰塌胯斂臀，膝自然微屈。總之要求做到身正體鬆如肉之欲墜，頭腦清空如清空之腑，一芥不留。心靜則情緒安定神態從容，達到鬆靜自然。

2. 呼吸要求：

全套動作要求自然的順腹式呼吸（第十節、第十三節除外）。鼻吸鼻呼，呼氣有意，收小腹、縮腎、斂臀、提肛；吸氣無意；要求輕鬆自然。導引動作之快慢受呼吸節律自然之支配，要輕鬆柔和，勿令矜持與僵硬，體現「氣為元帥，手足為兵丁」之深義。表現出「中和」之氣。

3. 意念活動：

意念不可沒有，但又不可著意過強，要做到若有若無，肢體活動是隨呼吸節律自然進行，可不強加意識，但為了更好地保持靜的狀態，可以讓意念指揮動作，以動作導引氣血循經絡運行。

（1）百會運轉：兩手重疊，內外勞宮穴相對，置於頭頂，勞宮穴對準百會穴（男子左手在下，女子右手在下）（圖 19），推動頭皮旋轉，吸氣時由左經前向右轉，呼氣時




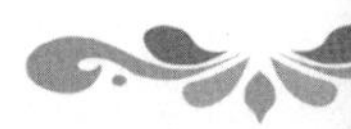

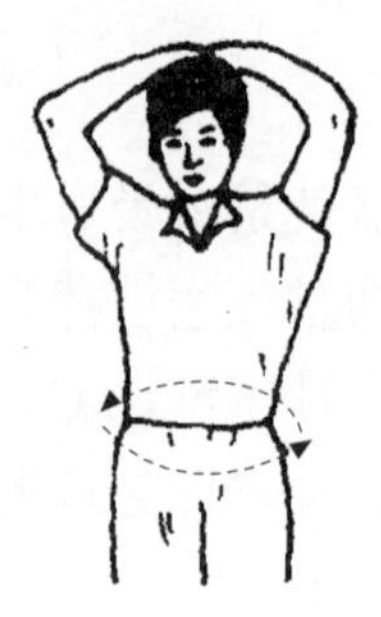

圖 19　百會運轉

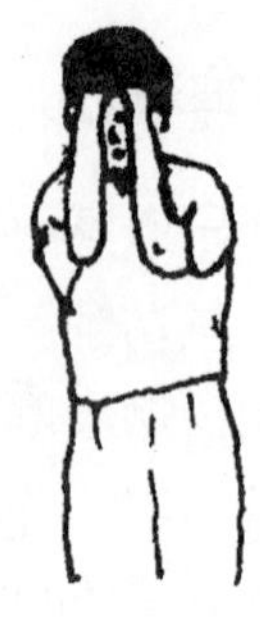

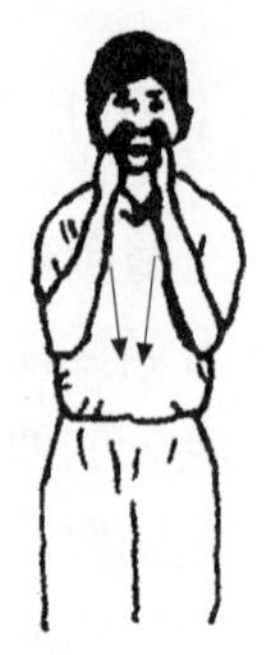

圖 20　循按鼻梁

由左經後轉向右為 1 圈。如此左轉 8 次，再朝相反方向右轉 8 次。轉動時，意在小腹，以丹田為圓心畫圓，其方向與頭頂百會運轉一致。左右旋轉至少各 8 次，如對症治療每次不少於左右各 32 次，每天不少於兩遍。轉動完畢，再在百會穴上重壓 3 次，吸氣下壓，氣沉丹田之內，呼氣輕輕上提，由督脈而上升頭頂。

主治：頭痛、目眩、鼻塞、耳鳴、中風不語、脫肛、陰挺、癲狂。

（2）循按鼻梁：隨著吸氣，兩手如托球之勢，由腹前自然抬起以兩手之中指按百會穴處，食指按在百會穴兩旁 1 寸 5 分處之通天穴，輕輕揉按至吸氣盡；隨呼氣之勢以兩手劍指（食指和中指，下同）從通天穴往下循按，兩手劍指緊靠鼻梁骨而下（圖 20），經過迎香、地倉、撫摩肺部，指尖逐漸轉而向下，按至腹部恥骨上方。如此動作至少 8 次，可多至 64 次，應使鼻內有熱感為宜。

主治：喘息難，不能仰俯，頸項難轉側。能解表逐邪，治感冒傷風，鼻塞語重或鼻流青涕、鼻痔、鼻淵、鼻息肉。

（3）揉按迎香：以兩手食指按在鼻孔旁開 5 處的迎香穴上，中指按在鼻孔背之上迎香穴上（向下揉按時可影響內迎

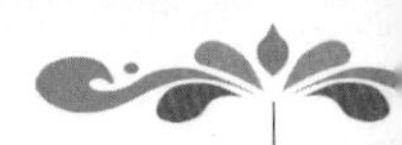

香（圖 21），吸氣時兩手之劍指向上向前揉按，呼氣時向下向後揉按（此時呼氣可用口，連做 8 次，多至 64 次，以鼻內發熱為宜）。

主治：鼻塞、鼻衄、口眼喎斜、面癢、鼻流清涕、面浮腫、唇腫、喘息、鼻息肉等疾患。

（4）揉按眼部：用掌根骨按在下眼眶上，5 指根按在上眼眶上（圖 22）。隨吸氣之勢向後向上揉旋，呼氣時向前向下揉旋，如此旋轉揉按至少 8 次，可多至 64 次，最好以眼部發熱輕鬆適宜為度，揉按畢用拇指和食指由眉端攢竹穴向眉外端兩側之絲竹空穴撫摩幾次，以散鬱結未通之氣。

主治：目赤腫痛、迎風流淚、夜盲、眼瞼顫動，口眼歪斜，遠視模糊、口不能言、耳鳴耳聾等疾患。

（5）揉按瞳子髎、太陽穴：以兩手無名指按於眶骨外側瞳子髎穴，中指按在太陽穴上（圖 23），隨吸氣之勢兩指向上向後揉按，呼氣時向下向前揉按，如此旋轉揉按至少 8 次，可至 64 次，最好以頭腦、眼睛感到清涼舒適為宜。

主治：頭痛，青光眼，夜盲不能視，遠視模糊，赤痛流淚，咽喉痛。

（6）乾擦臉：隨吸氣之勢，兩手手心向上由腹前自然抬

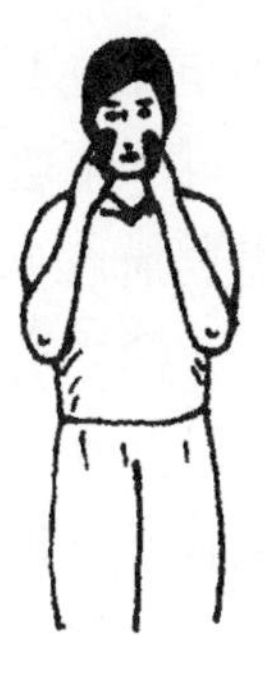

圖 21

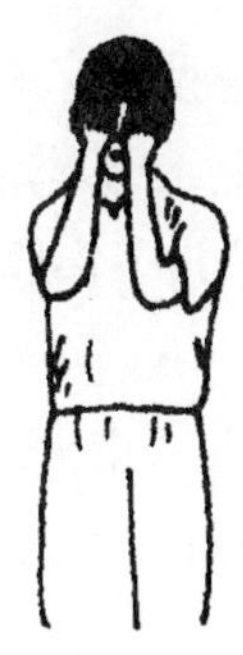

圖 22

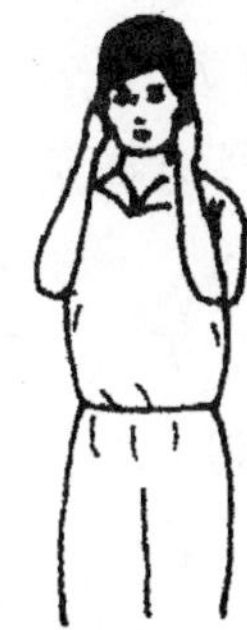

圖 23





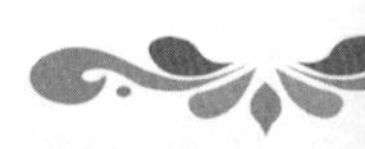

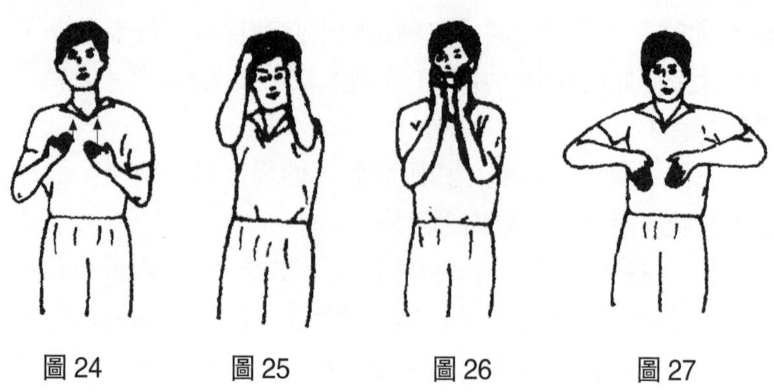

圖 24　圖 25　圖 26　圖 27

起如托球上升（圖 24），兩掌之勞宮穴對準頭維穴輕輕揉按至吸氣盡（圖 25）。隨呼氣之勢兩手經面部向下撫摸，中指經胃經之首穴承泣，5 指舒開撫於面如擦臉之形（圖 26），下行至胸部兩手指尖相對，勞宮穴按在乳中穴上，然後指尖轉向下，兩拇指相對應（圖 27），經乳中、走天樞、水道、歸來而下氣衝穴，真氣循陽明胃經而下至足次趾之歷兌穴。連做 8 次，可多至 64 次，以胸腹舒適為宜。

主治：目眩、頭痛、目痛、流淚、心悸、癲狂、痛證、嘔吐、口瘡、口眼喎斜、齒痛、頰面腫、胃痛腹脹、脇下堅痛、泄瀉、食慾不振、便秘、痢疾、月經不調、疝氣、陰腫、陽痿、不孕。

（7）乾梳頭：兩手隨吸氣之勢上抬，手心向上，以小指按於眼內眶角之睛明穴上，姿勢和第六節相同，至吸氣盡（圖 28），呼氣時 5 指舒開，指腹稍用力，循膀胱經向上，經由通 天穴而下（圖 29），至膽經之風池穴，轉手心向下（圖 30），經肩井、淵腋、京門、日月（圖 31），下至環跳，意領氣至足四趾之竅陰穴，及足小趾之至陰穴。如此動作 8 次，可多至 64 次。

主治：胸滿、腋腫、脇痛、臂痛不能舉、吞酸、嘔吐，



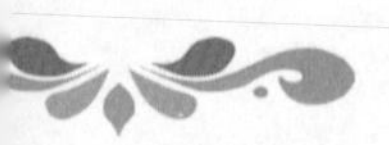

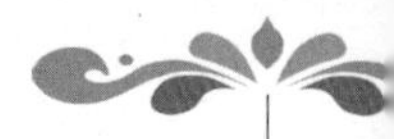

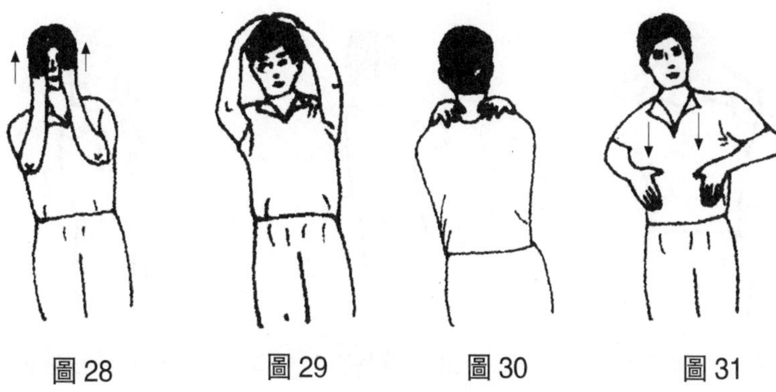

圖 28　　圖 29　　圖 30　　圖 31

風濕痹痛，下肢癱瘓，腰膝痛，耳鳴耳聾，喉痹舌強，月經不調，胎位不正，頭痛目痛。高血壓，腦動脈硬化。

（8）揉掃風池：兩手上舉至腦後，以兩手劍指分置於頸項肌肉隆起外緣的凹陷中（圖 32），隨呼吸而揉按，吸氣時向上向後，呼氣向下向前，連續揉按至少 8 次，可多至 64 次，應以陽白穴有熱感為佳。

主治：偏頭痛、目眩、鼻衄、目外目此赤痛、目不明、腰傴僂、中風、癭瘤。

（9）拿玉枕：先將右手掌放在頸後大椎之上，5 指朝一個方向（圖 33）隨吸氣之勢，全手逐漸用力握緊頸項並向腦後上提，呼氣時慢慢放鬆，連續動作 8 次，再換左手，重複上述動作，如此左右輪換可多至 64 次，以使頭腦感到清爽為宜。動作應任其自然，不可矜持。

主治：高血壓、腦梗塞、動脈硬化。

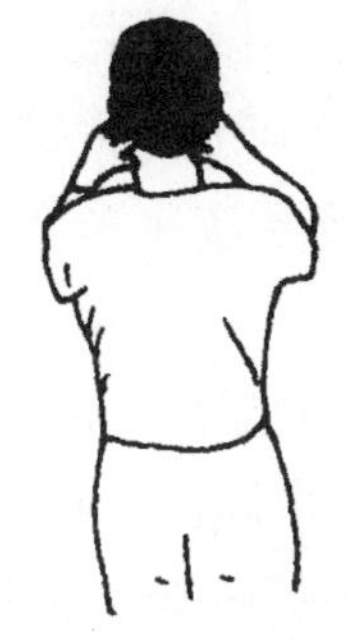

圖 32　揉按風池

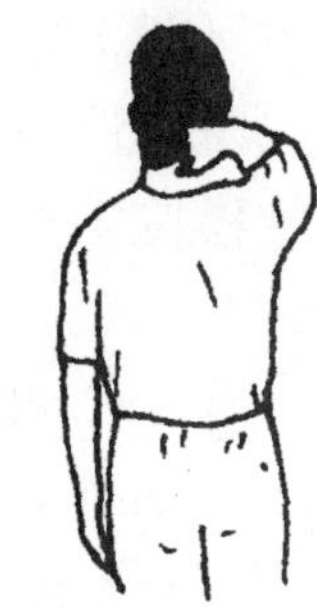

圖 33　拿玉枕

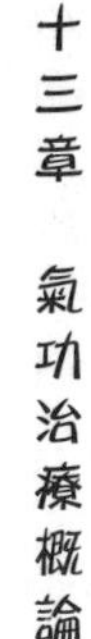




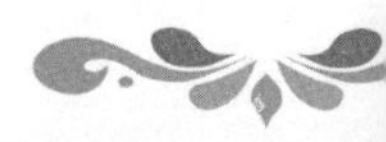

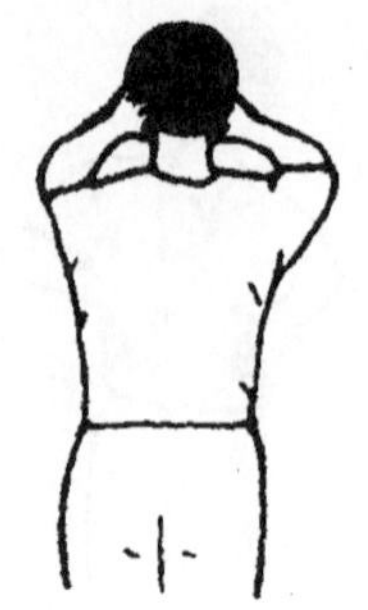

圖 34　擊天鼓

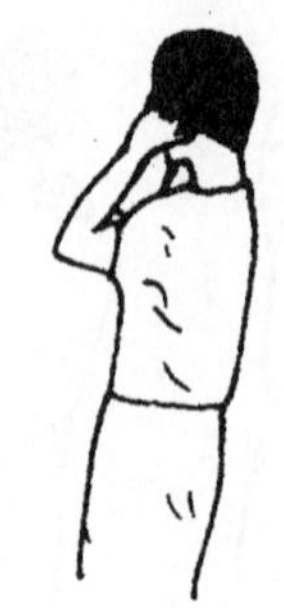

圖 35　撐耳孔

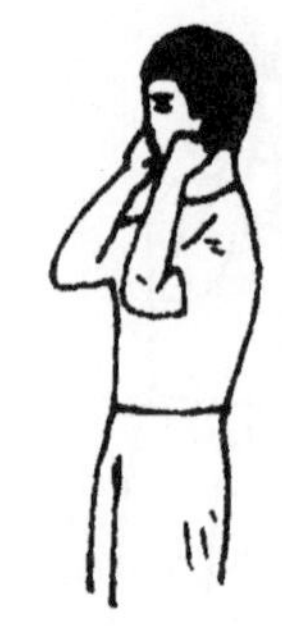

圖 36　揉按聽宮

（10）擊天鼓：兩手掌將耳翼向前壓伏，貼住耳孔，以食指和中指敲擊風府穴（圖 34），則耳內有嗡嗡響聲，至少敲擊 36 次，手指之敲擊動作應舒適自然。

主治：耳鳴耳聾、頭痛項強、目眩、鼻衄、中風不語、半身不遂、精神分裂症、神經官能症。

（11）撐耳孔：以兩手食指插入耳孔中，中指按在懸顱和懸厘之間，拇指按在大迎穴上（圖 35）。吸氣時食指用力上撐，耳內嗡嗡作響；呼氣時食指用力下扒，感到耳內熱氣外冒，連續 8 次，多至 64 次。

主治：偏頭痛、耳鳴耳聾、目外眥痛，口眼喎斜、口噤、頰腫。

（12）揉按聽宮：以兩手食指壓在面部耳屏前之聽宮穴上（圖 36）、吸氣時向上向後揉，呼氣時向下向前按，1 吸 1 呼揉按 1 圈，連做 8 次，多至 64 次。揉按時耳內轟鳴發熱。

主治：耳聾如物堵塞之聞，或耳內蟬鳴、耳生瘡、齲齒、唇吻難，齒痛、中風口歪斜、手足不隨。

（13）叩齒：兩唇輕合，舌抵上腭，上下牙齒相扣，格格出聲，連扣 36 次為「小週天」之法。自覺有熱氣上沖於腦

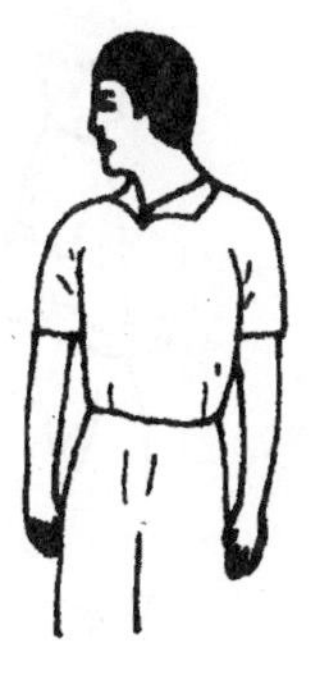

圖 37

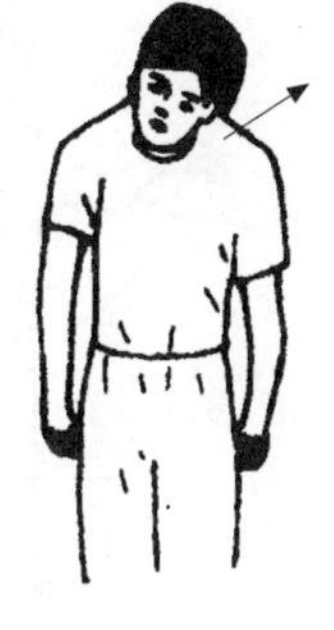

圖 38

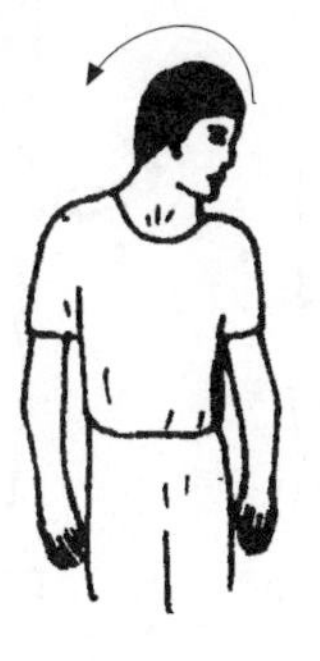

圖 39

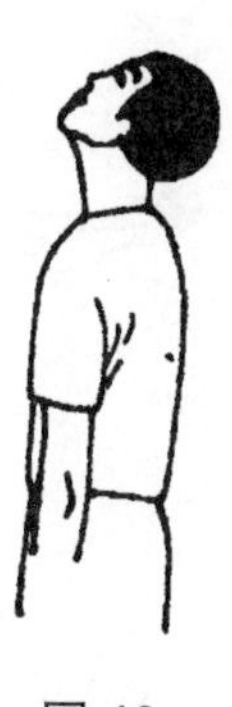

圖 40

為宜。秋天，則應扣齒次數加倍，口內舌下生出津液，以意送入丹田，汩汩有聲。

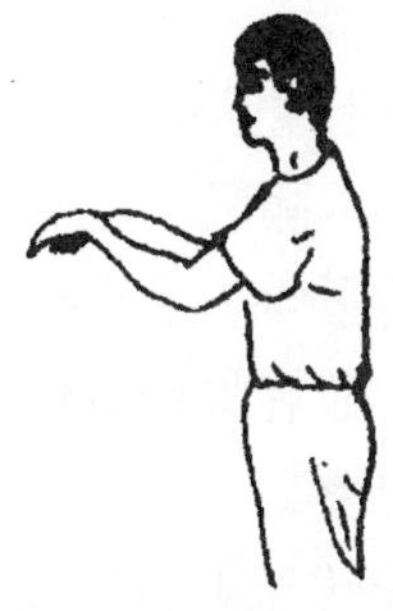

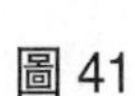

圖 41

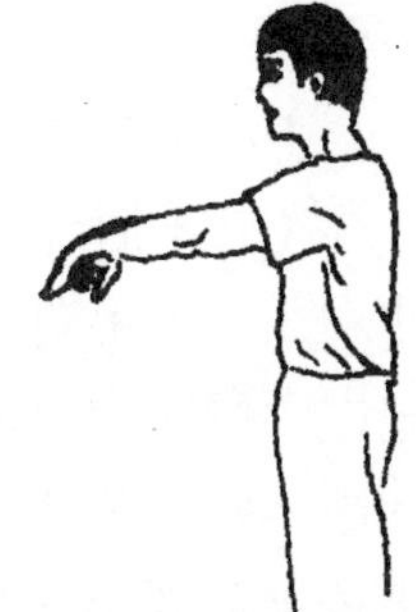

圖 42

主治：牙痛、齒搖脫落。

（14）頸項活動：以頸椎為軸，先將頭臉轉向右（圖 37），吸氣時向後仰頭（圖 38），再向左轉動至前向左（圖 39），呼氣時向後仰頭（圖 40），並向右後轉動回至起式。1 次呼吸轉 1 圈，如此轉動 8 圈，爾後依此由左向右轉動 8 圈，可左右反覆輪流旋轉至 64 圈。旋轉之幅度要純任自然，速度應完全受呼吸節律的支配，有頭暈者不要閉眼。

主治：咽炎喉嘶啞疼痛、頸項強直、頸椎骨質增生。

（15）指腕活動：兩臂平伸、手心朝下，沉肩墜肘（圖 41），隨吸氣這勢，兩手同時依小指到拇指的順序以腕為軸向裏屈指呈握空拳狀（圖 42），並順勢向外翻轉手心朝上，5 指舒開（圖 43）。呼氣時，按上述要領由外向裏翻轉手心

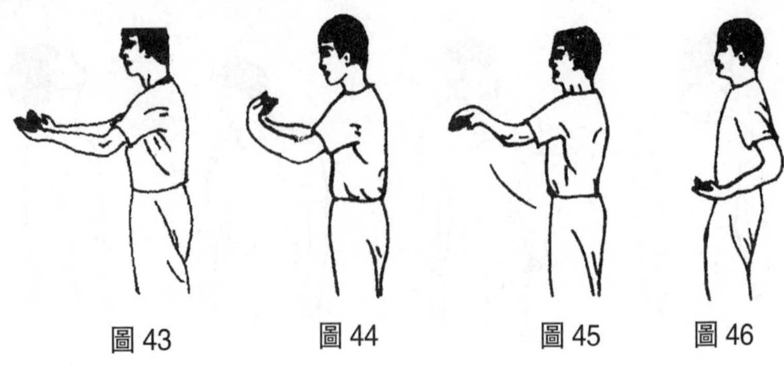

圖 43　　圖 44　　圖 45　　圖 46

朝下（圖 44），恢復到起式。依此動作要領連續做 8 次，可多至 64 次。

主治：腕關節和指關節畸形腫痛。

（16）肘部活動：隨吸氣之勢以意著肩催肘，肘催手，使右（左）手向胸前平伸，手心朝下（圖 45）。呼氣時，伸出之手屈肘向後拉，並旋腕轉臂使手心向上，置於肋下章門穴處，同時著意盡力後撕，以肘平為度（圖 46）。然後隨呼吸依上述要領活動左（右）肘。如此兩臂、肘交替活動各 8 次，可多至 64 次。動作要求自然，毫不用力。

主治：肘部關節疼痛麻木。

（17）肩部活動：肩軸向前旋轉：兩臂自然前伸手心朝下，隨吸氣之勢，兩臂內旋，翻轉手心向上，兩肩向後、向上提，兩肘盡力向後，使兩手置於淵腋穴處（圖 47），呼氣時兩肩前扣，帶動兩臂內旋使兩手臂相對（圖 48），在胸前向前平伸（圖 49），如此動作連做 8 次。然後，肩軸向後旋轉：向前旋轉完畢，兩臂在體側自然下垂。隨吸氣之勢，兩肩向前扣，向上提（圖 50），帶動兩下（圖 51）。呼氣時，兩肩向後旋轉，肘向下垂帶動兩臂外旋，使手心轉向上，置於脅下（圖 51），隨之徐徐下落於體側，兩臂自然下垂。如此連做 8 次。肩軸前後旋轉可多至 64 次。

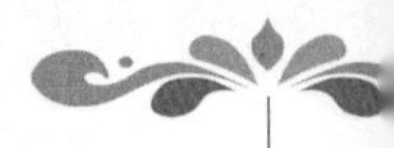

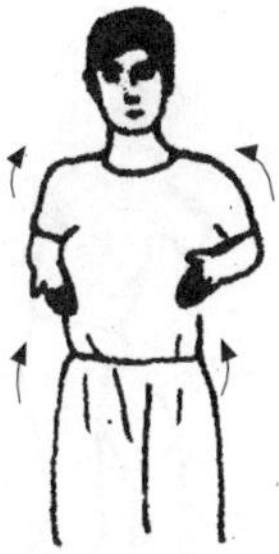

圖 47 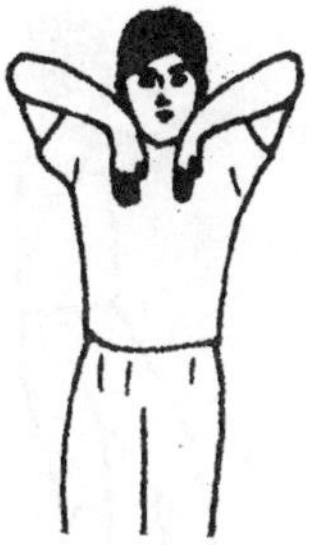　圖 48 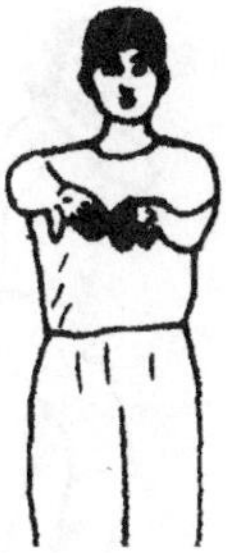　圖 49 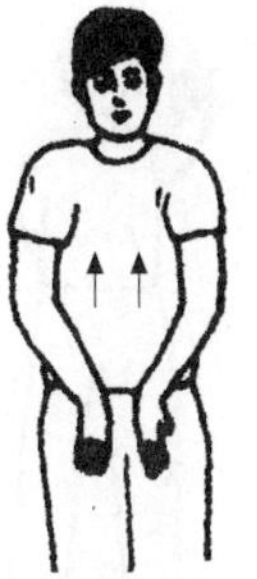　圖 50

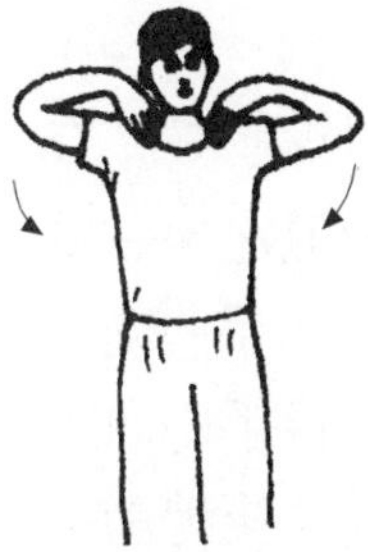

圖 51 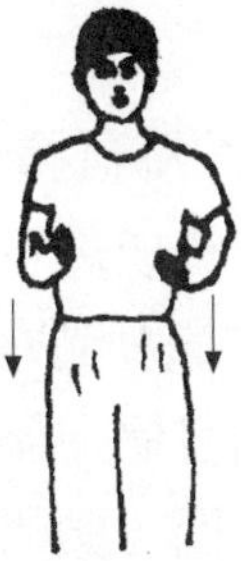　圖 52 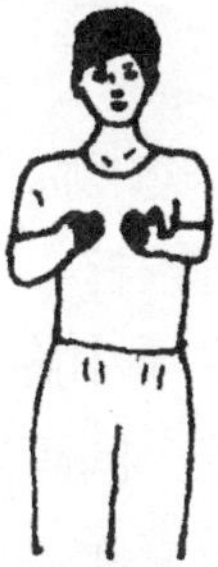　圖 53 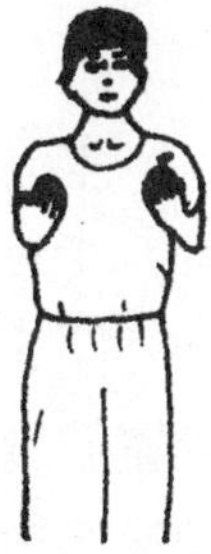　圖 54

主治：肩周炎、頸椎骨質增生、挎包肩、心肺疾患及胸膜粘連。

（18）展臂寬胸：手心向上，兩臂由體側向上至腰部，隨吸氣之勢前伸（圖 53）。呼氣時，兩臂內旋翻轉手心朝外（圖 54）並向兩側展臂成一字形（圖 55）。隨即兩臂外旋在體後側畫一圓弧，兩手收回置於腰間，手心向上（圖 56），然後再向前平伸。重複上述動作至少 8 次，可多至 64 次。

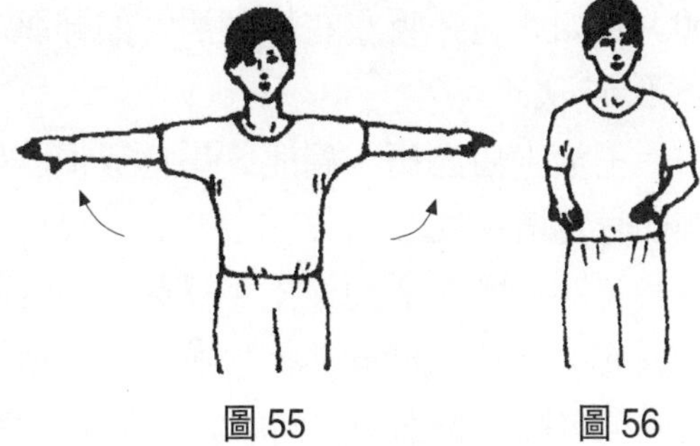

圖 55　圖 56





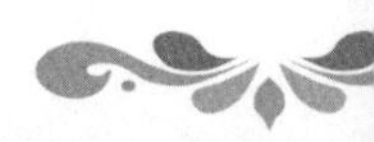

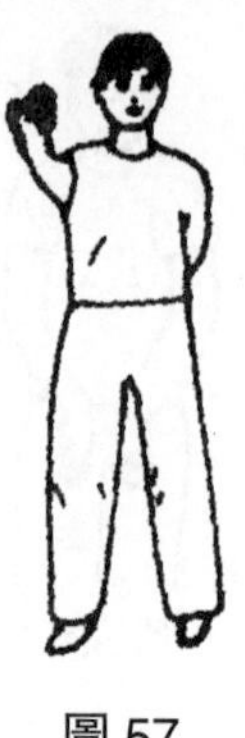

圖 57

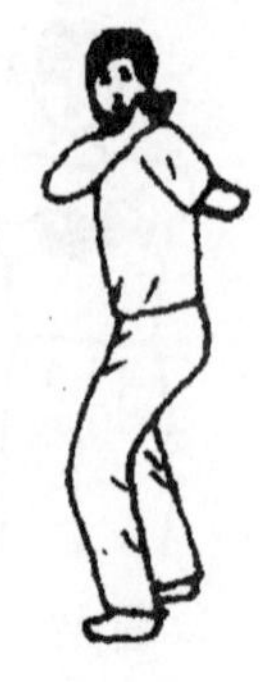

圖 58

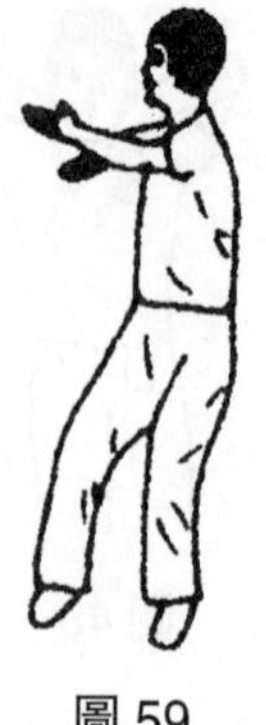

圖 59

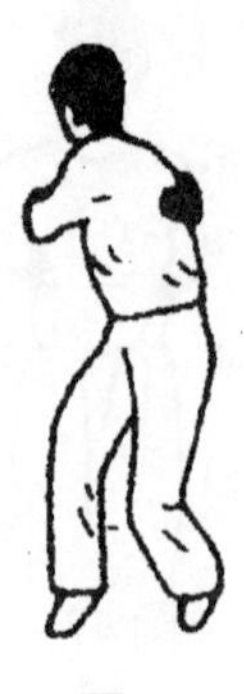

圖 60

主治：肩周炎、胸膜粘連、肺氣腫、骨質增生。

（19）神龍絞柱：屈膝下蹲成馬步，隨吸氣之勢右臂前伸（圖 57），右手由胸前向左擺動到左肩之上，手心向內向上置於肩井穴處，同時左臂由身體左側擺向身後手心向上微向後，指尖直達秉風、曲垣之間，頭隨身軀向左後轉動，眼向身後看（圖 58）。呼氣時，身軀向右轉動，左手由身後甩向右側直到右肩之上（圖 59），與式同，唯方向相反（圖 60）。如此隨呼吸左右轉身活臂如神龍之絞柱，至少 8 次，多可 64 次。

主治：白血病、癌症、肩背勞損、植物神經功能紊亂、關節骨質增生。

（20）腰胯活動：兩手叉腰，4 指在後貼按在腎俞穴處（圖 61），吸氣時向前挺腹並向左轉動腰胯（圖 62），呼氣時向前彎腰，臀部由左向後向右轉動（圖 63）、（圖 64）。如此轉動腰胯 8 次，再按相反的方向轉動 8 次。左右轉動可至 64 次。轉動時，要求頭頂項堅，決不能搖頭晃腦。

主治：腰椎骨質增生。

（21）旋轉膝部：兩腳靠攏，膝蓋併攏微屈。兩手分置兩膝之上，勞宮穴對鶴頂穴，食指和中指分置於膝眼和犢鼻

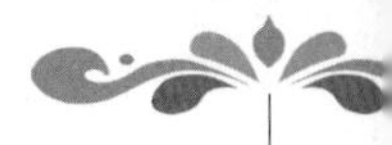

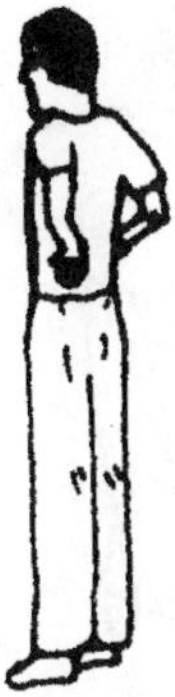

圖 61 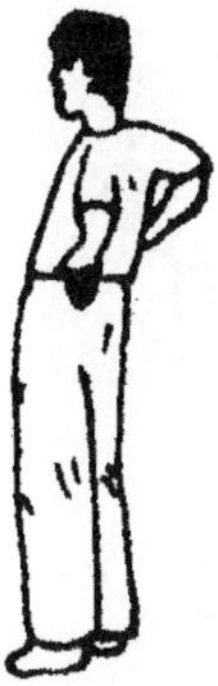　圖 62 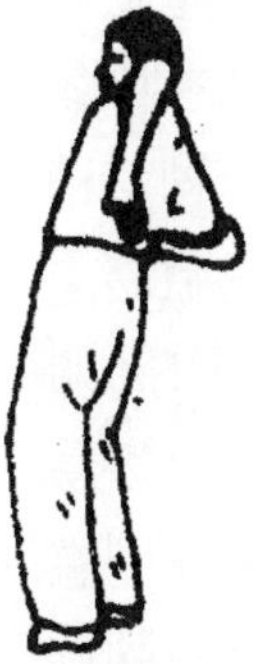　圖 63 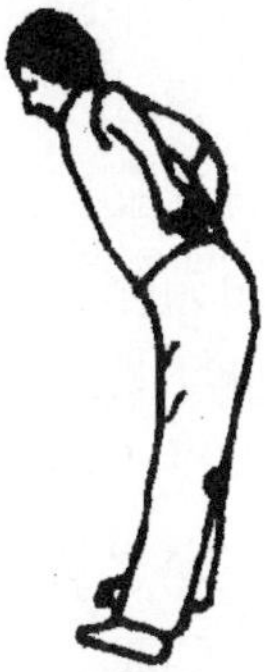　圖 64

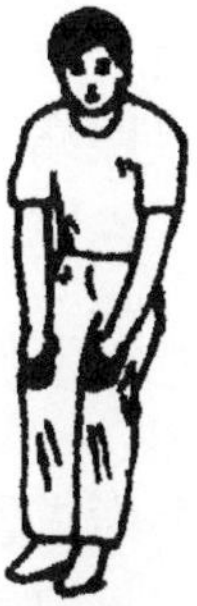

圖 65 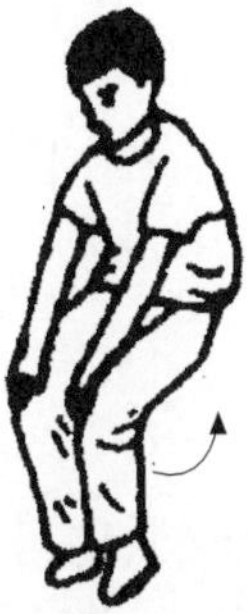　圖 66 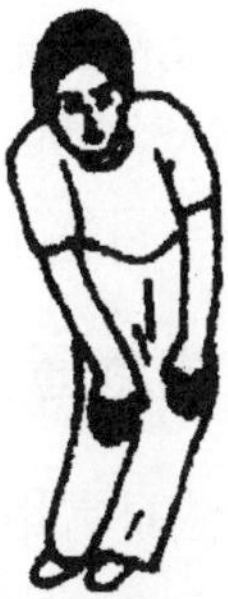　圖 67 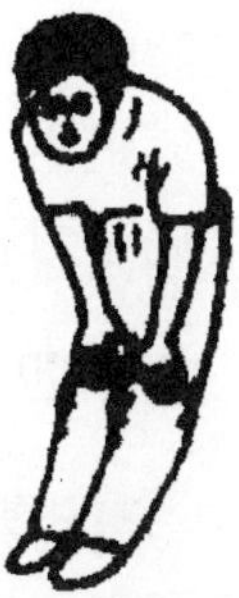　圖 68

穴之上（圖 65）。隨吸氣兩膝屈蹲，由右向左旋轉，膝與足尖垂直，食指和中指用力扣提（圖 66、圖 67）。呼氣時兩腿向後挺直，手指放鬆，掌心稍用力下按（圖 68）。如此連續轉動 8 次，然後按相反方向旋轉 8 次。左右轉膝可至 64 次。

主治：膝部腫痛、麻痺、屈伸不靈。

（22）足部活動：兩手叉腰或扶於支撐物上，抬起左腳離地約 20 公分，並伸向前方（圖 69）。隨吸氣之勢，左腳向外向上翻起，腳跟稍

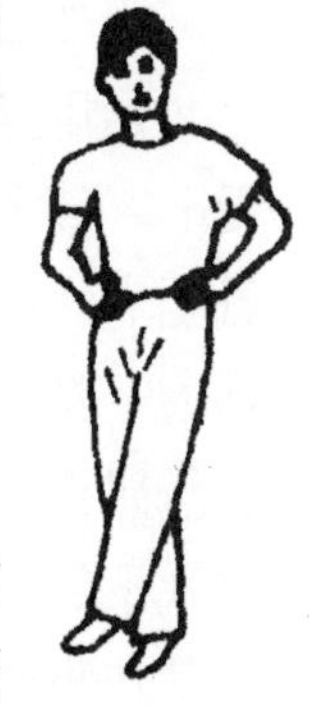
圖 69

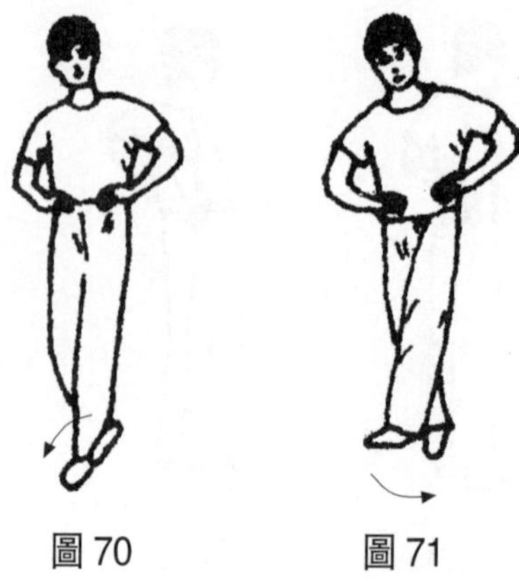

圖 70 圖 71

用力下蹬，促使足三陰脈絡之氣上升（圖 70）。呼氣時，腳向裏向下扣，腳背稍用力繃直，使足三陽脈絡之氣下降（圖 71）。如此隨呼吸之節律旋轉，使足三陰三陽之氣一升一降，達到調整陰陽之作用。如此左腳旋轉 8 次，再換右腳，兩腳輪流活動，可多至 64 次。年老體弱者亦可坐在登椅上鍛鍊。

主治：踝關節及周圍軟組織疾病、下肢痿弱、足跟痛、腰痛、頭痛、咽痛、月經不調。

## （四）現代眞氣運行法

現代真氣運行法是常州市中醫院氣功科楊林浦氏參考古書中導引、吐納、樁功所宣導的，此功法易學易用，不易出偏差，是自我修、自我建設、自我防治的一種以動制靜的功法。

**功　法**

第 1 式——真氣運行法

是用意識運通任、督二脈，猶如 天體運行，故名「小周天」。姿勢採用坐、仰臥、側臥，立位均可。以意領氣，以氣引力，鬆靜自然。主要練「內養功」，以伸為統帥，氣為動力，精為基礎。要深、長、細、勻、穩、悠的腹式呼吸，使膈肌活動幅度增大，可糾正呼吸淺表的傾向，並矯正呼吸力量不足和呼氣過速、過短的缺點。一般需 20～30 分鐘，最好選在睡覺前後。根據病情需要，可酌情增減每日練功 次數及每次練功時間。



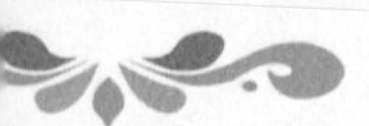

主治：神經衰弱，多夢，更年期綜合徵，癔病，神經性皮炎，精神分裂症，腦震盪後遺症，傳染病恢復期，潰瘍病，偏癱，心力衰竭。

第 2 式——吹氣功

既往稱吐納功。常用的方法是吹雞毛。一般適用於臥床的患者。將雞毛以棉線吊在天花板上，口與線相距 7～9 公分。用鼻深吸 1 口氣，憋氣 1 秒鐘，再輕輕地吹雞毛，只要線被吹得微動即可。在吹氣過程中不允許感覺動雞毛。一般有胸式呼吸及腹式呼吸兩式。如仰臥位採用胸式呼吸，不枕枕頭，將雙手墊在頭下，意守上丹田。如採取腹式呼吸，將雙手放於臀側，兩臂伸直，須枕枕頭，腹肌自然放鬆，意守中丹田。一般吹 10～20 口氣即可，如病情需要加強練功，則吹 50～100 次。其他如吹水泡，吹火頭，吹棉紗，亦可因地制宜穿插使用。病輕者可取坐位或立位，雙手叉腰練氣。

主治：腦動脈硬化，冠心病，心肌炎，心力衰竭，高血壓，低血壓，大手術後恢復期，重病恢復期，胃扭轉，支氣管哮喘，支氣管擴張，慢性氣管炎，肺結核，糖尿病，銀屑病。

第 3 式——跪撐功

兩腿跪起，兩手撐在床（或草地）上，5 指分開，指尖偏向內側，兩膝稍分開，盡可能使大腿與床呈垂直線，以維持軀幹傾斜度，儘量使胸部貼近床面。在此種姿勢下練真氣運行。治療泌尿、生殖系疾病及肛瘻時，意守下丹田：如借此式防治心血管、呼吸及消化系統疾病，就意守中丹田。練功時，一般撐起時吸氣，落下時呼氣。呼氣要慢，腹部緩緩收縮，以助膈肌向上擠壓胸腔。呼吸時間的比是 2：1。一般每 分鐘做 5～10 個。如此反覆 10～30 次。也可以採用與此相反的逆呼吸法。即撐起時呼氣，落下時吸氣。

主治：胃下垂，腎下垂，腸梗阻，肺氣腫，矽肺，肩周




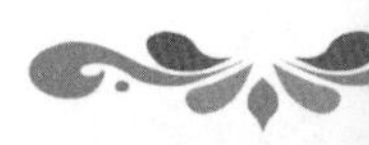

炎，肱二頭肌及肱三頭肌勞損，指總伸肌肌腱炎，狹窄性腱鞘炎，肛門痔瘻，不育，陽痿，前列腺炎，子宮脫垂，子宮後傾，坐骨神經痛。

第 4 式——砸背功

開始站立，初練者頭上放一塊磚頭，在練功中始終以不落下為真勁。練功時，兩腳分開，比肩稍寬，微屈膝，半握拳，兩臂自然下垂，做真氣運行，如終意守上丹田，轉腰帶動兩臂分別向前胸，後背各砸 1 次。如此轉腰砸胸背，好像一面搖鼓。要利用慣性叩擊，輕鬆自然，切忌僵硬。一般需時 10～15 分鐘。叩擊時每擊要輪流依次發出「哼」、「咳」「休」的聲音。如是治療纖維性或包囊性胸膜炎、內臟結石、矽肺等，需時 40～50 分鐘，以出汗而不氣喘為度。也可配合行走練功。

主治：內臟結石，胸膜炎，肌萎縮，肝硬變，內臟粘連，心包積液。

第 5 式——健身功

一般用散步、快走及慢跑。真氣運行一般 8 步 1 息（一次呼吸），或 6 步 1 息。最好在空氣新鮮的林園裏練。練 20～40 分鐘。距離由 500 公尺逐漸增加達 5000 公尺為宜。練功時心率約在 90～115 次為適當。強度須由慢到快，由快到慢，慢中有快，快慢結合，以慢結束。舌舔上腭，由口鼻呼吸，始終意守上丹田。原則以練功中不頭暈、練功後不疲勞為宜。如在練功中有口乾舌燥感，可用舌向下挖津液，吞嚥 3～5 次即可。每天早晚各練 1 次。常選在旭日東昇前及日落西山後為適宜。此功法如能堅持經常，一般經練 1～2 季，心率可由 72～80 次減至 55～60 次，安靜時往往 50 次左右。

主治：肌肉酸痛，肥胖，便秘，過敏性疾病，跟骨骨刺，白癜風，免疫缺陷性疾病，身體衰弱。

第 6 式——練三寶

古人云：周 天有三寶日月星，地有三寶水火風，人有三寶精氣神。 天、地、人各自的三寶應在練功時結合起來。這樣就是利用空氣、日光及水的練功方法，借天地之寶練真氣運行。後者古稱「水戰士納」，有些人白天忙，選在夜間游泳練真氣，稱謂「夜練三寶」。

主治：結核病，血液病，靜脈曲張，慢性腎炎，尿路狹窄、偏癱，三叉神經痛，顳頜關節綜合徵，關節炎，踝關節損傷後遺症，腰肌勞損，血栓閉塞性脈管炎。

第 7 式——如意功

除真氣運行法外，如有可能加用一些太極拳、廣播操，跳繩，踢毽子，爬山、野遊等，這些運動都有利於促進真氣運行。

## （五）長壽功

長壽功傳說為女媧所創，宗教界傳稱為太古氣功。醫療單位慣稱為「體療選練三十式」。長期以來在江南太湖水鄉中流傳，為別具一格的健身養生防治法。

**功　法**

第 1 式——預備功

大腦入靜，思想集中，不鬆不懈，百會朝天，沉肩，墜肘，虛腋，含胸，收腹，鬆胯，提肛，稍屈膝，兩腳分開站立，兩腳尖偏前外方，與肩同寬，眼半閉，舌舔上腭，口微閉，自然呼吸。一般以 1～5 分鐘為宜。起功、收功都用此式。

第 2 式——船頭望月

兩腳分開站立，兩腳尖偏向前外方，與肩同寬。兩手叉腰。先向右上方扭頭望月，並吸足氣。再將頭下轉，緩緩呼




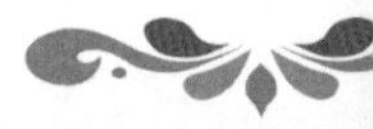

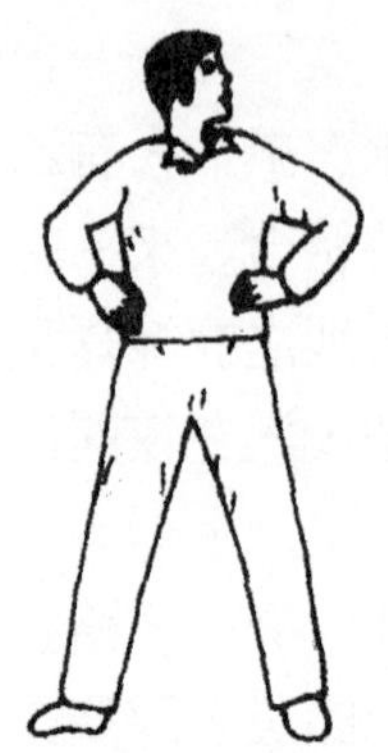

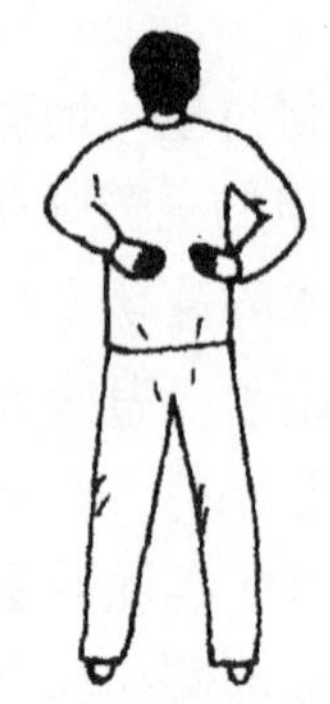

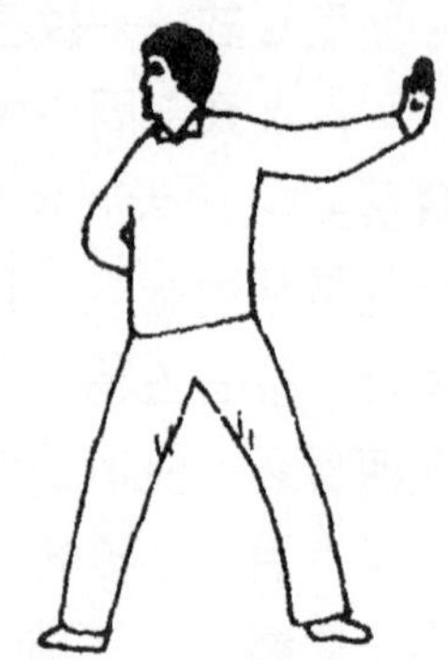

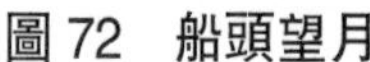

圖 72　船頭望月　　圖 73　攔腰截擊　　圖 74　順水推舟

氣，再轉向左上方扭頭望月，並吸足氣，再將頭下轉，緩緩呼氣（圖 72）。如此反覆 10～15 次。

主治：眼肌麻痹，近視眼，頸椎綜合徵，老花眼。

第 3 式——攔腰截擊

兩腳分開站立，兩腳尖偏向前外方，與肩同寬。兩手放在背後，一手手背中心對準同側腎俞穴輕壓，一手手掌中心對準同側腎俞穴，後者上下按摩 30～50 個來回，再轉另一側按摩（圖 73）。交互做 2～4 次。

主治：腰肌勞損，慢性腎盂炎，慢性腎炎。

第 4 式——順水推舟

兩腳分開站立，兩腳尖偏向前外方，比肩稍寬。左手背於腰間，右手向側上方推掌，直至上肢伸平，同時頭向左旋，眼看左前方，吸氣，然後還原，同時呼氣。再換左手照做（圖 74）。如此左、右反覆 10～20 次。

主治：頸扭傷，網球肘，指總伸肌肌腱炎，狹窄性腱鞘炎以及上肢各關節炎。

第 5 式——前後推浪

弓步，右下肢在前，右上肢向前推，掌心向前，左上肢

向後推，掌心向後，吸氣。兩上肢交互時呼氣，如此 10～15 次後，再換另下肢照做。如此下肢交換做 2～4 次。

主治：三角肌勞損，凍結肩，胃下垂，肥胖症，髖關節炎，脛腓骨骨膜炎。

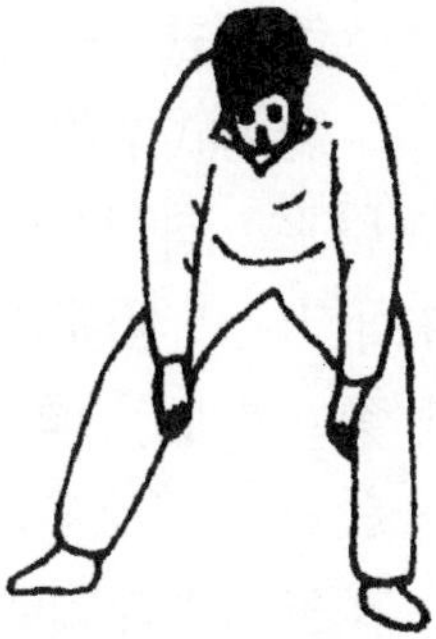

第 6 式——獨臂將軍

兩腳分開站立，兩腳尖偏向前外方，比肩寬。左手背於腰間，右上肢向外側展平，以肩關節為軸心畫圓圈，直徑以 12 公分為好，每旋 1 圈，呼吸 1 次，順時針、逆時針各 10 圈。再換左上肢照做。如此上肢交互做 4～6 次。

圖 75　波浪滾滾

主治；肩周炎，咯血後的恢復期，慢性支氣管炎，心律不整，肺氣腫、肺膿腫。

第 7 式——波浪滾滾

兩腳分開站立，兩腳尖偏向前外方，比肩寬。兩上肢向兩側展平，同時吸氣，再向前下方下降至兩膝部，小指各觸到同側膝為準（圖 75），同時呼氣，呼完，再將胸挺起，兩肢再展平，眼看 天空，同時吸氣。如此反覆 10～20 次。

主治：胃扭轉，白癜風，腸梗阻，肩周炎，肺氣腫及一切頑症。

第 8 式——上下翻水

兩腳分開站立，兩腳尖偏向前外方，比肩寬。兩手半握拳上舉不超過耳廓水平。兩手同時向前下，往後再向上轉圈，直徑為 15 公分。每轉 1 圈，呼吸 1 次，向上時吸，向下時呼，計 15～25 次。

主治：支氣管擴張，心肌炎，慢性肺原性心臟病，慢性肝炎，膽道及胰腺疾患。

第 9 式——湖底探險

騎馬式站位。右手握拳舉至耳旁，臂與肩平，同時左膝弓起，屈曲，左拳向前右下方打，吸足氣。在交換另側的過程中呼氣，如此交換架勢，共計 10～15 次。一般每 分鐘不多於 10 次。

主治：踝關節扭傷後遺症，股四頭肌勞損，狹窄性腱鞘炎，網球肘，坐骨神經痛，慢性中耳炎，變質性髖關節炎。

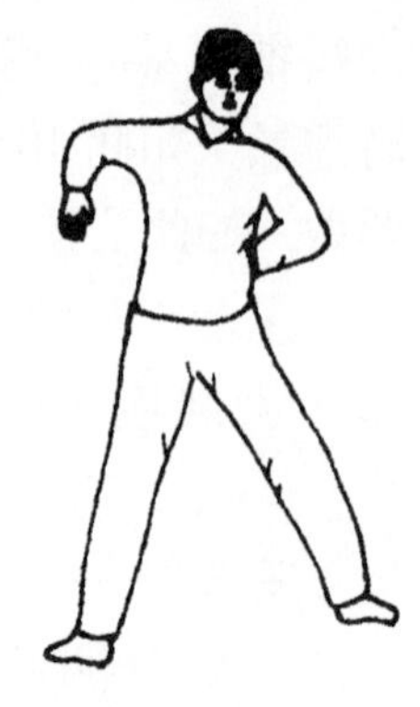

圖 76　力提千鈞

第 10 式——湖心搖盪

兩腳分開站立，兩腳尖偏向前外方，比肩寬。兩上肢展平，兩掌心向下。兩上肢交替上下搖盪，似小船在水上顛簸。上肢向上時掌心翻向上，向下時掌心恢復向下，一上肢翹至最高時吸氣，搖盪過程中呼氣。如此搖盪 15～25 次。

主治：腰椎肥大性關節炎，慢性盆腔炎，腎結石，膽結石，心肌梗塞，慢性胃炎。

第 11 式——力提千鈞

兩腳分開站立，兩腳尖偏向前外方，比肩寬。右肘提起儘量與耳同高，掌心向後，同時用力提，並同時挺胸收腹吸氣 2 下，以有聲為宜（圖 76），再下降時呼氣，降至兩側平衡。兩手互換做，如此反覆 15～25 次。

主治：指總伸肌肌腱炎，支氣管喘息，癌症手術後，慢性膽囊炎，腸炎，腎炎。

第 12 式——破浪前進

兩腳分開站立，兩腳尖偏向前外方，與肩同寬。兩手握拳，手心向下，置於腰旁。上身稍後傾。右腿向前邁大半步，兩拳向前平伸，上身前傾，挺胸，吸氣，前腿稍彎，後腿伸直。然後恢復原位，但前腿伸直，後腿伸直。後腿稍



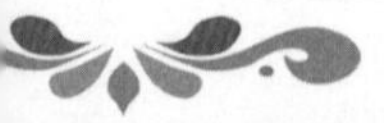

彎，呼氣。如此前推後破 10～20 次。再交換另一下肢照做。

主治：神經衰弱，美尼爾氏病，高血壓，低血壓，冠狀動脈粥樣硬化。

第 13 式——虎背熊腰

兩腳分開站立，兩腳尖偏向前外方，比肩寬。兩手交互摸背及腰，摸背時摸到第 1 胸椎。右手摸背時，挺胸，吸氣，兩手交換時呼氣。共 15～20 次。一般每 分鐘不多於 10 次。

主治：頸背產肌纖維組織炎，肋間神經痛，膽結石，疝氣，充血性心力衰竭，胃及十二指腸潰瘍。

第 14 式——屈腿活膝

兩腳分開站立，兩腳尖偏向前外方，與肩同寬。屈曲髖、膝、踝關節，兩手掌心捂在膝蓋上，順時針，逆時針各旋 15 次，旋完恢復原位。

主治：神經性皮炎，癔病，偏癱（康復期已能站立者），半月板損傷（康復期），肺結核，紅斑性狼瘡。

第 15 式——左右排浪

兩腳分開站立，兩腳尖偏向前外方，比肩寬。兩手掌對掌，手指向上，置於胸間。右手向右側排浪。掌心向左方排至臂展平，同時吸氣。右手復原，同時呼氣。再用左手向左側排浪。如此反覆 15～25 次。要 點是眼看排擊的手指。

主治：末梢血管疾病，腦震盪後遺症，神經性耳鳴，血膽紅質增高（脾性盆血）。

第 16 式——海豚躍水

兩腳分開站立，兩腳尖偏向前外方，比肩寬。兩上肢自然下垂。開始兩上肢同時向後外旋轉向上，同時吸氣，在手到達最高點時，雙腳往上跳一下或腳跟提起一下；然後兩上肢同時向前旋轉向下呼氣。如此旋臂 10～15 次。




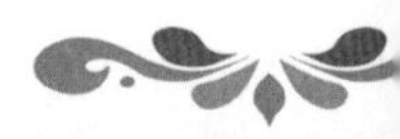

主治：矽肺，扁平腳，肺纖維性病變，類風濕性關節炎，多夢，遺精，免疫缺陷病。

第 17 式——突擊一面

兩腳分開站立，兩腳尖偏向前外方，比肩寬。左手撐腰間，右手伸掌向上舉至最高，腰向左側彎，手振動 2 下，同時吸氣 2 下，然後放下還原，同時呼氣，再換手做，如此交換做 10～15 次。

主治：腰椎間盤突出，肝硬變，腎變性，髖關節結核，血吸蟲性肝病，胃及十二指腸潰瘍。

第 18 式——龍騰虎躍

兩腳分開站立，兩腳尖偏向前外方，比肩寬。兩上肢左右展平，呈輪狀交互摸對側膝部（圖 77）。一般每轉動 1 輪，呼吸 1 次。如此交互摸 10～15 次。

主治：不育，頭暈，面痙攣，慢性胸膜炎，食管炎，慢性咽炎，慢性鼻炎。

第 19 式——海底撈珠

兩腳分開站立，兩腳尖偏向前外方，與肩同寬。右腳提起，距地 10 公分，由外向裏轉，繞一直徑 5 公分的圓圈，再放下，每圈呼吸 1 次，做 6～8 次。再換左腳照做。如此反覆交換做 4～10 次。

主治：腓腸肌痙攣，脈管炎，上消化道出血後恢復期，脛腓骨骨膜炎，跟骨骨刺，免疫缺陷病。

第 20 式——運轉乾坤

兩腳分開站立，兩腳尖偏向前外方，比肩寬。左手背於腰間。屈膝。右手於中丹田開始，順時針方向運

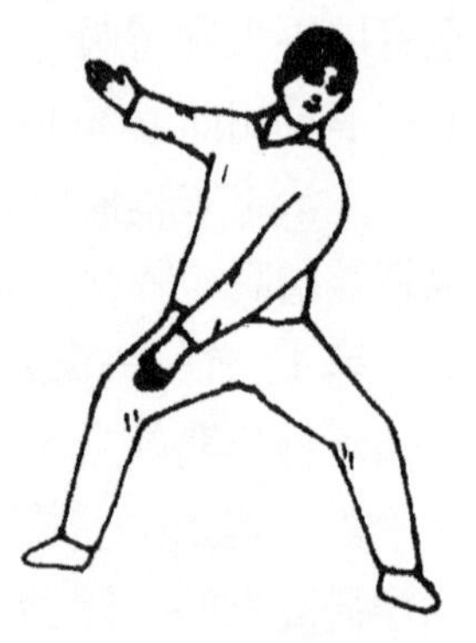

圖 77　龍騰虎躍

轉，上至下頜，下至膝上，呈圓形運轉，每轉呼吸 1 次。一般轉 10～15 圈再交換左手照做。如此反覆交換做 4～6 次。

主治：冠心病，慢性腎炎，慢性肝炎，斑禿，心內膜炎，慢性瓣膜性心臟病。

第 21 式——背後互助

兩腳分開站立，兩腳尖偏向前外方，比肩寬。挺胸，收腹。兩手於背後腰椎部握緊，自然呼吸，儘量向左右拖拉。一般拖拉 15～20 次。手交換握，再拖拉 15～20 次。如此交換做 4～6 次。

主治：慢性前列腺炎，肺病，心臟病，腦病，面癱，膀胱炎，貧血，肩周炎，網球肘。

第 22 式——排浪踢水

兩腳分開站立，兩腳尖偏向前外方，與肩同寬。兩手向左後排水，同時扭腰，踢左腿（圖 78），吸氣。還原，同時呼氣。兩側交換排、踢 10～15 次。

主治：大手術後，內分泌失調，性神經衰弱，慢性胰腺炎。跟骨骨質增生。

第 23 式——引龍出水

兩腳分開站立，兩腳尖偏向前外方，比肩寬。右上肢以肩關節為軸，上下輪甩，呈圓形，轉至最高處吸氣，落下時呼氣。一般輪甩 10～15 次。再換左手照做。如此交換做 4～6 次。

主治：肩周炎，重病後的恢復期，三叉神經痛，陽痿，早洩，遺精。

第 24 式——剛柔相濟

兩腳分開站立，兩腳尖偏向前外方，比肩寬。兩手叉腰。以臀部為主旋轉，扭

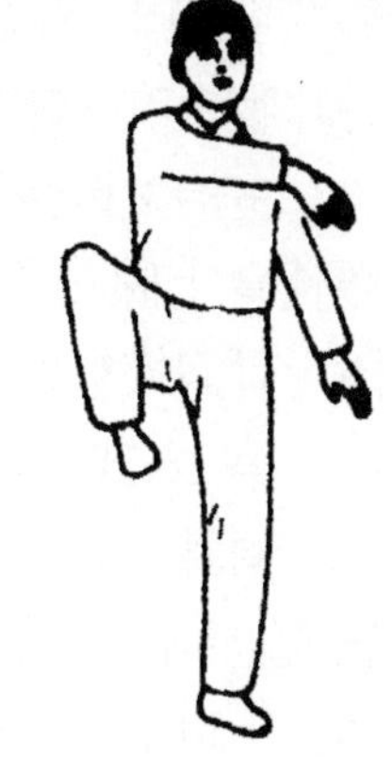

圖 78　排浪踢水

擺，提氣，收肛，先順時針旋 10～15 圈，再逆時針施 10～15 圈，每旋 1 圈呼吸 1 次，反覆交互做 2～4 次。

主治：變質性髖關節炎，子宮脫垂，結核病，尿道炎。

第 25 式——奪得桂冠

兩腳分開站立，兩腳尖偏向前外方，比肩窄。雙手半握拳向上舉起，同時吸氣。至最高處後振動 2 下，同時吸氣 2 下。兩手放下，同時呼氣。一般做 10～20 次。

主治：內臟結石，肛瘻，腦栓塞，血栓閉塞性脈管炎。

第 26 式——霸王亮相

兩腳分開站立，兩腳尖偏向前外方，與肩同寬。左手半握拳，由前向上舉，至與眼同高，將掌心向前一亮，提左腿，同時吸氣。還原，同時呼氣，再換右手和右腿做。如此反覆做 15～25 次。

主治：靜脈曲張，下肢慢性潰瘍，腱鞘囊腫，腦膜炎及腦炎後遺症。

第 27 式——鶴翔長空

兩腳分開站立，兩腳尖偏向前外方，比肩寬。兩上肢向各左右平展，上身上下起伏，兩上肢如鶴翔狀扇動，主要是靠膝關節上下鬆動起伏，每扇動 1 次，同時呼吸 1 次，如此動作 10～20 次。

主治：慢性濕疹，銀屑病，四肢麻木，慢性腎上腺皮質機能不全，青光眼，白內障，骨病恢復期。

第 28 式——推波助瀾

兩腳分開站立，兩腳尖偏向前外方，比肩寬。兩手縮在肩前，掌心向前（圖 79），自上向外向下作圓形旋轉，每轉呼吸 1 次。如此推波 10～20 次。

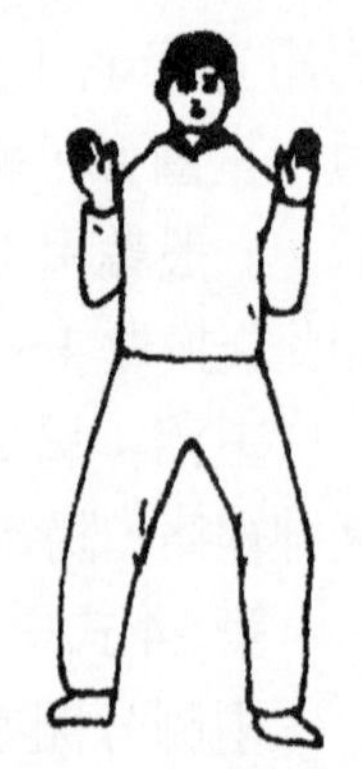

圖 79　推波助瀾



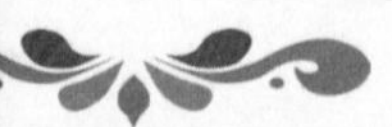

主治：精神分裂症（防復發），乳腺炎，彈響背，肱二頭肌肌腱炎。

第 29 式——手騰天空

兩腳分開站立，兩腳尖偏向前外方，與肩同寬。左手半握拳，置於腰背部。右手半握拳向上舉略高於頭頂，掌心向前，挺胸，收腹，同時吸氣。然後右拳放下置於腰背部，同時呼氣。再換左手做。如此反覆 10～20 次。一般每 分鐘 10 次左右為宜。

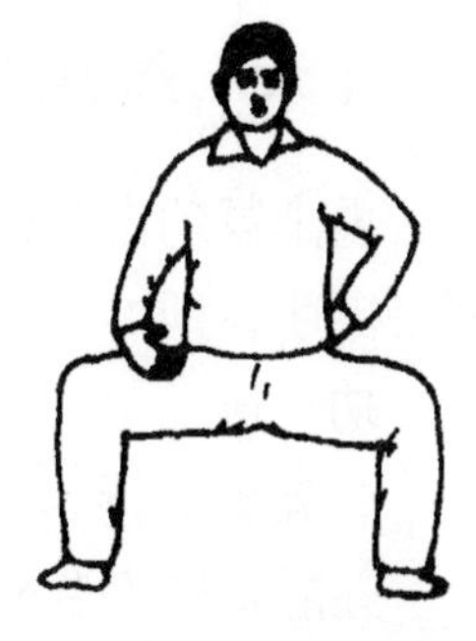

圖 80　湖中撈月

主治：結腸炎，腸結核，腹膜炎，心內膜炎，心絞痛，慢性胃炎。

第 30 式——湖中撈月

兩腳分開站立，兩腳尖偏向前外方，比肩寬。左手叉腰半蹲。左手呈匙狀，作向外撈月狀，即由外上向下內通過膝平面下轉一大圈（圖 80）。立起，吸氣，再蹲下呼氣。反覆 10～15 次。再兩手交換做。如此交互做 4～6 次。

主治：膈肌痙攣，紅斑性狼瘡，糖尿病，席漢氏綜合徵，甲狀腺機能亢進（未行手術者）。

第 31 式——內靜外動

立位，兩腳分開站立，兩腳尖偏向前外方，與肩同寬。左手按於髖旁。右手半握拳，向上舉，略高於頭頂，拳心向前，再向後振動 2 下，同時吸氣 2 下，以有聲為宜。右手放下，同時呼氣。再換左手照做。如此反覆 10～15 次。每 分鐘不超過 10 次為宜。

主治：營養不良，原因不明貧血，過敏性腸炎，變態反應性疾病。

## （六）馬山氣功

馬山氣功古時稱「廣渡吐納術」，為常州 天寧寺高僧廣渡長老所首創。

**功 法**

1. 獨享天福：

鬆靜坐於床沿、公園的凳上或湖邊的石上。眼半閉，大腦入靜，思想集中，深、長、細、勻、穩、悠地調息，每 分鐘10 次以下為宜，以感覺到舒適，自然為要。這是腹式呼吸法。

主治：面癱，三叉神經痛，偏癱，肺氣腫。

2. 二丹吐納法：

古稱「服二丹」或「吞二丹」。靜坐，盤腿，兩手心捂住膝蓋，頸鬆直，摒除雜念，口輕閉，舌頂在上腭與牙齒之間。叩齒 36 次，待津滿口時，滿極即分 3 口輕調息咽下，汩汩有聲，如此 5～10 遍皆可。晚間上床後、半夜三更、起床前，或其他時間均可練。

主治：慢性胃炎，胃及十二指腸潰瘍，胃酸缺乏，胃扭轉，胃下垂。

3. 三心相印：

意氣合一，鬆靜坐於床沿或公園的凳上，髖、膝、踝關節各呈直角。將兩手搓熱，提起一腳入在對側膝上，一手捂住膝蓋上，一手手心與腳心相對，意念湖心（如此即三心相印），順逆時針各按摩腳心 50～100 圈，每圈呼吸 1 次，再換另側照做。

主治：扁平腳，腦動脈硬化，神經官能症，腦震盪後遺症。

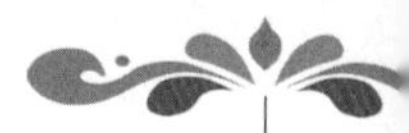

4. 內氣運行：

即內氣吐納法。仰臥位。全身放鬆，入靜，患肢下墊 2 個枕頭。思想集中膻中穴，將上肢展平，作 3～6 次深呼吸，接著將兩手重疊，捂在膻中穴上，以此為起止點，沿兩側乳房以橫 8 字形運轉，每轉 1 個 8 字呼吸 1 次，順逆時針各轉 50 個 8 字，手掌始終距皮膚 2～3 公分。靜息時兩臂仍展平，再作 3～6 次深呼吸。

主治：充血性心力衰竭，血栓閉塞性脈管炎，下肢靜脈曲張，慢性前列腺炎。

5. 下行吐納法：

仰臥。大腦入靜。思想集中。兩手各放於體側，口微閉。左下肢先屈曲足稍抬高，呼氣（吐），然後伸直，吸氣（納），再換右下肢照做。吐納均用鼻。每 分鐘以 5～8 次調息為好。如病情不允許，也不要勉強。此功導引吐納 3～5 分鐘，再靜息。但靜息時間以 30～50 秒鐘為宜。

主治：痔核，肛瘻，慢性盆腔炎，子宮脫垂，子宮後傾，不孕症。

6. 三吸三呼運氣功：

坐、臥位均可。如仰臥，兩上肢向頭端伸直。眼半閉，鬆靜 20 秒鐘。接連 3 次吸氣 ，3 次呼氣，呼吸均應有聲。呼吸間不可憋氣。這是胸式呼吸的運氣法。單練以 30 分鐘左右為宜。在室內應開窗通氣，在室外應選空氣新鮮的地方。坐勢練功亦可，兩手放在膝上即可。

主治：紅斑狼瘡，白癜風，斑禿，銀屑病，神經性皮炎。

7. 蹺搖吐納：

仰臥位。以背、腰、臀部為支 點，頭、手及腳交互上下蹺動。頭仰平時，兩上肢向頭端伸直，吸氣，此時腳蹺至最高 點。腳放下時，兩上肢與頭蹺起，同時呼氣。利用慣性，

似小船在水上顛簸，也似蹺蹺板上下起伏。先慢後快，快慢結合，以慢結束。呼吸配合，均用鼻呼吸。如此5～10分鐘。

主治：胃下垂，胃扭轉，腸梗阻，脈管炎，精索靜脈曲張，慢性膽囊炎，內臟結石，痔瘻。

8. 提氣功：

仰臥。兩上肢向頭端伸直，兩小腿下墊2～3個枕頭。思想集中於下丹田，自然腹式呼吸。隨著吸氣，前後二陰部1提1放，如忍大小便樣，須用暗勁，不露外形，反覆提氣15～20下，每日3～5次。

主治：脫肛，痔瘻，肛裂、肛周炎，前列腺肥大，腰痛，女陰白斑。

9. 伸屈吐納：

開始立位。兩手向前平伸。身體彎腰下撲，使雙掌著地，兩掌距離稍比肩寬。手著地後，兩臂伸直，腳尖著地，臀部儘量向上提，這時身體像拱橋形（圖81），接著吸氣（納）。身體後坐，開襠屈膝，兩臂伸直，使身體呈俯臥狀，呼氣（吐）。軀幹向前朝地，使胸、腹與地面平行，循弧線向上方慢慢伸出，仰頭塌腰，肘膝關節伸直，同時吐納。連續前伸後坐5～15次。

主治：肛腸病，白帶，更年期綜合徵，腰痛，身痛，坐骨神經痛，風濕性關節炎。

10. 爬龍吐納：

四肢著地，指、趾分開，臀部儘量提高，腳尖用力向前一步步爬行，自然呼吸。每爬行50～100步可起立，或靜坐片刻（1～5分

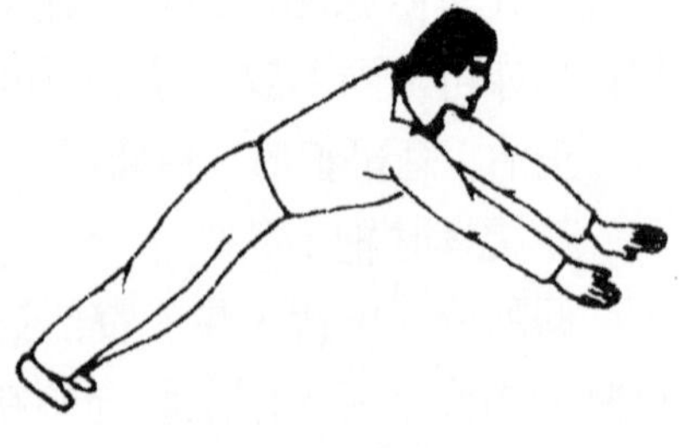

圖81　伸屈吐納

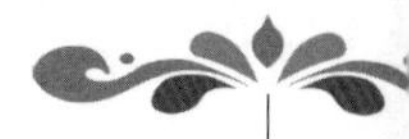

鐘）反覆進行。一般不少於 30 分鐘，操練的人手上可套上鞋子，以橡皮筋紮緊為好。

主治：神經衰弱，失眠，多夢，變質性髖關節炎，腰椎間盤突出，跟骨骨刺。

11. 趾端飛翔：

立位，將一下肢平放於架上（欄杆、平臺、凳子或石階上），兩上肢展開如翅狀，呈輪型飛翔，交互用指去觸腳趾，配合吐納。如此反覆 10～20 次。再交換另一下肢照做。在交換時靜息 50 秒鐘。一般交換 2～4 次。

主治：股四頭肌勞損，脛腓骨骨膜炎，腓腸肌痙攣，關節炎。

12. 十字形吐納：

正身，仰臥位。全身放鬆，寬衣解帶，枕高 10 公分，兩下肢伸直，兩上肢伸平，好像一個十字。安心定思，以意領「氣」，舌舔上腭，口唇輕閉，以鼻吐納，應深、長、細、勻、穩、悠地大呼吸，不可卒急強作，要做到自己聽不出呼吸聲。每 分鐘呼吸 10 次，以後逐漸減少 次數。練功時間可逐漸增加，一般可練 100～200 次呼吸。

主治：心肌炎，冠心病，結腸炎，慢性肝炎，消化道出血後恢復期。

13. 字訣吐納：

六字即湖水（平），天風（靜），旭日（升）。此六字訣係指意念而言。靜坐，盤膝，含胸，搭手（一手內勞宮穴接觸另一手的外勞宮穴）。少思慮，絕慾，自然吐納（即呼吸），平衡，身心一致。外形無聲色，內守以養其神。呼吸微動，不喘，不粗。如此吐納，久之，氣脈舒。這種「靜坐功」是養精、氣、神的功法之一，一般不少於 60 分鐘。

主治：高血壓，胸膜炎，肺氣腫、肺、心腦病。

14. 意氣吐納：

鬆解衣帶，仰臥，低枕，自然入靜，眼半閉，兩上肢放於體側，以意領氣，深、長、細、勻、穩、悠地大呼吸，每分鐘呼吸 8～10 次，一般 3～5 個月後可減至 3～5 次（不一定全能達到這個水準）。這是胸腹兩式的混合吐納法，正如中國醫學所指出的：意到，氣到，力到（主要是血到）。有條件可練「水上氣功」。

主治：末梢血管疾病，肺結核，慢性咽炎。水上氣功特別有利於精索靜脈曲張，前列腺硬化，下肢血栓塞性脈管炎，踝關節損傷後遺症。

15. 躬身吐納：

立位，兩腳分開比肩寬。兩手相疊，捂在中丹田上，意守上丹田，上身屈到 60～90 度，呼氣（吐）盡，緩緩將上身直起，同時吸氣（納）擴胸。如此反覆 5～10 分鐘。

主治：慢性支氣管炎，肺膿腫，頸椎綜合徵，肋間神經痛，疝氣，腰扭傷。

16. 朝天吐納：

立位。兩手背於腰後（內勞宮穴與腎俞穴相對）。上身向後仰，眼看天，同時吸氣，仰至 20～50 度時，氣吸足，挺胸，不可憋氣。繼之將上身逐漸複直，同時呼盡氣。如此反覆 5～15 分鐘。

主治：肝硬化，膽、肝、腎結石、及慢性腎盂為，慢性腎炎。

17. 環形吐納：

立位。兩腳分開比肩寬。兩上肢向上伸直，十指叉攏，反掌。上身作旋轉運動（圖 82）。每轉 1 圈呼吸 1 次，轉在前

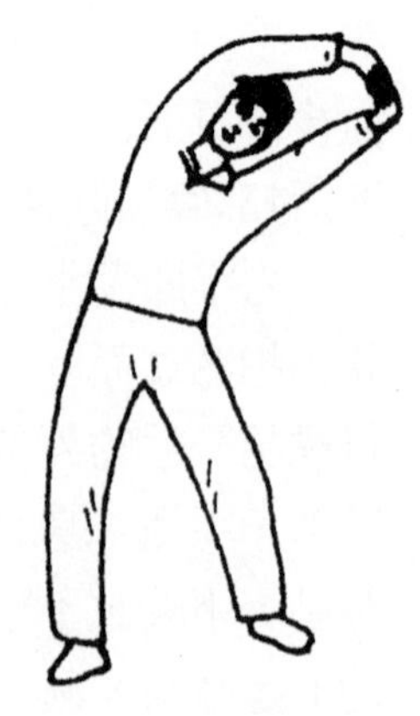

圖 82　環形吐納

面時呼氣（吐），轉在後面時吸氣（納），順、逆時針各轉10次。

主治：肺外結核病，內臟結石，胃扭轉，職業性肺病。

18. 起收吐納：

鬆靜站立。百會朝 天，沉肩墜肘，含胸，鬆胯，屈膝，圓檔，眼似閉未閉，留一線之光，向前平視，舌舔上腭。自然呼吸。如此 10～15 分鐘。起功，收功均用此式。

## （七）降壓功、升壓功

降壓功、升壓功係氣功名師王安平、張之泉所創，為集形意拳和樁功於一體的一種醫療氣功。在練功中，由自控其體溫、血壓和生物電壓對身體的回饋調節而完成，注重強調正確的意識誘導和準確的練功姿勢。

**降壓功**

1. 姿勢（低手扶按式）：

兩腳開立，與肩同寬，腳尖向前，成二字平行；頭直項豎，下頜微收，尾閭中正，胸窩含蓄，鬆腰鬆胯，臀微後坐，兩膝微屈，小腹鬆圓；肩鬆肘墜，雙手放於腹前，掌心向下，手指鬆開，手臂如被水所托浮；兩目平視（閉目或半閉也可），目光內斂，面部微笑，唇齒輕扣。

2. 意念：

姿勢調整後，即斂神聚意，微微的意念雙腳產生麻、熱、脹感。

主治：高血壓病及一些上實下虛的疾病。

**升壓功**

1. 姿勢（高手上托式）：

兩手前舉至肩前，掌心向上，指尖向前，雙手如托浮雲。其餘同降壓功。

2. 意念：

姿勢調整後，斂神聚意，微微的意念雙手與頭部百會穴（再耳尖直上連線的中 點）處麻、熱、脹感。

主治：低血壓，胃下垂，子宮子垂，腎下垂，脫肛。

## （八）氣功按摩十八法

氣功按摩十八法是以氣功與導引相配合的一種運動醫學療法，係氣功名師嚴伯正所創。它的適應證廣泛，療效較好，而且方法簡單，容易學習。

1. 預備功

預備功是指由意識導引，在真氣運行下為做氣功按摩十八法的準備功。

（1）調姿：頭頂端正，合眼瞼，閉口唇，舌抵上腭，含胸拔背，兩手微曲於小腹前，手心向上，手指相對不相接，兩腳分開略寬於肩，兩膝微曲腳尖向前微微內勾，從頭到腳節節放鬆。

（2）調心：心平靜，滅雜念，意念集中於臍下丹田位置上，併入腹內 3～8 公分處。

（3）調息：透過鼻呼鼻吸的自然呼吸法做到呼吸時能達到輕、柔、勻的速度，彷彿「春蠶吐絲，綿綿不斷」。

2. 按摩功法

（1）揉發梳頭：雙手十指分開，微曲，從前髮際梳到後髮際，18～36 次。

主治：高血壓性頭昏、頭痛，神經衰弱所致的失眠、健忘。

（2）雙鳴 天鼓：兩掌心按耳，用食指彈敲風池穴 18～36 次。

主治：聽力減退、耳鳴、頭昏、神經衰弱所致的健忘。

（3）旋指搗耳：以食指尖輕輕插至兩外耳道口，同時向內旋，再突然放鬆，共 18～36 次。

主治：聽力減退、耳鳴、神經衰弱。

（4）運目養神：按順時針方向緩慢轉動雙目 9～18 圈後閉目休息，再睜眼遠眺片刻，繼之按逆時針方向緩慢轉動雙目 9～18 圈後閉目休息，再睜眼遠眺片刻。

主治：假性近視、眼花、視神經疲勞。

（5）刮眼明目：用兩拇指 點按太陽穴，以食指刮上、下眼瞼各 18～36 次。

主治：視神經疲勞，假性近視，迎風流淚，眼球痛，頭痛。

（6）捋鼻防感：以兩拇指指關節沿兩鼻唇溝上下按摩 18～36 次。

主治：鼻炎、上腭竇炎、面神經麻痹、感冒。

（7）浴面生華：用兩掌在面部上下作旋轉按摩 18～36 次，使面部發熱。

主治：面神經麻痹、三叉神經痛、頭痛、老年性面部皺紋。

（8）叩齒固腎：叩打門、邊牙各 18～36 次。

主治：牙齦炎、牙齦腫脹。

（9）攪海吞津：用舌在口腔內攪動 18～36 次，所生津液分 1～3 次吞下，意送丹田。

主治：便秘，口腔炎，消化不良。

（10）豎推肩井：用兩掌心左右交叉按摩肩井穴及其周轉，按摩時腰部隨著上肢的擺動自由轉動。

主治：肩周炎，挎包肩，落枕，甲狀腺機能亢進。

（11）橫摩胸肋：兩掌交叉橫摩左、右胸肋右各 18～36 次。





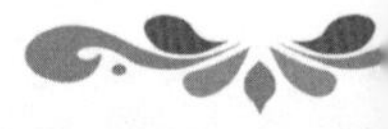

主治：肋間神經痛，胸悶，咳嗽。

（12）正反揉腹：兩掌相疊用掌心旋轉按摩腹部，上至鳩尾穴下，下至曲骨穴，正反各18～36圈或至腹部發熱。

主治：慢性胃炎、慢性腸炎引起的腹痛、腹脹、腹瀉以及胃及十二指腸潰瘍、呃逆、便秘，月經不調，痛經，陽痿。

（13）手搓腰際：用兩手心同時按摩兩側腰際各18～36次。

主治：腎炎，腰痛，遺尿，痛經。

（14）敲打命門：雙手握拳，在自由轉腰時用左右拳輪換敲打前後命門。

主治：胃腸炎，腰肌勞損。

（15）按摩上肢：按摩上肢時用右手手指上至左肩峰，下至左手指由上向下捋，邊捋邊轉，把手的正反面都按摩到，共18～36次。然後 點按曲池、少海、內關、合谷穴，按摩右上肢時方法相同。

主治：肩臂痛抬舉困難，上肢關節炎，偏癱。

（16）按摩下肢：先左後右，兩手手指分開，自臀部至腳趾向下捋，邊捋邊轉，把腿的正反面都按摩18～36次。然後點按足三里、三陰交、崑崙、太谿等穴。

主治：抬腿困難，坐骨神經痛，偏癱，陽痿，早洩，痛經、月經不調，遺尿、尿頻。

（17）按摩湧泉：用兩掌心分別按摩兩湧泉穴和腳背18～36次。或用拳輕輕敲打兩腳背。

主治：失眠，頭昏，頭痛，癔病。

（18）全身拍打：用拳或掌在丹田、腹部、胸部、腰部、背部、肩部、頭部、上肢、下肢作輕鬆而富有彈性的拍打。



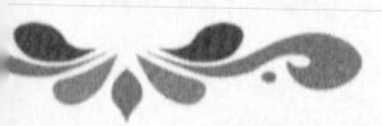

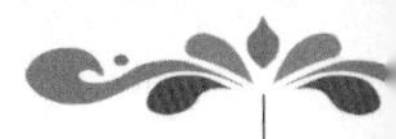

主治：腹痛，腰痛，胸痛，頭痛，肩關節痛，風濕痹證。

3. 收功

鬆靜站立、合眼簾、閉口唇，兩手自然下垂，直至輕鬆舒服為止。

## （九）蘇氏養生法

蘇氏養生法為內養功，又稱香泉功、蘇子術，係北宋著名文學家、詩人蘇軾所創，為儒家氣功功法之一。在民間流傳約有 800 年的歷史，由於功法簡便、實用、顯效，故至今不衰。

**功　法**

第 1 式──三里運氣法

正身盤坐，頸鬆直，眼半閉，注視前方。沉肩，將雙手內勞宮穴各對準足三里穴。要「坐如鐘」。開始運氣，鼻吸鼻呼，4 吸 3 呼為 1 息，即吸吸吸吸、呼呼呼，末了一個呼較長。氣沉意守的穴位。如是鬆靜養神，要氣沉上丹田。呼吸需有聲響，以自己能聽到為度，若是高血壓或冠心病，要氣沉中丹田。

主治：充血性心力衰竭，心肌炎，心律不整。

第 2 式──靜立運氣法

鬆靜站立，兩腳分開，與肩同寬，膝稍曲。百會朝天。眼半閉。口微閉，沉肩、墜肘，手指微屈。含胸、收腹、鬆胯、圓檔。要「立如鬆」。開始運氣，鼻吸鼻呼，4 吸 3 呼為一息，即吸吸吸吸、呼呼呼，末了一個呼較長。一般氣沉湧泉穴。每 分鐘 15～20 息為宜。呼吸需有聲響，以自已聽到為度。可單練，也可配練其他功法。

主治：失眠多夢，精神萎靡不振，頭昏。



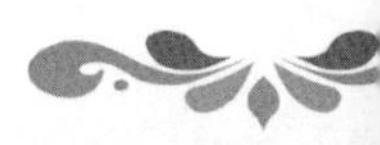

第 3 式——方步運氣法

立法，姿式如同靜立運氣法。開始邁步，運氣，擺臂，三方面要協調。如選邁左腳，同時呼吸，邁右腳亦吸吸，再邁左腳呼呼，邁右腳呼。邁步時腳跟先著地，自然擺臂，手指中衝穴對準內勞宮穴。

主治：口瘡口臭，嘔吐，呃逆，熱病，胃脘痛。

第 4 式——仰臥運氣法

仰臥，去枕。兩上肢伸展過頂，兩手中衝穴相接觸。眼半閉觀天（室內觀天花板）。兩腳大敦穴相對。開始深、長、細、勻、穩、悠地呼吸，每 分鐘 10 息以下為宜，採用胸式呼吸（逆呼吸）。一般氣沉膻中穴，並將氣血運轉到腹腔，使腹腔及下肢的血行運轉自如。

主治：精索靜脈曲張，痔核，血栓閉塞性脈管炎及末梢血管疾病。

第 5 式——側臥運氣法

一般可分左側臥位、及右側臥位。主要按病定位。如心臟病、胃病、取右側臥位。如肝炎、膽囊炎，右胸膜積液，取左側臥位。要「臥如弓」。呼吸一般為自然呼吸，但稍長、深、以意領氣，推動真氣運行。每一息均能震動五臟六腑，力量的強弱及 次數的多少，可聽其自然，不能強求。收功時氣沉中丹田。

主治：肝炎，膽囊炎，胸膜積液，心臟病，胃病。

第 6 式——吞嚥運氣法

盤膝正坐，亦可坐在凳子上。兩手各捂於膝上。舌舔上腭，叩齒 36 次，用舌在口內攪拌 5～10 次。舌下津滿時，分 5 口吞下，使有汩汩聲。

主治：慢性胃腸炎，慢性瓣膜性心臟病，神經衰弱。

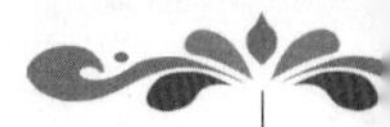

第 7 式——望月運氣法

立位，兩腳分開，與肩同寬。兩手自然下垂。扭頭向左上「望月」，左手伸向左上方，同時右臂屈肘使手伸至頷下，吸氣。還原呼氣。向右側照做。如此反覆 5～10 次。

主治：頸椎綜合徵，肩周炎，三角肌勞損。

第 8 式——二穴運氣法

立位。兩手中衝穴 點於膻中穴，同時吸氣。兩手向後轉，外勞宮穴各對準腎俞穴，同時呼氣。如此反覆 10～15 次。每 分鐘不超過 10 次。本法可使二穴真氣運轉充足。

主治：胸痹，脇痛，咳嗽，支氣管炎，支氣管哮喘，熱病，手指拘攣。

第 9 式——觀天運氣法

立位。右腳向前邁半步，兩上肢同時向上外方伸展，掌心向上，上身後仰，重心在後腿，前腿虛步，兩眼觀天，同時呼吸。還原呼氣。換左腳照做，如此反覆 5～10 次。每 分鐘 6～8 次。

主治：腰扭傷，頸扭傷，疝氣。

第 10 式——入地運氣法

立位，兩腳分開比肩寬。兩手半握拳，垂於體側，拳心向後。下蹲，同時呼氣。氣沉下丹田。兩手儘量向下用勁，但不要接觸地面。還原吸氣。共做 10～15 次，每 分鐘 8～10 次。

主治：頭重腳輕。

以上 10 式練功時間約需 30 分鐘。

## （十）氣功外氣基礎功法

### 1. 練肺、脾、腎基礎功法

〔肺臟〕

中國醫學認為：「肺為氣之主」、「天氣通於肺」，

「真氣者所受於天，與穀氣並而充身者也。」透過氣功呼吸鍛鍊，使 天地之精氣以納，臟腑中的濁氣以吐，出現「胎息」狀態，所謂「鴻毛著鼻而不動」。

（1）全身放鬆，首先凝視肺臟，集中注意力然後吸氣將氣閉住，同時腹部逐漸隆起。把意念與「力」集中到肺臟，最後在頭腦中做想像的肺部放鬆和加力。一開始閉氣不能太久，呼氣時口中默念「呬」字，同時收腹提肛。按照意念利用呼吸，有意識地使之用力或放鬆，以達到以意念支配肺臟的目的。因寅時內氣走肺經，在寅時練功好，另外，配合用右手掌在左胸部從上而下按摩 36 次，然後再用左手掌在右胸自上而下按摩 36 次。

（2）自然呼吸法，不同處就是把「吸」、「呼」儘量延長加深，有意識地隨著吸氣腹部緩緩向外隆起，使氣沉到下腹部丹田；隨著呼氣，腹部緩緩向裏凹陷，最好逐漸練的緊貼脊柱。這樣可使膈肌幅度增大，腹肌前後力量加強，有利於下一步的練功。

（3）在自然呼吸的基礎上，吸氣時，腹部緩緩向裏收，但要注意吸入之氣納入丹田；呼氣時腹部緩緩向外凸起，有意識地使丹田之氣隨呼而出。

如此練習 1～3 個月，兩種呼吸方法可交替進行。

〔脾臟〕

脾臟屬土，為後天之本。營、衛、血、氣、津液皆由水穀精氣化生而產生，脾胃起主導作用。通過氣功練習，可促進營衛氣血津液的增加。

功法：全身放鬆，集中注意力，首先凝視脾臟、吸氣儘量將氣閉住，同時腹部逐漸隆起。把意念與「力」集中到脾臟，最後在頭腦中做想像的脾鬆勁和加力。呼氣時口中默念「呼」字，同時收腹提肛。按照意念利用呼吸，有意識地使



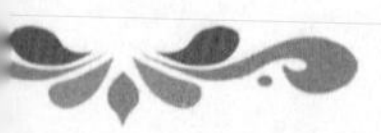

之用力或放鬆，能達到以意念支配脾臟之目的。巳時練較好，因為此時內氣直脾。

另外，配合揉腹功。古人語云：周「腹常揉」。初在心窩部及左上腹，右上肢把手掌放平，正揉，倒揉各 36 次。揉摩能增進血液循環，使脾胃得到豐富的營養，使脾胃功能加強。

〔腎臟〕

腎為先 天之本，為陰陽之臟、水火之宅，元氣之根，氣功鍛鍊中，由呼吸的開闔升降能加強命門的作用。後天的水穀精微化生依賴於腎的命門之火，以供臟腑需要。同時「腎者主水，受五臟六腑之精而藏之」以充足真氣。

功法：全身放鬆，集中注意力，首先凝視腎臟部位。吸氣時將氣閉住，同時腹部逐漸隆起，把意念與「力」集中到腎臟，最後在頭腦中做想像的腎臟勁勁和加力。呼氣時口中默念「呼」字，同時收腹提肛。按照意念利用呼吸，有意識地使之用力或放鬆，能達到以意念支配腎臟之目的。酉時練較好，因為此時內氣走腎臟。

另外，配合兩手擦腎臟，即把雙手先擦熱，兩手分別在左右腎按摩 36 次，促腎增強氣化作用。

### 2. 練丹田基礎功法

古人認為，丹田是滋養全身的重要部位，並有「呼吸出入繫乎此，陰陽開合存乎此。元火能使自體皆溫，元水能使臟腑皆潤，關係全身性命，此中一線不絕，則生氣一線不亡」。丹田是收放外氣的基地。練功時要以意領氣同唾液一併意想進入丹田之部位，然後守住「丹田」而入靜，才能達到培元、生氣、養神。

（1）丹田壓縮呼吸法：全身放鬆，心平安靜，吸氣時以意領氣，同唾液一併達「丹田」。下腹部及肛門部鬆弛，稍停片刻，然後提肛縮下腹部儘量貼近脊柱向上向外把丹田之




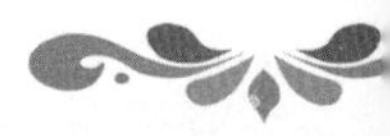

氣向外擠壓出去，用意識引導「氣」由胸部膻中穴沿兩上肢（內側）手三陰經到達勞宮穴。反覆進行練習，到一定程度手心發熱。

（2）柔丹田呼吸法：全身放鬆，心平安靜，吸氣用意念把氣引入下沉丹田，稍停片刻，然後用意念引導丹田之氣逐漸向上到膻中穴。稍停片刻，然後用意念再引回丹田，反覆進行練習。直到忍不住才把氣由膻中穴分別從雙上肢（內側）沿手三陰經到勞宮穴。一開始閉氣時間不能過長。

（3）柔丹田打擊法：在柔丹田呼吸法基礎上，加上打擊丹田部位，這樣可以促進氣循經而行，有利於外氣的發放。具體做法：假如氣在下腹部丹田，以一隻手握拳擊打下腹部，由輕逐漸至重，也可以同時用雙手擊打。

然後隨著氣上移到膻中穴，拳也隨著氣上移過程中而擊打。也就是氣到哪裏，擊打到哪裏。最後隨著呼出的路線即胸、上肢（內側）而擊打。

（4）長呼短吸發功法：全身放鬆，心平氣靜，舌抵上腭，呼氣時較慢而輕，連自己也聽不到，而且做到儘量延長，呼的再不能呼了為止。呼的同時，用意念引導氣從丹田逐漸上引至胸部沿上肢（內側）手三陰經到手掌勞宮穴而發放。然後較快而且時間較短地吸氣以意念引入丹田部位，反覆進行練習。

（5）意念支配發功法：全身放鬆，心平安靜，吸氣後閉氣，眼睛內視，意念及「力」均放在手掌勞宮穴或食指、中指部位上，用意不用力，使手掌或手指一緊一鬆交替進行發放外氣。呼氣時要發放外氣之上肢及手放鬆向處發放外氣，吸氣時意想氣貫入丹田部位。

### 3. 氣功外氣發放姿勢

氣功外氣的發放姿勢應根據病人的病情、體質、部位而

靈活運用。常用的發功姿式分為立式、坐式、自由式三種方法。

（1）立式發功方法：自然站立，全身放鬆，口齒合攏，舌平貼著上腭，心要平靜，用一手發功時，另一手握拳。一般患者則採取坐式。

（2）坐式發功方法：坐在凳子、椅子以及其他物體上（高低不限），上體放鬆。口齒合攏，舌平貼上腭，心要平靜，用一手或兩手同時發功均可，一般患者取臥式。

（3）自由式發功方法：自同式發功沒有固定姿勢，採取什麼姿勢，主要是根據不同的病情及病變部位而定。基本要求是，全身放鬆，口齒合攏，舌平貼著上腭，心要平靜。患者的體位也可以變化。

（4）發放外氣時手的姿勢：第一種是手掌式：5 指自然微屈曲狀態，運氣於勞宮穴。手掌式功，面積較大，對體表作用強；第二種是食指獨立式（或中指獨立式）；食指（或中指）伸直微屈曲狀態，其餘指自然屈曲，運氣於食指尖（中指尖）單手指發功。傳導好，對深部組織作用強；第三種是劍訣式：食、中指伸直微曲併攏，拇指與無名指、小指自然屈曲，運氣於食、中指。劍訣式發功較單指傳導及對深部組織作用均強。

#### 4. 氣功外氣療法的適應證

氣功外氣法治療範圍很廣泛，對一些急性病和一些慢性病；機能性疾患與器質性疾患均可治療。治療的效果取決於每個患者機體對氣功資訊反映情況。經絡很敏感的人比較複雜的病症，外氣治療可收到意想不到的奇效。

（1）外科方面主治：風濕性關節炎、肩周炎、頸椎病，跟骨骨刺，各種軟組織挫傷，關節扭傷、腰椎壓縮性骨折引起單癱、頸椎骨折高位截癱、骨質疏鬆、乳腺增生、頸、腋

淋巴結結核、肌纖維瘤、血管瘤，神經纖維瘤、乳腺纖維瘤、膀胱癌晚期、胃癌、肺癌縱隔轉移、骨折、甲狀腺功能亢進症、甲狀腺機能低下，腰椎間盤突出症、脈管炎、末梢神經炎，老年性關節炎、胸痛、腹股溝疝、陽痿、跟腱斷裂、腰椎第三橫突綜合症、椎管狹窄、髕骨軟化症、小兒痲痹後遺症等。

（2）內科方面主治：慢性胃炎、胃腸神經官能症、胃及十二指腸潰瘍、高血壓、低血壓、冠心病、支氣管炎、支氣管哮喘、糖尿病、腎炎、肝炎、血小板減少症等。

（3）婦科方面主治：子宮肌瘤、卵巢囊腫、子宮內膜炎、盆腔炎、功能性子宮出血、痛經、月經不調、產後引起腰、四肢麻木疼痛、白帶過多等。

（4）神經科方面主治：面神經麻痹、面肌痙攣、三叉神經痛、腦血管意外偏癱、進行性肌營養不良、腦脊膜膨出術後、大腦癱、脊髓空洞症，蛛網膜炎、側索硬化症、坐骨神經痛。

## 二、氣功醫療的練功要領

調身、調息、調心的操練，是氣功醫療操練的三個重要環節；而氣功治病防病療效的取得，就取決於掌握正確的操練方法和要領，必須引起患者的高度重視。

### （一）調身

調身是練功中的關鍵關節。古人云：「形不正則氣不順，氣不順則意不寧，意不寧則氣散亂。」氣功的流派繁多、功法迥異，但練功中姿勢不外乎行、站、坐、臥、跪等。其中坐式中以有平坐、靠坐、盤坐和跪坐；臥式則分仰臥、側臥



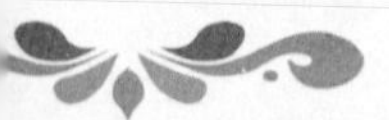

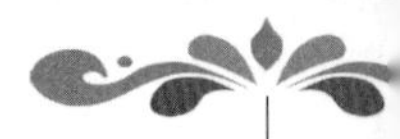

和半臥；站式常有三圓式和下按式等；此外還包括肢體運動時的伸屈、轉動俯仰以及各種自我按摩、自我拍擊等。不同的姿勢對機體具有不同的作用，它影響到機體的血液循環和血液的再分配，影響到體內氣機的運行，影響到體內臟腑經絡的機能活動。古人以「行如風、站如鬆、坐如鐘、臥如弓」為調身準則。用現代的語言可概括為全身穩定、內部舒鬆、防止強直和鬆垮，即要保持四要和兩對。

四要為：塞兌垂簾（輕合嘴，輕閉目，露一線之光），沉肩垂肘（兩肩鬆開，兩肘下垂），鬆頸含胸（頸部鬆弛，胸微內含），舒腰鬆腹（坐則腰直，側臥腰彎，腹部放鬆）。兩對為：鼻與臍對（正面視之，鼻與臍成一線），耳與肩對（側面視之，耳直對肩）。

### （二）調息

調息是練功中的中心環節。古人把 1 呼 1 吸叫 1 息：調息的作用一是由調息來排除思想雜念，誘導大腦入靜；二是由呼吸的鍛鍊，以「外呼吸」推動「內呼吸」，進而推動調節體內的真氣運行。調息常用的有自然呼吸、腹式呼吸，提肛呼吸，以及鼻吸鼻呼、口呼鼻吸、口呼口吸等多種方法。自然呼吸也稱為一般呼吸，屬基礎呼吸法。由於男女生理上的差異或習慣不同，自然呼吸中又有自然胸式呼吸、自然腹式呼吸和自然混合呼吸之分。腹式呼吸需經鍛鍊才能形成，其中又有順呼吸和逆呼吸的區別。順呼吸即吸氣時腹部逐漸隆起，呼氣時腹部回縮；逆呼吸即吸氣時腹肌收縮，腹部凹下，呼氣時腹部放鬆而隆起，提肛呼吸表示吸氣時用意提起會陰部，呼氣時放鬆會陰部。其修煉的過程和追求的境界為：一般呼吸（胸式呼吸）→腹式呼吸（丹田呼吸）→胎呼吸、踵呼吸和體呼吸。調息操練的要領主要有 3 條：①自然




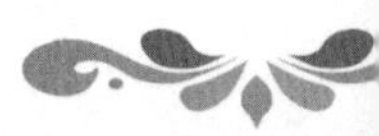

呼吸要做到悠悠自在，不煩不虛，自然輕鬆。②練習其他呼吸時要做到緩緩進行、不急不餒、循序而進。③保持呼吸的深、長、細、勻。到一定階段後，可短暫停頓有意識的呼吸，以達到高度入靜的境界。

### （三）調心

調心是練功中的重要環節。氣功主要是練意練氣的一種功法。調心就是練意。因為姿勢、呼吸的操練都是在意識的指揮下進行的，調心一是為了「意氣相隨」，「心息相依」，二是達到「恬淡虛無，真氣從之」。意念操練一般包括意守、存想和以意領氣，意守是指意念集中到身體某一部位，或穴位。存想則指製造一種幻想、幻覺，以集中思想收到所預期的效果。以意領氣就是用意念引導體內之氣在經脈中周流，或攻逐病邪。常用的意念操作方法有：

①有意識地放鬆全身各部，以後在整個練功過程中不斷使這種放鬆程度加度。

②在注意放鬆身體後，配合姿勢、呼吸的操練，開始注意身體的某一部位和某一穴位，以產生治療效應。

③存想有二，一是意想的對象主要在體外，或從體外引入體內，所謂採外景；二是意相的對象主要在體內，或從體內引向體外，所謂採內景；

④以意領氣分為順行式和逆行式兩種。凡以意領氣經督脈時，其行進方向為由下向上，或行經任脈時，其方向由上向下者，稱為順行；凡以意領氣經督脈時，其行進方向為由上向下，或行經任脈時，其方向由下向上者，則為逆行式。調心的境界要達到：胸懷淡泊，身心恬愉，神態自若：安分循理，心平氣和，不愧不怍；寵辱不驚，神氣安閒，自得其樂。

總之，氣功操練的共同要領是：鬆靜自然，意氣合一，

上虛下產，練養相兼，陰陽相合，火候適度，循序漸進。

## 三、氣功醫療的操練注意事項

練功注意事項指練功前、練功中及練功後應做和不該做的事，無論初學者或長期練功者都要遵循，以保證練功順利進行。

### （一）功法選擇

練功者因各人的體質、年齡、性別、病情和精神狀態有異，必須選擇適合自己身體情況的功法來練，以便防止出偏和加強療效。靜功適合於高齡、老婦、重症、中毒、久病臥床、精神亢奮者；動功適合於中青年、組織粘連、萎縮、硬化、增生、變性、畸形、強直、難治之症和精神抑鬱者；動靜結合功適合於神經官能症、大手術後恢復期，外傷後遺症，常見的慢性病及少數急性病，內分泌機能不正常，久診不決及久治不癒的病症。

### （二）環境選擇

①室內要經常開窗、空氣要流通、新鮮，但應避免直接吹風，注意保暖，防止受涼。

②室外要平坦開闊，最好是依山、傍水、近花。應避免日曬雨淋。

③無論室內室外，光線不宜太強，絕對避免練功時有劇烈響聲影響。

④臥床、從椅力求舒適。





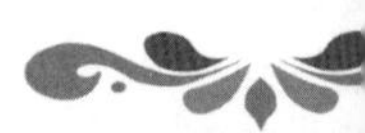

### （三）時間選擇

人體的氣血運行與天體運行規律相呼應，圓缺有節、興衰有時，按子午流注的規律，人體十二經的氣血循行為：膽旺於時（23至1點）、肝旺於丑時（1至3點），肺旺子寅時（3至5點），大腸旺於卯時（5至7點），胃旺於辰時（7至9點），脾旺於巳時（9至11點），心旺於午時（11至13點），小腸旺於未時（13至15點），膀胱旺於申時（15至17點），腎旺於酉時（17至19點），心包旺於戌時（19至21點），三焦旺於亥時（21至23點），各經絡臟腑之疾病，多於該經氣血旺盛歸趨於緩解，因此，在氣功師的指導下，訂出自己的練功最佳時間是非常重要的。

但一般情況在清晨寅時練功為佳，是調動「內氣」治病防病的最好時刻。

### （四）練功前的準備

①練功前15分鐘左右，應停止一切較劇烈的體力活動，避免七情干擾，穩定情緒，特別要注意不怒、不躁、不憂、不恐等，同時停止強烈的腦力活動，使自己的內環境保持恬淡、寧靜。

②穿衣以輕、軟、寬為佳，功前應將袖套，眼鏡、衣帶、襪帶、手錶、文胸和緊身的衣服鬆綁，並取除身上硬物和金屬物品，以免因緊壓而影響鬆靜和氣機通暢流行，腳著平底鞋（布鞋為佳），排除大小便。

### （五）飲食宜忌

練功者飲食須營養適當，以清淡為主，定時，定量，不暴飲暴食，不吃過冷過熱之食物，熱則氣泄，冷則氣收，禁



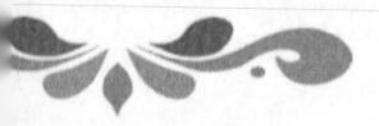

食肥甘辛辣食物，戒酒戒菸。

## （六）練功量度

練功的量度應根據練功者的具體情況靈活掌握。如果練功僅作為保健和病癒後鞏固療效，每天可利用起床前、熄燈後的半小時至 1 小時就可以了。如果是半休治病，每天練功時間應不少於 3 個小時，具體時間可以自行安排。全休並以氣功治病為主者，每天不應少於 4 小時，在療養院的患者採用起床前，上午 8 點半至 9 點半，10 點半至 11 點半，下午 4 點至 5 點，及熄燈後各練半小時至 1 小時。開始練功者 1 次可練 20～30 分鐘，休息一會，接著再練 20～30 分鐘，以後每次練功時間可逐漸加長，其時間長短，以不感疲勞和不勉強為度。

總之，練功者應嚴格遵守練功禁忌事項，莫緊衣束帶，勿饑飽暴飲，忌七情干擾，禁隨意亂試，別執意追求，諱揠苗助長，除叢生雜念，排六慾紛擾，避風寒嘈雜，戒不良嗜好。

（王振平審，譚同來執筆）

# 第十四章　心理治療概論

心理治療，即精神治療，中醫學又稱之為意療，它和藥物治療、手術治療以及針灸、按摩等療法一樣，是醫治疾病，提高療效的有效方法之一。人類有著極為豐富、複雜的心理活動，因心理因素引起的疾病，單用藥物難以奏效，而非藥物的心理治療，卻可發揮積極作用，清・吳師機《理瀹駢文》說：「情慾之感，非藥能癒，七情之病，當以情治。」實踐證明，心理療法是一種簡便而有效的治療手段。

## 一、基本技法

中醫心理治療的基本技法，包括以情勝情法、勸說開導法、移情易性法、暗示解惑法、順情以欲法等。

### （一）以情勝情療法

以勝情療法，創自於《內經》，是世界上獨特的一種心理治療方法。《素問・陰陽應象大論》指出：「怒傷肝，悲勝怒；喜傷心，恐勝喜；思傷脾，怒勝思；憂傷肺，喜勝憂；恐傷腎，思勝恐。」可見「以情勝情」的基本精神，就是有意識地採用另一種情志活動（在後），去戰勝，控制因某種情志刺激（在前）而引起的疾病，從而達到癒病的治療方法。

以情勝情療法所依據的基本理論，是人有七情，分屬五臟，五臟及情志之間存在著五行制勝的原理。但臨床運用以情勝情療法，不能簡單地按五行制勝圖機械照搬，而應以病理生理作為基礎，靈活地設計應用。

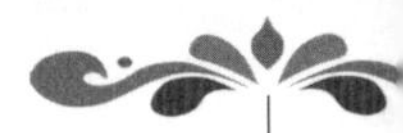

1. 激怒療法

憤怒本來是一種不良的情緒變化，然而憤怒有時可以起到忘思慮、解鬱結、抑驚喜的作用。在日常生活中，當某些縈繞心際之事久思不決，或因長期伏案勞神而思慮過度，常可導致飲食乏味、脘腹悶脹，甚則納呆厭食、四肢倦怠等脾失健運或伴心悸、健忘、失眠等心神失養之證。《甲乙經》認為是「思發於脾而成於心」之故，常可用激怒療法治之。怒為肝志，肝主疏泄，一般說來，怒有助於肝氣升發，可以宣洩某些鬱積的惡劣情緒，重建心理平衡。

所謂「怒勝思」從五行而言，為木剋土的關係；以臟腑生理機能而言，肝氣疏泄有助於脾之運化，以宣散結氣。因此，臨床應用本法時，多採取故意違背患者意願等方法，以激其發怒，令患者之結氣得以盡情宣洩，而矯正其「思則氣結」的病理變化。

2. 喜樂療法

因悲憂過度而引起的病變，常以喜樂療法治之。憂為肺志，悲亦同類。「悲則氣消」，是指過度悲憂而使肺氣消散，治節失職。悲憂多因痛失親人，或失意挫折，或久病纏身而悲觀失望所致。常有形容慘慼，無端淚湧或垂頭喪氣，悲觀厭世等情緒流露。久之臨床可見形體憔悴，毛髮枯萎等症。可用各種令患者喜聞樂見之事以陶情悅志，使悲哀者重見歡笑，使失意者豁達開朗，使悲觀者重振精神。

總之，用積極愉快的情緒促使患者陰陽協調，氣血和暢，則因憂愁，悲哀等情緒活動所導致的病變可望治癒。歷代醫家以喜治病的心理療法驗案甚多。

3. 驚恐療法

因喜樂過度而引起的病變，可以驚恐療法治之。喜為心志，在五行屬火。「喜則氣緩」，主要指過喜令人心氣渙

散，神不守舍，多表現為注意力不集中，心神恍惚，甚或嬉笑不休，狀若癲狂。因恐勝喜，恐則氣怯，故可驟然施予患者平素畏懼之事物景觀以驚嚇之，恰似以水折火之法。如《儒林外史》所載範進中舉而癲狂，以其平素頗畏岳丈之威以恐嚇使之病癒，就是「恐勝喜」的典型 例子。

此外運用使病人驚惶之類的刺激方法，可以治療某些憂慮症。由於驚則氣亂，使氣四散，從而解除因憂思而導致的氣機鬱結、閉塞。某些強迫症患者，亦常於驚懼、羞畏之時，由於分散了注意力，而於無意中解除了其強迫症狀。如臨床以「驚」治療功能性呃逆就是其例。

4. 悲哀療法

因大怒不止而導致的病變，可用悲哀療法治之。怒為肝志，大怒則肝氣橫逆，氣血並走於上，表現為煩躁衝動，頭痛面赤，眩暈耳鳴，甚或吐血、昏厥等症狀。悲則氣消，可頓挫其激揚之勢而建清肅之功，故收悲勝怒之效。

值其嗔怒之際，醫者曉之以理，動之以情、盡力寬慰勸解，令其感動而泣，則恚氣多可隨之而泄。又，悲哀尚可控制喜悅、忘卻思慮等。如《簪雲樓雜記》所載李某因其子高中，過喜而恒笑不止，某太醫以稱其子歿的方法，令其悲哀幾殞，因而笑症得止，則是以悲勝喜的病例。

5. 思慮療法

因過度恐懼而引起的病症可用啟發其思考的方法治之。恐為腎志，在五行屬水。恐懼是一種面臨突發事件或異常情況時，產生的一種不安全感或畏懼的心理反應。臨床上如猝然驚嚇不已，嚴重者可出現二便失禁、遺精滑泄等「恐則氣下」之類的病症；如經常或持久處於恐懼之中，患者不僅有坐臥不寧、聞響則驚恐不安等情態表現，同時多伴有骨酸痿軟、形體消瘦，甚則不孕、不育等傷腎失精之症。

這些病證在藥物治療同時，尚須配合以「思勝恐」等心理治療。如針對其恐懼畏怯心理產生的原因，採取誘導方式開啟其思，結合廣其見聞，堅其定識等方法，大多可幫助患者逐步擺脫驚恐畏怯心理狀態。

以情勝情療法的創立，不僅為中醫的治療學增添了光彩，同時也豐富了中醫學的理論寶庫，情志既可致病，又可治病，這一獨到見解、在醫學心理學史上有著特殊的意義，它深化了醫學科學關於情志活動對人體影響的認識。情志相勝療法的運用須靈活得當，巧妙構思。如張子和所說：「悲可以治怒，以愴惻苦楚之言感之；喜可以治悲，以謔浪褻狎之言娛之；恐可以治喜，以恐懼死亡之言怖之；怒可以治思，以辱侮欺罔之言觸之；思可以治恐，以慮彼忘此之言奪之。凡此五者，必詭詐譎怪，無所不至，然後可以動人耳目，易人聽視。若胸中無材器之人，亦不能用此五法也。」

張氏的醫療活動，使得情志相勝療法從理論上和實踐上均得到了深化和發展。情志相勝療法的作用原理是複雜的，但一般認為可以減輕或解除致病情志的量、改變情志刺激的方向，刺激內容的重新組合等三個方面來認識。臨床如運用得當，採用某種情志、刺激的方法，有可能救治多種情志的病變；一種情志之偏而致病，可以用多種情志去制勝。因此，情志相勝療法是臨床上一種重要的心理治療方法。

**（二）勸說開導法**

勸說開導療法，即言語開導療法。勸說開導療法是針對患者的病情及其心理狀態。情感障礙等，採取語言交談方式進行說理疏導，以消除其致病心因、糾正其不良情緒和情感活動等的一種心理治療方法。清·趙晴初《存齋醫話稿續集》謂：「無情之草木不能治有情之病，以難治之人、難治之病，須憑三寸不爛舌以治之。」臨床上，正確地運用「言

語」這一工具，對病人採取啟發誘導的方法，宣傳疾病的知識，分析疾病的原因與機制，解除病人的思想顧慮，提高其戰勝疾病的信心，使之主動積極地配合醫生進行治療，從而促進健康的恢復。所以運用言語對病人進行勸說開導，是精神治療的基本方法。

在進行勸說開導時，醫生首先必須獲取病人的信任。因此，醫生的態度要嚴肅、熱情，要對病人有同情感，環境要安靜而無干擾，要注意替病人保守秘密，要鼓勵、引導病人吐出真情。

實際上病人能將思想上的苦痛訴說出來，本身就是一種「心理疏泄」方法，對病情是有利的。透過個別而深入的心理治療，若能調治其神，使患者精神振奮，則預後良好。反之，精神頹喪，對治癒疾病缺乏信心，則預後不良。

勸說開導，要針對病人不同的思想實際和個性特徵，做到有的放矢，生動活潑，耐心細緻。如《靈樞·師傳》篇說：「人之情，莫不惡死而樂生，告之以其敗，語之以其善，導之以其所便，開之以其所苦，雖有無道之人，惡有不聽者乎？」這裏涉及到勸說開導四個方面的內容：一是「告之以其敗」，即指出疾病的危害，引起病人對疾病的注意，使病人對疾病有正確的認識和態度。二是「語之以其善」，即指出只要與醫務人員配合，治療及時，措施得當，是可以恢復健康的，以增強病人戰勝疾病的信心。三是「導之以其便」，即告訴病人如何進行調養，指出治療的具體措施。四是「開之以其所苦」，即解除病人消極的心理狀態，放下不必要的思想包袱，克服內心的苦悶、焦慮和緊張。

總之，勸說開導式的心理治療，就是由說服、解釋、鼓勵、安慰等法，動之以情、曉之以理、喻之以 例、明之以法，而起到改變病人精神及軀體狀況的目的。



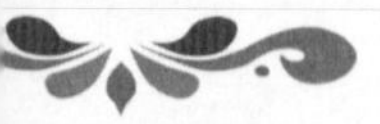

### （三）移情易性法

移情易性法是指醫生運用各種方法來轉移病人的精神意念活動，藉以調理和糾正其氣機紊亂等病理狀態，促使疾病得以康復的一種心理治療方法。

分散病人對疾病的注意力，使思想焦點從病所轉移於他處；或改變其 周圍環境，使患者不與不良刺激因素接觸；或改變病人內心慮戀的指向性，使其從某種情感糾葛中解放出來，轉移於另外的人或物上等等，可稱之為「移情」。由學習、交談等活動，排除病人的內心雜念，或改變其錯誤的認識與不良情緒，或改變其不健康的生活習慣與思想情操等，可稱之為「易性」。《續名醫類案》曾說：「失志不遂之病，非排遣性情不可」、「慮投其所好以移之，則病自癒」。可見「移情易性」是意療的主要內容之一。

「移情易性」的具體方法很多，應根據病人的不同病情，不同心理和不同的環境、條件等，採用不同的措施。《北史・崔光傳》說：「取樂琴書，頤養神性」。《理瀹駢文》也說：「七情之病者，看書解悶、聽曲消愁，有勝於服藥者。」圖書、音樂能夠影響人的情感，轉移情志，具有陶冶性情的作用，早已為人們所認識。如《樂記・樂言》就曾精闢地論述過音樂對情感的影響，當聽到微細蹙澀，蕭索低沉的音樂時，人們會產生憂愁悲哀的情感；當音樂具有舒緩明快、華麗多彩而節奏鮮明等特徵時，會使人產生安詳歡愉的情感；如聽到雄壯嘹亮而充滿激情的音樂，人們便會激發出剛毅振奮的情感；聽到莊嚴肅穆的音樂，又會產生嚴肅崇敬的情感；柔和舒緩而親切的音樂、會產生慈愛之心；急速散亂、乖僻不正之音、則會誘發淫亂之情等等。說明音樂不僅對人的情感產生潛移默化的「移情」作用，它還可以由音樂的效應來陶冶性情和改變人們的行為方式。正確運用音樂

的效果，可以改變病人的情感，起到治病的作用。

同樣，戲劇、舞蹈、書法、繪畫、賦詩、填詞、雕塑、種花、垂釣等等，也都可以起到轉移情志、陶冶性情的作用，而有心理治療的意義。

移情易性療法的適應範圍較廣，具體方法很多，但移情並不是壓制情感，而只是改變其指向性，易性並不是取消個性，而只是更易其消極的情緒因素。患者陷入於某種情志變動之中，而久久不能自拔，便應設法轉移、消散之。如對悲痛者，要使其脫離產生悲痛的環境與氣氛；對癡情思念者，要用其他事物沖淡思念的纏綿；對有迷信觀念進，要用科學事實消除其愚昧的偏見等。他如小兒之畏懼醫生，病人之害怕手術等，均可採用移情易性的方法進行處理。

**（四）暗示解惑法**

暗示療法是採用含蓄、間接的方式，對病人的心理狀態產生影響，以誘導病人「無形中」接受醫生的治療性意見，或產生某種信念，或改變其情緒和行為，甚或影響人體的生理機能，從而達到治療疾病的目的。又稱意示療法。

暗示療法是指醫生將其治療意圖和方法不露聲色地「灌輸」給病人，或者利用某種環境及行為方式對患者進行心理誘導、使之在不知不覺的狀態下接受並遵從醫生的意念。這就是在診療活動中，醫生有目的地給予病人以「暗示」和患者無意中接受「暗示」的基本過程。

暗示的方法，一般多採用語言，也可採用手勢、表情給予病人以不同的暗示，也可利用一些特定的情境、氣功、藥物及其他暗號等進行暗示和誘導。臨床主要分為自我暗示和他暗示兩種方式。

1. 自我暗示法

自我暗示法是由人們的想像等意念活動、以塑造某種意



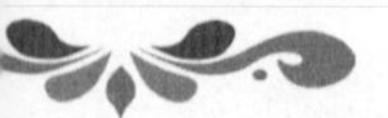

識形象，或進入某種情境，由心理而影響其生理，從而達到防病治病、保健強身等目的。如《素問遺篇·刺法論》所載的「存想五氣避疫法」，就是在自我暗示的基礎上，由想像使「氣出於腦」，以調動人體正氣抵禦疫邪的一種方法。又如《道樞·枕中》中引孫思邈所述「瞑目內視，使心生火，想其疾之所在，以火攻之，疾則癒矣！」這是借助於靜存想的方法，以意念導引治病的一種自我暗示療法。

氣功中所稱「存想」、「內視」、「以意領氣」等方法，就是由自我暗示能動地作用於機體而達到調整機能狀態的目的。因此在某種意義上說，氣功療法是自我暗示治療的疾病的主要方法之一。

2. 他暗示法

他暗示法主要由醫生進行心理誘導，或借助於周圍情景給予病人以某種暗示，並由此產生積極的治療作用。

醫生的言談舉止，神態表情等均可起到某種暗示作用，並對病人產生心理、生理等方面的巨大影響。歷代醫家十分注重醫風醫德的修養。如《小兒衛生總微論·醫工論》認為：「凡為醫之道，必先正己，然後正物。正己進，謂能明理以盡術也。」其中包括醫生「性存溫雅，志必謙恭，動須禮節，舉乃和柔」，「疾小不可言大，事易不可云難」，以及「言無輕吐，目無亂視」（《醫宗必讀》）等等。強調醫生必須注重品行醫德修養，在診療疾病時神態端莊，親切熱情、言行謹慎，這樣不但可避免某些消極的不良暗示，而且可由此產生病人的信任感而獲得充分合作。

在臨證中，醫生可根據病人的發病情況、思維和精神狀態等表現，抓住其癥結所在，靈活運用語言誘導、情境渲染和針灸、藥物暗示等方法，有的放矢地進行暗示治療。如患者對其所患疾病喪失信心時，無論其病情怎樣嚴重，治療如

何棘手，醫生首先應以堅定的神態和充滿自信的口吻鼓勵病人積極配合治療，同時也可由對其病情的分析，或請已經痊癒的病人現身說法，或將一些精心設計的對話場景讓病人無意之中看到或聽到，來暗示其病並非不治之症，以增強其治療信心。此外，還可據其病情，選用某些藥物側重解決患者頗為痛苦的1～2個症狀，並對其藥效予以暗示，或由針刺手法誘導針感直達病所，以藥物或針灸的治療效應來振作其精神、堅定其信心。

「解惑」就解除病人對事物的誤解、疑惑。常用於俗話所謂「疑心生暗鬼」所導致的精神情志性病變。心存疑惑，是患者較普遍的心理狀態，特別是性格抑鬱、沉默寡言的患者，表現更為突出。「杯弓蛇影」，疑慮成病，可經過解疑釋惑，而使沉疴頓癒。因此，破疑釋誤，闡明真情，剖析本質，以解除病人的思想包袱，使之從迷惑中解脫出來，實為臨床醫生的一項重要任務。臨床上，由疑心、誤解、猜測所導致的幻覺症、抑鬱病等，一般可用言語循因釋疑，據理解惑。然而疑之既深，便不會輕信解釋，因而有時還要採取假物相欺，以謊釋疑，「詭詐譎怪」，以巧轉意的方法，才能取信於病人，從而獲得療效。

**（五）順情從欲法**

順從病人的意願、情緒，滿足病人心身的需要，這就叫「順情從欲」，亦屬心理治療的內容之一。

物質決定精神，對於正當而必要的生活慾望不能得到滿足所導致的精神情志病變，僅用勸說開導、移情易性，甚至強行壓制的辦法，是難以解除病人的疾苦的。只有當其生活的基本慾望得到滿足時，疾病才有可能向癒。勞動者能得其衣食，無力者能得到集體的關懷；天災人禍能得到社會的救濟，幫助獨身者建立家庭，使老年人不感到孤單，病人能得

到及時醫治等，都屬於順情從欲的基本措施。

李中梓說：「境緣不偶，榮求未遂，深情牽掛，良藥難醫。」張景岳亦說：「若思鬱不解而致病者，非得情舒願遂，多難取效。」這是指當情志的慾望得不到滿足而導致的疾患，亦須欲從願遂才能使病情解除。對於心理上的慾望，應當有分析地對待。若是合理的慾望，客觀條件又能允許時，應當努力滿足其所求或所惡的慾望，如創造條件以改變其所處環境，或對某些疑慮誤解設法予以消除等，皆屬順情從欲的內容。對於那些胡思亂想、淫慾邪念、放縱無稽等錯誤的、不切實際的慾望、自然不能縱容和遷就，而應當善意地、誠懇地採用說服教育等方法進行處理。

**（六）其他療法**

除前述諸法外，中醫心理療法的具體內容還有很多，茲將具有特殊性的習以平驚療法、以意導引療法、澄心靜志療法作一簡介。

1. 習以平驚法

讓患者習慣接觸有害的刺激因素，提高適應能力，使之不再對該刺激因素發生敏感，謂之習以平驚法。《素問・至真要大論》說：「驚者平之。」《儒門事親》解釋說：「平謂平常也，夫驚以其忽然而遇之也，使習見習聞則不驚矣。」並明確指出「惟習可歎治驚」，巧妙地把致病原因轉化成治療手段，而將其運用於臨床。以木擊几，以杖擊門窗，治癒一婦人因驚而致聞響聲則驚倒不知人的病 例，可以說是世界上最早使用「精神脫敏療法」的 例子。此法不僅有治療的意義，而且可以預防病情復發。

2. 澄心靜心法

澄心靜志療法，就是要求靜坐或靜臥，內忘思慮，外息境緣，掃除一切思想雜念，拋棄一切恩怨慕戀，亦不為病痛

所憂，使精神清靜寧謐，則真氣自然從之，而病氣逐漸衰去。如《內經》就非常重視「精神內守」、「恬淡虛無」的心理狀態以防病治病。古代醫案中對於思慮勞神過度所致病變，以及一些慢性疾病，常採用參禪、獨室靜坐之法而使病癒，就是此法的具體運用。

3. 以意導引法

以意導引就是採用自暗示或他暗示的方法，轉或誘導病人的情志，引導氣機的運行，從而達到治病的目的。如《怪病神驗錄》所載岳州某名醫治一內癰患者，用筆在病人左腿上畫一黑圈、令病人刻刻目注圈內，心想圈內，自以為紅矣、腫矣、發熱矣、痛極矣，至七日，左腿果紅腫起一大癰，而內癰之病告癒。這是以意導引療法的典型 例證。

針刺療法中，醫生往往透過暗示，以引導針感達於病所，臨床更是常見不鮮。以意導引療法，從方法上看與暗示療法有關，從原理上分析又屬於移情療法的範疇，但是在心理療法體系中，中醫學所創立的這一療法，在世界上具有獨特性，故可單獨列出。

## 二、適用範圍

中醫心理治療的各種技法，或能緩解、控制患者的偏激情緒，或能開導疏通病人的心理情感障礙；或能轉移和分散病人的注意力，更易其消極的情感指向，使集中於病痛上的注意力移情或分心於他處；或能過暗示，使病人在不知不覺的狀態下接受並遵從醫生的意念，促使疾病早癒；或順從病人合理的意願、慾望等，從根本上解脫其「心病」，使病情隨之緩解或痊癒。心理治療的各種基本技法治療情志病及由情志偏激引起的各種心身疾病，有藥物療法和其他各種療法



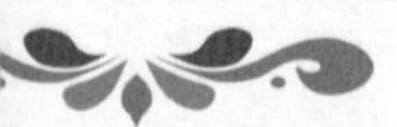

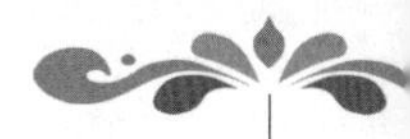

所不能替代的作用。由於各種疾病的發病及其疹療過程中幾乎都有情志因素的介入，甚或主導疾病的轉歸，因此無論是心因性疾病還是軀體性疾病，心理治療的各種技法多可獲相應的療效。

臨床上，上述各種心理技法主要用於治療神經官能症、癔病、憂鬱證等精神性、功能性疾病，如運用得當，對某些軀體性疾病，尤其是慢性疾病的心理變異，病態情感等也有輔助治療作用。

## 三、注意事項

（一）在運用以情勝情療法　治療情志因素所導致的病變時，要注意三點：

①醫者要通曉中醫陰陽五行理論、熟知生剋制化關係，臨證又能審時度勢，善思用智，並能根據情志相勝法則巧妙構思、切中病情。

②要掌握情志刺激量的強度，即治療性的情勝刺激量一般應超過和壓倒致病情志的刺激量，否則很難達到以情勝情的治療目的。

③要採用有針對性的刺激方法，因情志活動有陰陽屬性可分，有對立可言，情志方面出現了陰陽的偏勝失調，應該採用與之針鋒相對的情志之偏以矯正之。如怒與恐、悲與喜、驚與思、喜樂與愁憂、喜與怒、怒與思等之間，在生理病理上均構成了矛盾，因而可以互相調節控制，以平衡陰陽，起到治病的作用。

（二）在運用勸說開導法時，必須注意二點：

①要注意言談技巧和方式，因人而異地進行開導，動之以情，曉之以理，以緩解或寬釋患者對疾病的恐懼、緊張、

憂愁、疑慮等不良情緒及情感障礙，堅定其戰勝疾病的信心。

②對患者某些難言之隱，醫生應儘量注意詢問的方式方法和周圍環境，同時應向患者講清楚醫生對病人病情負有保密責任，以取得病人的信任和合作。

（三）在運用移情易性時，首先，醫生必須取得患者的絕對信任，患者完全信任醫生，遵從醫囑，配合治療，這樣才能產生移情易性的治療效應。其次，凡是能夠吸引、轉移和分散病人注意力的方法均可作為本療法的治療手段加以運用，但必須根據患者的病情、性格情感特徵及其個人愛好巧妙運用，再 次對結合氣功鍛鍊進行情志導引的病人來說，一般應在醫生指導之下選擇適合自己病情的功法，不可胡蠻亂練。

（四）在運用暗示解惑法時，醫生應與病人建立良好的合作關係，取得患者的絕對信任。在與病人交談過程中，醫生的神態語氣及其行為都應該果斷肯定、充滿自信、切忌模稜兩可、猶豫不決的語氣，避免由於醫護人員言行不慎給病人造成任何不良暗示或劣性刺激。通常首 次暗示失敗後，第二次暗示很難獲得成功。因此，在進行暗示治療時要把握實施的最佳時機，以便一次暗示治療即達到預期目的。

（五）在運用順情從欲法時，由於病人的意念心願各不相同，有些意願可直接加以順從和滿足，有的則需創造一些必要的條件，或借助於某些治療手段，某種情景，通過醫生的精心策劃而予以實施。而對那些不切合實際，或屬胡思妄想、淫邪放縱之類有悖社會道德的欲念意願，則應正確引導、善意勸說，說服教育，不可隨意遷就放縱。

（曠惠桃）

# 第十五章　瘡瘍治療概論

瘡瘍，出自《黃帝內經素問・六元正紀大論》等篇。古代用以概括一切外科疾病；後世泛指一切體表淺顯外科疾患，而狹義上則指各種致病因素侵襲人體後引起的體表化膿性疾患。根據瘡瘍的發病過程，又將其分為腫瘍、潰瘍。腫瘍指體表尚未潰破的腫塊；潰瘍指潰破的瘡面。瘡瘍類疾病包括癰、有頭疽、無頭疽、發、瘵、疔、流注、丹毒、走黃、內陷、瘰癧、流痰、疫疔、爛疔、臁瘡、結核等。

瘡瘍的治療方法，分內治和外治兩大類。內治之法，除透膿、托毒等法以及結合疾病應用某些方藥外，而從整體觀念出發進行辨證施治，則與內科內治法相同。外治法中的外用藥物、手術療法等，則為其所特有。

## 一、內治法

### （一）三大總則

1. 消法

《外科啟玄》說：「消者滅也，滅其形症也。」使初起的腫瘍得以消散，是一切腫瘍初起的治法總則，此法適應於初期腫瘍以及外科非化膿性腫塊性疾病。但具體用法，極其靈活，因為每種病的致病因素各不相同，故必須針對病因病機、病位病勢，運用不同的方法。此外，尚應結合患者體質的強弱，病程的長短等，選加不同藥物。應該注意的是，瘡瘍已成，則不可概用此法，以免導致「養癰成患」，而使氣

血受到損傷，或造成膿毒內蓄，以致潰後難斂，不易速癒。

2. 托法

托法《外科啟玄》說「托者，起也，上也。」就是用補益氣血和透膿的法則來扶助正氣，托毒外出，以免毒邪內陷的方法。以補益氣血藥為主，活血解毒藥為輔。適應於瘡瘍中期，正虛毒盛而正氣未衰者，可僅用透膿的法則，促使早日膿出毒泄、腫退痛消，以免膿毒旁竄深潰。

3. 補法

《外科啟玄》說：「言補者，治虛之法也，經云，虛者補之。」就是用補養的藥物，恢復其正氣，助養其新生，使瘡口早日癒合。此法適用於潰瘍的後期，毒物已去，精神衰疲，元氣虛弱，膿水清稀，瘡口難斂者。臨床應用宜根據氣血陰陽的不足和虛弱臟腑的不同辨證施補。但毒邪未盡之時，切勿遽用補法，以助邪鴟張留邪為患。

## （二）具體應用

1. 解表法

用解表發汗的藥物，使壅阻於皮膚血脈之間的毒邪隨汗出而解，正如《內經素問・五常政大論》所說：「汗之則瘡已。」臨證應辨其寒熱，分別使用辛涼解表法和辛溫解表法。

【適應證】瘡瘍初起約 7 日之內，尚未成膿潰破，而正氣未虛兼有表證者。

【注意點】凡瘡瘍潰後，日久不斂，體質虛弱者，即使有表證也不宜發汗太過。否則使體質更虛，甚可致痙厥亡陽之變。如「傷寒論」說：「瘡家身雖疼痛，不可發汗，發汗則痙」。

2. 通裏法

即應用瀉下藥物，使蓄於臟腑的毒邪得以疏得排泄，促

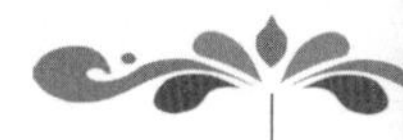

使瘡瘍治癒的方法。根據正氣的盛衰及病邪寒熱，分峻下、潤下、寒下、溫下等法，而常用的攻下為寒下和潤下兩法。

【適應證】寒下法適用於表證已罷，熱毒入腑，內結不散，如瘡瘍的實熱陽證；潤下法適用於陰虛腸躁便結，如瘡瘍見陰虛火旺、胃津不足者。

【注意點】必須嚴格掌握適應證，尤以年老體衰，婦女妊娠或月經期更宜慎用。使用時應中病即止，尤其在化膿階段，過下耗氣，則膿腐難透，瘡勢不能起發，反使病情惡化，甚則易使毒邪內陷。

3. 清熱法

用寒涼的藥物，使內蘊之熱毒得以清除，為治熱毒蘊結的主要法則。首辨熱之盛衰、火之虛實，而分清實火、虛火。清實火又有清熱解毒、清氣分熱，清血分熱等法。

【適應證】不論初起、成膿、潰後，凡是火熱毒邪之陽證，如局部紅腫熱痛或潰出膿稠，兼見發熱煩渴、甚則神昏譫語，舌紅或絳，苔黃脈數者。

【注意點】辨證選用清熱解毒、清氣分熱、清血分熱、養陰清熱之治法，但當熱毒熾盛時前三者往往互相合用，而出現神昏時又當伍用清心開竅法。過用苦寒，易傷胃氣，尤其在瘡瘍潰後，更宜注意，以免影響瘡口癒合。

4. 溫通法

用溫陽散寒，溫經通絡的藥物，以驅散陰寒凝聚之邪的治法。

【適應證】體虛寒邪阻於筋骨的瘡瘍陰寒證。以患處疼痛麻木，漫腫不紅不熱，口不渴，形體惡寒為特點。

【注意點】因溫燥之藥能助火劫陰，故陰虛有熱者禁用。

5. 祛痰法

用鹹寒化痰軟堅的藥物，使頑痰凝聚之腫塊得以消散的

法則。一般說痰不是瘡瘍的主要發病原因，但氣機阻滯可聚液成痰。因此，大多數是針對不同病因，配合其他治法使用。分疏風化痰、解鬱化痰、清熱化痰、養陰（補虛）化痰等。

【適應證】咽喉部瘡瘍及流注、瘰癧、結核等。

【注意點】因痰而致病者，每與氣滯，火熱相合，故一般很少單獨應用溫化之品，以免助火生熱之弊。

6. 祛濕法

是用燥濕或淡滲的藥物，以祛除濕邪的一種治法。一般認為，濕阻上焦宜化，中焦宜燥，下焦宜利。

【適應證】瘡瘍兼有胸悶嘔惡，腹脹腹滿，神疲乏力，納食不佳，舌苔厚膩者用燥濕之法；一般下肢瘡瘍，皮膚病有糜爛滲液者，多用利濕法。

【注意點】濕為黏膩之邪，易聚難化，且常與熱、風、寒、暑等邪相合為病，又可熱化、寒化，故治療時宜結合相應治法；祛濕之藥，過用每能傷陰，故陰虛、津液虧損者宜慎用。

7. 理氣法

是用理氣的藥物，使氣機流暢，氣血調和而致消腫散結止痛的治法。氣血凝滯為瘡瘍的最主要病機，故本法多伍用活血法。其中肝鬱所致者不少，而氣滯又可致痰凝，因此，常用疏肝解鬱或配合祛痰等法。

【適應證】凡瘡瘍因氣分鬱滯所致者，如腫塊堅硬、不紅不熱，或腫勢皮緊內軟，以及病在肝經所屬部位、病隨情緒變化者。

【注意點】理氣藥多為辛溫香燥之品，易耗氣傷陰，故氣虛、陰傷或火盛者慎用或禁用。

8. 和營法

即用調和營衛的藥物，促使經絡疏通，血脈調和流暢，

以達到消腫止痛的目的。臨床應用廣泛，常與其他治法並用，很少單獨應用。

【適應證】凡經絡瘀血阻滯，腫瘍或潰後腫硬疼痛不減，結塊色紅較淡，或不紅，或青紫者皆可應用。

【注意點】和營祛瘀的藥品，性多溫熱，所以火旺不應單獨使用，以防助火；氣血虧損者，亦不宜過用，以免傷血。

9. 內托法

用透托和補托的藥物，使瘡瘍毒邪移深就淺，早日液化成膿，並使擴散的證候趨於局限化，而邪盛者不致膿毒旁竄深潰，正虛者不致毒邪內陷，從而達到膿出毒泄，腫痛消退的目的。

【適應證】透托法用於腫瘍已成，毒盛正氣未虛，尚未潰破或潰而膿出不暢，多用於實證。補托法用於腫瘍毒勢方盛，正氣已虛，不能托毒外出，以致瘡形平塌，根盤散漫，難潰難腐，或潰後膿水稀少，堅腫不消，並出現精神不振，面色無華，脈數無力等症狀。

【注意點】透托法不宜用之過早，腫瘍初起未成膿時勿用。補托法在正實毒盛的情況下不可施用。若陽氣虛衰者，宜用溫補托毒。此外，常與和營、清熱、滋陰、益氣等法同用。

10. 補益法

用補虛扶正藥物，使體內氣血充足，恢復人體正氣，助養新肉生長，促使瘡口癒合的治法。又分益氣、養血、滋陰、助陽法。

【適應證】適用於瘡瘍潰後，毒勢已去，正氣虛弱，膿水清稀，瘡口難斂者。總之，瘡瘍中、後期，凡有氣血不足及陰虛陽微者，均可應用。

【注意點】一般陽證潰後，多不應用，如需應用，也多治以清熱養陰醒胃法，當確顯虛象時方用補益。在毒邪熾

盛，正氣未衰時施用補益法，不僅無益，反有助邪之害。火毒未清而見虛象以清理為主，佐以補益，切忌大補。元氣雖虛，而胃納不振，宜先健脾醒胃後進以補。以「虛者補之」為原則，分清氣血陰陽獨虛或俱衰而相應運用。

11. 養胃法

以扶持胃氣的藥物，使納穀旺盛而促進氣血生化之源，以助氣血恢復，加速瘡口癒合。具體運用分理脾和胃、和胃化濁、清養胃陰等。

【適應證】凡瘡瘍潰後瘡口難斂兼見胃納不振者。

【注意點】在辨舌苔的基礎上正確區別脾胃虛弱、濕濁中阻、胃陰不足三者，而後按證施法，否則更增胃濁或重傷其陰。

12. 引經法

即根據瘡瘍所生部位，屬何經絡所布，在內治方藥中加用引經藥物，使藥力直達病所，易於奏效，為傳統用藥經驗之一。具體運用如：太陽經——上加羌活，下加黃柏；陽明經——上加白芷、升麻，下加生石膏；少陽經——上加柴胡，下加青皮；太陰經——上加桔梗，下加白芍；厥陰經——上加柴胡，下加青皮；少陰經——上加獨活，下加知母；（注：上指手經，下指足經。）

## 二、外治法

### （一）藥物療法

1. 膏藥

古代稱之薄貼，現謂硬膏。是按配方用若干藥物，浸於植物油中煎熬去渣，存油加入黃丹再煎，利用黃丹在高溫下

經過物理變化，凝結而成的製劑；亦有不用煎熬，經搗爛而成的膏藥製劑，再用竹籤將藥膏攤在紙或布上而成。

【適應證】瘡瘍初起、已成膿潰後各個階段。

【注意點】所貼患部先嚴格消毒。加溫溶化的膏藥溫度要適當，使容易貼敷又不燙傷皮膚。對引起「膏藥風」（接觸性皮炎）或膏藥不能吸收膿水而引起皮膚溫瘡（濕疹）者，改用油膏或其他藥物。膏藥既要定時更換又不可去之過早，以免損傷瘡面複致潰腐或形成紅色瘢痕。

2. 油膏

是將藥物和油類煎熬或搗勻成膏的製劑。現稱謂軟膏。

【適應證】一般適用於腫瘍、潰瘍，龍以潰瘍瘡口腐爛較大或患處凹陷縫隙者更為適宜。

【注意點】對皮膚濕爛、瘡口腐化已盡者應薄而勤換。以免膿水浸漬不易收燥。潰瘍腐肉已脫，新肉生長之時，也應薄攤薄貼，以免厚塗使胬肉生長而影響瘡口癒合。對刺激皮膚或過敏引起皮炎者宜更換油類或藥物。

3. 箍圍藥

古稱敷貼，俗稱塗藥。它是根據證情，選用具有箍集團聚、收束瘡毒作用的相應藥物，研為粉劑，與各種不同的液體調製成糊狀的製劑。

【適應證】凡體外瘡瘍不論初起、成膿或潰後，腫勢散漫不聚，而無集中之硬塊者，均可使用。

【注意點】凡瘡瘍初起，腫塊局限者，辨明陽證、陰證後，一般選用消散膏藥敷滿整個病變部位。毒已結聚或潰後餘腫未消，宜敷於患處四周，不要完全塗布。敷後乾燥時，宜時以液體潮潤，以免藥物剝落及乾板不舒。

4. 草藥

是一種簡便的外用藥物療法。選用各種新鮮草藥（多為

清熱解毒消腫藥），用時將鮮草藥洗淨，食鹽少許搗爛敷患處。藥源豐富，使用方便，且療效舊著。

【適應證】一切腫瘍具有紅腫熱痛之陽證者。

【注意點】使用鮮草藥外敷時必須洗淨，最好再用 1：5000 高錳酸鉀溶液浸泡後，搗爛外敷，敷後應注意乾濕度，乾後可用涼開水時時潤之，不致患部乾繃不舒。（使用鮮草藥外敷時，一般有潰瘍者不用。）

5. 摻藥

古稱之散劑，現稱之粉劑。即將各種不同藥物研成粉末，根據製方規律，並按其不同的作用，配伍成方，用時摻布於膏藥、油膏上或直接摻布於瘡面上，故謂之摻藥。也可粘附在紙捻上再插入瘡口內，或將藥粉時時撲於病變部。其種類很多，臨床應用很廣，根據疾病性質和階段不同而靈活選擇。具體分為：

（1）消散藥

具有滲透和消散作用，摻布於膏藥上，貼於腫處，可以直接發揮藥力，使瘡瘍壅結之毒，得以移深居淺，腫毒消散。

【適應證】適用於腫瘍初起，而腫勢局限於一處者。

【注意點】有明顯全身症狀時應配合內治法。若腫勢不局限者，選用箍圍藥比較適宜。

（2）提膿祛腐藥

具有瞻膿祛腐作用，使瘡瘍內蓄之膿毒，得以早日排出，腐肉得以迅速地脫落。

【適應證】凡潰瘍初期，膿栓未落，腐肉未脫，或膿水不淨，新肉未生時均宜使用。

【注意點】升丹為汞製劑，屬刺激藥品，凡過敏者則應禁用。病變在眼、唇部附近時及大創面均宜慎用，以防過多

地吸收而發生汞中毒。升丹陳久者較好，可使藥性緩和而減少疼痛。宜用黑瓶裝置，以免氧化變質。

（3）腐蝕藥與平胬藥

腐蝕藥又稱追蝕法，具有腐蝕組織的作用，摻布患處，能使瘡瘍中不正常的組織得以腐蝕枯落。平胬藥具有平復胬肉的作用，能使瘡口增生的胬肉收縮平復。

【適應證】凡腫瘍在膿成未潰時，或瘰癧、胬肉等證，或潰瘍破潰以後，瘡口太小，或瘡口僵硬，或胬肉突出，或腐肉不脫等妨礙收口時，都可使用。

【注意點】腐蝕藥一般均含有汞、砒成分，在應用時需要慎重，對汞、砒過敏者應慎用，根據藥性強弱宜隨證選用，對頭部、指、趾等肉薄近骨處，不宜使用過烈腐蝕藥物，即使需要，則須加賦形劑以減弱藥力。對摻布烈性腐蝕藥，以不傷及周圍組織為原則。

（4）生肌收口藥

是用有解毒、收澀、收斂作用而能促進新肉生長的藥物摻布瘡面，使瘡口加速癒合的一種外治法。

【適應證】凡潰瘍腐肉已脫，膿水將盡之時。

【注意點】此法不宜應用過早，若膿毒未清、腐肉未盡時，則用之無益，反增潰瘍，延緩癒合，甚可迫毒內攻。宜與其他療法配合，如漏管已成者，即使用之勉強收口，仍可復潰，宜配合手術療法。如潰瘍肉色灰淡而少紅活，新肉生長緩慢，宜伍用補養法和食物營養；如臁瘡日久難斂，宜改善局部氣血運行。

（5）止血法

是用收澀凝血的藥物摻布於出血處，外用紗布包紮固定（或與其他固定物混合），而促使創口血液凝固的一種外治法。現代製成的海綿止血 劑更加方便有效。

【適應證】凡潰瘍屬於小絡損傷而出血者。

【注意點】如一次上藥不能止血，應把藥除去，再重新上藥止血為佳。如遇大出血時，必須配合手術與內治等法急救，以免因出血不止而引起暈厥（脫證）。

### （二）手術療法

1. 切開法

就是運用手術刀，進行膿腫切開的一種手術方法，以使膿液排出，而達到膿出毒泄，腫消痛止，逐漸向痊癒的目地。

【適應證】一切外瘍，不論陰證、陽證，確已成膿者，均可使用。

【注意點】辨證選擇切開時機、深淺、方法及切口位置、方向、大小。關節和筋脈部位宜謹慎切開；血瘤、癌腫等證不宜切開；過於體弱，宜先內服藥物調補，以免暈厥；顏面尤其鼻唇部位疔瘡應忌早期切開，以免走黃。切開後，由膿自流，切忌用力擠壓，以免毒邪內攻。注意嚴格消毒，動作輕巧。

2. 烙法

應用針等烙器，在火上加熱後灼烙瘡面，以切開排膿或擴大瘡口的一種手術療法。

（1）火針烙法

分粗細兩種，細針用以消散，已較少用。粗針用以刺膿，借著約烙作用，來代替切開，並防止出血。

【適應證】用於附骨疽、流痰等肉厚膿深的陰證，或膿熟未潰，或雖潰而瘡口過小，膿出不暢者。

【注意點】禁用於筋骨關節之處、頭面等皮肉較簿之處和紅腫焮痛的陽毒小瘡；胸肋腰腹等部位，不可深刺。



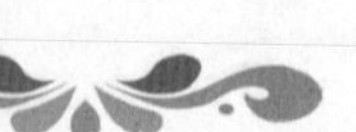

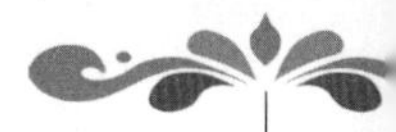

（2）烙鐵烙法

古代取銀匙燒赤烙之，代已使用鋼、鐵或銅製。

【適應證】多用於乳蛾、喉瘤；可用於脈絡斷裂出血或胬肉不易內消者。

【注意點】使用前做好解釋工作，使用時勿給病人看見。對精神緊張，不能合作者禁用。烙鐵須燒紅，烙前蘸以香油，以防烙時粘連肌肉。對有表邪者不宜施烙，對血瘤、癌腫等禁烙。

3. 砭鐮法

又名砭法，俗稱「飛針」，是用三棱針或刀鋒在瘡瘍患處，淺刺皮膚而放出少量血液，使內蘊熱毒隨血外泄的一種治法。

【適應證】一般適用於急性的陽證，多用於丹毒、紅絲疔等。

【注意點】對慢性的陰證、虛證禁用。應在皮膚局部消毒下進行；不可刺得太深，傷及脈絡；刺後可再敷藥包紮或外摻收口藥。

4. 掛線法

是採用普通絲線、藥製絲線、紙裹藥線或橡皮筋線等來掛斷漏管（瘻管或竇道）的治療方法。它利用線的張力或藥物腐蝕作用，使患處氣血阻絕，肌膚壞死，而達到切開的目的。

【適應證】凡瘡瘍潰後，膿水不盡，雖經內服外敷等治療無效，而形成漏管者；或瘡口過深，或生於血絡叢處，不宜採用切開手術者。

【注意點】如果漏管較深較長，發現緊線鬆弛，則須加線收緊。且須仔細探查漏管，以免形成假道。

5. 結紮法

又名纏紮法。用絲線結紮患部，與掛線法同一原理的治

療方法。

【適應證】瘡瘍中少用，一般適用於瘤、贅、疣、痔、脫疽等病，以及因脈絡斷裂引起的出血症。

【注意點】一般紮線應紮緊；紮線未脫，應俟其自然脫落，不宜硬拉，以防出血。對血瘤、癌腫禁用。

## （三）其他療法

1. 引流法

是膿腫切開或自行潰破後，在膿腔較深的情況下，借用各種方法，促使膿水外流的方法。常用的有藥線引流、導管引流、擴創引流等。

（1）藥線引流

藥線俗稱紙捻或藥捻，分外粘藥法和內裹藥法。借助藥物及物理作用插入潰瘍孔中，引導膿水外流。

【適應證】凡潰瘍瘡口過小，膿水不易排出者，或已成漏管者。

【注意點】應留出一小部分藥線在瘡口外，並將其向瘡口側方或下方折放，再以膏藥或油膏蓋貼固定。如膿水將盡、即使膿腔尚深，也不可再插藥淺，以免影響收口。

（2）導管引流

將中空銅製細管插潰瘍瘡孔中以引膿外流的治法。

【適應證】凡附骨疽、流痰、流注等膿腔較深、膿出不暢者。

【注意點】導管必須固定，並應放置在瘡口較低的一端。尚需注意不使導管受壓，保持通暢。

（3）擴創引流

是採取手術擴大創口而引流膿水的方法。多在其他引流法無效後才採用。



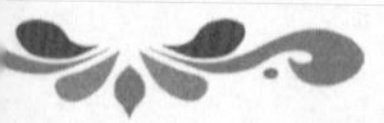

【適應證】潰瘍有膿袋者，如癰、無頭疽；以及瘰癧漏管形成等。

【注意點】擴創後須用消毒棉球按瘡口大小，蘸上八二丹或七一丹嵌塞瘡口以祛腐，並加壓固定，以防止出血，以後可按一般潰瘍處理。

2. 墊棉法

是用棉花或紗布折疊成塊以襯墊瘡部的治法。它借加壓作用，使潰瘍膿液不致下墜而瀦留，或使過大潰瘍空腔的皮膚與新肉得以黏合。

【適應證】潰瘍膿出不暢而有膿袋者，或漏管形成膿水難以排盡者，或潰瘍新肉已生，而皮膚與肌肉一時不能黏合者。

【注意點】瘡瘍初起紅腫熱痛未退者禁用。本法無效時則採用擴創引流法。

3. 藥筒拔法

是採用一定的藥物，與竹筒同煎，乘熱急合瘡上，以吸出膿液毒水的方法。

【適應證】一般適應於瘡瘍中的有頭疽堅硬散漫不收，膿毒不得外出者。

【注意點】必須驗其筒內拔出的膿血，若鮮明經黃稠厚者預後較好，純是敗漿稀水，氣穢色黑綠者預後差。尚需避開大血管，以免出血不止。

4. 薰法與熨法

是借著藥力與熱力的作用，使腠理疏通，氣血流暢而達到治療目的的治法。薰法是用藥物燃燒後，煙氣上薰；或藥水煎沸後，熱氣上薰，而間接接觸皮膚的治法。熨法是用藥物如酒醋炒熱，布包熨患處，而直接接觸皮膚的治法。

【適應證】不論腫瘍、潰瘍都可用薰法。凡風寒濕痰凝



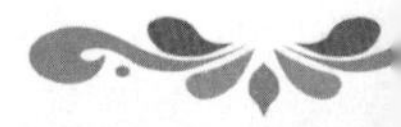

滯筋骨肌肉等證，以及乳癰初起或回乳，均可用熨法。

【注意點】隨時注意局部熱感程度，以免灼傷皮膚，室內煙霧彌漫要調節空氣流通。

5. 洗滌法

古稱溻漬法，分為浸漬、坐浴、沐浴和溫罨等。是用藥煎湯乘熱淋洗患部的方法，以達到潔淨瘡口、祛除毒邪的目的。

【適應證】凡瘡瘍癰疽，潰後膿水淋漓或腐肉不脫者。

【注意點】應用本法時，冬月應保暖，夏月宜避風，以免因感冒而加重病變。

6. 漱滌法

是用清熱解毒藥煎湯漱口以清潔口腔、咽喉患部，使腐爛組織及膿液祛除的治法。

【適應證】一切口腔、咽侯瘡瘍，腐爛流膿時均可應用。

【注意點】漱滌時藥汁不宜過熱，以免引起疼痛或燙傷。

7. 濕敷法

是用紗布浸吸藥液，敷於患處的一種外治法。以達到清熱解毒，消腫散結及保護瘡面的目的。分冷敷、熱敷 2 種。

【適應證】潰瘍膿腐較多者。其中濕熱敷用於腫瘍初起未成膿，如乳癰等。

【注意點】濕敷時，應保持敷料的濕潤與創面清潔，濕熱敷所蘸藥液不宜過熱，以免燙傷皮膚。

8. 藥灸法

是用藥物在患處燃燒，借著藥力、火力的溫暖作用，以溫陽祛寒、活血散瘀、疏通經絡、拔引鬱毒等，從而達到腫瘍未成者易消，既成者易潰，已潰者易癒的目的。

【適應證】凡腫瘍初起堅腫，尤以陰寒毒邪凝滯筋骨，而正氣虛弱，難以起發，不能托毒外達者；或潰瘍久不癒合，膿水稀薄，肌肉僵化，新肉難生者。



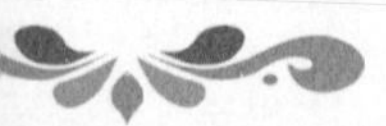

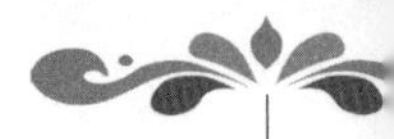

【注意點】疔瘡實熱陽證，不宜灸之，以免以火濟火；頭面為諸陽之會，頸項接近咽喉，灸之恐逼毒入裏；手指等皮肉軟簿之處，灸之更增疼痛。

9. 針刺法

是以針刺局部或按經絡辨證，循經遠端取穴而達到治療目的的治法。針法治外科病有鈹針法、鋒針法、火針法、挑針法、毫針法、砭鐮法等。

【適應證】多用於疔瘡、癰腫的實熱陽症，如紅絲疔、有頭疽、乳癰等。

【注意點】應按經絡部位，血氣多少，腧穴遠近等辨證取穴。局部大多採取圍刺，尤其疔瘡初起切忌擠壓、針挑。對瘡瘍陰證、頭部及大血管處禁用。

10. 推拿法

是由推拿起到溫通經脈、軟堅散腫、行氣活血、扶正達邪的作用，從而使瘡瘡消散、透散、腫消痛止達到治療目的的治法。

【適應證】大多用於腫瘍初起，如流火、流注、乳癰、瘰癧等早期。

【注意點】多在患處周圍或其經絡循行線路推摩、按揉，手法宜輕柔，不要直接在患處施法。

（詹學斌、王照騰）





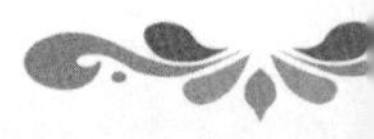

# 第十六章　骨傷治療概論

傳統骨傷科學是中醫學領域裏的一個分支。它是我國勞動人民在長期與各種傷患作抗爭中創造和發展起來的，並逐漸完善而形成的獨立學科。

歷代醫學先賢總結了豐富的理、法、方、藥，給我們留下了很多珍貴的，難得的經驗。

近年來又總結出了一套「動靜結合，筋骨並重，內外兼治，醫患使用」治療骨折的方法，取得了癒合快，功能恢復好，患者痛苦少的良好效果，受到國際醫學界的重視，其治療骨傷的理論與方法已被國外學者所接受。

中醫治療骨傷疾患，既重視對骨折、脫位的手法復位、來縛固定，傷筋治療手法的運用，功能鍛鍊的配合，同時又從整體出發，根據損傷各階段的特點，運用四診八綱和體徵檢查進行辨證施治。由內外治療相結合，達到祛瘀生新，消腫止痛，接骨續筋，恢復功能之目的。

## 一、手法治療

手法治療是中醫傷科治療的重要方法，臨床應用十分廣泛，不但骨折、脫位首先應進行手法整復糾正其移位和畸形，傷筋也離不開手法治療的配合，方能提高療效，加快損傷的修復和功能恢復。正如《醫宗金鑒・正骨心法要旨》所說：「手法者，誠正骨之首務哉。」其書中吸收前人的經驗和成果，將手法歸納為「摸、接、端、提、推、拿、按、摩」八法，指導著後世的臨床實踐。



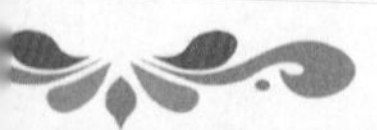

### (一)理筋正骨基本手法

1. 摩法

醫者以手指或手掌在體表上作環形而有節奏的撫摩，以達到行氣活血、消腫止痛。

2. 點穴法

醫者以拇指或中、食指的指端或以中、食指屈曲的指間關節背側尖端在穴位和一定部位上 點按和旋轉揉動，具有行氣通絡、舒筋活血、通關開竅的作用。

3. 理筋法

醫者以一手拇、食、中、環 4 指形成對握形對捏患肢，由上而下，順筋捏拿疏理，具有順筋歸位，疏通經脈、消腫止痛的功用。

4. 分筋法

醫者屈曲拇指關節，用拇指指尖在傷部的筋腱、關節韌帶的粘連組織、痛性筋結上從上向下分刮，反覆 20～30 次。具有消除筋結、分解粘連的作用。

5. 彈筋法

醫者以拇、食、中 3 指呈鉗形，捏住某一處肌肉、肌腱及其他軟組織、再緩緩提起，然後迅速釋放彈回。此法具有振奮經絡、宣通氣血、緩解痙攣的功效。

6. 撥絡法

用拇指或其他 4 指左右撥動較深層不能提起的肌束及神經等組織，類似撥動琴弦狀。其作用與彈筋法相似。

7. 屈伸法

醫者一手握住患肢遠端，另一手固定患肢關節部，然後緩緩持續用力作被動運動。本法用於陳舊性損傷，筋絡攣縮粘連，關節強直等。

8. 揉法

用手指指腹或手掌掌跟和大小魚際貼於皮膚，加適當力量作旋轉或上下揉動的一種手法。具有調和氣血、消散瘀滯、緩解痙攣的作用。

9. 滾法

用手的小魚際和第 4、5 掌指關節部接觸治療部位，以前臂的旋轉帶動腕掌作滾壓運動。具有調和營衛、疏通經絡的作用。

10. 拍打法

用掌或拳捶擊拍打肢體一定部位，也可用桑枝棒或其他材料製作的器具進行拍打，要輕快而有節奏，快落快起。具有疏通氣血，祛風散寒，調和營衛的作用。

11. 拿法

用一手或雙手拇指及其餘 4 指對捏肢體肌肉等組織，繼則向上提起又立即推送回原位。此法具有消除肌肉緊張，緩解痙攣，改善局部血行等作用。

12. 搖法

醫者一手握住被搖關節的近端肢體，另一手握住關節遠端的肢體，作緩和迴旋轉動，搖時幅度要從小到大，動作緩和，用力要穩。具有舒筋活血、鬆解粘連、恢復關節活動功能的作用。

13. 扳法

醫者用雙手將肢體或關節向同一方向或相反方法用力扳動。此法具有鬆解關節交鎖和粘連、整復關節輕微錯位的作用。

14. 按壓與踩踏法

按壓法是用手掌掌根或雙手重疊在一起，放在患部向下按壓。踩踏法即以醫者的足部踏於患部，站立起來，雙手扶



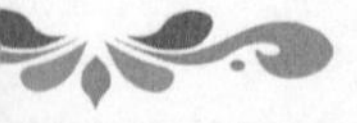

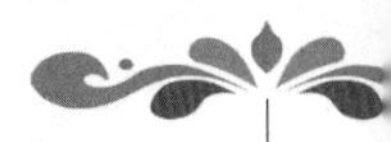

住扶手，可調節踩壓力的輕重。此法適用於腰腿部疼痛及腰椎間盤突出症等。

15. 搓法

用兩手掌或手指分別放置於患部的相對側，用力作上下或前後搓動肢體，宜自上而下，反覆搓動多次，動作要輕快、協調、力量要平穩、連貫。具有調和氣血、舒筋活絡、鬆弛肌肉、消除疲勞等作用。

16. 牽抖法

用手握住患肢遠端，向相反方向牽引並上下抖動的一種手法。此法能鬆弛肢體肌肉關節，並可用於椎間盤突出的腰腿痛等症。

我國傷科學術界對過去正骨手法進行了整理和驗證，總結出了一套比較完整、具體的手法，如手摸心會、拔伸牽引、旋轉屈伸、端提擠按、夾擠分骨、搖擺合碰、折頂迴旋、按摩推拿等。

**（二）手法治療的要求與注意事項**

理筋正骨手法操作時可分為3個步驟進行。第一為準備階段，即在明確診斷的基礎上，運用緩和手法，緩解肌緊張和疼痛，調整局部氣血，使之逐漸適應下一步治療。第二為主要治療階段，以手法理筋順絡，整復移位，解決主要柔盾。第三為結束階段，使用柔和、安撫手法，以結束治療。

## 二、夾縛固定

夾縛固定為外治法的一種方法，是傷科骨折治療中重要的一環。夾縛固定是貫徹「固定與活動統一」治療原則的一種手段，可以防止不利於骨折斷端癒合的活動，而對上、下關節的各種正常活動起動保證作用。用作夾縛固定的器材，

主要是夾板、固定墊、繃帶，以及其他輔助器材。

**（一）直接用於夾縛固定的夾板**

1. 木板

用較薄之柳木、杉木或膠合板（即三合板）做成。是四肢骨折應用最多的固定用具。夾板的長度以在傷肢上、下兩關節之內儘量延長而不妨礙關節活動為原則。夾板的寬度自1.5～8 公分，厚度自 0.2～0.4 公分，可根據各部骨折而製作。

2. 杉樹皮

將杉樹皮剪修成長短合度的小夾板，外用棉織套縫包，保持整潔。

3. 厚紙板

用不同厚度的硬紙做成，最常用的是馬糞紙，硬度稍次於木板。

4. 竹片

用竹子做成，有寬窄二種：①寬板，用較粗之毛竹劈開，將竹節刨光後使用。用於固定股骨乾骨折，取其既有天然凹形，又有合適的硬度。②窄板，用竹做成狹長的薄竹片，固定手指和足趾等骨折。

5. 抱膝

用藤或筆作成一圈，較髕骨稍大，以布條纏於圈上，分出 4 條帶，作固定髕骨之用。

6. 竹簾

似夏天做窗簾用的竹簾，按大小長短裁取，固定四肢骨折。

7. 腰柱

用杉木 4 根製如扁擔形，寬 1 寸（約 3 公分），厚 5 分（約 1.5 公分），長短以患處為度，均自側面鑽孔，用繩連



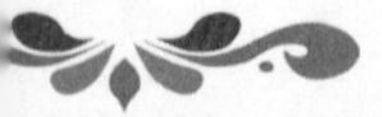

貫，用作固定腰椎損傷。

8. 通木

用硬木 1 條，寬 3 寸（約 10 公分），自腰骶部起上過肩 1 寸許（約 3 公分），向脊背之內面刻凹形槽，與脊背吻合，左右側及背面共鑽 20 個洞孔，再穿以寬頻，內墊棉墊，治脊骨開裂時應用。將通木改用在體前，上自胸骨柄下至恥骨者，與腰柱合用，能使胸腰椎骨折得到更妥善之固定。

**（二）固定墊**

在小夾板適當的部位安放固定墊，然後在小夾板外用紮帶分段紮緊，固定墊所在之處就產生一定的壓力，可以加強小夾板的固定作用，防止正復發後的斷骨再發生移位。也可按情況採用 2 個固定墊，使起兩點加壓作用，協助矯正側方移位，或用 3 個固定墊，使起三點加壓作用，協助矯正成角移位，以補手法之不足。

根據製作所使用的材料，可分為紙墊與棉墊。臨證時可根據患部形態做成不同形式的固定墊：

1. 平墊

用紙平均折疊成相等的一定厚度的紙墊。適用於骨幹部。

2. 塔形墊

做成一邊厚一邊薄，像梯形踏步式的固定墊。適用於肢體凹陷的關節附近處。

3. 梯形墊

做成一邊厚一邊薄，像梯形踏步式的固定墊。適用於骨折斜坡處。

4. 分骨墊

折疊成狹長的條狀固定墊。用於尺橈骨雙骨乾骨折時，作分骨之用。

此外，繃帶及其他輔助器材可根據具體情況使用。

## 三、外用藥物療法

傷科外用藥物療法是把相應的藥物或複方製成一定劑型，放置在一定的體表或損傷局部，使藥效發生作用，起到治療傷病的目的。常用的外治藥物，大致可分為敷貼藥、塗搽藥、需洗濕敷者，熱熨者等。

### （一）敷貼藥

1. 軟膏

將藥物碾成細粉末，使用時取適量加水或蜜、醋、酒、童便，以及薑、蔥、菊花葉等新鮮植物自然汁，調成稠糊軟膏狀，直接貼敷。此種軟膏又稱「圍敷藥」；若用植物油、蠟、動物油脂、凡士林等作基質，經熬煉製成，即成油劑軟膏藥。根據藥物及處方的功用，可分為以下幾類。

消瘀退腫止痛類；舒筋活血類；接骨續筋類；溫以通絡，祛風除濕類；清熱解毒類；去腐生肌類。

2. 膏藥

將藥物一部分碾成細末，一部分放入菜子油或芝麻油中浸漬煎熬後去渣，再加入碾成粉末的部分藥末煉製而成，它呈黑色硬膏劑，加熱則易烊化而具有黏附性，黏貼於患部，應用方便，藥效持久，便於收藏攜帶，是中醫外用藥物中的一種特殊而常用的劑型。按其功用，可分為以下幾類。

舒筋活血，祛風散寒類；提腐拔毒類。

### （二）撒摻藥

撒摻藥即外用粉劑，將藥物研成極細粉末，使用時，把藥末直接撒摻在創面或在膏藥上，或摻入軟膏內，貼敷患處。常用的有以下幾類。



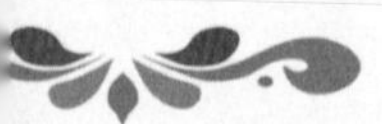

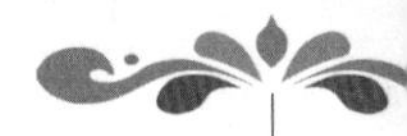

止血收口，適用於創口出血類；生肌長肉，適用於創面感染，腐肉未去，創面不癒合類；祛腐拔毒，用於感染創面或肉芽過長類。

**（三）塗擦藥**

塗擦藥是用水、酒、油等物作賦型劑，把藥物製成液狀，塗搽於患部，或在手法治療中配合揉擦於患部。

塗擦藥常用兩種劑型：酒劑和油劑。

**（四）薰洗濕敷藥**

薰洗藥是將藥物放入水中煎煮，藥沸後產生蒸氣，置患肢於蒸氣上薰蒸然後浸洗，具有溫通行氣，散寒除濕，舒筋活絡的作用。

濕敷藥，即將藥物用水浸泡或煮成藥汁，用以沖洗感染傷口或以紗布浸藥汁濕敷於患處治紅腫熱病的閉合性損傷。

**（五）熱熨藥**

熱熨藥是一種熱療方法。配以溫經散寒、行氣活血、通絡止痛的中藥，用布袋裝好加熱，熱熨患處。

外治藥物可根據骨傷的不同部位、不同階段及不同證候來選用。

## 四、內服藥物療法

內服藥物治療仍以八綱辨證和臟腑、經絡辨證為依據，結合損傷部位、性質、程度、新久以及氣血損傷後的病機演變等特點，確定治療大法，選用適當方藥。

此外，還應根據各階段主症與兼證的先後緩急，氣與血損傷之偏重，以及本與標的虛實，邪與正的盛衰等具體情況，靈活斟酌主治和兼治，補虛和攻伐。其大致可分為 3 個時期用藥施治。

### （一）早期治法

傷後 1~2 週內，因筋骨傷損，或瘀血滯留臟腑經絡，壅塞脈道，阻滯氣機；或經氣逆亂，氣結不行，皆能為腫為脹，為疼為痛。根據「留者攻之，結者散之」的法則，早期治法當以逐瘀行氣為主。惡血內留者，宜攻下逐瘀法；氣結不散者，宜行氣活血法；若傷後邪熱內攻，迫血妄行，又當急治其標，應清熱解毒，涼血止血。

1. 攻下逐瘀法

攻下逐瘀用於損傷軀幹或內臟，瘀血內蓄，大便不通，小便短赤，脹滿疼痛，苔黃脈數之體實者。常用方劑有桃仁承氣湯、膈下瘀血湯，大承氣湯、血府逐瘀湯等。常用攻下逐瘀藥物有大黃、紅花、歸尾、赤芍、澤蘭等。

攻下逐瘀屬下法，藥物多為破血峻下之品，年老體弱、氣血虛衰之人，以及失血過多和新產患者，應慎用。確有瘀血內瘤，必須攻逐者，可攻補兼施，或補而行之，常用桃紅四物湯、玉燭散、獨聖散之類。

2. 行氣活血法

行氣活血法用於傷氣為主的證候，氣滯氣結不散，雖有瘀血留滯，而無裏熱證者。「氣傷則痛」，故氣滯氣結證疼痛均顯著，如胸脇傷損，氣滯不散，則呼吸咳嗽引痛劇烈，甚則走竄作痛；腰腹傷損，氣滯於內，必腰腹脹滿作病，不能轉側。氣結不行血必瘀滯，氣行血亦行，血行瘀自去，瘀去新血生。所以行氣與活血是相互為用，難以分割的。常用行氣活血的方劑有復元活血湯、順氣活血湯、七厘散等。常用行氣活血藥物有乳香、沒藥、麝香、木香、香附、茴香、烏藥、青皮、厚朴、枳實、佛手、鬱金、金鈴子、川芎、漏蘆等。運用行氣活血藥也應辨證加減，如胸脇傷痛選用延胡索、青皮、佛手、香附、鬱金、枳殼、木香、瓜蔞、浙貝母

等；腰腹傷痛，選用小茴香、烏藥、厚朴、牽牛子、延胡索、續斷、金鈴子、枳實等。

行氣活血法屬消法，藥物有耗氣散血之品，但一般不甚峻猛，不僅適用於新傷氣滯偏重的證候，而對年老體弱不宜峻猛攻下者，亦多採用。或偏重於活血，或偏重於行氣，或行氣活血並重，臨床應靈活運用，不必拘泥成方。

3. 清熱涼血法

清熱涼血法用於熱毒蘊結，迫血妄行，吐衄發斑者。若用瘀血內積化熱，局部紅腫熱痛、發熱口渴、溲赤、舌紅苔黃，脈數，應清熱解毒為主，佐以活血化瘀，選用仙方活命飲、五味消毒飲，黃連解毒湯等方加活血化瘀之品；若因失血傷陰、肝火內擾、口渴心煩、舌紅苔少、傷處午後更痛，或傷口出血不止、脈弦數者，宜用丹梔逍遙散加白茅根、藕節、蒲黃等，以清肝涼血；熱毒內陷營血、神昏譫語，吐血衄血；舌紅絳、脈沉數，宜用犀角地黃湯加味，或用十灰散加減，清熱涼血止血，佐以祛瘀活血。

涼血止血藥的運用，應根據出血部位和性質，以選用性味歸經及作用適合的藥物，如鼻衄用白茅根、生地；吐血用側柏葉、茜草、藕節；便血用地榆、槐花；尿血用梔子、小薊、蒲黃等。止血藥中又有涼血止血的丹皮、生地、茜草、黃芩、茅根、赤芍等；化瘀止血的田三七、蒲黃、花蕊石、童便、血餘炭等；收斂止血的白及、藕節、仙鶴葉等；益氣攝血止血的人參、黃芪、阿膠、田三七等；臨床應區別選用。

清熱涼血法係寒涼之品，若無明顯邪熱入血之證，宜慎用，以防瘀血遇寒而凝聚內停、難以消散之患。吐衄紫暗血塊者，內有瘀血之徵，忌用收斂止血藥；血色鮮紅不凝者，為內有血熱，清其熱、血自止，宜用涼血止血藥。出血過

多，煩躁口渴，汗出不止者，應防止氣隨血脫，宜補氣攝血法治之。

**（二）中期治療**

傷後 3～4 週。早期階段的治療，瘀腫疼痛已減輕或消退，筋骨斷裂有初步連接，但經脈尚不暢通，傷肢及鄰近關節血液運行不暢，僵硬不活，漫腫蒼白，麻木疼痛，皆因瘀血未淨，經絡不通，氣血不暢，營衛不和所致，宜用和法，選用和營止痛，接骨續筋，舒筋活絡等法。

1. 和營止痛法

和營止痛法用於損傷中期，瘀血未盡，經脈不暢，漫腫疼痛、筋骨未續，不宜再施峻攻，常用方有和營上痛湯，定痛和血湯、正骨紫金丹等。

2. 接骨續筋法

接骨續筋法適用於筋骨傷損中期，斷裂的筋骨已有初步接續，但尚軟弱不堅強，陳瘀未盡，氣血未暢通，應繼續活血祛瘀，和營通絡，以促進骨痂生長，筋骨修復。常用方劑有接骨紫金丹、接骨丹、續骨活血湯。能促進骨痂生長，加快骨折癒合的藥物有骨碎朴，海馬，自然銅，補骨脂等；能續筋補骨的藥物有杜仲、白芍、白朮、田三七、血竭、黃芪、熟地、當歸等。

3. 舒筋活絡法

此法適用於骨折、脫位及筋傷的中後期。瘀腫消退，骨折脫位已復位，筋骨傷損有初步修復，但存在筋膜攣縮粘連，關節僵硬不利，氣血周流不暢，患肢麻木痹痛等症。常用方劑有舒筋活血湯、活血酒、蠲痹湯等；若畏寒、肢冷麻木，宜用大活絡丹、三痹湯等溫經散寒。

**（三）後期治法**

損傷後，經早、中期治療，筋骨傷損雖已接續，但尚未



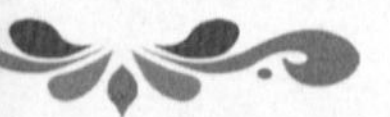

堅強，氣血未充，筋肉乏力，關節不靈活滑利，此乃氣血傷耗，肝腎虧損所致，應本著「虛者補之，損者益之」的原則，以補氣血，補養肝腎為主，以善其後。

1. 補益氣血法

補益氣血法用於平素體質虛弱，氣血不足，筋骨傷損癒合遲緩。運用此法，還應根據氣血虛衰的偏盛而有所側重。如氣虛者以四君子湯為主；血虛者以四物湯為主；氣血俱虎，以雙補氣血為主，方用八珍湯、十全大補湯；如出現血脫氣散，宜用大補元氣之獨參湯；中氣下陷者，宜補中益氣湯；脾胃氣虛，宜六君子湯、參苓白朮散；若心血不足而心悸仲者，宜養血安神之 天王補心丹、人參養營湯；腎陰虛損者，宜六味地黃丸；肝血虛少、肝風內擾者，宜養陰潛陽息風法，可用四物湯加龍骨、牡蠣、杭菊花 、天麻、龜板等。

2. 補養肝腎法

補養肝腎法適用於損傷後期。肝主筋，腎主骨。患者稟賦不足，或損傷病後所致肝腎虧損，筋骨不堅強者，應補肝腎以強壯筋骨。肝腎陽虛者宜補陽，可選用八味地黃丸、右歸丸、補腎壯筋丸等方。陰虛者宜滋陰，可選用健步虎潛丸、左歸飲；陰虛火旺者當滋陰降火，可酌用知柏地黃丸。

（周興開）

# 第十七章　跌打損傷治療概論

跌打損傷屬中國醫學傷科學，是研究防治皮肉、筋骨、氣血、臟腑經絡損傷疾患的科學。在中國已有幾千年的悠久歷史，是中國勞動人民在長期與損傷疾病作抗爭中所積素的豐富理論和寶貴經驗。

《普濟方・折傷門》中說：「凡從高處墜下，傷損腫痛，輕者在外，塗敷可已；重者在內，當致瘀血，養肌肉。宜察淺深以治之。」又說：「血行脈中，貫於肉理，環周一身。因其肌體外固，公共隧內通，乃能流注不失其常。若因傷折，肉動經絡，血行之道不得宣通，瘀積不散則為腫為痛。治宜除去惡瘀，使氣血流通，則可以元也。」它闡明了局部損傷和整體的關係。

本章專論皮肉、穴位及內臟損傷的治療。

## 一、基本治法與適應範圍

跌打所致皮肉、穴位及臟腑損傷的治療方法，可分為內治法與外治法，臨床可根據病情有針對性地施法治療。

### （一）內治法

此法是由服藥使局部與整體得以兼治的一種方法。可按患者的具體情況採用先攻後補、攻補兼施或先補後攻等，臨床一般採用三期辨證而選擇使用。《醫宗金鑒・正骨心法要旨》說：「專從血論，須先辨或有瘀血停積，或為亡血過多，……二者治法不同。有瘀血者，宜攻利之；亡血者，宜

補而行之。」對損傷切期有瘀者，宜採用攻利法。但血與氣二者是互相聯繫的，有著不可分割的關係，所以治療時必須治血與理氣兼顧；常用的有攻下逐瘀法，行氣活血法，清熱涼血法。損傷中期，局部腫脹基本消退，疼痛逐漸消失，瘀未盡去，故宜採用和法，以和營生新。常用的有和營止痛法，舒筋活絡法。損傷後期，由於氣血耗損，往往出現虛象，《素問・三部九候論》說：「虛則補之」，故宜採用補法。常用的有補氣養血法，補益肝腎法。若損傷日久，復感風寒濕邪，宜採用溫經通絡法。

1. 攻下逐瘀法

跌打損傷，必使血脈受傷，惡血留滯，壅塞於脈道，瘀血不去則新血不生。《素問・至真要大論》說：「留者攻之」，《素問・繆刺論》說：「人有所墮墜，惡血留內，腹中滿脹，不得前後，先飲利藥。」故受傷後有瘀血停積者，宜採用攻下逐瘀法。本法適用於早期蓄瘀，症見疼痛劇烈、腫塊、腫脹明顯，伴便秘、腹脹、苔黃、脈數的體實患者。

2. 行氣活血法

又稱行氣消瘀法。《素問・至真要大論》說：「結者散之」。氣為血帥，氣行則血行，氣滯則血滯，氣結則血瘀，同時，血不活則瘀不能去，瘀不去則新血不生。故損傷後有氣滯血瘀者，宜採用行氣活血法。本法適用於氣滯血瘀，局部腫痛，無裏產熱證，或宿傷而有瘀血內結及有某種禁忌而不能猛攻急下者。

3. 清熱涼血法

本法包括清熱解毒與涼血止血法。《素問・至真要大論》說：「治熱以寒」，「熱者寒之，溫者清之」。故損傷引起的離經妄行，創傷感染，火毒內攻，熱邪蘊結或壅聚成毒等證，宜採用清熱涼血法。

4. 和營止痛法

適用於損傷中期，仍有瘀凝、氣滯，腫痛尚未盡除，而續用攻下之法又死傷正氣者。

5. 舒筋活絡法

本法主要是使用活血藥與通絡藥，並加理氣藥，以宣通氣血，消除凝滯，舒筋通絡。適用於損傷筋肉的中期而有瘀血凝滯，筋膜粘連，或筋肉發生攣縮、強直、關節屈伸不利者。

6. 補氣養血法

本法是使用補氣養血藥物，使氣血旺盛而濡養筋肉、經脈、臟腑的治療方法。無論是外傷筋肉，內傷，腧穴、臟腑，以及長期臥床不能經常活動，日久必使氣血虧損，生化不足，故宜採用補氣養血法。補氣、補血雖各有重點，但亦不能截然分開，氣虛可致血虛，血虛可致氣損，故治療上常補氣養血並用。本法適用於平素氣血虛弱或氣血耗損較重，筋肉萎軟，神疺乏力，氣短形衰者。

7. 補養脾胃法

脾主肌肉、四肢。《靈樞・本神》說：「脾氣虛則四肢不用」。損傷日久，耗傷正氣，氣血臟腑虧損，加之傷後缺少活動，可導致脾胃虛弱，運化失職，飲食不消，營養之源日乏，故出現四肢疲乏無力，形體虛羸，肌肉萎縮，食慾不振，脈象虛弱等。治宜採用補養脾胃，以促進氣血生化，使筋肉及臟腑功能加速恢復。

8. 溫經通絡法

氣血喜溫而惡寒，寒則澀而不流，溫則流行暢行。《素問・至真要大論》說：「寒者溫之」、「旁者溫之」。本法使用溫性、熱性的祛風、散寒、除濕藥物，並佐以調和營衛或補益肝腎之藥，以驅除留注於臟腑、經絡、皮肉之風寒濕

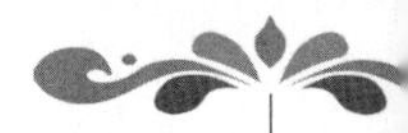

邪，使血活筋舒，關節滑利，經絡通暢，臟腑和調。本法適用於損傷後因陽氣不足，奏理空虛、風寒濕邪乘虛侵襲經絡；或損傷日久失治，氣血凝滯，風寒濕邪滯留者。

上述治法，在臨床應用時都有一定的原則。扭傷挫折筋肉的治療，初期也以活血化瘀為主，中期則用舒筋活絡法；後期使用溫經通絡並適當結合強壯筋肉法；穴位受傷及臟腑內傷，各有不同的表現。應根據證候特點進行施治，如穴位傷可用十三味總方隨症加味治療；失血過多者，開始即須用補氣攝血法急固其氣，防止虛脫，血止以後，仍須補而行之。總之，臨證變化多端，錯綜複雜，必須靈活變通，審症辨證，隨證施治，不可拘泥於上述諸法和機械地分期治療。

### （二）外治法

外治法是指對損傷局部進行治療的方法，在傷科治療中占有重要的地位。其方法較多，有藥物外用，手法理傷，練功療法等，可根據病情選擇運用。

1. 藥物外用

以藥物外用於傷患局部，本療法早在《神農本草經》《五十二病方》等著作中就有記載。1931 年出土的《居延漢簡》還記錄了漢代軍醫以膏藥為主治療各種損傷的方藥，可見早在秦漢時代就應用了敷貼治療。唐代《仙授理傷續斷秘方》介紹了洗、貼、摻、揩等外用法及方藥治療諸跌打損傷。臨床外用藥物大致可分為敷貼藥、搽擦藥、薰洗濕敷藥與熱熨藥。

（1）敷貼藥：是將藥物製劑直接敷貼在損傷局部，使藥力發揮作用。常用的有藥膏、膏藥、藥散 3 種。

①藥膏：又稱敷藥或軟膏。按其功用可分為：

消瘀退腫止痛類：適用於損傷筋肉、穴位初期腫脹疼痛

者。

舒筋活血類：適用於扭挫傷筋及穴位受傷中期患者。

溫經通絡、祛風除濕類：適用於損傷日久，復感風寒濕邪者。

清熱解毒類：適用於傷後感染邪毒、局部紅腫，熱痛者。

生肌拔毒類：適用於局部紅腫已消，但傷口尚未癒合者。

②膏藥：古稱薄貼，是將藥物碾成細末配合香油，黃丹或黃蠟等基質煉製而成，是外用藥物中的一種特有劑型。膏藥按功用可分為：

治損傷與寒濕類，適用於損傷者，有堅骨壯筋膏；適用於風濕者，有狗皮膏、傷濕寶珍膏等；適用於損傷兼風濕者，有萬靈膏、萬應膏、損傷風濕膏；適用於宿傷氣血凝滯、筋膜粘連者，有化堅膏。

提腐拔毒類：適用於創面潰瘍者，有太乙膏、陀僧膏。

③藥散：又稱摻藥，是將藥物碾成極細的粉末，使用時可直接摻於傷口上或加在敷藥上。

藥散按功用可分為：

止血收口類：適用於一般創傷出血。

祛腐拔毒類：適用於創面腐肉未去或肉芽過長者。

生肌長肉類：適用於膿水稀少，新肉難長的創面。

溫以散寒類：適用於局部寒濕停聚，氣血凝滯瘀疼痛者。

（2）搽擦藥：搽擦法始見於《素問・血氣形志篇》：「經絡不通，病生於不仁，沾之於按摩醪藥。」醪藥就是用來配合按摩而塗搽的藥酒。搽擦藥可以直接搽於傷處或施行理筋手法時配合外用，一般可分為：

①酒劑：指外用藥酒或外用傷藥水等。

②油膏與油劑：用香油把藥物熬煎去渣後製成油劑，也

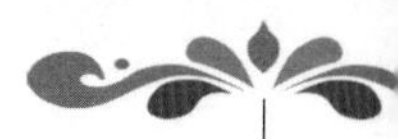

可加黃蠟收膏而成油膏。具有溫以通絡、消散瘀血的作用，適用於關節經絡寒濕冷痛等症，也可以在手法及練功前後作局部搽擦。

（3）薰洗濕敷藥

①熱敷薰洗：是將藥物置於鍋或盆中加水煮沸後，先用熱氣薰蒸患處，候水溫稍減後用藥水浸洗患處的一種方法。冬季可在患肢上加蓋棉墊，使熱能持久，每日2次，每次15～30分鐘。具有舒鬆關節筋脈，疏導腠理、流通氣血、活血止痛的作用，適用於關節僵硬拘攣，酸痛麻木或損傷兼夾風濕者，多用於四肥關節的損傷，對腰背部可視具體情況酌用。

②濕敷洗滌：古稱溻漬、洗傷等。在《外科精義》中有「其在四肢者，溻漬之，其在腰背者淋射之，其在下部浴漬之」的記載，多用於創傷，是以淨綿或新綿蘸藥水漬其患處。現臨床把藥物製成水溶液，供傷口或感染傷口濕敷洗滌用。

（4）熱熨藥

熱熨法是一種熱療方法。是選用溫經祛寒、行氣活血止痛的藥物，加熱後用布包裹，熱熨患處，借助其熱力作用於局部，適用於不易外洗的腰脊軀體之新傷、宿傷。主要的有下列幾種：

①坎離砂：又稱風寒砂。用鐵砂加熱後與醋水煎成的藥汁攪拌後製成，臨用時加醋少許拌勻置布袋中，數分鐘內會自然發熱，熱熨患處，適用於宿傷兼有風濕證。

②熨藥：俗稱騰藥。將藥置於布袋中，紮好袋口放在鍋中蒸氣加熱後熨患處，適用於各種風寒濕腫痛證。

2. 手法理傷

用手法治療跌打損傷在秦漢以前已廣泛使用，以後歷代繼續不斷發展，積累了豐富內容，儘管流派不同，手法不





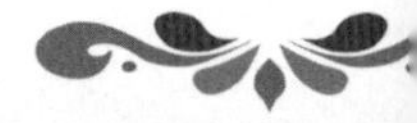

一，但原理和目的是一致的。下面僅介紹常用的理傷基本手法。

（1）輕度按摩手法：即用單手的手掌或指腹放置患處輕輕地，慢慢地作來回直線形或圓形的撫摩動作，又稱淺表撫摩法。本法一般在理筋手法開始時或結束地使用。有祛瘀消腫、鎮靜止痛的功用，且能緩解肌肉疼痛及其緊張狀態，適用於全身各部，特別是胸腹脇挫傷疼痛。

（2）深度按摩法：即用手指、掌根、全掌或雙手重疊在一起進行推摩的手法，又稱推摩法。按摩力量較輕度按摩手法大，且力的作用達於深部軟組織。摩手頻率的快慢可根據病情、體質而決定，動作要協調，力量要均勻。

用拇指單獨進行的擺動性推法，又稱一指禪推法。術者要沉肩、垂肘、懸腕，由腕部的擺動和拇指關節的屈伸活動，用拇指指腹或兩側著力，持續作用於患處或穴位上，推動局部之筋肉，並可根據需要加用其他手法。

一般舊傷主要用按摩、新傷主要用加壓鎮定。單指操作力量集中，指感確切，能更好地了解手法部位下筋肉的細微病理改變，作用深透。本法常在理筋手法開始後由輕度按摩法轉入，或結合點穴進行，能舒筋活血、祛瘀生新，對消腫及減輕患部傷痛有效，並可解除痙攣，使粘連肌腱，韌帶分離，疤痕組織軟化。適用於肢體各部的急性損傷、慢性勞損、風濕痺痛等。

（3）揉法：即用手指或手掌在皮膚上揉動的一種手法。本法較柔和，能消散外傷引起的腫脹和氣血凝滯，具有緩和由於強手法刺激後疼痛的作用。適用於四肢、頸項、軀幹部的傷筋、傷穴位、胸腹內臟傷，瘀血凝滯不散及胸腹脹滿者。

（4）擦法：即用手掌、大小魚際、掌根或手指在皮膚上摩擦的手法，也可用拳進行梳髮式的擦摩。有活血祛瘀，消

腫止痛，溫經通絡的作用，一定的程度下，能鬆解粘連，軟化疤痕。適用於腰背及肌肉豐厚部的陳舊損傷及慢性勞損和風濕痺痛等證。

(5) 點穴法：即用手指在經穴上點穴，按摩，又稱穴位按摩。本法可疏通經絡氣血的阻滯，使臟腑調和、陰陽平衡、多用於穴位受傷及腰、背、臀、四肢傷筋等。對有重要器官損傷的部位施行本法要慎重。

(6) 抖法與搓法：用手握住患者肢體的遠端輕輕地抖動的一種手法叫抖法。用兩手掌分別放置患部的相對側，用力作上下或前後搓動肢體的手法稱搓法。本法能使局部氣血調和、筋脈舒鬆，以鬆弛肌肉，消除肌肉疲勞，多用於四肢、肩、膝等關節及腰背部的傷筋。

另外，尚有拔絡法、扳法、擊打法、拿捏法、屈伸法等。

## (三) 練功療法

練功療法古稱導引，是由肢體運動的方法來防治某些損傷性疾病，促使肢體功能加速恢復的一種方法。

1. 練功療法的分類

練功療法有局部鍛鍊、全身鍛鍊和器械恢復，3 種形式。

(1) 局部鍛鍊：指導患者進行傷肢自主活動，使功能儘快地恢復，防止關節僵硬，筋肉萎縮。

(2) 全身鍛鍊：指導患者進行全身鍛鍊，可使氣血運行，整體臟腑功能儘快恢復。

(3) 器械鍛鍊：採用器械鍛鍊，主要是加強傷肢的力量。

2. 練功療法的治療作用

(1) 活血化瘀、消腫定痛。

（2）濡養患肢關節筋脈。

（3）防治筋肉萎縮。

（4）避免關節粘連和骨質疏鬆。

（5）扶正祛邪利於功能的康復。

## 二、注意事項

### （一）內治法注意事項

1. 攻下逐瘀法屬下法，常用苦寒瀉下以攻逐瘀血，藥效相當峻猛、臨床不可濫用。對年老體弱、氣血虛衰、失血過多、慢性勞損、婦女勞損、婦女妊娠、產後及月經期間應當禁用或慎用。

2. 行氣活血法方劑一般並不峻猛，如須逐瘀，可與攻下法配合。

3. 清熱涼血法的方劑以寒涼藥物為主，故治療時應注意防止寒涼太過，引起瘀血內停。血喜溫而惡寒，寒則氣血凝滯而不行，所以在治療出血不多時常與活血化瘀藥同用。出血過多時須輔以補氣攝血之法，以防氣隨血脫。

### （二）外治法注意事項

1. 藥物外用時，少數患者對外敷藥膏後過敏而產生接觸性皮炎、皮膚奇癢及有丘疹水泡出現時，應注意及早停用。

2. 手法理傷時注意事項

（1）施行手法前要對病情做充分了解，必須有明確的診斷。

（2）施行手法前要對手法操作的步驟作出計畫。

（3）手法操作時要求動作輕重適當，熟練敏捷、儘量減

少患者痛苦。

（4）手法操作時要思想集中，從容沉著、嚴肅熱情、以減輕患者緊張心情，爭取信任和配合。

（5）嚴格掌握手法的適應證和禁忌證。

### （三）練功療法注意事項

1. 應辨明病情、估計預後、在醫護人員指導下貫徹各個時期的練功計畫。

2. 應將練功的目的、意義及必要性對患者進行解釋，充分發揮其主觀能動性，加強其練功的信心和耐心。

3. 應正確選擇練功方法，以主動練功為主，嚴格掌握循序漸進的原則。

4. 應防止因練功而產生的損傷。

5. 練功時應思想集中，全神貫注，動作速度緩慢，局部與整體練功相結合，必要時應用器械配合。

6. 可配合進行熱敷、薰洗、搽擦傷科外用藥水、藥酒或藥膏等。

7. 練功過程中要適應四時氣候，注意保暖，特別應注意避風寒，以防引起外感等兼證。

（侯啓年）

# 第十八章　毒蛇咬傷治療概論

我國近 10 餘年來對毒蛇咬傷的防治工作，有了很大的發展，特別是全國各地總結了豐富的經驗，從民間發掘了很多有效的方藥，從而發揮了中國醫藥治療蛇傷的巨大作用。

民間蛇醫經驗認為：「治蛇不泄，蛇毒內結，二便不通，蛇毒內攻」。他們很重視從局部排毒和從二便排毒這些內外結合的解毒辦法，收到了滿意的療效。

治療毒蛇咬傷，要綜合治理、具體分析、抓準矛盾、區別對待。其主要的治療法則有 3 條：①排毒解毒，②通利泄毒，③對症抗毒。這些都是圍繞著解「蛇毒」這個主要矛盾方面而開展的。

## 一、毒蛇咬傷的早期治療

做好早期處理是治療毒蛇咬傷的關鍵，被毒蛇咬傷後，經過數小時或十多小時，最快可在幾分鐘內，蛇毒在蛇傷口不斷沿著淋巴循環或血液循環擴散，產生蛇毒毒血症狀。因此，在被毒蛇咬傷之後，切不可驚慌失措，急於奔跑，應鎮靜沉著，因地制宜，首先採取阻止或減緩蛇毒吸收的措施，然後設法排除解除毒素。一般應採取下列的早期處理措施，病情危重的可送到醫院治療。

### （一）排毒解毒

排毒和解毒都是為了達到使蛇毒在機體內失去或降低毒性作用之目的。下面的方法，有的是阻止蛇毒吸收的速度；有的是從傷口局部把蛇毒排擠出去；也有的是在傷口及附近



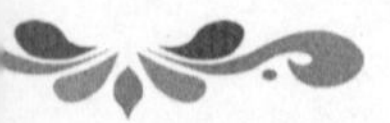

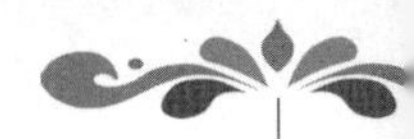

的局部把蛇毒水解，或者用藥物把蛇毒破壞。萬一這些措施不夠及時有力，或者毒蛇咬中了血管，蛇毒已經進入體內，大量存在於血液循環中或已擴散，此種情況下，局部的處理已不起作用的，這就要進行有效的整體性用藥。使用抗蛇毒血清或中草藥治療。致於處理方法和用藥的選擇，就是靠醫生根據病人的具體情況酌情取捨了。

1. 早期綁紮法

這是臨時的緊急措施，被毒蛇咬傷後，應毫不猶豫立即就地取材，採取繩、帶、布條、藤、草、橡膠帶、手帕等，在患肢傷口的上方進行綁紮，要鬆緊適度，以能阻斷淋巴、靜脈回流為宜，不能過緊或過鬆，過鬆則不起作用，過緊則妨礙血液的供應，肢體因循環障礙而增加了組織壞死的可能性。因此，綁紮必須在早期進行，否則毫不意義。

另外要看到綁紮是臨時性的措施，主要是阻礙蛇毒吸收，而對蛇毒本身毫不破壞作用，所以綁紮後還要進行局部處理，以及應用整體性的蛇藥，在山上、野外沒有醫療條件下進行處理，以先綁紮為好，但綁紮後要進行局部處理外，在沒有去醫療單位之前，應每隔 20 分鐘左右放鬆 1～2 分鐘，防止局部因缺血缺氧而壞死，作過充分的早期處理以後，綁紮應立即去除。

對蛇傷病人的肢體，是否需要綁紮及怎樣綁紮，確實有多種不同的意見。有人認為綁紮僅阻斷靜脈和淋巴回流，不足以阻止蛇毒的擴散和吸收，因此認為要綁紮得緊些，並且手指被咬，應綁在指根；前臂被咬，應綁在肘關節上方；小腿被咬，應綁在膝關節下端；有的還主張綁兩度，這才保險。我們認為綁紮不能完全阻止蛇毒的擴散和吸收，僅是減緩它的擴散和吸收的速度，為治療上爭取時間而已，如果較大範圍或過緊的綁紮，無疑會引起局部組織嚴重缺氧，增大

壞死的可能性，同時其代謝產物與積聚的蛇毒，因血管通透性增加，一旦鬆綁時，會突然大量進入血循環，而有引起休克的可能。因而在鬆綁前，應做局部排毒，並要緩慢鬆開，以防休克的發生。如果在缺乏醫療條件的早期，採取正確綁紮，還是可取的。

2. 擴創沖洗法

被毒蛇咬傷患肢經綁紮後（或立即）根據當時環境條件，用經過水毒的針、小刀或銳器把傷口牙痕處挑開，深達皮下，呈十字形切開（或一字形切開 1 公分），有毒牙斷齒應予取出。注意勿損傷血管和神經。一般不主張用米形切口，把傷口切得過大，過深，因其對排毒並不一定帶來很大的好處，相反，過長過深的傷口，反易被蛇毒滲入和擴散。挑開傷口後，或就近應用清水，河水，山溪水，泉水，冷開水沖洗傷口，有條件者可用肥皂水 3%鹽水，茶葉水沖洗傷口、以清除傷口及周圍的殘存蛇毒。這種沖洗方法，可與下述擠壓吸引法互相配合或交替進行。切開後或用上述的高滲液進行浸泡和濕敷。

有人認為：蛇毒吸收較快，除非被蛇咬後立即綁紮，並迅速進行擴創沖洗，否則，意義是不太大的。根據動物試驗同位素跟蹤觀察，蛇毒早期在局部的吸收是很快的，有人做過這樣的試驗，把蛇毒注入狗尾，3 分鐘後將狗尾切除，但狗仍不免於死亡。這說明早期吸收相當快。即使如此，但也仍有蛇毒殘存於傷口，同位素的示蹤觀察也證明了這一點。所以，早期的處理，如特別抓緊，能夠及時擴創沖洗，對排除蛇毒來說，是有好處的。

當然，擴創要注意無菌消毒，否則容易感染。咬傷後經過時間過長，一般就不用切開擴創了，除非腫脹過於厲害，為利於減壓而切開，或裏面已經潰爛成膿，其分泌物流出不



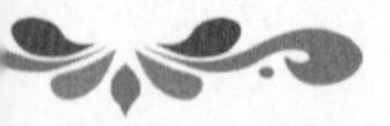

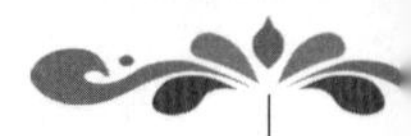

暢時，可行切開，並應將壞死的肌肉、腐敗組織去掉，否則會使肢體的潰爛加重，甚至發展成為骨膜炎、骨髓炎等。

眼鏡蛇咬傷局部出現的瘀斑要切開，出現壞死者，要及早把壞死的組織切除，這是避免成膿，防止進一步壞死的重要措施。但是必須注意，凡是被䴉蛇、五步蛇等血循毒類毒蛇咬傷，或傷口已經出血不止者，是要禁止切開傷口的，否則會增加出血的嚴重程度，甚至死亡。

3. 擠壓、吸吮法

毒蛇咬傷在上述的處理和擴創後，用雙手在局部反覆作離心方向擠壓，將毒液連同毒血擠出。這個方法應與擴創沖洗法結合起來，也可以與吸吮法結合起來，擠壓法一定要手法正確，即由近心端向遠心端、由四周向傷口反覆多 次將毒素擠出，否則會把部分毒液向裏面、向上擠進，蛇毒的吸收速度反而加快。故有人不主張使用，我們認為必須正確掌握而謹慎應用。

吸吮法在臨床上應用得當，常能收到良好的效果。許多有名的蛇醫和有經驗的蛇傷治療單位，都很重視這一方法。吸吮法又分口吸和器械吸引兩類。

口吸法是在缺乏醫療條件時的一種應急方法。及時用口吸吮傷口，是可以吸出部分蛇毒的，但吸吮者的口腔必須無潰瘍、無齲齒、無炎症，並要吸一口、吐一口，同時進行漱口，否則吸者本人也可能中毒。有人把酒、醋或鹽水含在嘴裏後再進行吸吮，則會更安全些。如果能用器械吸吮，我們就不主張用口去吸了。

器械吸吮法一般又可分為火罐法與負壓器兩類。火罐的方法很簡便，可以用瓶子、杯子和竹筒代用。一般用酒精棉或紙 點燃後將瓶內空氣燃燒後，迅速將罐口覆蓋在傷口上，因負壓作用而將皮膚吸起，這同時，在傷口上就會滲出淋巴

液和毒液或帶有血液。將流出的液體擦拭後再重新拔罐，反覆進行。這種方法對排毒、減壓、消腫均有一定作用。

但有些部位如有骨突起的地方，便不能拔罐，那麼可在傷口的上方用消毒針頭刺幾個針眼後，再進行拔罐吸引也是有作用的。這雖是十分簡易的方法，做好了會收到相當好的治療效果的。

4. 蛇藥的使用

解放以來，我國研究出的蛇藥很多，都有較好的療效和特點。其劑型有口服藥片（如季德勝蛇藥片），藥散（如何曉生蛇藥散）、藥酒（如梧州蛇藥酒），和供肌肉、靜脈注射等劑型（如蛇傷解毒注射液——解放軍 168 醫院產）。其作用主要是全身性的，也可以同時用於局部。

我國的蛇藥很多，可根據就近及備有的藥物按說明書使用。或使用中草藥內服與外敷。

**（二）通利泄毒**

通利泄毒是根據中醫治療蛇傷的法則而來的。毒蛇咬傷的早期治療，對蛇毒能排則排，不能排或排不盡則解，因為單純用排毒的方法，往往是不夠徹底的，所以要有解毒的方法。在蛇毒本身及蛇傷後的機體會產生大量代謝產物，都應設法排出體外，除部分從呼吸道和汗腺排出外，其餘主要從大小便中排泄。因此，中醫和民間蛇醫很重視通利大小便是有一定道理的。

臨床實踐證明，蛇傷病人，如果大小便不通，往往導致嚴重的後果。若大小便通暢，則症狀會得到很快的改善。當然，大小便不通，是臨床症狀的一種表現，主要從原因著手，但在治療毒蛇咬傷的過程中，是不容忽視的。因此加強毒素的排泄，是治療毒蛇咬傷中應當注意的一環。排毒與泄毒的區別是，前者是被毒蛇咬傷之初，泄毒是在此之後。兩



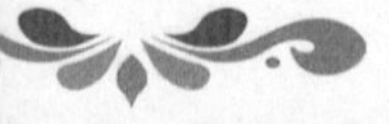

者在性質和目的上都是一致的，後者是前者的繼續，通利泄毒就是排毒解毒的方法。

1. 利尿法

利尿藥除能促進小便排泄之外，一般常有脫水、消腫、降壓的作用。某些中草藥還有清熱、涼血的作用。常使用的中草藥有：

小葉三點金：功能清熱利尿，每次煎服 100～250 克，對蛇傷性尿黃少有較好療效。

車前子及車前草：功能清熱利尿，止咳化痰。還有抑制皮膚真菌生長和降壓作用。每次用車前子 15 克或車前草 30～60 克煎服。

萹蓄：有清熱、利水之功，有明顯利尿作用，促進鈉的排出，每次用 10～15 克，煎服。

地膚子：功能清熱利小便，每次用量 10～15 克，煎服。

茵陳蒿：本品能清濕熱，退黃疸，有一定利尿作用。常用量 15～30 克，煎服。

木通：有清心利水的作用，常用量為 10～15 克，煎服。

2. 通便法

應用通便劑的目的，一般是促進腸管蠕動使糞便利於排出。

大黃：本品含有大黃酚、大黃酸、大黃瀉素及蘆薈素及兒茶素等。功能瀉火解毒，通便逐瘀，本品既可單用，也可配合其他藥物應用。一般劑量 30 克，煎服，但勿久煎，久煎瀉下效果減弱。如蛇傷病人伴有黃疸，則加小葉三點金草 100 克、茵陳 30 克、山梔子 15 克煎服。有瘀斑者加當歸 15 克、茅根 30 克，田七粉 70 克，有出血現象者加旱蓮草 30 克，側柏葉 15 克，鮮魚腥草 100 克。

對銀環蛇咬傷，呼吸停止等危重病人，用生大黃 60 克，

水浸透後煎開5分鐘，加入芒硝15～25克溶解，離火放置5分鐘後，濾出藥液待溫度不太熱時，從胃管一次給藥，一般服藥後1～4小時，病人先有腹部隱痛，然後瀉下腥臭難聞之黑色大便，再瀉下數次黃色稀便，其後瀉下會自行停止，病人的症狀會隨之而輕。對血循毒、混合毒的毒蛇咬傷病人，使用通便法腫脹才易消退。

3. 通利泄毒的方劑

中國醫學治療毒蛇咬傷，積累了豐富的經驗。認為蛇是善行數蛻，其症如火之急，如風之善行數變。其症雖繁，但總括之可歸納為「風、火」二字，臨床可分為三大類：風毒──陰毒──神經毒；火毒──陽毒──血循毒；風火毒──陰陽毒──混合毒。根據其臨床經驗：「治蛇不泄，蛇毒內結；二便不通，蛇毒內攻。」對治療「風毒」蛇傷病人時，宜加血分之藥，其經驗是：「治風先治血，血行風自滅。」李時珍說：「蛇雖陰類，卻為火口。」《內經》也云：「實則瀉之」。從臨床看，蛇傷病人，實症為主，故宜泄法。而蛇傷病人，又多有感染，故宜用瀉火清毒之劑。常有下方，可供臨床治療時參考：

（1）泄毒湯（經驗方）

半邊蓮30克、大黃20克（後下）、白茅根30克、車前草30克、魚腥草30克、萬年青15克、虎杖30克、穿心蓮10克、可隨症加減，水煎服。如有鮮魚腥草100～200克，搗爛取汁，沖兌上藥服用則效果更佳。

（2）蛇藥湯（經驗方）

小葉三點金草100克、半邊蓮30克、通城虎10克、東風菜30克、紅背絲綢20克、石相子30克、水煎沖入適量蜜糖口服。

火毒為主加穿心蓮10克、當歸15克；風毒為主加白芷

15 克、蟬衣 10 克；風火毒為主加生地 30 克、當歸 15 克；發熱者加柴胡 15 克、生石膏 30 克。

熱甚傷津者加元參 30 克、花粉 15 克；大便不通可用生大黃 30～60 克、元明粉 15～25 克；小便不利加豬苓 15 克、木通 15 克；出血者加紅皮藤 30 克、側柏葉 15 克；痛不可忍者加護心膽 15 克、青木香 15 克；噁心嘔吐加生半夏 5 克、竹茹 30 克、生薑 10 克；痰多者加川貝 10 克、法半夏 10 克、竹瀝 20 克；咽痛者加射干 10 克、山豆根 10 克、金線風 10 克。

4. 針刺泄毒法

腫脹是被血循毒類或混合毒類毒蛇咬傷後，常見症狀之一。主要是蛇毒作用於組織、血管，使血管通透性增加及組織滲出性增加，其液體本應從淋巴管道回流而被吸收，由於組織過分腫脹及淋巴管道本身也有所損害，所以局部腫脹的淋巴在回流上也受到障礙，如不設法解除這種障礙，將使組織過分腫脹，而血液循環也受到障礙，蛇毒，淋巴液及局部代謝產物的滲出物，聚集在一起，加上蛇毒本身及血液循環障礙，所以就容易造成肢體的組織壞死，上述幾種因素，是互相影響的，這些有害的液體被瀦留，則淺表層潰爛 可以影響至深層，遠端的可以影響到近端。因此，根據病因採取措施使液體部分排出，減低其張力，這時毒蛇咬傷的局部是有一定好處的。通常用三棱針針刺八風穴或八邪穴，及局部腫脹最明顯之處，或液體積聚之處。按其部位選擇刺入 2～3 毫米深，達到皮下即可，以利「黃水」流出。但是要注意，傷口仍在出血者不能刺；注意勿刺傷血管；作用的器械（特別是穿刺的針、刀等）一定要注意消毒。本法也可與吸吮結合進行。

**（三）對症抗毒**

中國醫學用中草藥治療毒蛇咬傷及抗菌消炎方面，有良





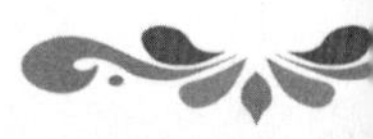

好的效果，並積累了豐富的經驗。現綜合國內許多單位的研究，如上海華山醫院、新華醫院、北京中醫研究院，湖南醫學院、福建醫學院等研究對葡萄球菌及綠膿桿菌有作用，並同時對蛇傷有一定作用的中草藥，簡略介紹如下：

1. 對金黃色葡萄球菌及綠膿桿菌有抑制作用，並可用於蛇傷病人煎服的有：黃連、徐長卿、穿心蓮、大青葉、地錦草、銀花、風尾草、一枝黃花、馬鞭草、鴨杷草、小薊、白花蛇舌草、茅莓、車前草、大薊、吳茱萸、茵陳蒿、大黃、田邊菊、鬼針草、龍膽草、苦瓜葉、旱蓮草、敗醬草、找板歸、辣蓼草等。

2. 對金黃色葡萄球菌及綠桿菌有抑制作用，並可給蛇傷病人水泡洗、濕敷或搗敷患處的有：五味子、臭花娘、敗醬草、一點紅、元寶草等。

3. 對金黃色葡萄球菌及綠膿桿菌有抑制作用，並可用於蛇傷病人口服及外用的有：千里光、梔子、紫花地丁、七葉一枝花、半支蓮、雪裏青、馬齒莧、魚腥草、四季青、半邊蓮、九頭獅子草等。

中草藥中，可能還有比上面介紹的效果更好的，這就需要繼續去發掘和研究。例如鮮大蒜、雪膽及某些礦物藥都有一定的效果。其藥用 劑量可參考一般中草藥書籍。

## 二、毒蛇咬傷的辨證論治

中國醫學認為，蛇傷發病不離陰陽、氣血、經絡、臟腑、宜辨證論治。其臨床表現：蛇毒傷人，早期作用於經絡，以局部腫痛或麻木為主；火毒重者，則以紅、腫、熱、痛為主；其風毒重者，則以麻木甚至癱瘓為主。蛇毒傷於氣，則氣滯而為痛；蛇毒侵凌於血，則可以出現血疱、瘀



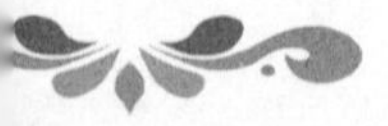

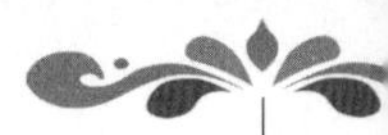

斑，甚至血熱妄行，全身出血現象。若蛇毒犯於臟腑，則可導致急性呼吸衰竭、急性循環衰竭、急性腎功能衰竭，其嚴重者，可以心跳停止，氣絕，即「陰陽離決，精氣乃絕」而死亡。本節從整體觀念、辨證分析，來闡述治療毒蛇咬傷。

### （一）病因辨證

蛇傷病人的臨床表現與致病因素有關，當不同的蛇毒作用於人體後，會產生不同症狀，這是辨證的根據。按其病因，分為 3 類：

1. 風症

風毒類（神經毒）見於銀環蛇、金環蛇、海蛇。風者，善行數變，形容此類毒蛇咬傷後，變化快、變化多。《素問・至真要大論》說：「諸暴強直、皆屬於風，」「諸風掉眩，皆屬於肝」。風屬肝，肝主筋，肝開竅於目，故神經毒毒蛇咬傷的病人，有頭昏、項背、強痛、眼瞼下垂、瞳孔散大、視物模糊、複視、抽搐、張口、伸舌、吞嚥及說話困難、肢體軟弱無力。危重者呼吸困難，發紺，甚至呼吸麻痹。而局部症狀輕微，不紅、不腫、不痛、反有麻木感，容易使人忽視。初期無明顯症狀，在短時間內，病情可以急轉直下發展到重、危型。

現代醫學證明神經毒主要作用於神經肌肉接頭，發生箭毒樣作用等，引起呼吸肌麻痹，四肢癱瘓，病理反射消失。

中醫治療法則認為：「治風先治血，血行風自滅」；李時珍說：「蛇雖陰類，卻為火口」，故治療原則宜活血疏風，清熱解毒。可用：

疏風解毒湯：當歸 15 克、白芷 30 克、雄黃 6 克、吳茱萸 10 克、細辛 6 克、半邊蓮 30 克、青木香 10 克、防風 6 克、全蠍 6 克、僵蠶 10 克、蟬衣 10 克 、菖蒲 10 克，隨證加減煎服。

2. 火症

火毒類（血循毒）見於竹葉青、烙鐵頭、五步蛇、蠶蛇。這類毒蛇咬傷，局部紅腫、疼痛、出現水泡、血泡、瘀斑、附近淋巴結發炎、傷口出血不止，甚至發生組織壞死，全身不適，畏寒發熱，神昏、譫語、眼結膜出血、鼻衄、齒齦出血、陰道出血、尿血、便血等。《素問・至真要大論》指出：諸熱瞀瘛，諸逆沖上，諸躁狂越，諸病胕腫，疼酸驚駭、皆屬於火；又謂：諸痛癢瘡，皆屬於心。

現代醫學認為血循毒中含有心臟毒、細胞毒、溶血毒、出血毒、促凝與抗凝因子、酶等作用，引起出血症狀及急性循環衰竭、腎功能衰竭。

以熱毒為主者，治宜清熱解毒利尿。可用：

清利解毒湯：小葉三點金草 100 克、半邊蓮 20 克、生地 30 克、白茅根 30 克、車前草 30 克、大黃 15 克（後下）、蒲公英 20 克、梔子 15 克、黃芩 10 克，隨症加減煎服。

以血證為主，治宜涼血止血，利尿解毒。可用：

涼血解毒湯：旱蓮草 30 克、茜草 15 克、生地 30 克、當歸 15 克、鮮側柏葉 30 克、半邊蓮 20 克、梔子 15 克、赤芍 15 克、丹皮 15 克、大黃 20 克（後下）水牛角絲 60 克，（先煎）隨症加減煎服。

3. 風火兼症

風火毒類（混合毒）見於眼鏡蛇、眼鏡王蛇、奶蛇。此類毒蛇咬傷，局部明顯紅、腫、痛、熱，或伴有水泡、血泡、瘀斑及組織壞死（尤其眼鏡蛇咬傷者常見）。全身症狀見頭暈、眼花、噁心、嘔吐、腹痛、腹瀉、心悸、心慌、複視、眼瞼下垂、視物模糊、胸悶不適、呼吸困難，可以出現心力衰竭、呼吸麻痹和急性循環衰竭。治宜降火息風、通利解毒。可用：

通降解毒湯加減：半邊蓮 30 克、小葉三點金草 100 克、梔子 15 克、白茅根 30 克、鉤藤 15 克、當歸 15 克、生地 30 克、白芷 15 克、芒硝 6 克、五靈脂 10 克、龍膽草 10 克、大黃 20 克（後下）隨症加減煎服。

**（二）臟腑辨證**

人被毒蛇咬傷後，蛇毒注入人體皮肉，通過經絡，輕則先犯氣血，重則內乾臟腑。風毒多犯氣，火毒多犯血，但是氣為血之帥，血為氣之母，氣血相連，故毒深者，勢必內傳臟腑，臟腑間又互相影響，所以病情就表現得比較複雜了。但是從複雜的表現中，抓住主要柔盾，則次要矛盾便可迎刃而解。

《內經》說：「治病必求於本」，又說：「必伏其所主」，如果能抓住臟腑的主要病理表現，對處理複雜或危重的病人，就可以心中有數了。中醫認為：「百病皆生於氣也」，又說：「風為百病之長，善行而數變」。而肺是主氣的，蛇毒犯肺又為常見。

1. 蛇毒犯肺的辨證論治

肺位於胸中，上連氣道，開竅於鼻、外合皮毛，其經脈下絡大腸，互為表裏。肺主氣，司呼吸、屬衛，肺朝百脈，是全身氣機活動的樞紐，故各種邪毒容易犯肺。波及到大腸，就出現便秘或腹瀉。

（1）蛇傷的早期：蛇毒尚在皮膚、肌肉，雖然對部分的經絡有所影響，表現為腫痛或者麻木。但仍可按早期處理的排毒解毒方法處理。

（2）風痰壅肺：如果蛇毒已經內傳，出現痰涎壅盛，呼吸困難，語聲低微，四肢軟癱，則宜警惕肺氣被奪（呼吸麻痹），治宜理氣化痰泄毒。急用：

控痰丹：甘遂 6 克、大戟 6 克、白芥子 10 克、白芷 12

克、半邊蓮30克、川貝母10克、法半夏10克、萬年青15克、射干10克，煎服。必要時人工加壓給氧；進行中西醫結合治療。因為氣為血之帥，氣行則血行，氣滯則血瘀，氣停則血止。所以必須保證氣的通暢和氧的供給。

（3）熱毒犯肺：表現為高熱，口乾，鼻煽，咳嗽，咳痰黏稠或帶血、咽乾喉痛，舌紅、苔黃燥。治宜清熱泄肺解毒。可用：

加味千金葦莖湯：葦莖60克、薏苡仁30克、冬瓜仁30克、桃仁10克 魚腥草60克、半邊蓮30克、生地30克、花粉15克、生石膏20克、煎服。

（4）大腸實熱：口燥舌焦，大便秘結，或肛門灼熱，大便腐臭，或腹痛拒按，小便短赤，脈數，苔黃燥。治宜清熱導滯。可用：

涼膈散加減：大黃30克、芒硝15克、梔子15克、薄荷6克、黃芩10克、銀花10克、連翹10克，水煎服。

（5）肺氣虧虛：由於蛇毒量大，肺氣受損，雖經基本治癒，但全身仍見虛弱，咳嗽，乏力，氣短，聲低，四肢欠溫，自汗，舌淡苔白，脈弱無力。宜補益肺氣。可用：

百合固金湯加減：生地15克、熟地15克、沙參12克、麥冬12克、當歸10克、白芍10克、貝母10克、桔梗6克、甘草6克、百合15克、白朮10克、淮山藥15克、北黃芪30克、水煎服。

2. 蛇毒犯心的辨證論治

心主血脈，主神明，是人體生命活動的中心和情志思維活動的中樞。火毒類的蛇毒常常是毒血凌心，風毒類的蛇毒常常是奪氣凌心，兩種毒者可以使心受到損害。而火毒對血脈的損傷更為顯著。

（1）心氣不足（心力衰竭）：症見心悸氣喘，唇舌發

紺，脈促（每 分鐘 140 次以上）或節律不整，不能平臥。治宜益氣養心，宜可肺祛飲可用：

小青龍湯加減：黨參 10 克、北黃芪 15 克、白芍 10 克、細辛 5 克、五味子 10 克、甘草 0.2116 盎司、麻黃 5 克、乾薑 5 克、薑半夏 10 克，如伴有水腫則加五皮飲；茯苓皮 10 克、生薑皮 10 克、陳皮 5 克、大腹皮 10 克、桑白皮 10 克，水煎服。

（2）心陽虛脫（休克）：症見面色蒼白，大汗淋漓，煩躁不安，四肢不溫、脈微欲絕，血壓下降（收縮壓低於 10.7kpa）。這是蛇毒直接損害心陽所致。急用獨參湯或參附湯（人參 10 克、附子 10 克），回陽救逆，並針刺人中、素髎、湧泉等穴。若血壓不穩，可用：

穩壓湯：附子 10 克 甘草 30 克、黃精 30 克

若病人四肢微溫，脈虛大無力，呼吸氣短等氣陰兩虛表現，可用：

生脈散：人參 10 克、麥冬 12 克、五味子 10 克。

（3）失血亡陽（失血性休克）：由於失血過多而發生休克者，面無血色，唇舌淡白，脈細數而微，血紅蛋白顯著下降。治宜氣血兩補：

八珍湯加味：當歸 10 克、川芎 6 克、赤芍 10 克、熟地 10 克、黨參 10 克、白朮 10 克、茯苓 10 克、炙甘草 10 克、阿膠 10 克、白及 15 克、槐花 10 克、旱蓮草 30 克，水煎服。

（4）血熱妄行：火毒侵犯人體常表現為傷口出血，瘀斑、血泡、鼻衄、齒衄、結合膜出血、咳血、嘔血、尿血、便血、陰道流血及其他臟器出血等，舌紅苔黃，脈多弦數，如出血量多，則脈芤或細數。治宜涼血滋陰。可用：

小薊飲子加味：小薊 15 克、蒲黃 10 克、藕節 10 克、滑

石15克、木通10克、生地15克、當歸10克、甘草6克、梔子10克、竹葉10克、旱蓮草30克、益母草15克、紅花10克、赤芍10克、側柏葉30克、水煎服。

3. 蛇毒犯肝的辨證論治

肝性剛強，喜疏泄條達。風屬肝，肝藏血，主筋與爪甲。肝開竅於目，膽附於肝，互為表裏，諸風掉眩皆屬於肝。肝陽亢者，其膽火也盛，可出現目赤、面紅、頭痛、肌痛，嚴重者可出現抽筋現象。膽火旺之餘，可以出現黃疸。肝血不足，則膽氣也衰，可有頭暈、目眩、視力減退、目澀、夜盲等症。

（1）肝鬱氣滯：蛇傷後，表現為頭暈目眩，胸脇悶痛，心煩易怒、目赤、肢體疼痛、呃氣、噁心、脈弦、治宜疏肝理氣，可用：

柴胡疏肝湯加味：當歸10克、柴胡6克、赤芍10克、川芎6克、東風菜30克、水煎服。或用：

失笑散加味：蒲黃15克、五靈脂15克、當歸10克、元胡10克、通城虎10克。

（2）肝膽鬱熱：面目皮膚發黃，胸脇悶痛，食慾減退，小便黃赤，舌苔乾黃或黃膩，脈弦數。治宜清肝利膽。可用：

龍膽瀉肝湯加減：龍膽草10克、當歸10克、柴胡6克、梔子10克、木通10克、生地15克、車前子10克、澤瀉10克、茵陳15克、黃芩10克、茅根30克、小葉三點金草100克，水煎服。

（3）肝陰不足、肝陽浮動：症見頭暈目眩、頭痛綿綿不休、目澀咽乾、肌肉疼痛發抖或手足麻木拘急，可用柔肝養陰法：

杞菊地黃湯：枸杞10克、杭菊15克、熟地25克、淮山藥15克、山萸肉15克、澤瀉10克、茯苓10克、丹皮10

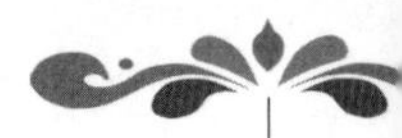

克，水煎服。若病情加重，則可口吐涎沫，四肢抽搐，語言蹇澀，甚則不省人事，這是肝風內動，宜平肝息風。可用：

羚羊角 3 克、龜板 15 克、生地 15 克、丹皮 10 克、白芍 10 克、柴胡 6 克、薄荷 6 克、蟬衣 6 克、菊花 6 克、夏枯草 10 克、石決明 30 克，水煎服。

若抽搐而發高熱則是熱入心包，宜用紫雪丹或安宮牛黃丸。

4. 蛇毒犯脾胃的辨證施治

脾胃為後天之本，化生氣血之源。主受納、腐熟和運化水穀。脾統血，主四肢，肌肉，脾胃有升清降濁的作用。蛇毒傷人常有脾胃功能失健的現象。出現食慾不振、噁心、嘔吐、腹脹、腹瀉、胃腸麻痹等症狀。

（1）脾胃不和：神疲乏力，食慾不振，胃脘脹痛，噁心，嘔吐，或有腹瀉或便秘，舌苔黃、白。此種脾胃不和是由於蛇毒引起的，故應先用祛邪扶正。可用：

瀉心湯：大黃 15 克、黃芩 10 克、黃連 6 克、竹茹 10 克、乾薑 10 克、神麴 10 克、生半夏 5 克

若蛇毒已去，但胃氣未復，可用：

保和丸：陳皮 6 克、法半夏 10 克、茯苓 10 克、神麴 10 克、山楂 10 克、萊菔子 15 克、連翹 10 克、麥芽 10 克，水煎服。

（2）血虛脾弱（心脾兩虛）：顏面蒼白，萎黃消瘦，精神疲困，四肢無力，食慾減退，心悸失眠。這多見於蛇傷的後期。治宜健脾寧心。可用：

歸脾湯加減：黨參 10 克、黃芪 30 克、當歸 10 克、茯苓 10 克、遠志 10 克、桂圓肉 10 克、酸棗仁 10 克、白朮 10 克、木香 3 克、甘草 3 克、五味子 5 克、水煎服。

若病人因脾不統血而發生吐血、便血或皮下出血，則宜





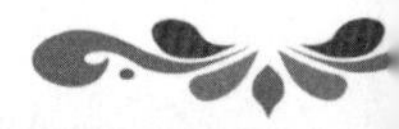

用：

補脾理血湯：淮山藥 30 克、白朮 10 克、白及 15 克、黃連 10 克、地榆 30 克、側柏葉 15 克、紅皮藤 15 克，水煎服。

5. 蛇毒犯腎的辨證施治

腎為水、火之勝，是先 天之本，主水，主藏精，主骨，主生長發育。蛇傷中出現腎功能衰竭，發生尿少尿閉，蛋白管型尿及非蛋白氮增高等，均與腎有關。常見有全身骨痛、腰酸、腿軟等。

（1）腎關閉阻，下焦壅塞：常見於血循毒類毒蛇咬傷。出現血尿、血紅蛋白尿或肌紅蛋白尿，尿少甚至尿閉。應與心腎衰微（血壓過低）或陰液枯竭（血容量不足）相區別。宜通關開竅，清泄下焦。可用：

皂角通關散：知母 10 克、黃柏 10 克、上肉桂 10 克、滑石 25 克、冬葵子 25 克、皂角 6 克、小蔥 30 克、路路通 7 個、或加車前草 30 克、白茅根 30 克、木通 10 克、小葉三點金草 100 克，水煎服。

（2）腎陽衰微（腎功能衰竭）：尿少尿閉，或全身浮腫，呼吸困難，噁心嘔吐、頭痛、視物模糊，甚則昏迷。可用下方降低氮質血症：

①大黃 12 克、白花蛇舌草 30 克、玄參 30 克、煎液作腹部腎區離子導入。

②生大黃、桂枝、槐花各 30 克，煎湯灌腸。

③蛇傷後，常致腎功能異常，為了促進腎功能恢復，可用：

腎功能復元湯：丹皮 10 克、生地 60 克、麥冬 10 克、半邊蓮 20 克、甘草 10 克、車前子 30 克、滑石 15 克、芒硝 10 克、小葉三點金草 100 克，每天 1～2 劑煎服，連續應用 3 天（滑石、芒硝另包，用米湯調服，1 天分 2 次服完）。

(3) 腎陰偏虛：症見失眠，健忘，耳鳴，或潮熱盜汗，腰腿酸軟，舌紅少苔，脈細數。治宜滋陰降火。可用：

知柏地黃湯：知母 12 克、黃柏 10 克、淮山藥 15 克、熟地黃 25 克、山萸肉 15 克、丹皮 10 克、茯苓 10 克、澤瀉 10 克，水煎服。

(4) 陽虛水泛：由於腎陽受損，氣化失常，排泄障礙，水邪泛於肌膚，則見周身浮腫，尿少。另一方面，水泛為痰，痰阻氣機，肺失通調，所以症見浮腫，呼吸困難，尿少甚至尿閉，舌淡、苔白、脈微細。治宜溫陽利水。可用：

真武湯：茯苓 12 克、白芍 10 克、生薑 3 片、白朮 10 克、附子 10 克、水煎服。

對蛇傷病人，早期應以祛邪為主，邪去正安，但後期在正衰的情況下，就是考慮扶正以祛邪，最好是祛邪而不傷正，扶正不宜留邪。至於那種先後施行，或者須要攻補兼施，這就是根據病情權衡輕重緩急。

## 三、毒蛇咬傷的併發症和後遺症的處理

毒蛇咬傷後，由於蛇毒毒液中含有細菌，以及蛇毒對組織的損害，又蛇傷往往在野外發生，在處理時由於條件所限，所以常引起傷口感染，不僅一般的化膿性感染可以發生，而且厭氧性的細菌，如破傷風、氣性壞疽的感染也有可能。加之蛇傷後，機體抵抗力下降，以及病人的呼吸、循環系統的障礙，往往可能出現併發嚴重的肺炎或敗血症。危重病人，有時需要氣管切開及留置導尿管，這都增加了感染的機會。

感染的一般表現是：發熱、白細胞升高、中性細胞增加，甚至核左移，中毒細胞出現，局部或器官有炎變體徵。如皮膚





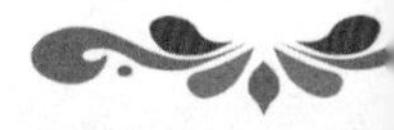

有出血點，懷疑敗血症的存在時，應做血液細菌培養。

一般對蛇傷的局部處理，要注意盡可能採用無菌操作，對氣管切開後的呼吸道管理及吸痰等尤宜注意。中草藥的黃連、黃柏、黃芩、穿心蓮、金銀花、蒲公英、魚腥草、白花蛇舌草、冬青葉等，都有較好的抗菌作用，當感染高峰控制後，改用中草藥為主，這樣較為妥當。

**（一）一般感染的處理**

可用清熱解毒的中草藥內服或外敷。

**（二）破傷風的處理**

中醫療法：可服用玉真散，或和蟬蛻 30 克、米醋煎服，或辨證施治。

**（三）局部炎症腫脹與組織潰爛的處理**

毒蛇咬傷，特別是血循毒類及混合毒類毒蛇咬傷，由於蛇毒中含有多種對組織細胞及血管有損害的物質，故臨床上常見毒蛇咬傷的傷口，有劇烈疼痛，紅腫並逐漸蔓延，或傷口及周圍皮膚發黑，出現水泡、血泡、瘀斑，或組織壞死；有的形成大小、深淺不一的慢性潰瘍，癒合非常緩慢。炎症期常伴有淋巴腫大及淋巴管炎，另外在傷口有時會夾雜厭氧桿菌感染及繼發化膿性感染，都應加以注意，做好早期治療，一旦發現，及時處理。

1. 預防組織壞死及潰爛的發生

（1）及時做好蛇傷的早期局部處理（參閱毒蛇咬傷的早期治療）特別要及時切開，反覆沖洗。

（2）切開傷口的器械、敷料和沖洗的液體要求乾淨，有條件的應以無菌操作。

（3）早期用繩帶綁紮傷口上方，不要時間過長，一般不超過 30 分鐘，如能及時處理，可以不用綁紮，以免有礙血液循環，造成肢體壞死。



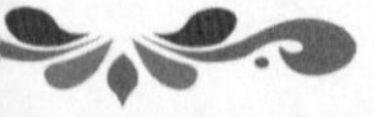

2. 局部炎症及腫脹的處理

（1）神農解毒丹搗碎後，用水調搽傷口及腫脹處（如能用醋調更佳），但勿堵住傷口，以免妨礙毒液流出。

（2）患肢腫脹明顯，可用負壓器或拔火罐的方法，或用三棱針、毫針將患肢的八邪穴或八風穴皮膚刺破，使毒液排出增加。特別要注意體位引流，讓傷口向下，使毒液流出。

（3）用異葉 天南星 40 克、旱蓮草 40 克、夏枯草 20 克，搗爛敷傷口及腫脹處。

（4）眼鏡蛇咬傷出現的瘀斑要立即切開，出現壞死者及早將壞死組織切除，這是避免成膿，防止壞死進一步發展的重要措施。

（5）亦可選用半邊蓮、芙蓉花（葉）、一點紅、辣蓼草、敗醬草、旱蓮草、蒲公英、薄荷葉、虎杖中的數種搗爛敷傷口周圍。

（6）樟樹葉、柑了葉煎水洗患肢。

（7）金黃散：天花粉 10 克、黃柏 5 克、大黃 5 克、甘草 2 克、薑黃 5 克、白芷 3 克、南星 2 克、蒼朮 2 克、厚朴 2 克、陳皮 2 克，研末備用，水或醋調搽傷口周圍。

（8）蛇傷消腫散：七星劍 500 克、寮刁竹 500 克、威靈仙 500 克、毛射香 250 克、雙眼龍 250 克、半邊蓮 250 克、獨腳烏臼 250 克，研末混合，用醋或涼開水調敷腫脹處，乾後又復塗抹。

3.傷口潰爛的處理

（1）用 100%山指甲或毛冬青或虎杖液濕敷傷口，直至癒合。

（2）祛腐拔毒散：紅升 9 克、冰片 9 克、輕粉 30 克、爐甘石 30 克、青牝 30 克、石膏 60 克，共研細末，撒傷口每日 1 次。適用於潰爛至骨，並有漏管形成，常年不癒者。用





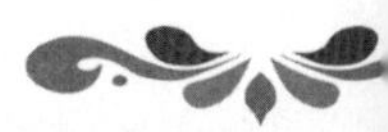

至膿水已稀，腐肉已祛為止。

（3）生肌散：五倍子 10 克、冰片 10 克、兒茶 20 克、象皮 20 克、白蠟 30 克、黃連 10 克，共研極細末，撒創面，至癒合。

（4）白糖外敷療法：先洗淨傷口，取白糖適量放於潰瘍面上，後以敷料膠布覆蓋於上，每 1～2 天更換 1 次。

（5）用蜜糖塗搽傷口，每日 1～2 次，可以促進傷口癒合。

**（四）蛇傷後繼發肢體功能障礙的處理**

被含血循毒的毒蛇咬傷，特別是被五步蛇和眼鏡蛇咬傷後，常發生患肢腫脹、壞死、攣縮，而導致功能障礙，甚至發生殘廢。蛇毒對組織的損害，使肢體血管通透性增加，局部腫脹，張力增加，循環障礙，或結紮時間過長，均會影響肢體的功能活動。

1. 宜作好早期處理，防止肢體的壞死，一旦全身症狀減輕，局部腫脹開始消退，即鼓勵病人自我鍛鍊，但要注意循序漸進。

2. 進行適當的按摩、針灸治療，可收到一定的療效。

（余培南）

# 附錄

## 藥物分類歸納簡表

### 發表藥歸納簡表

| 類別 | 品名 | 性味 | 效能 | 歸經 | 主治（摘要） | 一般用量 |
|---|---|---|---|---|---|---|
| 辛溫發表藥 | 麻黃 | 辛溫微苦 | 發汗解表，平喘，利水。 | 心、肺、膀胱、大腸。 | 1. 傷寒發熱，惡寒無汗。<br>2. 咳嗽氣喘。<br>3. 水腫風疹。 | 1.5 克至 4.5 克 |
| | 桂枝 | 辛甘溫 | 解肌發表，溫經通絡。 | 肺、心、膀胱。 | 1. 感冒風寒。<br>2. 關節酸痛。<br>3. 咳喘痰飲。<br>4. 經閉腹痛。 | 3 克至 9 克 |
| | 紫蘇 | 辛溫 | 發表、散寒、解毒。 | 肺、脾。 | 1. 外感風寒，發熱惡寒無汗。<br>2. 食魚蟹中毒。 | 4.5 克至 9 克 |
| | 香薷 | 辛溫 | 解表發汗，利濕消腫。 | 肺、胃。 | 1. 感冒暑邪，寒熱無汗。<br>2. 腹痛吐瀉。<br>3. 水腫。 | 3 克至 9 克 |
| | 荊芥 | 辛溫 | 袪風發表。 | 肺、肝。 | 1. 感冒風寒。<br>2. 產後發熱。<br>3. 吐衄崩漏。 | 4.5 克至 9 克 |
| | 防風 | 辛甘溫 | 發表、袪風、化濕。 | 膀胱、肝、肺、脾、胃。 | 1. 外感風寒。<br>2. 風濕痺痛。<br>3. 崩漏血痢。 | 3 克至 9 克 |
| | 細辛 | 辛溫 | 發汗化痰，袪風止痛。 | 心、肺、肝、腎。 | 1. 感冒風寒頭痛。<br>2. 痰飲咳逆。<br>3. 風濕痺痛。 | 1.5 克至 3 克 |
| | 羌活 | 辛甘溫 | 搜風發表，袪濕止痛。 | 膀胱、肝、腎。 | 1. 感冒風寒，頭痛身痛。<br>2. 風濕痺痛。 | 3 克至 9 克 |



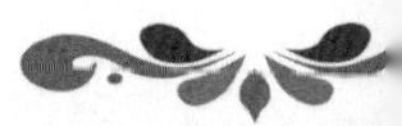

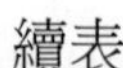

續表

| 類別 | 品名 | 性味 | 效能 | 歸經 | 主治(摘要) | 一般用量 |
|---|---|---|---|---|---|---|
| 辛涼發表藥 | 蔥白 | 辛溫 | 發汗解肌，通陽利水。 | 肺、胃。 | 1. 感冒頭痛，惡寒無汗，鼻塞。<br>2. 利下腹痛。 | 3 克至 9 克或 3 枚至 10 枚 |
| | 辛夷 | 辛溫 | 祛風通竅。 | 肺、胃。 | 1. 感冒頭痛。<br>2. 鼻淵、鼻塞。 | 1.5 克至 4.5 克 |
| | 芫荽 | 辛溫 | 發痘疹，辟惡氣。 | 肺、胃。 | 痲疹不透。 | 3 克至 9 克 |
| | 生薑 | 辛微溫 | 發表散寒，溫中止吐。 | 肺、脾、胃。 | 1. 傷寒頭痛。<br>2. 嘔吐。<br>3. 胃寒腹痛。 | 3 克至 9 克或 1 片至 4 片 |
| | 西河柳 | 甘平 | 發汗透疹。 | 心、肺、胃。 | 痧疹不透。 | 4.5 克至 9 克 |
| | 葛根 | 甘平 | 解肌退熱。 | 脾、胃。 | 1. 發熱口渴無汗。<br>2. 下痢泄瀉。 | 3 克至 9 克 |
| | 浮萍 | 辛寒 | 發汗利水。 | 肺 | 1. 感冒發熱無汗。<br>2. 斑疹不透。<br>3. 水腫，小便不利。 | 3 克至 6 克 |
| | 薄荷 | 辛涼 | 散風退熱，解鬱疏氣。 | 肺、肝。 | 1. 感冒發熱，頭痛鼻塞。<br>2. 咽喉腫痛。<br>3. 皮疹風疹。 | 2.4 克至 4.5 克 |
| | 淡豆豉 | 苦寒 | 解肌發表，退熱除煩。 | 肺、胃。 | 1. 感冒發熱。<br>2. 胸脘煩悶。 | 9 克至 12 克 |
| | 大豆卷 | 甘平 | 發汗解肌，利水除濕。 | 胃。 | 1. 感冒發熱。<br>2. 濕熱內蘊，胸脘不舒。 | 9 克至 15 克 |

**附記**：紫蘇一味分葉、梗、子三部分，效用各異，除蘇葉列入本章外，蘇梗入理氣藥，蘇子入祛痰止咳藥。

## 清熱藥歸納簡表

| 類別 | 品名 | 性味 | 效能 | 歸經 | 主治（摘要） | 一般用量 |
|---|---|---|---|---|---|---|
| 苦寒藥 | 黃連 | 苦寒 | 瀉火解毒，清熱燥濕。 | 心、肝、膽、大腸。 | 1. 濕溫熱病。<br>2. 熱痢腹痛。<br>3. 心煩嘔吐。<br>4. 目赤腫痛。 | 1.5 克至 4.5 克 |
| | 黃芩 | 苦寒 | 清熱、瀉火。 | 肺、心、肝、膽、大腸。 | 1. 溫病身熱。<br>2. 肺火痰熱。<br>3. 濕熱瀉痢。<br>4. 胎動不安。 | 4.5 克至 9 克 |
| | 黃柏 | 苦寒 | 清熱、瀉火、燥濕。 | 腎、膀胱。 | 1. 溫病熱病。<br>2. 赤痢。<br>3. 濕熱黃疸。<br>4. 帶下淋閉。<br>5. 兩足痿軟。<br>6. 濕毒熱瘡。 | 4.5 克至 9 克 |
| | 龍膽草 | 苦寒 | 瀉火、清熱、明目、定驚。 | 肝、膽、膀胱。 | 1. 高熱驚癇。<br>2. 目赤，脇痛。<br>3. 濕熱高疸。<br>4. 瘡瘍陰癢。 | 1.5 克至 4.5 克 |
| | 胡黃連 | 苦寒 | 清熱退蒸。 | 心、脾、肝、膽。 | 1. 蟲積疳勞。<br>2. 小兒驚癇。<br>3. 潮熱盜汗。 | 1.5 克至 4.5 克 |
| | 梔子 | 苦寒 | 瀉火清熱，涼血解毒。 | 心、肺、三焦。 | 1. 熱病煩渴。<br>2. 黃疸淋病。<br>3. 吐血衄血。<br>4. 目赤、熱瘡。 | 1.5 克至 9 克 |
| | 銀花 | 甘寒 | 清熱解毒。 | 肺、胃、心、脾。 | 1. 溫病發熱、斑疹咽痛。<br>2. 癰疽腫毒<br>3. 血痢便血。 | 9 克至 15 克 |
| | 附：忍冬藤 | 甘寒 | 清熱解毒通絡 | | 1. 癰疽腫毒。<br>2. 經絡不利。 | 9 克至 15 克 |
| | 連翹 | 苦微寒 | 清熱、解毒。 | 心、膽、三焦、大腸。 | 1. 熱病煩渴。<br>2. 瘡癰瘰癧。<br>3. 斑疹丹毒。 | 9 克至 12 克 |
| | 夏枯草 | 辛苦寒 | 清肝火，散鬱結。 | 肝、膽。 | 1. 瘰癧、乳癰。<br>2. 目赤珠痛。<br>3. 肝風頭痛。 | 6 克至 12 克 |



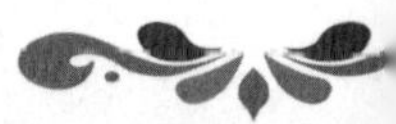

續表

| 類別 | 品名 | 性味 | 效能 | 歸經 | 主治（摘要） | 一般用量 |
|---|---|---|---|---|---|---|
| 苦寒藥 | 柴胡 | 苦平微寒 | 和解退熱，疏肝開鬱。 | 肝、膽、心包絡、三焦。 | 1. 傷寒瘧疾、寒熱往來。<br>2. 胸悶脇痛。<br>3. 月經不調。<br>4. 中氣下陷。 | 3克至9克 |
| | 知母 | 苦寒 | 解熱除煩、清肺、滋腎。 | 肺、腎、胃。 | 1. 熱病口乾。<br>2. 肺熱咳嗽。<br>3. 勞熱骨蒸。 | 4.5克至9克 |
| | 青蒿 | 苦寒 | 清熱除蒸。 | 肝膽。 | 1. 溫病暑熱。<br>2. 骨蒸勞熱。<br>3. 瘧疾。 | 4.5克至9克 |
| | 白薇 | 苦寒 | 涼血退熱。 | 胃。 | 1. 溫病灼熱。<br>2. 虛煩潮熱。<br>3. 肺熱咳嗽。 | 4.5克至9克 |
| | 白蘞 | 苦平 | 清熱解毒。 | 心、脾、肝、胃。 | 1. 疔瘡癰腫。<br>2. 燙火灼傷。<br>3. 瘰癧。 | 4.5克至9克 |
| | 決明子 | 苦甘微寒 | 清熱、祛風、明目。 | 肝、腎。 | 1. 目赤翳障。<br>2. 頭風頭痛。 | 4.5克至9克 |
| | 青葙子 | 苦微寒 | 清肝火、散風熱。 | 肝。 | 目赤翳障。 | 3克至9克 |
| | 木賊草 | 苦平 | 解肌散風，平肝清熱。 | 肺、肝、膽。 | 1. 目赤多淚。<br>2. 皮膚水腫。<br>3. 寒熱瘧疾。 | 4.5克至9克 |
| | 夜明砂 | 辛寒 | 清熱、散血、明目。 | 肝。 | 1. 目盲翳障。<br>2. 小兒疳積。 | 3克至9克 |
| 甘寒藥 | 豬膽汁 | 苦寒 | 清熱通便。 | 心、肝、膽。 | 1. 大便秘結。<br>2. 黃疸腹脹。 | 0.9克至1.5克 |
| | 苦丁茶 | 甘苦涼 | 散風清熱。 | 肝、膽。 | 1. 頭痛齒痛。<br>2. 聤耳流膿。<br>3. 眼目紅腫。 | 1.5克至4.5克 |
| | 生石膏 | 辛甘大寒 | 清涼解熱。 | 肺、胃、三焦。 | 1. 高熱煩躁，大渴引飲。<br>2. 肺熱喘咳。<br>3. 目赤齒痛。 | 9克至30克 |

續表

| 類別 | 品名 | 性味 | 效能 | 歸經 | 主治(摘要) | 一般用量 |
|---|---|---|---|---|---|---|
| 甘寒藥 | 蘆根 | 甘寒 | 清熱解渴。 | 肺、胃、腎。 | 1. 熱病煩渴。<br>2. 肺癰。<br>3. 胃熱嘔吐。 | 15 克至 30 克或 1 枝、10 公分 |
| | 桑葉 | 苦甘寒 | 祛風、清熱。 | 肺、肝。 | 1. 感冒風熱。<br>2. 頭痛目赤。<br>3. 肺熱咳嗽。 | 4.5 克至 9 克 |
| | 菊花 | 甘苦平 | 清熱祛風、明目、解毒。 | 肝、肺、腎。 | 1. 風熱頭痛。<br>2. 目赤、頭眩。<br>3. 癰腫疔瘡。 | 4.5 克至 9 克 |
| | 鮮竹葉 | 甘淡寒 | 清心除煩、解渴利尿。 | 心、肺。 | 1. 口渴溲赤。<br>2. 胸悶煩躁。 | 6 克至 12 克 |
| | 淡竹葉 | 甘寒 | 清熱利水。 | 心、小腸。 | 1. 濕熱黃疸。<br>2. 溲少溺赤。 | 9 克至 12 克 |
| | 竹茹 | 甘微寒 | 清肺、化痰、止嘔。 | 肺、胃、肝。 | 1. 痰熱咳嗽。<br>2. 胃熱嘔逆。 | 4.5 克至 12 克 |
| | 茅根 | 甘寒 | 瀉火生津，涼血止血。 | 心、脾、胃。 | 1. 熱病煩渴。<br>2. 吐衄尿血。<br>3. 身發痧疹。 | 9 克至 30 克 |
| | 穀精草 | 甘平 | 散風熱，除雲翳。 | 肝、胃。 | 目赤翳障。 | 4.5 克至 9 克 |
| | 密蒙花 | 甘平微寒 | 清熱明目。 | 肝。 | 1. 目赤腫痛。<br>2. 目盲翳障。 | 3 克至 9 克 |
| 鹹寒藥 | 銀柴胡 | 甘微寒 | 清熱涼血。 | 胃、腎、肝、膽。 | 勞熱骨蒸。 | 4.5 克至 9 克 |
| | 地骨皮 | 甘寒 | 清肺涼血。 | 肺、肝、腎、三焦。 | 1. 骨蒸盜汗。<br>2. 肺熱咳嗽。 | 4.5 克至 9 克 |
| | 西瓜翠衣 | 甘涼 | 清暑解熱。 | 心、胃。 | 1. 暑熱煩渴。<br>2. 小便不利。 | 9 克至 30 克 |
| | 蟬蛻 | 鹹甘寒 | 清熱、宣肺、定驚。 | 肺、肝。 | 1. 感冒風熱。咳嗽音啞。<br>2. 小兒驚風，夜啼。<br>3. 破傷風。<br>4. 風疹痲疹。 | 3 克至 6 克 |





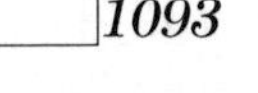

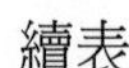

續表

| 類別 | 品名 | 性味 | 效能 | 歸經 | 主治(摘要) | 一般用量 |
|---|---|---|---|---|---|---|
| 鹹寒藥 | 犀角 | 苦酸鹹寒 | 清熱涼血，解毒定驚。 | 心、肝、胃。 | 1. 高熱發斑，神昏煩躁譫語。<br>2. 爛喉紅痧。<br>3. 吐衄諸血。 | 0.6 克至 2.4 克 |
|  | 玄參 | 苦鹹微寒 | 養陰生津，清火解毒。 | 肺、腎。 | 1. 熱病傷陰。<br>2. 斑疹丹毒。<br>3. 咽喉腫痛。<br>4. 瘰癧結核。 | 9 克至 15 克 |

## 瀉下藥歸納簡表

| 類別 | 品名 | 性味 | 效能 | 歸經 | 主治(摘要) | 一般用量 |
|---|---|---|---|---|---|---|
| 寒下藥 | 大黃 | 苦寒 | 泄熱通便，破積行瘀。 | 脾、胃、肝、心包、大腸。 | 1. 大便燥結。<br>2. 濕熱黃疸。<br>3. 熱毒瘡癰。<br>4. 積滯下痢。<br>5. 瘀血停滯。 | 4.5 克至 9 克 |
|  | 蘆薈 | 苦寒 | 瀉熱通便，殺蟲，通經。 | 肝、脾、胃、大腸。 | 1. 小兒高熱。驚癇。<br>2. 大便秘結。<br>3. 疳積。 | 0.3 克至 0.9 克 |
|  | 番瀉葉 | 苦寒 | 消積通便。 | 大腸。 | 1. 便秘不通。<br>2. 腹水膨脹。 | 3 克至 9 克 |
| 溫下藥 | 巴豆 | 辛溫大毒 | 瀉下破積。 | 胃、大腸。 | 1. 寒結便秘。<br>2. 腹水實腫。<br>3. 癲癇癡狂。<br>4. 胸滿痰壅。 | 0.03 克至 0.06 克 |
| 逐水藥 | 大戟 | 苦寒有毒 | 逐水化飲。 | 腎。 | 1. 水腫腹滿。<br>2. 痰飲積聚。 | 1.5 克至 6 克 |
|  | 芫花 | 苦寒有毒 | 瀉水逐飲。 | 肺、腎。 | 1. 大腹水腫。<br>2. 痰飲咳逆。<br>3. 二便不通。 | 1.5 克至 6 克 |
|  | 甘遂 | 苦寒有毒 | 瀉水攻痰。 | 腎。 | 1. 水腫腹脹。<br>2. 留飲胸痛。<br>3. 痰迷癲癇。 | 1.5 克至 6 克 |

| 類別 | 品名 | 性味 | 效能 | 歸經 | 主治（摘要） | 一般用量 |
|---|---|---|---|---|---|---|
| 逐水藥 | 商陸 | 苦寒<br>有毒 | 逐水消腫。 | 腎。 | 腹水浮腫。 | 2.4 克至<br>4.5 克 |
| | 牽牛子 | 苦寒<br>小毒 | 瀉下利水。 | 肺、腎、<br>大腸。 | 1. 水腫脹滿。<br>2. 二便不通。<br>3. 食滯痰結。 | 3 克至 6<br>克 |
| | 葶藶子 | 辛苦寒 | 祛痰行水，<br>下氣定喘 | 肺、膀胱。 | 1. 面部水腫。<br>2. 咳嗽痰喘，<br>肺氣壅實。 | 3 克至 9<br>克 |
| | 續隨子 | 辛溫<br>有毒 | 下水消腫，<br>破血通經。 | 肝、腎。 | 1. 水腫腹水。<br>2. 瘀積經閉。 | 1.5 克至 6<br>克 |
| 軟堅藥 | 芒硝 | 鹹寒 | 瀉熱軟堅，<br>潤燥通結。 | 胃、大腸、<br>三焦。 | 1. 大便秘結。<br>2. 實熱停痰。 | 4.5 克至 9<br>克 |
| 潤腸藥 | 火麻仁 | 甘平 | 潤燥滑腸。 | 脾、胃、<br>大腸。 | 胃熱津枯，大便<br>秘結。 | 4.5 克至 9<br>克 |
| | 鬱李仁 | 辛苦<br>酸平 | 潤腸、緩下、<br>利水。 | 脾、大腸、<br>小腸。 | 1. 腸燥便秘。<br>2. 水腫。 | 4.5 克至 9<br>克 |
| | 蜂蜜 | 甘平 | 潤肺滑腸，<br>養胃生津。 | 心、肺、<br>脾、胃、<br>大腸。 | 1. 腸燥便秘。<br>2. 肺熱乾咳。 | 9 克至 30<br>克。 |
| 溫補藥 | 鹿茸 | 甘溫 | 補精髓，壯元<br>陽。 | 肝、腎、<br>心、心胞。 | 1. 精血兩虧。<br>2. 真陽衰微。<br>3. 虛損骨弱。<br>4. 陽痿崩滯。 | 0.3 克至<br>0.9 克 |
| | 鹿角 | 鹹溫 | 益氣補陽，<br>活血消腫。 | 肝、腎。 | 1. 腰脊痛。<br>2. 乳汁不通。<br>3. 乳頭焮痛。<br>4. 癰疽腫痛。 | 4.5 克至 9<br>克 |
| | 附：<br>鹿角膠 | 甘鹹<br>微溫 | 補肝腎，主精<br>血。 | 肝、腎。 | 1. 氣血兩虛。<br>2. 虛損吐血。<br>3. 肢酸腰痛。<br>4. 崩帶溺血。<br>5. 陰疽內陷。 | 6 克至 9<br>克 |
| | 肉蓯蓉 | 甘酸<br>鹹溫 | 益精補陽。 | 腎。 | 1. 陽痿遺泄。<br>2. 精血不足。<br>3. 津枯便秘。 | 4.5 克至 9<br>克 |




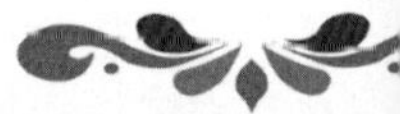

續表

| 類別 | 品名 | 性味 | 效能 | 歸經 | 主治（摘要） | 一般用量 |
|---|---|---|---|---|---|---|
| 溫補藥 | 補骨脂 | 辛溫 | 補腎益陽。 | 脾、腎、心包。 | 1. 陽痿早泄。<br>2. 溲頻遺尿。<br>3. 虛寒冷瀉。<br>4. 腰膝冷痛。 | 3 克至 9 克 |
| | 杜仲 | 甘溫 | 補肝腎，強筋骨。 | 肝、腎。 | 1. 腰痛足弱。<br>2. 胎漏胎動。<br>3. 陽痿早泄遺精。 | 3 克至 15 克 |
| | 山茱萸 | 酸澀微溫 | 補肝腎，澀精氣。 | 肝、腎。 | 1. 陽痿遺精。<br>2. 腎虛腰痛。<br>3. 小便頻數。 | 4.5 克至 9 克 |
| | 狗脊 | 苦甘溫 | 溫養肝腎，通脈強筋。 | 肝、腎。 | 1. 腰痛足弱。<br>2. 風寒濕痺。 | 4.5 克至 9 克 |
| | 蛤蚧 | 鹹平 | 補肺腎，定喘咳。 | 肺、腎。 | 1. 虛勞喘咳。<br>2. 肺痿咯血。<br>3. 陽痿遺泄。 | 1 對至 2 對 |
| | 續斷 | 苦微溫 | 補肝腎，通血脈。 | 肝、腎。 | 1. 腰痛足弱。<br>2. 胎漏胎動。<br>3. 跌打損傷。<br>4. 遺精崩帶。 | 6 克至 12 克 |
| | 巴戟天 | 甘辛微溫 | 溫腎壯陽。 | 腎。 | 1. 腎虛陽痿。<br>2. 寒濕痺痛。 | 3 克至 9 克 |
| | 菟絲子 | 辛甘平 | 補肝腎，益精髓。 | 肝、腎。 | 1. 陽痿遺精。<br>2. 腰痛膝酸。<br>3. 小便頻數。 | 6 克至 12 克 |
| | 五味子 | 酸溫 | 斂肺止咳，益腎澀精。 | 肺、腎。 | 1. 肺虛咳嗽。<br>2. 腎虛遺精。<br>3. 虛汗。<br>4. 久瀉。 | 1.5 克至 4.5 克 |
| | 潼蒺藜 | 甘溫 | 補腎固精。 | 肝、腎。 | 1. 遺精早泄。<br>2. 溲頻帶多。<br>3. 頭暈目花。 | 3 克至 9 克 |
| | 紫河車 | 甘鹹溫 | 益氣補血。 | 肝、腎。 | 1. 勞傷虛損。<br>2. 體弱喘咳。<br>3. 骨蒸盜汗。 | 3 克至 4.5 克 |

續表

| 類別 | 品名 | 性味 | 效能 | 歸經 | 主治(摘要) | 一般用量 |
|---|---|---|---|---|---|---|
| 溫補藥 | 胡盧巴 | 苦溫 | 溫腎陽，逐寒濕。 | 肝、腎。 | 1. 陽痿精冷。<br>2. 寒疝腹痛。<br>3. 寒濕腳氣。 | 4.5 克至 9 克 |
| | 海狗腎 | 鹹熱 | 暖腎壯陽，益精補髓。 | 腎。 | 1. 陽痿精冷。<br>2. 腰膝軟弱。 | 1.5 克至 3 克 |
| | 鎖陽 | 甘溫 | 補腎壯陽，益精潤燥。 | 腎。 | 1. 陽痿遺精。<br>2. 腰膝無力。<br>3. 虛人便秘。 | 4.5 克至 9 克 |
| | 淫羊藿 | 甘辛溫 | 補腎壯陽，強筋健骨。 | 肝、腎。 | 1. 陽痿腰弱。<br>2. 筋攣骨痺。 | 4.5 克至 9 克 |
| | 仙茅 | 辛甘溫小毒 | 補腎益陽。 | 肝、腎。 | 1. 火衰精冷。<br>2. 筋骨痿痺。 | 4.5 克至 9 克 |
| | 益智仁 | 辛溫 | 溫中散寒，固腎暖胃。 | 脾、胃、心、腎。 | 1. 脾胃吐瀉。<br>2. 涎多遺尿。<br>3. 胃寒泛噁。 | 4.5 克至 9 克 |
| | 胡桃 | 甘溫 | 溫腎益肺。 | 肺、腎。 | 1. 勞嗽喘息。<br>2. 腰痛腳弱。 | 3 克至 9 克 |
| | 陽起石 | 鹹微溫 | 溫腎壯陽。 | 腎。 | 1. 陽痿不舉。<br>2. 寒血凝結。 | 3 克至 9 克 |
| 補氣藥 | 人參 | 甘平 | 補氣安神，養胃生津。 | 脾、肺。 | 1. 氣血兩虧，虛勞內傷。<br>2. 病後衰弱，津虧消渴。<br>3. 心悸怔忡，失眠健忘。 | 3 克至 9 克 |
| | 別直參 | 甘溫 | 補虛益氣。 | 脾、肺。 | 1. 脾腎虛寒。<br>2. 陽氣虛弱。 | 6 克 |
| | 黨參 | 甘平 | 補中益氣。 | 脾、肺。 | 1. 血虛萎黃。<br>2. 脾胃虛弱。<br>3. 便血崩漏。<br>4. 泄瀉久痢。 | 3 克至 15 克 |
| | 太子參 | 甘苦微寒 | 補氣養胃。 | 脾、肺。 | 1. 體弱神疲。<br>2. 小兒消瘦。<br>3. 病後虛弱。<br>4. 肺虛咳嗽。 | 9 克至 15 克 |

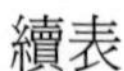

續表

| 類別 | 品名 | 性味 | 效能 | 歸經 | 主治(摘要) | 一般用量 |
|---|---|---|---|---|---|---|
| 補氣藥 | 黃芪 | 甘溫 | 補氣固表，托瘡生肌。 | 脾、肺。 | 1. 氣虛不足，神疲體倦。<br>2. 表虛自汗。<br>3. 中氣下陷，泄瀉脫肛。<br>4. 水腫腳氣。<br>5. 癰疽內陷。<br>6. 便血崩漏。 | 9 克至 15 克 |
|  | 山藥 | 甘平 | 補脾胃，止瀉利。 | 脾、胃、肺、腎。 | 1. 脾虛泄瀉。<br>2. 遺精帶下。<br>3. 消渴。 | 9 克至 18 克 |
|  | 白朮 | 苦甘溫 | 補脾益氣，化濕利水。 | 脾、胃。 | 1. 脾虛泄瀉。<br>2. 納少腹脹。<br>3. 痰飲水腫。<br>4. 胎氣不安。 | 4.5 克至 9 克 |
|  | 甘草 | 甘平 | 補中益氣，解毒袪痰。 | 通行十二經。 | 1. 中氣不足。<br>2. 咳嗽痰多。<br>3. 癰疽腫毒。 | 1.5 克至 9 克 |
| 滋陰藥 | 大棗 | 甘平 | 和胃健脾，益氣生津。 | 脾、胃。 | 1. 脾虛血虧。<br>2. 營衛不和。 | 4 枚至 10 枚 |
|  | 坎炁 |  | 解胎毒，止喘咳。 |  | 1. 久咳喘息。<br>2. 痲疹預防。 | 1 條至 2 條 |
|  | 扁豆<br>(扁豆衣) | 甘微溫 | 和中化濕，消暑解毒。 | 脾、胃。 | 1. 暑濕霍亂。<br>2. 脾虛泄瀉。 | 4.5 克至 12 克 |
|  | 石斛 | 甘平 | 滋陰、養胃、生津。 | 肺、胃、腎。 | 1. 陰虛內熱。<br>2. 熱病傷津。<br>3. 煩渴舌絳。<br>4. 病後虛熱。 | 6 克至 12 克 |
|  | 女貞子 | 甘苦平 | 補腎滋陰。 | 肝、腎。 | 1. 陰虛衰弱。<br>2. 耳鳴腰酸。<br>3. 目眩髮白。 | 6 克至 9 克 |
|  | 麥冬 | 甘微苦寒 | 補肺養胃，滋陰生津。 | 心、肺、胃。 | 1. 肺虛乾咳。<br>2. 熱病傷津。<br>3. 口渴便秘。<br>4. 咳血咯血。 | 4.5 克至 9 克 |

續表

| 類別 | 品名 | 性味 | 效能 | 歸經 | 主治（摘要） | 一般用量 |
|---|---|---|---|---|---|---|
| 滋陰藥 | 天冬 | 甘苦寒 | 清肺滋腎。 | 肺、腎。 | 1. 肺熱喘咳。<br>2. 肺虛勞嗽。<br>3. 咽腫消渴。<br>4. 陰虛內熱。 | 4.5 克至 9 克 |
| | 枸杞 | 甘平 | 補腎益精，養肝明目。 | 肺、腎、肝。 | 1. 肝腎虛虧。<br>2. 虛羸消渴。<br>3. 眼目昏暗。<br>4. 遺精腰酸。 | 6 克至 12 克 |
| | 附：地骨板 | 苦寒 | 涼血瀉火，清肺除蒸。 | 肺、肝、腎、三焦。 | 1. 潮熱盜汗。<br>2. 陰虛內熱。<br>3. 肺熱咳血。 | 4.5 克至 9 克 |
| | 沙參（北沙參） | 甘苦微寒 | 清肺養陰，除熱止咳。 | 肺、胃。 | 1. 肺虛熱咳。<br>2. 咯血止血。<br>3. 胃熱燥渴。<br>4. 熱病傷津。 | 9 克至 15 克 |
| | 西洋參 | 苦微甘寒 | 滋陰生津。 | 肺、胃。 | 1. 肺虛咳血。<br>2. 陰虛勞熱。<br>3. 胃火牙痛。<br>4. 病後陰虛。 | 1.5 克至 6 克 |
| | 龜板 | 鹹寒 | 補陰益血。 | 腎、心肝、脾。 | 1. 腎虛骨弱。<br>2. 陰虛勞熱。<br>3. 崩漏失血。 | 12 克至 30 克 |
| | 龜板膠 | 鹹寒 | 滋陰補血止血。 | 腎、心肝、肺。 | 常用於膏滋藥。 | 6 克至 9 克 |
| | 鱉甲 | 鹹寒 | 補陰退熱散結。 | 肝、脾、肺。 | 1. 陰虛勞熱。<br>2. 久瘧癥瘕。<br>3. 月經停閉。 | 12 克至 30 克 |
| | 冬蟲夏草 | 甘平 | 補肺益腎。 | 肺、腎。 | 1. 虛勞咯血。<br>2. 陽痿遺精。 | 4.5 克至 9 克 |
| | 萎蕤 | 甘平 | 養陰生津。 | 肺、胃。 | 1. 肺虛乾咳。<br>2. 虛熱消渴。<br>3. 溫病傷陰。 | 4.5 克至 9 克 |
| | 穭豆衣 | 甘平 | 養血平肝，除熱止汗。 | 肝、腎。 | 1. 肝旺血虛，頭風眩暈。<br>2. 虛熱盜汗。 | 4.5 克至 12 克 |



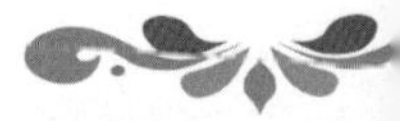

續表

| 類別 | 品名 | 性味 | 效能 | 歸經 | 主治(摘要) | 一般用量 |
|---|---|---|---|---|---|---|
| 滋陰藥 | 功勞葉 | 苦涼 | 滋陰益腎。 | 肺、腎。 | 1. 肺癆失血。<br>2. 腰酸膝軟。 | 9克至12克 |
| | 百合 | 甘平 | 潤肺止咳，養陰清熱。 | 心、肺、脾。 | 1. 癆嗽吐血，乾咳久咳。<br>2. 虛煩驚悸。 | 3克至9克 |
| | 黃精 | 甘平 | 補脾潤肺生津。 | 肺、脾、胃。 | 1. 脾胃虛弱。<br>2. 肺虛咳嗽。<br>3. 消渴。 | 9克至15克 |
| | 雞子黃 | 甘溫 | 養陰寧心，補脾胃。 | 心、脾、胃。 | 1. 陰虛不寐。<br>2. 虛煩心悸。<br>3. 病後陰虛。<br>4. 胃熱液枯。 | 1枚至2枚 |
| | 天花粉 | 甘寒 | 清熱生津，消腫解毒，通乳。 | 心、肝、腎。 | 1. 熱病大渴。<br>2. 瘡癰腫毒。<br>3. 肺癰。<br>4. 產後乳少。 | 9克至12克 |
| 補血藥 | 乾地黃 | 甘寒 | 補陰涼血。 | 心、肝、腎。 | 1. 腎癆貧血。<br>2. 陰虛內熱。<br>3. 吐衄崩漏。<br>4. 虛煩不安。 | 9克至15克 |
| | 熟地黃 | 甘微溫 | 補血益精，滋腎養肝。 | 心、肝、腎。 | 1. 肝、腎兩虧。<br>2. 血虛、目眩。<br>3. 心悸怔忡。<br>4. 崩漏經多。 | 9克至12克 |
| | 何首烏 | 苦甘微溫 | 補肝腎，益精血。 | 肝、腎。 | 1. 陰虛血枯。<br>2. 遺精帶下。<br>3. 鬚髮早白。<br>4. 瘰癧癭氣。<br>5. 久瘧。<br>6. 腸燥便秘。 | 9克至15克 |
| | 附：夜交藤 | 甘澀甘平 | 養經絡，寧心神。 | | 1. 血虛身體酸楚。<br>2. 不寐失眠。 | 9克至15克 |
| | 桑椹子 | 甘酸微涼 | 補腎明目，養血益陰。 | 肝、腎。 | 1. 煩躁失眠。<br>2. 耳聾目昏。<br>3. 腸枯便秘。<br>4. 血虛風痺。 | 9克至15克 |

續表

| 類別 | 品名 | 性味 | 效能 | 歸經 | 主治(摘要) | 一般用量 |
|---|---|---|---|---|---|---|
| 滋陰藥 | 阿膠 | 甘平 | 補血止血，滋陰潤肺。 | 肺、肝、腎。 | 1. 血虛萎黃。<br>2. 吐衄崩漏。<br>3. 肺虛久咳。<br>4. 熱病傷陰。 | 4.5 克至 9 克 |
| | 龍眼肉 | 甘平 | 補脾養心，益智。 | 心、脾。 | 1. 血虛怔忡。<br>2. 勞神健忘。 | 4.5 克至 9 克 |
| | 水獺肝 | 甘溫 | 補肝，殺蟲。 | 肝、胃。 | 1. 勞傷羸瘦。<br>2. 虛勞久咳。 | 2.4 克至 4.5 克 |

## 重鎮藥歸納簡表

| 類別 | 品名 | 性味 | 效能 | 歸經 | 主治(摘要) | 一般用量 |
|---|---|---|---|---|---|---|
| 重鎮藥 | 珍珠 | 鹹甘寒 | 平肝定驚，清熱解毒。 | 心、肝。 | 1. 驚癇痰迷。<br>2. 眼目翳障。<br>3. 咽喉腫痛。<br>4. 皮膚燥裂。 | 0.3 克至 0.9 克 |
| | 珠珠母 | 鹹寒 | 平肝潛陽，明目。 | 心、肝。 | 1. 頭目眩暈。<br>2. 目翳耳鳴。<br>3. 癲狂驚癇。 | 1.5 克至 30 克 |
| | 磁石 | 辛寒 | 鎮驚安神，潛陽納氣。（平喘） | 肝、腎。 | 1. 腎虧喘咳。<br>頭暈目暗。<br>2. 腎虛喘咳。<br>3. 心悸失眠。 | 9 克至 30 克 |
| | 紫石英 | 甘溫 | 鎮心定驚，溫肺暖宮。 | 心、肝。 | 1. 心悸怔忡。<br>2. 肺虛寒咳。<br>3. 宮冷不孕。 | 9 克至 15 克 |
| | 白石英 | 甘微溫 | 潤肺。 | 肺、胃。 | 1. 肺痿。<br>2. 咳逆上氣。 | 6 克至 12 克 |
| | 石決明 | 鹹平 | 平肝清熱，明目。 | 肝。 | 1. 頭目眩暈。<br>2. 驚風抽搐。<br>3. 眼目昏暗。 | 15 克至 30 克 |
| 息風藥 | 朱砂 | 甘寒 | 安神定驚解毒。 | 心。 | 1. 驚悸失眠。<br>2. 癲狂。 | 0.3 克至 0.9 克 |
| | 龍齒 | 澀涼 | 鎮心安神。 | 心、肝。 | 1. 煩躁失眠。<br>2. 驚癇癲狂。 | 9 克至 15 克 |



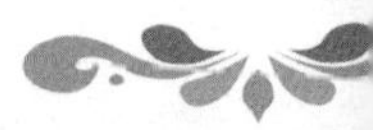

續表

| 類別 | 品名 | 性味 | 效能 | 歸經 | 主治（摘要） | 一般用量 |
|---|---|---|---|---|---|---|
| 息風藥 | 代赭石 | 苦寒 | 鎮氣逆，養陰血。 | 肝、心包。 | 1. 氣急痰逆。<br>2. 反胃作呃。<br>3. 吐血崩帶。 | 9 克至 30 克 |
| | 鐘乳石 | 甘溫 | 溫肺助陽，化痰平喘。 | 肺、腎胃。 | 1. 肺寒喘嗽。<br>2. 陽痿。<br>3. 乳汁不通。 | 9 克至 15 克 |
| | 紫貝齒 | 鹹平 | 清熱、明目，鎮驚安神。 | 肝。 | 1. 目赤翳障。<br>2. 高熱抽搐。<br>3. 肺熱痰稠，痰迷。 | 9 克至 15 克 |
| | 金蝎 | 甘辛涼有毒 | 息風、定驚。 | 肝。 | 1. 驚風抽搐。<br>2. 破傷風。<br>3. 中風半身不遂口眼喎斜。 | 0.9 克至 1.5 克<br>3 枚至 8 枚 |
| | 鈎藤 | 甘微苦寒 | 平肝清熱，息風定驚。 | 肝、心包。 | 1. 頭目眩暈。<br>2. 小兒驚癇。<br>3. 高熱抽搐。 | 9 克至 15 克 |
| | 天麻 | 辛平 | 息風、鎮痙。 | 肝。 | 1. 頭痛眩痛。<br>2. 驚癇抽搐。<br>3. 風濕痺痛。 | 3 克至 6 克 |
| | 羚羊角 | 鹹寒 | 平肝清熱，息風定驚。 | 肝、心、肺。 | 1. 高熱神昏譫語，驚風癲癇，手足抽搐。<br>2. 目赤內障。<br>3. 頭風頭痛。 | 0.9 克至 3 克 |
| | 白僵蠶 | 鹹辛平 | 祛風清熱，鎮驚化痰。 | 心、肝、肺、脾。 | 1. 驚風抽搐。<br>2. 風痰癲癇。<br>3. 頭風齒痛。<br>4. 喉痺瘰癧。<br>5. 風疹瘙癢。 | 4.5 克至 9 克 |
| 安神藥 | 蠶沙 | 甘辛溫 | 祛風除濕。 | | 1. 風濕痺痛。<br>2. 霍亂吐利。<br>3. 轉筋腹痛。 | 4.5 克至 9 克 |
| | 蠶茧 | 甘溫 | 止渴。<br>血止（炭）。 | | 1. 小便過多。<br>2. 便血崩漏。 | 8 個至 10 個 |

續表

| 類別 | 品名 | 性味 | 效能 | 歸經 | 主治（摘要） | 一般用量 |
|---|---|---|---|---|---|---|
| 安神藥 | 玳瑁 | 甘寒 | 清熱解毒，化痰定驚。 | 心、肝。 | 1. 驚癇。<br>2. 心神不安。<br>3. 傷寒熱狂。 | 9 克至 15 克 |
| | 虎睛 | | 鎮心定驚。 | | 癲癇發狂。 | |
| | 蜈蚣 | 辛溫有毒 | 熄風鎮驚解毒。 | 肝。 | 1. 痙風抽搐痙攣。<br>2. 癰疽瘰癧，蛇咬。<br>3. 臍風，破傷風。 | 0.9 克至 3 克<br>1 條至 3 條 |
| | 馬寶 | 甘鹹平 | 清肝、化痰、止血。 | 心、肝。 | 1. 痰熱驚癇。<br>2. 小兒驚搐。<br>3. 咳嗽痰喘。 | 0.3 克至 0.9 克 |
| | 附：狗寶 | 甘鹹平 | 降逆、止通。 | | 1. 噎膈反胃。<br>2. 肝胃氣痛。 | 0.3 克至 0.9 克 |
| | 酸棗仁 | 酸平 | 安神、滋養。 | 心、肝、膽、脾。 | 1. 神疲失眠，心虛盜汗。<br>2. 驚悸健忘。 | 6 克至 12 克 |
| | 遠志 | 苦溫辛 | 補心腎，安神，化痰。 | 心、腎。 | 1. 驚悸健忘。<br>2. 痰迷心竅。<br>3. 咳逆多痰。<br>4. 癰腫。 | 3 克至 4.5 克 |
| | 柏子仁 | 甘平 | 養心安神，益脾潤腸。 | 心、脾。 | 1. 心虛驚悸。<br>2. 盜汗失眠。<br>3. 津少便秘。 | 4.5 克至 9 克 |
| | 秫米 | 甘微寒 | 和胃安寐。 | 肺、大腸。 | 夜寐不安。 | 4.5 克至 9 克 |
| | 合歡平 | 甘平 | 寧神解鬱，和營止痛。 | 心、脾。 | 1. 憂鬱失眠。<br>2. 癰疽。<br>3. 跌打損傷。 | 4.5 克至 9 克 |



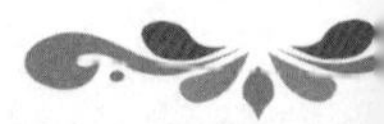

## 芳香開竅藥納簡表

| 類別 | 品名 | 性味 | 效能 | 歸經 | 主治（摘要） | 一般用量 |
|---|---|---|---|---|---|---|
| 芳香開竅藥 | 牛黃 | 苦涼 | 清熱解毒，定驚化痰。 | 心、肝。 | 1. 熱病神昏，痰迷癲狂。<br>2. 疔瘡癰腫。<br>3. 驚癇抽搐。 | 0.15 克至 0.9 克 |
| | 麝香 | 辛溫 | 開竅定驚，活血解毒。 | 十二經。 | 1. 痰瘀驚癇，昏迷不醒。<br>2. 疔瘡腫毒。<br>3. 跌打損傷。<br>4. 心腹暴痛。 | 0.15 克至 0.3 克 |
| | 蘇合香 | 甘溫 | 通竅、豁痰、辟穢。 | 心、脾。 | 1. 神昏痰厥，驚風癲癇。<br>2. 心腹悶痛。<br>3. 氣閉暈厥。 | 0.9 克至 3 克 |
| | 石菖蒲 | 辛苦溫 | 開竅化痰。 | 心、肝。 | 1. 痰迷心竅，神志昏迷。<br>2. 耳聾不聰，頭目不清。<br>3. 風寒濕痺，噤口痢。 | 6 克至 9 克 |
| | 蟾酥 | 辛溫有毒 | 通陽宣竅，解毒消腫。 | 胃。 | 1. 癰疽疔瘡。<br>2. 霍亂吐瀉，心腹絞痛。 | 0.018 克至 0.03 克 |
| | 蟾皮 | 辛涼 | 消積殺蟲。 | | 1. 小兒疳積。<br>2. 大腹膨脹。<br>3. 癰疽腫毒。 | 3 克至 9 克 |
| | 冰片 | 辛苦微寒 | 通竅散火，明目止痛。 | 肺、心、肝。 | 1. 喉痺咽腫，口瘡癰瘍。<br>2. 目赤翳膜。<br>3. 中暑昏迷，驚癇痰迷。<br>4. 霍亂吐瀉。 | 0.3 克至 0.6 克 |

## 溫熱藥歸納簡表

| 類別 | 品名 | 性味 | 效能 | 歸經 | 主治（摘要） | 一般用量 |
|---|---|---|---|---|---|---|
| 壯火藥 | 附子 | 辛溫有毒 | 補火回陽，散寒逐濕。 | 十二經。 | 1. 四肢厥逆。<br>2. 脾陽不振。<br>3. 腎虛水腫。<br>4. 寒濕痺痛。<br>5. 寒冷腹痛。<br>6. 腎陽不足。<br>7. 汗多亡陽。 | 2.4 克至 9 克 |
| | 肉桂 | 辛甘大熱 | 溫腎益火，散寒止痛。 | 肝、腎。 | 1. 腎陽不足。<br>2. 臟寒久瀉。<br>3. 寒痺腰痛。<br>4. 陰疽白陷。<br>5. 腎虛喘咳。<br>6. 心腹冷痛。 | 0.9 克至 3 克 |
| | 附：乾薑 | 辛溫 | 溫中散寒，回陽通脈。 | 心、肺、脾、胃、腎、大腸。 | 1. 厥逆亡陽。<br>2. 脈微肢冷。<br>3. 肺寒痰飲。<br>4. 中寒腹痛。<br>5. 脾寒泄瀉。 | 1.5 克至 4.5 克 |
| | 生薑 | 辛微溫 | 散寒發表，止吐，祛痰。 | 肺、胃、脾。 | 1. 寒熱頭痛。<br>2. 胃寒嘔吐，胃寒腹痛。<br>3. 肺寒咳嗽。<br>4. 解魚蟹毒。 | 2 片至 4 片 |
| 溫中藥 | 生薑皮 | 辛涼 | 利脾行水。 | | 皮膚水腫。 | 1.5 克至 3 克 |
| | 薑汁 | 辛溫 | 化痰止嘔。 | | 1. 咳嗽痰多。<br>2. 反胃嘔吐。 | 3 滴至 10 滴 |
| | 炮薑 | 辛苦大熱 | 溫經止血，補虛回陽。 | | 1. 腹痛泄瀉。<br>2. 吐血、下血崩漏。 | 1.5 克至 4.5 克 |
| | 烏頭 | 辛溫有毒 | 祛風止痛。 | 十二經。 | 1. 風寒濕痺，半身不遂。<br>2. 陰疽瘰癧。<br>3. 跌打傷痛。<br>4. 少腹疝痛。 | 1.5 克至 4.5 克 |



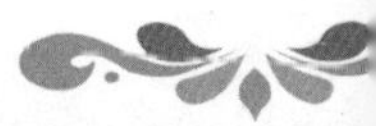

續表

| 類別 | 品名 | 性味 | 效能 | 歸經 | 主治(摘要) | 一般用量 |
|---|---|---|---|---|---|---|
| 溫中藥 | 草烏 | 辛溫有毒 | 祛風濕，逐頑痰。 | 膀胱、肝、腎。 | 1. 關節風痛。<br>2. 陰疽頑瘡。<br>3. 跌打傷痛。 | 1.5 克至 4.5 克 |
| | 吳茱萸 | 辛溫 | 溫中開鬱，止痛止嘔。 | 肝、腎、脾、胃。 | 1. 嘔吐吞酸。<br>2. 腹痛瀉痢。<br>3. 脘腹脹滿。<br>4. 寒疝腳氣。 | 1.5 克至 4.5 克 |
| | 蜀椒 | 辛溫 | 溫中散寒，逐濕殺蟲。 | 肺、腎、脾。 | 1. 心腹冷痛。<br>2. 寒冷吐瀉。<br>3. 蟲積腹痛。<br>4. 寒痰冷喘。 | 1.5 克至 4.5 克 |
| | 附：椒目 | 苦寒 | 利水消腫。 | 肺、腎、脾、胃。 | 水腫腹脹，小便不利。 | 1.5 克至 4.5 克 |
| | 茴香 | 辛溫 | 溫中散寒，理氣止痛。 | 肝、腎、脾、胃。 | 1. 小腸疝氣。<br>2. 胃寒嘔吐，腹部冷痛。 | 1.5 克至 4.5 克 |
| | 丁香 | 辛溫 | 溫中止痛，降逆。 | 肺、腎、脾、胃。 | 1. 胃寒嘔吐呃逆。<br>2. 心腹冷痛。<br>3. 疝氣奔豚。 | 1.5 克至 4.5 克 |
| | 蓽拔 | 辛大溫 | 散寒止痛。 | 胃、大腸。 | 1. 脘腹寒痛。<br>2. 嘔逆反胃。<br>3. 虛寒瀉痢。 | 1.5 克至 3 克 |
| | 艾葉 | 苦微溫 | 溫氣血、散寒濕。 | 肝、脾、腎。 | 1. 經痛腹脹。<br>2. 赤白帶下。<br>3. 月經不調。<br>4. 崩漏下血。 | 3 克至 6 克 |
| | 肉豆蔻 | 辛溫 | 溫中固腸。 | 脾、胃、大腸。 | 1. 虛瀉冷痢。<br>2. 胃寒嘔吐。 | 1.5 克至 4.5 克 |
| | 高良薑 | 辛溫 | 散寒止痛。 | 脾、胃。 | 1. 胃寒冷痛。<br>2. 脾寒瀉痢。<br>3. 反胃嘔吐。 | 1.5 克至 4.5 克 |
| | 蓽澄茄 | 辛溫 | 散寒止痛。 | 脾、胃、膀胱。 | 1. 胃寒脘痛。<br>2. 嘔吐噦逆。<br>3. 疝氣腹痛。 | 1.5 克至 4.5 克 |

## 化濕藥歸納簡表

| 類別 | 品名 | 性味 | 效能 | 歸經 | 主治（摘要） | 般用量 |
|---|---|---|---|---|---|---|
| 芳香化濕藥 | 藿香 | 辛甘微溫 | 發表解暑，化濕醒脾。 | 肺、脾、胃。 | 1. 暑邪濕溫寒熱，頭痛胸悶。<br>2. 嘔吐腹瀉。<br>3. 胃呆苔膩，胸悶痞滿。<br>4. 鼻塞腦漏。 | 4.5 克至 9 克 |
| | 佩蘭 | 辛平 | 辟穢祛濕，開胃和中。 | 肺、脾。 | 1. 暑濕內蘊，發熱胸悶。<br>2. 反胃口臭，口中甜膩。<br>3. 胸悶胃呆。<br>4. 濕滯泄瀉。 | 4.5 克至 9 克 |
| | 蒼朮 | 甘辛溫 | 健脾燥濕，祛風辟濁。 | 脾、胃。 | 1. 濕阻泄瀉。<br>2. 胸腹脹滿。<br>3. 濕痺足痿。 | 4.5 克至 9 克 |
| | 茅朮（見蒼朮） | 甘辛溫 | 健脾燥濕。 | 肺、脾。 | 1. 濕阻胃呆，胸腹脹滿。<br>2. 濕痺足痿。 | 4.5 克至 9 克 |
| | 厚朴 | 苦辛溫 | 燥濕、散滿、下氣。 | 脾、胃、大腸。 | 1. 胸腹脹滿作痛。<br>2. 嘔吐瀉痢。<br>3. 痰飲喘咳。 | 2.4 克至 9 克 |
| 苦平利濕藥 | 附：厚朴花 | 苦辛溫 | 寬中理氣。 | 脾、胃、大腸。 | 1.胸脘痞滿。<br>2. 胸脘疼痛。 | 2.4 克至 4.5 克 |
| | 草果 | 辛溫 | 燥濕除痰，溫中逐寒。 | 脾、胃。 | 1. 瘧疾。<br>2. 反胃痞滿。<br>3. 痰飲。<br>4. 心腹疼痛。 | 3 克至 6 克 |
| | 附：草豆蔻 | 辛熱 | 祛寒除濕，調中開胃。 | 脾、胃。 | 1. 胃寒腹痛。<br>2. 反胃嘔逆。<br>3. 胸脘脹悶。 | 1.5 克至 4.5 克 |
| | 意苡仁 | 甘淡微寒 | 化濕利水健脾。 | 脾、胃、肺。 | 1. 脾虛泄瀉。<br>2. 水腫、腳氣。<br>3. 胸脘脹悶。<br>4. 肺癰、腸癰。 | 9 克至 15 克 |

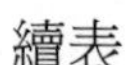

續表

| 類別 | 品名 | 性味 | 效能 | 歸經 | 主治(摘要) | 一般用量 |
|---|---|---|---|---|---|---|
| 苦平利濕藥 | 茵陳 | 苦平<br>微寒 | 清濕熱，<br>利水。 | 膀胱。 | 1. 黃疸，小溲短赤。<br>2. 濕熱內蘊，胸脘滿悶。 | 6 克至 12 克 |

## 消導藥歸納表

| 類別 | 品名 | 性味 | 效能 | 歸經 | 主治(摘要) | 一般用量 |
|---|---|---|---|---|---|---|
| 消導藥 | 神麴 | 甘辛溫 | 消食化積，健脾和中。 | 脾、胃。 | 1. 食積停滯。<br>2. 消化不良。<br>3. 泄瀉下痢。 | 4.5 克至 9 克 |
| | 附：建麴 | 甘辛溫 | 疏散消積。 | 脾、胃。 | 1. 感冒風寒。<br>2. 食積胸悶。<br>3. 泄瀉下痢。 | 9 克至 15 克 |
| | 附：菜雲麴 | 甘辛溫 | 和中化濕，消滯。 | 脾、胃。 | 1. 感冒風寒。<br>2. 胸悶胃呆。<br>3. 食積不化。 | 9 克至 15 克 |
| | 山楂 | 酸甘<br>微溫 | 消積化滯，破氣散瘀。 | 脾、胃、肝。 | 1. 食積肉積。<br>2. 產後惡阻腹痛。<br>3. 泄瀉下痢。<br>4. 疝氣腫痛。 | 4.5 克至 9 克 |
| | 麥芽 | 甘鹹<br>微寒 | 消積化食，和中回乳。 | 脾、胃。 | 1. 食積不化。<br>2. 胸腹飽悶。<br>3. 乳汁脹痛。 | 9 克至 15 克 |
| | 附：大麥 | 平涼 | 消渴除熱，調中益氣。 | 脾、胃。 | 1. 食飽煩脹。<br>2. 胃熱口渴。 | 9 克至 15 克 |
| | 附：小麥 | 甘微寒 | 清熱養心。 | 心、脾。 | 1. 心煩不寧。<br>2. 止渴止汗。 | 9 克至 30 克 |
| | 附：浮小麥 | 甘微寒 | 清熱止汗。 | | 1. 虛汗盜汗。<br>2. 虛熱骨蒸。 | 9 克至 15 克 |
| | 穀芽 | 甘溫 | 養胃健脾，和中消食。 | 脾、胃。 | 1. 食慾不振。<br>2. 飲食不化。<br>3. 脾虛泄利。 | 9 克至 15 克 |
| | 附：米糖 | | 止噎退腫。 | | 噎膈、腳氣。 | 9 克至 15 克 |

續表

| 類別 | 品名 | 性味 | 效能 | 歸經 | 主治（摘要） | 一般用量 |
|---|---|---|---|---|---|---|
| 消導藥 | 雞肉金 | 甘平 | 運脾消食。 | 脾。 | 1. 食積不化。<br>2. 脾虛泄瀉。<br>3. 小兒疳積。<br>4. 溲數遺尿。 | 4.5 克至 9 克 |
| | 菜菔子 | 辛甘平 | 化痰消積。 | 脾、肺。 | 1. 食積不化。<br>2. 腹痛瀉痢。<br>3. 咳逆痰多，氣喘。 | 4.5 克至 9 克 |
| | 附：菜菔英 | 辛苦溫 | 化積止痢。 | | 1. 痢下赤白。<br>2. 胃實不化。 | 9 克至 15 克 |
| | 附：地枯蘿 | | 利水消腫。 | | 1. 面黃脹滿。<br>2. 胸膈飽悶。<br>3. 痢疾痞塊。 | 4.5 克至 9 克 |

## 理氣藥歸納簡表

| 類別 | 品名 | 性味 | 效能 | 歸經 | 主治（摘要） | 一般用量 |
|---|---|---|---|---|---|---|
| 行氣藥 | 陳皮 | 苦辛溫 | 理氣健脾，燥濕化痰。 | 脾、肺。 | 1. 胸腹脹滿，反胃嘔吐。<br>2. 食滯便泄。<br>3. 咳嗽痰多。 | 3 克至 9 克 |
| | 烏藥 | 辛溫 | 順氣解鬱，溫中止痛。 | 脾、胃、肺、腎。 | 1. 胸腹脹痛。<br>2. 疝痛。<br>3. 小便頻數。 | 4.5 克至 9 克 |
| | 苦楝子 | 苦寒小毒 | 利氣止痛，化濕殺蟲。 | 肝、心胞、小腸、膀胱。 | 1. 胃痛胸痛。<br>2. 小腸疝氣。<br>3. 蟲積腹痛。 | 4.5 克至 9 克 |
| | 附：苦楝根皮 | 苦寒小毒 | 殺蟲。 | 肝、小腸。 | 蟲積腹痛。 | 4.5 克至 9 克 |
| | 木香 | 辛苦溫 | 行氣止痛。 | 肺、肝、脾。 | 1. 氣滯腹痛。<br>2. 嘔吐瀉痢。 | 2.4 克至 4.5 克 |
| | 砂仁 | 辛溫 | 行氣寬中，開胃消食。 | 脾、胃、腎。 | 1. 胸脘痞悶。<br>2. 食積不化，吐瀉冷痢。<br>3. 胎動不安。 | 1.5 克至 4.5 克 |





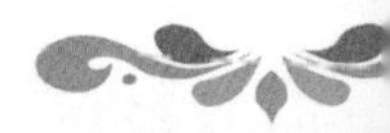

續表

| 類別 | 品名 | 性味 | 效能 | 歸經 | 主治（摘要） | 一般用量 |
|---|---|---|---|---|---|---|
| 行氣藥 | 白豆蔻 | 辛溫 | 行氣化濕，溫中止嘔。 | 肺、脾、胃。 | 1. 寒濕氣滯。<br>2. 反胃噯氣。<br>3. 嘈雜嘔吐。 | 1.5 克至 4.5 克 |
| | 香附 | 辛苦平 | 理氣開鬱，調經止痛。 | 肝、三焦。 | 1. 胸脇痞滿，胃痛腹痛。<br>2. 月經不調。<br>3. 癰疽瘡瘍。 | 4.5 克至 9 克 |
| | 延胡索 | 辛苦溫 | 行氣、活血、止痛。 | 肺、肝、脾。 | 1. 氣血凝滯。<br>2. 脘腹作痛，全身疼痛。<br>3. 痛經。 | 4.5 克至 9 克 |
| | 薤白 | 辛溫 | 通陽利氣。 | 肺、大腸。 | 1. 胸痺脇痛。<br>2. 瀉痢下重。 | 4.5 克至 9 克 |
| | 蘇梗 | 辛溫 | 順氣寬中，安胎。 | 肺、脾。 | 1. 胸悶嘔吐。<br>2. 胎動不安。 | 4.5 克至 9 克 |
| | 綠萼梅 | 酸澀平 | 疏肝散鬱，開胃生津。 | 肝、胃。 | 1. 頭暈胸悶。<br>2. 梅核氣。<br>3. 胃納不佳。 | 3 克至 6 克 |
| | 玫瑰花 | 甘溫微苦 | 行氣和血，調中解鬱。 | 肝、脾。 | 1. 肝胃不和。<br>2. 月經不調。<br>3. 瀉痢。<br>4. 損傷瘀痛。 | 1.5 克至 4.5 克 |
| | 薔薇花 | 甘苦澀寒 | 清熱化濁，順氣和胃。 | 肝、胃。 | 1. 暑濕瘧疾。<br>2. 胸脘煩悶。 | 4.5 克至 9 克 |
| | 九香蟲 | 鹹溫 | 理氣止痛。 | 脾、腎、肝。 | 肝胃氣痛。 | 2.4 克至 4.5 克 |
| | 香櫞皮 | 辛苦平 | 理氣寬中，化痰止痛。 | 脾、肺。 | 1. 胃痛胸悶。<br>2. 嘔吐。 | 4.5 克至 9 克 |
| | 佛手 | 辛苦酸溫 | 和中理氣。 | 肺、脾。 | 1. 胃痛嘔吐。<br>2. 肝胃氣鬱。<br>3. 痰飲咳嗽。 | 2.4 克至 4.5 克 |
| | 甘松 | 甘溫 | 理氣止痛，醒脾健胃。 | 脾、胃。 | 1. 心腹滿痛。<br>2. 胸悶氣鬱。 | 1.5 克至 4.5 克 |
| 破氣藥 | 枳實 | 苦酸微寒 | 破氣消積化痰。 | 脾、胃。 | 1. 宿食痰滯。<br>2. 胸腹脹滿。<br>3. 腹痛瀉痢。<br>4. 大便秘結。 | 3 克至 9 克 |

續表

| 類別 | 品名 | 性味 | 效能 | 歸經 | 主治（摘要） | 一般用量 |
| --- | --- | --- | --- | --- | --- | --- |
| 破氣藥 | 附：枳殼 | 苦酸微寒 | 破氣消積化痰。 | 脾、胃。 | 本品功同枳實，而力稍緩，主治同上。 | 4.5 克至 9 克 |
| | 大腹皮 | 辛微溫 | 行氣、寬中、利水。 | 脾、胃。 | 1. 脘腹痞滿。<br>2. 水腫腳氣。<br>3. 妊娠惡阻脹悶。 | 4.5 克至 9 克 |
| | 青皮 | 苦辛溫 | 破氣散滯，疏肝止痛。 | 肝，膽。 | 1. 胃脘脹悶作痛。<br>2. 肝氣鬱滯。<br>3. 疝氣、乳腫。<br>4. 脇痛、久瘧。 | 4.5 克至 9 克 |
| 降氣藥 | 沉香 | 辛微溫 | 降氣納腎，調中止痛。 | 脾、胃、腎。 | 1. 脘痛疼痛。<br>2. 嘔吐呃辛。<br>3. 氣逆喘息。<br>4. 腹鳴泄瀉。 | 1.5 克至 3 克 |
| | 橘核 | 苦溫 | 溫化散結。 | 肝。 | 1. 小腸疝氣。<br>2. 陰核腫痛。 | 4.5 克至 9 克 |
| | 降香 | 辛溫 | 行瘀活血，辟惡止痛。 | 心包、肝。 | 1. 胃痛腹痛。<br>2. 胸脇疼痛。 | 2.4 克至 4.5 克 |
| | 柿蒂 | 苦溫澀 | 下氣、止呃。 | 胃。 | 呃逆。 | 4.5 克至 9 克 |
| | 刀豆 | 甘溫 | 止呃。 | 胃、腎。 | 虛寒呃逆。 | 6 克至 9 克 |
| | 荔枝核 | 甘澀溫 | 散滯氣，辟寒邪。 | 肝、腎。 | 1. 疝氣腫痛。<br>2. 瘰癧。<br>3. 婦人瘀聚腹痛。 | 4.5 克至 9 克 |
| | 娑羅子 | 甘溫 | 下氣，殺蟲。 | 肝、胃。 | 1. 肝胃氣滯，胸脘脹痛。<br>2. 疳積。 | 4.5 克至 9 克 |
| 涼血藥 | 鮮生地 | 甘寒 | 滋陰清熱，涼血止血。 | 心、肝、腎、胃、小腸。 | 1. 熱病傷陰，口渴舌光。<br>2. 高熱火盛，唇焦舌絳。 | 9 克至 30 克 |



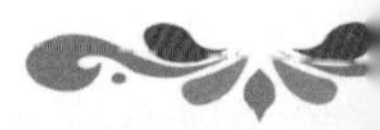

續表

| 類別 | 品名 | 性味 | 效能 | 歸經 | 主治（摘要） | 一般用量 |
|---|---|---|---|---|---|---|
| 涼血藥 | | | | | 3. 斑疹咽腫。<br>4. 吐衄吐漏。<br>5. 陰虛火旺，病後津枯。 | |
| | 丹皮 | 辛苦微寒 | 清熱，涼血散瘀。 | 心、肝、腎、心包。 | 1. 熱病發斑。<br>2. 血熱妄行。<br>3. 潮熱無汗。<br>4. 月經不調。<br>5. 瘡癰腫痛。<br>6. 損傷瘀血。 | 3 克至 9 克 |
| 和血行血藥 | 白頭翁 | 苦微寒 | 涼血解毒。 | 胃、大腸。 | 熱毒下利。 | 3 克至 9 克 |
| | 當歸 | 辛苦甘溫 | 補血活血，潤燥滑腸。 | 心、肝、脾。 | 1. 月經不調，崩漏。<br>2. 經絡不利，風濕痺痛。<br>3. 癰疽瘡瘍。<br>4. 跌仆損傷。<br>5. 血虛。<br>6. 腸燥便秘。 | 6 克至 12 克 |
| | 白芍 | 苦酸微寒 | 斂陰平肝，和血止痛。 | 肝、脾、肺。 | 1. 血虛肝旺，頭暈目花。<br>2. 月經不調。<br>3. 腹痛脇痛。<br>4. 痢下赤白。 | 4.5 克至 9 克 |
| | 附：赤芍 | 苦酸微寒 | 涼血破血。 | 肝、脾。 | 1. 經閉瘀滯。<br>2. 癰疽瘡湯。<br>3. 損傷瘀血。 | 4.5 克至 9 克 |
| | 川芎 | 辛溫 | 活血行氣，搜風止痛。 | 肝、膽、心包。 | 1. 月經不調，產後瘀痛。<br>2. 頭暈頭痛。<br>3. 寒痺筋攣。<br>4. 瘡瘍腫痛。 | 3 克至 9 克 |
| | 丹參 | 甘微寒 | 活血調經。 | 心、肝。 | 1. 月經不調，瘀積經閉。<br>2. 關節作痛。<br>3. 瘡癰腫毒。 | 4.5 克至 9 克 |

續表

| 類別 | 品名 | 性味 | 效能 | 歸經 | 主治（摘要） | 一般用量 |
|---|---|---|---|---|---|---|
| 和血行血藥 | 紅花 | 辛溫 | 活血、散瘀。 | 心、肝。 | 1. 經閉瘀痛。<br>2. 跌仆損傷。<br>3. 關節酸痛。 | 2.4 克至 4.5 克 |
| | 鬱金 | 辛苦寒 | 涼血行血，順氣止痛。 | 心、肺、肝。 | 1. 胸悶脇痛。<br>2. 黃疸。<br>3. 吐衄尿血。<br>4. 癲狂。<br>5. 月經不調。 | 4.5 克至 9 克 |
| | 益母草 | 辛苦微寒 | 活血調經。 | 心包、肝。 | 1. 月經不調，經前脹痛。<br>2. 產後瘀血。 | 4.5 克至 9 克 |
| | 附：茺蔚子 | 辛苦微寒 | 活血調經，明目。 | 心包、肝。 | 1. 月經不調，經前脹痛。<br>2. 產後瘀血。<br>3. 明目。 | 4.5 克至 9 克 |
| | 澤蘭葉 | 苦微溫 | 行血祛瘀。 | 脾、肝。 | 1. 月經不調，經閉經痛。<br>2. 產後瘀血不盡。<br>3. 損傷瘀血腫痛。<br>4. 妊娠水腫。 | 4.5 克至 9 克 |
| | 乳香 | 苦辛溫 | 活血、祛瘀、定痛。 | 心、肝、脾。 | 1. 經閉經痛。<br>2. 跌仆損傷。<br>3. 癰疽瘡瘍。<br>4. 心腹諸痛。<br>5. 寒濕痺痛。 | 3 克至 4.5 克 |
| | 沒藥 | 苦平 | 散血祛瘀，消腫定痛。 | 肝。 | 1. 經閉腹痛。<br>2. 跌仆損傷。<br>3. 癰疽瘡瘍。<br>4. 心腹諸痛。<br>5. 寒濕痺痛。 | 2.4 克至 6 克 |
| | 五靈脂 | 甘溫腥 | 行血祛瘀，止痛。 | 肝。 | 1. 氣血諸痛。<br>2. 經閉經痛。<br>3. 崩漏腹痛。 | 4.5 克至 9 克 |



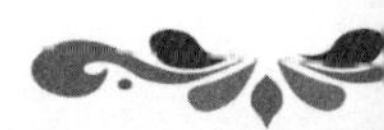

續表

| 類別 | 品名 | 性味 | 效能 | 歸經 | 主治（摘要） | 一般用量 |
|---|---|---|---|---|---|---|
| 和血行血藥 | 牛膝 | 苦酸平 | 活血通經，舒筋利痺。 | 肝、腎。 | 1. 經閉瘀滯。<br>2. 腰膝酸痛。<br>3. 折傷內挫。<br>4. 淋病尿血。 | 4.5 克至 9 克 |
| | 刺猬皮 | 苦平 | 涼血止血，疏氣化瘀。 | 胃、大腸。 | 1. 痔漏下血。<br>2. 反胃脘痛。 | 6 克至 9 克 |
| | 馬鞭草 | 苦微寒 | 行血行水。 | 肝、脾。 | 1. 瘧疾痞塊。<br>2. 月經不調。<br>3. 濕瘡陰腫。<br>4. 水腫腹脹。 | 4.5 克至 9 克 |
| | 雞血藤 | 甘平微溫 | 補血活血，舒筋通絡。 | 肝、腎。 | 1. 筋骨酸痛，麻木不仁。<br>2. 月經不調。 | 9 克至 15 克 |
| | 敗醬草 | 苦寒 | 清熱解毒，破血消腫。 | 胃、大腸、肝 | 腸癰腹痛。 | 4.5 克至 9 克 |
| | 月季花 | 甘溫 | 活血、消腫。 | 肝。 | 1. 月經不調。<br>2. 瘰癧結核。 | 4.5 克至 9 克 |
| | 王不留行 | 甘苦平 | 活血通經，下乳消腫。 | 肝、胃。 | 1. 經閉。<br>2. 乳少。<br>3. 瘡痛腫痛。 | 4.5 克至 9 克 |
| | 落得打 | 甘平 | 行血、止血。 | 脾。 | 1. 跌打損傷。<br>2. 金瘡出血。 | 4.5 克至 9 克 |
| | 紫葳 | 酸微寒 | 活血、通經、祛瘀。 | 肝、心包。 | 1. 月經不調。<br>2. 瘀積腹痛。 | 3 克至 9 克 |
| | 路路通 | 苦平微澀 | 利水，通絡。 | 肝。 | 1. 風濕痺痛。<br>2. 小便不利。<br>3. 月經不調。 | 3 克至 9 克 |
| 祛瘀破血藥 | 桃仁 | 苦甘平 | 破血、行瘀、潤腸。 | 心、肝。 | 1. 經閉經痛。<br>2. 跌打傷痛。<br>3. 血滯腹痛。<br>4. 腸燥便秘。 | 4.5 克至 9 克 |
| | 荊三棱 | 苦平 | 破血、行氣、消積。 | 肝、脾。 | 1. 經閉經痛。<br>2. 食積堅痛。<br>3. 積聚結塊。 | 3 克至 9 克 |

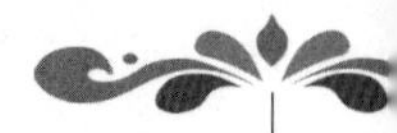

續表

| 類別 | 品名 | 性味 | 效能 | 歸經 | 主治（摘要） | 一般用量 |
|---|---|---|---|---|---|---|
| 祛瘀破血藥 | 蓬莪朮 | 苦辛溫 | 破血、散氣。 | 肝。 | 1. 月經不通。<br>2. 積滯腹痛。<br>3. 跌打損傷。 | 3 克至 9 克 |
| | 劉寄奴 | 苦溫 | 活血、止痛。 | 心、脾。 | 1. 月經不通。<br>2. 瘀積脹痛。<br>3. 跌損損傷。 | 4.5 克至 9 克 |
| | 血竭 | 甘鹹平 | 活血、止痛。 | 心包、肝。 | 1. 跌打損傷。<br>2. 瘡瘍不斂。<br>3. 月經不調。 | 0.9 克至 1.8 克 |
| | 蘇木 | 甘鹹平 | 行血祛瘀，消腫止痛。 | 心、肝、脾。 | 1. 經閉，產後瘀血。<br>2. 跌打損傷。<br>3. 癰腫。 | 4.5 克至 9 克 |
| | 骨碎補 | 苦溫 | 補腎堅骨，活血止痛。 | 肝、腎。 | 1. 跌打損傷，筋骨疼痛。<br>2. 腎虛耳鳴久泄。 | 6 克至 12 克 |
| | 水蛭 | 鹹苦平 | 破瘀結，通月經。 | 肝、膀胱。 | 1. 癥瘕積聚。<br>2. 月經閉止。<br>3. 折傷瘀積。 | 0.9 克至 1.5 克 |
| | 虻蟲 | 苦微寒 | 逐瘀積，消瘀結。 | 肝。 | 1. 癥瘕積聚。<br>2. 月經閉止。<br>3. 折傷瘀積。 | 0.3 克至 0.6 克 |
| | 地鱉蟲 | 鹹寒小毒 | 破瘀活血，通經止痛。 | 肝。 | 1. 跌打損傷。<br>2. 經閉癥瘕。 | 1.5 克至 4.5 克 |
| | 自然銅 | 辛平 | 接骨續傷，消瘀散血。 | 肝。 | 跌打損傷，筋斷骨折。 | 4.5 克至 9 克 |
| 止血藥 | 蒲黃 | 甘平 | 行血，止血。 | 肝、脾、心包。 | 1. 吐衄崩漏，尿血便血。<br>2. 瘀血刺痛。 | 3 克至 9 克 |
| | 仙鶴草 | 苦澀微溫 | 止血，補虛。 | 肺、脾、腎、大腸。 | 1. 一切血症。<br>2. 脫力勞傷。 | 9 克至 15 克 |
| | 參三七 | 甘苦微溫 | 止血、化瘀、消腫定痛。 | 肝、胃。 | 1. 跌傷損傷。<br>2. 一切血症。<br>3. 癰腫腫毒。<br>4. 一切痛症。 | 1.5 克至 4.5 克 |

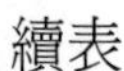

續表

| 類別 | 品名 | 性味 | 效能 | 歸經 | 主治（摘要） | 一般用量 |
|---|---|---|---|---|---|---|
| 止血藥 | 蓮房 | 苦澀溫 | 止血。 | 肝、心包。 | 1. 崩漏失血。<br>2. 外用其炭敷天天瘡。 | 4.5 克至 9 克或 1 枚至 3 枚 |
| | 藕 | 甘平 | 涼血止血，清熱解毒。 | 肝、胃。 | 1. 一切血症。<br>2. 解蟹毒、酒毒（生用）。 | 取汁，30 克至 60 克 |
| | 藕節 | 苦澀平 | 止血活血，清熱解毒。 | 心、肝、胃。 | 一切血症。 | 9 克至 12 克或 6 枚至 8 枚 |
| | 牛角鰓 | 苦溫 | 止血。 | 心、肝。 | 1. 崩漏帶下。<br>2. 月經過多。<br>3. 便血血痢。 | 6 至 12 克 |
| | 山茶花 | 苦澀平 | 清熱止血。 | 心、肝。 | 1. 吐血衄血。<br>2. 腸風下血。 | 4.5 克至 9 克 |
| | 花蕊石 | 酸澀平 | 止血。 | 肝。 | 1. 吐血咯血。<br>2. 婦人血暈惡血。 | 9 克至 15 克 |
| | 白及 | 苦平 | 斂肺止血，消腫、生肌。 | 肺。 | 1. 肺虛久咳吐血。<br>2. 癰疽潰瘍。 | 3 克至 9 克 |
| | 茅花 | 甘涼 | 涼血止血。 | | 吐血衄血。 | 3 克至 6 克 |
| | 側柏葉 | 苦澀微寒 | 涼血止血。 | 肺、肝、大腸。 | 一切血症。 | 4.5 克至 9 克 |
| | 大薊 | 甘苦涼 | 止血散瘀。 | 肝。 | 1. 一切血症。<br>2. 瘡癰腫毒。 | 3 克至 9 克 |
| | 附：小薊 | 甘苦涼 | 止血散瘀。 | 肝。 | 一切血症。 | 3 克至 9 克 |
| | 茜草 | 苦寒 | 涼血、止血、行血。 | 肝。 | 1. 一切血症。<br>2. 瘀阻經閉。 | 4.5 克至 9 克 |
| | 槐花 | 苦涼 | 涼血、止血。 | 肝、大腸。 | 1. 便血痔血。<br>2. 吐血崩漏。 | 4.5 克至 9 克 |
| | 附：槐實 | 苦涼 | 涼血、止血。 | 肝、大腸。 | 1. 腸風痔漏。<br>2. 崩帶下血。 | 4.5 克至 9 克 |

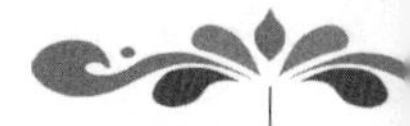

續表

| 類別 | 品名 | 性味 | 效能 | 歸經 | 主治（摘要） | 一般用量 |
|---|---|---|---|---|---|---|
| 止血藥 | 地榆 | 苦微寒 | 涼血、止血。 | 肝、大腸、腎、胃。 | 1. 便血痢血。<br>2. 尿血崩漏。 | 4.5 克至 9 克 |
| | 旱蓮草 | 甘酸寒 | 補腎益陽，涼血、止血。 | 肝、腎。 | 1. 腎陰不足。髮白齒動。<br>2. 一切血症。 | 4.5 克至 9 克 |
| | 血餘炭 | 苦平 | 止血。 | 心、肝、腎。 | 一切血症。 | 4.5 克至 9 克 |
| | 百草霜 | 辛溫 | 止血、化積。 | 心、肺。 | 1. 一切血症。<br>2. 積滯瀉痢。 | 1.5 克至 4.5 克 |
| | 墓頭回 | 苦微酸澀微寒 | 收斂、止血。 | 肝。 | 崩中赤白帶下。 | 9 克至 15 克 |
| | 黃藥子 | 苦平 | 涼血、止血、解毒。 | 心、肝。 | 1. 吐血咯血。<br>2. 癭腫瘡瘻。 | 3 克至 4.5 克 |
| | 附：白藥子 | 苦辛寒 | 降火、涼血、解毒。 | 心、肝。 | 1. 吐血衄血。<br>2. 咽喉腫痛。<br>3. 癰腫瘡毒。 | 3 克至 4.5 克 |

## 祛痰止咳藥歸納簡表

| 類別 | 品名 | 性味 | 效能 | 歸經 | 主治（摘要） | 一般用量 |
|---|---|---|---|---|---|---|
| 宣肺止咳藥 | 苦杏仁 | 辛苦甘溫 | 化痰止咳，降氣潤腸。 | 肺、大腸。 | 1. 感冒咳嗽。<br>2. 痰吐不利。<br>3. 氣逆喘促。<br>4. 大便秘結。 | 4.5 克至 9 克 |
| | 附：甜杏仁 | 甘溫 | 滋潤養肺。 | 肺、大腸。 | 久咳肺虛。 | 4.5 克至 9 克 |
| | 射干 | 苦寒有小毒 | 清肺消痰，瀉火解毒。 | 肺、肝。 | 1. 咳嗽痰鳴氣喘。<br>2. 咽喉腫痛。 | 1.5 克至 4.5 克 |
| | 川貝母 | 辛苦微寒 | 潤肺化痰，泄熱散結。 | 心、肺。 | 1. 肺虛久咳。<br>2. 熱痰燥痰。<br>3. 瘰癧痰核。 | 4.5 克至 9 克 |
| | 附：象貝母 | 苦寒 | 宣肺化痰，散結解毒。 | 心、肺。 | 1. 感冒風熱咳嗽。<br>2. 瘡癰腫毒。<br>3. 瘰癧痰核。 | 4.5 克至 9 克 |



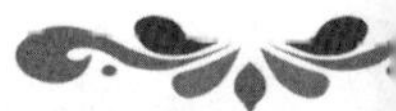

續表

| 類別 | 品名 | 性味 | 效能 | 歸經 | 主治（摘要） | 一般用量 |
|---|---|---|---|---|---|---|
| | 前胡 | 苦辛微寒 | 疏風清熱，下氣化痰。 | 肺、脾。 | 1. 風熱咳嗽。<br>2. 痰多氣喘。<br>3. 肺熱痰咳。 | 4.5 克至 9 克 |
| 肅肺止咳藥 | 牛蒡子 | 辛苦寒 | 散風宣肺，清熱解毒。 | 肺、胃。 | 1. 風溫熱毒，咽喉腫痛。<br>2. 外感風熱，痰吐不利。<br>3. 痲疹不透，瘡癰腫毒。 | 4.5 克至 9 克 |
| | 馬兜鈴 | 苦微辛寒 | 清肺下氣，化痰止咳。 | 肺、大腸。 | 1. 肺熱咳嗽。<br>2. 咳逆氣喘。 | 4.5 克至 9 克 |
| | 桔梗 | 苦辛平 | 宣、肺、祛痰、排膿。 | 肺。 | 1. 外感咳嗽，痰吐不利。<br>2. 咽喉腫痛。<br>3. 肺癰。<br>4. 瘡癰腫毒。 | 3 克至 9 克 |
| | 白前 | 苦辛微寒 | 清肺降氣，下痰止咳。 | 肺。 | 1. 咳嗽痰多，肺氣壅寒。<br>2. 上氣喘促。 | 4.5 克至 9 克 |
| | 木蝴蝶 | 苦寒 | 清肺開音，平肝。 | | 1. 咳嗽喉啞失音。<br>2. 肝胃氣痛。 | 0.9 克至 3 克 |
| | 鳳凰衣（見雞子黃） | 甘溫 | 養肺清音。 | | 久嗽氣急，失音。 | 2.4 克至 4.5 克 |
| | 天漿亮 | 甘辛溫 | 宣肺化痰，外敷止血。 | 肺、肝。 | 1. 肺風痰喘。<br>2. 痲疹不透。<br>3. 驚癇。 | 2.4 克至 4.5 克 |
| | 旋覆花 | 苦辛鹹微溫 | 下氣化痰。 | 肺、大腸。 | 1. 咳嗽痰多，痰飲氣道。<br>2. 胸脇痞滿，噫氣嘔吐。 | 3 克至 9 克 |
| | 附：旋覆梗 | 苦辛鹹微溫 | 下氣化痰。 | 肺、大腸。 | 主治與花相同，但逐水導濕之功較勝。 | 3 克至 9 克 |

續表

| 類別 | 品名 | 性味 | 效能 | 歸經 | 主治(摘要) | 一般用量 |
| --- | --- | --- | --- | --- | --- | --- |
| 化痰止咳藥 | 枇杷葉 | 苦平 | 下氣、化痰、止咳。 | 肺、胃。 | 1. 肺熱咳嗽。<br>2. 氣逆喘息。<br>3. 嘔吐呃逆。 | 3 克至 9 克 |
| | 紫菀 | 辛苦微溫 | 化痰止咳。 | 肺。 | 1. 咳嗽氣逆，痰吐不利。<br>2. 肺虛久咳，咳嗽帶血。 | 2.4 克至 6 克 |
| | 款冬花 | 辛溫 | 化痰止咳，下氣平喘。 | 肺。 | 1. 肺虛久咳。<br>2. 咳逆氣喘。 | 4.5 克至 9 克 |
| | 百部 | 苦甘微寒 | 止咳殺蟲。 | 肺。 | 1. 肺癆久咳。<br>2. 百日咳。<br>3. 腸寄生蟲，頭虱疥癬。 | 4.5 克至 9 克 |
| | 蘇子 | 辛溫 | 下氣祛痰定喘。 | 肺脾。 | 痰飲咳嗽。 | 4.5 克至 9 克 |
| | 海蛤殼 | 苦鹹平 | 清肺化痰。 | 肺、腎。 | 1. 肺熱咳血。<br>2. 痰吐不利。<br>3. 瘰癧痰核。<br>4. 胃痛、脇痛。 | 9 克至 15 克 |
| | 桑白皮 | 辛甘寒 | 瀉肺利水。 | 肺。 | 1. 肺熱咳嗽，喘逆痰多。<br>2. 面目浮腫，小便不利。 | 4.5 克至 9 克 |
| | 半夏 | 辛溫 | 化痰止吐，和胃燥濕。 | 脾、胃。 | 1. 胃寒嘔吐。<br>2. 咳嗽痰多。<br>3. 痰飲咳道。<br>4. 胸痺寒濕疼痛。 | 4.5 克至 9 克 |
| | 白芥子 | 辛溫 | 溫肺豁痰，消腫止痛。 | 肺。 | 1. 咳嗽痰多，氣急。<br>2. 胸脇痰涎停留。<br>3. 流注阻疽。 | 3 克至 9 克 |
| | 天南星 | 辛苦溫有毒 | 搜風祛痰，燥濕通路。 | 肺、肝、脾。 | 1. 風痰蘊盛。<br>2. 痰飲咳嗽。<br>3. 風濕痺痛。<br>4. 中風口噤。 | 3 克至 9 克 |

續表

| 類別 | 品名 | 性味 | 效能 | 歸經 | 主治(摘要) | 一般用量 |
|---|---|---|---|---|---|---|
| 化痰止咳藥 | 橘紅 | 辛苦溫 | 祛痰化濕。 | 肺、胃。 | 1. 肺寒咳嗽。<br>2. 喉癢痰多。 | 2.4 克至 4.5 克 |
| | 海浮石 | 鹹寒 | 化痰軟堅。 | 肺。 | 1. 咳嗽氣喘，老痰膠結。<br>2. 瘰癧痰核。 | 9 克至 12 克 |
| | 瓦楞子 | 鹹平 | 消痰軟堅，散結止痛。 | 肺、肝、脾、胃。 | 1. 胃痛吐酸。<br>2. 脘腹脹痛。<br>3. 痰稠不爽。 | 9 克至 15 克粉劑：0.6 克至少 0.5 克 |
| | 猴棗 | 苦寒微鹹 | 祛痰、驚，清熱。 | 心、肺、肝、膽。 | 1. 熱痰秘結。<br>2. 咳喘痰鳴。<br>3. 瘰癧痰核。<br>4. 小兒急驚痰厥。 | 粉劑：0.3 克至 0.9 克(沖服) |
| | 青礞石 | 甘鹹平 | 瀉痰下氣。 | 肝。 | 1. 頑痰積聚。<br>2. 痰壅驚癇。 | 9 克至 15 克 |
| | 瓜蔞 | 甘寒 | 潤肺寬胸，清熱化痰。 | 肺、胃、大腸。 | 1. 咳嗽痰多。<br>2. 胸痺脇痛。<br>3. 肺癰。<br>4. 便秘。 | 9 克至 15 克 |
| | 竹瀝 | 甘寒 | 清火滑痰。 | 心、胃、大腸。 | 1. 痰熱咳嗽。<br>2. 中風痰壅。<br>3. 痰迷癲狂。 | 30 克至 60 克 |
| | 昆布 | 鹹寒 | 消痰散結。 | 肝、胃、腎。 | 1. 瘰癧結核。<br>2. 腫瘤、癰腫。<br>3. 結聚癥瘕。 | 4.5 克至 9 克 |
| | 海藻 | 鹹寒 | 瀉、熱、散結、軟堅。 | 肝、胃、腎。 | 1. 痰熱結氣。<br>2. 腫瘤瘰癧。<br>3. 癰腫疝氣。 | 4.5 克至 9 克 |
| | 天竹黃 | 甘寒 | 清熱豁痰，涼心定。 | 心。 | 1. 中風痰迷。<br>2. 痰熱壅塞。<br>3. 驚症抽搐。<br>4. 高熱神昏。 | 2.4 克至 6 克 |
| | 海蛇 | 鹹平 | 化痰、散結。 | 肝、胃。 | 1. 咳嗽痰多。<br>2. 丹毒流火。<br>3. 瘰癧結核。 | 30 克至 60 克 |

續表

| 類別 | 品名 | 性味 | 效能 | 歸經 | 主治（摘要） | 一般用量 |
|---|---|---|---|---|---|---|
| 化痰止咳藥 | 荸薺 | 甘微寒 | 清熱化痰，明目。 | 肺、胃、大腸。 | 1. 肺胃痰熱壅滯。<br>2. 目赤翳障。 | 生用30克至90克 |
| | 冬瓜子 | 甘微寒 | 清肺化痰，排膿利濕。 | 脾、胃、大腸、小腸。 | 1. 痰濁內結。<br>2. 肺癰、腸癰。<br>3. 二便不利。 | 9克至15克 |
| | 山慈菇 | 辛甘寒小毒 | 瀉熱解毒，化痰散結。 | 肝、胃。 | 1. 癰疽疔瘡腫毒。<br>2. 瘰癧結核。 | 3克至9克 |
| | 天竹子 | 苦澀微甘性平 | 止咳化痰。 | | 1. 咳嗽痰喘。<br>2. 百日咳。 | 3克至9克 |

## 利水藥歸納簡表

| 類別 | 品名 | 性味 | 效能 | 歸經 | 主治（摘要） | 一般用量 |
|---|---|---|---|---|---|---|
| 滲濕利水藥 | 茯苓 | 甘平 | 益脾養心，利水滲濕。 | 心、肺、腎、脾、胃。 | 1. 脾虛泄瀉。<br>2. 水腫脹滿。<br>3. 心悸少寐。<br>4. 痰飲咳逆。 | 9克至15克 |
| | 附：赤茯苓 | 甘平 | 清濕熱，利小便。 | | 1. 水腫脹滿。<br>2. 小便短赤，小溲淋瀝。 | 9克至15克 |
| | 豬苓 | 甘平 | 利水滲濕。 | 腎、膀胱。 | 1. 小便不利。<br>2. 熱痛淋濁。<br>3. 水腫脹滿。 | 9克至15克 |
| | 澤瀉 | 甘寒 | 利水滲濕。 | 腎、膀胱。 | 1. 小便短赤。<br>2. 水腫腳氣。<br>3. 泄瀉停飲。 | 4.5克至9克 |
| | 車前子 | 甘寒 | 利水通淋，清熱明目。 | 肝、腎、小腸。 | 1. 小便不利。<br>2. 溺赤淋瀝。<br>3. 目赤腫痛。<br>4. 泄瀉下痢。 | 9克至12克 |
| | 附：車前草 | 甘寒 | 利水通淋，鎮咳化痰。 | | 1. 小便不利。<br>2. 咳嗽痰多。 | 9克至12克 |



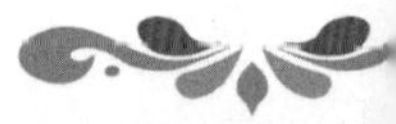

續表

| 類別 | 品名 | 性味 | 效能 | 歸經 | 主治（摘要） | 一般用量 |
|---|---|---|---|---|---|---|
| 滲濕利水藥 | 木通 | 苦微寒 | 利水、清乳。 | 心、肺、小腸、膀胱。 | 1. 小便短赤。<br>2. 淋瀝熱痛。<br>3. 口瘡舌痛。<br>4. 心煩不眠。<br>5. 乳汁不通。 | 3克至6克 |
| | 滑石 | 甘寒 | 清熱利水，解暑滲濕。 | 胃、膀胱。 | 1. 暑熱煩渴。<br>2. 濕熱黃疸。<br>3. 溲赤淋瀝。 | 6克至12克 |
| | 通草 | 甘淡寒 | 清熱利水，通氣下乳。 | 肺、胃。 | 1. 小便不利。<br>2. 熱病煩渴。<br>3. 乳汁不通。 | 3克至4.5克 |
| | 附：梗通 | 淡平 | 淡滲清利。 | | 1. 小便不利。<br>2. 熱病煩渴。<br>3. 乳汁不通。 | 3克至4.5克 |
| | 地膚子 | 苦寒 | 清濕熱，利小便。 | 膀胱。 | 1. 小便不利。<br>2. 淋病癃閉。<br>3. 濕熱皮瘡，周身搔癢。 | 4.5克至9克 |
| | 漢防己 | 辛苦寒 | 祛風利水，清熱消腫。 | 膀胱。 | 1. 腳氣、水腫。<br>2. 風濕痺痛。 | 4.5克至9克 |
| | 小紅豆 | 甘酸平 | 清熱利水，散血消腫。 | 心、小腸。 | 1. 水腫脹滿。<br>2. 腳氣浮腫。<br>3. 瘡瘍腫毒。 | 9克至30克 |
| 通淋利水藥 | 澤膝 | 苦微寒 | 行水消痰。 | 肺、大、小腸。 | 1. 瘰癧痰核。<br>2. 水腫。 | 4.5克至9克 |
| | 葫蘆 | 甘平滑 | 利水消腫。 | 心、小腸。 | 1. 面目浮腫。<br>2. 水腫、腳氣。 | 15克至30克 |
| | 冬瓜皮 | 甘微寒 | 清熱利濕。 | 脾、胃、大小腸。 | 1. 水腫脹滿。<br>2. 小便不利。 | 12克至30克 |
| | 地骷髏 | | 利水消腫。 | | 1. 面黃腫脹。<br>2. 胸膈飽悶。<br>3. 痢疾痞塊。 | 6克至12克 |
| | 椒目 | 苦寒 | 利水消腫。 | 肺、腎、脾。 | 1. 水腫腹脹，喘急。<br>2. 小便不利。 | 1.5克至4.5克 |

續表

| 類別 | 品名 | 性味 | 效能 | 歸經 | 主治（摘要） | 一般用量 |
|---|---|---|---|---|---|---|
| 通淋利水藥 | 生薑皮 | 辛涼 | 利脾行水。 | | 皮膚水腫。 | 0.6 克至 1.5 克 |
| | 瞿麥 | 苦寒 | 利水通淋，清熱破血。 | 心、小腸。 | 1. 小便不利，淋瀝澀痛。<br>2. 尿血熱痛，經閉不通。 | 4.5 克至 9 克 |
| | 萹蓄 | 苦平 | 利水通淋，清熱殺蟲。 | 胃、膀胱。 | 1. 小便淋瀝澀痛。<br>2. 濕瘡疥癢，蛔蟲。 | 4.5 克至 9 克 |
| | 萆薢 | 甘苦平 | 利水祛濕，化濁通痺。 | 肝、胃。 | 1. 小便渾濁，淋瀝澀痛。<br>2. 赤白帶下。<br>3. 腰膝痺痛。 | 6 克至 12 克 |
| | 冬葵子 | 甘寒 | 利尿、通乳、滑腸。 | 大、小腸。 | 1. 小便不利。淋瀝澀痛。<br>2. 妊娠水腫。<br>3. 乳汁不通。<br>4. 大便乾燥。 | 4.5 克至 9 克 |
| | 琥珀 | 甘平 | 利尿化瘀，安神慎驚。 | 心、肝、肺、膀胱。 | 1. 心悸驚癇。<br>2. 淋閉尿血。<br>3. 經閉瘀阻。 | 0.9 克至 3 克 |
| | 石韋 | 苦平 | 利水通淋。 | 肺、膀胱。 | 1. 小便癃閉。<br>2. 淋瀝經痛。 | 4.5 克至 9 克 |
| | 海金砂 | 甘寒 | 清熱通淋。 | 小腸、膀胱。 | 1. 小便熱赤，淋瀝經痛。<br>2. 濕熱水腫。 | 3 克至 9 克 |
| | 金錢草 | 微甘微寒 | 利水祛風，滲濕泄熱。 | | 熱淋、石淋。 | 9 克至 18 克 |
| | 苧麻根 | 甘寒 | 利水、安胎、清熱解毒。 | 肝、心。 | 1. 淋病尿血。<br>2. 胎動不安。<br>3. 瘡癰丹毒。 | 4.5 克至 9 克 |



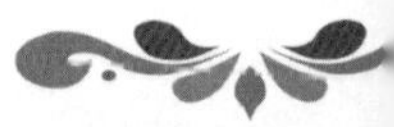

## 收澀藥歸納簡表

| 類別 | 品名 | 性味 | 效能 | 歸經 | 主治(摘要) | 一般用量 |
|---|---|---|---|---|---|---|
| 斂汗藥 | 麻黃根 | 甘平 | 止汗。 | 心、肺。 | 自汗、盜汗。 | 4.5 克至 9 克 |
| | 浮小麥 | 甘微寒 | 養心氣，退虛熱。 | 心。 | 1. 虛汗，盜汗。<br>2. 勞熱骨蒸。 | 9 克至 15 克 |
| | 糯稻根 | | 止汗。 | | 虛汗盜汗。<br>附註：最近發現，本品能治絲蟲病，每天劑量為半斤至一斤，加水煎汁服。5 天為 1 個療程。 | 9 克至 30 克 |
| 固腎澀精藥 | 蓮子 | 甘平 | 益脾養心，止泄固精。 | 心、脾、腎。 | 1. 脾虛泄瀉。<br>2. 夢遺滑精，心悸失眠。<br>3. 崩漏帶下。 | 4.5 克至 9 克 |
| | 附：蓮蕊鬚 | 甘澀微溫 | | 益腎固精。 | 1. 夢遺。<br>2. 吐崩諸血。 | 3 克至 9 克 |
| | 附：蓮心 | 苦寒 | 清心去熱，安神止渴。 | | 1. 心煩口渴。<br>2. 吐血、遺精。 | 4.5 克至 9 克 |
| | 芡實 | 甘平澀 | 益腎固精，健脾祛濕。 | 脾、腎。 | 1. 遺精遺溺。<br>2. 脾虛泄瀉。<br>3. 赤白帶下。 | 9 克至 15 克 |
| | 覆盆子 | 甘酸微溫 | 縮便澀精。 | 肝、腎。 | 1. 陽痿精虧，遺滑。<br>2. 溲多遺尿。 | 4.5 克至 9 克 |
| | 桑螵蛸 | 鹹甘平 | 固腎益精。 | 肝、腎。 | 1. 遺精早泄。<br>2. 小便不禁。 | 3 克至 9 克 |
| | 金櫻子 | 酸澀平 | 益腎澀精，固腸止瀉。 | 脾、肺、腎。 | 1. 遺精遺溺，赤白帶下。<br>2. 瀉痢不止。 | 4.5 克至 9 克 |
| | 牡蠣 | 鹹平微寒 | 潛陽固澀，清熱軟堅。 | 肝、膽、腎。 | 1. 肝陽頭暈。<br>2. 遺精崩漏。<br>3. 瘰癧結核。<br>4. 自汗盜汗。 | 9 克至 30 克 |
| | 蠶繭 | 甘溫 | 止渴、止血（炭）。 | | 1. 小便過多。<br>2. 便血崩漏。 | 8 個至 10 個 |

續表

| 類別 | 品名 | 性味 | 效能 | 歸經 | 主治（摘要） | 一般用量 |
|---|---|---|---|---|---|---|
| 澀腸制瀉藥 | 龍骨 | 甘澀微寒 | 潛陽鎮驚，固澀止汗。 | 肝、膽、心、腎。 | 1. 驚悸失眠。<br>2. 遺精崩帶。<br>3. 久瀉脫肛。<br>4. 自汗盜汗。 | 9 克至 30 克 |
| | 訶子 | 苦溫酸澀 | 斂肺泄氣，澀腸止瀉。 | 肺、大腸。 | 1. 久瀉久利，便血脫肛。<br>2. 久咳、失音。<br>3. 腹脹氣秘。 | 3 克至 9 克 |
| | 赤石脂 | 甘酸溫 | 固下止血。 | 胃、大腸。 | 1. 便血痢血。<br>2. 崩中漏下。<br>3. 滑精遺尿。 | 9 克至 12 克 |
| | 禹餘糧 | 甘平澀 | 固澀止瀉，補血止血。 | 胃、大腸。 | 1. 久瀉久痢，便血痢血。<br>2. 崩漏帶下，血虛痿黃。 | 9 克至 30 克 |
| | 石榴皮 | 酸澀溫 | 澀腸止瀉，殺蟲。 | 肺、腎、大腸。 | 1. 久瀉久痢，下血脫肛。<br>2. 蟲積腹痛。 | 4.5 克至 9 克 |
| | 五倍子 | 酸平 | 斂肺、澀腸。 | 肺、腎、大腸。 | 1. 久瀉久痢，下血脫肛。<br>2. 肺虛咳嗽，消渴盜汗。 | 1.5 克至 4.5 克 |
| | 秦皮 | 苦澀寒 | 澀腸止痢，清熱明目。 | 肝、膽。 | 1. 熱痢下重。<br>2. 赤眼痛癢。 | 4.5 克至 9 克 |
| 止漏固帶藥 | 石蓮子 | 苦寒 | 清心除煩。 | | 1. 噤口痢。<br>2. 淋濁。 | 9 克 |
| | 荷蒂 | 苦平 | 和胃安胎，止血止帶。 | | 1. 嘔吐。<br>2. 崩帶。<br>3. 泄瀉脫肛。 | 3 克至 9 克 |
| | 罌粟殼 | 酸澀微寒 | 鎮痛、止瀉、止咳。 | 肺、大腸。 | 1. 久咳，久瀉。<br>2. 胃痛、腹痛。 | 4.5 克至 9 克 |
| | 烏賊骨 | 鹹微寒 | 止血、澀精、固帶。 | 肝、腎。 | 1. 遺精崩帶。<br>2. 胃酸過多。<br>3. 外傷出血。 | 4.5 克至 9 克 |

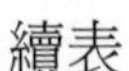

續表

| 類別 | 品名 | 性味 | 效能 | 歸經 | 主治（摘要） | 一般用量 |
|---|---|---|---|---|---|---|
| 止漏固帶藥 | 棕櫚 | 苦澀平 | 收澀止血。 | 肝、脾。 | 崩漏便血。 | 4.5 克至 9 克 |
| | 椿根皮 | 苦澀寒 | 澀腸固下，燥濕清熱。 | 胃、大腸。 | 1. 濕熱帶下。<br>2. 久痢便血。 | 4.5 克至 9 克 |
| | 白果 | 甘苦澀平小毒 | 定痰喘，止帶濁。 | 肺。 | 1. 咳嗽氣喘。<br>2. 赤白帶下，淋濁。 | 4.5 克至 9 克 |
| | 伏龍肝 | 辛微溫 | 止吐、止血。 | 脾、胃。 | 1. 嘔道反胃。<br>2. 腸風下血，吐血，尿血，崩漏。 | 15 克至 30 克 |
| | 雞冠花 | 甘涼 | 固下止血。 | 肝、大腸。 | 1. 赤白帶下。<br>2. 崩中漏下。<br>3. 痔漏下血。 | 4.5 克至 9 克 |

## 祛風藥歸納簡表

| 類別 | 品名 | 性味 | 效能 | 歸經 | 主治（摘要） | 一般用量 |
|---|---|---|---|---|---|---|
| 祛風藥 | 藁本 | 辛溫 | 祛風燥濕，散寒止痛 | 膀胱。 | 1. 風寒頭痛。<br>2. 肢節疼痛。<br>3. 陰腫帶下。 | 4.5 克至 9 克 |
| | 蔓荊子 | 辛苦微寒 | 散風清熱，止痛。 | 肝、肺、膀胱。 | 1. 風熱頭痛。<br>2. 目赤腫痛。<br>3. 風濕痺痛。 | 4.5 克至 9 克 |
| | 蒼耳子 | 苦辛溫 | 祛風化濕 | 肺。 | 1. 頭風鼻淵。<br>2. 風濕痺痛。<br>3. 瘡瘍腫毒。 | 4.5 克至 9 克 |
| | 秦艽 | 苦辛平 | 祛風解熱，活血止痛。 | 胃、大腸、肝、膽。 | 1. 感冒骨痛。<br>2. 風濕痺痛。<br>3. 潮熱骨蒸。<br>4. 濕熱黃疸。 | 4.5 克至 9 克 |
| | 木瓜 | 酸溫 | 和胃化濕，舒筋活絡。 | 脾、胃、肝、肝。 | 1. 霍亂轉筋。<br>2. 腳氣浮腫。<br>3. 腰膝痠重。 | 45 克至 9 克 |

續表

| 類別 | 品名 | 性味 | 效能 | 歸經 | 主治（摘要） | 一般用量 |
|---|---|---|---|---|---|---|
| 祛風藥 | 絡石藤 | 甘酸微寒 | 祛風通絡，涼血消腫。 | 心、肝、腎。 | 1. 關節不利，痺痛。<br>2. 瘡癰腫痛。 | 4.5 克至 9 克 |
| | 五加皮 | 辛苦溫 | 祛風化濕，強筋通絡。 | 肝、腎。 | 1. 腰膝疼痛，下肢痿弱。<br>2. 皮下腫滿。 | 4.5 克至 9 克 |
| | 威靈仙 | 辛鹹溫 | 散風祛濕，通經止痛。 | 膀胱。 | 1. 風寒濕痺。<br>2. 氣血滯痛。 | 4.5 克至 9 克 |
| | 絲瓜絡 | 甘平 | 涼血解毒，行血通路。 | 肺、胃、肝。 | 1. 胸脇作痛，關節腫痛。<br>2. 便血崩漏。<br>3. 癰疽瘡腫。 | 4.5 克至 9 克 |
| | 薑黃 | 苦辛溫 | 散風通絡，行血利氣。 | 脾、肝。 | 1. 風痺臂痛。<br>2. 跌撲損傷。 | 4.5 克至 9 克 |
| | 獨活 | 辛溫 | 散寒止痛，祛風通絡。 | 肝、腎。 | 1. 風寒身痛。<br>2. 寒濕痺痛。<br>3. 腰膝痠楚。 | 4.5 克至 9 克 |
| | 白芷 | 辛溫 | 發表散風，燥濕排膿。 | 肺、胃、大腸。 | 1. 感冒頭痛。<br>2. 頭脹鼻淵。<br>3. 赤白帶下。<br>4. 癰腫瘡瘍。 | 3 克至 9 克 |
| | 桑枝 | 苦平 | 祛風通絡。 | | 1. 風濕痺痛，經絡不利。<br>2. 四肢拘攣。 | 9 克至 15 克 |
| | 木防己 | 辛苦寒 | 祛風利水，清熱消腫。 | 膀胱。 | 1. 風濕痺痛。<br>2. 水腫腳氣。 | 4.5 克至 9 克 |
| | 豨薟草 | 苦寒 | 散風通絡，活血化濕。 | 肝、腎。 | 1. 風濕痺痛，四肢麻痺，半身不遂。<br>2. 風疹濕癢。 | 4.5 克至 9 克 |
| | 石南葉 | 辛苦平有小毒 | 平肝祛風，強筋止痛。 | 肝、腎。 | 1. 頭風頭痛，眩暈目光。<br>2. 膝軟腳弱，筋骨疼痛。 | 4.5 克至 9 克 |

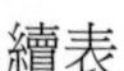
續表

| 類別 | 品名 | 性味 | 效能 | 歸經 | 主治（摘要） | 一般用量 |
|---|---|---|---|---|---|---|
| 祛風藥 | 晚蠶沙 | 甘辛溫 | 祛風除濕。 |  | 1. 風濕痺痛。<br>2. 霍亂吐利。<br>3. 轉筋腹痛。 | 4.5 克至 9 克 |
|  | 虎骨 | 辛微溫 | 散風祛寒，健骨強筋。 | 肝、腎。 | 1. 虛弱骨痿，足弱痿痺。<br>2. 寒冷骨痛。<br>3. 腰脊拘痛。 | 9 克至 15 克 |
|  | 穿山甲 | 鹹微寒 | 祛風通經，消腫下乳。 | 肝、胃。 | 1. 瘡瘍癰疽。<br>2. 乳汁不通。<br>3. 風濕痺痛，筋骨拘攣。 | 4.5 克至 9 克 |
|  | 天仙藤 | 苦溫 | 利氣活血，祛風化濕。 | 心、肺、脾、腎。 | 1. 風濕痺痛。<br>2. 痰注臂痛。<br>3. 妊娠水腫。 | 4.5 克至 9 克 |
|  | 桑寄生 | 苦平 | 養血潤筋，祛風通絡。 | 肝、腎。 | 1. 腰疼背痛。<br>2. 風濕痺痛。<br>3. 胎動乳少。<br>4. 肢節不利。 | 9 克至 15 克 |
|  | 白蒺藜 | 苦溫 | 平肝開鬱，祛風散結。 | 肝、肺。 | 1. 頭目眩暈，肝鬱氣結，目赤多淚。<br>2. 身體風癢。<br>3. 乳閉癥瘕。 | 6 克至 9 克 |
|  | 海銅皮 | 苦平 | 祛風通絡，化濕殺蟲。 | 肝、腎。 | 1. 風濕痺痛。<br>2. 腰膝痠痛。<br>3. 疥癬。 | 4.5 克至 9 克 |
|  | 鬼箭羽 | 苦寒 | 行血通經，活血止痛。 | 肝。 | 1. 產後瘀血，腹痛。<br>2. 經行腹痛。<br>3. 風濕骨痛。 | 4.5 克至 9 克 |
|  | 臭梧桐 | 氣臭味苦 | 平肝活血，祛風化濕。 |  | 1. 頭痛頭風。<br>2. 風濕痺痛。<br>3. 周身風癢。 | 9 克至 15 克 |
|  | 白花蛇 | 甘鹹溫有毒 | 搜風通絡，攻毒定驚。 | 肝。 | 1. 癧風癩疾。<br>2. 風濕痺痛，半身不遂。<br>3. 驚癇抽搐。 | 2.4 克至 4.5 克 |

續表

| 類別 | 品名 | 性味 | 效能 | 歸經 | 主治（摘要） | 一般用量 |
|---|---|---|---|---|---|---|
| 祛風藥 | 白附子 | 辛甘溫小毒 | 祛風化痰，通絡止痛。 | 胃。 | 1. 中風痰壅。<br>2. 口眼歪斜。<br>3. 風濕痺痛。 | 3 克至 4.5 克 |
| | 蚯蚓 | 鹹寒 | 活絡定驚，清熱利水。 | 肝、胃、腎。 | 1. 半身不遂，關節疼痛。<br>2. 小便不利，腹脹水腫。<br>3. 熱病煩躁，驚風抽搐。<br>4. 咳嗽喘息。 | 4.5 克至 9 克 |
| | 伸筋草 | 苦辛溫 | 祛風通絡。 | | 1. 風濕痺痛。<br>2. 筋骨不利。 | 4.5 克至 9 克 |
| | 千年健 | 苦辛溫微甘 | 祛風濕，壯筋骨。 | 肝、腎。 | 1. 風濕痺痛。<br>2. 肢節拘攣。 | 4.5 克至 9 克 |
| | 海風藤 | 辛苦微溫 | 祛風通絡。 | | 1. 風濕痺痛。<br>2. 歷節風痛。 | 6 克至 12 克 |
| | 松節 | 苦溫 | 祛風燥濕。 | 肝、脾、腎。 | 1. 風濕痺痛。<br>2. 關節痠痛。 | 9 克至 15 克 |

## 解毒藥歸納簡表

| 類別 | 品名 | 性味 | 效能 | 歸經 | 主治（摘要） | 一般用量 |
|---|---|---|---|---|---|---|
| 清熱解毒藥 | 蒲公英 | 甘苦寒 | 清熱解毒，消腫散結。 | 脾、胃。 | 1. 乳癰腫痛。<br>2. 瘰癧結核。<br>3. 疔毒惡瘡。 | 9 克至 15 克 |
| | 山豆根 | 苦寒 | 瀉熱解毒。 | 心、肺、大腸。 | 咽喉腫痛。 | 4.5 克至 9 克 |
| | 青木香 | 辛苦寒 | 散風濕，辟疹惡。 | | 古人用於解毒，近人用於降低血壓。 | 3 克至 6 克 |
| | 白鮮皮 | 苦寒 | 清熱解毒，祛風化濕。 | 脾、胃、膀胱、小腸。 | 1. 熱毒疥癬。<br>2. 陰部腫痛。<br>3. 濕熱黃疸。 | 4.5 克至 9 克 |
| | 馬勃 | 辛平 | 清熱解毒。 | 肺。 | 1. 咽喉腫痛。<br>2. 肺熱咳嗽，音啞。<br>3. 吐血衄血。 | 3 克至 4.5 克 |



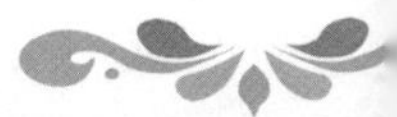

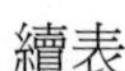


| 類別 | 品名 | 性味 | 效能 | 歸經 | 主治（摘要） | 一般用量 |
|---|---|---|---|---|---|---|
| 清熱解毒藥 | 魚腥草 | 辛微寒 | 清熱解毒。 | 肺。 | 肺癰。 | 4.5 克至 9 克 |
| | 綠豆衣 | 甘寒 | 清熱解毒。 | 心、胃。 | 1. 暑熱煩渴。<br>2. 瘡癰熱毒。 | 4.5 克至 9 克 |
| | 蜀羊泉 | 苦微寒 | 清熱解毒。 | 肝、胃。 | 1. 陰中內傷。<br>2. 禿瘡惡瘡。 | 4.5 克至 9 克 |
| | 白毛藤 | 熱 | 活血祛風。 | | 1. 瘰癧、風痛。<br>2. 黃疸、水腫。 | 4.5 克至 9 克 |
| | 蚤休 | 苦微寒 | 清熱解毒。 | 肝。 | 1. 疔瘡腫毒，癰疽惡瘡。<br>2. 乳蛾腫脹。 | 4.5 克至 9 克 |
| | 土茯苓 | 甘淡平 | 解毒利濕。 | 肝、胃。 | 1. 梅毒惡瘡。<br>2. 關節骨痛。 | 15 克至 30 克 |
| | 人中黃 | 甘鹹寒 | 清熱解毒。 | 胃。 | 1. 疫病熱狂。<br>2. 中毒惡瘡。<br>3. 痘瘡黑陷。 | 2.4 克至 4.5 克 |
| | 附：金汁 | 苦微寒 | 清熱解毒。 | | 時行大熱，溫病發狂。 | 30 克至 90 克 |
| | 人中白 | 鹹寒 | 清熱解毒。 | 肝、三焦、膀胱。 | 1. 外治咽痛。<br>2. 內服治吐血衄血。 | 3 克至 6 克 |
| | 附：秋石 | 鹹寒無毒 | 滋陰退熱。 | | 1. 骨蒸勞熱。<br>2. 咽痛口瘡。 | |
| | 半邊蓮 | 辛平 | 散瘀水腫，解毒、平喘。 | 肝、肺。 | 1. 蛇蟲咬傷。<br>2. 癰疽瘡腫。<br>3. 哮喘。<br>4. 瘧疾。 | 9 克至 15 克 |
| 涼血解毒藥 | 漏蘆 | 鹹寒 | 泄熱解毒，消癰，通乳。 | 胃、大腸。 | 1. 癰疽發背。<br>2. 瘰癧、乳癰。<br>3. 乳汁不下。 | 3 克至 6 克 |
| | 紫草 | 甘鹹寒 | 涼血解毒。 | 肝、心包。 | 1. 斑疹紫黑，痧痘毒盛。<br>2. 丹毒風疹，惡瘡。 | 3 克至 9 克 |

續表

| 類別 | 品名 | 性味 | 效能 | 歸經 | 主治(摘要) | 一般用量 |
|---|---|---|---|---|---|---|
| 涼血解毒藥 | 地丁草 | 苦辛寒 | 涼血解毒。 | 心、肝。 | 疔瘡癰腫。 | 4.5 克至 15 克 |
| | 大青葉 | 苦鹹大寒 | 涼血解毒。 | 心、胃。 | 1. 時行瘟毒。<br>2. 斑疹丹毒。<br>3. 咽喉腫紅。<br>4. 吐血衄血。 | 4.5 克至 9 克 |
| | 板藍根 | 苦寒 | 涼血解毒。 | 肝、胃。 | 1. 瘟毒斑疹。<br>2. 咽喉腫痛。<br>3. 丹毒。<br>4. 瘡毒。 | 6 克至 12 克 |
| | 紅藤 | 苦平 | 涼血解毒。 | 胃、大腸。 | 腸癰。 | 9 克至 30 克 |
| | 馬齒莧 | 酸寒 | 涼血解毒。 | 心、脾。 | 赤痢血痢。 | 6 克至 12 克 |
| | 木蓮 | 甘平澀 | 消腫散毒，下乳。 | | 1. 癰疽腫毒。<br>2. 乳汁不通。 | 9 克至 12 克 |

## 殺蟲藥歸納簡表

| 類別 | 品名 | 性味 | 效能 | 歸經 | 主治(摘要) | 一般用量 |
|---|---|---|---|---|---|---|
| 殺蟲藥 | 檳榔 | 苦辛溫澀 | 殺蟲消積，破氣通便，利水化濕。 | 胃、大腸。 | 1. 蟲積腹痛。<br>2. 胸腹氣滯。<br>3. 瀉痢不暢。<br>4. 腳氣水腫。<br>5. 瘧疾。<br>6. 積滯便秘。 | 4.5 克至 9 克 |
| | 使君子 | 甘溫 | 殺蟲消積。 | 脾、胃。 | 1. 小兒疳積。<br>2. 蟲積。 | 4.5 克至 9 克 |
| | 雷丸 | 苦寒有小毒 | 殺蟲消積。 | 胃、大腸。 | 蟲積腹痛。 | 3 克至 9 克 |
| | 鶴虱 | 苦辛小毒 | 殺蟲。 | 肝。 | 蟲積腹痛。 | 4.5 克至 9 克 |
| | 蕪荑 | 辛平氣臭 | 殺蟲消積。 | 脾、胃。 | 蟲積腹痛。 | 3 克至 6 克 |



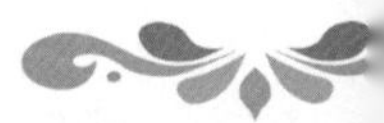

續表

| 類別 | 品名 | 性味 | 效能 | 歸經 | 主治(摘要) | 一般用量 |
|---|---|---|---|---|---|---|
| 殺蟲藥 | 烏梅 | 酸平 | 收斂清熱，和胃殺蟲。 | 肝、脾、肺。 | 1. 蟲積腹痛。<br>2. 久瀉久痢。<br>3. 煩熱口渴。<br>4. 虛咳久瘧。<br>5. 胃熱嘔吐。 | 3 克至 6 克 |
| | 貫眾 | 苦微寒小毒 | 止血殺蟲，清熱解毒。 | 肝、胃。 | 1. 蟲積腹痛。<br>2. 崩漏下血。<br>3. 帶下血痢。<br>4. 預防流感。 | 3 克至 9 克 |
| | 苦楝根皮 | 苦寒小毒 | 殺蟲。 | | 蟲積腹痛。 | 9 克至 30 克 |
| | 阿魏 | 辛平 | 消積、殺蟲、解毒。 | 脾、胃。 | 1. 癥瘕痞塊。<br>2. 蟲積腹痛。<br>3. 瘧疾、疳癆。 | 0.3 克至 1.2 克（宜入丸劑） |
| | 雄黃 | 辛苦溫有毒 | 辟穢解毒，燥濕殺蟲。 | 肝、胃。 | 1. 中毒腹痛。<br>2. 疳積蟲痛。<br>3. 疥癬、惡瘡、蛇咬。<br>4. 瘧疾、驚癇。 | 0.3 克至 1.2 克 |
| | 鴉膽子 | 苦平 | 殺蟲止痛，止瘧。 | 大腸。 | 1. 休息痢。<br>2. 瘧疾。 | 10 粒至 20 粒 |
| | 川槿皮 | 甘平澀 | 殺蟲療癬。 | 大、小腸。 | 皮膚頑癬。 | 3 克至 4.5 克 |
| | 蛇床子 | 辛苦溫 | 溫腎散寒，燥濕殺蟲。 | | 1. 陽痿。<br>2. 陰囊濕癢。<br>3. 陰癢，帶下。 | 4.5 克至 9 克 |
| | 南瓜子 | 甘溫 | 殺蟲。 | | 蟲積腹痛。 | 30 克至 60 克 |
| | 苦參 | 苦寒 | 清熱燥濕，殺蟲利尿。 | 心、脾、腎。 | 1. 疾痢、便血。<br>2. 濕熱黃疸。<br>3. 痲風、瘡疥。<br>4. 周身風癢。 | 4.5 克至 9 克 |
| | 大蒜 | 辛溫 | 溫中宣竅，辟穢殺蟲。 | 脾、胃。 | 1. 泄瀉下痢。<br>2. 肺癆、咳嗽。 | 3 克至 9 克 |
| | 榧子 | 甘澀平 | 殺蟲、消積、潤腸。 | 肺、大腸。 | 1. 蟲積腹痛。<br>2. 痔疾便難。 | 9 克至 15 克 |

續表

| 類別 | 品名 | 性味 | 效能 | 歸經 | 主治（摘要） | 一般用量 |
| --- | --- | --- | --- | --- | --- | --- |
| | 藜蘆 | 苦辛寒有毒 | 殺蟲、吐痰。 | 肝、肺、胃。 | 1. 痰壅、喉痺。<br>2. 癲癇。<br>3. 血吸蟲病。 | 0.9 克至 1.5 克 |

## 其他類藥歸納簡表

| 類別 | 品名 | 性味 | 效能 | 歸經 | 主治（摘要） | 一般用量 |
| --- | --- | --- | --- | --- | --- | --- |
| 其他類藥 | 蓮花 | 苦甘溫 | 收濕解毒。 | | 外治天泡濕瘡。 | |
| | 荷葉 | 苦平 | 清暑利濕。 | | 感冒發熱。 | 一角（即全葉的 4 分之一） |
| | 荷梗 | 苦平 | 通氣寬胸，通乳。 | | 1. 胸悶不舒。<br>2. 乳汁不通。 | 10 公分至 20 公分 |
| | 皂角刺 | 辛溫 | 活血消腫，祛痰通乳。 | 肺、大腸。 | 1. 癰疽乳癰，瘰癧結核，堅硬結塊。<br>2. 乳汁不通（用於體實者）。 | 4.5 克至 9 克 |
| | 常山 | 苦寒有毒 | 解熱、截瘧。 | 肺、心、肝。 | 瘧疾。 | 4.5 克至 9 克 |
| | 露峰房 | 甘平有毒 | 祛風攻毒，散腫、止痛。 | | 1. 內服治小兒驚癇，齒齦腫痛。<br>2. 外用治殺蟲療癬，癰疽瘰癧。 | 2.4 克至 4.5 克。外用無定量。 |
| | 爐甘石 | 甘溫 | 明目去翳，收濕止癢。 | | 1. 慢性潰瘍，皮膚濕疹。<br>2. 目赤翳障。<br>3. 聤耳濕爛。 | 外用不拘分量。 |
| | 硇砂 | 鹹苦辛溫有毒 | 消積去瘀，軟堅散腫。 | 肝、脾、胃。 | 1. 癰疽疔毒。<br>2. 鼻中息肉。<br>3. 噎膈、癥瘕。 | 0.3 克至 0.9 克 |

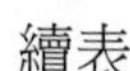

續表

| 類別 | 品名 | 性味 | 效能 | 歸經 | 主治（摘要） | 一般用量 |
|---|---|---|---|---|---|---|
| 其他類藥 | 砒石 | 辛酸大熱有毒 | 祛痰，殺蟲，蝕腐。 | | 1. 外用治痔瘡疔毒，牙疳瘰癧。<br>2. 內服治哮喘、瘧疾。 | 內服每次量為0.0003克至0.015克 |
| | 輕粉 | 辛冷而燥有毒 | 殺蟲排毒，通便消積。 | | 1. 瘡癬疥癩。<br>2. 惡瘡梅毒。<br>3. 小兒疳積。<br>4. 水腫便秘。 | 每天量0.03克至0.09克分數次服。外用無定量 |
| | 明礬 | 酸寒 | 燥濕、殺蟲祛痰、解毒。 | 脾。 | 1. 風痰癲癇。<br>2. 喉痺。<br>3. 痢疾、帶濁。<br>4. 黃疸吐瀉。<br>5. 外治濕瘡。 | 0.3克至1.5克 |
| | 木鱉子 | 苦微甘有毒 | 消積塊，化腫毒。 | | 1. 腫毒惡瘡。<br>2. 痔瘤瘰癧。 | 0.03克至0.09克外用無定量 |
| | 象牙屑 | 甘寒 | 清熱定驚，拔毒生肌。 | | 1. 驚癇痰熱，骨蒸。<br>2. 癰腫瘡毒。<br>3. 喉痺、痔漏。 | 3克至9克 |
| | 斑蝥 | 辛寒有毒 | 利水攻積，蝕肌、制毒。 | | 1. 疥癬惡瘡瘰癧。<br>2. 瘋狗咬傷。 | 1隻 |
| | 兒茶 | 苦澀微寒 | 清熱收濕，止血斂瘡。 | 肺。 | 1. 口瘡、牙疳。<br>2. 皮膚濕瘡。<br>3. 瀉痢下血。 | 0.9克至3克 |
| | 守宮 | 鹹寒有小毒 | 祛風、定驚、散結。 | 心肝。 | 1. 中風驚癇。<br>2. 破傷風。<br>3. 瘰癧結核。 | 1隻 |
| | 鞭蓉 | 微辛平 | 散熱消腫，排膿解毒。 | 肺。 | 1. 癰疽發背。<br>2. 乳癰惡瘡。 | 3克至6克 |
| | 硫黃 | 酸溫有毒 | 補火壯陽，殺蟲利腸。 | 腎、心包。 | 1. 瘡癬疥癩。<br>2. 久痢冷瀉。<br>3. 虛寒便秘。 | 1.5克至4.5克 |

續表

| 類別 | 品名 | 性味 | 效能 | 歸經 | 主治（摘要） | 一般用量 |
|---|---|---|---|---|---|---|
| 其他類藥 | 大風子 | 辛熱<br>有毒 | 燥濕、殺蟲。 | | 1. 痲風。<br>2. 疥癬。 | 內服大風子油10滴至15滴 |
| | 甜瓜蒂 | 苦寒<br>有毒 | 催吐、下水。 | 胃。 | 1. 痰水停膈。<br>2. 癲癇。<br>3. 濕熱黃疸。 | 3克至6克。<br>三粉：0.3克至1.5克 |
| | 升麻 | 甘苦<br>微寒 | 清熱解毒，升清提陽。 | 脾、胃、肺，大腸。 | 1. 斑疹痘瘡。<br>2. 久瀉脫肛。<br>3. 婦人崩漏。<br>4. 咽痛口瘡。<br>5. 痲疹未透。 | 1.5克至6克 |

（曹士虎）

# 常用腧穴表（附圖）

## 手太陰肺經（共4穴）（圖1）

| 號次 | 穴名 | 取穴法 | 主治病 | 針灸 | | 備註 |
|---|---|---|---|---|---|---|
| | | | | 針分 | 灸壯 | |
| 1 | 尺澤 | 在肘窩橫紋中，屈肘於二頭肌腱橈側取之。 | 咳嗽、咳血、氣喘胸滿、咽喉腫痛。 | 五｜八 | | |
| 2 | 列缺 | 在橈骨莖突上方，腕後一寸五分，以患者兩手虎口交叉，食指著於腕側上，指頭止處，筋骨陷中取之。 | 咳嗽、口歪、偏正頭痛。 | 三｜五 | 三｜七 | 針尖成45度向肘部刺入。 |
| 3 | 太淵 | 腕橫紋橈側動脈跳動處。 | 咳血、喘咳。 | 二｜三 | 三 | 針刺時避開動脈。 |
| 4 | 少商 | 在手拇指橈側距指甲角約一分取之。 | 咳嗽、咽喉腫痛、中風昏迷。 | 一 | | 凡中風暴病或咽喉急性腫脹用三棱針放血。 |

## 手陽明大腸經（共5穴）（圖2）

| 號次 | 穴名 | 取穴法 | 主治病 | 針灸 | | 備註 |
|---|---|---|---|---|---|---|
| | | | | 針分 | 灸壯 | |
| 1 | 商陽 | 在手食指橈側，去掉甲角約一分取之。 | 喉腫痛、中風、昏迷、熱病。 | 一 | | 針尖略斜向上方，放血如少商。 |
| 2 | 合谷 | 在手指一二掌骨間，平第二掌骨二分之一處。 | 頭痛、目赤、鼻出血、齒痛、面腫、口歪、喉腫痛、熱病、經閉、痛經。 | 五｜一〇 | 三｜七 | 本穴可通婦女經閉，孕婦忌針。 |

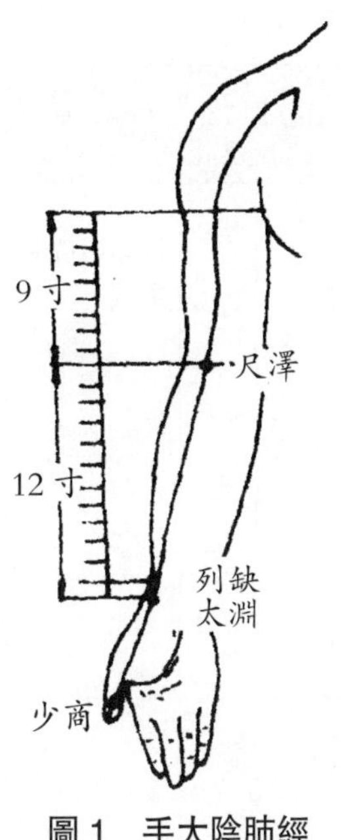

圖1　手太陰肺經

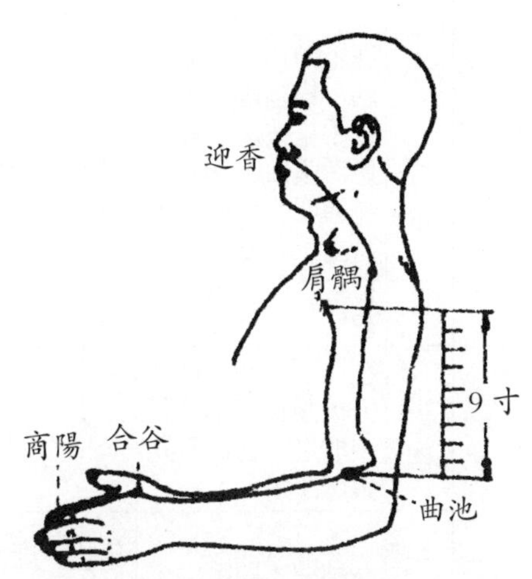

圖2　手陽明大腸經

續表

| 號次 | 穴名 | 取穴法 | 主治病 | 針灸 | | 備註 |
|---|---|---|---|---|---|---|
| | | | | 針分 | 灸壯 | |
| 3 | 曲池 | 在肘橫紋橈側頭，立拳屈肘呈90度取之。 | 上肢癱瘓、熱病、蕁麻疹。 | 八—一五 | 三—七 | |
| 4 | 肩髃 | 在肩端兩骨間陷中，舉臂有空取之。 | 肩臂痛、上肢癱瘓。 | 六—一五 | 七—一五 | |
| 5 | 迎香 | 在鼻唇溝上平鼻翼外側正中取之。 | 鼻塞、鼻流涕、口歪。 | 三—五 | | 針尖成25度沿鼻唇溝向上側刺。 |




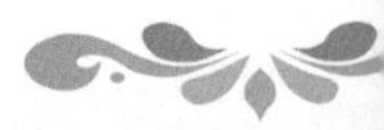

## 足陽明胃經（共9穴）（圖3，4）

| 號次 | 穴名 | 取穴法 | 主治病 | 針灸 | | 備註 |
|---|---|---|---|---|---|---|
| | | | | 針分 | 灸壯 | |
| 1 | 地倉 | 口角旁四分取之。 | 口歪、流涎。 | 五—一五 | 三—七 | 針尖斜向頰車穴 |
| 2 | 頰車 | 在下頷角前上方，約一橫指陷中，試以手指按之。若囑患者張口，凹陷更見顯明。若囑患者將上下臼齒咬緊，按之立即有肌肉隆起。 | 口歪、口噤、頰腫、下齒痛。 | 四 | 三—七 | |
| 3 | 下關 | 在下頷骨小頭前方，顴骨弓下緣陷中取之。合口有孔張口即閉。 | 口歪、上齒痛。 | 三 | | |
| 4 | 天樞 | 在神闕（即臍中）旁開二寸取之。 | 嘔吐、痢疾、臍腹痛、繞臍痛、月經不調、腹脹。 | 五—一〇 | 七—一五 | |
| 5 | 犢鼻 | 在膝髕下外側陷中取之。 | 膝痛。 | 五—一〇 | | |
| 6 | 足三里 | 在膝眼下三寸，屈膝垂足，當脛骨向外旁開一橫指處取之。 | 胃弱消化不良，脘腹脹痛、腸鳴、泄瀉、膝關節疼痛、乳腺炎。 | 五—一〇 | 七—二〇 | （本穴為全身性強壯要穴） |
| 7 | 豐隆 | 足三里下五寸，旁開脛骨兩橫指處取之。 | 嘔吐、足痿弱痠麻、腫痛、大便難，癇症。 | 五—一〇 | 七—一五 | |
| 8 | 解谿 | 在跗關節上，伸趾長肌腱與伸拇長肌腱之間取之。 | 跗關節痛，痿症。 | 五—七 | 三—五 | |

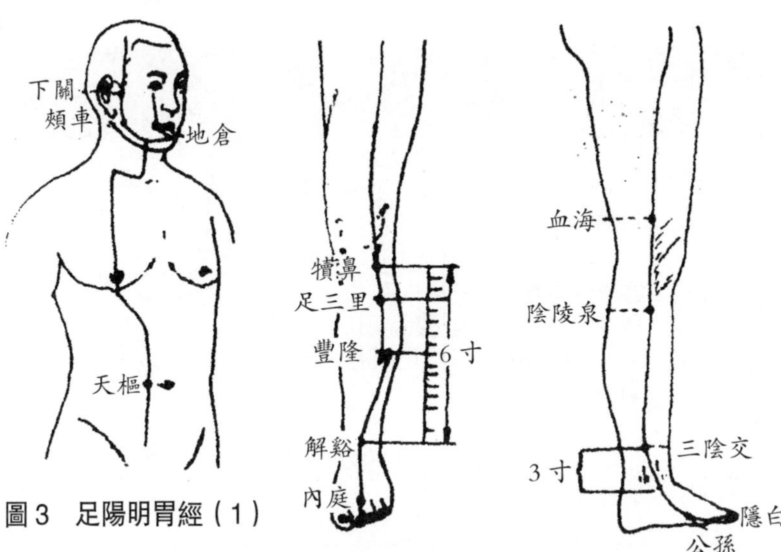


圖3　足陽明胃經（1）

圖4　足陽明胃經（2）

圖5 足太陰脾經

續表

| 號次 | 穴名 | 取穴法 | 主治病 | 針灸 | | 備註 |
|---|---|---|---|---|---|---|
| | | | | 針分 | 灸壯 | |
| 9 | 內庭 | 在二、三趾蹠關節前處陷中取之。 | 上齒痛、腹脹痢疾。 | 三—五 | 三—五 | |

## 足太陰脾經（共5穴）（圖5）

| 號次 | 穴名 | 取穴法 | 主治病 | 針灸 | | 備註 |
|---|---|---|---|---|---|---|
| | | | | 針分 | 灸壯 | |
| 1 | 隱白 | 在拇趾內側，距爪甲角一分取之。 | 腹脹、飲食不消化、月經過多。 | 一—二 | 三—七 | |
| 2 | 公孫 | 在足大趾內側跖趾關節後一寸。 | 嘔吐不飲食、脘腹痛、痢疾。 | 五—八 | 三—五 | |

續表

| 號次 | 穴名 | 取穴法 | 主治病 | 針灸 | | 備註 |
|---|---|---|---|---|---|---|
| | | | | 針分 | 灸壯 | |
| 3 | 三陰交 | 在內踝上三寸脛骨後陷中取之。 | 脾胃虛弱、心腹脹滿、腸鳴泄瀉、月經不調、遺尿、小便不利、遺精。 | 五—八 | 五—一〇 | 孕婦禁針。 |
| 4 | 陰陵泉 | 在脛骨內髁下緣，脛骨後緣陷中取之，與陽陵泉相對。 | 腹脹遺精、小便不利、膝痛、水腫。 | 五—一〇 | 三—五 | |
| 5 | 血海 | 在股內肌前後緣正中，股骨內上髁上緣二寸取之。 | 月經不調、風瘡癢痛。 | 五—一〇 | 三—五 | |

## 手少陰經（共2穴）（圖6）

| 號次 | 穴名 | 取穴法 | 主治病 | 針灸 | | 備註 |
|---|---|---|---|---|---|---|
| | | | | 針分 | 灸壯 | |
| 1 | 神門 | 腕部掌面，碗豆骨與尺骨關節之凹陷中取之。 | 心痛、心中煩悶、健忘、怔忡、失眠、癲癇。 | 三 | 三 | |
| 2 | 通里 | 神門後一寸取之。 | 失眠、舌強不語。 | 三—五 | 三 | |

## 手太陽小腸經（共4穴）（圖7）

| 號次 | 穴名 | 取穴法 | 主治病 | 針灸 | | 備註 |
|---|---|---|---|---|---|---|
| | | | | 針分 | 灸壯 | |
| 1 | 少澤 | 在手小指之尺側，距指甲角一分取之。 | 中風、昏迷、熱病、催乳。 | 一 | 三 | |
| 2 | 後谿 | 手小指尺側，第五掌骨小頭後方，握拳橫紋頭取之。 | 頭頸痛、肘臂手指攣急、癲癇、瘧疾。 | 五—一〇 | 三—七 | |

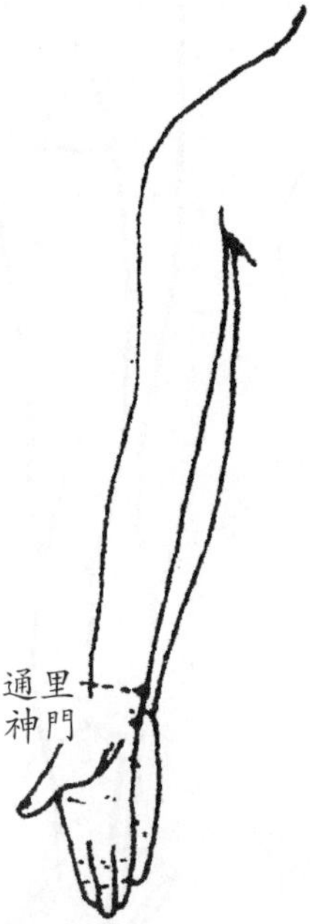

圖6　手少陰心經

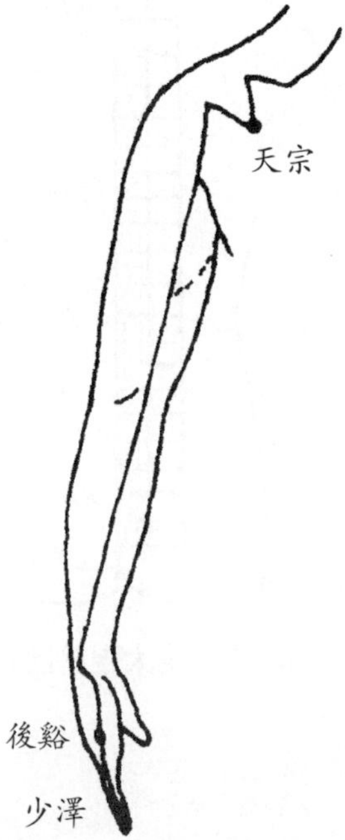

圖7　手太陽小腸經（1）

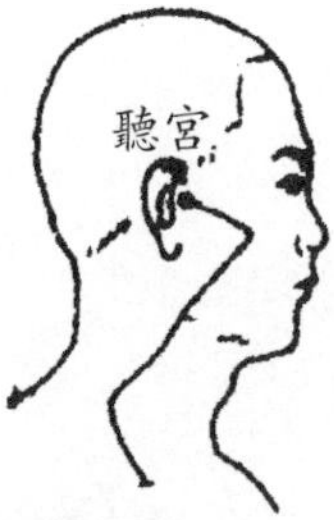

圖8　手太陽小腸經（2）

續表

| 號次 | 穴名 | 取穴法 | 主治病 | 針灸 | | 備註 |
|---|---|---|---|---|---|---|
| | | | | 針分 | 灸壯 | |
| 3 | 天宗 | 肩胛岡下窩的中央，平第五胸椎棗突取之。 | 肩胛痠痛。 | 五—一〇 | 五—七 | |
| 4 | 聽宮 | 耳屏前凹陷入，開口取之。 | 耳鳴、耳聾。 | 五—八 | | |



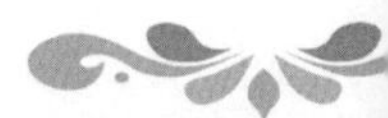

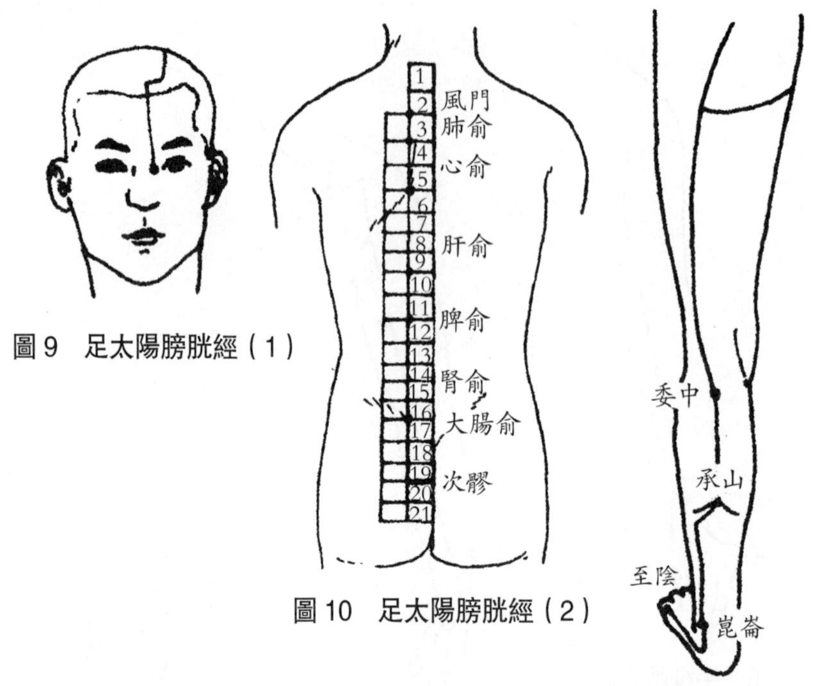


圖 9　足太陽膀胱經（1）

圖 10　足太陽膀胱經（2）

圖 11　足太陽膀胱經（3）

## 足太陽膀胱經（共 13 穴）（圖 9，10，11）

| 號次 | 穴名 | 取穴法 | 主治病 | 針灸 | | 備註 |
|---|---|---|---|---|---|---|
| | | | | 針分 | 灸壯 | |
| 1 | 睛明 | 目內側微上方凹陷處取之。 | 目疾。 | 五｜七 | | |
| 2 | 風門 | 平第二胸椎下，旁開一寸五分取之。 | 咳嗽、感冒、項強、肩背痛。 | 五 | 三 | 此穴多灸，可以預防感冒。 |
| 3 | 肺俞 | 在風門穴下，平第三胸椎下，旁開一寸五分。 | 癆瘵、吐血、喘咳。 | 五 | 五｜一五 | |

續表

| 號次 | 穴名 | 取穴法 | 主治病 | 針灸 | | 備註 |
|---|---|---|---|---|---|---|
| | | | | 針分 | 灸壯 | |
| 4 | 心俞 | 平等一胸椎下，旁開一寸五分取之。 | 咳嗽、吐血、健忘、癲癇心神不安。 | 三 | | |
| 5 | 肝俞 | 平第九胸椎下，旁開一寸五分取之。 | 胸脇痛、目昏。 | 五 | 三—七 | 本穴可灸治惡瘡瘰癧。 |
| 6 | 脾俞 | 平第二胸椎下，旁開一寸五分取之。 | 腹脹、瀉痢、水腫、黃疸。 | 五 | 三—七 | |
| 7 | 腎俞 | 平第十四椎下，旁開一寸五分取之。 | 遺精、月經不調、腰痛、遺尿。 | 五—一〇 | 三—七 | |
| 8 | 大腸俞 | 平第十六椎下，旁開二十寸五分取之。 | 腸鳴、泄瀉、腹痛、便秘、腰痛。 | 五—一〇 | 五—一五 | |
| 9 | 次髎 | 第二骶椎孔上取之。 | 腰骶痛、小便不利、月經病及赤白帶。 | 五—八 | 五—七 | |
| 10 | 委中 | 膕橫紋中央。 | 急性吐瀉、腹絞痛、腰腿膝腫痛、半身不遂、熱病。 | 五—一〇 | | 禁灸，急性吐瀉症狀，可在委中周圍青絡上刺血。 |
| 11 | 承山 | 腓腸肌兩側腹交界下端，伏臥足跟用力挺直出現人字紋尖端下陷中取之。 | 痔疾、腰痛、轉筋。 | 八 | 五—一〇 | |
| 12 | 崑崙 | 外踝後緣與跟腱之間，平外踝尖取之。 | 頭痛、項強、目眩痛、肩背腰足痛。 | 五 | 三—七 | 針尖向內踝前緣進針。孕婦禁針。 |
| 13 | 至陰 | 在足小趾外側，支爪甲角一分處取之。 | 頭痛、鼻塞、目疾、胎位不正。 | 一 | 三—五 | |



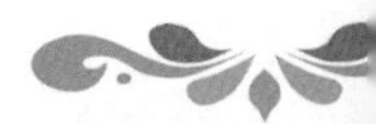

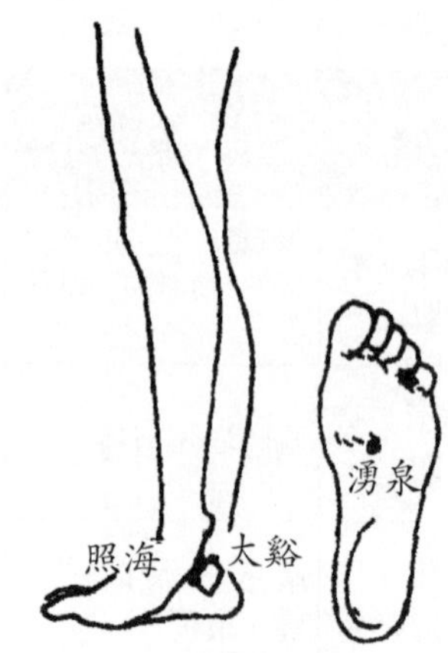


圖 12　足少陰腎經

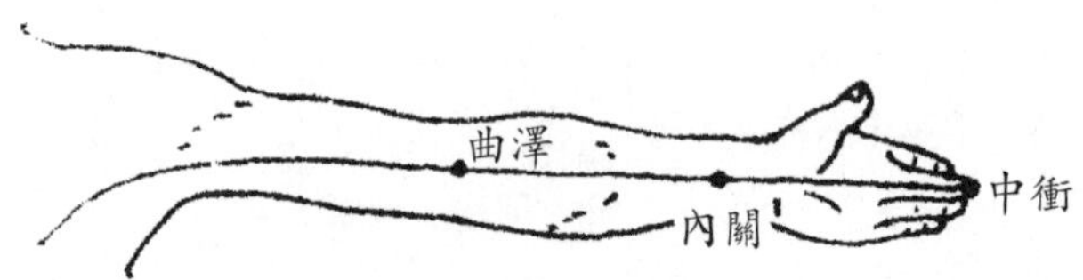


圖 13　手厥陰心包經

## 足少陰腎經（共 3 穴）（圖 12）

| 號次 | 穴名 | 取穴法 | 主治病 | 針灸 | | 備註 |
|---|---|---|---|---|---|---|
| | | | | 針分 | 灸壯 | |
| 1 | 湧泉 | 足底（去趾）前 1/3 處，捲足時呈凹陷處。 | 喉痺、咽腫、小便不利、舌乾、失聲、大便難、泄瀉、視力減退。 | 三—七 | 三—七 | |
| 2 | 太谿 | 內踝後緣與跟腱之間，平內踝尖取之。 | 咽腫、月經不調、齒痛。 | 五 | 三—七 | 針尖向外踝前緣進針。 |
| 3 | 照海 | 內踝尖直下，跟骨下緣取之。 | 咽乾、月經不調、癇症。 | 三—五 | 三—七 | |

## 手厥陰心包經（共3穴）（圖13）

| 號次 | 穴名 | 取穴法 | 主治病 | 針灸 | | 備註 |
|---|---|---|---|---|---|---|
| | | | | 針分 | 灸壯 | |
| 1 | 曲澤 | 在肘窩橫紋正中，肱二頭肌腱的尺側取之。 | 心痛、急性吐瀉、肘部拘攣。 | 三—五 | 三—七 | |
| 2 | 內關 | 腕關節掌面橫紋正中直上二寸，兩筋間取之。 | 心痛、心煩、癲癇、反胃、胸肋疾患、瘧疾。 | 五 | 三—七 | |
| 3 | 中衝 | 於中指尖端距指甲一分許取之。 | 癲狂、中風昏迷、舌強、熱病。 | 一 | 一 | |

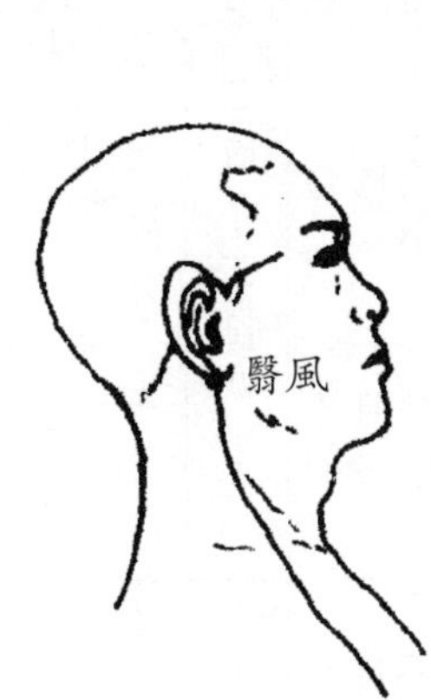


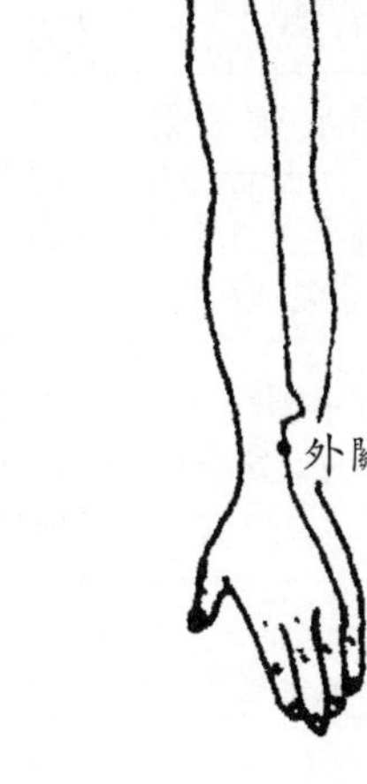


圖14　手少陽三焦經

## 手少陽三焦經（共2穴）（圖14）

| 號次 | 穴名 | 取穴法 | 主治病 | 針灸 | | 備註 |
| --- | --- | --- | --- | --- | --- | --- |
| | | | | 針分 | 灸壯 | |
| 1 | 外關 | 腕關節背側正中直上二寸，兩骨間陷中取之。 | 頭痛、耳鳴、聾、肘臂、手指痛、熱病、瘰癧。 | 三—八 | 三—七 | |
| 2 | 翳風 | 胸鎖乳突肌前緣，平耳垂取之。 | 耳鳴、聾、口眼歪斜、頰腫、瘰癧。 | 三—五 | 三—五 | 開口進針，成人可針一寸五分。 |

## 足少陽膽經（共6穴）（圖15）

| 號次 | 穴名 | 取穴法 | 主治病 | 針灸 | | 備註 |
| --- | --- | --- | --- | --- | --- | --- |
| | | | | 針分 | 灸壯 | |
| 1 | 風池 | 枕骨下胸鎖乳突肌與斜方肌之間的陷中取之。 | 頭痛、目疾、鼻塞、頸項強直、肩背痛、熱病、中風。 | 五—八 | 三—七 | 刺左風池針尖向右眼窩而進。刺右風池，針尖趦左眼窩而進。 |
| 2 | 肩井 | 在大椎肩髃兩穴之間的中點。 | 項強、肩背痛、乳痛、高血壓、瘰癧。 | 五 | 三—五 | 不宜深刺，以免刺中肺尖。 |
| 3 | 環跳 | 股骨大轉子最高點，與骶骨裂孔的連線上外1/3處，側臥屈股取之。 | 腰胯痛、腳膝痺痛、半身不遂。 | 一五—二五 | 一〇—二〇 | |
| 4 | 陽陵泉 | 腓骨小頭前下方，約一橫指陷中取之。 | 脇肋痛、半身不遂、膝腫痛、下肢麻痺。 | 八—一〇 | 五—七 | 依取穴法進針。 |
| 5 | 懸鐘 | 外踝尖上三寸腓骨後緣取之。 | 半身不遂、落枕。 | 四—五 | 三—七 | |



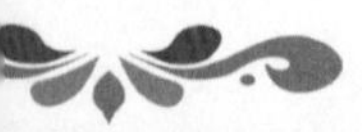

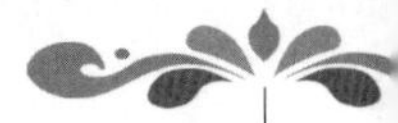

續表

| 號次 | 穴名 | 取穴法 | 主治病 | 針灸 | | 備註 |
|---|---|---|---|---|---|---|
| | | | | 針分 | 灸壯 | |
| 6 | 足臨泣 | 在第四和第五蹠骨間盡處陷中取之。 | 目疾、脇痛、乳痛、足跗腫。 | 三—五 | 三—一五 | 按針尖在筋骨間隙中，斜向內側刺。 |

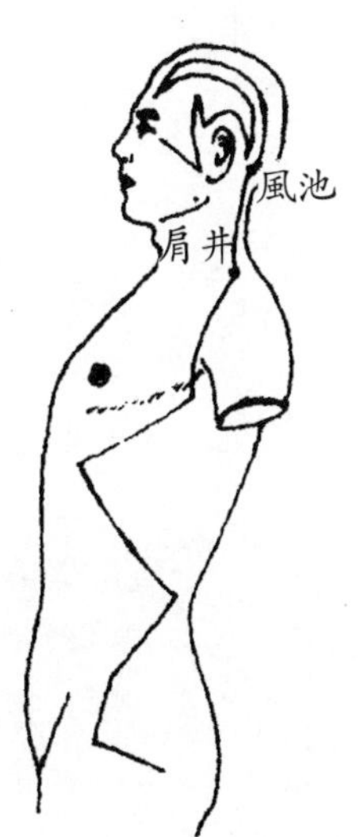


圖 15　足少陽膽經（1）

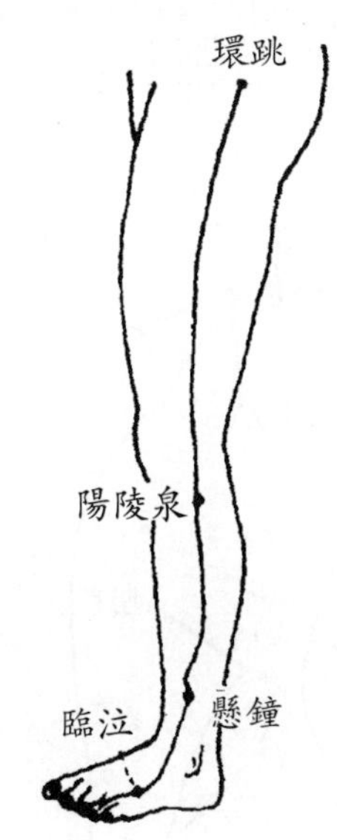


圖 16　足少陽膽經（2）

## 足厥陰肝經（共 3 穴）（圖 17，18）

| 號次 | 穴名 | 取穴法 | 主治病 | 針灸 | | 備註 |
|---|---|---|---|---|---|---|
| | | | | 針分 | 灸壯 | |
| 1 | 太衝 | 在第一和第二兩拇骨結合部之前凹陷中取之。 | 陰莖痛、陰囊腫大、小兒驚風、高血壓。 | 三—四 | 三—一五 | 治高血壓時針尖向湧泉方向刺 1～1.5 寸。 |

續表

| 號次 | 穴名 | 取穴法 | 主治病 | 針灸 | | 備註 |
|---|---|---|---|---|---|---|
| | | | | 針分 | 灸壯 | |
| 2 | 章門 | 在十一脇端取之。 | 嘔吐、腸鳴腹脹、飲食不消化。 | 八—一〇 | 三—七 | |
| 3 | 期門 | 乳下二肋間取之。女性在鎖骨中線的第六肋間取之。 | 嘔吐酸水、肋痛胸悶。 | 三—五 | 三—五 | 用 1 寸毫針斜刺。 |

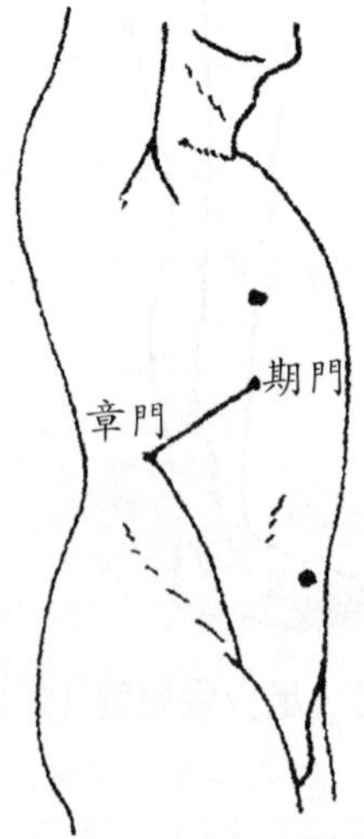

圖 17　足厥陰肝經（1）

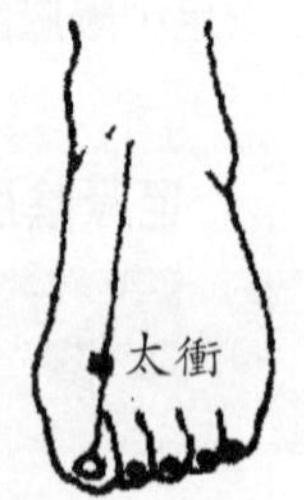

圖 18　足厥陰肝經（2）



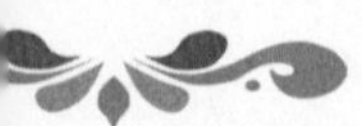

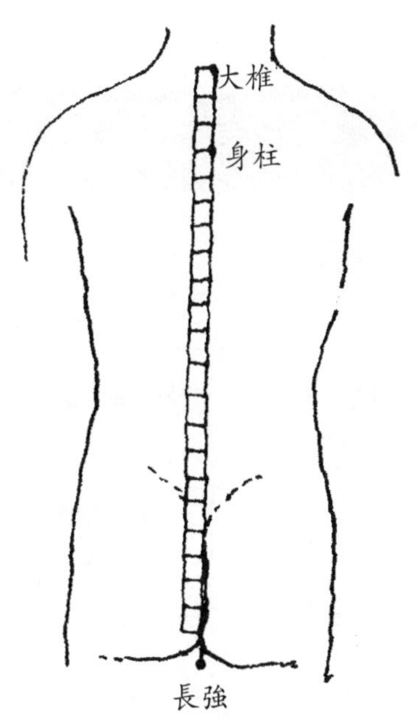


圖19　督脈（1）

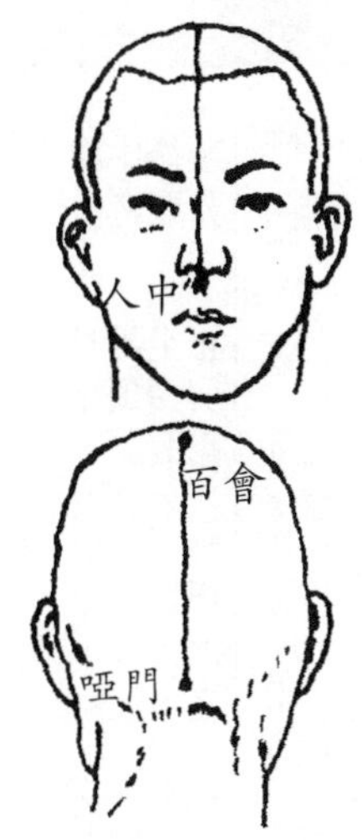


圖20　督脈（2）

## 督脈（共6穴）（圖19，20）

| 號次 | 穴名 | 取穴法 | 主治病 | 針灸 | | 備註 |
|---|---|---|---|---|---|---|
| | | | | 針分 | 灸壯 | |
| 1 | 長強 | 恬骨端下五分處取之。 | 痔疾、裏急後重、脫肛。 | 五—一二 | 三—一五 | 側臥沿骶骨內面向上進針。 |
| 2 | 身柱 | 第三椎棘突之下取之。 | 咳喘、腰脊強痛、小兒驚癇、百日咳。 | 三—五 | 三—五 | |
| 3 | 大椎 | 第一椎棘突上陷中取之（即七頸棘突下）。 | 發熱、咳嗽、項背肩膊攣痛、癲癇、瘧疾。 | 五—八 | 三—一五 | |



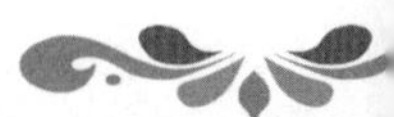

續表

| 號次 | 穴名 | 取穴法 | 主治病 | 針灸 | | 備註 |
|---|---|---|---|---|---|---|
| | | | | 針分 | 灸壯 | |
| 4 | 啞門 | 項後中線入髮際五分取之。 | 卒瘖、舌強不能言、聾啞。 | 五—八 | | |
| 5 | 百會 | 正坐兩耳尖直上緣與頭頂正中線相交點取之。 | 癲狂、中風、脫肛、眩暈、失眠。 | 三—五 | 五—七 | 沿板刺入。 |
| 6 | 人中 | 在鼻柱下，人中溝上中 1/3 交點處取之。 | 癲癇狂、中風口噤、口眼歪斜、面腫消渴、脊強腰痛、小兒驚風。 | 三—五 | | 針尖略向上斜進。本穴為一般昏迷不省人事之急救穴。 |

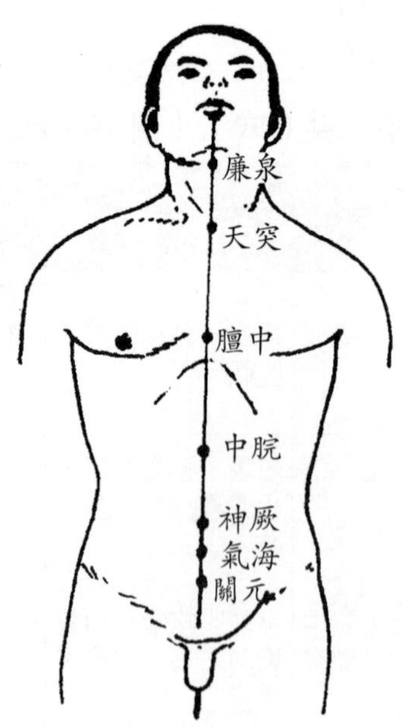


圖 21　任脈

## 任脈（共7穴）（圖21）

| 號次 | 穴名 | 取穴法 | 主治病 | 針灸 | | 備註 |
|---|---|---|---|---|---|---|
| | | | | 針分 | 灸壯 | |
| 1 | 關元 | 腹部正中線，在臍下三寸取之。 | 月經不調、帶下、產後惡露不止，小腹痛、遺尿、尿閉。 | 作—一〇 | 七—一〇〇 | |
| 2 | 氣海 | 腹部正結，在臍下一寸五分。 | 帶下、月經不調、小兒遺尿、繞臍冷痛、中風虛脫、一般虛脫症。 | 八—一二 | 五—一五 | |
| 3 | 神厥 | 當臍中央取之。 | 腹鳴、腹痛、泄瀉不止、中風脫症昏迷。 | 禁 | 七—二三百 | 霍亂衰脫，用膈鹽火灶多灸，有回陽急救之功。 |
| 4 | 中脘 | 臍直上四寸取之。 | 胃痛、腹脹、反胃嘔吐、飲食不消化、乳腺炎。 | 一〇 | 七—一五 | |
| 5 | 膻中 | 在胸部正中線上兩乳中間取之。婦女從第四肋間隙按至胸部正中線取之。 | 哮喘、胸痛、噎嗝、婦女乳汁少、乳腺炎。 | 三—五 | 三—七 | 針尖向下方沿皮刺。 |
| 6 | 天突 | 胸骨柄上緣中點取之。 | 咳嗽、喘息、失聲、喉中痰鳴、呃逆。 | 五—八 | 三—七 | 沿胸骨柄裏面，針尖斜向下方刺入。 |
| 7 | 廉泉 | 在頸部正中線頦下舌骨上取之。 | 舌腫、呑嚥困難、舌強。 | 五 | 二—三 | 按取穴法，針尖向舌根方向進入。 |





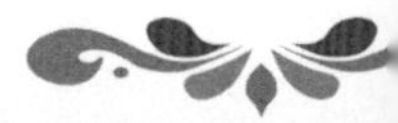

國家圖書館出版品預行編目資料

中國傳統醫療絕技全書 / 劉智壺　主編
——初版，——臺北市，大展，2011〔民 100.11〕
面；21 公分 ——（中醫保健站；39）
ISBN　978－957－468－843－2（平裝）
1. 中醫治療學
413.2　　100018345

# 中國傳統醫療絕技全書

主　　編／劉 智 壺
責任編輯／趙 志 春
發 行 人／蔡 森 明
出 版 者／大展出版社有限公司
社　　址／台北市北投區（石牌）致遠一路 2 段 12 巷 1 號
電　　話／（02）28236031・28236033・28233123
傳　　眞／（02）28272069
郵政劃撥／01669551
網　　址／www.dah-jaan.com.tw
E－mail ／service@dah-jaan.com.tw
登 記 證／局版臺業字第 2171 號
承 印 者／傳興印刷有限公司
裝　　訂／建鑫裝訂有限公司
排 版 者／弘益電腦排版有限公司
授 權 者／山西科學技術出版社
初版 1 刷／2011 年（民 100 年）11 月

定　價／780 元

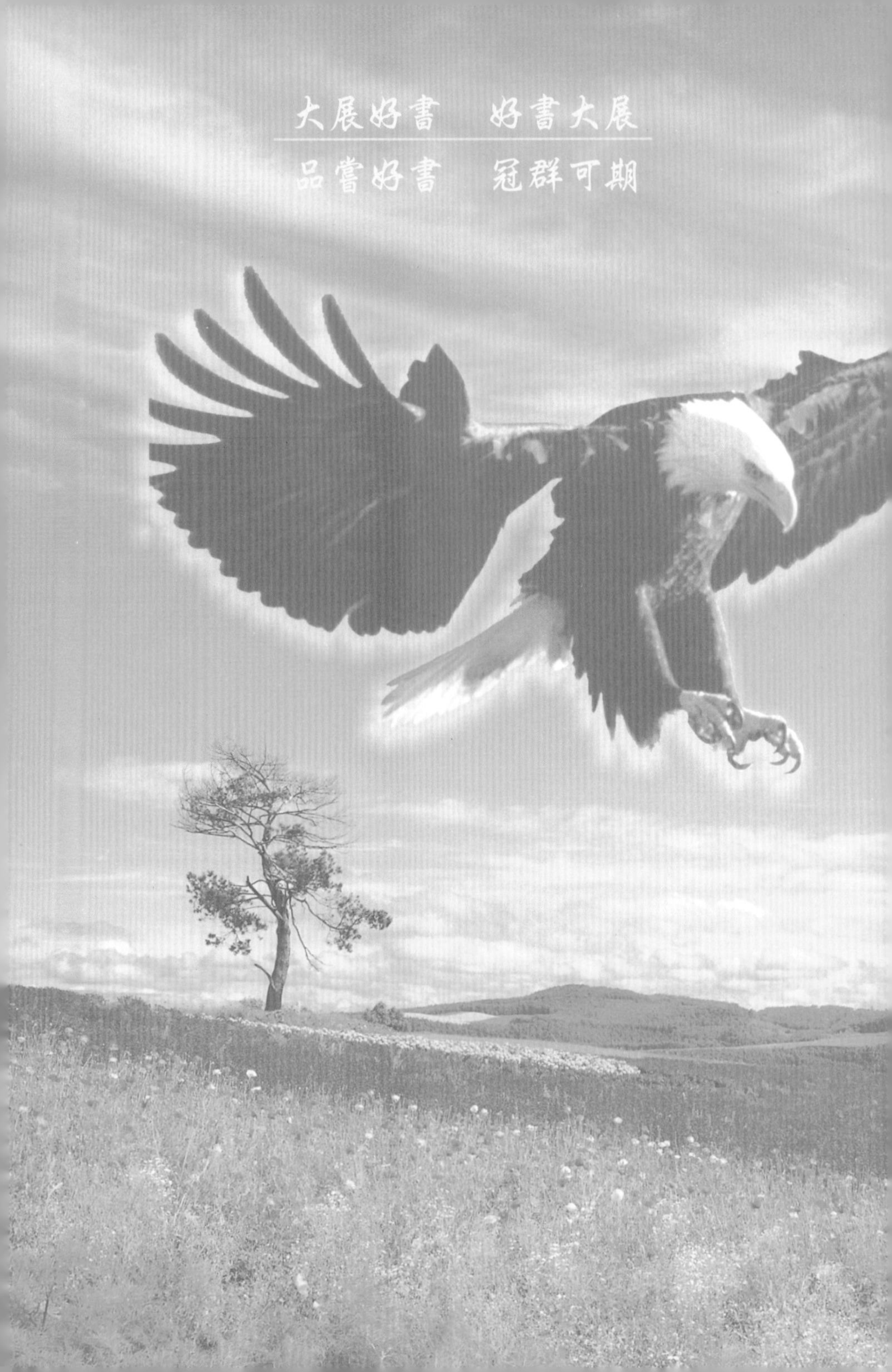

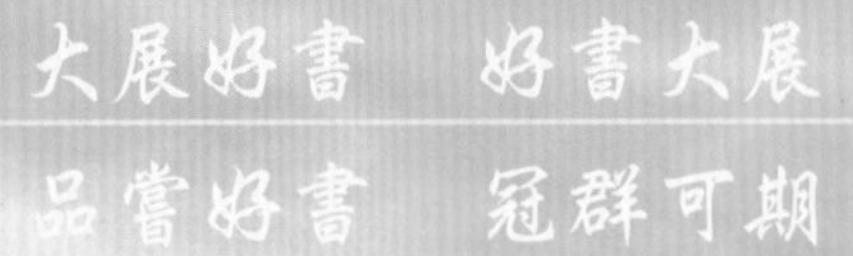
大展好書　好書大展
品嘗好書　冠群可期